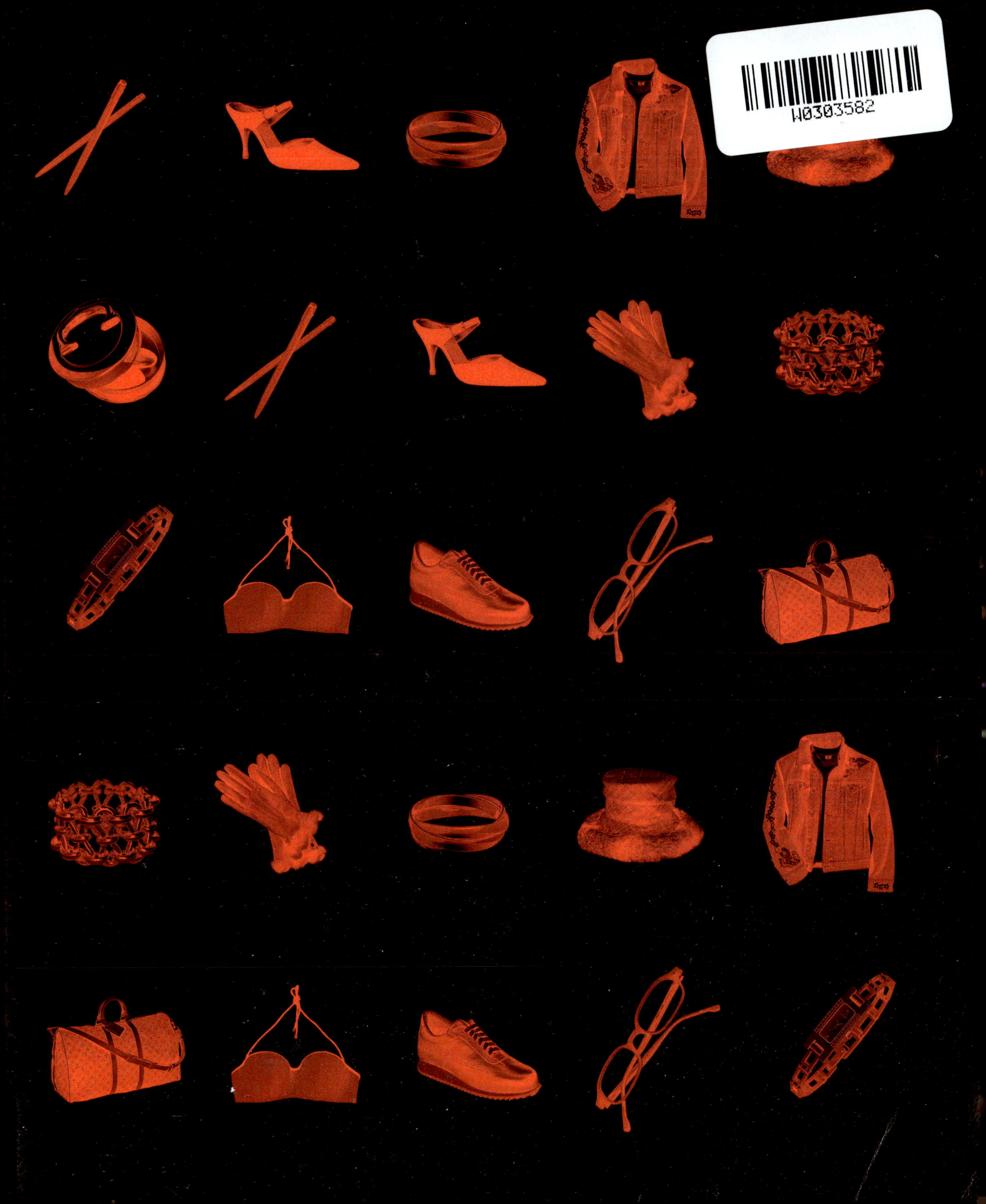

Claudia Piras & Bernhard Roetzel

DIE LADY

Handbuch der klassischen Damenmode

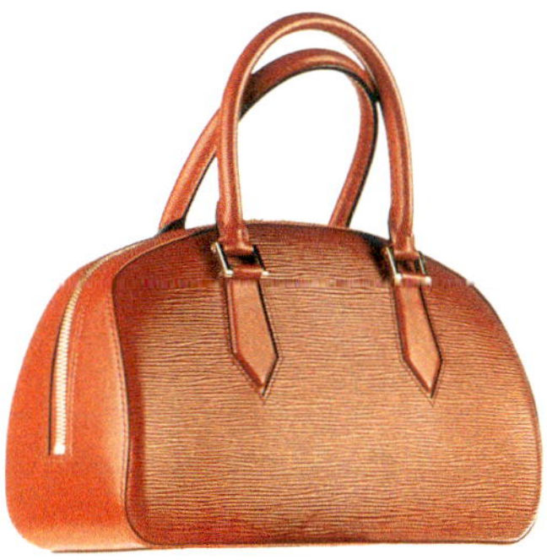

Claudia Piras & Bernhard Roetzel

DIE LADY

Handbuch der klassischen Damenmode

monte von DUMONT

Originalausgabe

2. Auflage 2002

Text: Claudia Piras und Bernhard Roetzel
Gestaltung, Layout und Satz: Malzkorn Kommunikation & Gestaltung, Köln
Lithographie: PPP Pre Print Partner, Köln
Druck und buchbinderische Verarbeitung: Appl, Wemding

ISBN 3-8320-8720-6
Printed in Germany

Inhaltsverzeichnis

Nº 7 Accessoires 198 | 199

Nº 8 Festliches und Haute Couture 248 | 249

Nº 9 Anhang 272 | 273

Lady-Style

Gepflegte Erscheinung, perfekte Kleidung, guter Geschmack – mit diesen nicht eben leicht zu erfüllenden Anforderungen an weibliche Styling-Kompetenz müssen sich Frauen seit Anbeginn der Modegeschichte herumschlagen. Dabei wurde die Frage, was unter dem Idealbild der Dame zu verstehen sei, in jeder Epoche sehr unterschiedlich beantwortet, die In-and-out-Liste des späten Mittelalters sah anders aus als die des Rokoko oder die der Belle Époque. Im 20. Jahrhundert begann sich das Modekarussell immer schneller zu drehen, eine Lady in einem Outfit von 1905 war für die frechen Garçonnes der wilden Zwanziger bereits ein Wesen von einem anderen Stern, und in den yuppiehaft-opulenten Achtzigern wollte keiner mehr wahrhaben, dass karierte Schlaghosen und geringelte Synthetikpullunder noch vor gar nicht langer Zeit voll im Trend lagen. In den Neunzigern brachte man die Businesskostüme dann ganz schnell zur Schneiderin, um die überdimensionalen Denver-Clan-Schulterpolster herausnehmen zu lassen. Heute finden wir das irgendwie alles »retro« und damit nicht uninteressant, spicken unsere Looks mit Zitaten aus diversen Dekaden – und haben dennoch Schwierigkeiten, eine modische Richtung für das junge 21. Jahrhundert zu entdecken.

Um in den Wechselfällen der Bekleidungskultur nicht völlig den Faden zu verlieren, sah man sich in jeder Ära nach aktuellen Stil-Ikonen um. Sie hießen zum Beispiel Madame Récamier, Sissi, Kaiserin Eugénie oder Herzogin von Windsor, und was sie trugen, wurde in den Zirkeln der besseren Gesellschaft eifrig kopiert. Später besetzten die Ränge der Top Ten Jacqueline Kennedy, Audrey Hepburn, Grace Kelly oder Lady Diana, und dank Presse, TV und Kino blieb ihr modischer Einfluss nun nicht mehr auf ein exklusives Grüppchen beschränkt, sondern inspirierte Tausende von Zeitgenossinnen rund um den Globus. Natürlich erscheinen uns auch deren Looks inzwischen ein wenig überholt, und es ist fraglich, ob mit einem Pillbox-Hütchen heute noch ein Trend-Blumentopf zu gewinnen wäre. Doch das liegt nur daran, dass diese Damen nicht mehr unter uns sind. Würden Madame Récamier und ihre schicken Schwestern im Jahr 2002 leben, könnten wir uns von ihnen sicher den einen oder anderen unschlagbaren Fashion-Kunstgriff abgucken. Doch was war eigentlich das Geheimnis dieser »best dressed women«? Worin bestand der besondere Charme der Ladys, deren Erscheinung uns heute noch beeindruckt? Und warum verschwinden sie nicht aus unserem modischen Gedächtnis – jetzt, wo doch ganz andere Outfits von den Designern propagiert werden? Der Grund: Sie haben Prioritäten gesetzt. Unverwechselbarer Stil entsteht nicht, indem man Modediktate an erste Stelle rückt und die Persönlichkeit der jeweiligen Saison anpasst, sondern indem die Persönlichkeit der bestimmende Faktor bleibt, egal was auf den Titelblättern von Vogue und Harper's Bazaar zu sehen ist. Mode ist damit keine Aufforderung, sondern ein Angebot, aus dem herausgesucht wird, was zum Typ passt, was gefällt – und was Spaß macht. Die exzentrischen unter den Ladys haben eindrucksvoll demonstriert, wie dieses Spiel funktionieren kann: Erinnern wir uns an Peggy Guggenheim, Marlene Dietrich, Diana Vreeland oder die in ihrer Anfangszeit geradezu revolutionär gekleidete Coco Chanel (die sich die Mode, die sie tragen wollte, erst einmal erschaffen musste).

In Einklang mit der eigenen Individualität aus dem Angebot der Mode auszuwählen heißt aber nicht unbedingt, alle halbe Jahre in der ersten Reihe vor dem Laufsteg Platz zu nehmen. Denn es geht gar nicht immer um die neuesten Vorschläge der Haute Couture oder der Prêt-à-porter-Kollektionen. Unverwechselbarer Stil bedeutet vielmehr, sich statt in einer, nämlich der Gegenwart, in drei Zeitzonen zu bewegen, der Gegenwart, der Vergangenheit und der Zukunft. Die Gegenwart steuert aktuelle Elemente bei, ohne die jede Garderobe schnell fade und veraltet aussehen würde. Die Vergangenheit ist für das Repertoire der Klassiker zuständig, also für die unverzichtbaren zeitlosen Basics, die immer tragbar bleiben und die einen Kleiderschrank auf solide, geschmackssichere Füße stellen. Und die Zukunft schließlich liefert den ganz bestimmten Hauch von Avantgarde, der aus der gut angezogenen Lady auch eine Trendsetterin macht. Zeitgeist, Tradition und der Blick nach vorn sind also gleichermaßen gefragt. So kristallisiert sich ein Stil heraus, der die persönliche Geschichte perfekt mit dem Prozesshaften der Mode verbindet. Eine Mittdreißigerin braucht nicht zu verleugnen, dass sie schon ein paar Hypes mehr gesehen hat als eine Achtzehnjährige, im Gegenteil, sie kann es in ihrer Kleidung zum Ausdruck bringen. Wer einen Retrolook noch als Original kennen gelernt hat, wird ihn bei seinem Comeback anders tragen als diejenige, die ihn als neu, exotisch oder amüsant genießt.

Die großen Meisterinnen des Stils bewegten sich mit traumwandlerischer Sicherheit zwischen Gegenwart, Vergangenheit und Zukunft. Sie waren gleichzeitig elegant und modern, konservativ und aufgeschlossen, zugeknöpft und wagemutig. Welche Fashion-Sensationen in den nächsten Jahren und Jahrzehnten auf uns warten, wissen wir heute noch nicht. Womit wir uns aber schon einmal beschäftigen können, ist die Sichtung der zeitlosen Basics, der nie aus der Mode kommenden Klassiker, der ewigen Lieblingsstücke des Lady-Style, die uns das 20. Jahrhundert hinterlassen hat. Einen Rundgang durch das Ankleidezimmer der Kostümgeschichte zu unternehmen, hier ein wenig auszumisten und dort ein bisschen Staub abzuschütteln, hatten wir uns in diesem Buch vorgenommen – vor allem aber wollten wir Lust machen auf Mode, Stil, Klamotten und alles, was zum Outfit so dazugehört. Viel Spaß!

Köln, im Mai 2002

Claudia Piras und Bernhard Roetzel

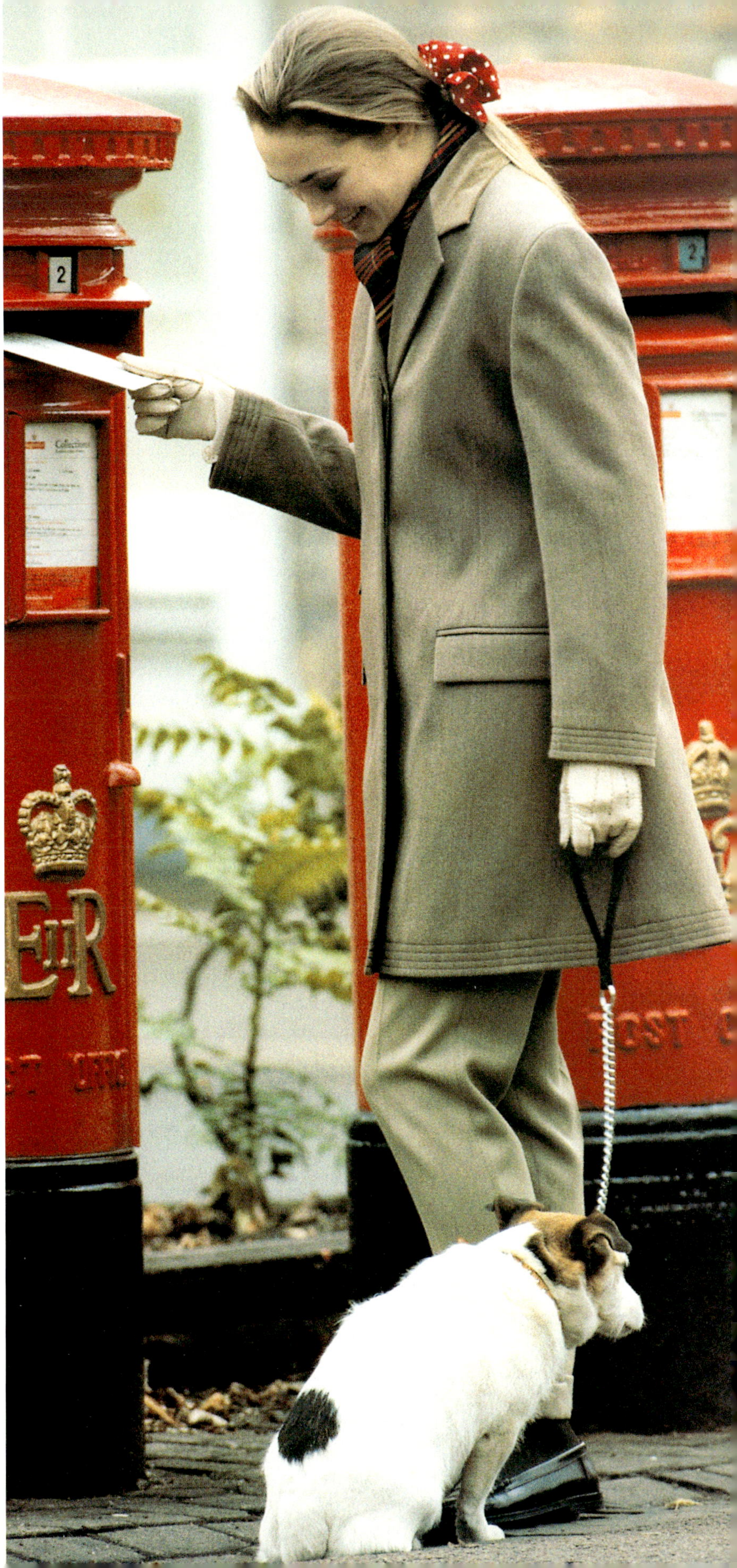

Klassisch, sportlich, schlicht, zeitlos, elegant – der Stil der Lady lässt sich mit vielen Worten umschreiben. Übertrieben modisch ist er jedoch nie.

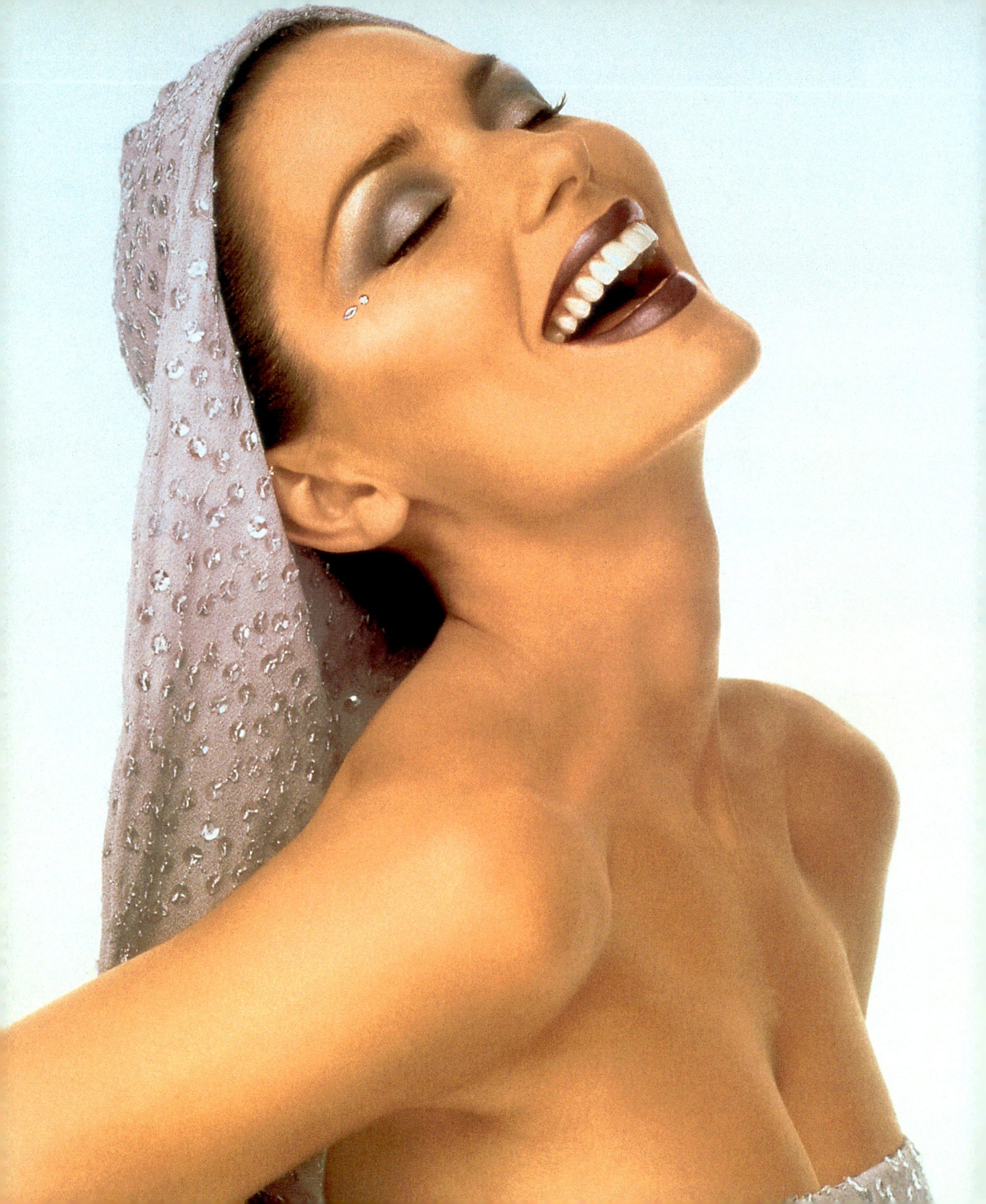

Nº 1

Mit Haut & Haar

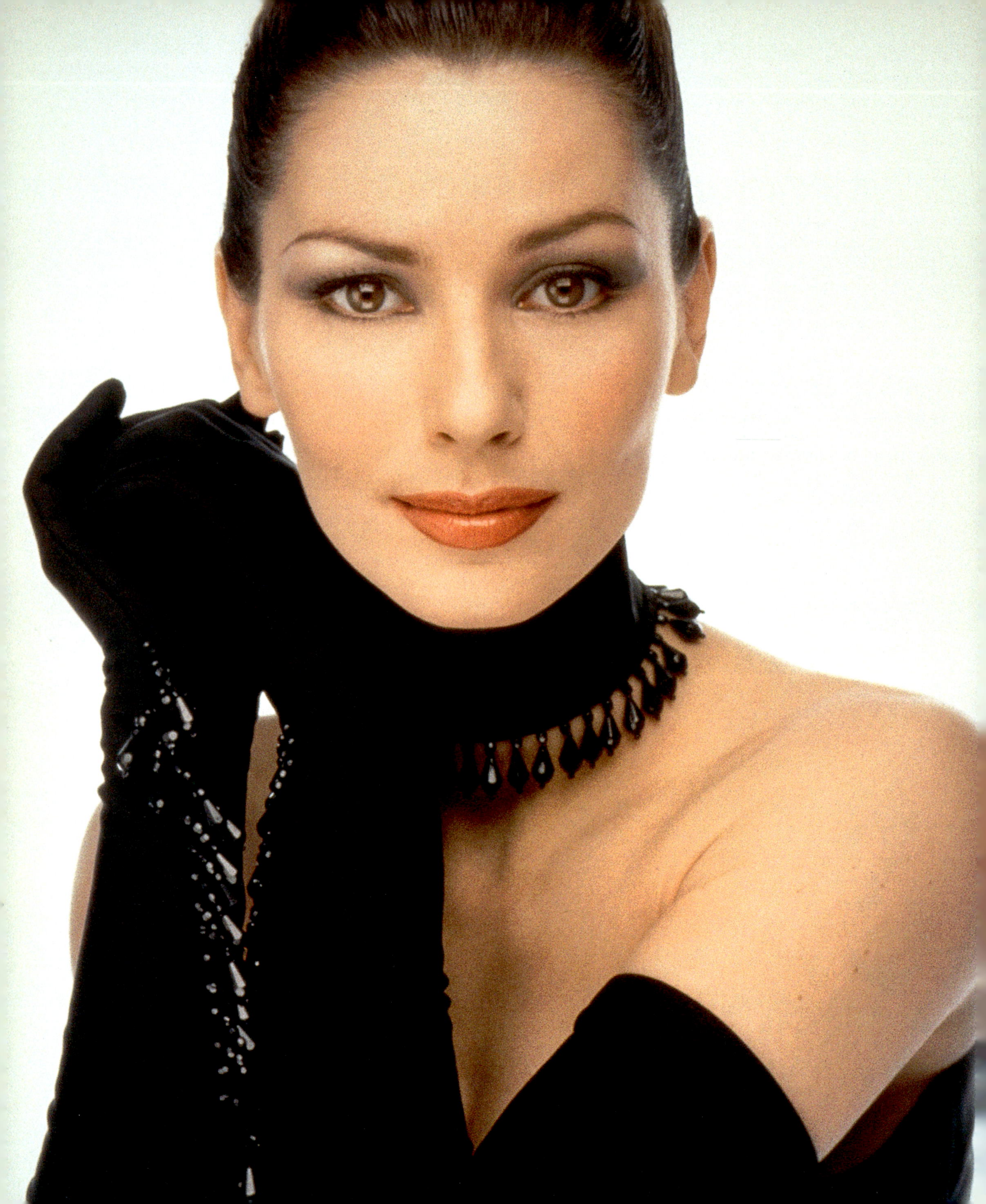

Ladylike von Kopf bis Fuß

Um die Jahrhundertwende vom 19. zum 20. Jahrhundert mahnte die amerikanische Modejournalistin und Kosmetikunternehmerin Harriet Hubbard Ayer zu äußerster Vorsicht im Gebrauch von künstlichen Verschönerungsmitteln, denn eine sichtbar geschminkte Frau, so befand sie, sei ein solcher Schandfleck, dass sich jedes weitere Wort darüber verbiete. Zwar wollten spätestens die kajal- und lippenstiftbegeisterten zwanziger Jahre nichts mehr von derlei Weisheiten hören, und beim Anblick eines glitzernd bunten Seventies-Make-ups wäre Miss Ayer wahrscheinlich in Ohnmacht gefallen, dennoch empfinden wir ein auffällig »angemaltes« Gesicht in manchen Situationen auch heute noch als unpassend. Besonders bei Tagesanlässen und im Businessbereich heißt es nach wie vor »weniger ist mehr«, vor allem in puncto Farbe.

Die übermäßige Beschäftigung mit dem eigenen Spiegelbild galt lange Zeit als eitel, lasterhaft und Zeichen eines gewissen »losen« Lebenswandels. Dies betraf nicht nur die Anwendung von dekorativer Kosmetik, sondern auch sämtliche Versuche, durch entsprechende Pflegeprodukte die Schönheit der Jugend zu erhalten. Doch die Damen mochten auf seidig glatte Haut ebenso wenig verzichten wie die Salbenmischer auf ihre Umsätze. Um also den Ruch der Eitelkeit zu vermeiden, verlegten sich die Pioniere des Kosmetikmarktes auf den Gesundheitsaspekt. Sie hantierten mit Reagenzglas und Bunsenbrenner, setzten eine ärztliche Miene auf und erklärten, eine gute Pflege diene in erster Linie der Gesunderhaltung der Haut. Schließlich wollte auch die gestrenge Harriet Hubbard Ayer ihre Tuben und Tiegel verkaufen. Der medizinische Trick hat sich bewährt, heute präsentieren viele Firmen mit wissenschaftlichem Ernst die neuesten Errungenschaften der Schönheitsforschung, und bei Marken wie Clinique oder Prescriptives schwingt der weiße Kittel sozusagen immer mit.

Ein sorgsam befolgter Pflegeplan, der selbst für die Jüngsten unter uns den Gebrauch von mehreren Produkten täglich vorsieht, ist heute eine Selbstverständlichkeit. 1962 hatte Revlon mit der Serie Eterna 27, die sich speziell an die Frau ab 35 richtete, den Kosmetikmarkt revolutioniert. Von nun an wurde der Trend zur Jugendlichkeit immer aggressiver vermarktet. Jahr für Jahr standen neuere, bessere, wirksamere Cremes, Kapseln und Ampullen in den Regalen der Parfümerien. Sie enthielten Stoffe wie Liposome, Elastin oder Collagen, waren zum Teil horrend teuer und versprachen, den Alterungsprozess der Haut zu verlangsamen – mit einem Wort: wer alt aussah, war selber schuld.

Ob nun aus selbstbewusst praktizierter Eitelkeit, als Gesundheitsvorsorge oder zur Faltenabwehr – pflegende wie dekorative Kosmetika sind aus der Tagesroutine nicht mehr wegzudenken. Entsprechend groß ist das Angebot der Schönheitsindustrie. Gibt es bei dieser Produktvielfalt überhaupt so etwas wie einen Lady-Stil? Nein, ein allgemein verbindlicher Damen-Look existiert natürlich nicht. Die Lady hat, gerade was Haut und Haar angeht, ihren eigenen Kopf. Allerdings trägt sie den auf eine ganz besondere Weise. Meistens wird sie ein dezentes Make-up bevorzugen – das aber sehr akkurat aufgetragen ist. Ihr Lippenstift wird wahrscheinlich auf ihren Nagellack (falls sie welchen benutzt) abgestimmt sein, und dieser Ton wird wiederum zum restlichen Outfit passen. Ihre Haare sind nicht unbedingt übermäßig frisiert, sehen aber auf jeden Fall gepflegt aus. Sollte sie offene Schuhe anhaben, wird die sommerliche Eleganz nicht von Hornhautschwielen beeinträchtigt. Wenn man sich in ihrer Nähe aufhält, wird man ihr Parfum bemerken, doch man riecht es nicht schon, sobald sie den Raum betritt. Kurz: Die kosmetischen Accessoires ihrer Erscheinung sind sorgfältig und mit Bedacht ausgewählt – und auf den Punkt genau dosiert, eher ein bisschen understated als zu grell, zu viel und zu laut. Klingt nach Langeweile und Perfektionismus? Keineswegs, für gut gemachte ironische Brechungen des Lady-Images ist immer Platz. Eine echte Dame ist eine echte Dame, krümelnde Wimperntusche verdirbt ihr genauso wenig die Laune wie die paar Lachfältchen, die sich im Laufe der Jahre angesammelt haben.

Extrem ladylike: Die amerikanische Countrysängerin Shania Twain als das »Gesicht« von Revlon im Jahre 1999.

Forever young

Seit ihren Anfängen besteht die hohe Kunst der Kosmetik aus zwei Disziplinen: der dekorativen und der pflegenden. Während Schminkprodukte dabei helfen, die natürlichen Vorzüge eines Gesichts ins rechte Licht zu rücken, sorgen schützende, nährende, ausgleichende Cremes, Lotionen, Öle und Salben dafür, dass diese Vorzüge so lange wie möglich erhalten bleiben. So war

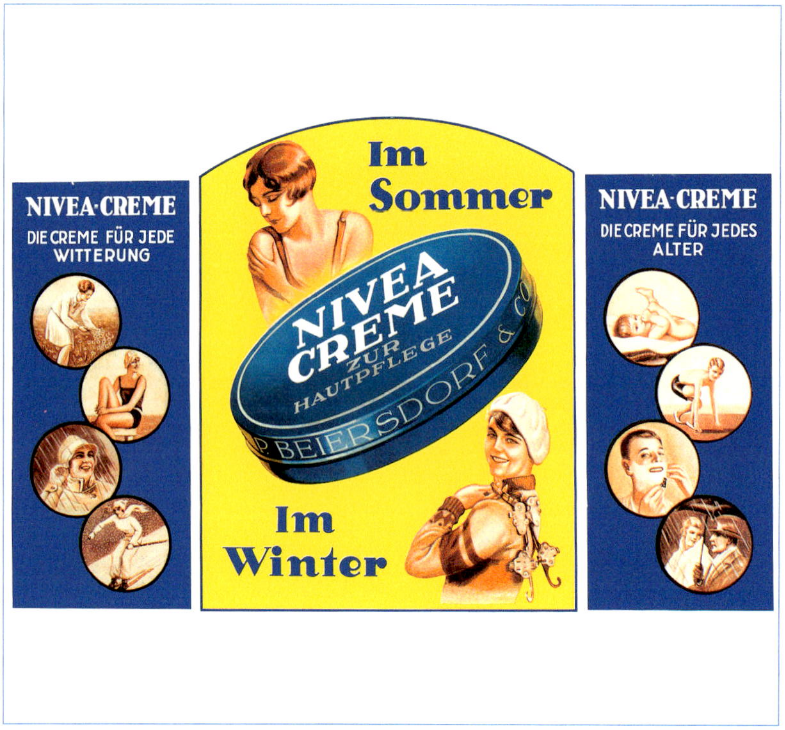

Schon früh unterstrich die Nivea-Werbung den Allzweck-Charakter der Creme. Mit Erfolg, denn die flache blaue Dose wurde schnell zum Klassiker.

Kleopatra nicht nur für ihr effektvolles Augen-Make-up berühmt, sondern auch für ihre täglichen Esels- oder Stutenmilchbäder, mit denen sie ihre zarte Haut bewahrte. Und die antiken Griechinnen konservierten ihren Teint mit Hilfe von Gesichtspackungen aus Brotkrumen und Milch, die über Nacht aufbehalten wurden. Geheimrezepte, die mehr oder weniger effizient verhinderten, dass der Zahn der Zeit allzu arg an der delikaten weiblichen Schönheit nagte, gab es in jeder Epoche. Wie leicht sich der Traum von ewiger Jugend und Schönheit in bare Münze umsetzen ließ, entdeckte man jedoch erst gegen Ende des 19. Jahrhunderts, als junge Kosmetikunternehmen mit dem Verkauf von Tuben und Tiegeln im großen Stil begannen.

Eine der Vorkämpferinnen auf diesem Gebiet war die 1849 in Chicago geborene Harriet Hubbard Ayer. 1886 erwarb sie während einer Parisreise die Rezeptur für eine Gesichtscreme. Die Werbekampagne, die von ihrem Ehemann geleitet wurde, behauptete, dass diese Creme bereits von Madame Récamier, einer Schönheit aus Napoleons Tagen, benutzt worden sei – kurze Zeit später hatte sich die »Creme Récamier« zum Verkaufsschlager in Amerika und anderen Ländern entwickelt. In der Folge brachte Harriet Hubbard Ayer immer neue Wundermittel auf den Markt, darunter auch die überaus beliebte Antifaltencreme »La Belle Cocotte«.

Das Jahr 1911 markierte eine weitere Sternstunde der Creme-Chronik. Drei Deutsche, der Unternehmer Oskar Troplowitz, der Chemiker Isaac Lifschütz und der Hautarzt Paul Unna waren nach langwierigen Forschungen auf den Wirkstoff Eucerit gestoßen. Eucerit wird aus dem Wollfett (Lanolin) von Schafen gewonnen und ist in seiner Eigenschaft als Emulgator in der Lage, Fett und Wasser zu einer geschmeidigen Creme zu verbinden. So war es erstmals möglich, eine Wasser-in-Öl-Emulsion herzustellen, die tatsächlich stabil blieb und sich nicht schon nach kurzer Zeit wieder in eine wässrige und eine ölige Phase trennte. Mit dieser revolutionären Neuentdeckung konnte man sich endlich von den schweren Pflegesalben aus tierischen und pflanzlichen Fetten verabschieden, die den Nachteil hatten, sehr schnell ranzig zu werden und sich zu zersetzen. Oskar Troplowitz hatte 1890 die Hamburger Firma Beiersdorf von ihrem Gründer Carl Beiersdorf gekauft und brachte die schneeweiße Creme nun unter dem Namen Nivea (von lateinisch nix, nivis, der Schnee) auf den Markt. Dem damaligen Frauenbild der zerbrechlichen, zarten, grazilen Dame entsprechend, entschied man sich zunächst für eine gelbe Dose mit verschnörkelter Jugendstil-Schrift in Grün und mit roten Zierelementen, doch schon 1924 erhielt das Produkt in einer der ersten Relaunch-Aktionen des Marketings seine charakteristische blaue Verpackung mit weißem Logo. Passend zu der erfolgreichen Creme gab es bald ein Sonnenöl zu kaufen, und in den dreißiger Jahren existierte bereits eine komplette Nivea-Kosmetikserie. Dass die Werbung für Nivea frei blieb von nationalsozialistischer Propaganda, ist der studierten Volkswirtin Elly Heuss-Knapp zu verdanken, die das Produkt ab 1934 als Texterin mitbetreute. Selbst eine engagierte Politikerin, wurde sie nach dem Krieg an der Seite von Bundespräsident Theodor Heuss die erste First Lady der jungen Bundesrepublik. Die Creme in der blauen Dose setzte indessen ihren internationalen Siegeszug fort. Heute gehört Nivea zu den weltweit führenden Hautpflegemarken. Neben der klassischen Creme, deren Zusammensetzung über die Jahrzehnte fast gleich geblieben ist, gibt es zahlreiche Produktlinien, darunter die Serien Nivea Visage und Nivea Beauté, die für hochwertige Kosmetik stehen.

Doch ob nun vom exklusiven Hersteller oder als preisgünstige Variante aus dem Supermarkt an der Ecke, Pflegepräparate können der Haut nur dann Gutes tun, wenn sie auch wirklich regelmäßig angewendet werden. Die Tiegelsammlung, die lediglich als Badezimmerdekoration fungiert, ist sicher nicht hilfreich. Je nach Produkt muss die Creme morgens oder abends aufgetragen werden, manche eignen sich auch für den Einsatz rund um die Uhr. Wichtig ist, dass die Haut vor dem Auftragen gründlich gereinigt wurde. Ein Mix aus Make-up-Resten, Hautfett, Schmutz und Kosmetika führt nämlich sehr leicht zu Pickeln und Irritationen, außerdem können die wertvollen Inhaltsstoffe ihre Wirkung auf unvorbereiteter Haut kaum entfalten.

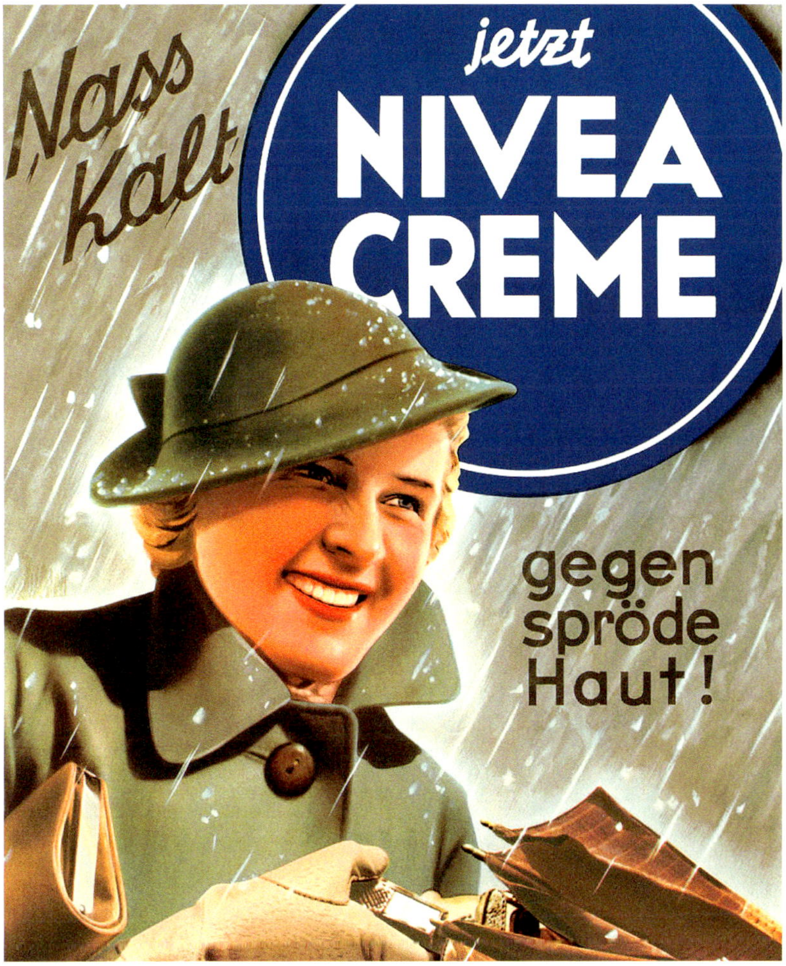

Das charakteristische Blau mit dem weißen Schriftzug wurde 1924 eingeführt. Abgesehen von ein paar behutsamen Anpassungen an den Zeitgeschmack hat sich das Packungsdesign der Nivea-Creme seither kaum verändert.

Beauty Know-how

AHA
Alpha Hydroxy Acid, eine Säure, die einen Peeling-Effekt auf der Haut erzeugt

Allantonin
Kommt in Weizenkeimen vor, hilft bei rauer, rissiger Haut

Ceramide
Fettkörper, die die Hornzellen der Haut zusammenhalten, helfen bei der Feuchtigkeitsspeicherung

Collagen
Das Bindegewebe der Haut besteht zu 70 Prozent aus Collagen, wasserlösliches Collagen in Kosmetikprodukten regt die Bildung neuer Collagenfasern an

Elastin
Grundsubstanz des elastischen Bindegewebes, von außen zugeführt hilft Elastin bei der Bildung neuer Elastinfasern, die Haut bekommt mehr Spannkraft

Hyaluronsäure
Stark hygroskopisch (wasserbindend), sehr effektiver Feuchtigkeitsbinder, hält die Haut auch bei großer Trockenheit feucht

Lipide
Fette und fettähnliche Stoffe, gegen Falten

Liposome
Transportieren Vitamine und andere Wirkstoffe bis ins Innere der Hautzelle

Panthenol
Vitamin B5, beschleunigt die Wundheilung, regeneriert

Retinol
Vitamin A, stärkt den Selbstschutz der Haut, regeneriert

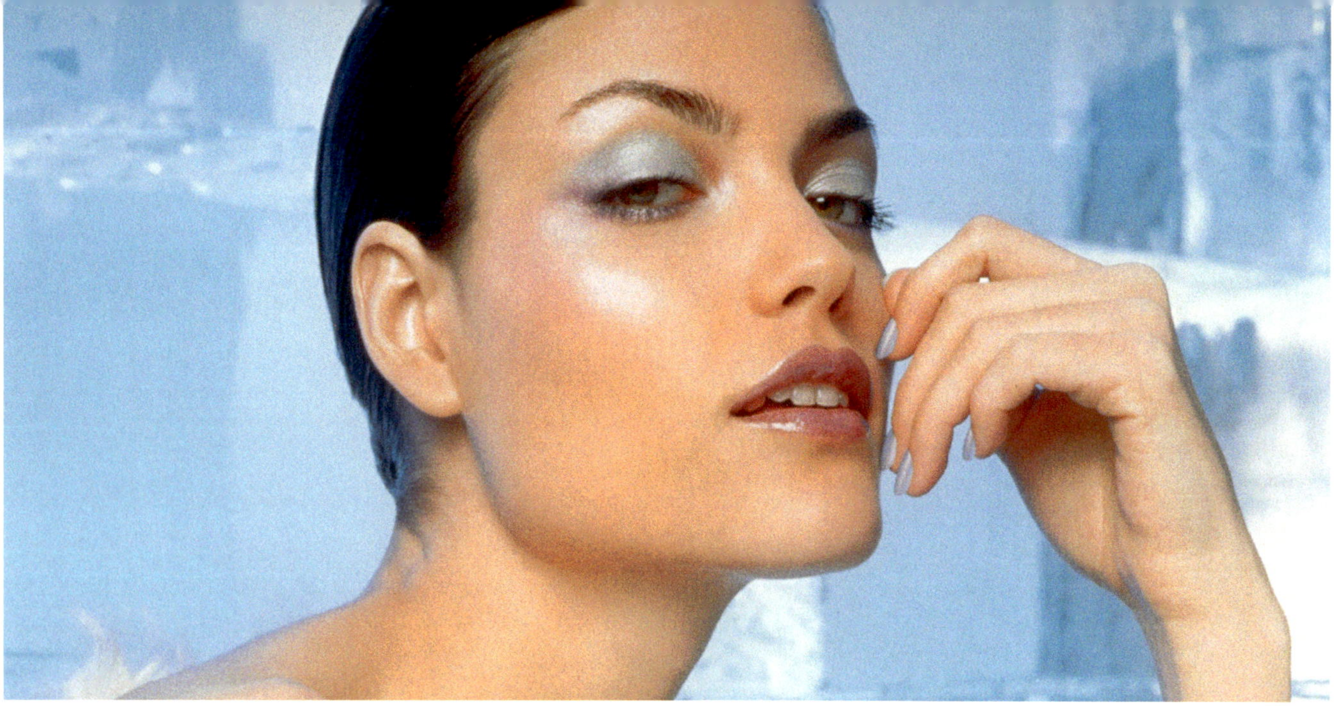

Zart, rein und ebenmäßig: Der Teint

Schminkmode im jungen 21. Jahrhundert: Das Make-up (hier Nordic Sky von Revlon) wirkt kühl und perfekt, aber nicht künstlich »angemalt«.

Ein gepflegter, strahlender Teint – seit jeher ein Sinnbild vollendeter weiblicher Schönheit, in den meisten Fällen jedoch nicht unbedingt naturgegeben. Kein Wunder, dass Frauen aller Epochen viel Zeit, Geld und Mühe aufwendeten, um dem Idealbild ein wenig näher zu kommen. Werfen wir einen Blick in die Kosmetikgeschichte. Noch im Barock stand Wasser im Verdacht, die Pest auszulösen, und war damit für die tägliche Körperpflege tabu. Stattdessen wurde kräftig gepudert und gesalbt, was die Bildung von Pickeln, Pusteln und Mitessern förderte, die man dann unter einer noch dickeren Schminkschicht versteckte. Die Narben, die von den damals sehr verbreiteten Pocken zurückblieben, taten ihr Übriges, um den natürlichen Teint zu zerstören. Im frühen 20. Jahrhundert hatte sich die hygienische Situation zwar grundlegend verbessert, doch nach wie vor stand möglichst blasse Haut hoch im Kurs, sie signalisierte Vornehmheit, Zerbrechlichkeit und die strenge Abstinenz von »undamenhaften« Aktivitäten (Arbeit, Sport) an der frischen Luft. Folglich erfreuten sich arsenhaltige Bleichmittel und weißes japanisches Reispulver größter Beliebtheit. Die Verwendung von Make-up galt als unschicklich, und Präparate zu kaufen war nicht ohne Risiko, da niemand so genau wusste, was sie enthielten. Es gab aber eine Reihe von Rezepten, nach denen sich die Frauen ihre Foundations aus Alkohol, Quecksilber, Glyzerin oder Borax in Eigenregie zusammenmixen konnten. Doch sowohl die selbst gemachten als auch die käuflichen Produkte ließen sich nur schwer auftragen und bröckelten – wenn sie denn endlich getrocknet waren – beim leisesten Mienenspiel wieder ab.

Erst in den zwanziger Jahren, als das Tragen von Make-up zu einem allgemein akzeptierten gesellschaftlichen Standard geworden war und die Nachfrage danach ständig stieg, brachten die neu gegründeten Kosmetikimperien wie Arden und Rubinstein wesentlich verbesserte Puder- und Flüssig-Foundations auf den Markt. Zwar galt bleiche Haut immer noch als schick, doch gleichzeitig entdeckten die Ladys ihr Faible für Tennis, Schwimmen und Sonnenbaden. Das frisch erfundene Ambre Solaire entwickelte sich in kürzester Zeit zum Verkaufsschlager. 1935 präsentierte Max Factor sein revolutionäres Kompakt-Make-up. Niemand Geringeres als Hollywood-Königin Lana Turner warb für das Produkt, das lange zu haften, kleine Hautunregelmäßigkeiten zu kaschieren und für eine »lovely new complexion« zu sorgen versprach. Weitere

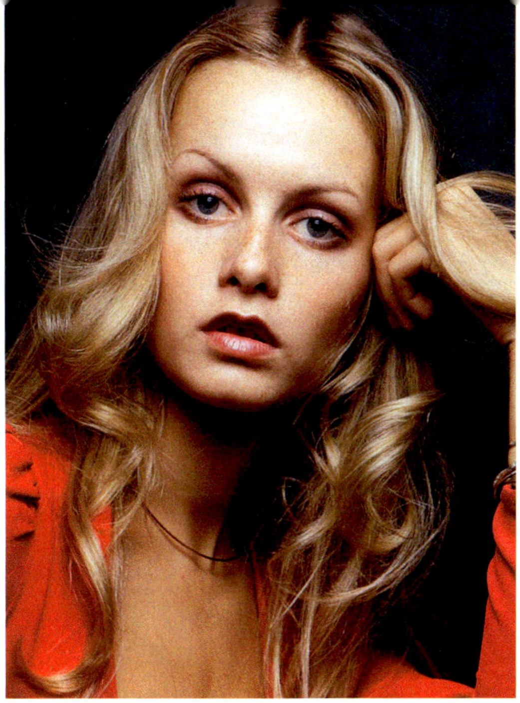

In den siebziger Jahren lag der natürliche, mädchenhafte Typ im Trend: relativ »unfrisiertes« Haar, dezent aber wirkungsvoll geschminkte große Augen und volle, mit Gloss betonte Lippen.

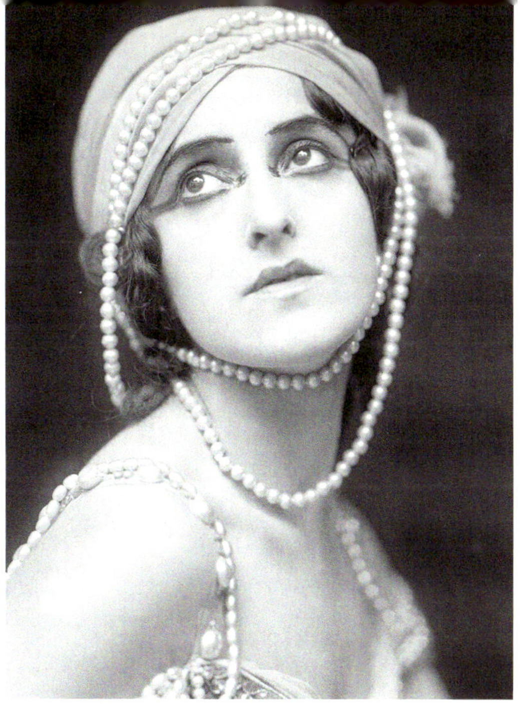

Das typische Make-up der wilden Zwanziger wirkt auf den heutigen Betrachter viel zu dick aufgetragen und damit zu gewollt dramatisch. Schwarzer Kajal war damals ein absolutes Must-have.

Rouge

Das Rouge hat eine ähnlich schwierige Sozialisation durchlaufen wie der Lippenstift: einst das Attribut zweifelhafter Damen, heute ein unverzichtbares Utensil für alle, die zu jeder Tages- und Nachtzeit fit, strahlend und gesund aussehen möchten. Gegen Ende des 19. Jahrhunderts war Rouge ein männlicher Toilettenartikel, wurde hauptsächlich von alternden Dandys benutzt und bestand aus Theaterschminke oder wurde in der eigenen Küche aus Roter Beete oder Erdbeersaft angerührt. Die ersten fertig zu kaufenden Rouge-Präparate bestanden aus gepressten Farbmischungen, die vor der Anwendung mit Wasser oder Alkohol benetzt wurden. Fester Bestandteil der weiblichen Schönheitskultur wurde Rouge erst nach dem Ersten Weltkrieg, als verschiedene Kosmetikfirmen die Farbe für die Wangen zusammen mit einem passenden Make-up und dem darauf abgestimmten Lidschatten im Set anboten. Seither ist von Pink bis Violett, von Kirschrot bis Braun alles zu haben, und zwar als flüssiges Produkt, als Gel, als Creme oder als Puder. Rouge ist ideal, um das Gesicht zu modellieren und Blässe zu vertreiben – ob die Wangenpartie sichtbar geschminkt oder kaum wahrnehmbar akzentuiert wird, ist dabei eine Frage der jeweiligen Mode und des persönlichen Geschmacks.

Pluspunkte: seine zeitsparende und äußerst einfache Anwendung. Von nun an gab es keine Entschuldigung mehr, ungeschminkt herumzulaufen – der Griff zur dekorativen Kosmetik hatte sich von der geduldeten weiblichen Schwäche zur allgemeinen Verpflichtung entwickelt. Sogar in den Kriegs- und Nachkriegsjahren blieben Kosmetika erhältlich, und die Frauenzeitschriften wurden nicht müde, ihren Gebrauch zu propagieren. Da Make-up nun zum Standard gehörte, war es auch den wechselnden Trends in der Mode unterworfen. Während die fünfziger Jahre Teints bevorzugten, die wir heute als übertrieben geschminkt bezeichnen würden, setzten die Sechziger eher auf blasse Grundierungen, und der zunehmende Pauschaltourismus in den Siebzigern förderte wiederum den sonnengebräunten Look. Seit den achtziger Jahren werden Make-ups bevorzugt, die das Gesicht nicht zukleistern, sondern natürlich und transparent wirken. Moderne Hightech-Produkte passen sich den Bedürfnissen der Haut an, bringen eine integrierte Anti-Aging-Formel mit, gleichen trockene und fettige Partien aus, sind Sonnenschutz oder reagieren auf unterschiedliche Lichtverhältnisse. Dem jahrhundertealten Ideal des perfekten Teints sind wir heute vielleicht so nah wie nie zuvor.

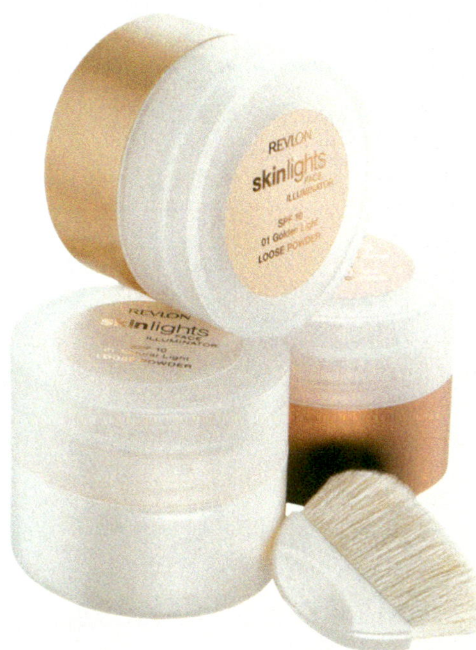

Die Anforderungen an moderne Kosmetika steigen ständig. Mit der Serie Skinlights bietet Revlon der Lady Profi-Produkte für den heimischen Schminktisch.

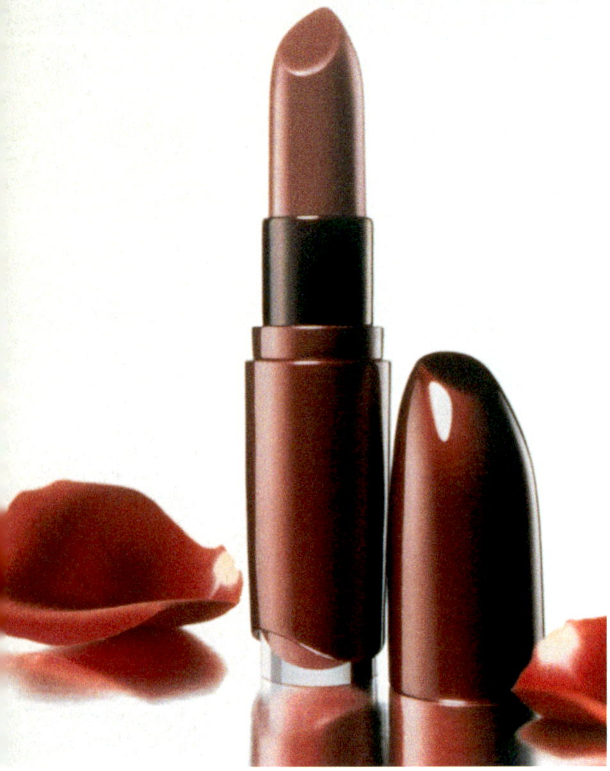

Der Lippenstift (hier Absolutely Fabulous Lipcream von Revlon) hat Symbolcharakter. Er steht für Weiblichkeit und Schönheit – und für Erotik.

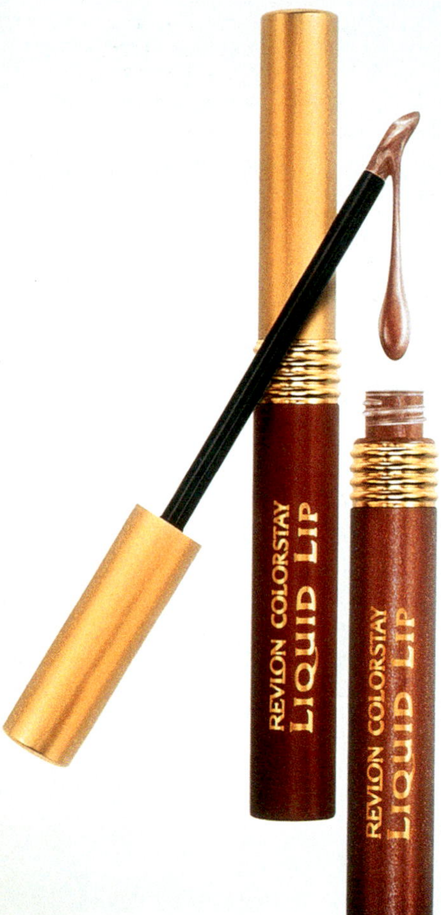

Um dramatisches Rot auf die Lippen zu zaubern, stehen neben kompakten Lippenstiften auch langhaftende flüssige Präparate zur Verfügung.

Die Farbe Rot

Diana Vreeland, in den sechziger Jahren Chefredakteurin der amerikanischen Vogue und damit eine der einflussreichsten Modejournalistinnen der Welt, war eine glühende Verfechterin der Farbe Rot – und Rottöne aller Schattierungen prägten nicht nur ihren spektakulären New Yorker Salon, sondern auch ihr exzentrisches Make-up: Zu pechschwarzen Haaren und blass geschminktem Teint trug sie stets leuchtend rote Lippen. Auch Paloma Picasso machte werbewirksam den stark akzentuierten Glutmund mit dem schwarzen Schönheitsfleck auf der linken Wange zu ihrem Markenzeichen. Nicht von ungefähr wurde der 1984 lancierte Lippenstift »Mon Rouge« eines der erfolgreichsten Produkte ihrer Kosmetikserie.

Schon im alten Ägypten benutzten die Frauen rote Farbe für ihre Lippen und im Frankreich des 16. Jahrhunderts war das Schminken des Mundes sogar in den Klöstern ein allgemein akzeptiertes Schönheitsritual. Verwendet wurden unterschiedliche Rezepturen, manche enthielten Arsen und bedrohten die Gesundheit, andere basierten auf Tierblut und Pflanzenfett und gefährdeten den erotischen Erfolg, da sie nach ein paar Stunden anfingen, unangenehm ranzig zu riechen. Die eigentliche Geburtsstunde des Lippenstifts im modernen Sinn schlug 1883 auf der Weltausstellung in Amsterdam. Pariser Parfumeuren war es gelungen, vergleichsweise haltbare, feste Farbstäbchen aus Bienenwachs, Hirschtalg und Rizinusöl herzustellen, die sich, eingewickelt in Seidenpapier, sogar problemlos transportieren ließen. Die gefeierte Schauspielerin Sarah Bernhardt, die das Publikum mit ihrer Darstellung der »Kameliendame« begeisterte, zählte zu den Fans der ersten Stunde und soll das neuartige Kosmetikutensil »stylo d'amour« getauft haben. Die ehrbaren Damen des ausgehenden 19. Jahrhunderts standen »Amors Stift« jedoch zunächst skeptisch gegenüber. Erst in den wilden Zwanzigern wurden rote Lippen zum festen Bestandteil der Make-up-Mode, und die gewagte Geste, sich in aller Öffentlichkeit die Lippen nachzuziehen, galt unter jungen Frauen plötzlich als Ausdruck höchster Emanzipation.

Der dramatische Look mit dem geschwungenen Amorbogen-Mund war den damaligen Leinwandheldinnen nachempfunden – und deren Stil wiederum wurde vor allem durch das visagistische Talent Max

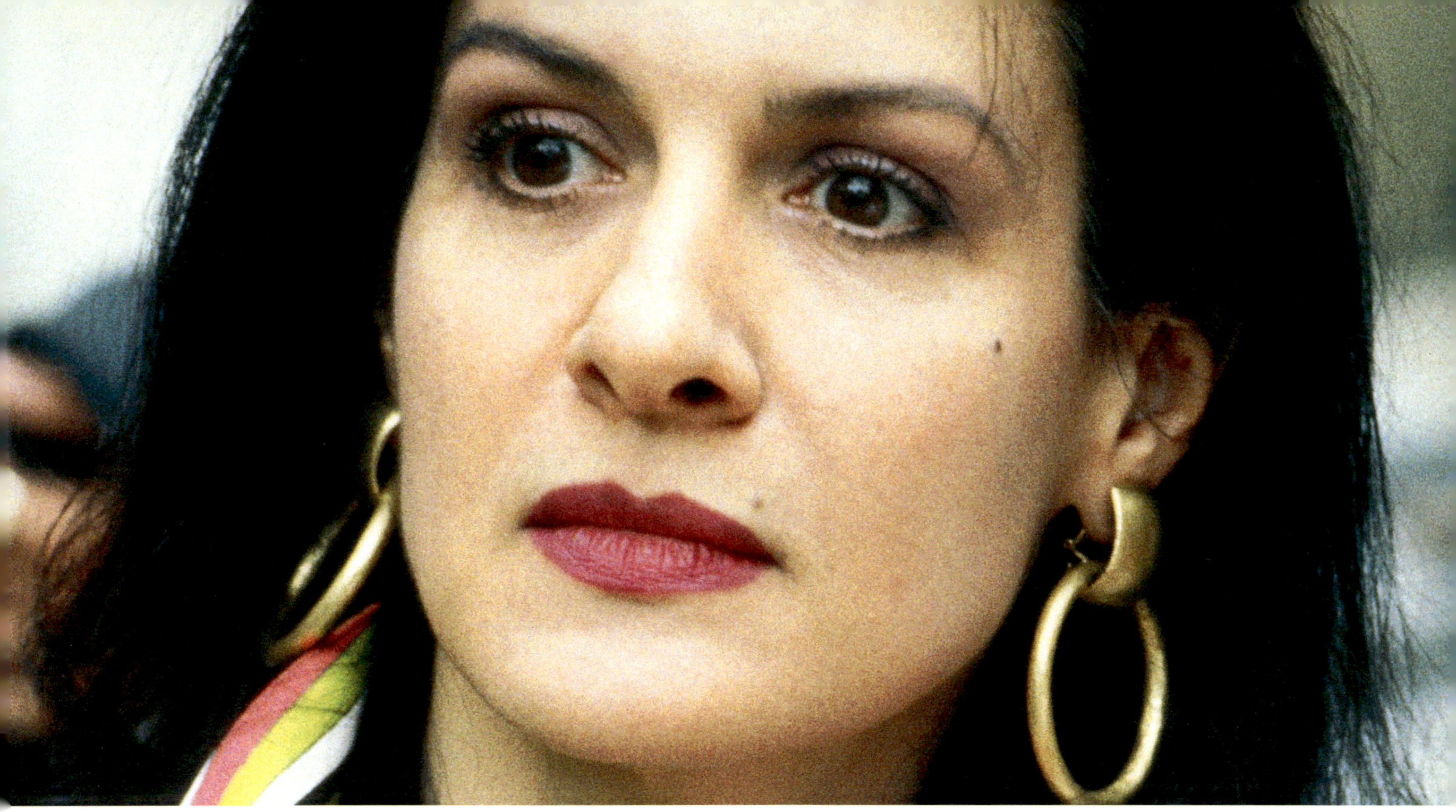

Factors geprägt. Max Factor, der seine Karriere als Perückenmacher der Petersburger Zarenfamilie begonnen hatte und später eines der wichtigsten Kosmetikunternehmen Amerikas aufziehen sollte, war das, was man heute einen »Make-up-Artist« nennen würde. Als Haus-und-Hof-Schminkmeister der Schauspielstars von Hollywood entwickelte er unter anderem die Filmgesichter von Gloria Swanson, Pola Negri, Greta Garbo, Carole Lombard und Marlene Dietrich. Seine theatralischen Lippen wurden bis in die Zeit nach dem Zweiten Weltkrieg kopiert. Die Kosmetikindustrie sorgte indessen für immer bessere und preisgünstigere Lippenstifte. 1935 brachte Germaine Monteil ihr berühmtes »Chinese Red« auf den Markt, und Elizabeth Arden kreierte ein Set mit sechs unterschiedlichen Rottönen, das als »Lippenstift-Garderobe« verkauft wurde. In den vierziger Jahren warb die junge Rita Hayworth für Max Factors elegante Lippenstifte in der Goldhülse, die angeblich weder abfärbten noch die Lippen austrockneten. Ab den Fünfzigern trat der Mund zugunsten der immer stärker betonten Augen ein wenig in den Hintergrund. Das hieß aber nicht, dass die Lippenstifte von der Bildfläche verschwanden. Im Gegenteil, ein Hauch von Puder-Make-up und ein dezentes Lippenrot gehörten inzwischen zur kosmetischen Grundausstattung einer jeden Lady. Ohne – also buchstäblich mit nacktem Gesicht – wagte man sich nicht auf die Straße, und die inzwischen erfundene Hülse mit Drehmechanismus sorgte dafür, dass die praktische Lippenfarbe fortan in so gut wie jeder Handtasche zu finden war. Die sechziger und siebziger Jahre setzten den Trend zu sehr dominanten Augen-Make-ups fort, wobei jedoch die Disco-Ära mit ihrer Begeisterung für alles Glitzernde immerhin das Lipgloss im Roll-on-Stift beisteuerte. Erst die ambivalenten Achtziger, die einerseits den straighten Businesslook mit kühlen, ebenmäßigen, kaum sichtbar geschminkten Gesichtern erfanden, andererseits aber die Denver-Clan- und Dallas-Opulenz favorisierten, erlaubten üppigen roten Lippen ein Comeback – zumindest am Abend. Die individualistischen Neunziger haben dann den Grundstein dafür gelegt, dass es heute jeder Frau selbst überlassen bleibt, ob und wie sie den Mund schminken möchte. Tatsache ist aber, dass 80 Prozent der weiblichen Bevölkerung täglich einen Lippenstift benutzen. Dabei werden immer höhere Ansprüche an die Produkte gestellt: Die Farbe soll gut haften, Feuchtigkeit spenden, nicht verlaufen, hypoallergen sein und vor UV-Strahlen schützen. Davon abgesehen wünschen sich viele Verwenderinnen, dass die Zusammensetzung ihres »stylo d'amour« frei ist von petrochemischen Erzeugnissen und auf keinen Fall im Tierversuch getestet wurde.

Der leuchtend rot geschminkte Mund war jahrzehntelang Paloma Picassos Markenzeichen. Das Foto ist 1989 entstanden, doch der Look wirkt zeitlos-klassisch.

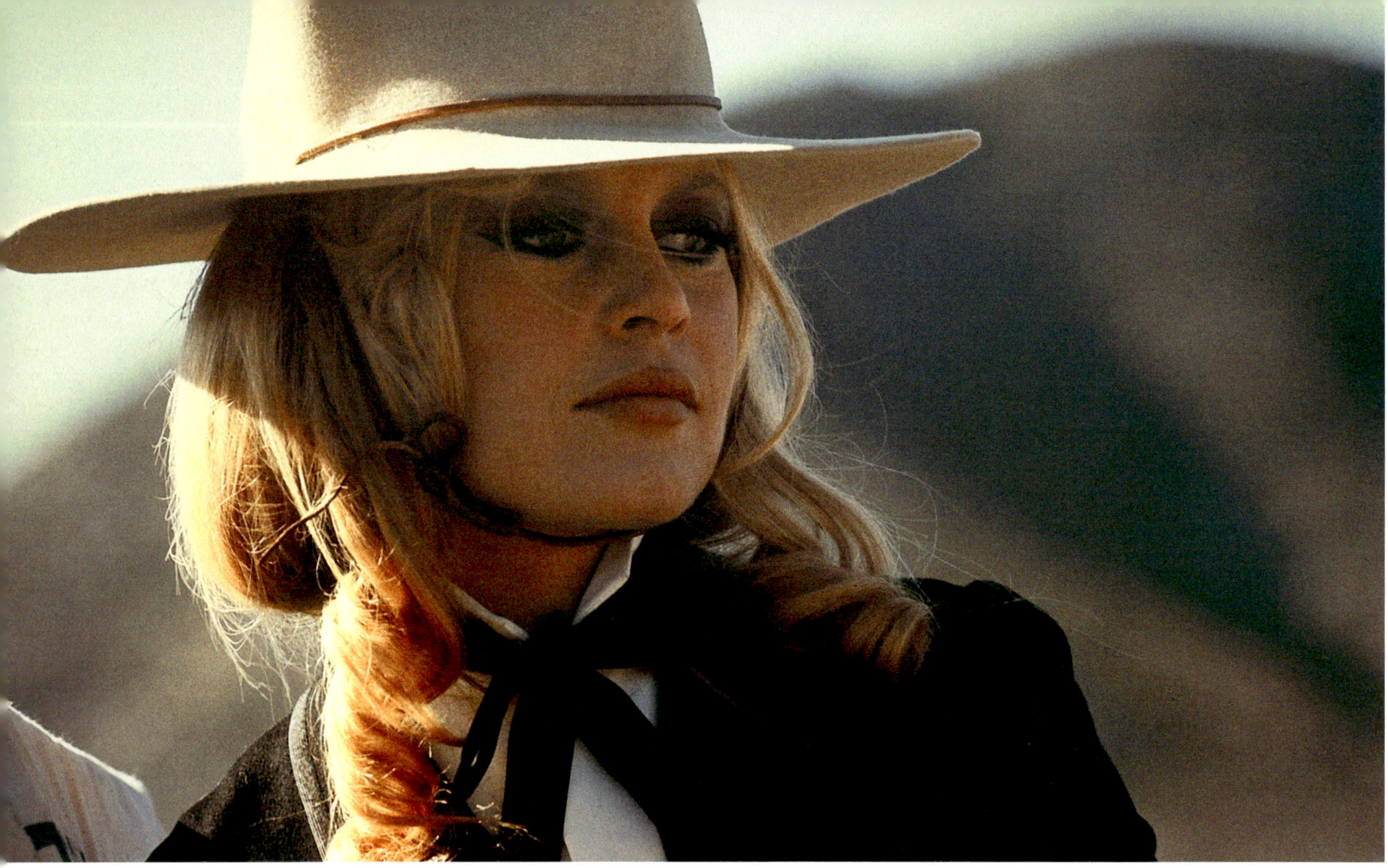

1968 in Spanien: Bei den Dreharbeiten zu ihrem Film »Shalako« trägt Brigitte Bardot das typische dunkle Augen-Make-up der sechziger Jahre.

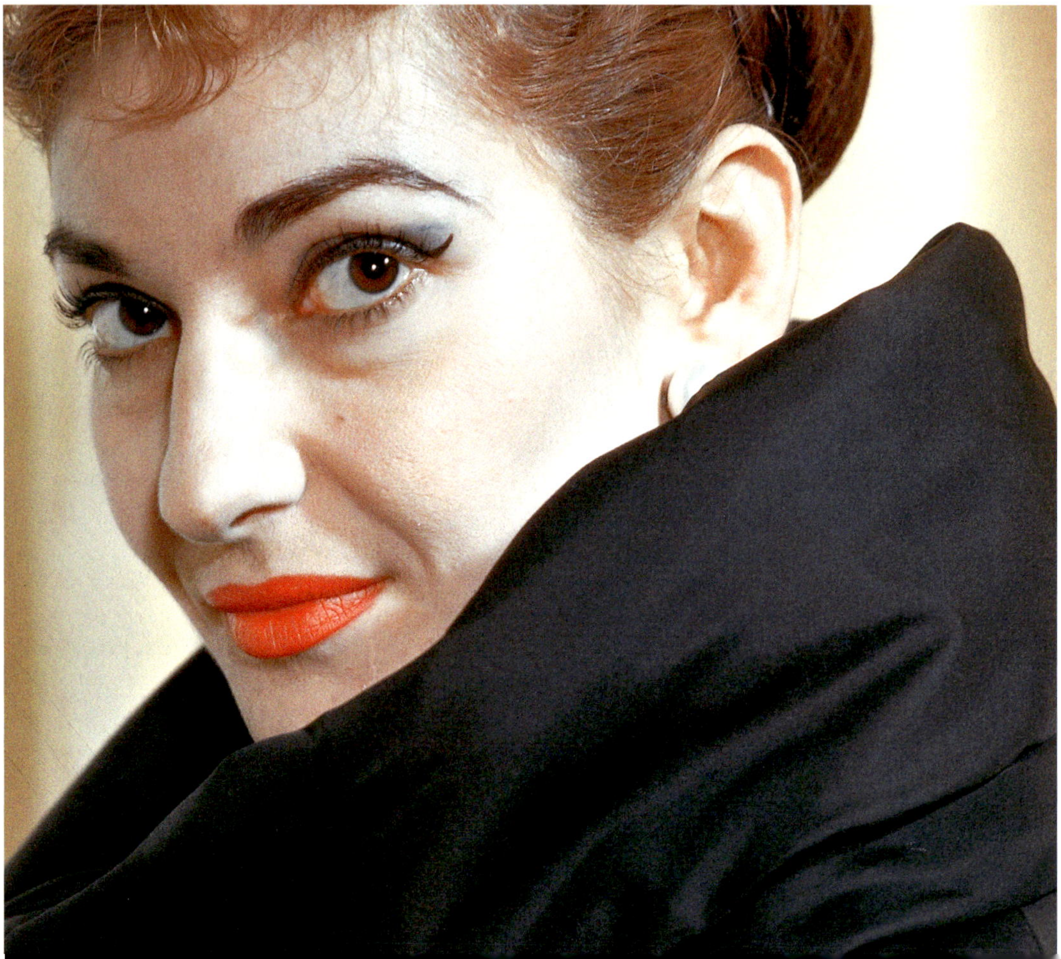

Maria Callas' Look wurde bestimmt von ihrem dramtischen Augen-Make-up: Kräftige Augenbrauen, schwarz getuschte Wimpern, markanter Lidstrich.

Augen-Blicke

Die große Zeit des Augen-Make-ups? Ganz klar, das waren die sechziger und siebziger Jahre. Sofort fallen uns Lidstrich-Diven wie Brigitte Bardot oder Maria Callas ein, oder auch die damaligen Schminktipps, die eine großzügige Verwendung von Highlightern, falschen Wimpern, Mascara und Eyelinern propagierten – schrillste Lidschatten wurden ohne Rücksicht auf Verluste bis hoch an den unteren Brauenrand verteilt. Nun kann man zwar nicht behaupten, dass in den Dekaden davor die Augen ungeschminkt geblieben wären (die Roaring Twenties zum Beispiel liebten schwarzen Kajal), dennoch hatte der auffällig-dramatisch geschminkte Mund die Gesichter dominiert. Dies sollte sich nun ändern, die Lippen wurden immer blasser (außer bei Marilyn Monroe) und überließen die Bühne schließlich ganz den Augen. Twiggy avancierte praktisch über Nacht zum Face of the Sixties, nicht zuletzt wegen ihrer suppentellergroßen Augen.

Die visagistische Trendwende beginnt sich bereits in den Wirtschaftswunderjahren abzuzeichnen. Plötzlich bringen die Kosmetikfirmen fast wöchentlich neue Produkte rund ums Auge auf den Markt: flüssige und kompakte Eyeliner, puderige und cremige Lidschatten, wasserfeste Mascara samt speziellem Entferner und – ganz spektakulär – die etwas gewöhnungsbedürftige, aber sehr effiziente Wimpernzange, mit der sich der begehrte Aufwärtsschwung in die feinen Härchen biegen ließ. Wer unsicher war, wie man die vielen neuen Produkte am besten kombinierte, konnte fertig zusammengestellte Sets kaufen. Subtilität und Dezenz waren allerdings Fremdwörter: Kombinationen aus lilafarbener Mascara, einem Eyeliner im Marineton und babyblauem Lidschatten galten als todschick. Die Sixties griffen in genau die gleichen Farbtöpfe. Die Augen-Make-ups wurden immer breiter und flächiger aufgetragen, bis sie fast Gesichtsbemalungen glichen. Falsche Wimpern waren obligatorisch. Innovative Produkte sorgten dafür, dass der Spaß am fröhlichen Pinseln immer neue Nahrung bekam. Freche Farben mit verrückten Namen wie etwa die Kollektion von Mary Quant machten Furore. Auch die brandheißen Metallics wie Gold, Bronze und Silber waren beliebt – und wurden ein paar Jahre später von der Disco-Generation fleißig weiterbenutzt, freilich ergänzt durch Leucht-Shadows, Glitzer-Gels und üppigen weißen Highlighter, der die Augenpartie modellieren sollte. Damit sich niemand im Farbrausch verlor, machten die Firmen exklusive Make-up-Vorschläge, für deren Realisierung mindestens fünf verschiedene Augen-Produkte erforderlich waren. Von den diversen Nuancen für Teint, Lippen, Nägel etc. einmal ganz abgesehen.

Doch wie kommt die ganze Pracht eigentlich zustande, welche Stoffe sind letztendlich für das strahlende Eisblau oder das verführerische Fuchsia verantwortlich? Geschminkte Augen gab es schon immer, in der Antike wurde grüner Lidschatten zum Beispiel mit fein zerriebenem Malachit hergestellt. Und noch heute basieren viele Rezepturen auf Inhaltsstoffen mineralischen Ursprungs. So ist eine der wichtigsten Lidschatten-Ingredienzen das Talkum, eine Mischung aus Magnesiumsilikat und Aluminiumsilikat. Die winzigen Partikel dieses Puders sehen unter dem Mikroskop aus wie kleine Plättchen. Das hat drei Vorteile. Erstens sind die Plättchen so fein und durchsichtig, dass man sie mit bloßem Auge nicht erkennen kann. Zweitens liegen sie flach auf der Haut, ohne in die Poren einzudringen und sie zu verstopfen. Und drittens gleiten die Plättchen leicht übereinander, so dass der Eyeshadow eine cremige Textur bekommt und sich gut auftragen lässt. Für den verführerischen Schimmer rund um die Augen sorgen Glimmerteilchen (Tonerdesilikat), die ebenfalls aus platten Partikeln bestehen und Licht besonders effektvoll brechen und reflektieren können. Als farbgebende Substanzen werden Pigmente eingesetzt, wie zum Beispiel Eisenoxide und Eisenhydroxide (für Rot, Gelb, Blau, Braun und Orange), Ultramarin (oft synthetisch hergestellt, für Blau, Grün, Rot und Violett) oder Umbra (Kaolin, eine eisen- und magan-haltige Tonsubstanz für bräunliche Nuancen).

Augen sind empfindlich und die Bindehaut reagiert oft schon bei geringsten Irritationen mit Juckreiz, Brennen und Rötungen. Daher unterziehen viele Kosmetikhersteller ihre Produkte augenärztlichen Tests, achten Sie also auf einen entsprechenden Vermerk auf der Packung. Für besonders sensible Augen gibt es hypoallergene Schminklinien, als Kontaktlinsenträgerin sollten Sie nur zu Wimperntusche, Eyeshadow und Co. greifen, wenn diese als »kontaktlinsengeeignet« ausgewiesen sind, sonst schaden Sie eventuell nicht nur Ihren Augen, sondern auch Ihren kleinen Sehhilfen.

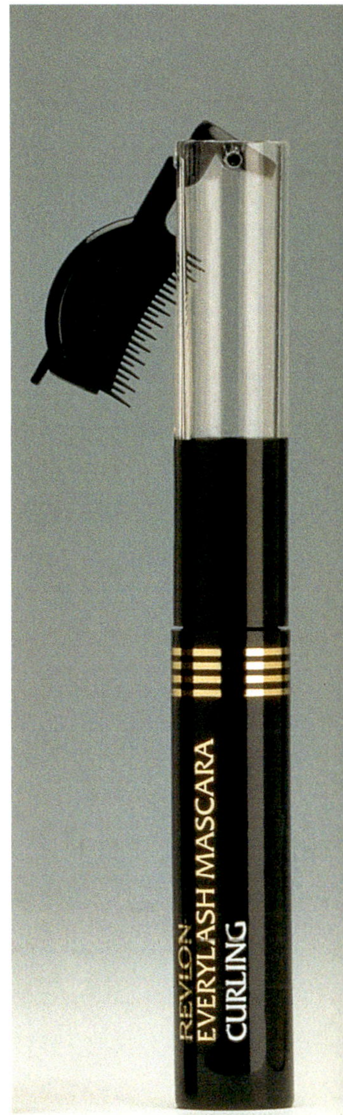

Mascara verleiht auch feinsten Härchen Farbe und Halt. Damit nichts zusammenklebt, liefern manche Hersteller das Trennbürstchen gleich mit.

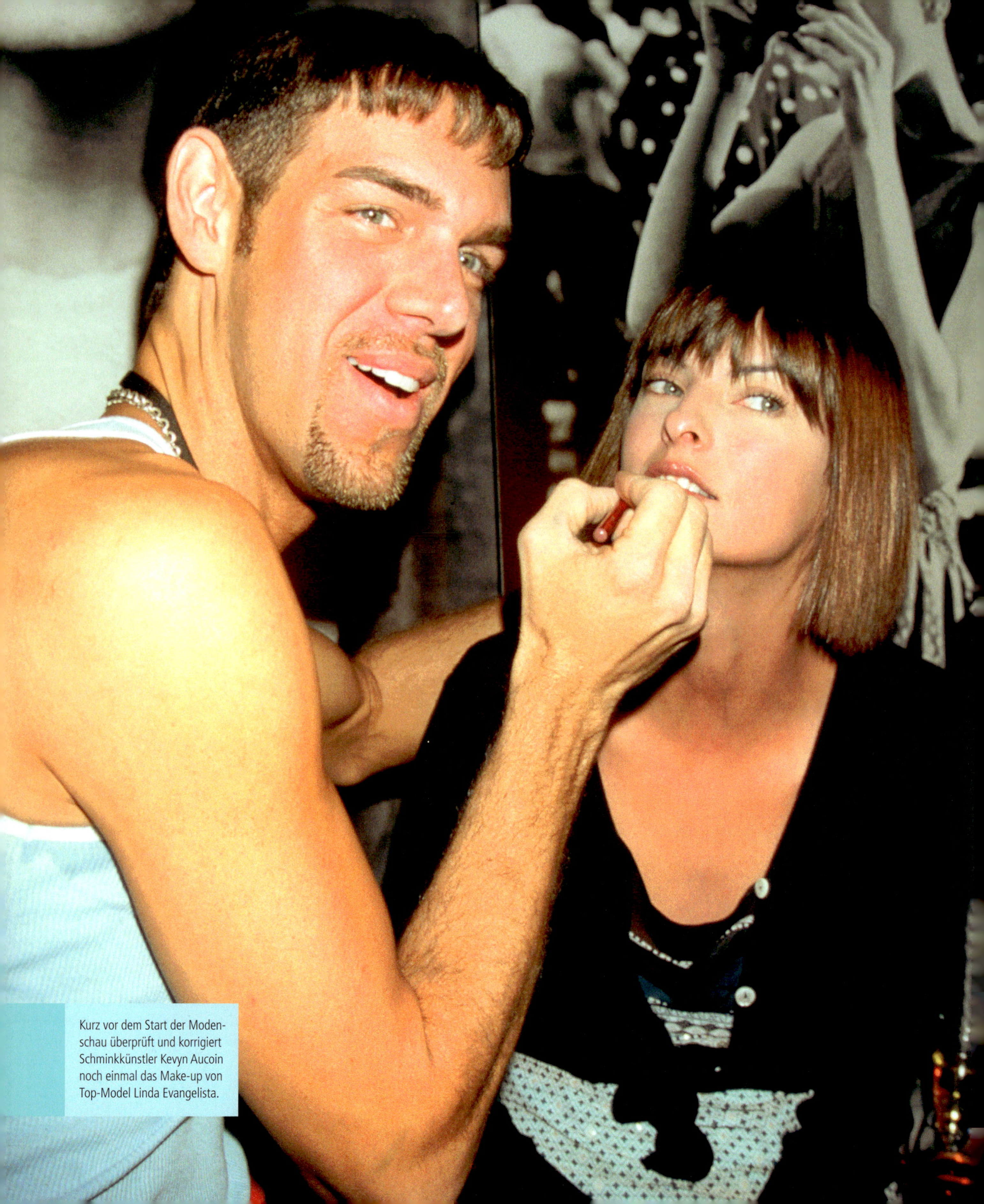

Kurz vor dem Start der Modenschau überprüft und korrigiert Schminkkünstler Kevyn Aucoin noch einmal das Make-up von Top-Model Linda Evangelista.

Perfekt geschminkt: The Art of Make-up

Die neunziger Jahre läuteten das Ende der uniformen, von der Mode diktierten Make-ups ein. Nicht mehr der Look stand an erster Stelle, sondern das Gesicht mit seinen ganz individuellen (Vor-)Zügen und die Persönlichkeit seiner Besitzerin. Auf den Laufstegen sah man immer häufiger Models, die kaum sichtbar geschminkt wirkten. In Wirklichkeit trugen sie jedoch hochartifizielle, von Star-Visagisten geschaffene Make-ups, deren besonderer Reiz gerade in der demonstrativen Natürlichkeit lag. Propagiert wurde dieser »Natural Look« vor allem von François Nars. Der gebürtige Franzose und Wahl-New-Yorker gehört zu den renommiertesten Schminkkünstlern der Szene. Nicht nur Designer wie Anna Sui, Karl Lagerfeld und Dolce & Gabbana oder namhafte Fotografen wie Herb Ritts und Irving Penn schwören auf seine Einfälle, sondern auch Popgrößen wie Madonna. Dabei geht es für Nars immer darum, verschiedene Möglichkeiten zu finden, die Schönheit eines Gesichts zu unterstreichen. Ob natürlich, klassisch oder extravagant – Einheitslooks gibt es bei ihm nicht. Auch für die Amerikanerin Bobbi Brown ist die Individualität der Frau der Maßstab, nach dem sich das Make-up zu richten hat. »Wenn eine Frau den Raum betritt, sollte sie wirken, nicht ihr Make-up«, lautet eines der Grundprinzipien der ehemaligen Theatermaskenbildnerin. Bobbi Browns Make-ups sind sehr natürlich und basieren oft auf Brauntönen, die der Haut schmeicheln und nicht angemalt aussehen.

Make-up-Künstlern und ihren Leistungen ist in den letzten Jahren immer mehr Anerkennung entgegengebracht worden – und im gleichen Maße stieg das Interesse an professionellen, typgerechten Schminktipps und natürlich auch an zuverlässigen Produkten, mit denen sich diese möglichst genau umsetzen ließen. Kevyn Aucoin, der unter anderem für Cindy Crawfords Revlon-Gesicht verantwortlich war, verrät in seinem Buch alles, was es zum Thema Make-up zu wissen gibt, und in den einschlägigen Magazinen kann man regelmäßig die neuesten Tricks für größere Augen oder vollere Lippen nachlesen. Den Trend zum »Make-up of Make-up Artists« begründete der Stylist Frank Toskan mit seiner Serie M.A.C., inzwischen haben unter anderem François Nars, Shu Uemura und Bobbi Brown eigene Kosmetiklinien herausgebracht.

Tipps und Tricks

- Make-up sollte sehr gut auf den Hautton abgestimmt sein: Lassen Sie sich eine Probe geben und testen Sie zu Hause direkt im Gesicht (bei Tageslicht!), nicht in aller Eile auf dem Handrücken.
- Grundierung nicht wie Creme auftragen, sondern mit den Fingerspitzen aufklopfen oder mit einem Schwämmchen auftupfen, das garantiert ein gleichmäßiges Ergebnis.
- Augenbrauen gleichmäßig, aber nicht zu unnatürlich schmal zupfen. Ein Eiswürfel senkt das Schmerzempfinden und hilft gegen die Schwellung.
- Wimpern bleiben länger in Schwung, wenn man die Wimpernzange vor dem Formen anwärmt.
- Um den »Fliegenbeineffekt« zu vermeiden, trennen Sie die Wimpern sofort nach dem Tuschen mit einem Wimpernbürstchen oder -kamm.
- Rouge immer auf die Grundierung abstimmen: Cremerouge auf Creme-Make-up, Puderrouge auf Puder-Make-up, dann gibt's keine Flecken.
- Schwarzer Kajal und dunkler Lidstrich lassen die Augen kleiner wirken und sperren den Blick regelrecht ein: äußerst sparsam verwenden.
- Rote Rougebalken wirken schnell angemalt, lieber nur einen Hauch Braun oder Rosé nehmen.
- Lippen wirken voller, wenn man mit dem Konturenstift nicht die innere, rosige Kontur nachzieht, sondern die äußere, helle.
- Konturenstift sollte sowohl zur natürlichen Farbe der Lippen als auch zum Lippenstift passen. Vermeiden Sie zu dunkle Töne, sonst bleiben fremdkörperartige Begrenzungsbalken übrig, wenn der Lippenstift im Laufe des Tages verblasst.
- Dunkle Rottöne, Schokobraun und Lilanuancen wirken oft zu hart und machen die Lippen optisch schmaler.
- Rosenholz, Apricot, Rosé in Kombination mit Lipgloss sorgen für mehr Lippenvolumen.
- Damit der Lippenstift hält: etwas Make-up-Grundierung auf die Lippen geben, Konturen sorgfältig nachziehen, Farbe mit einem Pinsel (!) auftragen, Lippen mit einem Kosmetiktuch abtupfen, zweite Farbschicht aufpinseln.

Der Duft der Frauen

Viele prominente Damen liebten und lieben es – und Marilyn Monroe bekannte in den fünfziger Jahren sogar öffentlich, dass sie nachts nichts anderes trage als ein paar Tropfen davon: Chanel No. 5 ist ein unanfechtbarer Mythos in der Parfumwelt. Zeitlos-klassisch und erhaben über die Wechselfälle der Moden, gilt die Luxusessenz in dem eckigen Flakon als der erfolgreichste Duft aller Zeiten.

1920 hatte Coco Chanel den angesehenen Parfumeur Ernest Beaux kennen gelernt, der damals in Grasse, Frankreichs Duftmekka in der Provence, für die Firma Rallet tätig war. Beaux hatte gerade eine neue Formel kreiert, die er, der Legende nach, zunächst dem berühmten Parfumhaus Coty anbot. Die Verantwortlichen der Firma verloren jedoch jegliches Interesse, als sie den Preis der Inhaltsstoffe erfuhren. Nicht so Coco Chanel – edel, kostspielig und exquisit, das war genau das, was sie wollte. Beaux nahm also die Arbeit an dem duftenden Prototyp wieder auf. Die Komponenten Mairose, Jasmin, Ylang-Ylang, Neroli, Zibet, Moschus sowie die Basisnote aus Hölzern und Vanillin standen bereits fest. Doch das Ergebnis war noch nicht perfekt. Erst als Beaux Aldehyde integrierte, formte sich der feminine, leicht synthetische Charakter von Chanel No. 5. Aldehyde sind chemische Verbindungen, die in konzentrierter Form wie ranzige Butter riechen, in entsprechender Verdünnung duften sie jedoch lieblich-blumig und wunderbar klar. In Beaux' Komposition verhalfen sie den teilweise recht schweren Zutaten zu Leichtigkeit und Eleganz. Chanel No. 5 war der erste Duft, in dem Aldehyde verwendet wurden.

Der Lancierung von Chanels chemischer Parfum-Revolution am 5. Mai 1921 waren jedoch einige Entwicklungen vorausgegangen, die der begeistert aufgenommenen Neuheit den Weg geebnet hatten. Bis 1889 bestanden Parfums grundsätzlich aus Natursubstanzen, die in komplizierten Verfahren gewonnen und entsprechend teuer bezahlt werden mussten. Doch bereits seit Mitte des Jahrhunderts bemühten sich Chemiker, natürliche Duft- und Aromastoffe in ihren Laboratorien zu analysieren und anschließend mithilfe von künstlichen Bausteinen nachzubauen. Ein erster Durchbruch war die Synthese von Vanillin im Jahre 1874, kurz darauf wurde Kumarin, die krautig-grüne Farnnote aus der Retorte, entdeckt, und 1904 konnte man die Struktur von Moschus entschlüsseln. Die Entwicklung der künstlichen Duftstoffe machte Parfums nicht nur billiger, sondern erlaubte auch völlig neue Zusammenstellungen. Innovative Geister wie Guerlain und Houbigant begannen mit den Optionen aus dem Chemiekasten zu experimentieren. 1889 versetzte Jicky von Guerlain die Modewelt in Aufruhr: Ganz anders als die gewohnten Blumendüfte der damaligen Zeit roch Jicky aufregend nach Tonkabohne, Sandelholz und Farnen, also Kumarin. Und für den Maiglöckchenduft in Quelques Fleurs (1912) hatte Houbigant erstmals keine Blüten eingesetzt, sondern die chemische Verbindung Hydroxycitronellal. Kaum zehn Jahre danach feierte Coco Chanel ihren aldehydigen Erfolg – und schon kurze Zeit später kopierten Lanvin mit Arpège und Worth mit Je Reviens das blumig-synthetische Konzept.

Moderne Parfumkompositionen weisen bis zu 85 Prozent künstliche Inhaltsstoffe auf – eine Entwicklung, die viele Parfumeure jedoch mit Skepsis beobachten. In den alteingesessenen Dufthäusern schwört man nämlich nach wie vor auf natürliche Ingredienzen als Hauptzutaten und betrachtet chemische Verbindungen als Hilfsstoffe, die nicht mehr als 15 bis 20 Prozent ausmachen sollten. Bei Guerlain glaubt man zum Beispiel unbeirrt daran, dass allein die Qualität den Erfolg eines Duftes ausmacht, und nicht etwa die Verpackung oder das ausgeklügelte Marketingkonzept dahinter. Vielleicht liegt die Firma mit dieser Einschätzung gar nicht so falsch, denn sechs Duft-Dinos, die auf die Jahre 1861 bis 1933 zurückgehen, sind immer noch im Programm, darunter auch das berühmte Mitsouko von 1919, das nach wie vor stolze Umsätze macht.

Das opulente Panthère von Cartier ist ein typischer Duft der achtziger Jahre. Den Verschluss des Glasflakons ziert der Panther, ein Cartier-Motiv aus den Dreißigern.

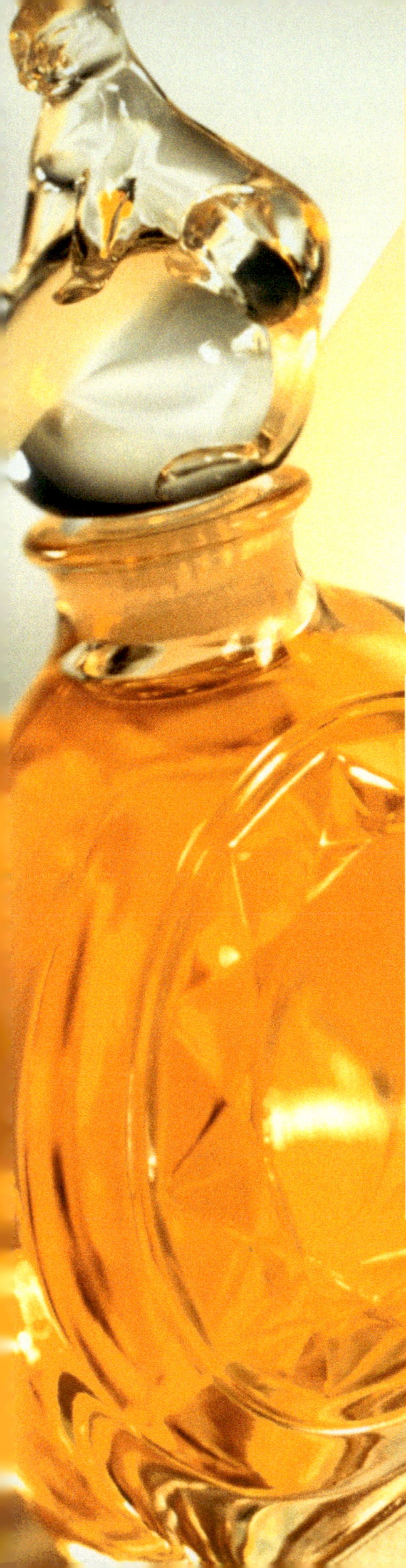

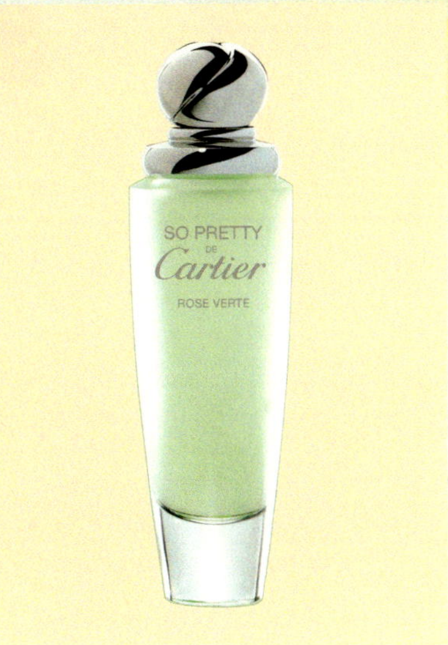

1995 brachte Cartier So Pretty auf den Markt, einen eleganten, femininen, aber dennoch sehr modernen Duft.

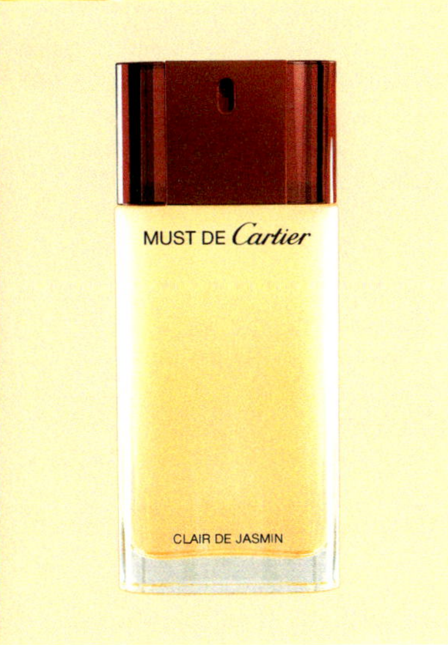

Must de Cartier hatte sein Debüt in den siebziger Jahren, heute zählt es zu den absoluten Duft-Klassikern des Hauses.

Die Duft-Favoriten eines Jahrhunderts

1900–1909

Düfte, die auf einer Blütenart wie Jasmin oder Veilchen basieren, werden von weichen floralen Kompositionen verdrängt: Rose Jacqueminot (Coty), L'Origan (Coty). Auch das bereits 1889 entwickelte, nach Farn, Tonkabohne und Sandelholz duftende Jicky (Guerlain) ist nach wie vor beliebt.

1910–1919

Die Dekade der Chypre-Düfte: 1917 kreiert Coty sein legendäres Chypre, 1919 folgt Guerlain mit Mitsouko. Außerdem: florale Kompositionen wie Quelques Fleurs (Houbigant) und Orientalisches wie Narcisse Noir (Caron).

1920–1929

Aldehyd-Noten werden modern: Chanel No. 5 (Chanel), Arpège (Lanvin). Außerdem: Shalimar (Guerlain).

1930–1939

Orientalisches dominiert: Shocking (Schiaparelli). Dazu Lederiges wie Cuir de Russie (Chanel) und Florales wie Joy (Patou).

1940–1949

Grüne Düfte wie Vent Vert (Balmain) und subtile Chypres wie Ma Griffe (Carven), Femme (Rochas) oder Miss Dior (Dior) stehen hoch im Kurs. Außerdem: Fracas (Piguet).

1950–1959

In Europa wird Cabochard (Grès) ein Renner, in Amerika sind es Youth Dew (Lauder) und Intimate (Revlon). Außerdem: Diorissimo (Dior), L'Air du Temps (Nina Ricci).

1960–1969

Florales wie Fidji (Laroche) und Aldehydiges wie Calèche (Hermès) und Madame Rochas (Rochas).

1970–1979

Alle Richtungen sind vertreten: Chanel No. 19 (Chanel), Anaïs Anaïs (Cacharel), Chloé (Lagerfeld), Oscar (Oscar de la Renta), Nocturnes (Caron), First (Van Cleef & Arpels), Opium (St. Laurent), Rive Gauche (St. Laurent), Must (Cartier), Charlie (Revlon).

1980–1989

Schwere florale und orientalische Düfte wie Poison (Dior), Loulou (Cacharel), Jil Sander No. 4 (Sander), Panthère (Cartier), Obsession (Calvin Klein), Samsara (Guerlain), Roma (Biagiotti) und Joop! (Joop). Aber auch Leichteres wie White Linen (Lauder) oder Calyx (Prescriptives) und einige Chypre-Düfte von Designern wie Armani, Paloma Picasso, Montana oder Fendi. Außerdem: Aromatherapie wie Eau Dynamisante (Clarins).

1990–1999

Nach den fast narkotischen Parfums der achtziger Jahre kommen nun wieder zartere Nuancen in Mode, beliebt sind auch Unisex-Düfte wie CKone (Calvin Klein) oder Paco (Paco Rabanne). Weitere Favoriten: Allure (Chanel), Cool Water Woman (Davidoff), Trésor (Lancôme), Obsession (Calvin Klein), Envy (Gucci), Casmir (Chopard), Rococo (Joop), Dolce Vita (Dior)

2000ff

Beim Fifi-Award 2001, dem Oscar der Parfumindustrie, lagen folgende Düfte vorn. In der Kategorie Parfums Haute Couture: 1. BLV (Bulgari), 2. Sensations (Jil Sander), 3. Intuition (Estée Lauder). In der Kategorie Parfums Prêt-à-porter: 1. Azurra (Azzaro), 2. Sui Dreams (Anna Sui), 3. Naomagic (Naomi Campbell). Zum besten Klassiker wurde Guerlains Shalimar (aus dem Jahre 1925) gewählt!

Duft-Kategorien

Blumig
Die Familie der blumigen Düfte umfasst etwa die Hälfte aller auf dem Markt befindlichen Parfums. Dabei unterscheidet man, ob der Duft von einer Blütensorte (z.B. Maiglöckchen bei Diorissimo von Dior) charakterisiert wird oder von einer Mischung aus mehreren Blütennoten (z. B. Quelques Fleurs von Houbigant).

Blumig-grün
Eine Mischung aus blumigen Noten und Eindrücken, die an grüne Blätter, Stengel und Gräser erinnert. Vent Vert (Balmain), Beautiful (Lauder).

Blumig-fruchtig
Florale Komponenten mit Noten von Ananas, Aprikose, Apfel, Himbeere, Pflaume oder Pfirsich. Byblos (Byblos), Eau de Givenchy (Givenchy).

Blumig-frisch
Für den Frische-Kick sorgen Bergamotte- oder Zitruskomponenten und helle, florale Noten von Orangenblüten, Maiglöckchen, Lavendel oder Hyazinthe. Moods Donna (Krizia), Valentino (Valentino), Romeo (Romeo Gigli).

Blumig-floral
Die große Gruppe der mehr oder minder reinen Blütendüfte, Hauptkomponenten sind Rose, Jasmin, Ylang-Ylang, Narzisse, Tuberose, Iris und Nelke. Eternity (Calvin Klein), K (Krizia), Lumière (Rochas).

Blumig-aldehydig
Hier wird Florales durch synthetische Aldehyde ergänzt, Aldehyde riechen »fettig«, »talgig« oder nach »ausgeblasener Kerze«. Klingt seltsam, ist aber in sehr vielen eleganten, femininen Düften enthalten – die Dosis macht's. Chanel No. 5 (Chanel), Marbert Donna 2 (Marbert), Nonchalance (Mäurer+Wirtz), Scherrer 2 (Scherrer).

Blumig-Amber
Diese Düfte heißen auch »florientalisch«, für den Orient-Touch sorgt das Harz Amber (Bernstein, nicht zu verwechseln mit Ambra) mit seiner rauchigen, teerartigen Note. Loulou (Cacharel), Poison (Dior).

Orientalisch
Orientalisch heißen Düfte, die an die sprichwörtlichen Wohlgerüche Arabiens erinnern, also alles mit exotischen Blüten, Harzen, Gewürzen, Balsamen etc. Sie sind meist recht schwer.

Orientalisch-Amber
Hier werden Komponenten wie Amber und Vanille mit Zitrus, Grünnoten oder krautig-gewürzigen Elementen (Beifuß, Salbei, Rosmarin, Lavendel) kombiniert. Must (Cartier), Roma (Biagiotti), Obsession (Calvin Klein), Magie Noire (Lancôme).

Orientalisch-würzig
Anklänge von Zimt, Nelke, Koriander und Pfeffer sowie harzige, lederige und animalische Noten. Cinnabar (Lauder), Coco (Chanel), KL (Lagerfeld), Opium (St. Laurent), Parfum Sacré (Caron).

Chypre
Die Mutter aller Chypre-Düfte ist François Cotys Chypre, es wurde zum Gattungsbegriff für sämtliche Parfums, die eine frische, zitrusartige Kopfnote und einen Fond aus Eichenmoos, Labdanum und Patschuli haben. Ursprünglich mit den Pflanzen des östlichen Mittelmeerraums assoziiert, schließlich heißt »Chypre« Zypern.

Chypre-fruchtig
Eine schwere, substanzreiche Kombination mit ausgeprägt fruchtigen, oft pfirsichartigen Elementen. Y (St. Laurent), Azzaro (Azzaro), Femme (Rochas).

Chypre-blumig-animalisch
Warme, volle Düfte mit Komponenten tierischen Ursprungs wie Moschus, Zibet, Ambra oder Castoreum. Jil Sander Woman Two (Sander), Mystère (Rochas), Ysatis (Givenchy).

Chypre-blumig
Hier wird die trockene, frische Chypre-Komponente durch blumige Akzente weicher und gefälliger gemacht. Diva (Ungaro), Fendi (Fendi), Halston (Halston), Montana (Montana).

Chypre-frisch
Das ist Chypre in Reinkultur. 4711 Echt Kölnisch Wasser (Mülhens), Diorella (Dior), Ô (Lancôme).

Chypre-grün
Herb-frische, trockene Interpretation des Chypre-Themas mit krautigen und koniferigen (Pinie, Kiefer, Wacholder etc.) Komponenten. Armani (Armani), Alliage (Lauder).

Der Herr der Düfte

Soll ein neues Parfum kreiert werden, braucht es vor allem eins: die Nase. Das menschliche Riechorgan ist für die duftschöpferische Arbeit von so entscheidender Bedeutung, dass es sogar als Pars pro toto für den Parfumeur selbst steht – in Frankreich, der Heimat allen Wohlgeruchs, nennt man den Schnüffelprofi schlicht und ergreifend »le nez«. Sicher, um eine »Nase« zu werden, braucht man ein wenig olfaktorisches Talent, viel wichtiger ist jedoch die solide Ausbildung, die im Durchschnitt fünf bis sechs Jahre in Anspruch nimmt. In dieser Zeit erwirbt sich der angehende Parfumeur (oder die angehende Parfumeurin, denn die Frauen sind dabei, auch diese ehemals männliche Domäne zu erobern) sein wertvollstes Kapital: das Duftgedächtnis. Denn im Grunde können die Geruchszauberer nicht besser riechen als andere Menschen auch, aber sie sind in der Lage, Dufteindrücke zu analysieren, präzise zu benennen, im Kopf zu speichern und jederzeit wieder abzurufen. Während der Laie auf Anhieb höchstens ein paar Dutzend Düfte identifiziert, wie vielleicht Rose, Vanille und Jasmin, weiß »die Nase« ganz genau, welchen Sinneseindruck man sich unter Ylang-Ylang, Zibet, Neroli, Cananga oder Castoreum vorstellen muss. Mit der Zeit sammeln sich rund 2000 Gerüche an, deren Wiedererkennung der Parfumeur täglich trainieren muss. Doch nicht nur die sinnliche Seite des Geschäfts sollte beherrscht werden, sondern auch die praktische. Dazu gehört die genaue Kenntnis der natürlichen und synthetischen Ausgangsstoffe, also der Rohmaterialien der Branche, sowie der produktionstechnischen Erfordernisse – und nicht zuletzt ein bisschen Kostenbewusstsein, damit die spätere Kreation zwar teuer, aber bezahlbar verkauft werden kann.

Hat ein Designer oder eine Kosmetikfirma den Auftrag für ein neues Parfum erteilt, beginnt für den Parfumeur die lange Phase der Annäherung an das verlangte Ideal. Das fertige Produkt wird mindestens 30 bis 50 verschiedene Duftkomponenten enthalten, allerdings gibt es auch Parfums mit einigen hundert Bestandteilen. Zuerst wird eine vorläufige Test-Formel entworfen und probeweise zusammengemixt. Dieser Prototyp muss nun Schritt für Schritt verfeinert, harmonisiert und verbessert werden. Außerdem

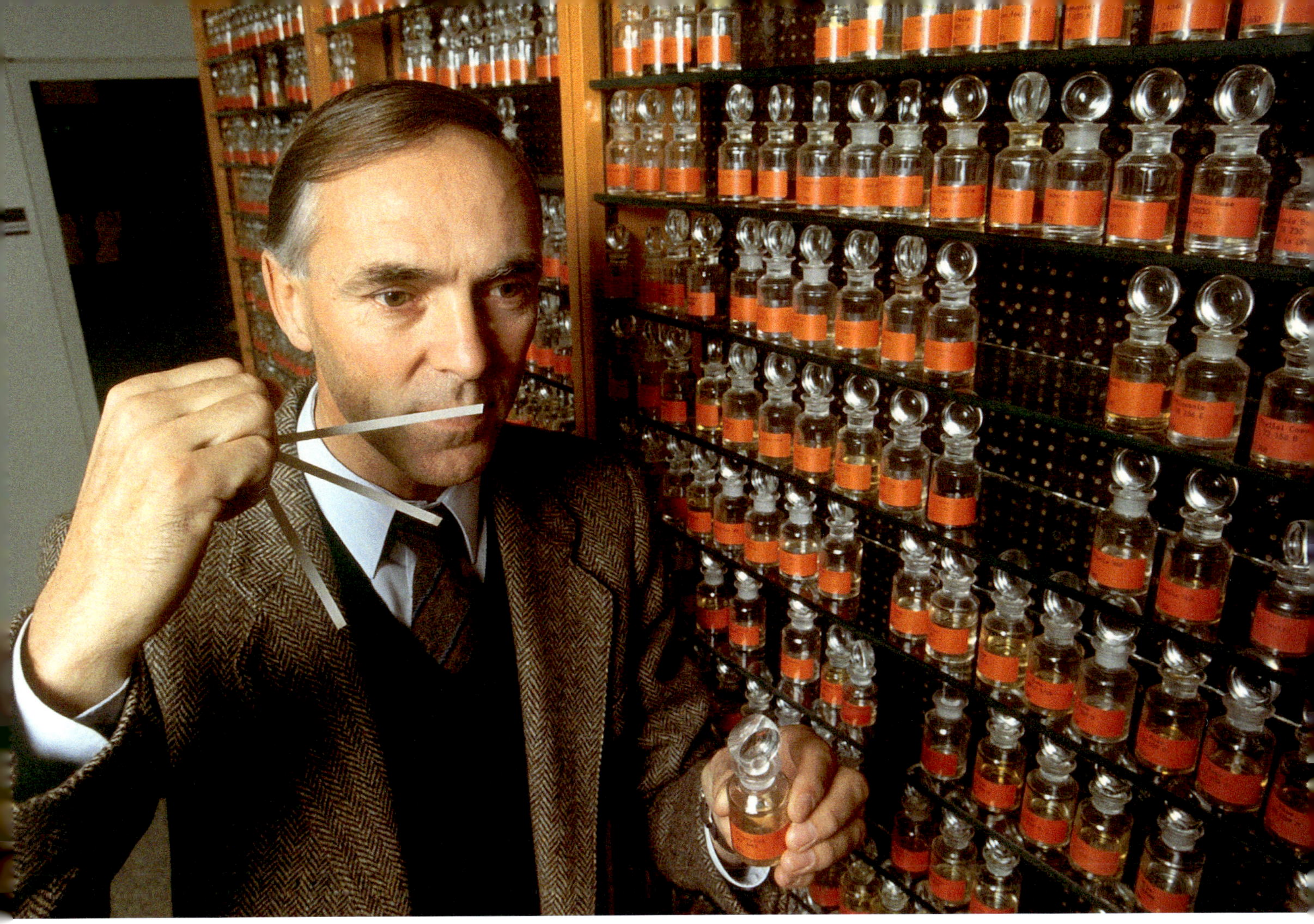

Beim Riechessenzenhersteller Haamann und Reimer in Holzminden hat der Parfumeur die richtige Nase für die Düfte, bis zu 2000 Nuancen kann er unterscheiden.

wird beobachtet, ob der Duft stabil bleibt oder etwa dazu neigt, nach ein paar Stunden völlig anders zu riechen. Ist eine zufrieden stellende Formel gefunden, geht es ans Feintuning. Schrittweise wird die Gewichtung einzelner Nuancen verändert und ein Schnüffelgremium entscheidet, welche Version jeweils besser gefällt. Etwas mehr Ambernote oder lieber etwas weniger? Zitrus ein wenig reduzieren und dafür den minzigen Aspekt hervorheben? Und so weiter und so fort. Steht der Duft schließlich fest, muss die Formel auf das Endprodukt und dessen Trägermedium abgestimmt werden, je nachdem, ob es sich um ein Eau de Toilette im Pumpzerstäuber, einen Badezusatz, eine Bodylotion oder etwas ganz anderes, wie zum Beispiel eine Duftkerze für die Home Collection, handelt. Sind alle weiteren Tests und Versuche erfolgreich abgeschlossen, geht die fertige Formel an den Auftraggeber, der dann für die industrielle Herstellung und die Vermarktung seines neues Duftes sorgt.

Etwas so sinnliches wie einen Duft zu beschreiben, ist für uns Laien schwer, die Parfumeure jedoch haben Kategorien entwickelt, in die sie jede Komposition exakt einordnen können. Dabei gehen sie von drei grundlegenden Duftkonzepten oder Duftfamilien aus: »blumig«, »orientalisch« und »Chypre«. Jedes dieser Konzepte lässt sich allerdings unterschiedlich interpretieren. So kann ein blumiger Duft zum Beispiel fruchtige oder aldehydige Charakteristika aufweisen, und der orientalische vielleicht eher von Amber oder eher von Gewürzen dominiert sein. Entsprechend würde die Bezeichnung »blumig-fruchtig«, »blumig-aldehydig«, »orientalisch-Amber« oder »orientalisch-würzig« lauten.

Für die Kundin sind solche Nomenklaturen uninteressant. Beim Parfumkauf entscheidet nämlich ganz oft der allererste Eindruck. Wenn der uns unbewusst an etwas Angenehmes erinnert, mögen wir den Duft sofort, wenn nicht, kann auch das beste Marketing wenig an der spontanen Abneigung ändern.

Duft und Pflege mit Tradition

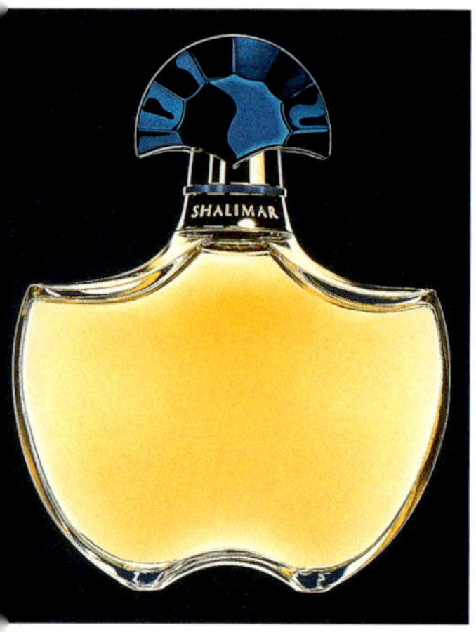

Mit Shalimar (lanciert 1925) hatte Guerlain den ersten orientalischen Duft und eines der bekanntesten Parfums der Zwanziger geschaffen.

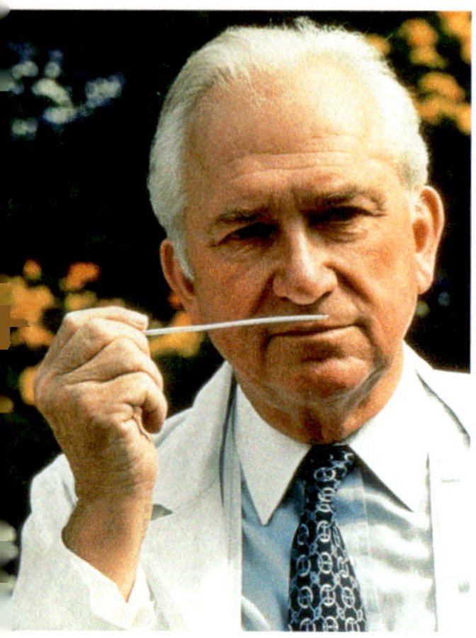

Parfumeur Jean-Paul Guerlain, Urenkel des Firmengründers, hat seit 1959 zahlreiche, zum Teil inzwischen legendäre Düfte komponiert.

Neben den bekannten Haute-Couture- und Prêt-à-porter-Parfums gibt es eine Reihe von »unabhängigen« Düften und Pflegeprodukten. Sie firmieren nicht unter dem klingenden Namen eines Ateliers oder eines Designers, sondern ganz schlicht unter dem ihres Hauses. Und das ist – genau wie die Rezepturen – oftmals ein paar hundert Jahre alt. Der Beliebtheit der wohlriechenden Antiquitäten tut dies keinen Abbruch, im Gegenteil. Viele der Kompositionen werden auch heute noch mit natürlichen Zutaten und nach überlieferten Verfahren von Hand hergestellt und verpackt. Die Kundinnen, darunter zahlreiche Stars und Prominente, wissen diese Sorgfalt zu schätzen und schwören auf die hochwertigen Beauty-Geheimtipps.

Betagtestes Beispiel ist die Apotheke des Klosters Santa Maria Novella in Florenz (schon in der Renaissance die Duft-Hauptstadt Italiens). Seit 1612 werden in den original erhaltenen Räumlichkeiten diverse Essenzen, Elixiere, Salben, Pomaden, Seifen und Parfums angerührt, und zwar zum Teil noch in den Zusammensetzungen, wie sie die Dominikanermönche einst niedergeschrieben haben. Ab dem 18. Jahrhundert wurden die Produkte auch exportiert und erfreuen sich seither einer kleinen, aber treuen Anhängerschaft in aller Welt. Probieren Sie das Beruhigungselixir oder die Granatapfelseife, wenn Sie das nächste Mal nach Florenz kommen. Ebenfalls aus Italien stammt Acqua di Parma, ein Duft, inzwischen ausgebaut zur kompletten Serie, der seit 1938 auf dem Markt ist. Zu den Fans des leichten Wässerchens, das erfrischend nach Zitrus, Lavendel und Rose riecht, zählten und zählen Audrey Hepburn, Ava Gardner und Sharon Stone.

Frankreichs Institution in Sachen Duft heißt zweifelsohne Guerlain. 1828 eröffnete Pierre-François-Pascal Guerlain sein erstes Geschäft in Paris, in dem er zunächst englische Importdüfte verkaufte. Doch bald begann er selbst mit der Entwicklung von Cremes, Seifen und Pomaden. 1834 erschien die erfolgreiche Crème Ambroisie (noch immer im Handel). 1842 entstanden die ersten Parfums, die sofort zu den Lieblingen der High Society avancierten. 1853 kreierte Guerlain das legendäre Eau de Cologne Impériale für die Kaiserin Eugénie. In den zwanziger Jahren beherrschte Guerlain zusammen mit Coty und Houbigant den Parfum-Weltmarkt. Das Unternehmen, unter dessen Dach unzählige Duftklassiker geboren wurden, ist noch heute die erste Adresse französischer Parfumeurskunst.

Der Urtyp des Eau de Cologne kommt aus Deutschland und heißt 4711 Echt Kölnisch Wasser. Wilhelm Mülhens hatte anlässlich seiner Hochzeit im Jahre 1792 von dem Kartäusermönch Franz Carl Gereon Maria Farina ein Pergament geschenkt bekommen, auf dem die Rezeptur für ein »aqua mirabilis«, ein Wunderwasser, verzeichnet war. Sofort machte sich Mülhens in seinem Haus in der Kölner Glockengasse 4711 an die Destillierung des wohlriechenden Gebräus und verkaufte es erfolgreich unter dem Namen Kölnisch Wasser. Die Hausnummer 4711 ließ Ferdinand Mülhens, der Enkel des Firmengründers, als Markenzeichen ins Handelsregister eintragen, um das Original von den zahlreichen Duftkopien, die in Umlauf waren, abzuheben. Die genaue Zusammensetzung wird bis heute geheim gehalten, klar herausschnuppern kann man jedoch, dass deutliche Zitrusnoten neben Rosmarin, Neroli und Lavendel enthalten sind. Mit diesen frisch-neutralen, ausgewogenen Elementen wurde 4711 Echt Kölnisch Wasser zum ersten Unisex-Duft in der Parfumgeschichte.

1760 gründete James Henry Creed in London eine Schneiderei, bald darauf begann das Familienunternehmen jedoch auch mit der Herstellung von Duftwässerchen, die in kürzester Zeit an sämtlichen europäischen Höfen geschätzt wurden. Kaiserin Eugénie, Gemahlin Napoleons III. und ausgewiesene Parfumliebhaberin, gelang es sogar, Creed 1854 zum Umzug nach Paris zu bewegen. Dieser Coup sicherte ihr den täglichen Nachschub an Jasmin Imperatrice, einer warmen, puderigen, langhaftenden Komposition mit Jasmin, Vanille, Sandelholz und Moschus, die Creed 1908 für sie erfunden hatte. Die englische Königin Victoria bevorzugte Tubereuse Indiana, Österreichs Sissi hüllte sich in das verführerisch-vanillige Vanisia. Für die Passagiere der Titanic hatte Creed ein spezielles Parfum aus Algen, Seetangextrakten und Honigmelonenauszügen kreiert. Heute führt Olivier Creed in der sechsten Generation den Familienbetrieb.

England ist jedoch nicht nur Creeds Heimat, sondern hat auch eine ganze Reihe anderer bedeutender Parfumeure und Kosmetikartikelhersteller hervorgebracht. Die 1883 gegründete Seifen- und Duftfirma

Bronnley zum Beispiel, die sich selbstbewusst »Makers of the best soaps in the world« nennt, oder auch die Londoner Pilgerstätten für die Freunde typisch englischer Kompositionen wie Penhaligon's (1870), Floris (1730, heute Hoflieferant von Königin Elizabeth II.), D.R. Harris (1790, legendäres Wiederbelebungselixir Pick-me-up!), Yardley (1770, Old English Lavender) sowie einige andere Marken, die zur pflegenden und duftenden Standardausrüstung der englischen Lady gehören. Allerdings wird die Tradition der sorgfältig hergestellten Kosmetika auch von wesentlich jüngeren Unternehmen hochgehalten, wie unter anderem die Firma Lush beweist. Lush produziert Seifen, Lotionen, Cremes und alles, was man für die tägliche Glättung von Haut und Seele braucht, nach strengen Qualitätsrichtlinien. Die Produkte bestehen aus ausgewählten natürlichen Rohstoffen und sind überwiegend handgemacht. Die Badekugeln »Bath Ballistics«, die cremigen »Massage Bars« und die Seifenkreationen mit so fantasievollen Namen wie »Banana Moon«, »Demon in the Dark« oder »Ginger Man« genießen Kultstatus in der Badezimmer-Fangemeinde.

Aber auch die Neue Welt hat ihre Klassiker, allen voran Kiehl's in New York. Das 1851 gegründete Unternehmen ist Hersteller von hochwertigen, handgemachten Produkten, die in unspektakulären, nüchternen Verpackungen daherkommen. Kiehl's macht keine Werbung und konnte sich – äußerst ungewöhnlich für amerikanische Verhältnisse – erst kürzlich dazu entschließen, den Aufbau einer eigenen Homepage in Angriff zu nehmen. Doch die Qualität der Shampoos, Cleansers, Cremes und Lippenstifte überzeugt auch ohne Marketing. Winona Ryder und Sarah Jessica Parker gehören zu den erklärten Liebhaberinnen der Beauty-Spezialitäten aus dem stets überfüllten Shop in Manhattans East Village.

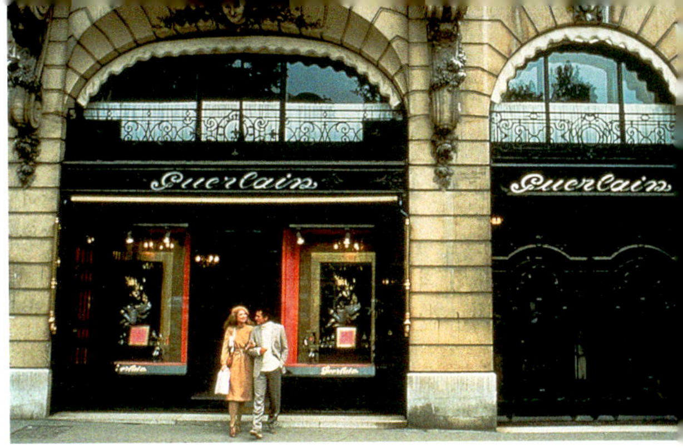

1914 eröffnete Guerlain eine elegante Parfümerie auf den Champs-Élysées. Der Stammsitz der Firma befand sich allerdings in der Rue de la Paix.

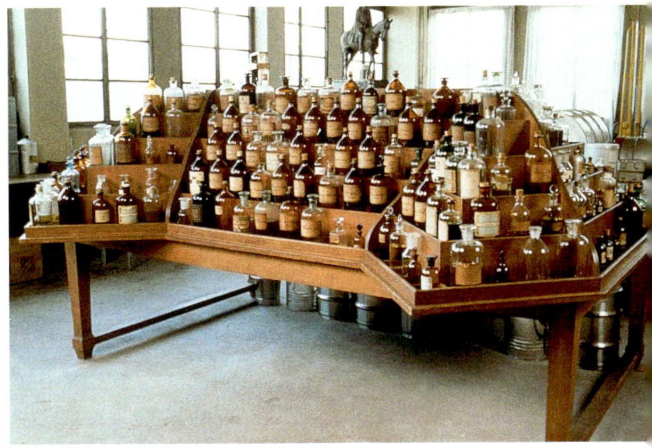
Musik für die Nase: Auf dieser »Duftorgel« stellte Jean-Paul Guerlain die aromatischen Ingredienzen für seine Parfumkreationen zusammen.

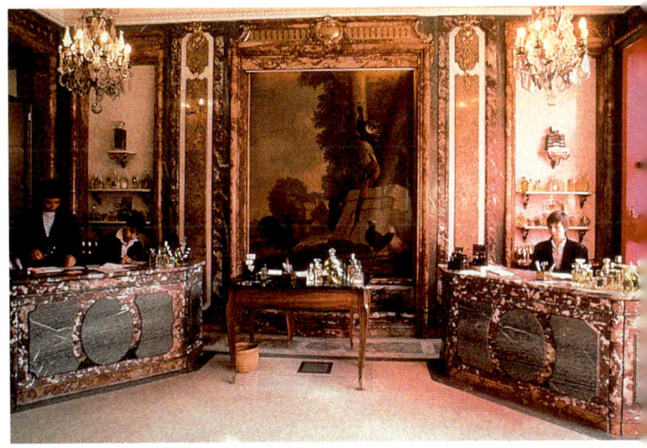
Der Besuch bei Guerlain (Champs-Élysées Nr. 68) lohnt sich nicht nur wegen der Düfte. Auch das elegante historische Interieur ist sehr sehenswert.

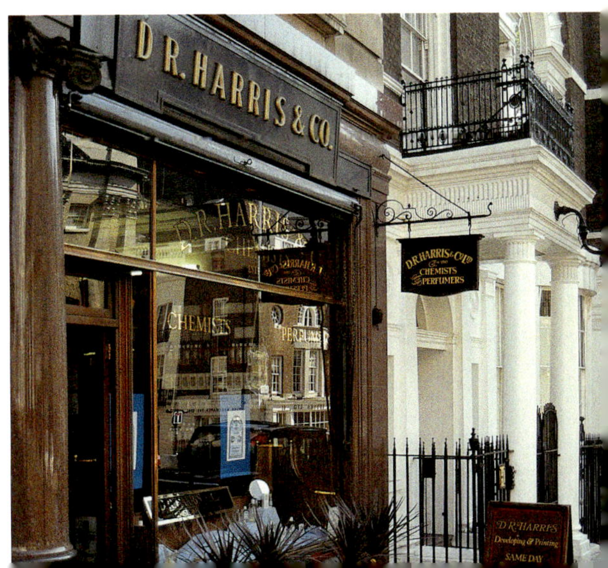

Im Traditionsshop von D. R. Harris in der Londoner St. James's Street kauft die englische (oder anglophile) Lady altbewährte Pflegeprodukte.

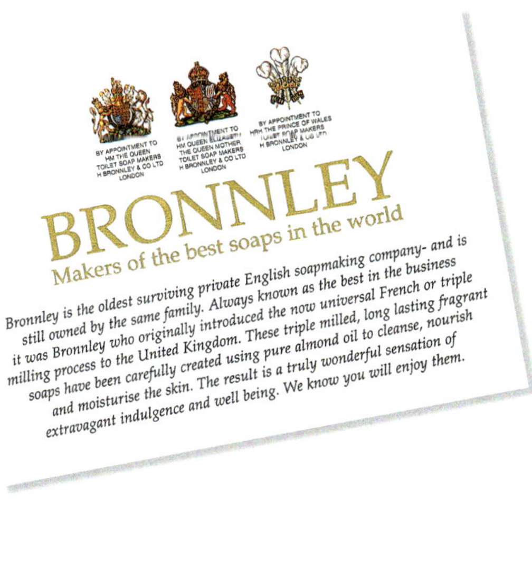

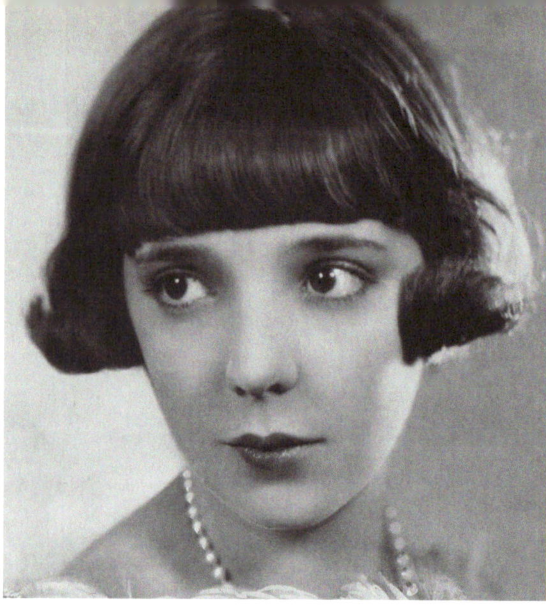

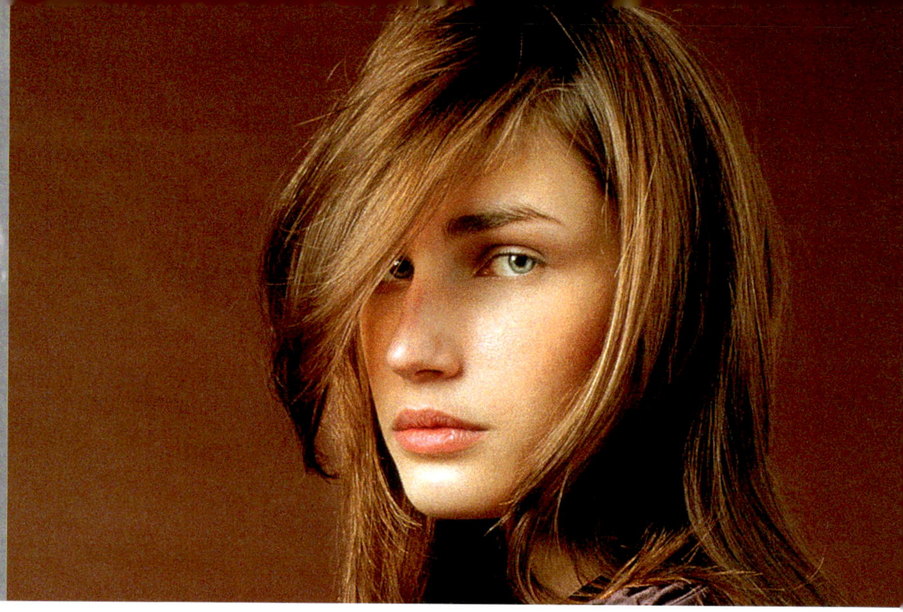

Bubikopf, Engelslocken und blondes Gift

Oben links: Der Bubikopf symbolisiert die Aufbruchstimmung der zwanziger Jahre. Zum ersten Mal in der Geschichte der Frisurenmode trugen Frauen ihre Haare so kurz.

Oben rechts: Im 21. Jahrhundert sollen Frisuren vor allem eins: so wenig wie möglich frisiert aussehen. Doch auch solche Looks verlangen Schnitt, Styling und Pflege.

Rechte Seite: In den sechziger Jahren trugen viele Frauen, wie hier Catherine Deneuve, kunstvolle (oft mit Haarteilen verstärkte) Hochsteckfrisuren. Voraussetzung dafür war mindestens schulterlanges Haar.

Bis in die sechziger Jahre hinein gleicht die Geschichte der wechselnden Frisurenmoden eigentlich eher einer Abfolge diverser Methoden, Frauenhaar systematisch zu malträtieren und in möglichst unnatürliche Formen zu zwingen. Zu den beliebtesten Folterinstrumenten gehörten Frisiereisen, mit denen man verschiedene Lockenfrisuren oder auch die berühmten Wasserwellen, die sich der französische Coiffeur Marcel Grateau ausgedacht hatte, regelrecht in das Haar hineinbrannte. Kein Wunder, dass es in den Boudoirs der Belle Époque immer ein bisschen angesengt roch. Sollte das Haar diese Behandlung überstanden haben, gab man ihm mit selbstgemixten Färbetinkturen den Rest – und behalf sich fortan mit Perücken, Haarteilen, Kissen und Polstern, um die voluminösen Aufsteckfrisuren zu realisieren. Die Erfindung der Dauerwelle durch Karl Ludwig Nessler im Jahre 1906 verbesserte die Situation auch nicht unbedingt. Nessler tränkte das Haar mit alkalischer Lösung, wickelte es auf Metallstäbe und erhitzte diese mit heißen Zangen sehr stark. Die gesamte Prozedur dauerte rund sechs Stunden, Verbrennungen und Verätzungen waren an der Tagesordnung. Später ersetzte man die heißen Zangen durch elektrischen Strom und damit die Gefahr der Verbrennung durch die Gefahr eines Stromschlags. Graues Haar war übrigens nicht immer gefürchtet, im Gegenteil, um die Jahrhundertwende galten frühzeitig ergraute Frauen als besonders attraktiv. Wer dieses Glück nicht hatte, benutzte Haarpuder, um graue Strähnen vorzutäuschen.

Der Erste Weltkrieg und die zwanziger Jahre mit ihrer Begeisterung für alles Moderne setzten dem Pompadourstil ein Ende, und selbst Frauen, die sich noch nie die Haare geschnitten hatten, fanden nun den Weg zum (Herren-)Friseur, um wenig später mit einem Bob oder Bubikopf zu demonstrieren, dass sie die Zeichen der Zeit erkannt hatten. Doch bereits in den Dreißigern wurden die Haare wieder länger und Locken und Wellen kehrten zurück. Außerdem war Platinblond à la Jean Harlow die Modefarbe des Jahrzehnts, was zahllose haarvernichtende Wasserstoffperoxid-Behandlungen erforderlich machte. Auch die Vierziger bevorzugten mittellange bis lange Locken im Stil von Veronica Lake oder Lauren Bacall – und glücklicherweise gab es seit 1948 die sogenannte Kaltwelle, bei der das Haar nur noch erwärmt, aber nicht mehr gekocht und die chemische Aufweichung und anschließende Fixierung der Haarstruktur mit schonenderen

Mitteln bewerkstelligt wurde. Mit den fünfziger Jahren brach zweifellos eine der schwersten Zeiten für das Haar an. Verantwortlich dafür waren drei Erfindungen: Das Haarspray entwickelte sich rasch vom Luxusgut zum Massenartikel, der neuartige Lockwell-Wickler sorgte für den endgültigen Durchbruch der Dauerwelle und Färbemittel für den Hausgebrauch begannen den Markt zu überschwemmen. Sehr künstliche, hoch auftoupierte Frisuren, die sich ja nun dank des neuartigen Sprays fixieren ließen, kamen in Mode.

Doch es gab auch Gegenbewegungen, die auf natürlichere Looks setzten. Audrey Hepburn hatte den im Nacken gebundenen Pferdeschwanz mit kurzem »Äffchenpony« populär gemacht, den eine ganze Petticoat tragende Generation kopierte. Andere Ladys setzten auf neuartige Kurzhaarfrisuren, die mit dem Rasiermesser geschnitten wurden. Dass Haare auch ohne stundenlanges Aufbauschen und anschließendes Betonieren mit Spray gut aussehen können, bewies in den Sechzigern der Starfriseur Vidal Sassoon mit seinen revolutionären Kreationen wie dem Five-Point-Cut, der einfach nur einen sehr exakten Schnitt, darüber hinaus aber keine weitere Frisierleistung außer morgendlichem Kämmen verlangte. Die Wiederentdeckung der Natürlichkeit verhalf andererseits aber auch langem bzw. sehr langem Haar zur Renaissance. Doch wie sollte man aus einem strapazierten Fifties-Schopf eine gesunde Sixties-Pracht zaubern? Über Nacht ging da natürlich gar nichts, gefragt waren Zeit, Pflege und viel Geduld – und die fachkundige Unterstützung durch einen Friseur, der Dranlassen statt Abschneiden auf seine Fahnen geschrieben hatte. Angeführt wurde die Bewegung von dem New Yorker Langhaar-Papst George Michael, in dessen Salon in der Madison Avenue sich die Film- und Fernsehgrößen die Klinke in die Hand gaben. Hüft- und sogar knielange Erfolgsstorys wurden dort geschrieben.

Seit den haarmodisch aufgeschlossenen Sechzigern scheiden sich in jeder Saison die Geister – oftmals sieht man sowohl einen Trend hin zu opulenteren Frisuren, die viel Arbeit machen, als auch gleichberechtigt den Hang zum simplen Chic mit allenfalls einer nuancierenden Tönung oder ein paar Strähnchen. So war Farah Fawcett-Majors' kunstvoll durchgestufte, geföhnte Mähne für die Siebziger ebenso typisch wie das lange glatte Hippie-Haar mit Mittelscheitel, wie es Ali MacGraw in »Love Story« trug. Absolut verbindliche Frisurenmoden gab und gibt es seit den Sixties nicht mehr, und die meisten Frauen stylen ihre Haare heute so, wie es ihnen gefällt und es ihrem Typ entspricht.

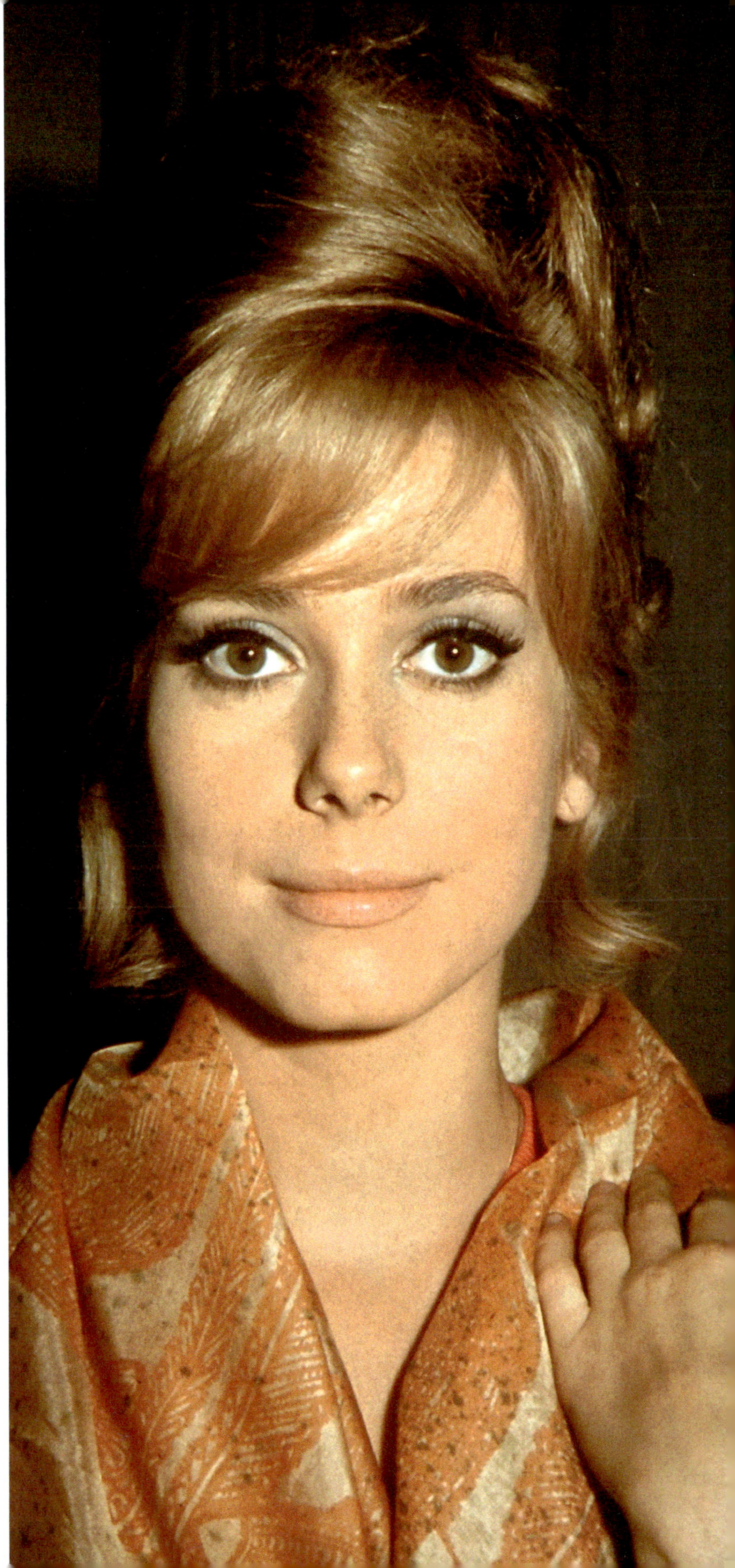

Mehr als waschen, schneiden, legen: Starcoiffeure und Luxussalons

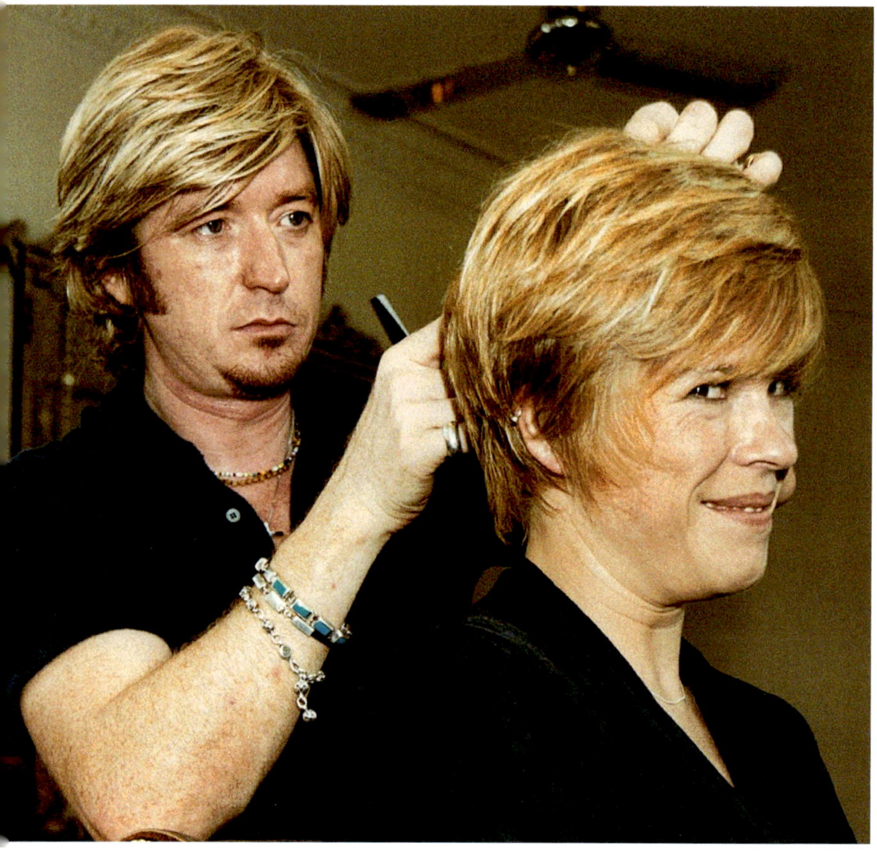

Der Londoner Society-Figaro Nicky Clarke arbeitet an einer fransig-gesträhnten Trendfrisur. Seine prominente Kundin: die Radiomoderatorin Emma B.

Friseuren haftet nicht selten eine fast magische Aura an: Sie kennen und respektieren die vielschichtige Persönlichkeit ihrer Kundinnen, sie erraten deren unausgesprochene Wünsche, sie scheinen etwas über das Haar zu wissen, was allen anderen verborgen bleibt – und sie zaubern Frisuren, mit denen Frauen ganz nach Bedarf attraktiver, erotischer, autoritärer oder berühmter, in jedem Fall aber einfach besser aussehen. Und Kundinnen, die einmal die Adresse eines solchen Künstlers aufgetan haben, bleiben dem Salon meist sehr lange treu. Handelt es sich um prominente Damen, bekommt auch der Coiffeur eine gute Portion Publicity ab, denn schließlich sind seine Kopf-Kreationen, anders als das Werk eines Couturiers, untrennbar mit der Trägerin verbunden.

Die fünfziger Jahre haben eine ganze Reihe von Starfriseuren hervorgebracht. Die Damen der Gesellschaft trugen ihr Haar oft dramatisch aufgetürmt oder mit kompliziert eingearbeiteten Haarteilen. Vor dem Schlafengehen musste die Pracht mit vielen Klammern, Nadeln und Netzen gesichert werden, was aber nicht viel half: Am nächsten Morgen war die Frisur ruiniert und im Grunde bekam sie auch niemand wieder so gut hin wie eben der Friseur, der sie geschaffen hatte. Auf diese Weise entstand eine gewisse Abhängigkeit. Perfekt frisiert zu sein war eine Society-Nagelprobe, also ertrug man stundenlange Wartezeiten genauso geduldig wie die wechselnden Launen der Meister, etwas anderes blieb den Ladys bei der damaligen Haarmode auch gar nicht übrig. Eine Top-Adresse der fünfziger Jahre war Alexandre de Paris, der unter anderem den schicken europäischen Hochadel und Stil-Ikonen wie die Herzogin von Windsor frisierte.

Die französische Hauptstadt gilt nach wie vor als Mekka der Haute Coiffure, und Namen wie Carita, Jacques Dessange und Jean-Louis David stehen für höchste Frisierkunst. 1951 eröffneten Rosy und Maria Carita ihren legendären Salon in der Rue du Faubourg Saint-Honoré. Die innovative Idee der beiden Schwestern bestand darin, ihren Kundinnen ein Beauty-Komplettangebot zu unterbreiten, sich also nicht nur um das Haar zu kümmern, sondern den ganzen Körper zu behandeln. Brigitte Bardot und Catherine Deneuve gehörten zu den ersten, die regelmäßig in den luxuriösen Schönheitstempel pilgerten. Heute bedient das inzwischen zu Shiseido gehörende Unternehmen die nächste Generation der französischen Filmstars und vertreibt seine Produkte in alle Welt. Jacques Dessange hatte das Friseurhandwerk im Herrensalon seines Vaters in Sologne gelernt und war anschließend nach Paris gegangen, wo er unter anderem bei dem großen Louis Gervais arbeitete. Schon bald entwickelte er – entgegen den steifen Trends der Zeit – sein Konzept von natürlich fallenden, lebendigen Frisuren, und als er 1956 seinen ersten eigenen Laden in der Avenue Franklin Roosevelt bezog, war er bereits der Lieblingsfriseur zahlreicher Berühmtheiten der Unterhaltungs-

und Leinwandbranche. Das weit verzweigte Jacques-Dessange-Salon-Imperium wirbt inzwischen selbstbewusst mit dem Slogan »Ich gehe nicht zum Friseur, ich gehe zu Dessange«. Eine andere haarige Institution der Seine-Metropole ist Jean-Louis David, der ebenfalls ein Netz von Franchise-Salons unterhält und seine eigenen Produktlinien verkauft. Auch andere Ketten wie Camille Albane (Dessange-Gruppe) und Mod's Hair (besonders von den jüngeren Ladys zu Recht geliebt wegen der immer trendigen und handwerklich perfekt gemachten Schnitte ohne viel Brimborium) haben ihre Wurzeln in Paris.

Wie man tolle Frisuren zaubert, wusste und weiß man allerdings auch nördlich des Ärmelkanals. Schließlich begann Vidal Sassoons Haarrevolution mit einem kleinen Salon in der Londoner Bond Street. Sassoon befreite in den sechziger Jahren die Frisurenmode systematisch von allem überflüssigen Ballast, indem er auf exakt geschnittene Kurzhaarlooks setzte, die die natürliche Schönheit einer gesunden Haarpracht unterstrichen – eine völlig neue Idee nach den sprayfixierten, stundenlang bearbeiteten Ballonfrisuren der Fünfziger. Die Schauspielerin Nancy Kwan war eine der ersten, die sich von dem damals noch unbekannten Friseur einen kinnlangen, gestuften Bob schneiden ließ und damit Lockenwicklern und Toupierzwang eine klare Absage erteilte. Sassoons Haarphilosophie funktionierte nach dem Leitsatz »wash and go«, das kunstvolle Styling durch den Friseur entfiel. Jede Sassoon-Kundin konnte sicher sein, dass ihre Frisur am nächsten Morgen immer noch gut aussah, einmal waschen und durchkämmen genügte. Diese neu gewonnene Unabhängigkeit von fremder (männlicher) Haarhilfe passte perfekt zum Lebensgefühl der Swinging Sixties – und zu den Miniröcken von Mary Quant, die Sassoons Five-Point-Cut populär machte. Heute sind Vidal-Sassoon-Salons und Vidal-Sassoon-Produkte nicht mehr von und aus unseren Köpfen wegzudenken. Ebenfalls in London begann die Karriere von Sassoons Landsmann John Frieda. Mitte der siebziger Jahre machte sich der Haarkünstler, der sein Handwerk in dem kleinen Vorstadt-Salon seines Vaters gelernt hatte, selbstständig. Der Laden wurde schnell zum Geheimtipp, und sogar das britische Königshaus vertraute seinen Fähigkeiten: Die stufig geschnittene Föhnfrisur, die Lady Diana auf dem offiziellen Verlobungsfoto trug und die später von tausenden von Frauen als typischer Di-Look kopiert wurde, ist eine Kreation John Friedas. Kultstatus erreichte der Herr über sechs Salons in Europa und den USA allerdings vor allem mit seinen Pflegeprodukten, der »Thickening Lotion« für dünnes Haar und der lockenbändigenden Serie »Frizz-Ease«, die allesamt Wunder wirken sollen. Ein weiterer Stern am britischen Haarhimmel heißt Nicky Clarke. Er frisierte Royals, Celebrities und Glitterati, war verantwortlich für das Hairstyling der Schauen von Alexander McQueen, Calvin Klein, Jil Sander und Givenchy und hat seine eigene, äußerst erfolgreiche Produktlinie, die ihm Milliardenumsätze beschert. Nicky Clarke ist ein moderner Starfriseur im doppelten Sinne, denn als erster Coiffeur hat er den Einzug in die englische VIP-Bibel »Who is Who« geschafft. Trotz allem Glanz – Star-Figaros freuen sich auch über »normale« Kundinnen, die wissen, was sie wollen. Denn ihren Look bestimmen heute die Frauen, nicht die Friseure.

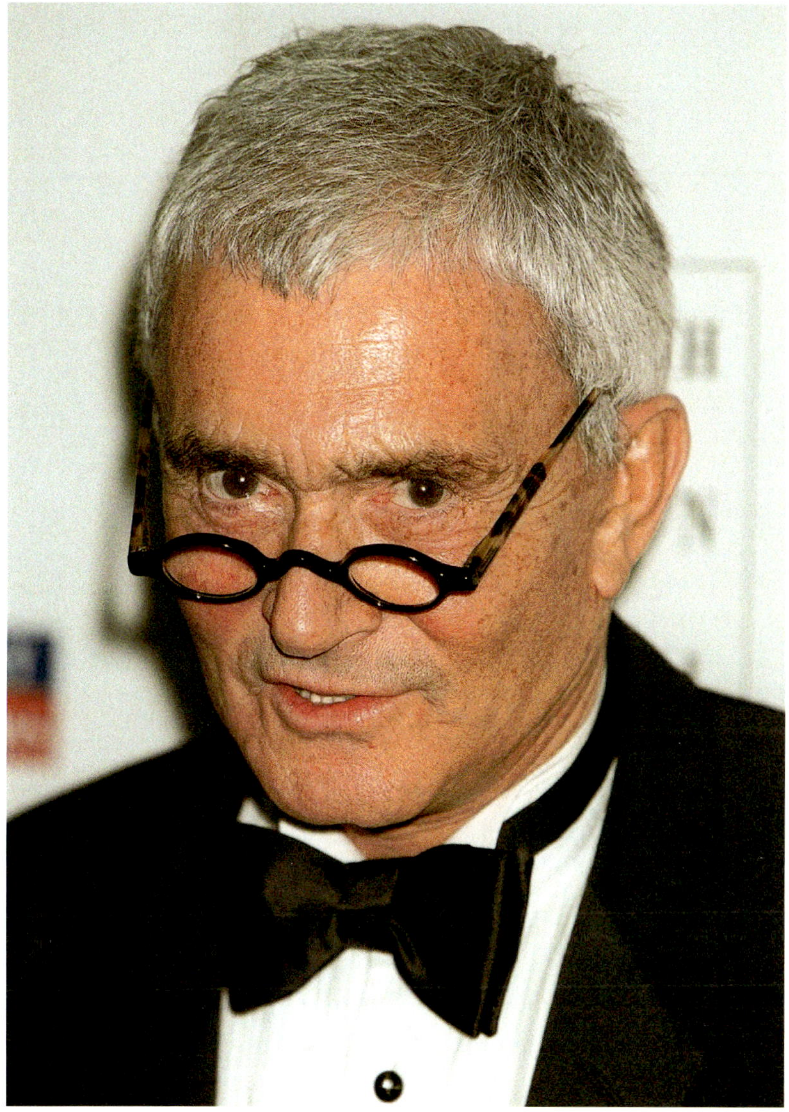

1999 wurde Vidal Sassoon auf der Londoner Modewoche mit einem Preis für sein Lebenswerk geehrt. Für ihn ist der perfekte Schnitt die Basis jeder Frisur.

Frisurenklassiker

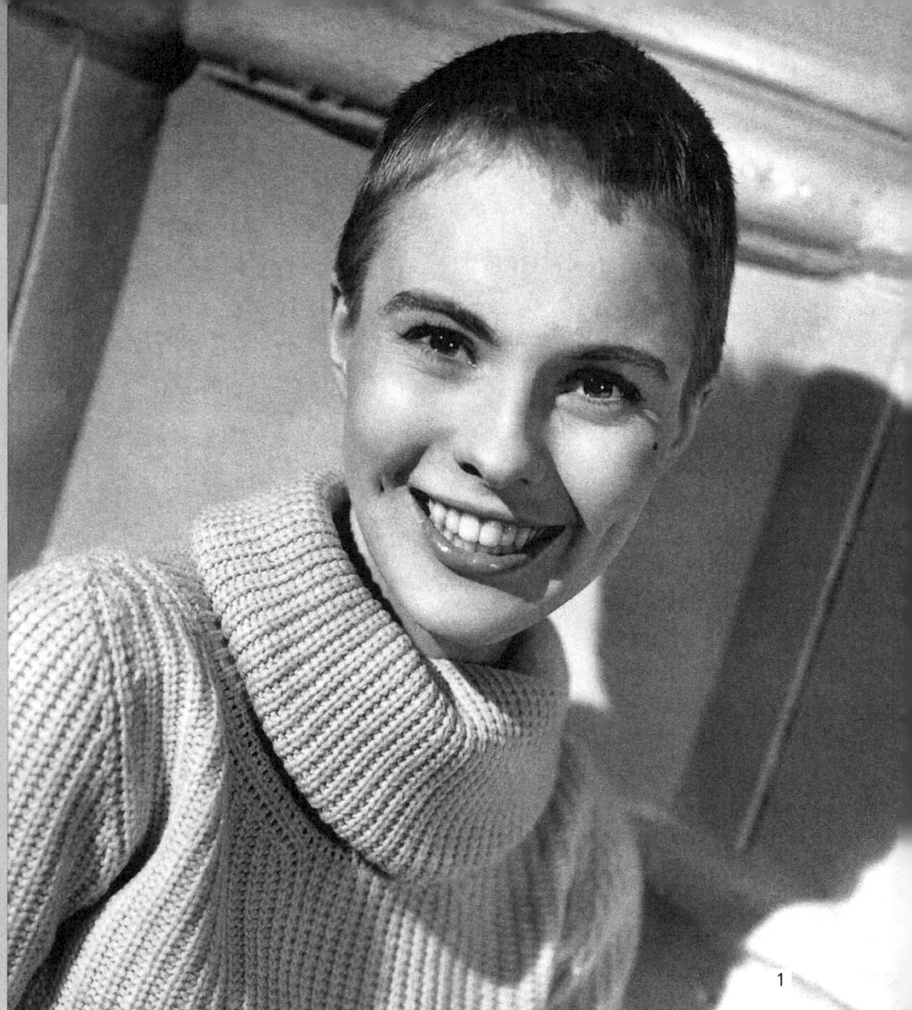

1

1 **Jean Seberg** verhalf Ende der fünfziger Jahre dem schicken Pixieschnitt zum Durchbruch. Vor ihr hatten Kurzhaar-Heldinnen wie Audrey Hepburn und Leslie Caron den frechen, selbstbewussten Look erfolgreich getragen.

2 Langes glattes Haar kam als Look in den Sechzigern und frühen Siebzigern in Mode. Diese unkomplizierte, »unfrisierte« Frisur, wie sie **Claudia Schiffer** seit Jahren trägt, steht auch heute noch für Freiheit und ungezwungene Natürlichkeit.

3 **Prinzessin Caroline von Monaco** Mittellanges, leicht gestuftes, dunkles Haar ist eine charakteristische Frisur für die Damen des Adels und der Geld-High-Society. Der Schnitt wirkt schnörkellos und drückt Understatement und Sophistication aus.

4 **Jemima Khan**, englische Society-Lady und Ehefrau des pakistanischen Cricketstars Imran Khan, trägt ihre langen blonden Haare als üppige Mähne, die jedoch immer elegant und niemals zu »aufgeplustert« wirkt.

5 Schauspielerin **Gwyneth Paltrow** trägt ihr schulterlanges, glattes blondes Haar gern unstrukturiert und natürlich. Zu feierlichen Anlässen kann daraus ein schlicht-eleganter Knoten oder eine Aufsteckfrisur gemacht werden.

6 **Camilla Parker-Bowles** trägt einen praktischen Stufenschnitt. Dieser Schnitt wird vor allem von Damen bevorzugt, die sich viel im Freien aufhalten und für ihren aktiven Tag eine unkomplizierte, pflegeleichte Frisur wünschen.

7 **Paloma Picasso** trug ihre tiefschwarzen, gleich langen, glatten Haare oft streng aus dem Gesicht genommen. Ein klassischer, damenhafter Look, der vor allem in südlichen Ländern viele Anhängerinnen hat.

8 Der nicht zu kurze, durchgestufte, blond gesträhnte Wuschelkopf ist ein Klassiker der neunziger Jahre. Berühmt gemacht hat ihn die US-Schauspielerin **Meg Ryan**. Heute steht er für die unkomplizierte, sportliche, moderne Frau.

9 Großbritanniens Eiserne Lady **Margaret Thatcher** trug während ihrer Amtszeit in den Achtzigern eine typische Powerhair-Frisur. Der rigide »Haarhelm« signalisierte Macht, Konsequenz, Durchsetzungsvermögen und »no nonsense«.

10 **Coco Chanel** war eine der ersten Frauen, die in den Zwanzigern einen modisch-kurzen Bubikopf oder Bob trug. Später machte sie eine etwas »wildere« Variante dieser Frisur auch für die ältere Dame populär.

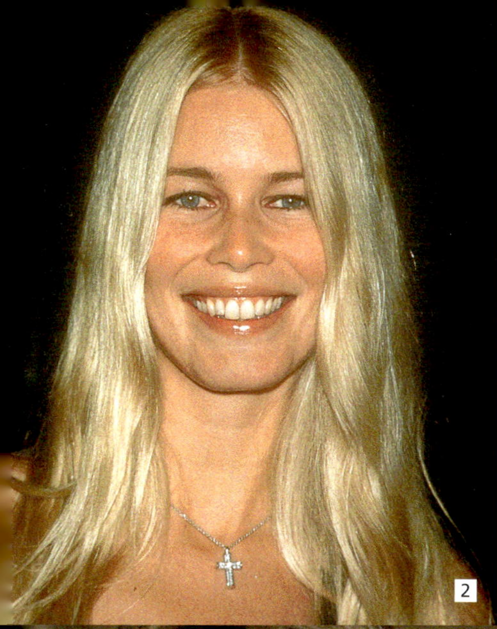
2

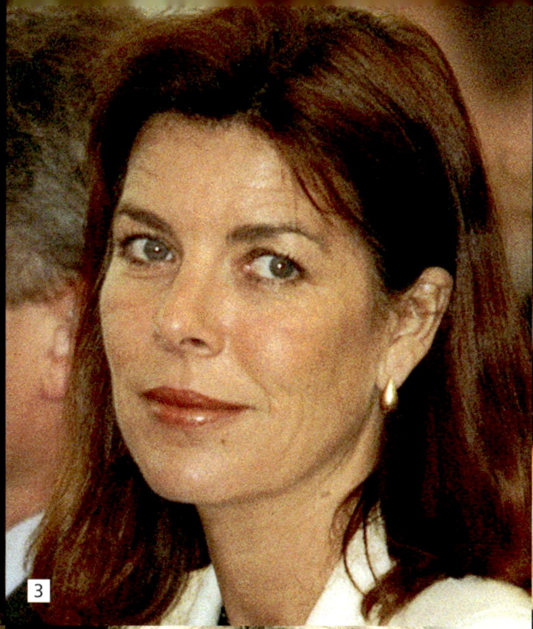
3

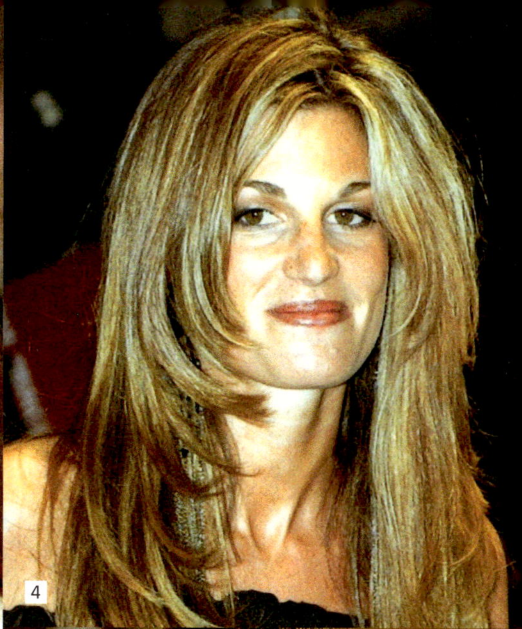
4

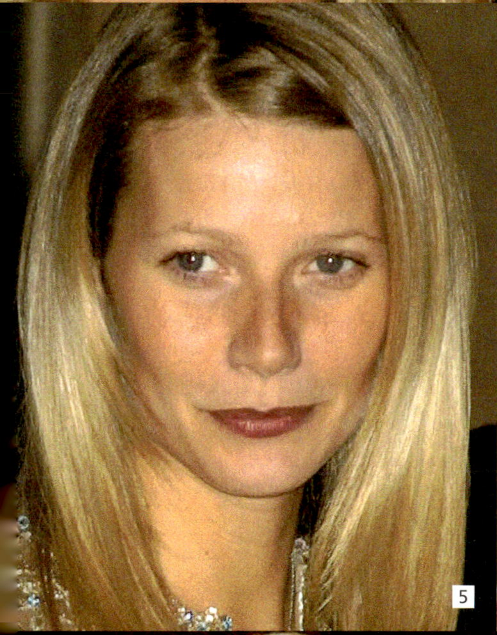
5

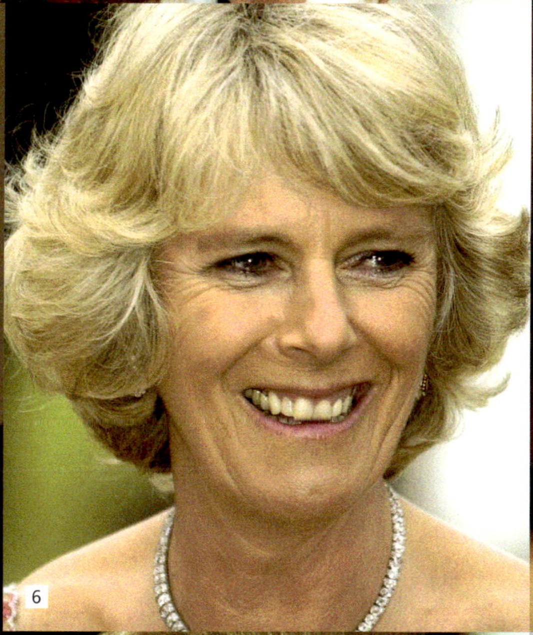
6

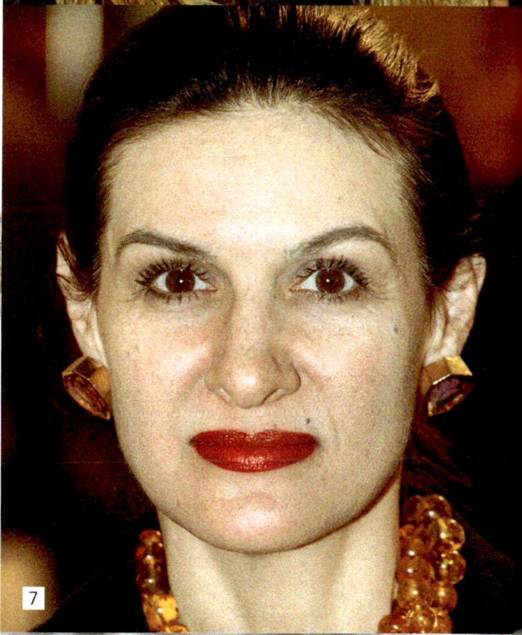
7

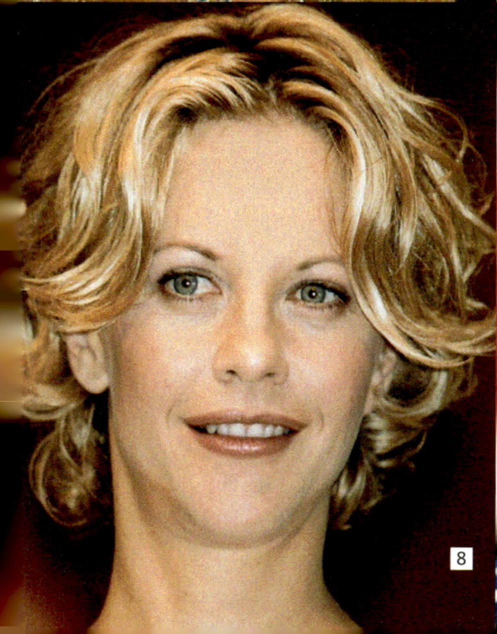
8

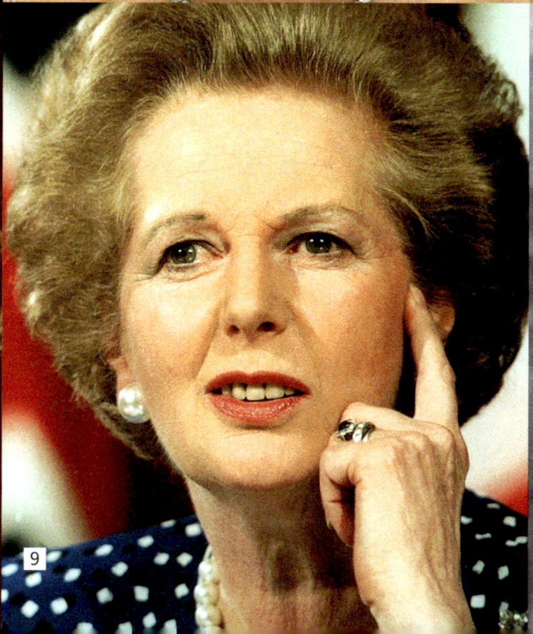
9

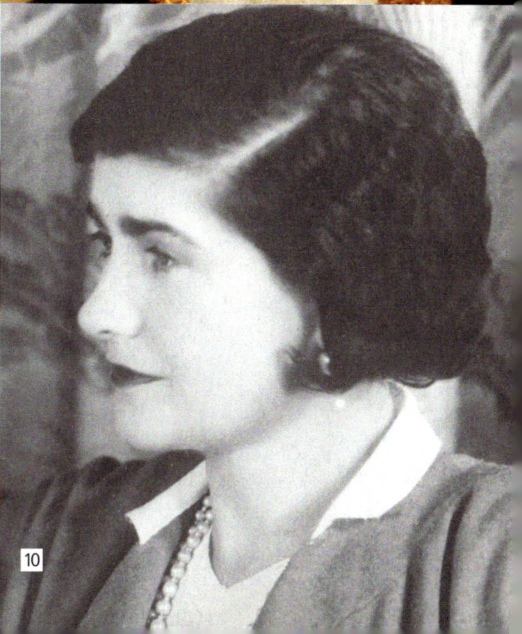
10

Hände und Nägel perfekt pflegen

Der beste Zeitpunkt für die Maniküre ist nach dem Duschen oder Baden, denn dann sind Nägel und Nagelhaut schön weich und sauber. Zuerst die Nagelhaut vorsichtig mit einem Rosenholzstäbchen zurückschieben, aber niemals wegschneiden, denn der zarte Übergang zwischen Fingerhaut und Nagelplatte wird als Schutzschild gegen Schmutz und Bakterien dringend gebraucht. Anschließend die Nägel mit einer Schere kürzen, mit einer Sandblattfeile in Form bringen (von außen nach innen, damit sie nicht splittern) und mit einem Polierkissen oder einer Polierfeile für Glanz sorgen. Regelmäßiges Eincremen der Hände und der Nagelhaut nicht vergessen. Sollen die Nägel lackiert werden, müssen sie allerdings trocken und cremefrei sein. Für eine French Manicure untermalen Sie die weißen Nagelspitzen mit einem Nagelweißstift und lackieren die Nägel mit einem farblosen, beigen oder roséfarbenen Transparentlack. Ist eher kräftige Farbe angesagt, können Sie zunächst einen Unterlack benutzen, um Verfärbungen des Nagels zu vermeiden. Darüber kommt die erste Farbschicht, indem Sie einen breiten Strich in der Mitte platzieren und dann rechts und links davon weitere Striche auftragen. Nicht bis zum äußersten Rand lackieren, sonst wirken die Nägel rund und plump. Bevor Sie die zweite Lackschicht in Angriff nehmen, muss die erste vollständig durchgetrocknet sein, damit sich keine Unebenheiten bilden. Mit einem speziellen Überlack hält die Pracht etwas länger.

Nagelmoden

Fingernägel machen fast alles mit: Frech kurz gefeilt oder divenhaft lang gezüchtet, einfach nur poliert, ladylike als French Manicure oder männermordend rot lackiert, als falsche Nägel für den großen Abend oder mit dauerhafter Gel-Verstärkung aus dem Nagelstudio, verziert mit Piercings, Abziehbildchen oder den wildesten Mustern, es gibt eigentlich keinen Look, der sich nicht an den Fingerspitzen realisieren ließe. Die Auswahl an Produkten rund um den Nagel ist heute so groß wie nie zuvor – und nicht selten werden die ersten Experimente mit buntem Lack für kleine Mädchen zu aufregenden Kosmetik-Initiationen, ungefähr genauso spannend wie Mamas Lippenstift.

Schon um die Jahrhundertwende waren verschiedene neutrale Nagelpolituren in Gebrauch, kräftige Farben kamen jedoch erst in den zwanziger Jahren so richtig en vogue, als Hollywoods Schauspielerinnen sich die Nägel in den schrillsten Nuancen zu lackieren begannen. Der große Nachteil der damaligen Produkte bestand allerdings darin, dass die Haftkraft diesen Namen kaum verdiente und man mit der schicken Pracht nicht viel tun konnte außer herumzusitzen und die Hände still zu halten. Ein paar Jahre später orientierten sich die Hersteller jedoch an den neusten Karosserielacken der Autoindustrie – so wurde auch die Farbe auf den Nägeln haltbarer. Die Geburtsstunde des modernen Nagellacks schlug 1932. Die Gebrüder Charles und Joseph Revson entwickelten zusammen mit dem Chemiker Charles Lachmann (daher das »l« in Firmennamen Revlon) den ersten nicht-streifenziehenden, perfekt deckenden Nagellack auf der Basis von wasserunlöslichen Pigmenten. Der Einsatz von Pigmenten erlaubte es dem Trio außerdem, rasch eine ganze Palette von verschiedenen Farben anbieten zu können. Revlon kreierte auch den Trend, Nagellack und Lippenstift farblich aufeinander abzustimmen, und die Revlon-Sets (bestehend aus beiden Produkten) fanden reißenden Absatz.

Von nun an war die Nagelbegeisterung nicht mehr zu bremsen. Stars wie Marlene Dietrich trugen die so genannte Mondmaniküre, bei der man den Nagelmond und manchmal auch die weißen Nagelspitzen frei ließ – in der Annahme, der Nagel würde sonst »ersticken«. Erst ein paar Jahre später, als sich diese Befürchtung als offensichtlich unbegründet erwiesen hatte, ging man dazu über, den ganzen Nagel gleichmäßig mit Lack zu bedecken. Wer brüchige Nägel hatte, die einfach nicht lang wachsen wollten, konnte sich mit Kunstnägeln behelfen, wie etwa den amerikanischen Nu Nails, die 1934 auf den Markt kamen. In den siebziger und achtziger Jahren trugen viele Frauen, vor allem die Amerikanerinnen, ihre Nägel außergewöhnlich lang und mit fantasievollen mehrfarbigen Lackierungen verziert. Möglich geworden war dies vor allem durch die Neuentwicklung verschiedener Verfahren zur Nagelverlängerung wie die Acryl-Technik oder die Modellage mit lichthärtenden Kunststoffen. Sogar in die Sportarenen hielt der neue Look der aggressiv-langen Nägel Einzug: die US-Sprinterinnen Florence Griffith Joyner und Gail Devers beeindruckten mit ihren gefährlichen bunten Krallen nicht nur ihre Konkurrentinnen. Ob kurz oder lang, natur oder lackiert – richtig gut sehen Nägel nur aus, wenn sie gesund und intakt sind. Dies erreichen Sie einerseits mit einer ausgewogenen Ernährung, und andererseits, indem Sie Ihre Fingerspitzen so weit wie möglich in Ruhe lassen. Kauen Sie an den Nägeln, knibbeln, fummeln und reißen Sie an der Nagelhaut, bis sich sichtbare Verletzungen rund ums Nagelbett gebildet haben? Dann gibt es nur eins: Versuchen Sie es sich abzugewöhnen. In der ersten Zeit kann Ihnen der Acryl-Überzug aus dem Nagelstudio helfen, der schmeckt nämlich nach Plastik und macht damit Ihre Nägel als Knabberobjekt unattraktiv. Die Nagelhaut können Sie mit speziellen Cremes und Pflegestiften behandeln, und üben Sie sich in Selbstbeherrschung. Sie werden sehen, schon bald wirken Ihre Hände wesentlich gepflegter als früher.

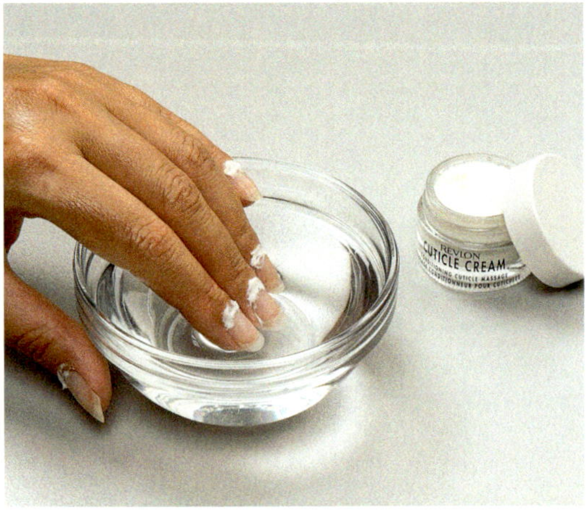

Die Maniküre beginnt mit der Säuberung der Nägel. Das Tauchbad im Wasser macht die Hornplatte außerdem weich und elastisch. Die Nagelhaut wird mit einer speziellen Creme vorbereitet.

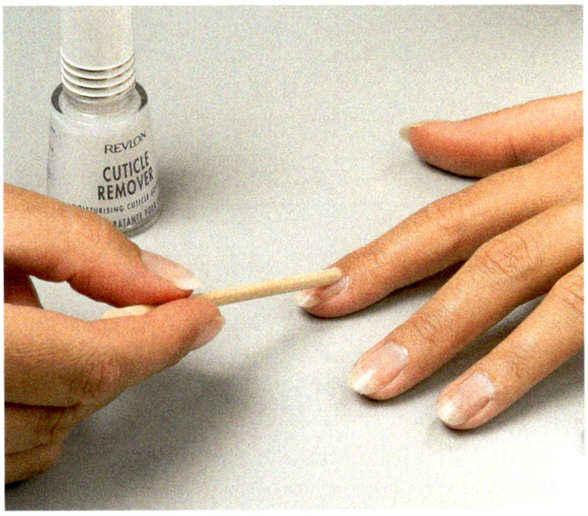

Damit sich die Nagelhaut leichter zurückschieben lässt, gibt es spezielle Präparate. Arbeiten Sie mit einem Holzstäbchen.

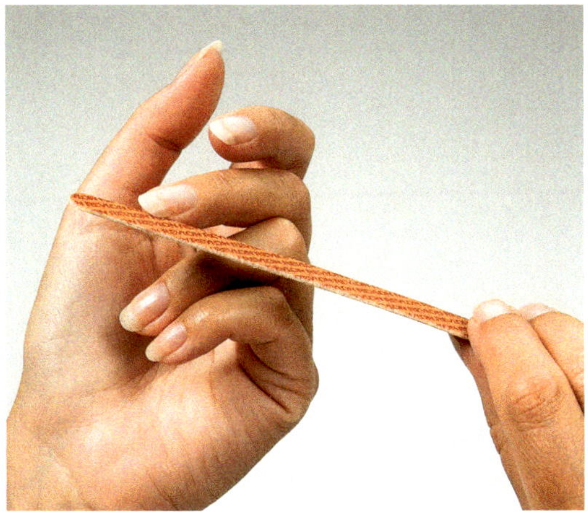

Bringen Sie die Nägel mit der Feile in Form. Dabei immer von außen nach innen feilen, damit verhindern Sie das Splittern.

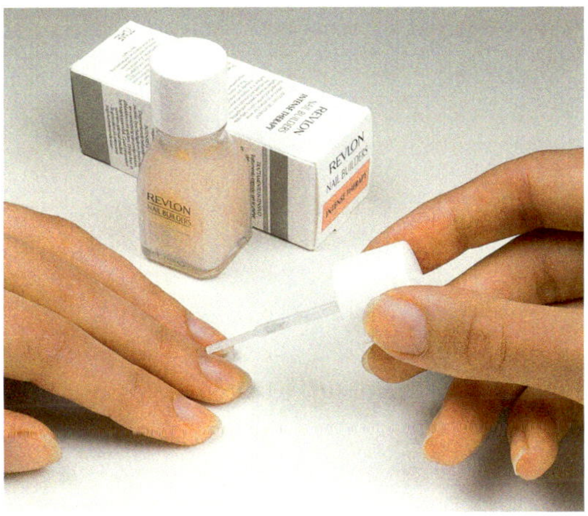

Schützende und kräftigende Nagelfluids gehören unter den Lack. Sie können die so behandelten Nägel aber auch »natur« tragen.

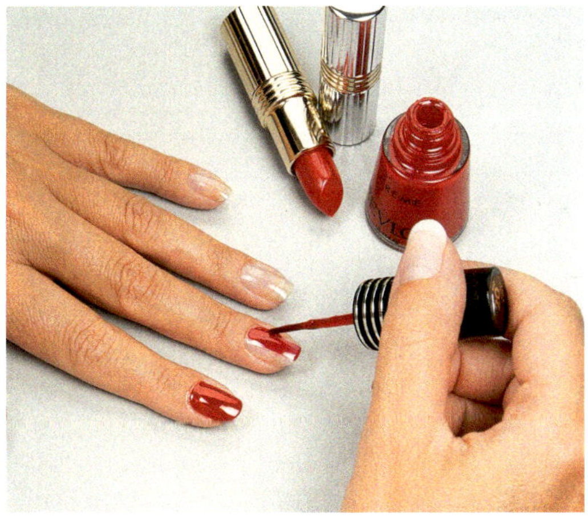

Eine Grundierung aus transparentem Unterlack schützt vor Verfärbungen. Dann die erste Schicht Farblack gleichmäßig auftragen.

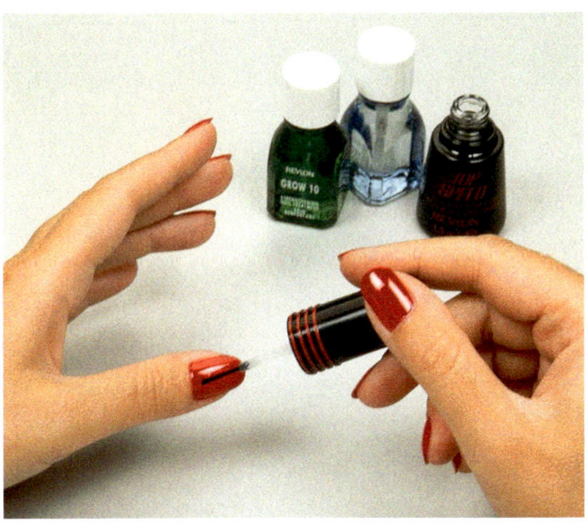

Um die volle Deck- und Leuchtkraft zu erreichen, ist oft eine zweite Farbschicht nötig. Die erste muss völlig trocken sein!

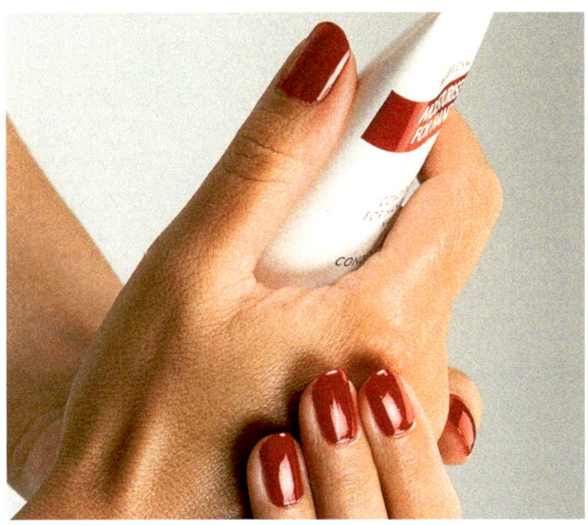

Zum Abschluss der Maniküre tragen Sie einen Handbalsam auf, der die zarte Haut glättet und vor Umwelteinflüssen schützt.

Schöne Füße

Die Nagellackeuphorie der dreißiger Jahre machte auch vor den Füßen nicht halt. Seither gehören Zehennägel, die in Rot und anderen kräftigen Farben leuchten, oder, etwas dezenter, in hellen Beige- oder Apricottönen zart schimmern, vor allem im Sommer zu den echten Hinguckern. Besonders attraktiv wirken bunte Nägel, wenn auch der restliche Fuß gut gepflegt ist. Schwielige Stellen und dicke weiße Hornhaut an der Ferse sehen ausgesprochen unschön aus. Zuerst die Füße zehn Minuten lang baden, danach verhornte raue Haut mit einem Bimsstein entfernen. Die Nägel ganz gerade abschneiden, damit sie nicht einwachsen. Nagelhaut mit einem Rosenholzstäbchen vorsichtig zurückschieben und abschließend die Füße mit einem Fußbalsam eincremen. In besonders harten Fällen: Am Abend den Balsam wie eine Packung dick auftragen, weiche Baumwollsocken darüber ziehen und über Nacht einwirken lassen. Fußnägel entweder genauso sorgfältig lackieren wie Fingernägel oder unlackiert lassen.

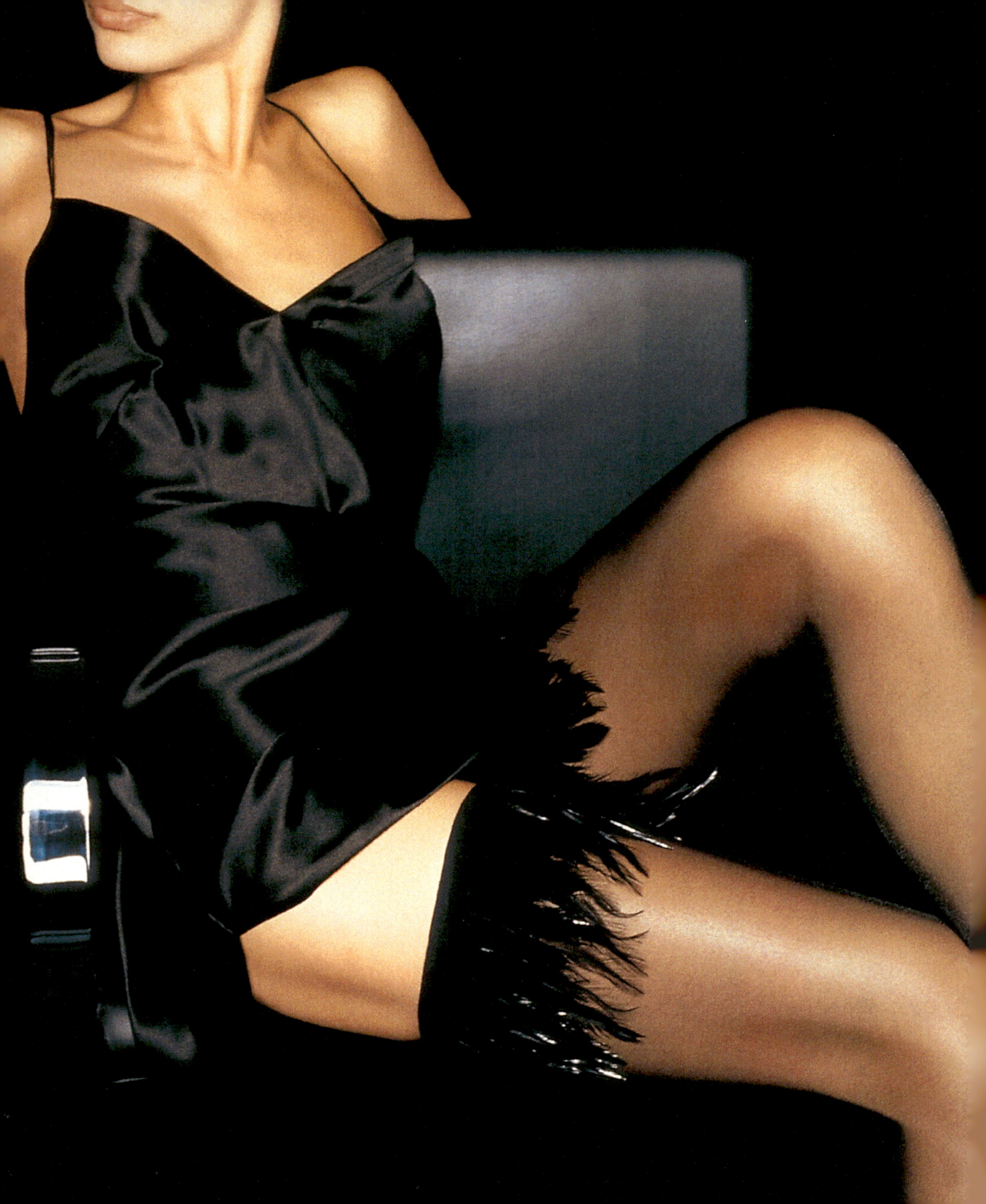

№ 2

Der Wäscheschrank der Lady

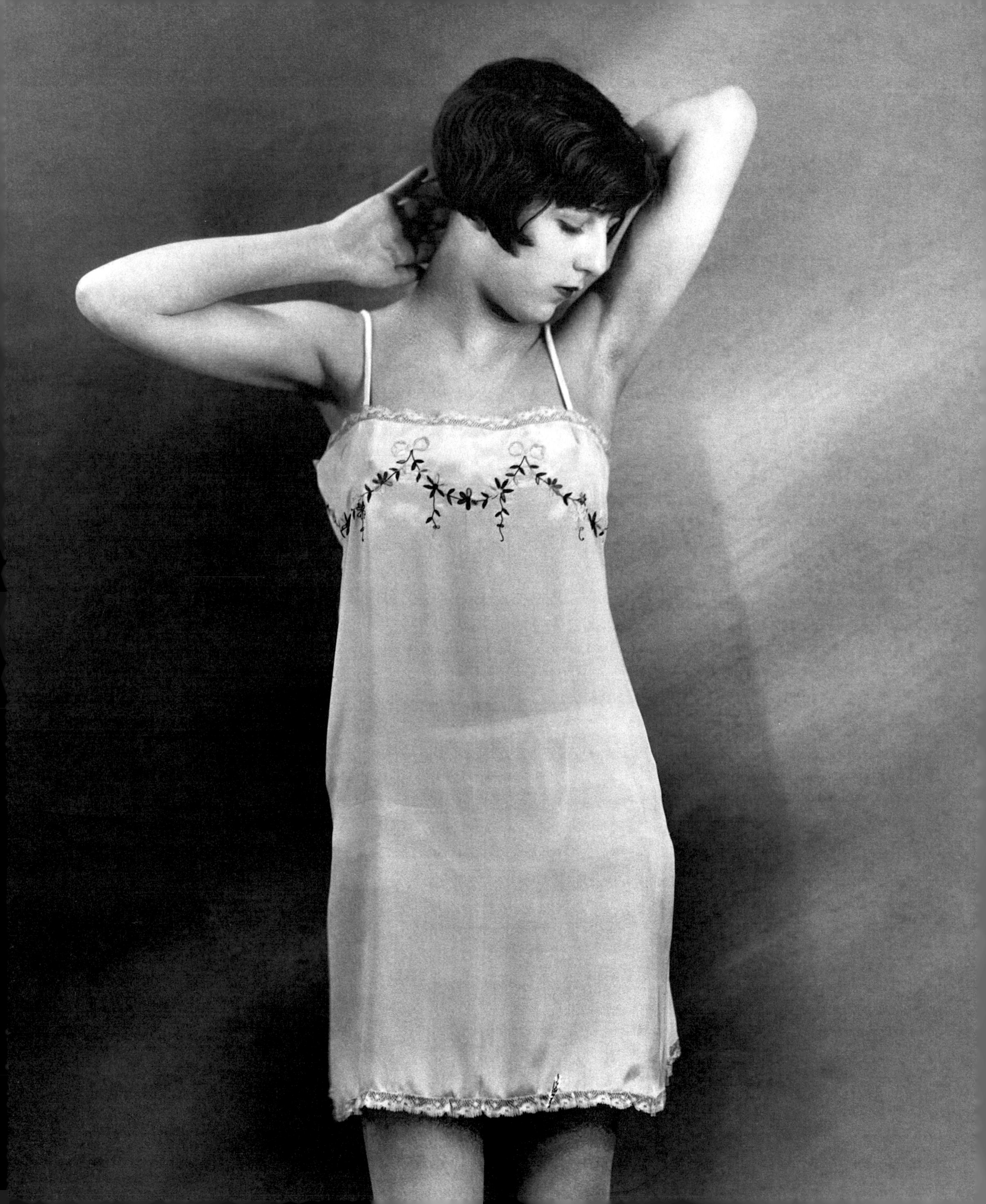

Die persönlichsten aller Kleidungsstücke

Die Mode »darunter« hat sich in den letzten 100 Jahren nicht weniger dramatisch entwickelt als die Mode »darüber« – und wie in den für jeden sichtbaren Outfits spiegeln sich auch in den mehr oder minder verborgenen Dessous die verschiedenen Frauenbilder der jeweiligen Dekaden. Noch um 1900 dauerte es eine Weile, bis die elegante Dame ausgehfertig war. Ein Großteil des Tages wurde mit dem Ankleiden, Umkleiden und Zurechtmachen verbracht. Kein Wunder, denn es galt allein zwei bis drei Kilogramm Unterwäsche anzulegen: Hose, Hemd, diverse Unterröcke, Korsett, Strümpfe etc., im Winter kamen zusätzliche Schichten aus wärmender Wolle dazu. Ein nackter, also ein nicht in mehrere Stofflagen eingepackter weiblicher Knöchel war ein Skandal, und selbst die Stiefel zählten damals zu den Dessous, die man unter bodenlangen, bauschigen Röcken zu verstecken hatte. In Gegenwart eines Herrn eine Treppe hinauf- oder hinabzugehen, grenzte an Exhibitionismus. Heute stört sich niemand mehr an den neuesten Trends der Laufstege, ob sie nun Lingerie-Look, Transparent-Look, oder – was die Sache bestens beschreibt – Nackt-Look heißen. Doch abseits der spektakulären Schauen ist unsere Garderobe, und damit auch unsere Wäsche, wesentlich simpler und natürlicher geworden. So unkompliziert, dass die Damen und Herren vom »Allgemeinen Verein für die Vereinfachung der Frauenkleidung« ihre helle Freude daran gehabt hätten. Dieses 1896 gegründete Zweckbündnis gegen den grassierenden Korsettwahn alter Schule hatte sich nämlich unter anderem »die Befreiung von jeglichem Druck und Einengungen« auf die Fahnen geschrieben. Ein langer, mühsamer Weg, dessen erste Meilensteine, die sogenannten Künstler- und Reformkleider, allenfalls für die Kostümgeschichte von Bedeutung waren, sich auf breiter Ebene aber kaum durchsetzen konnten. Auch danach ging es mit dem ungezwungenen Körpergefühl nur schleppend voran. Ende der vierziger Jahre verhalf Diors New Look sogar der Wespentaille, und damit dem Taillenkorsett, zur Wiedergeburt, allerdings zur vorläufig letzten. Inzwischen haben wir den Schlankheitswahn so verinnerlicht, dass wir nicht mehr auf formende Ungetüme zurückgreifen, sondern die perfekte Linie mit dem Körper selbst realisieren möchten. Und was da mit Hilfe von Sport und Diäten erschaffen wurde, will natürlich auch in entsprechend figurbetonende Wäsche verpackt sein. Dessous sollen heute schön, tragbar und sexy daherkommen und, falls die aktuellen Linien der Oberbekleidung es erfordern, so passgenau und unsichtbar sitzen, als wären sie gar nicht vorhanden. Als die US-Firma Frederick's of Hollywood 1981 den ersten Tanga auf den Markt brachte und damit die Damenunterhose auf das Notwendigste reduzierte, wurde diese Wäschesensation sofort begeistert aufgenommen. Wo sich vorher größere Mengen Baumwolle oder Spitze unvorteilhaft abzeichneten, saß jetzt nur noch ein winziges Stück Stoff, in Position gehalten von einem schmalen Bändchen. Was hätten wohl die Wäscheschneiderinnen der Belle Époque dazu gesagt?

Welchen Wäschestil und welche Modelle die moderne Lady für ihr persönliches »darunter« bevorzugt, lässt sich nur bedingt beschreiben. Denn diese Frage gehört, trotz aller Lingerie-Verliebtheit, immer noch in die sehr private Schublade ihres Ankleidezimmers. Zwar beklagte Sophia Loren schon in den fünfziger Jahren, dass es kaum mehr einen Star gebe, dessen Unterwäsche das Publikum nicht kenne, und Madonna hat gewagte Dessous zeitweise sogar zu ihrem offiziellen Bühnenoutfit erhoben, aber trotzdem weiß niemand, was die italienische Leinwanddiva oder die amerikanische Pop-Ikone anhaben, wenn sie an einem ganz gewöhnlichen Tag mit Kindern, Enkeln oder Hunden toben, sich mit Freunden treffen oder ihre Post erledigen. Und das ist auch gut so, denn es geht niemanden etwas an. Doch auch ohne den Wäscheschrank neugierigen Blicken zu öffnen, sind sich viele Ladys darin einig, dass gute Wäsche einfach dazugehört. »Ohne Basis keine Mode«, so hatte schon Christian Dior befunden – und auch wenn wir uns heute nicht mehr in Taillenkorsetts zwängen, tragen schöne Dessous zum perfekten Auftritt bei. Und abgesehen von den stützenden, hebenden, vergrößernden oder sanft figurkorrigierenden Eigenschaften mancher Modelle und Materialien macht Lingerie einfach Spaß. Ein ganz privater Luxus, den man sich nur für sich selbst leistet. Man sieht ihn nicht, aber er wirkt trotzdem.

Die taillenlose, fließende Mode der Zwanziger brauchte keine steifen Mieder und Korsetts, sondern wurde mit weichen Unterkleidern getragen.

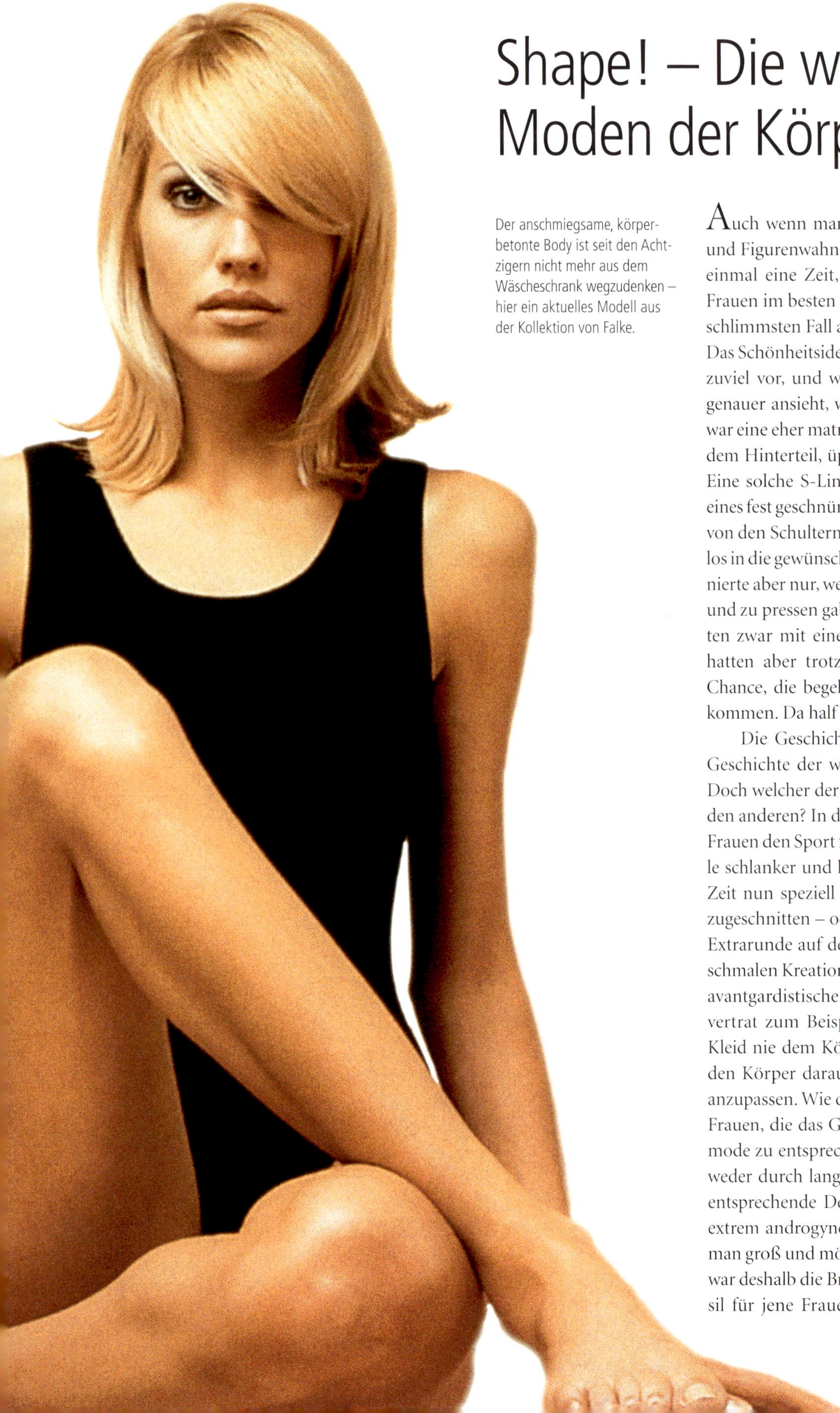

Shape! – Die wechselnden Moden der Körperformen

Der anschmiegsame, körperbetonte Body ist seit den Achtzigern nicht mehr aus dem Wäscheschrank wegzudenken – hier ein aktuelles Modell aus der Kollektion von Falke.

Auch wenn man es nach Jahrzehnten des Fitness- und Figurenwahns kaum noch glauben mag – es gab einmal eine Zeit, in der schlanke oder gar magere Frauen im besten Fall als schwierig und kapriziös, im schlimmsten Fall als gehässig und griesgrämig galten. Das Schönheitsideal um 1890 schrieb ein paar Pfunde zuviel vor, und wenn man sich die damalige Mode genauer ansieht, wird schnell klar, warum. En vogue war eine eher matronenhafte Silhouette mit ausladendem Hinterteil, üppigem Busen und schmaler Taille. Eine solche S-Linie ließ sich ausschließlich mithilfe eines fest geschnürten Korsetts erreichen, das die Figur von den Schultern bis zu den Schenkeln erbarmungslos in die gewünschte Form presste. Der Look funktionierte aber nur, wenn es tatsächlich etwas zu schnüren und zu pressen gab, die von Natur aus Dünnen konnten zwar mit einer zierlichen Wespentaille glänzen, hatten aber trotz Kissen und Polstern kaum eine Chance, die begehrten Rundungen richtig hinzubekommen. Da half nur eins: zunehmen.

Die Geschichte der Mode ist immer auch eine Geschichte der weiblichen Körperformen gewesen. Doch welcher der beiden Faktoren bedingt eigentlich den anderen? In den zwanziger Jahren entdeckten die Frauen den Sport für sich, als Folge davon wurden viele schlanker und körperlich fitter. War die Mode der Zeit nun speziell auf diesen neuen, sportlichen Typ zugeschnitten – oder wurde gehungert und eher eine Extrarunde auf dem Tennisplatz eingelegt, damit die schmalen Kreationen auch wirklich gut aussahen? Die avantgardistische Modeschöpferin Elsa Schiaparelli vertrat zum Beispiel den Grundsatz, dass man ein Kleid nie dem Körper anpassen dürfe, sondern stets den Körper darauf trimmen müsse, sich dem Kleid anzupassen. Wie dem auch sei, in jeder Epoche gab es Frauen, die das Glück hatten, der aktuellen Figurenmode zu entsprechen, alle anderen formten sich entweder durch langwierige Diäten oder vertrauten auf entsprechende Dessous. In den Zwanzigern, die ein extrem androgynes Frauenbild propagierten, für das man groß und möglichst knochig gebaut sein musste, war deshalb die Brustbinde ein unverzichtbares Utensil für jene Frauen, die trotz eines etwas größeren

Busens die begehrte knabenhaft-plattgedrückte Garçonne-Silhouette haben wollten.

In den Dreißigern und Vierzigern wurden wieder weiblichere Formen bevorzugt, und dieser Trend gipfelte in Christian Diors New Look der späten vierziger und der fünfziger Jahre, für den man eine schlanke Taille und gut gerundete Hüften brauchte. Erneut war diese Figurenvorgabe in den meisten Fällen ohne Korsett nicht zu bewerkstelligen, doch obwohl der verschwenderisch-glamouröse Stil die Frauen nach den Einschränkungen des Zweiten Weltkriegs begeisterte, hatten viele keine Lust mehr, sich in unbequeme Formwäsche zu zwängen. Üppigkeit ließ sich auch lässiger tragen, Kurvenstars wie Brigitte Bardot und Anita Ekberg bewiesen es. Die sechziger Jahre zogen einen vorläufigen Schlussstrich unter Busen, Bauch und Po. Bohnenstangendürre Models wie Twiggy machten klar, dass die jugendlich-naive Mode jener Zeit am besten an geradezu kindlichen Körpern aussah, und eine ganze Mädchengeneration hungerte diesem Ideal bis zur Selbstvernichtung hinterher. Wer nicht mehr ganz so jung war und sich weigerte, den Twiggy-Stil in sein Outfit zu integrieren, wurde spätestens in den siebziger Jahren eingeholt. Nun hatten die Frauen erkannt, dass übertriebene Hungerkuren ernste Folgen für die Gesundheit haben konnten – auf die schlanke Linie wollte aber trotzdem niemand verzichten. Also traten zahllose Tanz- und Aerobiclehrer auf den Plan, allen voran Jane Fonda, um den Schlankheitswilligen den harten Trainingsweg zur perfekten Figur zu weisen. »Fitness für alle« hieß das Gebot der Stunde, und ergänzt durch verschiedene Diät- und Wellnessprogramme haben wir es inzwischen so verinnerlicht, dass kaum eine Frau kein schlechtes Gewissen hat, wenn sie nicht ständig Sport treibt und sich nicht bewusst ernährt. Durchbrochen wird das Gesundheitsdiktum allenfalls durch kurzlebige Ideen wie dem Heroin-Chic der späten neunziger Jahre, der ausgemergelte, hohlwangige Supermodels mit strähnigem Haar und eingesunkenen Augen auf die Laufstege schickte. Allerdings war auch das keine echte Neuheit, denn schon Anfang des Jahrhunderts gab es eine kurze Zeit, in der Frauen nächtelang wach blieben, dabei Unmengen von Kaffee tranken und nichts aßen, um am Morgen möglichst bleich und kaputt zu wirken. Auch im beginnenden 21. Jahrhundert ist kein Ende des Magertrends in Sicht. Gefragt sind nach wie vor sehr schlanke Figuren ohne Fettpölsterchen, die aber gleichzeitig einen nicht zu flachen Busen aufweisen sollen. Ohne chirurgische Hilfe ist dies nicht immer zu erreichen.

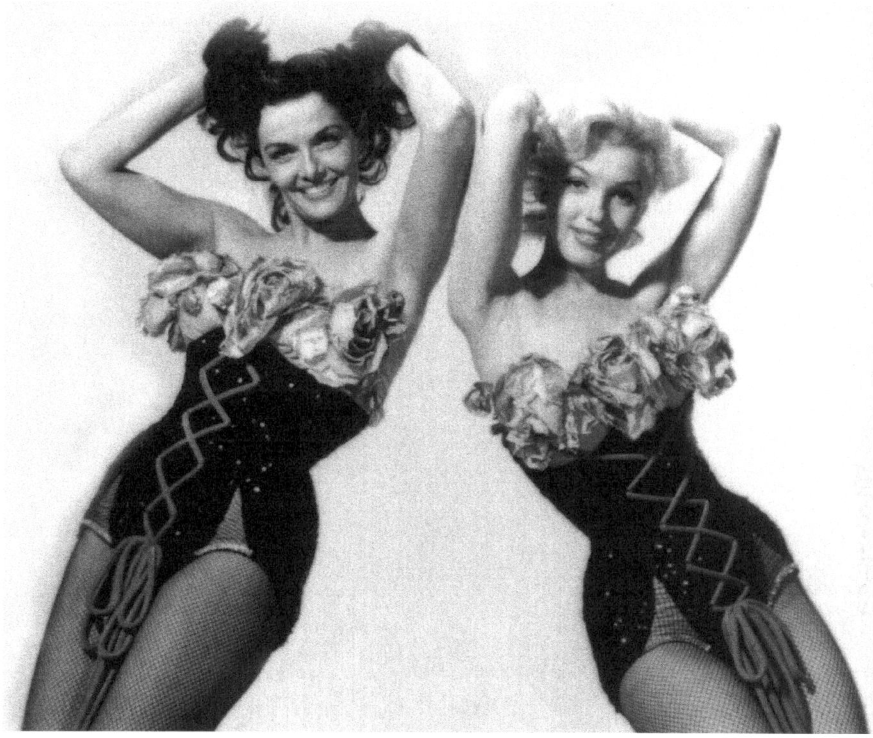

Runde Hüften, schmale Taillen, üppige Oberweite: Jane Russel und Marilyn Monroe zeigen in »Blondinen bevorzugt« (1953) perfekt geschnürte Fünfziger-Jahre-Figuren.

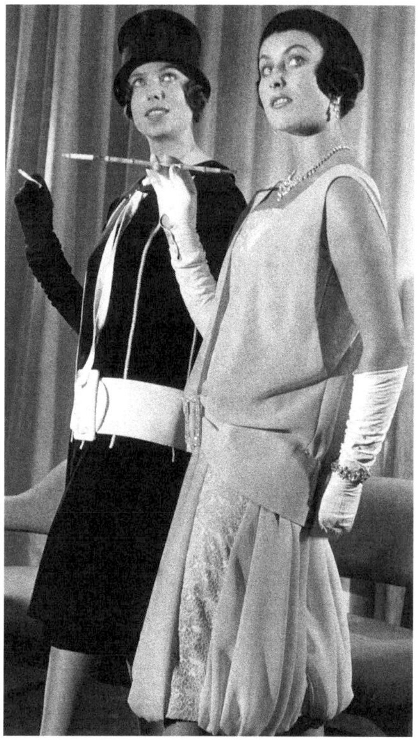

Die Zwanziger feierten den knabenhaften Typ. Die Oberweite wurde mit Brustbinden in Schach gehalten.

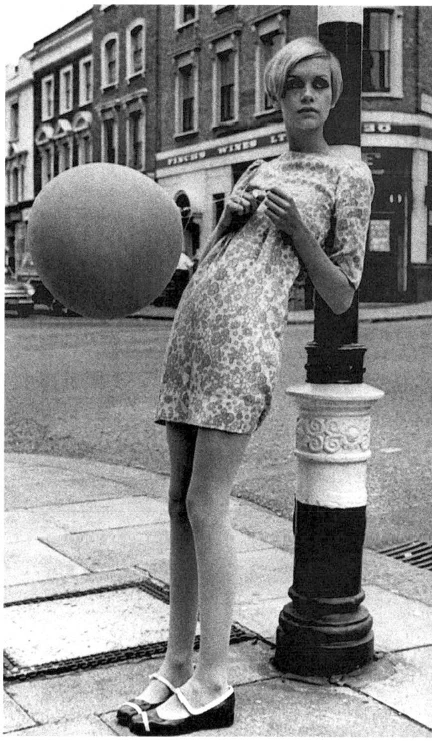

Fast wie in den Zwanzigern: Superschlank-Model Twiggy Anfang der Siebziger beim Fotoshooting in London.

Kleines Korsett-Lexikon

Korsett
Das meist trägerlose, vorn oder hinten geschnürte, stark versteifte Korsett formt Taille und Bauch. Es sollte maßgefertigt oder im Fachgeschäft angepasst werden.

Korsage
Die Korsage kann, muss aber nicht versteift sein. Sie hat meist keine Träger, ist schulterfrei, dekolletiert und kann bis auf die Hüften reichen.

Korselett
Das Korselett ist ein einteiliger Figurformer für Busen, Taille, Bauch und Hüften. Im Gegensatz zum Korsett ist es meist aus elastischem Material gearbeitet, hat Schulterträger und Strapse und stammt aus der Konfektion.

Body
Durchgehendes Wäschestück, das Oberteil und Höschen vereint, manchmal im Schritt zu öffnen. Kann locker sitzen oder durch einen eng anliegenden Schnitt und die Verwendung von elastischen Materialien die Figur leicht formen. Locker sitzende Modelle werden manchmal auch Kamisol genannt.

Leotard
Ursprünglich die Trainingsbekleidung der Balletttänzer, ähnlich dem Body, eine eng anliegende Kombination aus kurzer Hose und – manchmal langärmeligem – Oberteil. Über manche Leotards zieht man nur einen Rock oder eine Hose, die obere Partie soll sichtbar bleiben.

Mieder
Leichtes, kaum verstärktes Oberteil, manchmal aus elastischem Material. Gelegentlich auch als Synonym für ein komplettes Korselett gebraucht. In der Trachtenmode ist das Mieder oder Schnürleibchen Teil der Oberbekleidung.

Bustier
Miederartig anliegendes Oberteil aus Trikot- oder Stretchmaterialien. Ist es trägerlos und gerade geschnitten, heißt es Bandeau.

Hüftgürtel
Stark figurformendes Wäschestück, das von der Taille bis zu den Oberschenkeln reicht, meist aus elastischen Materialien. Mit oder ohne Strapse.

Guêpière
1946 von Marcel Rochas propagierter Miedergürtel zur Formung der Wespentaille mit Hüftknick, wie man sie für Diors New Look brauchte.

Was vom Korsett übrig blieb

Die einen sehen darin ein Relikt körperfeindlicher Unterdrückung, die anderen lieben es wegen seiner erotischen Implikationen, und spätestens seit Popstar Madonna Anfang der Neunziger in einem exklusiven Modell von Gaultier über die Weltbühnen fegte, lässt es niemanden mehr kalt – das Korsett.

Nach Kräften geschnürt und in Form gezwängt wurde schon in der Antike, und entsprechend dem gerade gängigen Schönheitsideal passten sich die Korsetts über die Jahrhunderte hinweg den Modeerfordernissen an, mal musste das Dekolleté betont werden, mal die Taille, mal reichten die Fischbein-, Leder-, Holz- oder Metallversteifungen von den Achseln bis zu den Oberschenkeln, mal wurde nur die Körpermitte modelliert. Im 19. Jahrhundert geriet das Korsett schließlich zum Sinnbild der Moral. Sogenannte ehrbare Frauen konnten es nicht verweigern, und anders als gut und eng geschnürt war an gesellschaftliche Auftritte nicht zu denken. Inzwischen trugen auch die Herren der Schöpfung Korsetts und sogar Kinder wurden in enge Mieder gesteckt, in der Annahme, dies fördere einen besonders geraden Wuchs. Zwar gab es immer wieder aufgeklärte Stimmen, die vor den gesundheitlichen Folgen des Korsetttragens – ständige Atemnot, Ohnmachten, Beeinträchtigung der inneren Organe etc. – warnten, doch ein Ende der allzu rigiden Einschnürung zeichnete sich erst zu Beginn des 20. Jahrhunderts ab. Die Reformbewegung plädierte für mehr Gesundheitsbewusstsein, die Suffragetten für mehr Mitbestimmung, und der Erste Weltkrieg verlangte den Frauen mehr Selbstständigkeit ab – wer auf den Feldern körperlich arbeiten oder in den Lazaretten die Verwundeten versorgen sollte, konnte dies schlecht in Korsetts tun, in denen man kaum Luft bekam. Also wurden nach und nach Wäscheformen entwickelt, die den Körper zwar stützten und schlanker wirken ließen, ihn aber nicht mehr gewaltsam verbogen. Um 1920 tauchten die ersten Korseletts auf, die aus neuartigen Trikotstoffen gearbeitet waren. Das steigende Interesse an sportlicher Freizeitgestaltung sowie die Erfindung und Patentierung immer neuerer elastischer Kunstfasern führte dazu, dass mehr und mehr

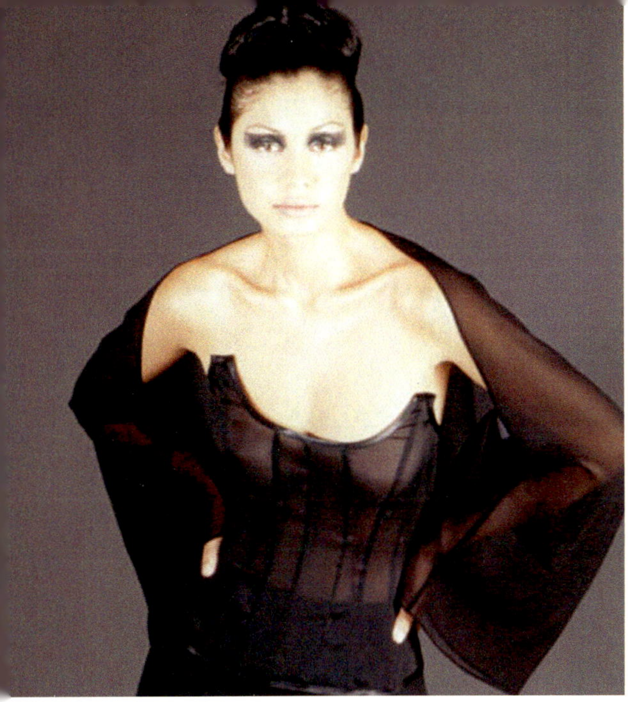

Immer wieder totgesagt, immer wieder heiß geliebt. Moderne Interpretationen des Themas und elegante Mode rund um die Korsage kreiert die Münchener Designerin Stephanie Rapp.

Frauen sich für komfortable Mieder anstelle von steifen Korsetts entschieden. Lediglich in den frühen fünfziger Jahren feierte die geschnürte Taille ein kurzes und nicht besonders erfolgreiches Comeback.

Die gesellschaftlichen, modischen und textiltechnischen Befreiungsschläge der Sixties beförderten Korsetts, Korseletts und gummiartige Miedermonster endgültig in die Mottenkiste. Endgültig? Nicht ganz, in den Achtzigern und Neunzigern tauchten Korsetts und Korsagen immer wieder in den Kollektionen der Designer auf, und zwar in durchaus präsentablen Formen, die aus der ehemaligen Unterwäsche teils elegante, teils erotisch provozierende Stücke der Oberbekleidung machten. Und aus dem Repertoire der Dessous-Anbieter waren sie eigentlich nie ganz verschwunden.

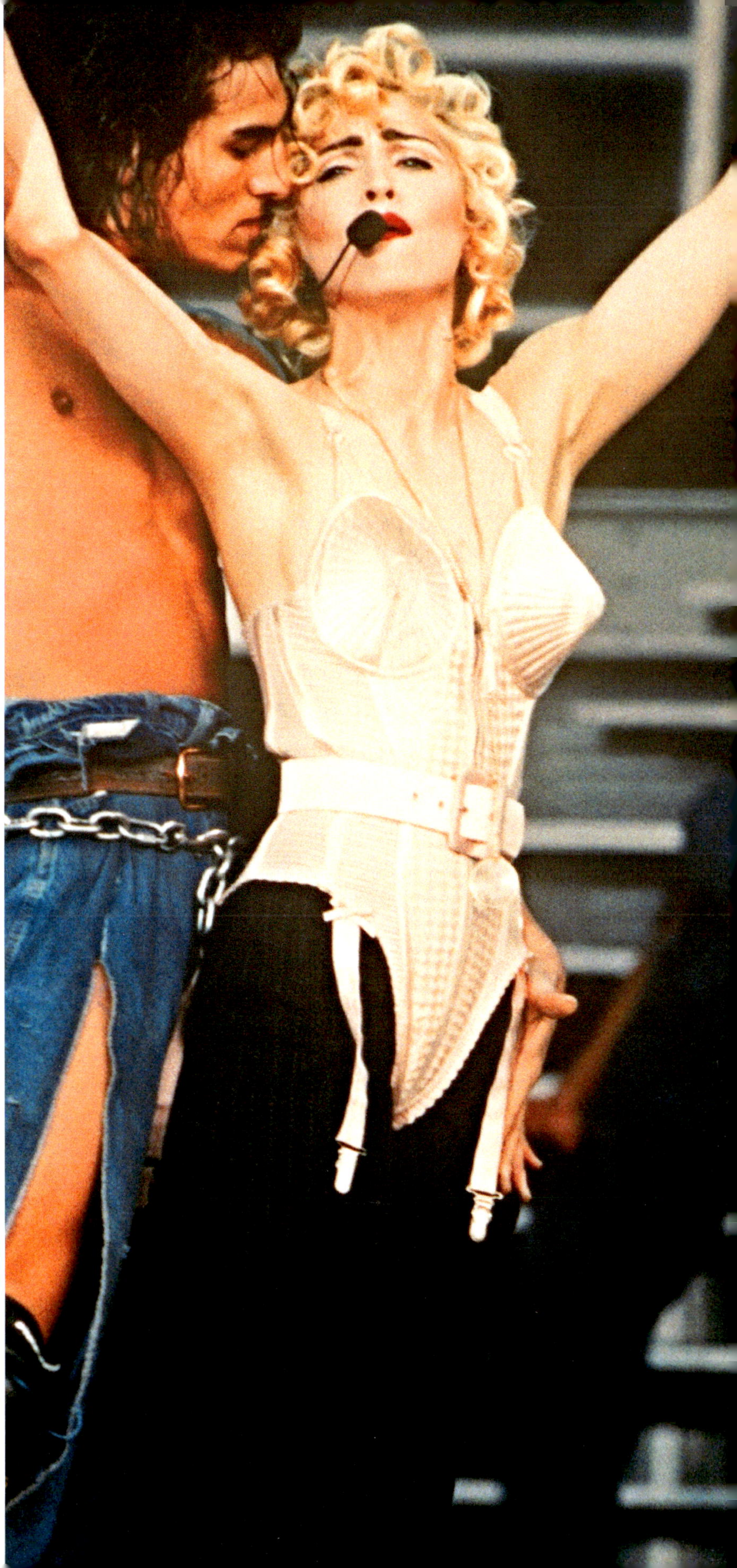

Nicht ganz gesellschaftsfähig – für den Alltag der Lady wäre Madonnas Bühnenoutfit (hier 1990 in Göteborg) ein wenig zu gewagt. Sexy ist es allemal.

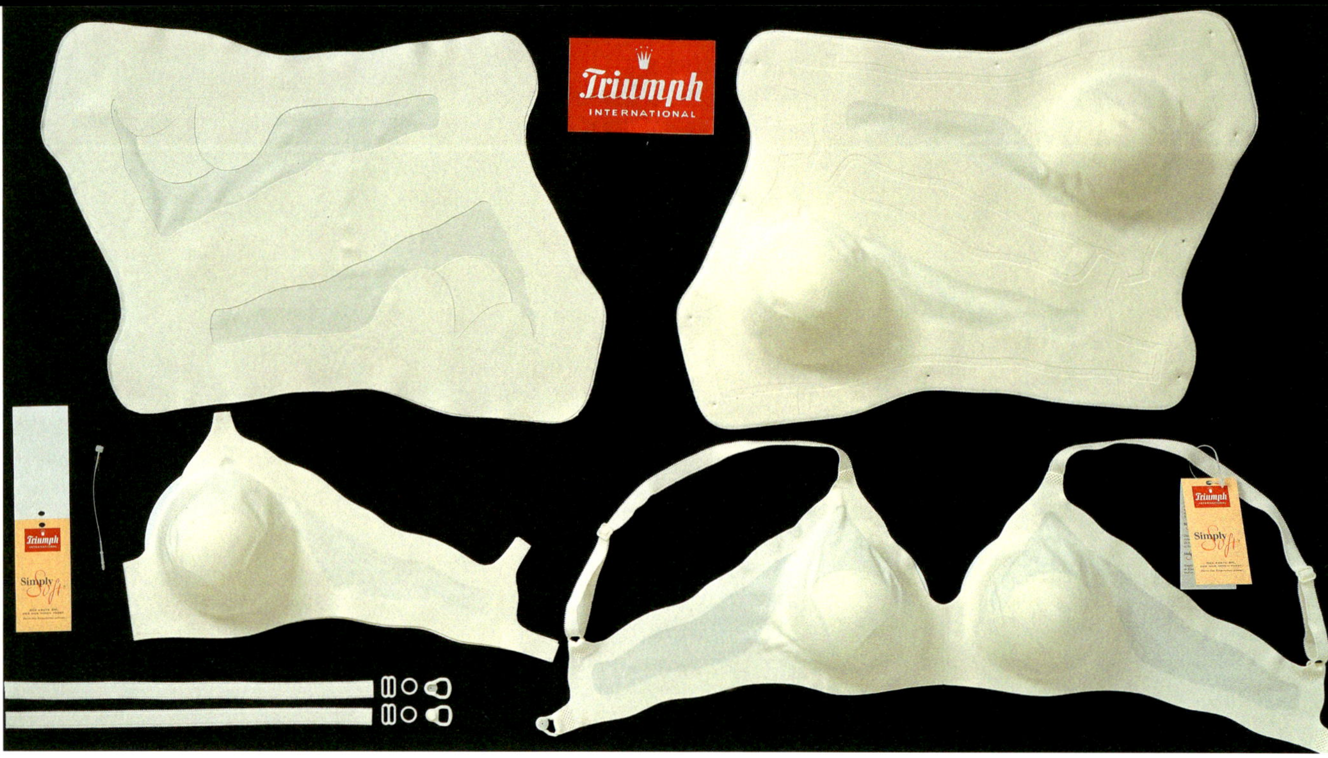

Moderne Textiltechnologie erlaubt das Formen der Körbchen ohne störende Nähte. Anschließend werden die Teile zusammengenäht und mit Trägern und Schließen versehen.

Vom Brustleibchen zum Wonderbra

Als in den frühen siebziger Jahren eine neue Generation von Feministinnen damit begann, sowohl das Bild der Frau in der Öffentlichkeit als auch die weibliche Selbstwahrnehmung gründlich aus den Angeln zu heben, ging es auch um die Frage der »richtigen« Bekleidung. Als frauenfeindliches Wäschestück par excellence wurde der beengende Büstenhalter entlarvt – und der Aufruf der Stunde lautete: »Ins Feuer mit den BHs«. Zwar war die Verweigerung des Büstenhalters nicht ganz so spektakulär wie das Nein zum Korsett ein paar Jahrzehnte zuvor, doch die Wäscheindustrie musste wohl oder übel auf den neuen Trend reagieren. Das Maximum, was man vor allem den jungen, emanzipierten Kundinnen gerade noch so unterjubeln konnte, waren sportliche, schnörkellose (keine Spitze!) BHs aus weichem Material, unverstärkt, ohne Schalen, Körbchen und Bügel, die man beim Tragen kaum spürte. Der amerikanische Designer und Erfinder der Oben-ohne-Mode Rudi Gernreich hatte ein paar Jahre zuvor mit seinem ultraleichten, fast transparenten No-Bra-Bra, also dem »Kein-BH-BH«, die Richtung gewiesen.

Unser heutiger Büstenhalter ist ein Kind der letzten Jahrhundertwende, auch wenn nie abschließend geklärt werden konnte, wer ihn denn nun eigentlich erfunden hat. Bereits 1891 hatte der böhmische Industrielle Hugo Schindler ein Patent für ein »Brustleibchen« angemeldet, 1899 folgte die Dresdnerin Christine Hardt mit ihrem »Frauenleibchen als Brustträger«, 1904 ein schwäbischer Korsettmacher mit seinem Werk, und 1905 entwickelte Sigmund Lindauer aus Cannstadt eine Kreation, die er sich sieben Jahre später unter dem nüchternen Namen »Hautana-Brusthalter« schützen ließ. Andere Quellen sehen die Amerikanerin Mary Phelps Jacobs, die sich später Caresse Crosby nannte, als die Urheberin: Sie bastelte um 1914 aus zwei Taschentüchern und einem Stoffband den ersten völlig unverstärkten, federleichten BH. Nach einem ganz ähnlichen Prinzip funktionierte der so genannte Kestos von Rosalind Klein. Die damalige Geschäftsführerin der Kestos Company hatte zwei dreieckige Stoffstücke so nebeneinander genäht, dass sie sich in der Mitte ein wenig überlappten, und die oberen und seitlichen Ecken mit Trikotbändern versehen. Die Bänder wurden im Rücken gekreuzt und unten an den »Körbchen« festgeknöpft. Von nun an entwickelten die Wäschefirmen die unterschiedlichsten Modelle, und ab den vierziger Jahren war die Kombination aus Büstenhalter, Miederhöschen und

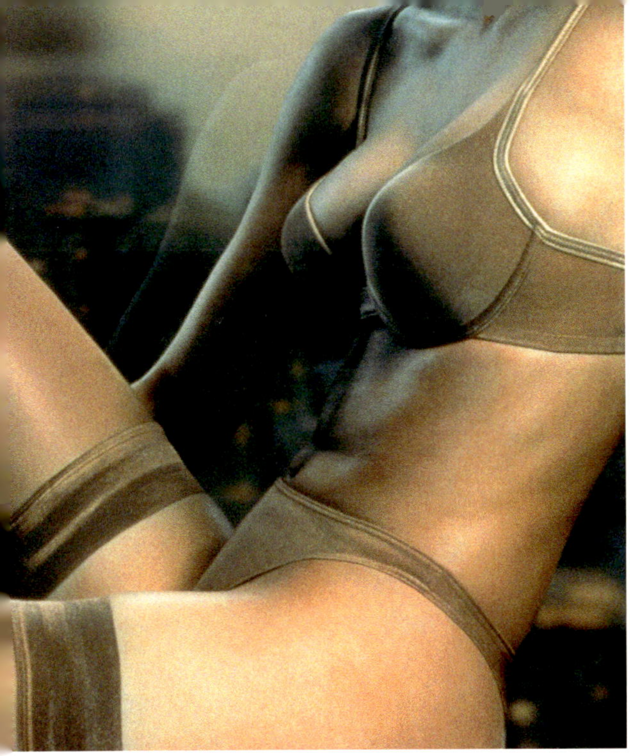

Was die Lady »darunter« trägt, ist reine Geschmacksache. Schön sein soll Wäsche aber schon sein, wie diese Kombination von Palmers.

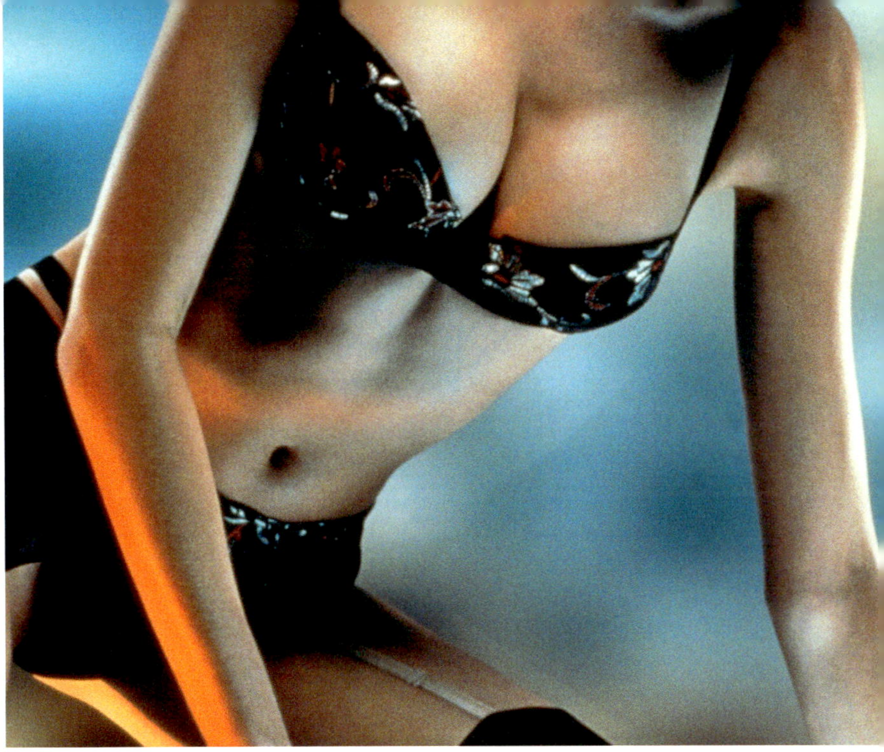

Der Gegenentwurf zum schlicht-sportlichen Stil legt mehr Wert auf dekorative Elemente. Dieses Palmers-Ensemble, eindrucksvoll vorgeführt von Eva Padberg, ist fast zu edel, um es unter Blusen und Pullovern zu verstecken.

Strapsgürtel zum Befestigen der Strümpfe die Standardunterwäsche der Dame.

Natürlich machten die Modeströmungen auch vor der Busenform nicht halt. So lag in den fünfziger Jahren vor allem in Amerika die angehobene, spitz zulaufende »Raketen-Brust« im Trend, die sich nur mithilfe von rigiden, extrem verstärkten BHs erzielen ließ. Überhaupt waren die Fünfziger eine oberweitenbegeisterte Zeit, und Kurvenstars wie Elizabeth Taylor oder Jayne Mansfield taten das ihre, um die Wunderwirkungen des BHs auf der Leinwand ins rechte Licht zu rücken. Die knabenhaften Sechziger, die bestens ohne Brusthebung auskamen, setzten der Opulenz ein jähes Ende. Erst gegen Ende der Achtziger, Anfang der Neunziger wurden Busen und Dekolleté wiederentdeckt. Plötzlich waren auch stützende und vergrößernde Modelle wieder gefragt. Die amerikanische Firma Frederick's of Hollywood präsentierte eine Serie von Halbschalen-BHs, die die Rundungen stark betonten, und lieferte, falls erforderlich, aufpolsternde Einsteckkissen gleich mit. 1990 brachte Gossard den Ultrabra auf den Markt und 1992 pries die englische Ausgabe der Vogue den Wonderbra von Playtex als Accessoire der Saison. Doch auch für jene, die den Busen-Look nicht mitmachen wollten, war gesorgt. Um der Fitnesswelle Rechnung zu tragen, nahmen viele Firmen in den Achtzigern Sportunterwäsche ins Programm. Wer also auf übermäßige Stützung und Formung verzichten konnte, zog einfach ein bequemes Calvin-Klein- oder Fila-Bustier an.

Die »Unaussprechlichen«

Bloomers, Knickers, Culottes, Boxershorts, Pantalons, Slips, Tangas, Schlüpfer, Liebestöter – die Namen und Modellformen der weiblichen Unterhose sind Legion, obwohl es sich um ein relativ junges Mitglied der Dessous-Familie handelt. Denn die »Unaussprechlichen« kamen erst im 19. Jahrhundert auf. Zunächst waren die Unterhosen lang und pluderig, sollten sie doch das Bein (um 1805 noch ein äußerst privates Körperteil) vor neugierigen Blicken schützen. Später verloren sie an Weite und endeten in Kniehöhe. Etwas modernere Unterhosen gab es um 1914, sie hatten angeschnittene Beine, einen Gummizug in der Taille und wurden Schlüpfer genannt. In den dreißiger, vierziger und fünfziger Jahren trugen fast alle Frauen sogenannte Miederhöschen, also eng anliegende, Bauch, Po und Oberschenkel formende Exemplare aus elastischen Materialien. Solche Unterwäsche war natürlich völlig ungeeignet für die Mini-Mode der Sechziger, daher wurde der beinlose, knappe Slip erfunden. Seit dem Lingerie-Boom der achtziger Jahre sind Slips, Höschen, Tangas und Knickers in allen denkbaren Ausführungen zu haben, und jede Lady hat ihre Lieblingsmodelle. Wichtig ist bei Unterhosen vor allem, dass sie gut sitzen und sich angenehm tragen lassen. Was kneift oder drückt, verdirbt einem mit ziemlicher Sicherheit den Tag. Außerdem sollte sich auch unter enger Kleidung nichts abzeichnen. Die »SSL«, die »sichtbare Slip-Linie«, wie Woody Allen sie genannt hat, zerstört jede Eleganz.

Material-ABC

Acetat
Synthetische Faser auf Zellulosebasis mit seidiger Optik.

Acryl
Siehe Polyacryl

Baumwolle
Fasern aus den Samenkapseln der Baumwollpflanze. Eines der beliebtesten Naturmaterialien im Wäschebereich, wird in verschiedenen Ausführungen verarbeitet. Als reine Baumwolle oder zusammen mit anderen Fasern als Mischgewebe.

Calais
Sehr weiche, anschmiegsame Webspitze aus Frankreich.

Cupro
Zellulosefaser, ähnlich der Viskose, aber etwas anschmiegsamer.

Doppelripp
Klassische Maschenware für Wäsche. Jeweils zwei rechte und zwei linke Maschen sind sichtbar.

Dorlastan
Markenname für Elasthan von Bayer.

Elasthan
Kurzform für »elastisches Polyurethan«, ein synthetischer »Gummifaden«, der in Verbindung mit anderen Fasern ein sehr dehnfähiges, dabei aber formstabiles (also nicht ausleierndes) Gewebe ergibt. Elasthanfäden können »nackt« oder »ummantelt« verarbeitet werden.

Feinripp
Auf beiden Stoffseiten sieht man rechte Maschen. Nur wenn man das Gewebe auseinanderzieht, erkennt man den Wechsel von rechten und linken Maschen. Sehr dehnfähiges, anschmiegsames Material.

Gasiert
Kleine abstehende Faserenden werden abgesengt, damit eine besonders glatte Stoffoberfläche entsteht.

Georgette
Hauchzartes, transparentes Gewebe aus Kreppgarn.

Interlock
Ähnlich wie Feinripp zeigt auch diese Maschenware auf beiden Stoffseiten nur rechte Maschen. Interlock wird allerdings auf anderen Maschinen produziert.

Jersey
Sammelbegriff für dehnbare, angenehm zu tragende Maschenware unterschiedlicher Art.

Leinen
Naturfaser aus Flachs. Kühles, glattes Material, knittert stark.

Lycra
Markenname für mit Nylon umwundenes Elasthan von DuPont.

Lyocell
Hautfreundliche, pflegeleichte Faser auf Zellulosebasis.

Mercerisiert
Durch die Behandlung mit einer speziellen Lauge wird der Stoff glatter, glänzender, widerstandsfähiger und besser färbbar.

Meryl
Markenname für Microfaser von Nylstar. Extrem weiches, komfortables, atmungsaktives und knitterresistentes Material.

Microfaser
Synthetische Faser, meist Polyamid, von extremer Feinheit. Hoher Tragekomfort, sehr atmungsaktiv.

Modal
Zellulosefaser, sehr weich und flauschig, trotzdem strapazierfähig.

Naturfaser
Natürliche Fasern pflanzlichen oder tierischen Ursprungs, zum Beispiel Baumwolle, Leinen, Seide oder Wolle.

Nylon
Markenname für Polyamidfasern von DuPont.

Perlon
Weiterer Markenname für Polyamidfasern.

Polyacryl
Synthetische Faser mit weichem, wolligem Charakter, filzt nicht, läuft nicht ein, ist pflegeleicht.

Polyamid
Synthetische Faser, reißfest, scheuerfest, sehr gut färb- und formbar.

Polyester
Synthetische Faser, pflegeleicht, formbeständig, strapazierfähig, knitterresistent.

Satin
Sammelbegriff für Gewebe in Atlasbindung und mit glänzender Oberfläche. Aus verschiedenen Materialien, z. B. Seidensatin, Baumwollsatin.

Seide
Naturfaser aus dem Kokon der Seidenraupe. Man unterscheidet zwischen Wildseide und der Seide des speziell gezüchteten Maulbeerspinners. Edelster Textilrohstoff, charakteristisch glänzend, leicht, weich, im Sommer kühlend, im Winter wärmend.

Tactel
Markenname für Fasern auf Polyamidbasis von DuPont. Die Oberfläche glänzt edel, während die Innenseite angenehm weich auf der Haut zu tragen ist.

Viskose
Faser aus Zellulose (Holzzellstoff). Weich, fließend, hautsympathisch, seidiger Glanz.

Wolle
Naturfaser aus Tierhaar. Welllieferanten sind Schafe, Kaninchen (Angora), Ziegen (Mohair, Kaschmir) und Kamelarten (Alpaka).

Die Materialien

Ob sportliches Bustier, figurbetonender Body oder spitzenbesetztes Luxushemdchen – Dessous sollen vor allem angenehm zu tragen sein. Doch bis zu den perfekt sitzenden Modellen unserer Zeit war es ein langer Weg. Um die Jahrhundertwende vom 19. zum 20. Jahrhundert trug die Dame sperrige, voluminöse Unterwäsche, die mit Stoffbändern in Position gehalten wurde und überwiegend aus grober Baumwolle bestand. Zarte Materialien wie Crêpe de Chine, Musselin oder Seide blieben den Allerreichsten vorbehalten. Im Winter quälte man sich mit Unterhosen aus kratzigen Mohair-Wollgemischen und anderen wärmenden Teilen. In den zwanziger Jahren begannen sich die ersten Stoffe auf Zellulosebasis durchzusetzen. Diese Kunstseiden demokratisierten die Unterwäsche ein bisschen, denn nun konnten sich auch weniger gut betuchte Frauen schöne Dessous leisten. Der Zweite Weltkrieg setzte dem Luxus jedoch ein Ende, jetzt bestanden die Garnituren wieder aus einfachen Jerseystoffen, ausrangierter Fallschirmseide oder wurden aus Wollresten selbst gestrickt. Mit der Nachkriegszeit schwappte dann die Synthetikwelle von Amerika nach Europa und revolutionierte auch den Wäschemarkt. Schon 1938 hatte die Firma DuPont das Polyamid erfunden und unter dem Handelsnamen Nylon vermarktet. In Deutschland war etwa zeitgleich das Perlon entwickelt worden. Inzwischen standen ausgereiftere Verarbeitungsmethoden für diese und andere künstliche Fasern zur Verfügung – und so erlebten die fünfziger und sechziger Jahre einen wahren Chemiefaserboom. Nylonstrümpfe und -strumpfhosen standen plötzlich für das moderne Lebensgefühl, und hochelastische, federleichte, dennoch sanft formende Lycra-Unterwäsche, einem weiteren Wundermaterial aus DuPonts Faserschmiede, erfreute sich besonders bei den jüngeren Kundinnen größter Beliebtheit. Erst das erwachende Umweltbewusstsein der Achtziger rückte natürliche Materialien wie Baumwolle wieder in den Blickpunkt, weil aber niemand mehr auf die Passformvorteile der synthetischen Fasern verzichten wollte, wurden sie häufig als Mischgewebe angeboten. Auch heute sind Polyester, Elasthane und Polyamide nicht mehr aus der Wäschewelt wegzudenken. Was aber nicht heißen soll, dass die altbewährte Baumwolle oder die luxuriöse Seide gänzlich ausgedient hätten.

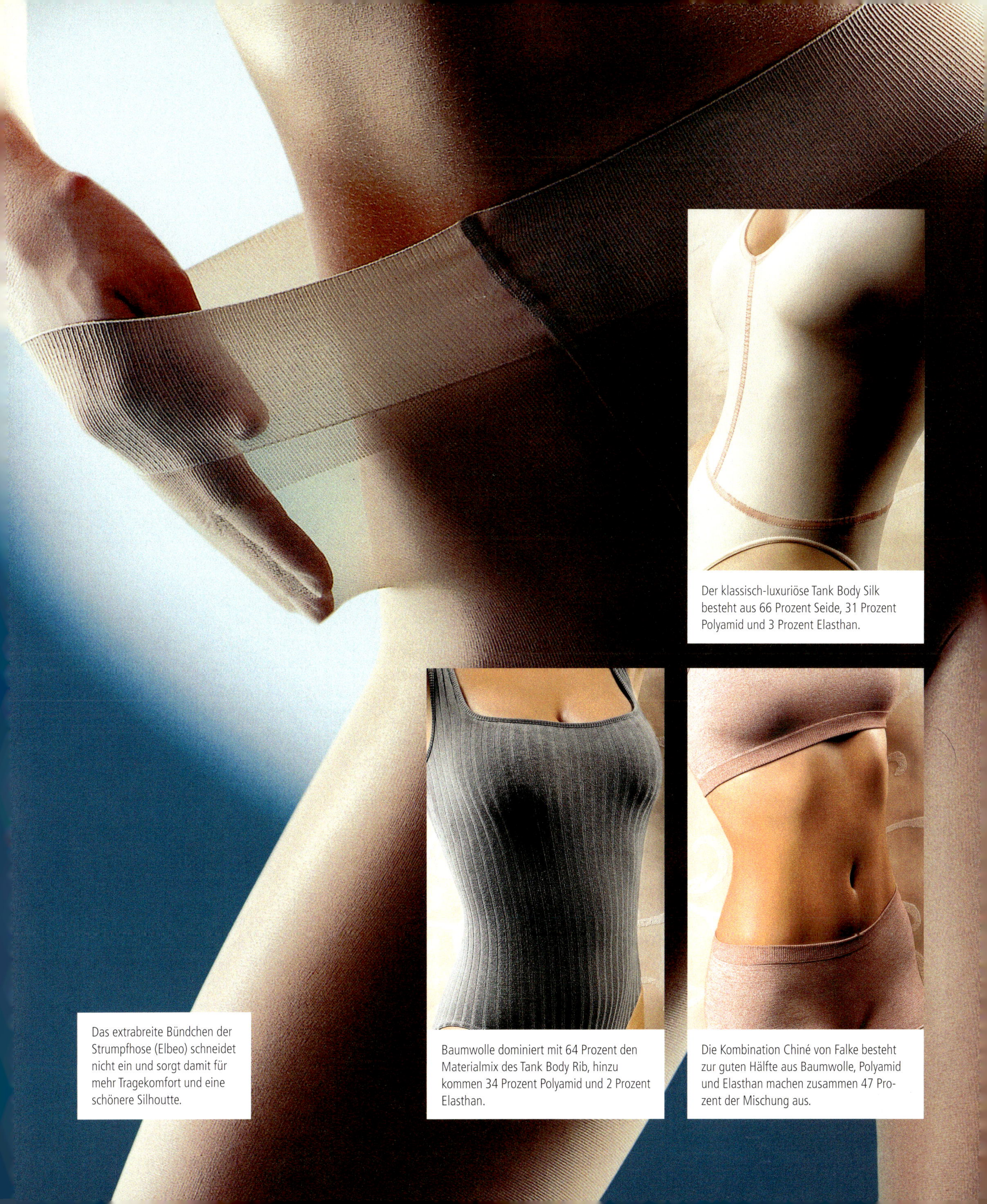

Der klassisch-luxuriöse Tank Body Silk besteht aus 66 Prozent Seide, 31 Prozent Polyamid und 3 Prozent Elasthan.

Das extrabreite Bündchen der Strumpfhose (Elbeo) schneidet nicht ein und sorgt damit für mehr Tragekomfort und eine schönere Silhoutte.

Baumwolle dominiert mit 64 Prozent den Materialmix des Tank Body Rib, hinzu kommen 34 Prozent Polyamid und 2 Prozent Elasthan.

Die Kombination Chiné von Falke besteht zur guten Hälfte aus Baumwolle, Polyamid und Elasthan machen zusammen 47 Prozent der Mischung aus.

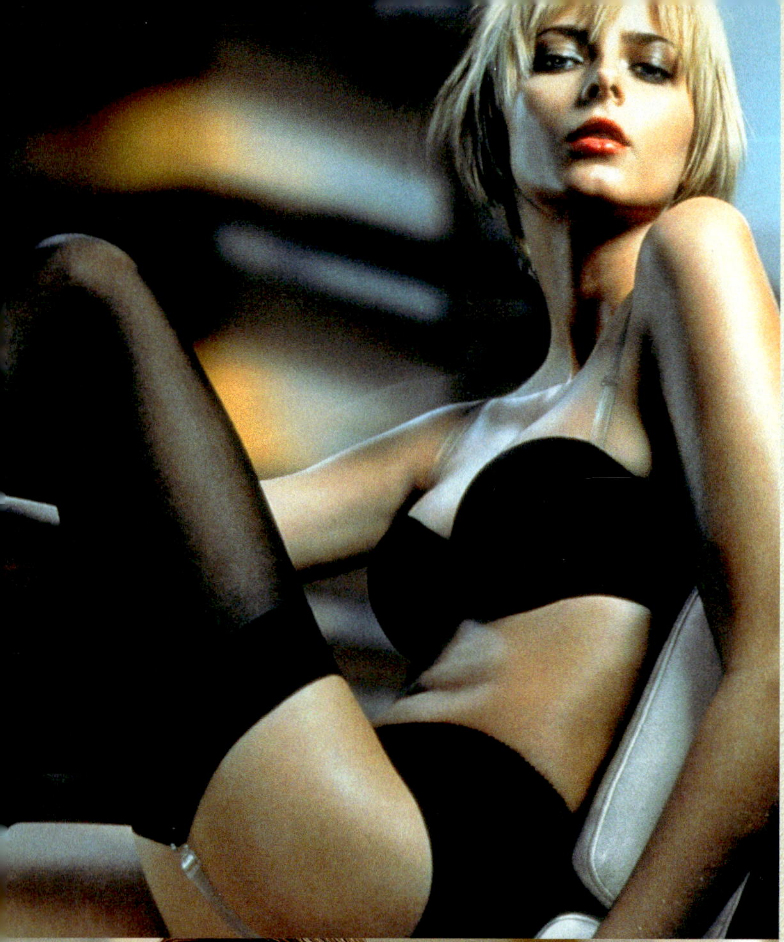
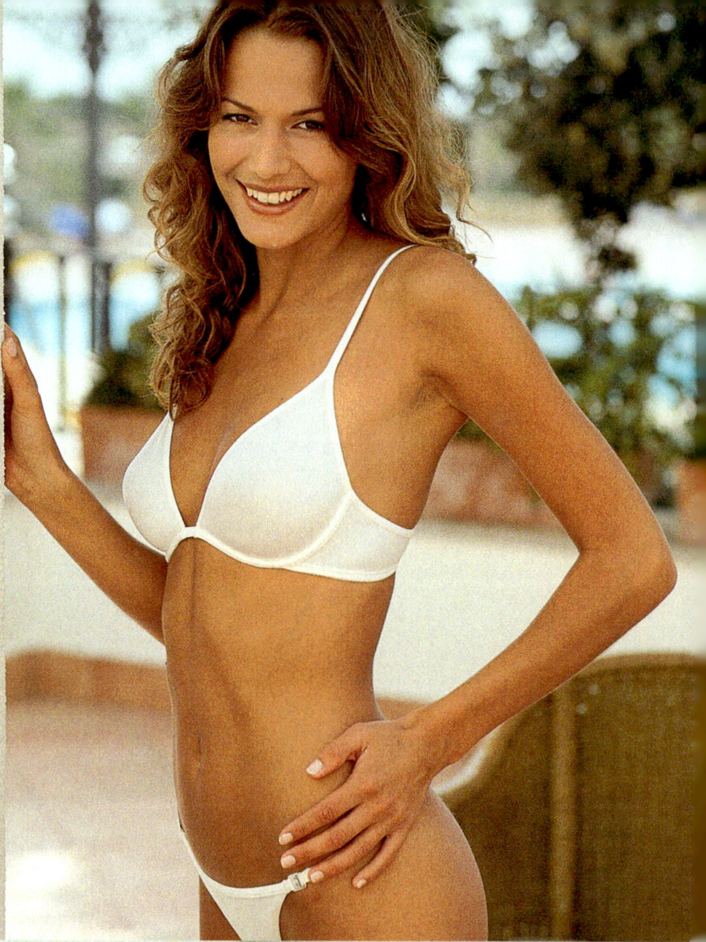
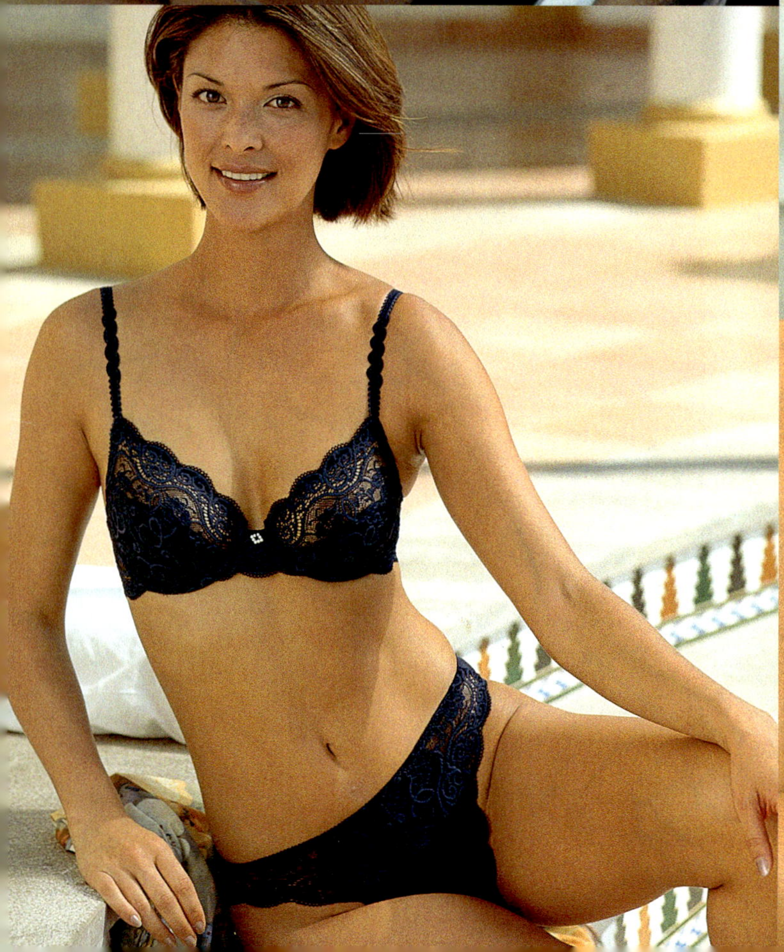
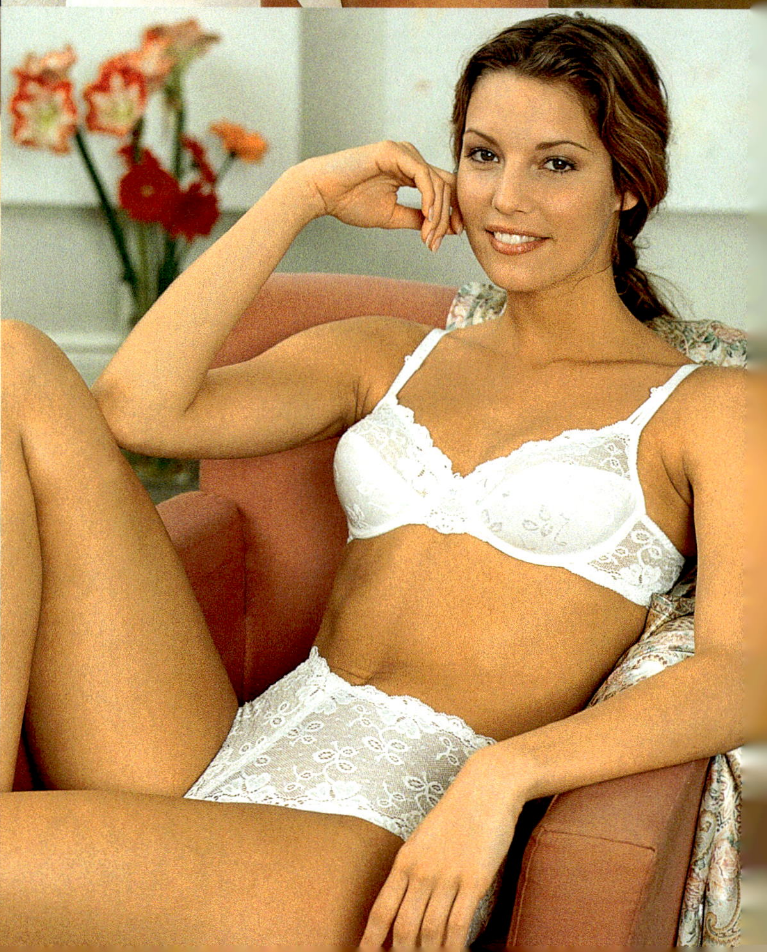

Wäscheklassiker für jeden Geschmack

La Perla

Gegründet 1954 von der italienischen Designerin Ada Masotti, kam der internationale Durchbruch für La Perla in den achtziger Jahren mit der überaus erfolgreichen Malizia-Kollektion. Heute nicht nur ein Synonym für feinste Wäsche aus besten Materialien, sondern als Gruppo La Perla auch zuständig für exklusive Strandmode, Oberbekleidung, Parfums etc.

Victoria's Secret

Anfang der siebziger Jahre in Amerika gegründet, ist Victoria's Secret ein echtes Frauenunternehmen, denn über 80 Prozent der Führungskräfte sind weiblich. Die Dessous, die alle Bereiche von klassisch bis hocherotisch abdecken, sind über Katalog und Internet in aller Welt zu haben. Einer der beliebtesten Artikel ist der Miracle Bra, der ein umwerfendes Dekolleté zaubert.

Triumph

1886 von Gottfried Spießhofer und Michael Braun im württembergischen Heubach gegründet, stieg das Miederwarenunternehmen in wenigen Jahrzehnten zum europäischen Marktführer auf. Klassiker: die in den Siebzigern geschaffene, hautsympathische, schier unkaputtbare Sloggi-Linie aus einem Baumwoll-Lycra-Mischgewebe und die BeeDees-Kollektion.

Linke Seite:
Links oben: Schnörkellose schwarze Kombination von Palmers mit transparenten Trägern.

Rechts oben: Weiße Sets aus Tanga und BH, wie hier von Triumph, wirken clean, sportlich und dezent.

Links unten: Edel und verführerisch: schwarze Spitze gehört zu den ewigen Wäsche-Favoriten.

Rechts unten: Romantische weiße Spitze kommt am besten auf zart gebräunter Haut zur Geltung.

Damart

Die Firma Damart beliefert alle Ladys, die im Winter schnell frösteln. Stilplus der Sets, die in Frankreich und England hergestellt werden, ist ihre Eleganz. Anfang der fünfziger Jahre hatten die Gebrüder Despature die isolierende Chlorfaser entdeckt, seitdem wird sie unter dem Markenamen Thermolactyl zusammen mit Naturmaterialien zu wärmender Wäsche verarbeitet.

Chantal Thomass

Die französische Designerin Chantal Thomass kreierte ihre modischen und sehr femininen Dessous zunächst nur »nebenbei«, doch das mit so viel Erfolg, dass sie ab 1975 eigenständige Lingerie-Kollektionen herausbringen konnte. Nach wie vor ein Muss für Frauen mit Spaß an luxuriösen Materialien.

Rigby & Peller

Wie es sich für ein echtes englisches Traditionshaus gehört, gibt es bei Rigby & Peller noch heute neben der Konfektion eine Abteilung für Lingerie nach Maß, in der exklusive Wäsche den Reichen und Schönen auf den Leib geschneidert wird. Das 1939 gegründete Unternehmen erhielt 1956 ein Royal Warrant als Hoflieferant von Königin Elizabeth II.

Gossard

Ursprünglich ein amerikanisches Unternehmen, wagte Gossard in den zwanziger Jahren den Sprung über den Großen Teich nach London und schrieb in den folgenden Jahrzehnten eine typisch britische Erfolgsgeschichte mit eleganter Understatement-Wäsche. Klassiker sind der Ultrabra und die in den Siebzigern kreierte, hochtransparente Glossie-Kollektion.

Berlei

Berlei wurde 1917 im australischen Sydney gegründet. Ursprünglich eine Korsettfabrik, eröffnete die Firma zehn Jahre später ihre erste, sehr erfolgreiche Dependance in London, in der ausgefeilte Büstenhalter und Hüftgürtel angeboten wurden. Heute steht Berlei für sportliche Wäsche mit sehr guter Passform. Ein Klassiker ist der Shock-Absorber-BH.

Kleine Geschichte des Strumpfes

Eine Lady mit nackten Beinen? Ein solcher Anblick ist erst seit kurzem denkbar, und auch das nicht immer und in allen Ländern. In den USA zum Beispiel werden selbst im heißesten Hochsommer im Businessbereich grundsätzlich Strümpfe oder Strumpfhosen getragen. Alles andere wäre einfach »not done«, einmal abgesehen von der Tatsache, dass amerikanische Klimaanlagen sämtliche Banken und Büros zu allen Jahreszeiten auf Kühlschranktemperatur halten. In Europa, und zwar sowohl im kühlen Norden als auch im warmen Süden, sieht man die Sache etwas gelassener. Unbestrumpfte Beine sind in vielen Branchen inzwischen akzeptiert – umso mehr, wenn sie makellos und schlank, glatt enthaart, vielleicht sogar leicht gebräunt unter einem nicht allzu kurzen Rock hervorschauen. Doch auch hier gilt: Handelt es sich um einen besonders wichtigen Geschäftstermin oder ein eher formelles Meeting, ist man mit einem Hauch von Beinbedeckung im Zweifelsfall besser beraten als ohne.

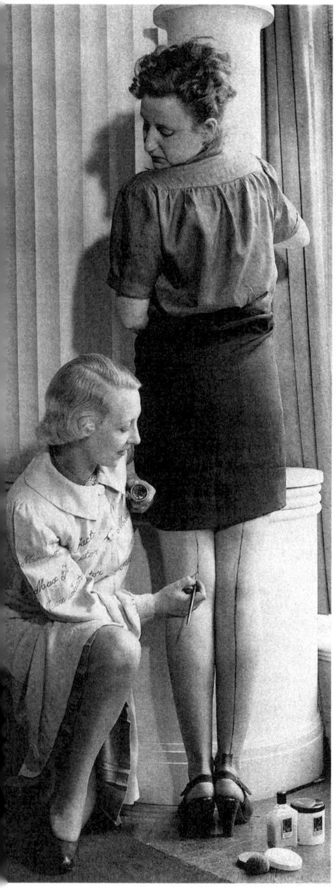

Nach dem Zweiten Weltkrieg waren Nylonstrümpfe seltene und teure Luxusgüter. Wer keine besaß, ließ sie sich samt der charakteristischen Naht aufs Bein malen.

Der Strumpf hat in seiner modischen Entwicklung die unterschiedlichsten Etappen durchlaufen, von den Anfängen als Beinwickel zum Schutz vor Gestrüpp und Insektenstichen bis hin zum seidenen Inbegriff der Verführung – oder, als Blaustrumpf, der frühen Emanzipation. Während zu Beginn des 20. Jahrhunderts bunt verzierte, bestickte und gemusterte Strümpfe en vogue waren, bereitete der Erste Weltkrieg dem Verzierungsfimmel ein abruptes Ende. Von nun an wurden wollene und baumwollene Exemplare in dunklen Tönen getragen. Wieder einmal sollten es die zwanziger Jahre sein, die für frischen Wind sorgten. Auch am Bein, denn nun stand der Strumpfindustrie eine revolutionäre Faser zur Verfügung: die Kunstseide. Außerdem hatten die Wäschedesigner den Strapsgürtel erfunden, mit dessen Hilfe man die Strümpfe am Herunterrutschen hindern konnte, denn das sperrige Korsett, an dem man sie vorher befestigt hatte, war in der Tango-Ära alles andere als beliebt. Freilich konnten die ersten Kunstseiden- oder Rayonstrümpfe noch nicht so richtig mit den echtseidenen Originalen mithalten, denn sie glänzten stark und taten ihren nicht ganz ebenbürtigen Status durch die grobe rückwärtige Naht allzu deutlich kund. Dennoch bedeutete die Einführung von Kunstseide den Beginn der Strumpfdemokratisierung, denn in den folgenden Jahrzehnten wurden die vorhandenen Materialien verbessert und neue, wie Nylon und Perlon, dazuerfunden, so dass es gelang, Strümpfe immer besser und preiswerter zu produzieren und damit für eine stetig wachsende Kundinnenschicht erschwinglich zu machen.

Doch erst einmal galt es, die Zeit des Zweiten Weltkriegs zu überstehen. Elegante Strümpfe waren ebenso selten wie für die meisten Frauen überflüssig, dicke Strickstrümpfe, die vor Kälte schützten, dagegen die Wahl der Stunde. In der Nachkriegszeit kamen dann die begehrten Nylonstrümpfe auf und etablierten sich in manchen Regionen sogar als Schwarzmarktwährung. Wer nicht über den entsprechenden Gegenwert verfügte oder gute Beziehungen zu den amerikanischen Streitkräften unterhielt, griff auf spezielle Beinschminke zurück und täuschte mit dem Augenbrauenstift die Naht vor. Ganze Kosmetiksalons hatten sich darauf spezialisiert, den Damen morgens, bevor sie zur Arbeit gingen, die »Strümpfe« aufzumalen.

In den fünfziger Jahren wurden die ersten nahtlosen Strümpfe präsentiert, die jedoch weniger Begeisterung erweckten als von den Herstellern erhofft. Die Naht galt nicht nur als erotisch, sondern auch als vorteilhaft streckend für etwas zu kurz oder etwas zu kräftig geratenen Beine. Warum sollte man also darauf verzichten? Aber die Tage des Strumpfes waren ohnehin gezählt. Kaum zehn Jahre später eroberte die transparente Strumpfhose die Frauenherzen, denn sie war das perfekte Accessoire zur jungen Mini-Mode. Unter dem Rocksaum hervorschauende Strumpfbänder oder Strapse galten als absolute Fehlinterpretation des neuartigen Stils, und nur die Strumpfhose garantierte, dass der Look auch wirklich klappte. Und so verschwanden Strümpfe und ihre Hochhaltesysteme vorläufig in der Mottenkiste. Erst die Achtziger, die sich generell für schöne Dessous begeisterten, entdeckten auch das Tragegefühl luxuriöser Strümpfe wieder. Neben den klassischen Modellen, die an Strapsgürteln befestigt wurden, kamen auch Stay-Ups (eine Erfindung der Fünfziger) wieder in Mode, die am oberen Abschluss mit einer Gummi- oder Silikonbeschichtung versehen waren und daher – hoffentlich – halterlos in Position blieben. Seither hat die Lady die freie Wahl: praktische Strumpfhose oder feminine Strümpfe, dezentes Beige oder aufregendes Schwarz, mit Naht oder ohne.

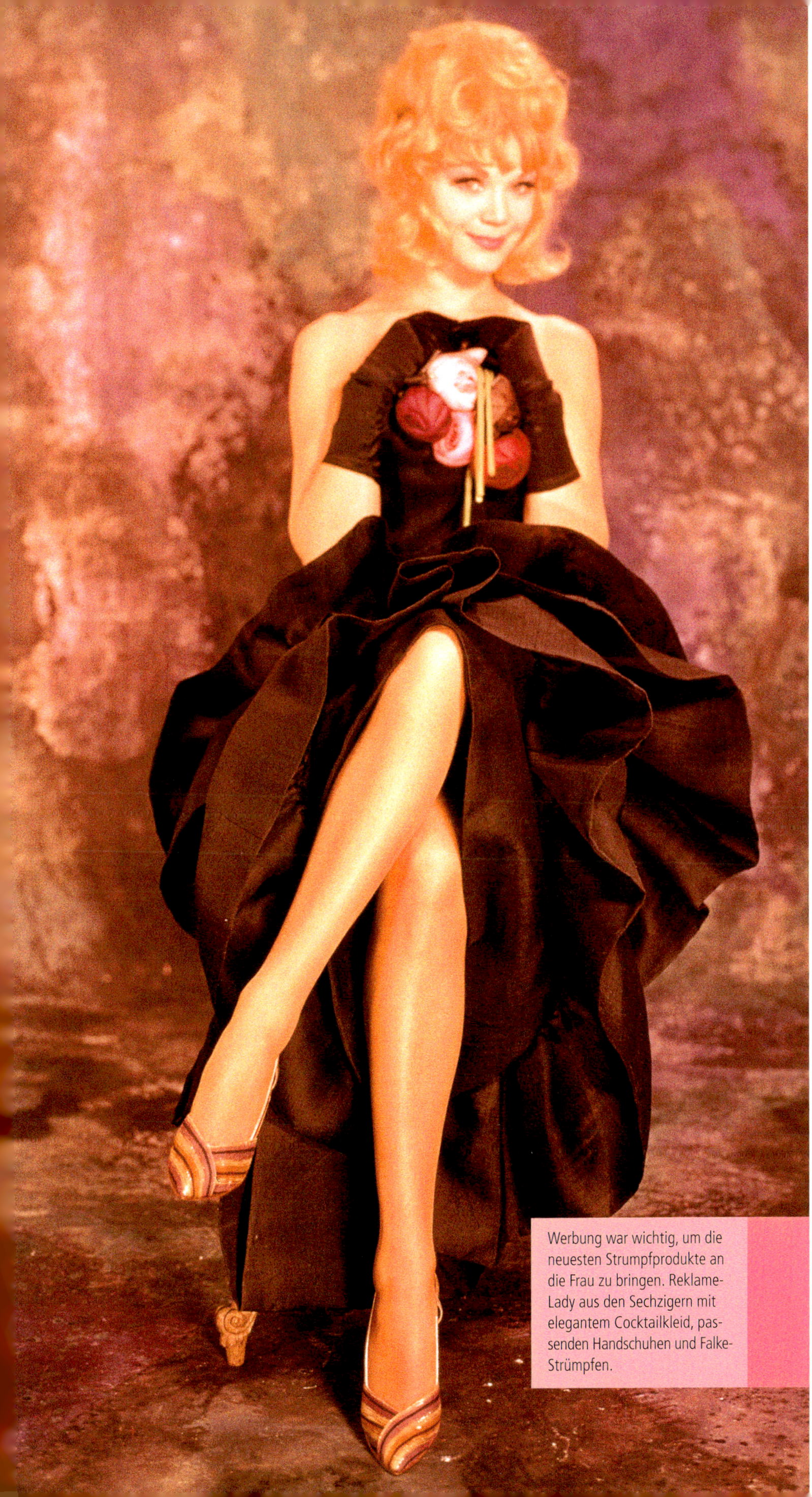

Werbung war wichtig, um die neuesten Strumpfprodukte an die Frau zu bringen. Reklame-Lady aus den Sechzigern mit elegantem Cocktailkleid, passenden Handschuhen und Falke-Strümpfen.

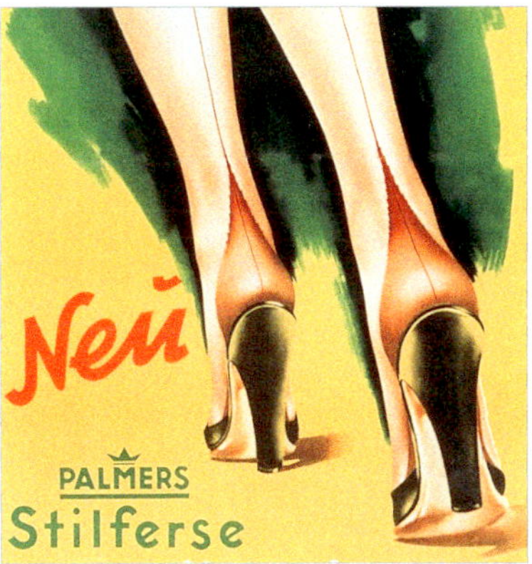

Anzeige von Palmers für die sogenannte »Stilferse« von 1954. Damenstrümpfe waren in den Fünfzigern immer noch ziemlich teuer.

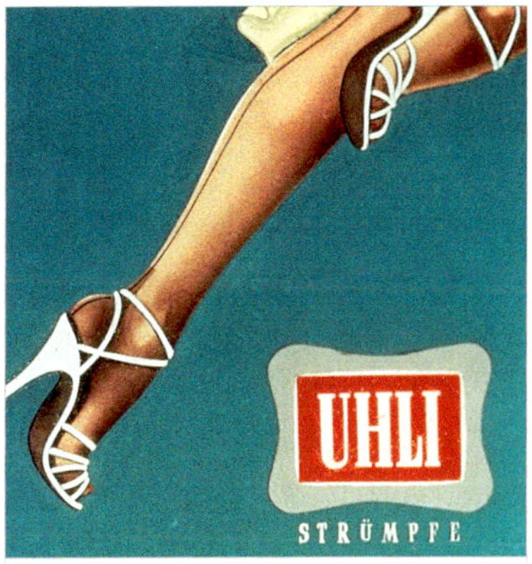

Für ihre Uhli-Strümpfe warb die Firma Uhlmann nicht nur auf Plakaten, sondern auch in Kinospots, z.B. mit dem Titel »Mein bester Freund«.

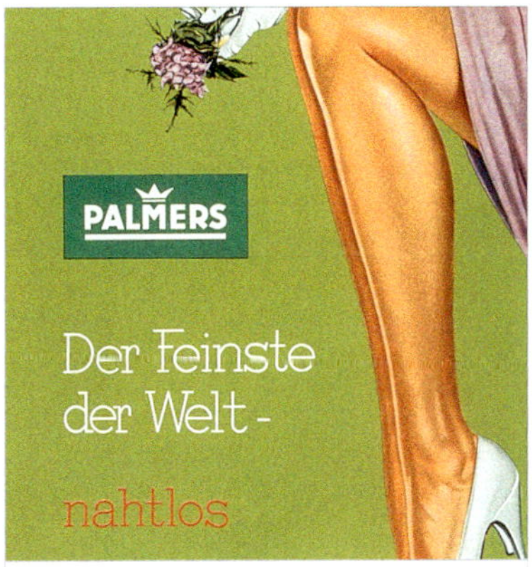

Der zunächst noch ungewohnte nahtlose Strumpf kam Mitte der Fünfziger auf. 1961 warb Palmers selbstbewusst für den »Feinsten der Welt«.

Wolford setzte von Anfang an konsequent auf einen hochästhetischen Werbeauftritt, einige der Anzeigen wurden sogar prämiert.

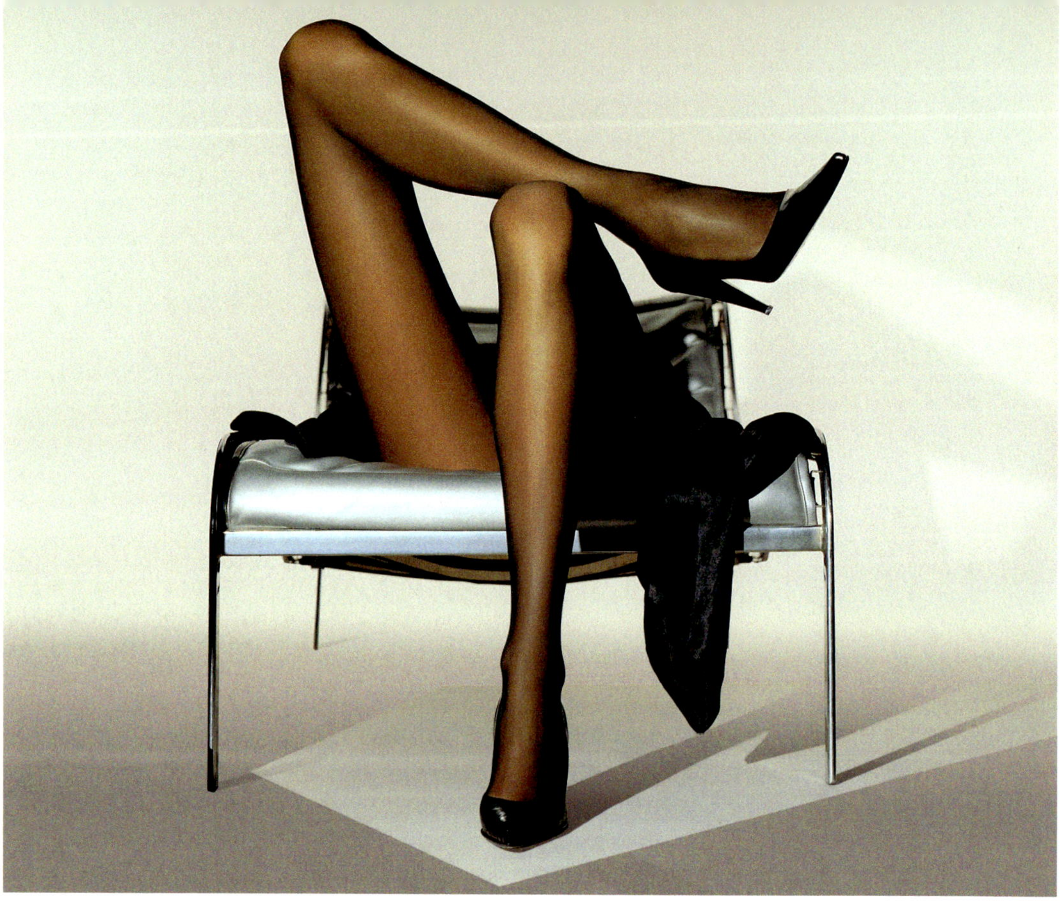

Denier und Decitex

Denier (abgekürzt »den«) und Decitex (abgekürzt »dtex«) sind Maßeinheiten, die über die Garnstärke, also die Feinheit eines Fadens Auskunft geben. Der Wert wird bestimmt, indem man das Gewicht des Fadens zu einer bestimmten Fadenlänge in Beziehung setzt. Denier gibt an, wieviel Gramm ein Faden pro 9000 Meter wiegt. Decitex bringt diesen etwas umständlich zu rechnenden Wert in ein Dezimalsystem, indem es angibt, wieviel Gramm ein Faden pro 10.000 Meter wiegt. Nehmen wir als Beispiel einen 10-den-Faden: 9000 Meter dieses Garns bringen gerade einmal 10 Gramm auf die Waage – es handelt sich also um ein ziemlich feines Material. In Decitex ausgedrückt hieße dies: Auf 10.000 Meter wiegt dieser Faden 11 Gramm, wäre also ein 11-dtex-Faden.
Die Produktion von Kunststoffgarnen hat in den letzten Jahrzehnten gewaltige Fortschritte gemacht. Anfang der Fünfziger galten 60 den als neueste Errungenschaft, zehn Jahre später war man bereits bei 20 den angekommen. 1992 entwickelte Wolford zusammen mit DuPont ein Garn von 9 den. Aber nur ein Jahr später wurden bereits Sensationen in 7 den und 5 den präsentiert.

Feinste Maschen aus Österreich

Beine in Bewegung: Der Fuß streckt sich, setzt auf und rollt ab, das Knie beugt sich, die Muskulatur arbeitet. Wie schafft man es, diese komplizierten menschlichen Laufwerkzeuge perfekt zu umkleiden, ohne sie einzuengen oder abzuschnüren? Und wie kann das Ganze dann auch noch schick aussehen? Diese Fragen beschäftigten schon die allerersten Strumpfhersteller. In den Anfangszeiten der Beinmode wurden Strümpfe aus gewebten Stoffen zusammengenäht. Doch diese Lösung war weitgehend unbefriedigend, da sich das Material kaum dehnte und über dem rechten Winkel zwischen Schienbein und Fuß unschöne Falten warf. Wesentlich bessere Ergebnisse ließen sich da schon mit gestrickter Ware erzielen. Die ersten Strickstrümpfe wurden im Zwei-Nadel-System von Hand fabriziert und mit Nähten geschlossen. 1589 erfand der englische Pfarrer William Lee den Strumpfwirkstuhl, der die Maschen einer Reihe simultan erzeugen konnte und somit sehr viel schneller war als die Masche für Masche arbeitenden Handstricker. 1767 entwickelte Samuel Wise den Rundwirkstuhl, und damit gelang es erstmals, nahtlose Strümpfe maschinell herzustellen. Vorher ging dies nur von Hand im Rundstrickverfahren mit dem Fünf-Nadel-System. Zwar setzten sich nahtlose Strümpfe erst im 19. Jahrhundert auf breiter Ebene durch, doch die Mechanisierung der Strumpfherstellung war in ganz Europa längst in vollem Gange.

Eine zeitgenössische Strumpfstrickerei hat mit dem Maschinenpark aus frühindustriellen Zeiten natürlich nichts mehr gemeinsam, sondern ist vielmehr ein modernes Hightech-Unternehmen – wie zum Beispiel die Firma Wolford, die zu den ganz Großen der Branche zählt. Gegründet von dem Industriellen Reinhold Wolff und dem Einzelhandelsunternehmer Walter Palmers und 1950 als registrierte Marke geschützt, spezialisierte sich Wolford zunächst auf die

Strumpfherstellung. Es war die Zeit der Perlon-Revolution. 1954 präsentierte die junge Firma die ersten nahtlosen Perlons und erwarb sich damit den Ruf des österreichischen Damenstrumpfpioniers. Es folgten zahlreiche wegweisende Neuerungen, darunter die ersten halterlosen Strümpfe mit stufenlos verstellbarem Strumpfband (1968), die erste Strumpfhose, die auf den Hüften endet und so zu Hüfthosen und bauchfreien Tops getragen werden konnte (»Hipsters«, 1970), die erste laufmaschensichere Strumpfhose (»Luxor«, 1975) und die erste Stützstrumpfhose, die modisch-attraktiv und nicht medizinisch-plump daherkam (»Miss Wolford«, 1977). Bereits in den Siebzigern wurde das Sortiment um gestrickte Damenoberbekleidung erweitert, in den Achtzigern kamen Aerobic-Outfits hinzu, und in den Neunzigern machte das Unternehmen mit den berühmten nahtlosen Bodys und Swimbodys sowie den rundum nahtlosen Strumpfhosen Furore. Längst war Wolford auch auf den Laufstegen zu Hause – es gab Exklusiventwicklungen und Kooperationen mit Lanvin, Chanel, Claude Montana, Chloé, Jean-Paul Gaultier, Chantal Thomass, Thierry Mugler, La Perla, Kenzo, Sonia Rykiel, Helmut Lang und vielen anderen großen Namen. 1998 fand in Tokio eine weitere Weltpremiere statt: das von Philippe Starck kreierte Multi-Wear-Kleidungsstück »Starcknaked« wurde vorgestellt. Es handelt sich um einen nahtlos gestrickten knapp zweieinhalb Meter langen Schlauch mit integrierter Strumpfhose. Das Ganze bietet neun verschiedene Tragemöglichkeiten bei nur 200 Gramm Gewicht.

Wolfords Innovationskraft speist sich jedoch nicht nur aus modischem Design, sondern auch aus der unermüdlichen Suche nach neuen Garnen. Dabei arbeitet man eng mit DuPont, der amerikanischen Top-Faserschmiede zusammen, aber auch mit europäischen Lieferanten. Helanca, Cantrece, Banlon, Skinlon und Synergie sind nur einige der exklusiven Garn-Meilensteine. 1992 entstand die legendäre »Le 9«, mit nur 16 Gramm Gewicht die leichteste Strumpfhose der Welt. Auch diesmal wurde das Garn, ein ultrafeiner Bikomponentenfaden, von DuPont entwickelt. Es folgten noch feinere Garne für »Aura« und »fatal«. Alle diese Hightech-Fasern werden bei Wolford auf immer moderneren und nach firmeneigenen Standards immer weiter optimierten Maschinen verstrickt.

Doch auch die ausgefeilteste Maschine kann den Menschen nicht ersetzen, und so arbeiten heute in der Bregenzer Produktionsstätte rund 400 Näherinnen. Etwa 16 verschiedene Arbeitsschritte sind für eine Strumpfhose nötig, für einen Body rund 25 und für einen Swimbody sogar bis zu 45. Der Herstellungsprozess beginnt immer mit der Auswahl der Garne, wobei jede einzelne Garnspule von erfahrenen Fachleuten sorgfältig getestet wird, bevor sie endgültig in die Strickerei wandert. Eine Strickmaschine braucht zwischen vier und 15 Minuten, um eine Strumpfhose zu stricken, je feiner die Ware, desto länger dauert es. Nun wird der Rohling im Handarbeit fertig gestellt. Dazu müssen die Fußpartien mit extrem feinen Stichen (damit die Naht später nicht drückt) geschlossen werden, die Beinteile zusammengefügt, der rautenförmige Zwickel eingenäht und einiges mehr. Anschließend wird die Strumpfhose gefärbt und mit speziellen Weichmachern nachbehandelt. Als letzte Station geht es in die Formerei, wo sie ihre endgültige Passform erhält. Dazwischen sind immer wieder akribische Kontrollen zu durchlaufen. Erst wenn die Strumpfhose alle 18 Qualitätstests bestanden hat, wird sie verpackt und darf an den Handel in aller Welt ausgeliefert werden. Ein enormer Aufwand, der sich jedoch auszahlt, denn die hochwertigen Wolford-Produkte haben längst modischen Kultstatus erlangt.

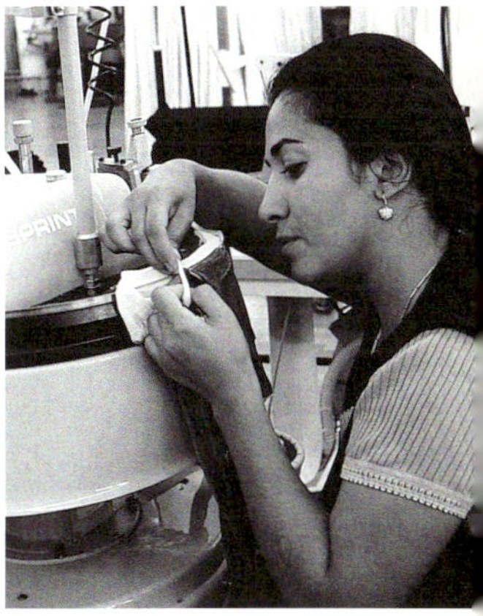

Bei der Produktion von Feinstrümpfen und -strumpfhosen ist High-Tech genauso wichtig wie Erfahrung und traditionelle Handarbeit.

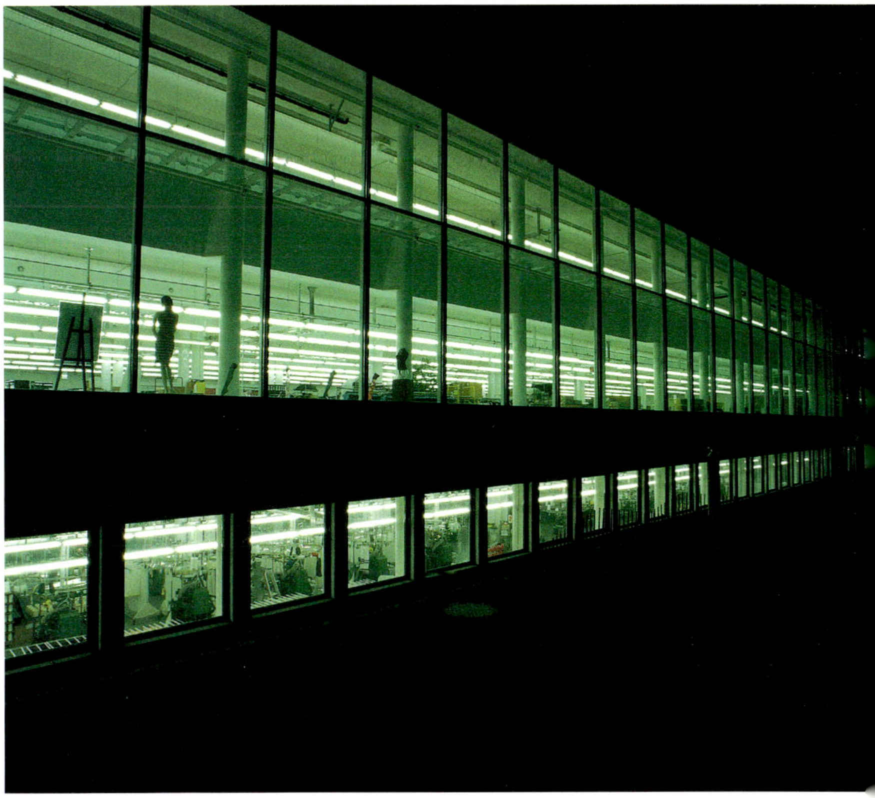

Die Färbereihalle am Stammsitz Bregenz beeindruckt durch ihre 210 Meter lange Glasfront. Durch die innovative Architektur scheinen Innenwelt und Außenwelt ineinander überzugehen.

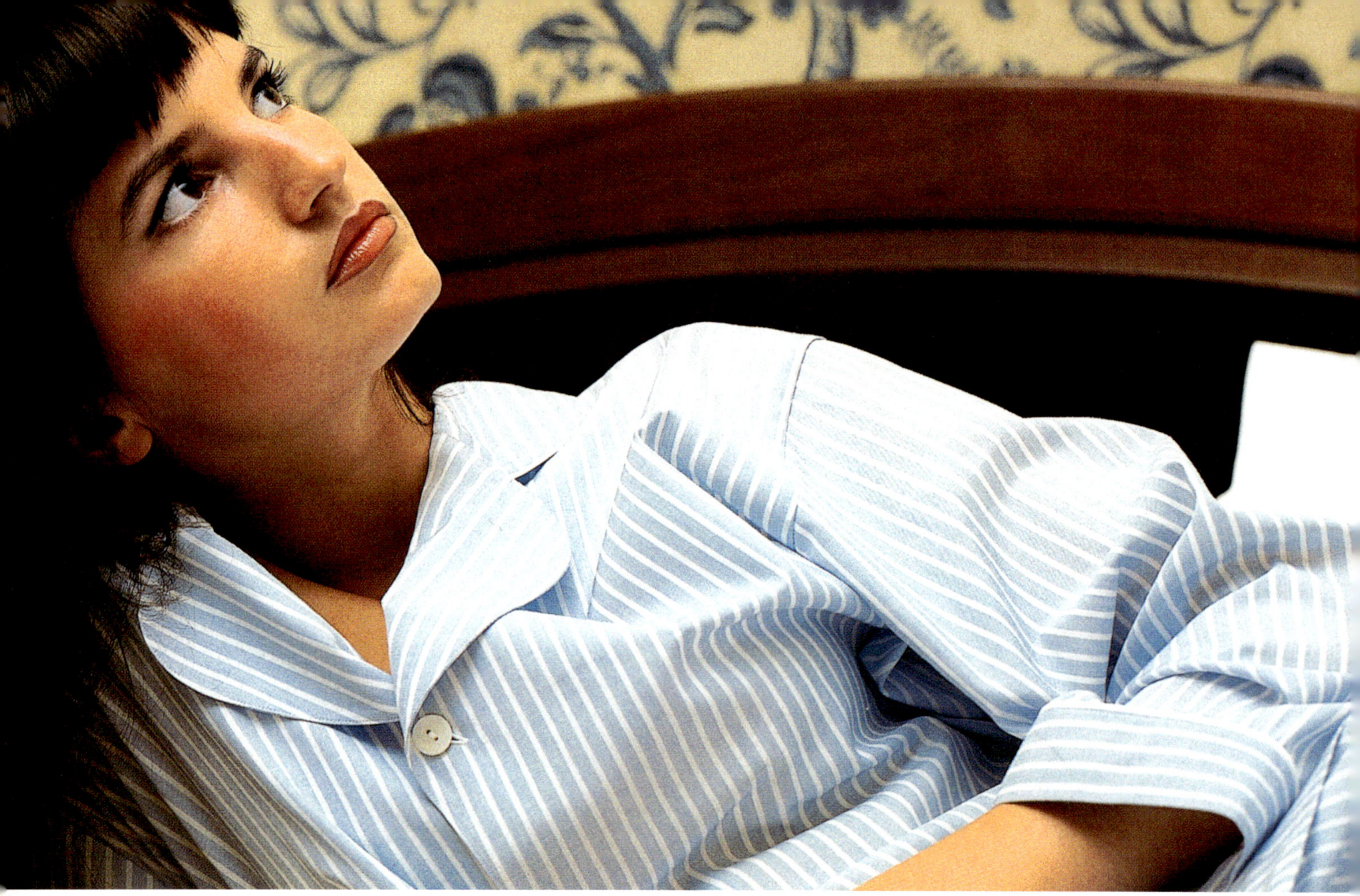

Nachthemd versus Pyjama

So schön es sich in »seiner« Schlafanzugjacke kuscheln lässt, edle Damenpyjamas, wie dieses Modell des Hemdenmachers Emanuel Berg, haben auch etwas für sich.

Wann man damit anfing, Kleidung zu nähen, die speziell für den schlafenden Menschen gedacht war, liegt kostümgeschichtlich ein wenig im Dunkeln, doch es sieht so aus, als sei das Nachthemd im Italien der Renaissance aufgekommen. Bis dahin war es üblich, sich nackt ins Bett zu legen oder bestenfalls das Tageshemd anzulassen. Aus dem schmucklosen, knielangen Unisex-Gewand entwickelte sich bald eine Herren- und eine Damenversion. Die Damenversion wiederum wurde mit der Zeit immer raffinierter geschnitten und opulenter verziert, bis sie zu Beginn des 20. Jahrhunderts eigentlich zu allem taugte, nur nicht, um darin bequem zu ruhen und erholsamen Schlaf zu finden. Luxuriöse Modelle mit Spitzen, Volants, Rüschen und aufwändigen Stickereien mutierten sogar zu halboffiziellen Kleidungsstücken, in denen man innerhalb der eigenen vier Wände die Familie und gute Freundinnen begrüßen konnte. Generell wurde auf schöne, ausgesprochen feminine Nachtwäsche sehr viel Wert gelegt. Kaum eine Frau wäre auf die Idee gekommen, zum Schlafen so etwas wie eine Hose mit einem passenden kurzen, vorne zuzuknöpfenden Hemd anzuziehen.

Die Zeit des weiblichen Pyjamas brach in den zwanziger Jahren an. Die avantgardistische Mode der Epoche hatte sowieso schon den Großteil der bis dato gültigen Kleidungsregeln über den Haufen geworfen, da war die Eroberung des vormals rein männlichen Bett-Hosenanzugs nur noch eine fast zwangsläufige Begleiterscheinung, und der Widerstand auf Seiten der Sittenwächter wurde eher als resignierte Formsache denn als ernsthafter Protest geführt. Während die Herrenpyjamas aus teilweise recht steifer Baumwolle gemacht waren, schwelgten die neuartigen Modelle für die Damen in anschmiegsamen Seiden- und Kunstseidenstoffen. Dekorativer Spitzenbesatz, zarte Farben, einfallsreiche Details und eine weiche, fließende Schnittführung taten ihr Übriges, um das schlichte Schlafgewand in ein luxuriöses Ensemble für den privaten Bereich der Lady zu verwandeln. Von nun an waren Pyjamas aus der Nachtgarderobe nicht mehr wegzudenken und es gab sie in allen Variationen, von sehr feminin bis klassisch streng. 1960 triumphierte die Designerin Irene Galitzine mit ihren Palazzo-Pyjamas auf der Modemesse im Florentiner Palazzo Pitti. Die weit geschnittenen Hosen und lockeren Tunika-Oberteile waren damit – zumindest für locker-freizeitliche Anlässe – gesellschaftsfähig geworden. Doch nach wie vor wollten im Schlafzimmer nicht alle Damen auf das Nachthemd, das sich ebenfalls modisch weiterentwickelt hatte, verzichten. So wurde die Frage »Kleid oder Anzug« für viele zum Trendstatement. Wer ganz jung oder sehr jung geblieben war und gern auf fashionable Pyjamapartys ging, votierte Ende der Fünfziger, Anfang der Sechziger vielleicht sogar für das brandneue Mittelding, das Babydoll. Diese Mini-Kombination bestand aus einem po-langen ausgestellten Puffärmel-Hemd, dessen Weite am Hals rüschig zusammengenommen war, und einer kurzen Pumphose. Später bekam das Oberteil Spaghettiträger. 1956 war die Schauspielerin Caroll Baker mit diesem Outfit in Elia Kazans gleichnamigem, sehr kontrovers diskutierten Film berühmt geworden. Wer solchen Firlefanz nicht mitmachen wollte, fand sein stilistisches Alternativ-Vorbild ebenfalls auf der Kinoleinwand: In »Ein Herz und eine Krone« hatte Audrey Hepburn schon 1953 eindrucksvoll vorgeführt, wie unwiderstehlich eine Frau in einem Herrenpyjama aussehen konnte, in diesem Fall in dem von Gregory Peck. Und noch heute ist »sein« Pyjama, geräumig, gemütlich und vielleicht in bisschen nach seinem Rasierwasser duftend, ein beliebtes Nachtaccessoire für die frisch verliebte Lady.

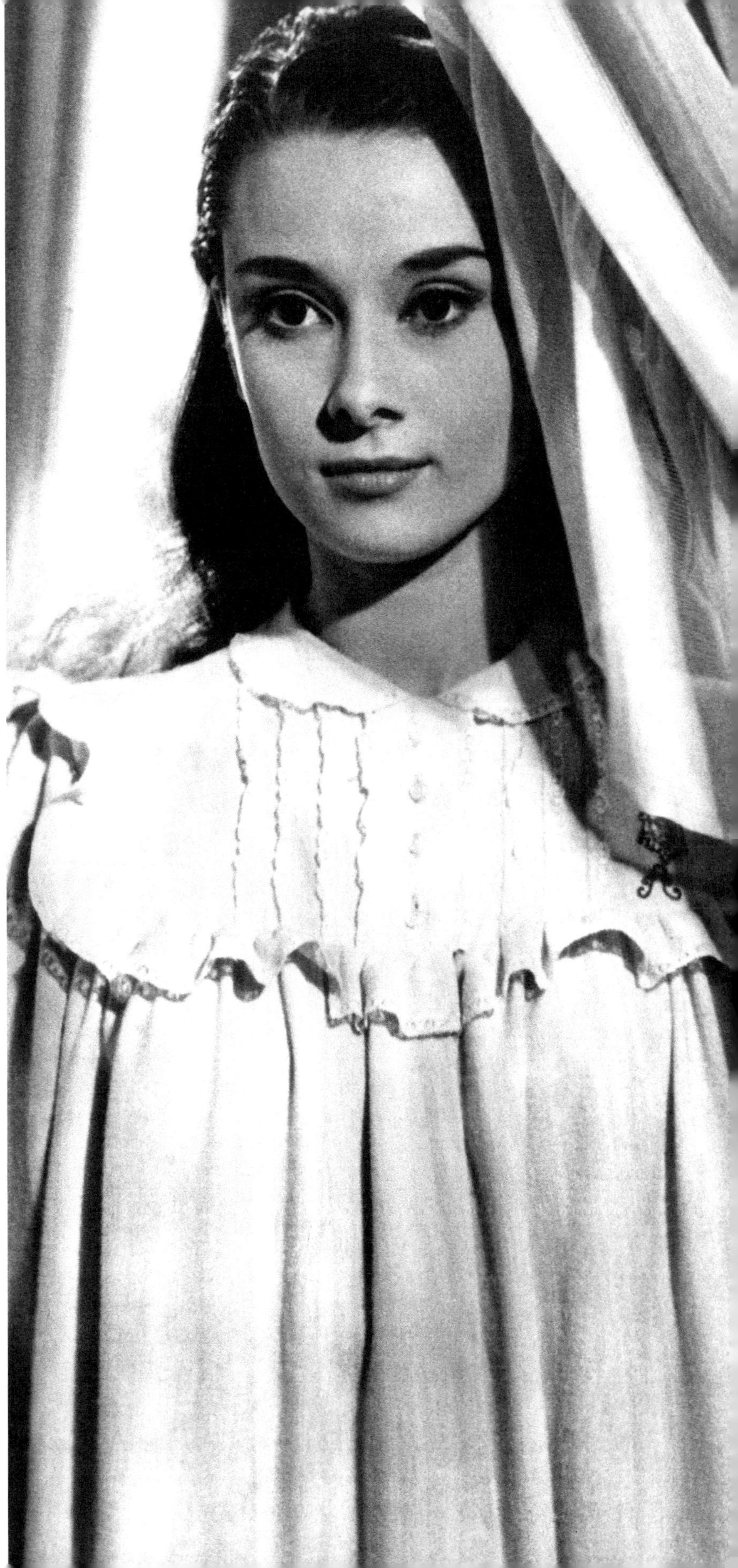

Hier ist die behütete Prinzessinnen-Welt noch in Ordnung und kein männlicher Pyjama in Sicht: Audrey Hepburn im mädchenhaften Nachthemd in »Ein Herz und eine Krone« (1953).

Edles für private Stunden

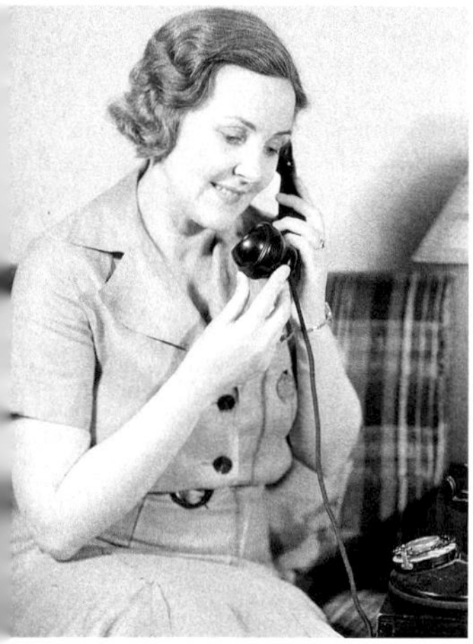

In den Dreißigern wurde die Kleidung stets genau auf die Situation abgestimmt. Zu Hause sportlich-praktisch aber dennoch korrekt, beim Ausgehen schick bis elegant.

Über viele Jahrhunderte hinweg waren Outfits für den privaten Bereich und Garderoben für den großen gesellschaftlichen Auftritt zwei völlig verschiedene Dinge. Das Anlegen der Grande Parure, also der Galakleidung, die unter anderem bei Hofe und zu offiziellen Anlässen gemäß der Etikette getragen werden musste, nahm etliche Zeit in Anspruch, ganz abgesehen von der Anstrengung, in den schweren, unbequemen Gewändern mit ihren Korsetts, Turnüren und Krinolinen ein stundenlanges Zeremoniell ohne sichtbare Ermüdung oder gar Ohnmacht zu überstehen. Wann immer nicht unbedingt erforderlich, blieb der große Staat also in der Kleiderkammer, und angezogen wurden stattdessen private oder semi-private Modelle. Diese Kreationen spiegelten oft sehr viel genauer die modischen Vorlieben der jeweiligen Epoche wider als die stark traditionsgebundene Hofkleidung, deren Protokoll Neuerungen kaum zuließ

Noch zu Beginn des 20. Jahrhunderts war die deutliche Unterscheidung zwischen privat und offiziell fest in den Kleidungsgewohnheiten verankert. Zwar ging es nun nicht mehr unbedingt um den korrekten Auftritt vor dem Monarchen oder der Monarchin, doch das Leben der Society und selbst die simplen Besorgungen des Tages waren nach wie vor von einer Fülle von Regeln geprägt, deren Überschreitung dem gesellschaftlichen Selbstmord gleichkam. Kein Wunder, dass die eigenen vier Wände auch in modischer Hinsicht als Refugium der Freiheit galten. Sowohl für die Dame als auch für den Herrn gab es diverse Kreationen, in denen man es sich zu Hause so richtig bequem machen konnte. Zwar würden wir die prächtigen Tee-, Negligé- oder Hauskleider, die teilweise eine große Unterwäsche samt Korsett erforderten, heute eher als formelle Ballroben einstufen, doch damals wirkten sie sehr leger, und außer der Familie und engen Freunden bekam sie niemand zu Gesicht, denn auf die Straße konnte man sich darin nicht wagen.

Selbst in den wilden zwanziger Jahren hatte die gut ausgestattete Dame noch zahlreiche Kleidungsstücke griffbereit am Garderobenhaken hängen, die ganz allein für ihren privaten Vor- oder Nachmittag bestimmt waren. Das Negligé war zum Beispiel eine Art elegantes Morgenkleid, das man locker über dem dazugehörigen Nachthemd oder einem schlichten Trägerhemd trug. Der Peignoir fungierte ursprünglich als «Pudermantel», der die kostbare Kleidung bei der Toilette vor Puderstaub schützen sollte, später wurde er zu einem duftigen Frisierumhang. Der Morgenrock, der je nach Jahreszeit sommerlich-leicht oder wärmend-gemütlich gearbeitet sein konnte, war oft so elegant, dass man darin auch Gäste empfing, und in einer teuren Kombination aus seidenem Pyjama mit passendem Mantel fühlte man sich so wohl, dass man kaum Lust hatte, sich «richtig» anzuziehen. Bücherbegeisterte Damen frönten ihrer Leseleidenschaft in zarte Bettjäckchen oder Capes gehüllt.

All diese Stücke wurden ab den Fünfzigern immer mehr in das übergreifende Konzept des Bademantels eingemeindet, und hochwertige, modische Bekleidung für den privaten Bereich verlor generell an Stellenwert und Akzeptanz. Was natürlich auch damit zu tun hatte, dass immer weniger Ladys komplette Vormittage oder ausgiebige Teestunden in ihrem gemütlichen Boudoir verbrachten.

Heutzutage kann von solcher Muße erst recht nicht mehr die Rede sein. Unsere Kalender sind vollgestopft mit Terminen und meist sind wir von morgens bis abends verplant mit beruflichen Verpflichtungen oder privaten Aktivitäten. Doch trotz sehr knapp bemessener Zeit für das ganz private Zuhause-Sein haben wir die Idee der früheren Boudoir-Kleidung nie so ganz aus unseren Köpfen verbannt. Nur dass diese Rolle heute nicht mehr von speziell dafür erdachten Kreationen übernommen wird, sondern von bequemen Modellen aus den großen Sportswear-Kollektionen. Zwar würden die wenigsten Ladys sich öffentlich dazu bekennen wollen, daheim gelegentlich in ausgebeulten aber innig geliebten Jeans, einem schlabberigen Sweatshirt, dessen Aufdruck vielleicht vor zwanzig Jahren mal aktuell gewesen sein mag, laufmaschigen Leggings (die offiziell natürlich niemand besitzt) oder anderen Un-Kleidungsstücken herumzulaufen – aber trotzdem haben die meisten doch ihre ganz persönlichen Favoriten für die allerprivatesten Stunden, in denen absolut kein Publikum zugelassen ist. Sollte doch plötzlich ein Besucher an der Tür sein, kann man ja immer noch den sündhaft teuren, aber über alle stilistischen Zweifel erhabenen Hermès-Bademantel überwerfen.

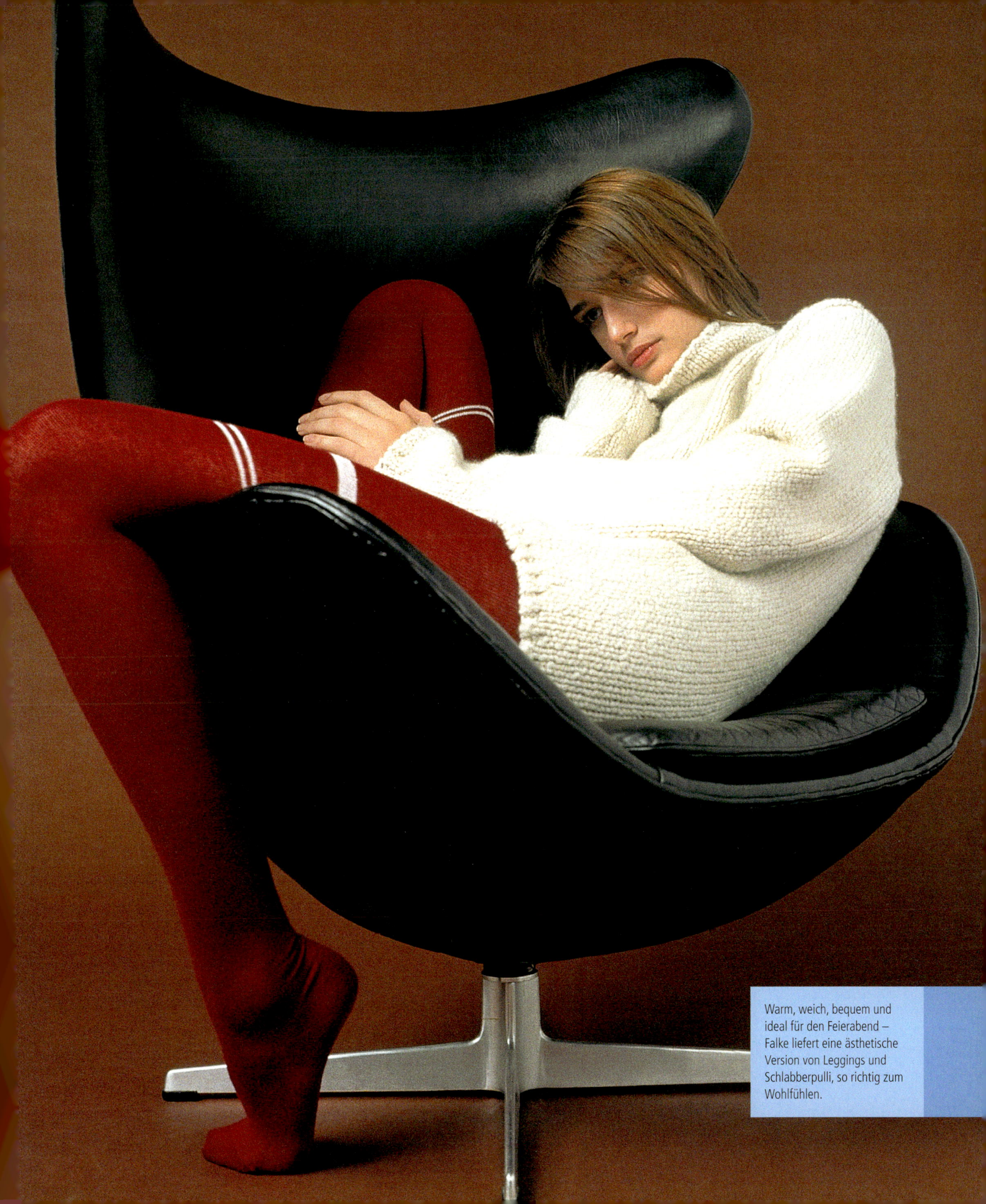

Warm, weich, bequem und ideal für den Feierabend – Falke liefert eine ästhetische Version von Leggings und Schlabberpulli, so richtig zum Wohlfühlen.

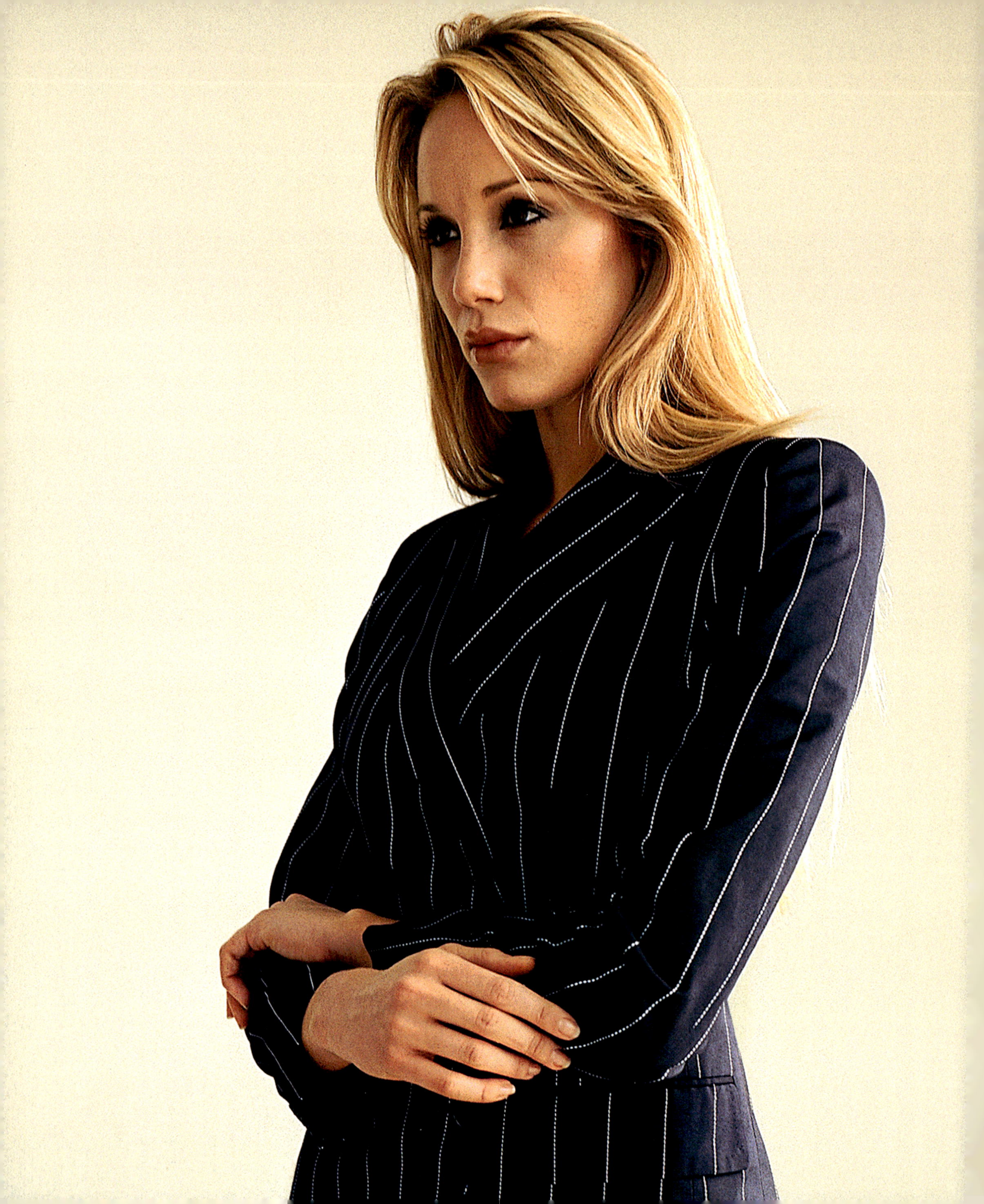

№ 3

Klassische Tageskleidung und Businesslooks

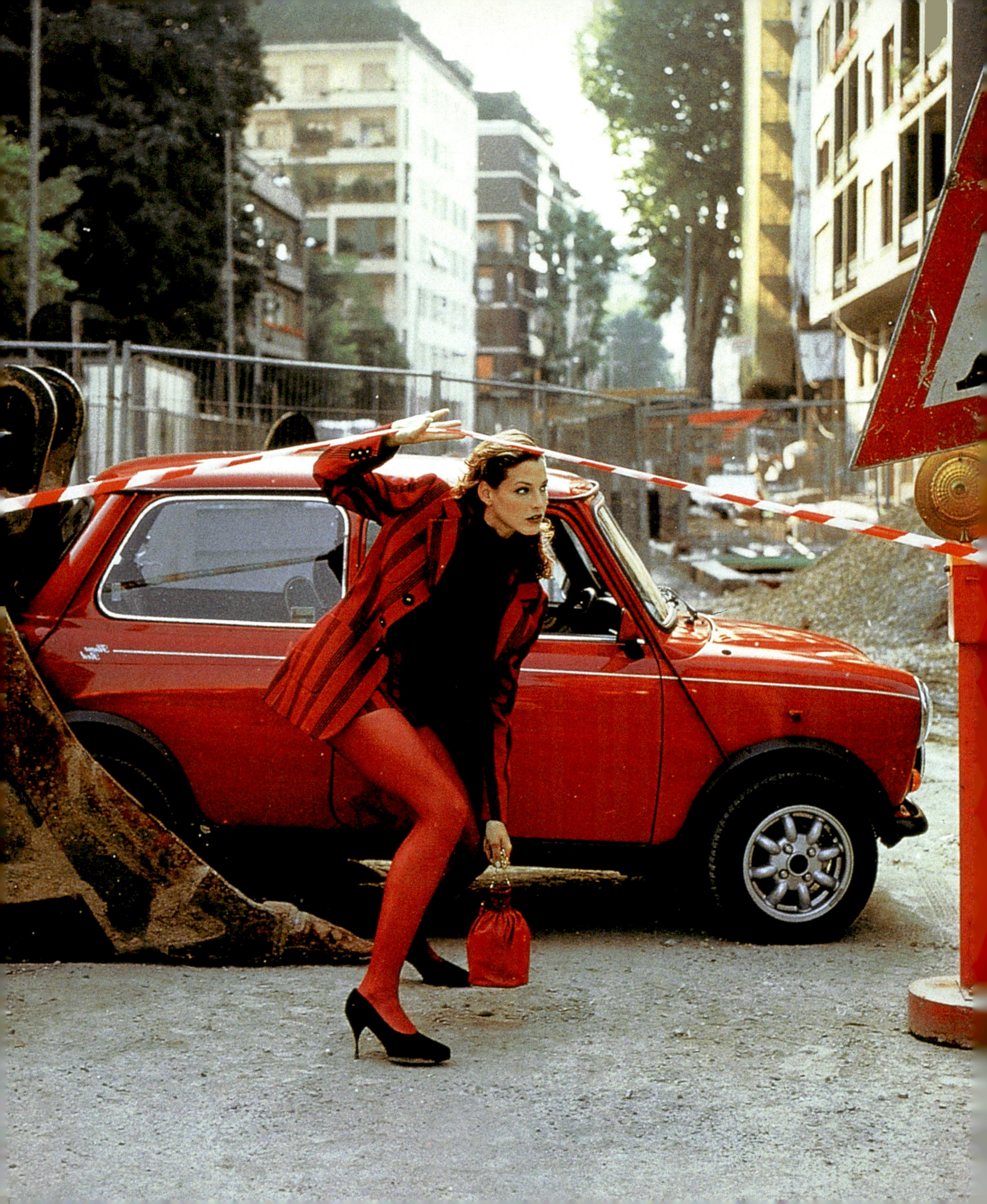

Outfits für einen aktiven Tag

Die zwanziger Jahre, die als trendsetzende »Wilde Zwanziger« oder »Goldene Zwanziger« eigentlich nur knapp fünf Jahre, nämlich von der Mitte des Jahrzehnts bis zum Beginn der Weltwirtschaftskrise 1929 dauerten, haben die Damenmode von Grund auf revolutioniert und ein Bekleidungsschema hervorgebracht, das auch heute noch, im jungen 21. Jahrhundert, nahezu unverändert gültig ist. Zeitschriften, Romane und Filme feierten damals die »Neue Frau« – und die Beschreibung dieses Idealtyps könnte genauso gut gestern im Fernsehen oder im Internet veröffentlicht worden sein, so deckungsgleich lesen sich die Attribute: Die Zwanziger-Jahre-Lady war unabhängig, ungebunden, berufstätig, weltoffen, sportlich, selbstbewusst, experimentierfreudig, emanzipiert und ging in ihrer Freizeit gerne aus (ohne männliche Begleitung) oder unternahm Kurzreisen (im eigenen, selbst gelenkten Automobil). Die moderne Dame war immer in Bewegung und hatte nie Zeit. Sie trug die Armbanduhr als Top-Accessoire, der Stress war erfunden und galt als »Leiden« der Begehrten, Schicken und Erfolgreichen. Sämtliche Aspekte des weiblichen Lebens hatten sich von einer Generation zur nächsten grundlegend verändert, und mit ihnen natürlich die Kleidungsgewohnheiten.

Aufgrund der dramatischen Verluste im Ersten Weltkrieg lebten in den rasch wachsenden Großstädten sehr viele allein stehende junge Frauen, die sich selbst durchs Leben schlagen mussten. Zum ersten Mal gab es einen spezifisch weiblichen Arbeitsmarkt, jeden Tag eröffneten neue Geschäfte, die dringend Verkäuferinnen, Sekretärinnen und Buchhalterinnen suchten. Aber auch Verwaltung und Industrie stellten gern Frauen ein. Zwar waren die Löhne gering und Führungspositionen so gut wie unerreichbar, doch die traditionellen Geschlechterrollen hatten vorerst ausgedient. Der Mann war nicht mehr automatisch der Ernährer, der außer Haus Karriere machte, und die Frau nicht mehr notwendigerweise diejenige, die sich ausschließlich um Heim und Herd kümmerte. Sie hatte ihren eigenen Alltag in der Arbeitswelt. In den Läden, Büros und Fabriken fanden sich Frauen aus allen Schichten, denn nach Krieg und Inflation konnten sich auch die Bessergestellten nicht mehr darauf verlassen, von einem männlichen Verdiener an ihrer Seite versorgt zu werden. Die Mode musste auf diese völlig neuen weiblichen Lebensumstände reagieren. Plötzlich gab es eine Nachfrage nach Kleidung, mit der man am Tag nicht nur gut, sondern auch jobtauglich angezogen war. Das Konzept der Businesskleidung war geboren. Für die Freizeit und den Sport am Wochenende brauchte man das, was wir heute Sportswear oder Casualwear nennen. Und am Abend strömten Kontoristinnen wie Künstlerinnen in die Bars, Hotel-Lounges, Tanzpaläste und Varietés, also mussten mondäne, verführerische Kleider her, in denen sie sich wie Vamps fühlen aber trotzdem die Nacht bequem durchtanzen konnten. Dass Frauen bei gesellschaftlichen Anlässen und speziell am Abend besonders elegant sein wollten, war ja nichts Neues, aber was schicke Business- und Tageskleidung anbelangte, war Pionierarbeit zu leisten. Was hätte da näher gelegen, als erst einmal schnell auf die sogenannte Straßenkleidung der Herrenmode zu schielen und dort Anleihen zu machen. Unverwüstliche aber dennoch attraktive Tweedstoffe hatten sich zum Beispiel bestens bewährt, Strickwaren passten zum Sport, denn sie machten jede Bewegung mit, und die strengen, geraden, schnörkellosen Schnitte, wie sie zum Teil den Uniformen entlehnt waren, ließen sich in leicht abgeänderter Form auch für die Damengarderobe verwenden – die schlichten Hemdblusenkleider, Hosenanzüge und Kostüme der zwanziger Jahre zeigen, wie gekonnt die neuen Elemente adaptiert und integriert wurden. Diese »puren« Looks, wie man inzwischen sagen würde, machten auch im Beruf eine gute Figur, und daran hat sich bis heute nichts geändert. Genauso wie es nach wie vor Überschneidungen zwischen Business- und Sportswear gibt. In den Zwanzigern war zum Beispiel der heißgeliebte Sweater mit dem unverzichtbaren wadenlangen Faltenrock eine topmodische, aber auch durchaus seriöse Büro-Kombination. Heute würden wir ein solches Outfit, zumindest in manchen Branchen, als etwas zu leger empfinden.

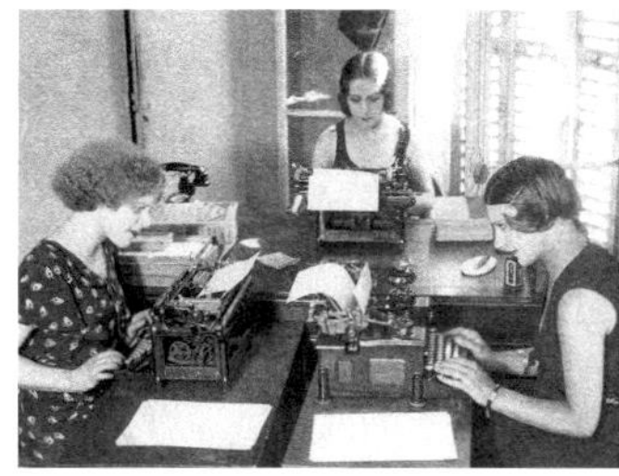

Als die Frauen in den zwanziger Jahren berufstätig wurden, stellte sich erstmals die Frage nach einem angemessenen und geeigneten Bürolook.

Miniauto, Minirock und Minitäschchen – so macht sich die Lady im wahren Leben natürlich nicht auf den Weg ins Büro. Die Anzeige von Falke wurde vermutlich von Männern erdacht.

Elemente des Alltags

Klassisch-elegante Kleidung für den privaten oder beruflichen Alltag zu definieren, ist heute gar nicht mehr so einfach, denn feste Regeln, was wann wo getragen werden sollte, existieren kaum noch. Wie sich die Lady letztendlich anzieht, um an einem freien Nachmittag durch die Stadt zu bummeln, ist eine Frage des persönlichen Geschmacks, und genauso gibt es viele Bereiche der Arbeitswelt, in denen es jeder selbst überlassen bleibt, ihren persönlichen Businesslook zu kreieren. In Paris trifft man typisch französische Damen, die mit Chanel-Kostüm und Kelly-Bag ausgerüstet durch die Rue Saint-Honoré eilen, um Einkäufe zu tätigen. Dass sie sich nicht extra schick »verkleidet« haben, sondern diese Uniform als ganz normales, funktionales Tagesoutfit betrachten, zeigt sich an dem hohen Abwetzungsgrad der Tasche, einem leicht ausgefransten Rocksaum oder dem kleinen Kaffeefleck auf der Jacke. In London wiederum treffen wir Inhaberinnen von Werbeagenturen, die in Sneakers, schwarzen Hosen und kleinen, engen Pullovern im Chefsessel sitzen. Und das, obwohl gerade England früher eine Hochburg der festgefügten Kleidungskonventionen war.

In den letzten Jahren ist das Reglement – nicht nur in Großbritannien, sondern überall – immer liberaler gehandhabt bzw. gleich ganz abgeschafft worden. Das hat uns zwar einen wahren Kosmos an tagsüber tragbaren Stilen und Trends eröffnet, andererseits aber auch dazu geführt, dass wir, besonders bei wichtigen Anlässen, manchmal unsicher sind, welches Outfit der Situation wirklich angemessen ist. Wir befinden uns ständig auf der Gradwanderung zwischen »underdressed« und »overdressed«, und oft ist der richtige Riecher oder das persönliche Fingerspitzengefühl der einzige Ratgeber. Auch die vielen Fashionvorbilder bieten auf den ersten Blick wenig Orientierung. Modemacherin Alberta Ferretti bevorzugt tagsüber romantische Trägerkleider mit gemütlichen Cardigans in Schwarz, Dunkelblau oder Burgunderrot. Designerin Paloma Picasso setzt auf schmale graue Flanellhosen und helle Blusen oder andere schlichte Oberteile, am liebsten von Hermès. Amerikanische Ladys kombinieren auch mal ganz unauffällige Chinos von der

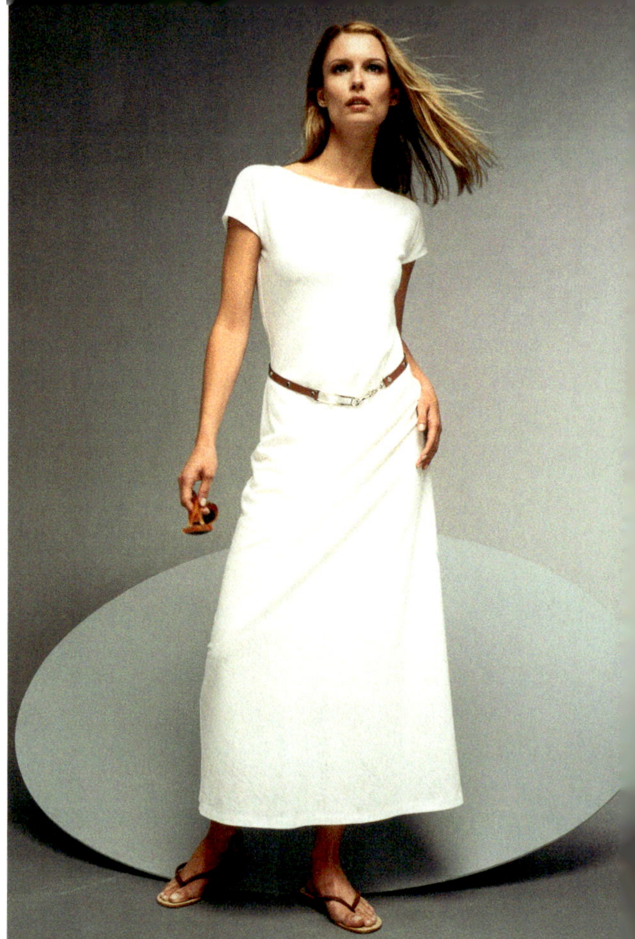

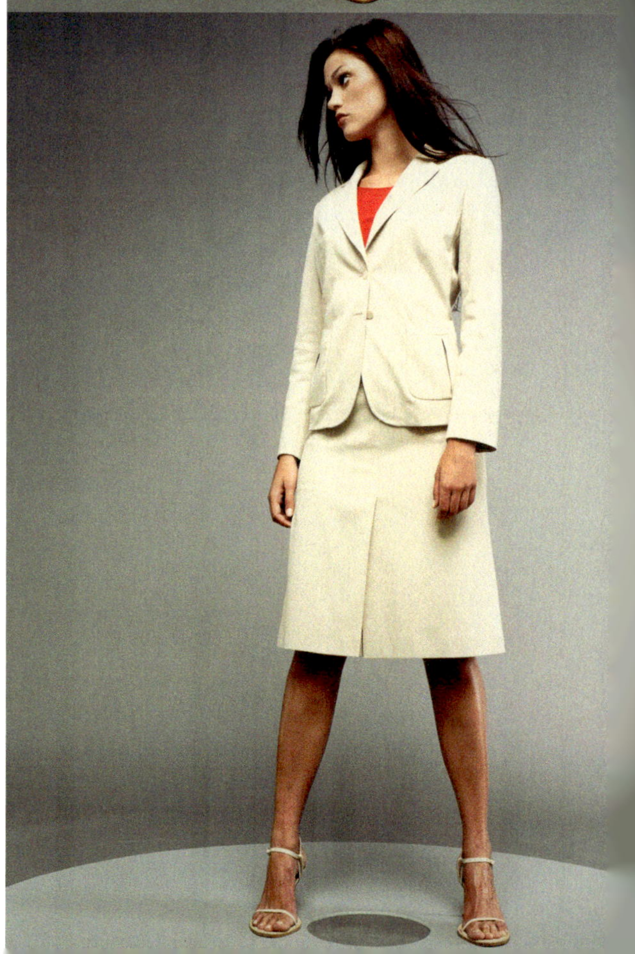

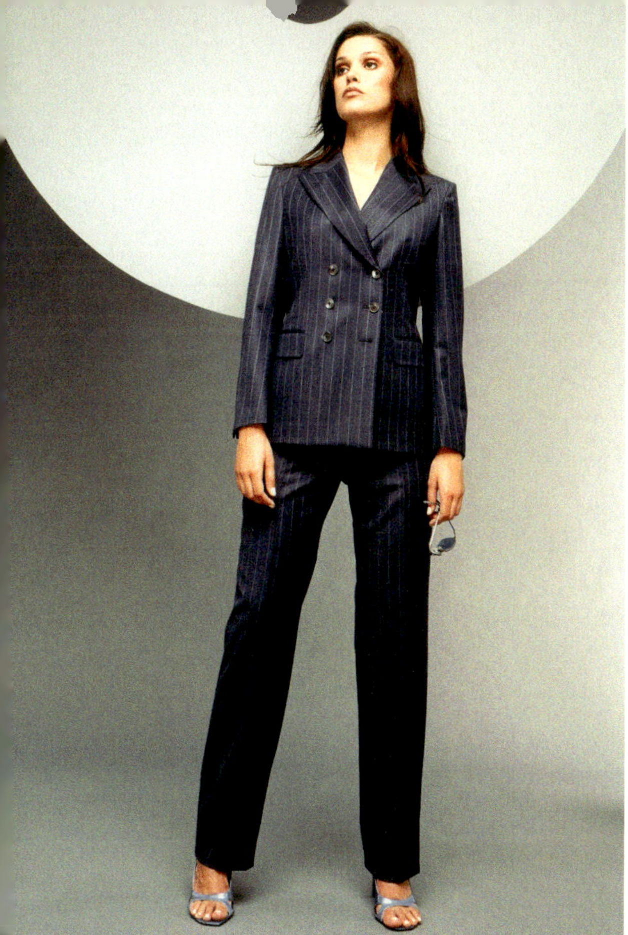

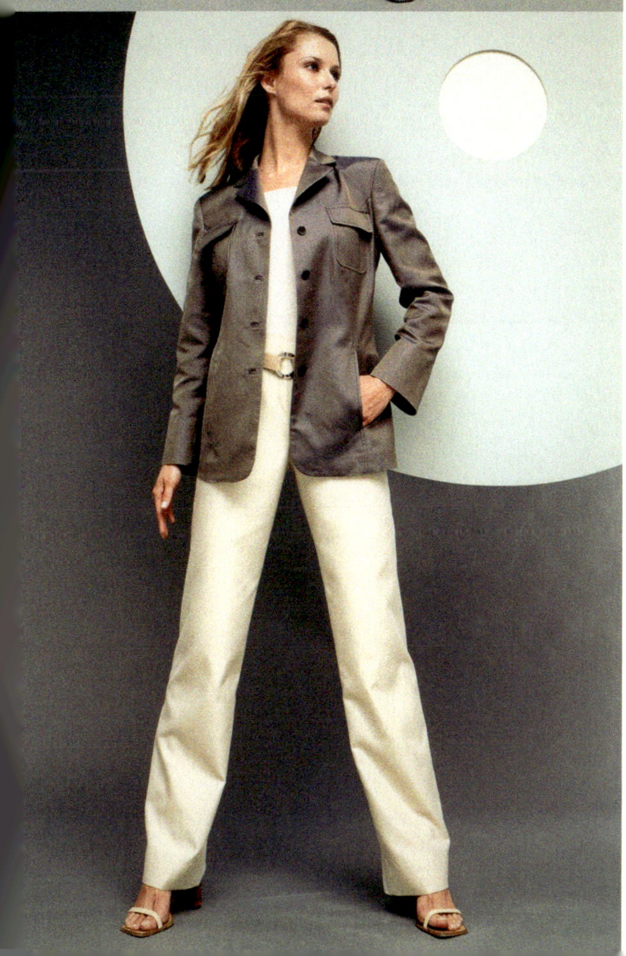

Stange mit ebenso unauffälligen Maßhemden von Charvet. Politikerinnen wie Hillary Rodham Clinton wird man dagegen kaum jemals in etwas anderem sehen als in Hosenanzügen, Kostümen oder strengen Shiftkleidern mit passenden Mänteln.

So unterschiedlich diese Kleidungskonzepte zunächst wirken, lassen sich doch einige Gemeinsamkeiten herausfiltern. Gute Tages- und Business-Stücke sind so klassisch und schnörkellos wie möglich gehalten, Extravaganz lässt sich, wenn gewünscht, immer noch durch Schmuck oder Accessoires hinzufügen. Sie kommen in klaren, neutralen Farben daher, sind damit also sowohl saison- und trendunabhängig als auch beliebig untereinander kombinierbar. Sie sind aus qualitativ hochwertigen Materialien gemacht, die Verarbeitung ist makellos und die Passform perfekt. Das hört sich nach einer ziemlich kostspieligen Angelegenheit an, ist eigentlich aber gar nicht so teuer. Indem man in ein paar absolut schlichte, zeitlose Grundelemente investiert – einen Hosenanzug, ein Kostüm, einen Blazer, ein paar gut geschnittene Blusen oder Hemden, ein formelles Kleid – hat man den Grundstock einer Garderobe beisammen, die jederzeit durch preisgünstige modische Teile variiert und aufgepeppt werden kann. Ein dunkles Kostüm aus der Top-Konfektion oder sogar von der Schneiderin, das wie angegossen sitzt, besteht immerhin aus zwei Teilen, die separat mit anderen Stücken getragen immer noch eine Menge hermachen. Und weil es nicht unmodern, aber unmodisch im positiven Sinne ist, überlebt es mühelos einige Jahre. So betrachtet spart Spitzenklassebekleidung Zeit und Geld, denn ständige Neuanschaffungen aus den Saisonkollektionen entfallen. Ein Vorteil, der von allen geschätzt wird, von der ausgesprochen wohlhabenden Lady genauso wie von der weniger betuchten. Für ein trendiges Etwas, dem man nach wenigen Monaten sein modisches Verfallsdatum ansieht, hohe Summen auszugeben, widerstrebt nämlich der einen wie der anderen – in zeitlose Klassik ist das Budget dagegen sehr viel besser angelegt. Voraussetzung ist allerdings ein gleichbleibendes Gewicht, damit Teile, die über Jahre hinweg getragen werden können, auch über Jahre hinweg passen.

Linke Seite oben:
Schuhe und Accessoires entscheiden, ob dieses Kleid zum Freizeit- oder Büro-Outfit wird.

Linke Seite unten:
Das Kostüm ist ein Thema mit zahllosen Spielarten: Hier sehen wir eine sommerliche Variante.

Rechte Seite oben:
Ob Büro, Stadtbummel oder Barbesuch – der klassische Hosenanzug passt sich jeder Situation an.

Rechte Seite unten:
Eine separate Jacke kann mit Rock oder Hose kombiniert werden, je nach Anlass und Geschmack.

Das Kleid

Ob im romantischen Blümchendessin à la Laura Ashley oder als strenge Etui-Variante: Das Kleid ist nach wie vor eines der harmonischsten, komplettesten und femininsten Outfits für die Dame – auch wenn Kombinationen aus Rock und Oberteil beziehungsweise Hose und Oberteil in der gängigen Tageskleidung oft dominieren.

Kleidartige Gewänder sind so alt wie die Menschheit selbst, und die Kostümgeschichte kennt eine Fülle unterschiedlicher Interpretationen dieses Themas, von der Kthoneth, dem schlichten Hemdgewand der Babylonier, über die Tunika der römischen Antike bis hin zur mittelalterlichen Kotta aus grobem Wollstoff. Noch im 14. Jahrhundert war das Kleid ein neutrales Kleidungsstück, das von beiden Geschlechtern gleichermaßen getragen wurde. Erst danach begann sich die Bezeichnung auf die weibliche Garderobe zu beziehen. Im Laufe seiner Geschichte wechselten die bevorzugten Materialien für das Kleid ebenso häufig wie die Schnitte. Je nach Modeströmung war es enger oder weiter, betonte den Körper oder verleugnete ihn, hob durch Bauch-, Hüft-, Schulter- oder Gesäßpolsterung die entsprechenden Partien hervor, zeigte sich generös dekolletiert oder züchtig hochgeschlossen und wurde durch die jeweils aktuellen Zierelemente wie Rüschen, Volants, Spitzen, Bordüren oder Stickereien verschönert. Spezielle Anlässe verlangten spezielle Kleider, also entwickelten sich aufwändig-opulente Abendkleider, Brautkleider und Ballkleider, praktische Reisekleider, leichte Sommerkleider, häusliche Teekleider und schlichte Tageskleider, die man zu unterschiedlichen Gelegenheiten anziehen konnte. Eins war das Kleid bis in die Anfangsjahre des 20. Jahrhunderts jedoch fast immer – nämlich lang.

Je schlichter der Schnitt, desto wichtiger die Details. Dieser raffinierte Rückenausschnitt zeigt viel Haut und wirkt trotzdem »angezogen«.

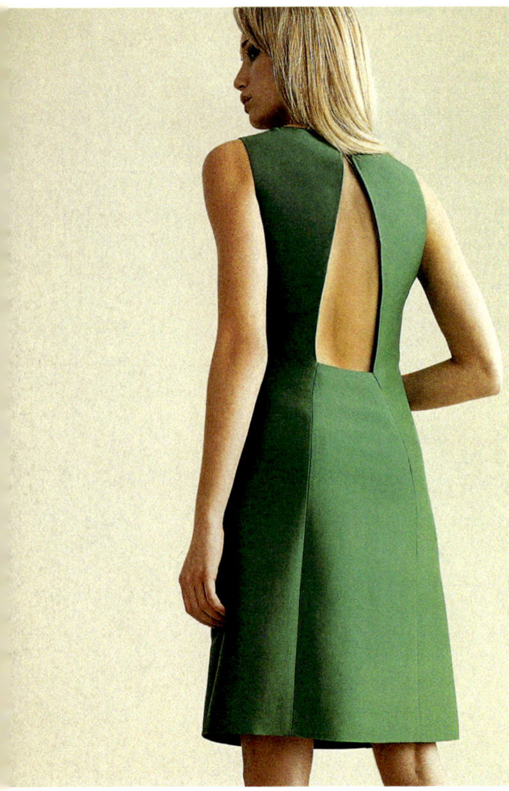

Die Entwicklung unserer heutigen Kleiderformen begann im 19. Jahrhundert mit den so genannten Künstlerkleidern und Reformkleidern. Beide setzten die damals gängigen artifiziellen Silhouetten, die durch starre Korsetts geformt wurden, außer Kraft und propagierten stattdessen eine natürliche Linie. Die lockeren Outfits waren den Damen jedoch ziemlich suspekt und konnten sich zunächst nicht durchsetzen. Allerdings inspirierten sie die Haute Couture, denn um 1905/06 entwarfen erstmals Modeschöpfer wie Poiret, Erté und Fortuny schlichte, korsettlos zu tragende Kleider. Fünf Jahre später erfand Paul Poiret den sogenannten Humpelrock, einen knöchellangen Rock mit extrem geringer Fußweite, in dem man sich nur trippelnd vorwärts bewegen konnte. Die Kreation wurde zwar nicht sonderlich beliebt, markierte kostümgeschichtlich aber eine wichtige Etappe: Erstmals war der Saum von bodenlang auf »knöchelkurz« hochgerutscht, eine modische wie moralische Sensation. Nun war der Weg frei für die Trends der zwanziger Jahre, die eine Reihe von noch heute populären Kleiderklassikern salonfähig machten, darunter die bequemen Hemdblusenkleider und Jerseykleider, die gerade geschnittenen Hänger- oder Charlestonkleider, die unkomplizierten Kittel- und Schürzenkleider (die erste weibliche Arbeitsuniform, die sogar in Geschäften und Büros getragen wurde) und natürlich das kleine Schwarze, das erste knielange Kleid für festlich Anlässe. In den nächsten Jahrzehnten wurden diese Formen immer wieder variiert, mal fiel der Saum etwas, dann rutschte er wieder hoch, mal wurde das Rockteil weit und glockig getragen, mal eng und hüftbetonend, mal waren üppige Ärmel en vogue, dann wieder schmale Träger. Erst in den sechziger Jahren veränderte sich das Bild noch einmal grundlegend mit der Erfindung des Minikleids.

Ein Name verkörpert in wenigen Silben die Quintessenz des englischen Looks: Laura Ashley. Ihre Kleider machen Lust auf Gartenpartys und Picknicks im Grünen.

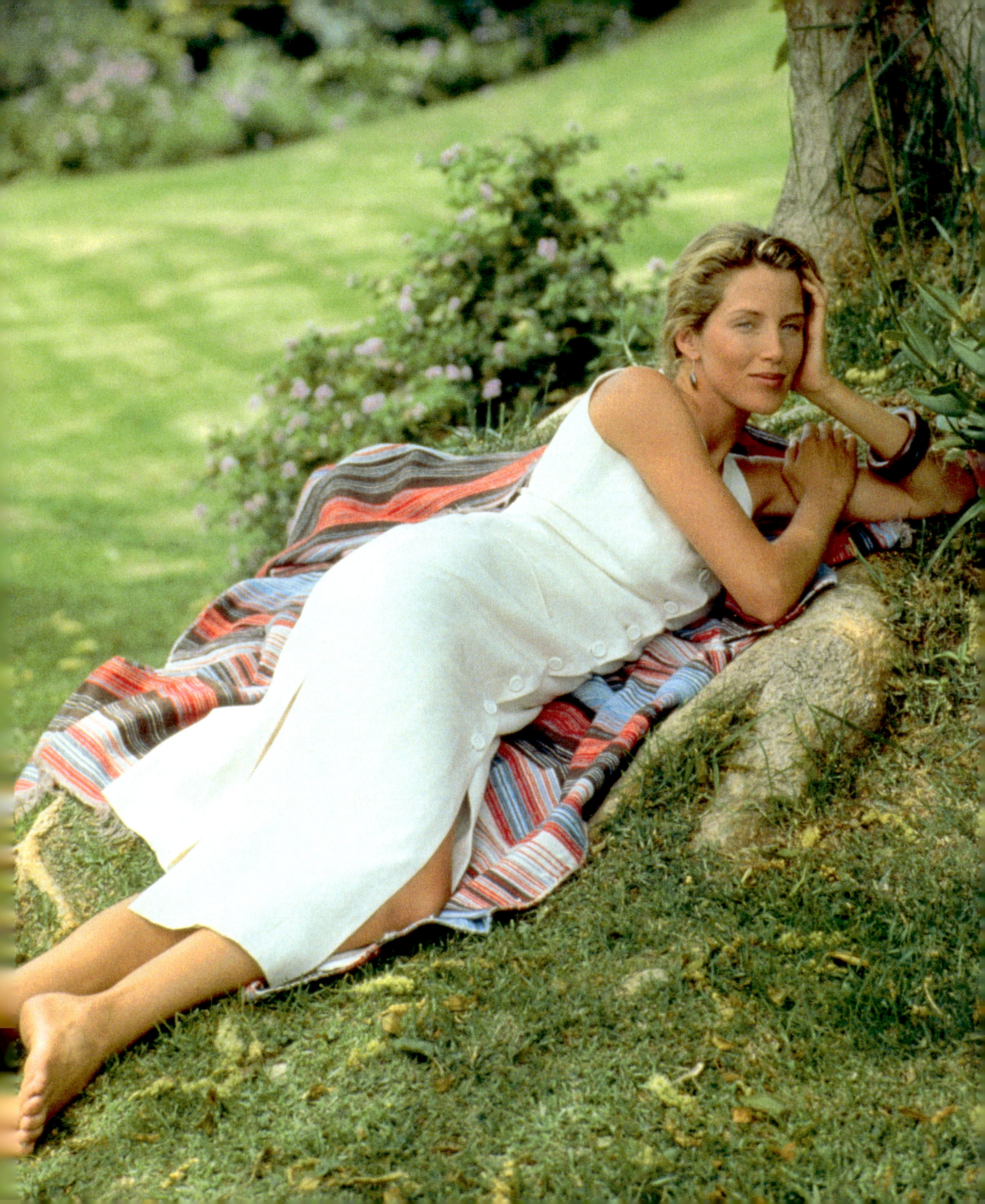

Kleider

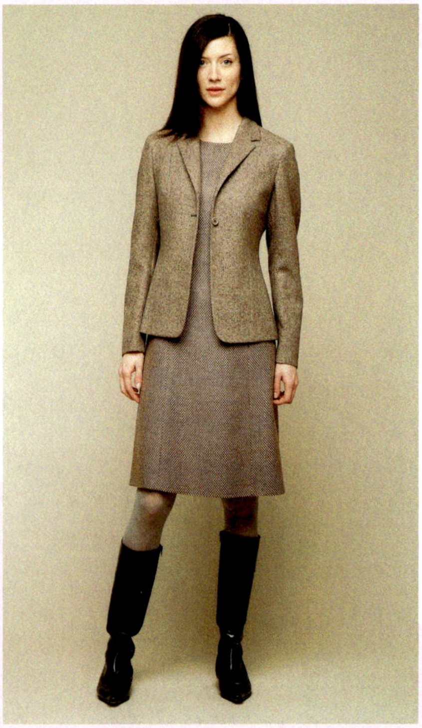

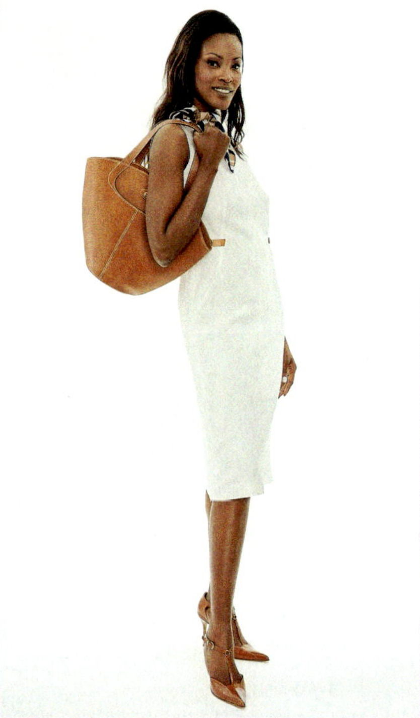

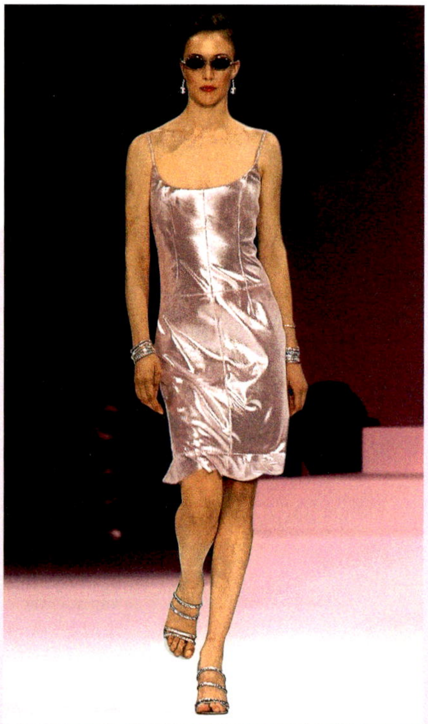

Jackenkleid

Das Jackenkleid ist eine der elegantesten Kleidervarianten und kann auch bei sehr formellen Tagesanlässen getragen werden. Dieses Ensemble aus einem meist schlicht geschnittenen Kleid und einer passenden Jacke aus demselben oder einem perfekt darauf abgestimmten Stoff war besonders in den dreißiger und fünfziger Jahren modern und gilt heute als zeitloser Look. Für den Businessalltag sind Jackenkleider meist etwas zu streng, bewähren sich aber in sehr konservativen Umfeldern oder bei repräsentativen Aufgaben.

Shiftkleid

Das Shiftkleid (auch Etuikleid oder Futteralkleid) ist ein gerades, aber an Taille und Hüfte eng sitzendes Kleid, oft ohne Ärmel und mit unspektakulärem Dekolleté. Es erschien um 1918 auf der Modebühne und wurde Anfang der Zwanziger auch als Abendkleid getragen. In den Neunzigern verhalf Lady Diana dem Shiftkleid zu neuer Beliebtheit als Citylook. Ein perfekt geschneidertes Shiftkleid kann mit verschiedenen Accessoires und Jacken fast unendlich variiert werden und macht auch bei festlichen Veranstaltungen am Tage eine gute Figur.

Trägerkleid

Das Trägerkleid ist ein meist kniekurzes, locker geschnittenes, von schmalen Trägern gehaltenes Kleid, das gerade bis glockig fällt oder in einen tief angesetzten Rock oder Volant ausläuft. Wegen seiner Leichtigkeit wird es vor allem im Sommer getragen. Die Urform des Trägerkleids ist das Charlestonkleid, das in den Jahren 1925 bis 1927 abends in allen Tanzpalästen zu sehen war. Die Schlichtheit des Schnitts wurde mit aufwändigen Borten, Fransen, Stickereien und Perlen- oder Paillettenbesätzen kontrastiert.

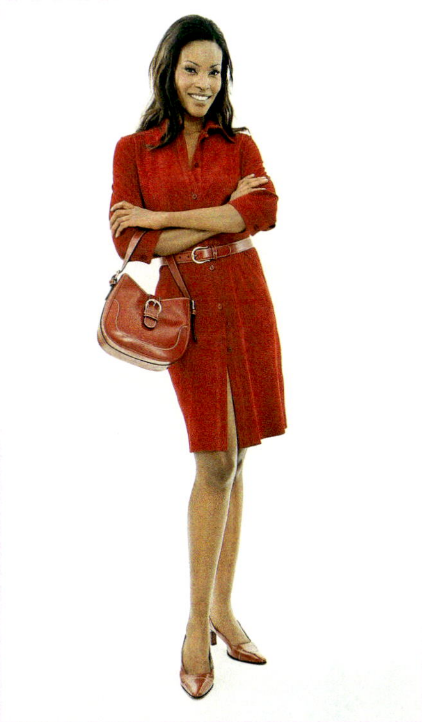

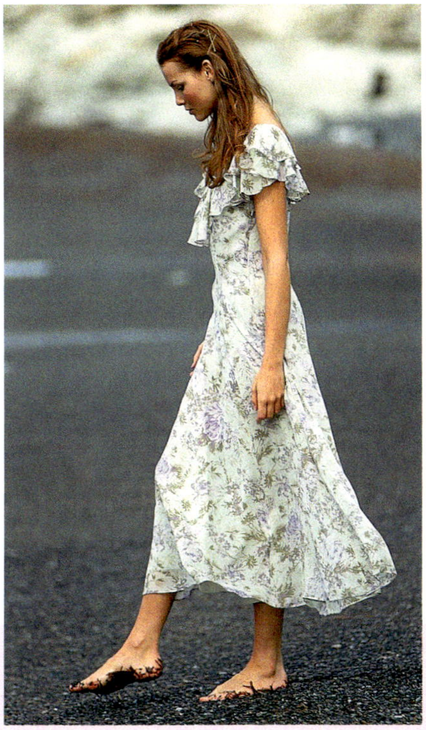

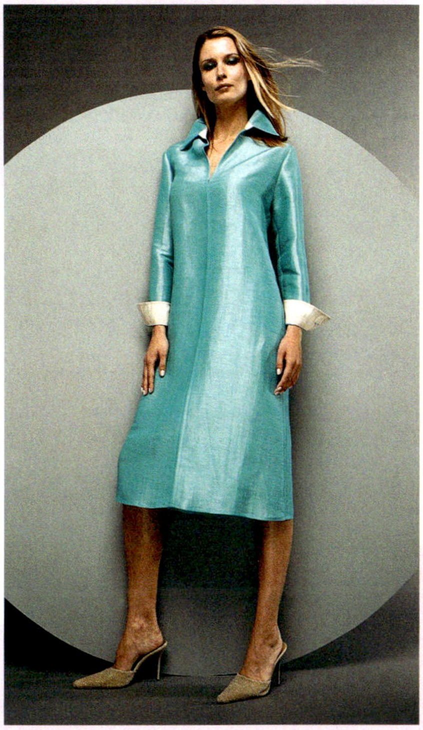

Hemdblusenkleid

Das Hemdblusenkleid ist die Verbindung aus einem Oberteil im Herrenhemdenstil (Umlegekragen, offene oder verdeckte Knopfleiste, Manschetten- oder Bündchenabschluss am Ärmel) und einem angesetzten, geraden oder ausgestellten Rock. Bis in die sechziger Jahre hinein war es ein bequemes Alltagsoutfit, das sich quer durch alle Schichten größter Beliebtheit erfreute. Die ersten Hemdblusenkleider aus weichen fließenden Materialien wie Jersey und Baumwolltrikot wurden 1916 von Coco Chanel lanciert.

Laura-Ashley-Kleid

Das typische Laura-Ashley-Kleid ist wadenlang, mit Rüschen und anderen romantischen Elementen verziert und besteht aus bedruckten Baumwollstoffen im Blümchenmuster. Ein herrlich unmodisches Outfit, das seit Mitte der sechziger Jahre vor allem von jungen englischen Damen mit Hang zum Landleben geschätzt wird. Anfang der Siebziger war der Run auf den »Basic Dress« so groß, dass das chronisch überfüllte Laura-Ashley-Geschäft in der Londoner Fulham Road pro Woche 4000 Stück verkaufen konnte.

Mantelkleid

Als praktisches Mittelding zwischen Mantel und Kleid kam das Mantelkleid in den vierziger Jahren auf. Es hatte meist lange Ärmel, einen Reverskragen, aufgesetzte Taschen und war wie ein Mantel vorn mittels einer durchgehenden Knopfleiste zu schließen. Der Stoff war schwer genug, um zu wärmen, aber immer noch so leicht, dass man im Winter einen richtigen Mantel darüber ziehen konnte. Manchmal wurde die Taille durch einen Gürtel betont. Heutige Mantelkleider greifen oft die Formen und Details der aktuellen Mantelmode auf.

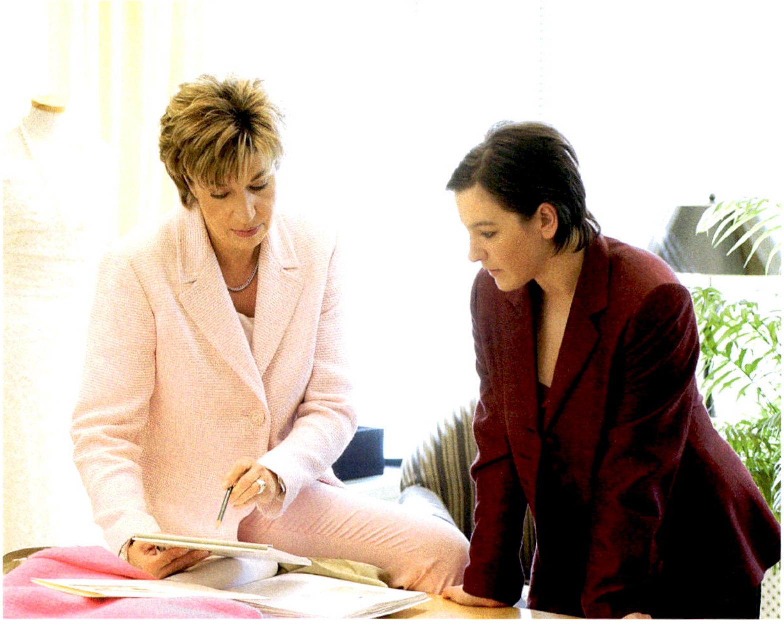

Lena Strothmann (links), beim Gütersloher Couturier Kleegrafe & Strothmann zuständig für die Damenschneiderei, bespricht mit Atelierleiterin Angelika Ulbrich einen Entwurf.

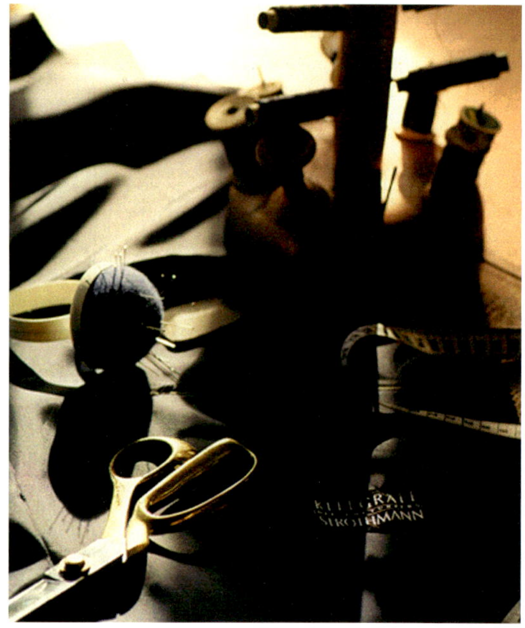

Die moderne Schneiderei unterscheidet sich vor allem durch die verwendeten Stoffe und Zutaten (Knöpfe, Reißverschlüsse etc.) vom Handwerk der Vergangenheit. Die Utensilien sind die gleichen.

Stil nach Maß

Wir alle kennen das: zu lange Ärmel, zu kurze Hosenbeine, die Taille zu hoch oder zu niedrig, die Kostümjacke perfekt, aber der Rock zu eng, der Mantel endlich mal lang genug, bloß in der Weite eher für zwei als für eine bemessen. Es sind die üblichen Passformprobleme der Konfektion. Leider haben wir uns angewöhnt, den schlechten Sitz vieler Teile von der Stange nicht etwa einer generellen Problematik auf diesem Gebiet zuzuschreiben, sondern vielmehr der eigenen körperlichen Unzulänglichkeit. Dabei sind die Größenangaben auf den Etiketten nichts anderes als Näherungswerte, die aus einem statistischen Durchschnitt errechnet worden sind. Die Normfrau ist dann soundso groß und wiegt soundso viel Kilo. Aber eben nur die Normfrau – ihre realen Schwestern sind mit der Normkleidung oft gar nicht gut beraten.

Fabrikmäßig hergestellte Damenmode gibt es seit der Jahrhundertwende, richtig durchgesetzt hat sie sich jedoch erst nach dem Zweiten Weltkrieg. Vorher ging man, ganz gleich wieviel Geld man für seine Garderobe auszugeben bereit war, zum Schneider oder zur Schneiderin. Die Figur wurde vermessen, das Outfit nach diesen individuellen Maßen angefertigt und das Ganze passte, wenn nicht zwischenzeitlich starke Gewichtsveränderungen eingetreten waren.

Inzwischen ist es etwas aus der Mode gekommen, sich nach Maß einkleiden zu lassen. Die einen führen den hohen Preis für Schneiderarbeiten ins Feld – ein Argument, das in Anbetracht der oft mindestens genauso teuren Designer-Konfektion nur bedingt gelten kann –, die anderen befürchten, dass das handgemachte Outfit nach einer Saison unmodern sein könnte und der Aufwand sich folglich nicht lohne – ebenfalls nicht ganz stichhaltig, denn einen klassischen Prêt-à-porter-Armani-Hosenanzug kauft man auch nicht nur für ein paar Monate und hängt ihn danach weg. Das Hauptproblem beim Besuch im Atelier liegt eher in den möglichen Missverständnissen zwischen Schneiderin und Kundin. Beide Seiten haben ihre eigenen Vorstellungen, und es ist absolut unerlässlich, sich darüber genauestens auszutauschen. Die Schneiderin sollte die Wünsche der Kundin ernst nehmen

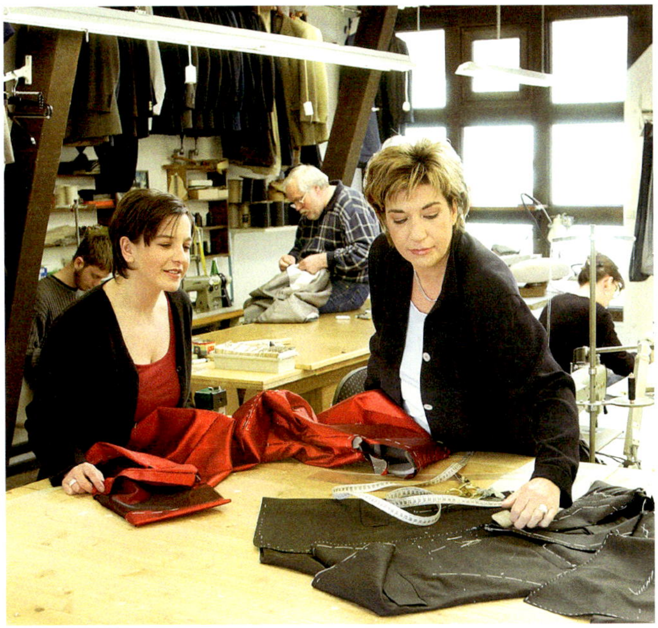

Bei Kleegräfe & Strothmann wird nicht nur Kleidung gemacht, die perfekt passt, sondern auch darauf geachtet, dass die Kundin ein echtes Unikat bekommt, in dem sie sich wohl fühlt und das ihre Persönlichkeit unterstreicht.

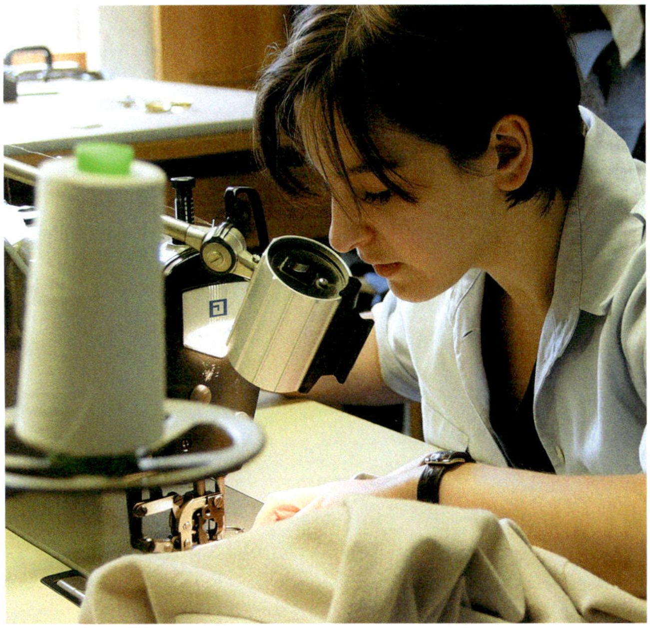

Potentielle Kundinnen von den Vorteilen der Maßkleidung zu überzeugen ist gar nicht so schwierig, wesentlich komplizierter gestaltet sich heute die Suche nach guten Fachkräften für die Werkstatt.

und, falls sie Puffärmel, Kastenschultern oder bauchnabeltiefe Ausschnitte für keine gute Idee hält, ihre Einwände lieber sofort äußern, als klammheimlich die Details abzuändern, was fast zwangsläufig zu Enttäuschungen führt. Die Kundin wiederum muss in der Lage sein, bei der Bestellung ganz exakt zu beschreiben, was sie haben möchte. Es kann hilfreich sein, der Schneiderin ein Foto von einem ähnlichen Teil zu zeigen oder, wenn zum Beispiel eine Jacke zu einem schon vorhandenen Rock gebraucht wird, diesen Rock auch tatsächlich anzuhaben oder wenigstens mitzubringen. Das gleiche gilt für Accessoires wie Schuhe, Handtasche oder Tuch, die später dazu getragen werden sollen.

Wenn die Kommunikation zwischen Schneiderin und Kundin stimmt und die Kundin sich in »ihrem« Atelier gut aufgehoben fühlt, ist Maßkleidung immer ein Erfolg, denn sie sitzt perfekt, entspricht ohne Abstriche den eigenen Wünschen, Anforderungen und Bedürfnissen und hält aufgrund der handwerklichen Verarbeitung oft auch wesentlich länger als Konfektionsware. Allerdings ist diese etwas andere Form des Shoppings auch etwas zeitaufwändiger, denn es sind mehrere Besuche im Atelier nötig und die Werkstatt braucht einige Wochen, bei hoher Auslastung auch Monate, um die georderten Stücke fertig zu stellen. Die Länge dieses Prozesses sollte man einkalkulieren und Kleidung, die man zu einem bestimmten Anlass tragen möchte, entsprechend frühzeitig in Auftrag geben. Allerdings ist das gute Stück für den Tag X nicht unbedingt der beste Einstieg in die Welt der Maßkleidung. Eine Schneiderarbeit ist dazu da, ihrer Besitzerin durch ihre Passform und Qualität Freude zu bereiten und sie einfach besser aussehen zu lassen. Es wäre schade, nicht möglichst oft oder sogar täglich davon zu profitieren. Wer keine Verwendung für ein piekfeines Kostüm hat, sollte sich auch keines machen lassen, sondern eher für ein legeres Stück votieren, das im ganz normalen Alltag zum Einsatz kommen kann, wie vielleicht eine schicke Bluse oder eine perfekt sitzende Hose. Um die »guten Sachen« im Schrank versauern zu lassen, dazu ist Maßkleidung dann doch etwas zu teuer.

Das Schneideratelier: Schritt für Schritt zum Stil nach Maß

Maßkleidung braucht Zeit – und verlangt damit eine gründliche Revision der Einkaufsgewohnheiten. Statt zum Saisonstart einen Shoppingnachmittag in der Stadt zu verbringen, sind mehrere Besuche im Atelier notwendig, und dies stets einige Wochen oder Monate bevor es kalt genug ist, den neuen Wintermantel, oder warm genug, das neue Sommerkleid anzuziehen. Beim ersten Besuch wird der Auftrag besprochen. Die Kundin erklärt möglichst detailliert, was sie haben möchte, und die Schneiderin wird, um sicherzustellen, dass beide Parteien von derselben Sache reden, eventuell eine Skizze anfertigen. Gehört die Dame zur Stammkundschaft, wird die Schneiderin lediglich fragen, ob sich die Maße geändert haben, eine Neukundin wird sie sorgfältig vermessen und die genommenen Werte notieren. Die Stoffauswahl ist ein weiterer wichtiger Programmpunkt des ersten Termins. Viele Ateliers haben ein paar Stoffe vorrätig, aber natürlich längst nicht die ganze Palette, denn dann müssten sie ein riesiges Lager unterhalten, wofür die wenigsten die finanziellen und räumlichen Möglichkeiten haben. Ist das Gewünschte also nicht vorhanden, übernimmt entweder die Schneiderin den Stoffeinkauf oder die Kundin schaut sich nach einer schönen Ware um und bringt sie mit. In jedem Fall aber wird die Schneiderin sich um die nötigen Zutaten wie Einlagen, Futterstoffe, Garne oder Reißverschlüsse kümmern.

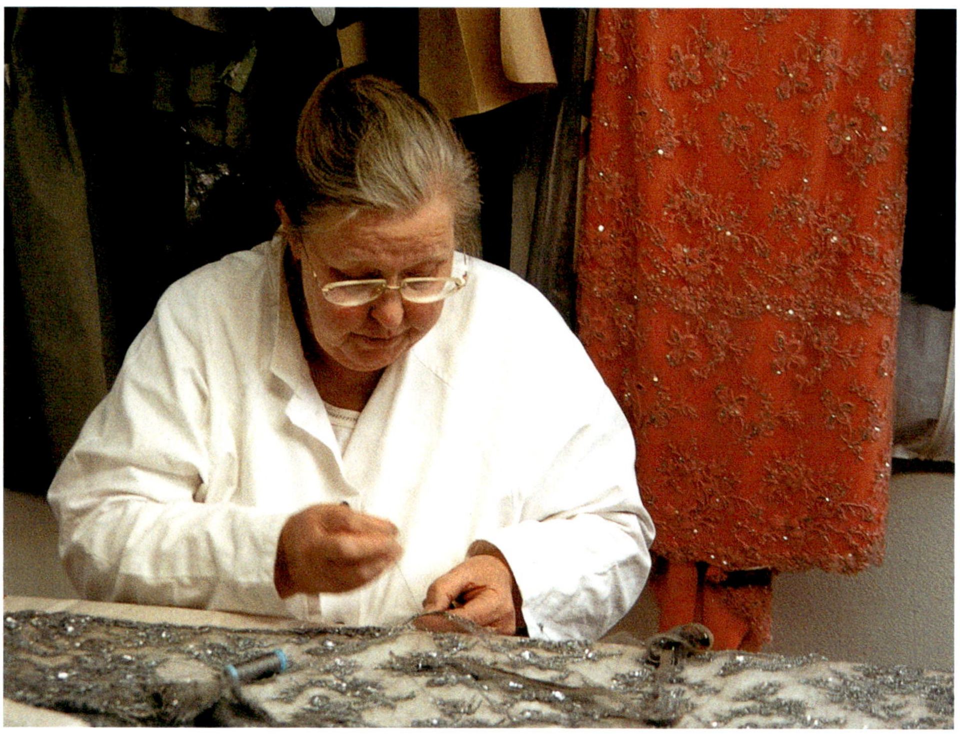

In der Werkstatt des renommierten Münchener Haute-Couture-Hauses Max Dietl bestickt eine Schneiderin eine maßgefertigte Abendrobe mit Perlen.

Liegen die Materialien vor, geht es an die »erste Fassung« des Kleidungsstücks. Zuerst muss das Schnittmuster erstellt werden. Dazu zeichnet die Schneiderin die einzelnen Teile, aus denen das Kleidungsstück besteht, auf Papier auf. Ist das gewünschte Outfit nicht allzu exotisch und hat die Kundin keine außergewöhnliche Figur, kann die Schneiderin auch ein Standard-Schnittmuster entsprechend abändern. Der Schnitt wird nun auf den Stoff übertragen und danach der Stoff gemäß der Papierschablone zugeschnitten. Nun kann das Kleid, die Jacke oder die Hose für die erste Anprobe zusammengenäht werden. Je nachdem, ob die Werkstatt des Ateliers schon öfter für die Kundin gearbeitet hat und ob es sich um ein simples oder schwieriges Stück handelt, wird man sich unterschiedlich weit vorwagen. Was die Kundin bei der ersten Anprobe testweise überzieht, kann ein so gut wie fertiges Kleidungsstück sein – aber auch eine grob zusammengeheftete Angelegenheit ohne Futter, Taschen und Verschlüsse. Die Schneiderin steckt nun die notwendigen Korrekturen ab und befragt die Kundin nach ihrem ersten Eindruck. Dies ist der Moment der Wahrheit. Falls Ihnen etwas nicht gefällt, sagen Sie es! Denn wenn Sie es jetzt nicht tun, ist es zu spät. In diesem Stadium kann noch eine ganze Menge geändert werden, bei der nächsten Anprobe schon nicht mehr. Dieser zweite Atelierbesuch sollte auch dazu genutzt werden, über weiterführende Details wie Knöpfe, eventuelle Zierelemente und die endgültige Saumlänge zu sprechen.

Das halbfertige Kleidungsstück wandert nun zurück in die Werkstatt. Ist die Anprobe erfolgreich verlaufen, werden sich die nötigen Korrekturen in Grenzen halten, hat das Stück jedoch gar nicht gepasst oder der Kundin so nicht mehr gefallen, kann es schlimmstenfalls notwendig sein, das Ganze komplett wieder aufzutrennen, den Schnitt zu verändern und die Teile Stück für Stück neu zusammenzusetzen. In diesem zweiten Durchgang werden meist auch alle Arbeitsschritte der Endfertigung ausgeführt, also Säume umgenäht, Knöpfe befestigt, Besätze aufgebracht, Futter eingenäht und so weiter. Taschen, die vorher nur angezeichnet waren, werden aufgeschnitten und mit einem Taschenbeutel versehen. Die Taschen erst jetzt aufzuschneiden hat den Vorteil, dass die Taillenhöhe nach der ersten Anprobe noch verschoben werden kann, ohne dass sich die Position der Taschen automatisch mit verschiebt.

Ist die Auftraggeberin eine Stammkundin, schickt man ihr das fertige Kleidungsstück eventuell zu, Neukundinnen werden zu einer Endprobe ins Atelier gebeten, denn die Schneiderin möchte sich natürlich davon überzeugen, dass die Änderungen stimmen und alle Beteiligten mit dem Ergebnis zufrieden sind. Sollte es jetzt immer noch kleine Probleme geben, geht das Teil erneut mit den abgesteckten Korrekturen in die Werkstatt zurück. Doch in der Regel nimmt die stolze Besitzerin ihr neues Outfit jetzt mit nach Hause. Anders als in den meisten Läden und Boutiquen kann man sich jedoch auch Monate oder Jahre nach der Abholung wieder an sein Atelier wenden, falls mal ein Saum herunterhängt, der Reißverschluss klemmt oder sonst etwas repariert werden soll. Meist kennt die Schneiderin auch eine gute Kunststopferei, die bei Super-GAUs wie Rissen oder Brandlöchern helfen kann. Und sie empfiehlt bei Bedarf auch eine vertrauenswürdige Reinigung in der Nähe. Meist wird die Kundin an ihrem maßgeschneiderten Teil so viel Spaß haben, dass es sie ohnehin bald wieder in »ihr« Atelier zieht – für die nächste Bestellung nämlich.

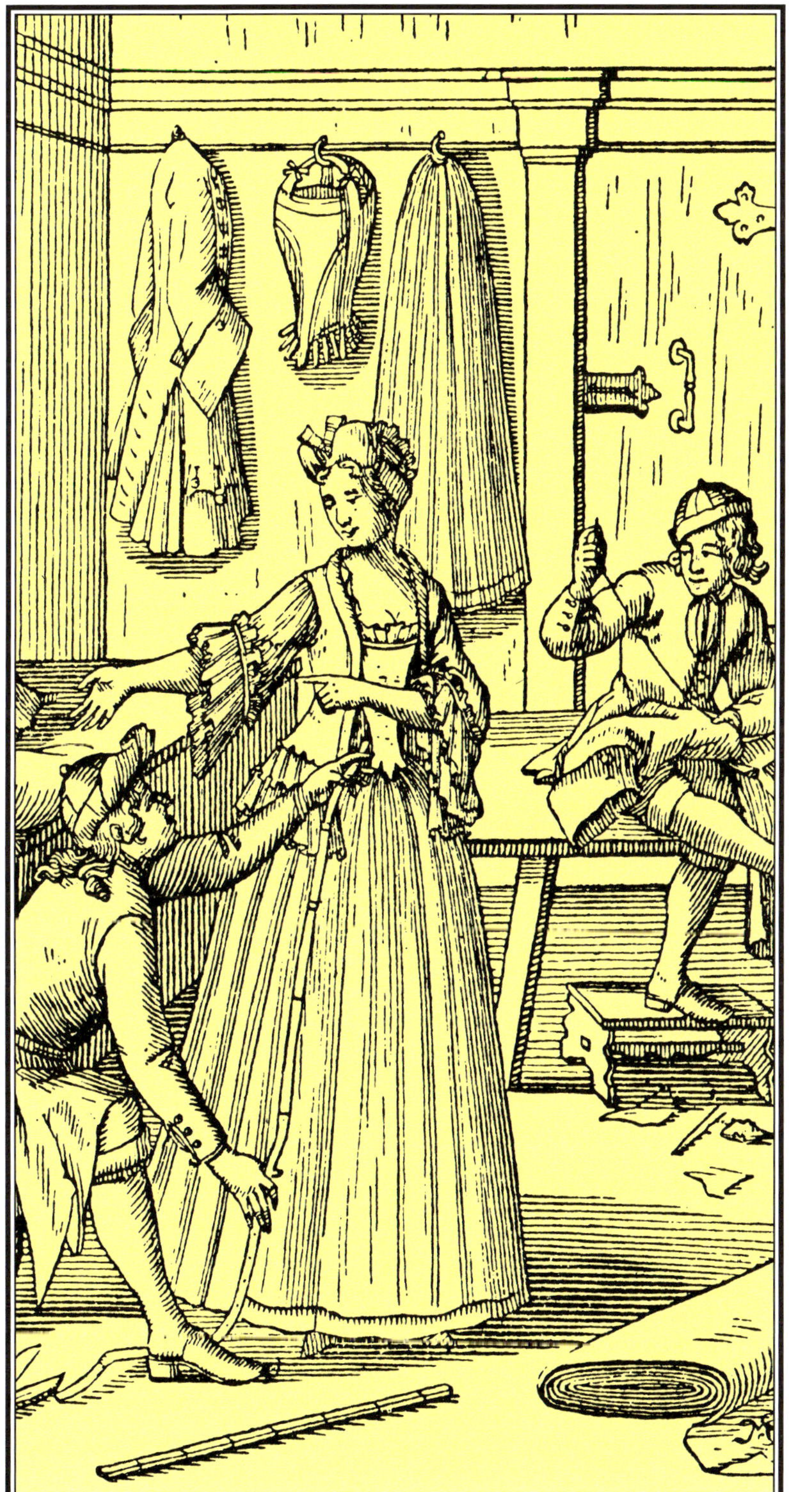

Im 18. Jahrhundert stammte sämtliche Kleidung aus der Hand des Schneiders. Wer für die Anfertigung kein Geld hatte, trug alte, abgelegte Maßarbeit.

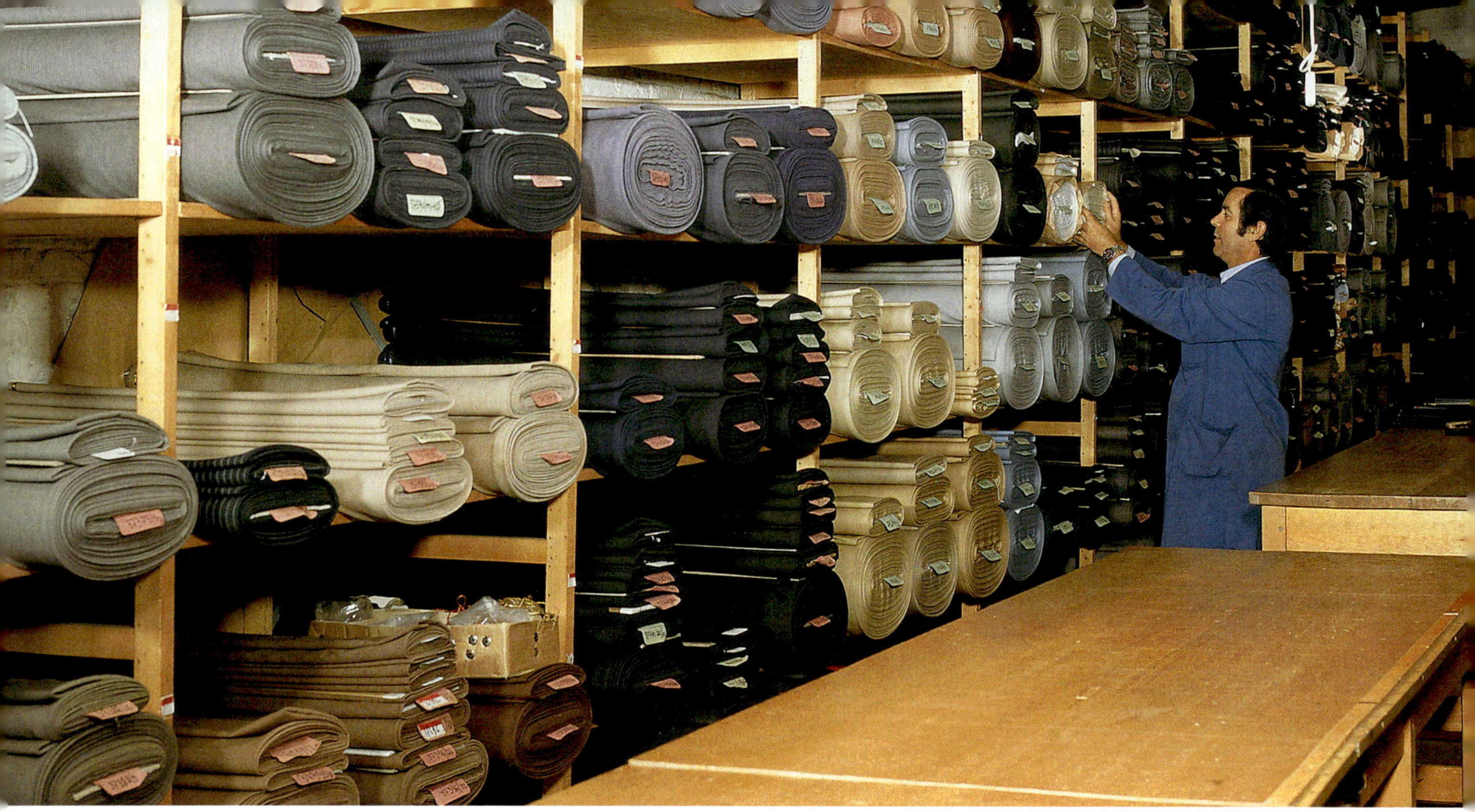

Kleine Stoffkunde

Im Lager des Brüsseler Tuchhauses Scabal warten rund 4000 Stoffe in den unterschiedlichsten Farben und Mustern auf ihre Auslieferung an Konfektionäre oder Schneidereien.

Stoffe sind die Grundlage der Bekleidung, und die Kunst der Stoffherstellung ist eine der ältesten Kulturleistungen der Menschheit. Eine recht komplexe Fertigkeit, denn sie setzt zwei verschiedene Techniken voraus: die des Spinnens – denn ohne Garn kein Stoff – und die des Webens. Schon im 7. Jahrtausend v. Chr. hüllten sich die Mesopotamier in Wollstoffe von bemerkenswerter Qualität. Ägypten war berühmt für sein Leinen und die Chinesen produzierten seit dem 3. Jahrtausend v. Chr. feine Seidenwaren. Über die Jahrhunderte hinweg wurden die Spinn- und Webverfahren stetig verbessert, außerdem entwickelte sich die Färberei. So hatte jede Epoche ihre eigenen textilen Neuheiten, die vor allem der Hof, der Adel und der Geldadel begeistert in ihre aktuelle Mode aufnahmen. Allerdings blieben kostspielige Materialien wie Samt oder Brokat besonderen Anlässen vorbehalten, genauso wie empfindliche Gespinste wie Musselin, Tüll und Chiffon sich kaum in der Alltagskleidung bewährten. Für das ganz normale Outfit nahm man einfache Stoffe aus Wolle, Baumwolle oder Leinen.

Die Mode des 20. Jahrhunderts konnte auf eine Fülle verschiedener Materialien und Gewebe zurückgreifen, schließlich waren um 1890 die ersten Kunstfasern auf Zellulosebasis entwickelt worden und nach dem Zweiten Weltkrieg hatten sich Voll-Chemiefasern aus Kohle, Teer, Erdgas und Öl auf dem Textilmarkt durchsetzen können. Davon abgesehen gab es unzählige Mischformen, die entweder die natürlichen Fasern miteinander kombinierten, also Wolle mit Seide oder Baumwolle mit Leinen, oder aber natürliche Fasern mit synthetischen. In der eleganten Tageskleidung der Lady dominieren jedoch nach wie vor die natürlichen Materialien ohne oder mit einem sehr geringen Synthetikanteil. Dies gilt besonders für den Businessbereich, wo leichte bis mittelschwere Wollstoffe, feine Kaschmirqualitäten, edle Seide und kühles Leinen immer noch zu den unangefochtenen Klassikern zählen.

Rohstoffe für edle Gewebe

Wolle

Am Anfang eines jeden Wollstoffes steht die Schafschur. Ein- bis zweimal im Jahr muss das Tier sein etwa fünf Kilogramm schweres Wollkleid, das sogenannte Vlies, lassen, damit der Mensch sich warme Wollsachen daraus machen kann. Die besten Vliese liefert das Merinoschaf, eine Rasse, die ursprünglich aus Spanien stammte und von dort aus ins restliche Europa, nach England und schließlich nach Australien, dem heute wichtigsten Wollerzeuger, gelangte. Wollstoffe, selbst sehr feine Waren, sind unempfindlich, relativ knitterresistent und wirken temperaturausgleichend, weshalb sie sich auch für sommerliche Outfits eignen. Der Begriff »Reine Schurwolle« garantiert, dass diese Wolle vom lebenden Schaf geschoren und erstmals zu einer Textilie verarbeitet wurde. Im Gegensatz dazu wird die weniger hochwertige »Reine Wolle« aus Produktionsabfällen und Lumpen gewonnen.

Kaschmir

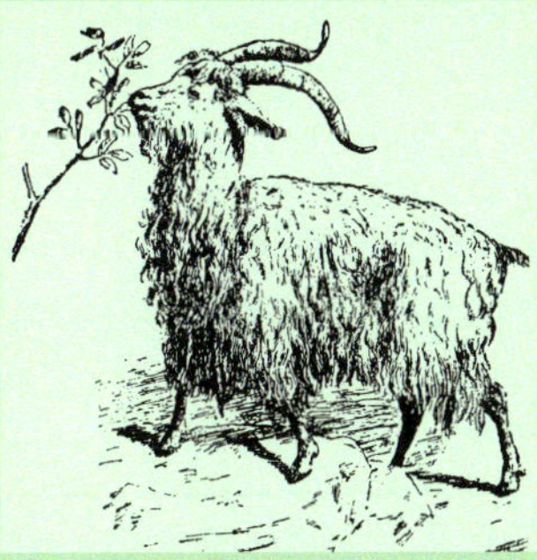

Hosenanzüge, Kostüme und Mäntel aus Kaschmir gelten als das Feinste, was die Textilindustrie zu bieten hat. Grundlage dieser Luxusgespinste ist das weiche Unterhaar der Kaschmirziege, das nicht wie beim Schaf geschoren, sondern vorsichtig ausgekämmt wird. Die Ausbeute ist äußerst gering: Ein Bock liefert 150 bis 200 Gramm Flaumhaar, die weibliche Ziege nur etwa 100 Gramm verwertbaren Rohstoff. Die besten Kaschmirqualitäten stammen aus der Inneren Mongolei. Kaschmirstoffe haben einen unnachahmlichen Schimmer, fühlen sich wunderbar weich an und sind trotzdem so unempfindlich und angenehm zu tragen wie feine Wollstoffe.

Angora

Verwirrenderweise stammen Angorafasern nicht von der Angoraziege (die liefert Mohair), sondern von einem ganz anderen Tier, nämlich dem Angorakaninchen. Die sehr feinen, leichten Haare dieses kleinen Langohrs werden meist zusammen mit Schurwolle verarbeitet. Trotz ihres geringen Gewichts sind Stoffe mit Angoraanteil im Winter kuschelig warm zu tragen, denn sie haben isolierende Eigenschaften.

Mohair

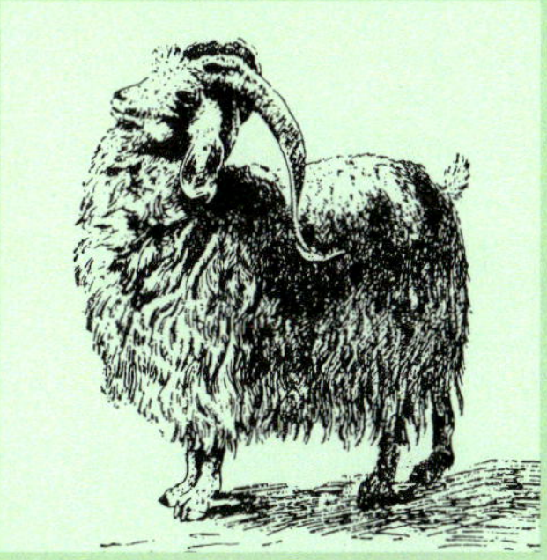

Die Angoraziege verdankt ihren Namen der türkischen Stadt Ankara, in deren Umland die Tiere bereits im 12. Jahrhundert weideten. Das feine, lange, seidige Haar wird selten allein, sondern meist zusammen mit Schurwolle verarbeitet und ergibt dann ein begehrtes Mischgewebe, das sehr leicht, knitterresistent und wunderbar zu tragen ist. Der Mohairanteil verleiht dem Stoff außerdem einen attraktiven Glanz.

Seide

Seide wird aus den Kokonfäden des Maulbeerspinners, einer in Asien beheimateten Schmetterlingsart, gewonnen. Nach dem Abhaspeln der Larvenumhüllungen wird der sogenannte Seidenleim mit Wasser herausgelöst, erst danach können die Fasern zusammengefasst und verzwirnt werden. Das edle Material lässt sich rein oder als Mischgewebe verarbeiten. Seide trägt sich im Sommer angenehm kühl und wärmt bei niedrigen Temperaturen, ist jedoch relativ knitteranfällig.

Vikunja

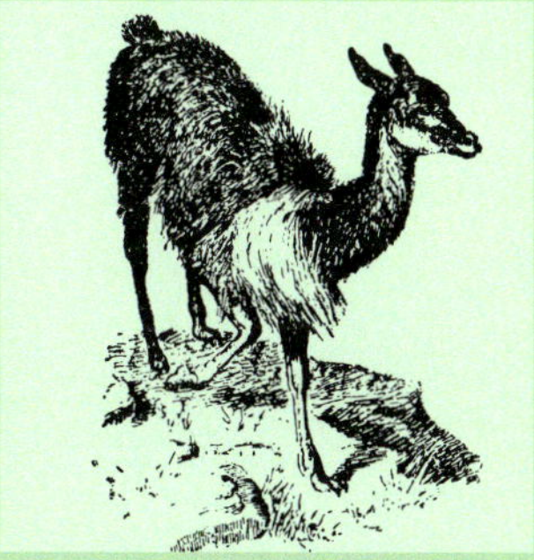

Die Steigerung von Kaschmir heisst Vikunja und stammt vom Kamel, genauer gesagt vom Lama vicugna, der kleinsten in den Anden lebenden Kamelart. Bis in die fünfziger Jahre wurden die Tiere ihrer feinen Haare wegen getötet, dann setzte man ein strenges Jagdverbot in Kraft, um das Aussterben der Art zu verhindern. Diese Schutzmaßnahme sorgte auch für eine Verknappung der Fasern und damit für einen rasanten Preisanstieg. Vikunja wird heute gewonnen, indem man die einzelnen Haare, die die Tiere natürlicherweise verlieren, aus Sträuchern und vom Boden aufsammelt. Ein fließend-weicher Vikunjamantel gehört zum Luxuriösesten und Teuersten, was die Lady anziehen kann.

Alpaka

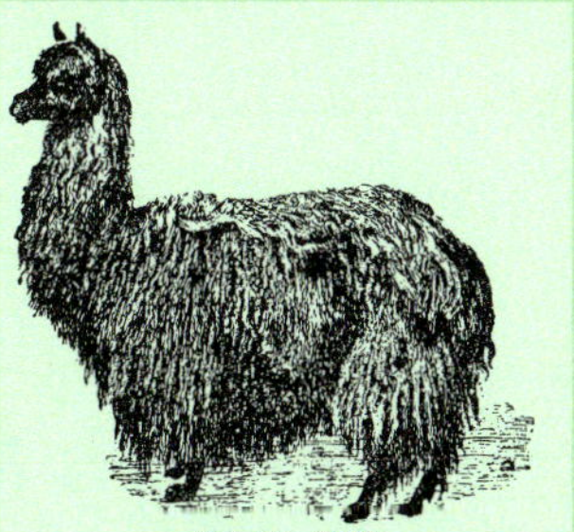

Abb. 265. Alpaka.

Das Alpaka ist ein südamerikanisches Kamel. Die feinen, weichen, glänzenden Haare können für sich, aber auch zusammen mit Schurwolle und anderen Fasern verarbeitet werden. Stoffe mit Alpakaanteil sind angenehm zu tragen und sehr knitterresistent. Neben dem Alpaka liefert auch das Guanako, ebenfalls eine Kamelart, sehr begehrte Haare.

Leinen

Leinen ist ein Stoff pflanzlichen Ursprungs und besteht aus den zu Garn versponnenen Bastfasern des Flachses. Gewebe aus reinem Leinen sind bei hohen Temperaturen wunderbar kühl zu tragen, allerdings haben sie den Nachteil, dass sie stark knittern. Wer Krumpellooks also ganz und gar nicht mag, sollte auf Leinen verzichten oder wenigstens ein Mischgewebe wählen.

Baumwolle

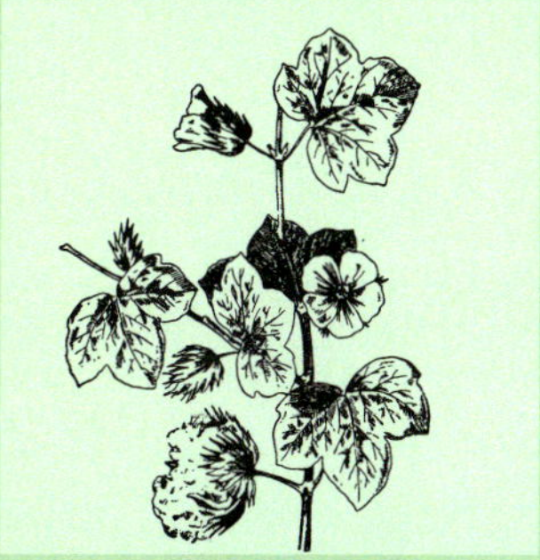

Baumwolle wird aus den Samenhaaren der Baumwollpflanze gewonnen. Früher wurde dieser begehrte Rohstoff von Hand gepflückt, indem man die Samenkapseln trocknete und die feinen Fasern von den Kernen zupfte. Baumwollstoffe waren entsprechend teuer. Heute geschieht die Trennung von Kern und Wolle maschinell, doch besonders gute Baumwollsorten wie die ägyptische Mako oder die Sea Island gehören noch immer zu den Luxusstoffen. Baumwolle ist aus dem Tages- und Businessbereich nicht mehr wegzudenken und es gibt sie in einer Fülle von Garnen, Stoffarten und Bindungen, als Solo-Material oder zusammen mit anderen Natur- oder Kunstfasern. Je nach Ausrüstung kann Baumwolle flauschig-warm oder nüchtern-kühl wirken. Ihr einziger Minuspunkt ist die Knitteranfälligkeit.

Stoffvielfalt

Der Reiz dieses schlicht geschnittenen Hosenanzugs aus der Kollektion von Belvest liegt im Stoff – es muss eben nicht immer Nadelstreifen sein.

Edles Kaschmir, aktuelles Fischgrat, feinste Kammgarnqualitäten, sachlicher Nadelstreifen, kühle Wollgemische – die Auswahl an Stoffen und Stoffmustern in der Damenmode scheint unübersehbar groß. Dabei kommt die Vielfalt eigentlich nur dadurch zustande, dass bestimmte Grundmerkmale immer wieder neu variiert werden. Der Webvorgang lässt nämlich gar nicht so viele Möglichkeiten zu, einen Stoff herzustellen, schließlich geht es immer um das regelmäßige Verkreuzen von senkrecht laufenden Kettfäden und waagerechten Schussfäden. Diese Art und Weise des Verkreuzens nennt der Weber »Bindung«. Die Bindung bestimmt die Struktur und das Aussehen des Stoffes. Man unterscheidet drei Grundbindungen, die Leinwand-, die Köper- und die Atlasbindung, von denen alle anderen Bindungen abgeleitet sind. Die einfachste und häufigste Bindung ist die Leinwandbindung. Hier verläuft der Schussfaden abwechselnd über und unter dem Kettfaden, in der nächsten Reihe wiederholt sich dieser Vorgang um eins versetzt. Die Leinwandbindung, die in der Seidenweberei Taftbindung und in der Baumwollweberei Kattunbindung heißt, erzeugt einen glatten, von beiden Seiten gleich aussehenden Stoff. Bei der Köperbindung geht der Schuss unter einem Kettfaden hindurch und dann über die nächsten drei hinweg. Dabei verschiebt sich nach jedem Schuss die angehobene Kette um einen Faden weiter nach rechts, so dass eine deutliche Diagonalstruktur entsteht. Serge und Stoffe mit Fischgratmuster haben eine Köperbindung. Die dritte Grundbindung ist die Atlasbindung. Hier wird pro Schuss nur jeder fünfte Kettfaden angehoben, wobei sich dieser Vorgang von Reihe zu Reihe um drei Fäden nach rechts verschiebt. Da bei dieser Webart niemals zwei Bindungspunkte nebeneinander zu liegen kommen, entsteht eine glatte Oberfläche ohne Struktur, auf der sich das Licht gleichmäßig und einheitlich bricht. Glänzender Satin ist ein typisches Beispiel für eine Atlasbindung. Diese drei Grundbindungen können nicht nur, wie bereits gesagt, unendlich variiert, sondern auch innerhalb einer Stoffbahn miteinander kombiniert und abgewechselt werden, so dass sich die unterschiedlichsten eingewebten Muster ergeben.

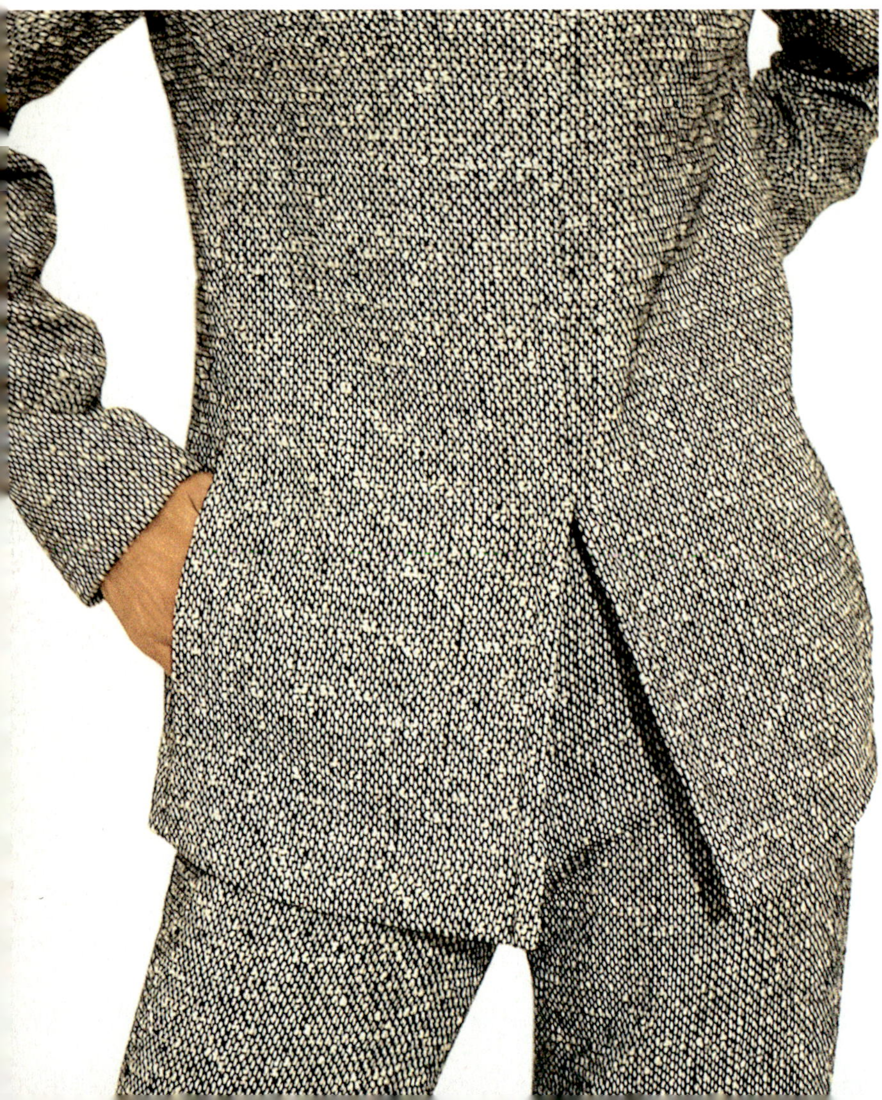

Die Wahl der Bindung ist eine Sache, die Wahl des Garns die andere. Ein Stoff in Leinwandbindung kann aus den verschiedensten Materialien bestehen, aus Wolle, Leinen, Seide, Kaschmir, einer Chemiefaser oder einer Mischung aus diversen Komponenten. Außerdem gibt es glatte und etwas »haarigere« Garne. Glatte Garne, die so genannten Kammgarne, bestehen aus besonders feinen, langen Fasern und ergeben auf dem Webstuhl ebenso glatte, edle Stoffe. Die haarigeren Garne heißen Streichgarne und werden aus kurzen bis mittellangen Fasern gesponnen. Da diese Fasern nicht vollständig parallel und glatt miteinander verdreht werden können, stehen immer ein paar Faserenden ab, was den fusseligen Effekt bewirkt. Der wollig-gemütliche Tweed ist zum Beispiel ein typischer Streichgarnstoff.

Klassische Stoffe und Dessins

Atlas
Glänzendes Gewebe aus Seide, Wolle, Baumwolle oder einem Mischmaterial in Atlasbindung.

Barchent
Gröberes, linksseitig aufgerautes Köpergewebe, dem Flanell ähnlich.

Bouclé
Gewebe mit noppiger, krauser Oberfläche aus Effektzwirn (Bouclégarn) gewebt. Für Kleider, Mäntel und sportliche Outfits.

Bourette-Seide
Gewebe aus versponnenen Seidenabfallfasern.

Canvas
Segeltuchähnliches, strapazierfähiges Baumwollgewebe, für Jeans und Sportschuhe.

Chenille
Bezeichnung für Gewebe wie für Garne. Chenillegarne sind Garne mit dichten Faserbüscheln, die quer zum Faden seitlich abstehen.

Cheviot
Meint sowohl die schottische Schafrasse als auch die aus ihrer Wolle gewebten, schweren Kammgarn- oder Streichgarnstoffe in Köperbindung.

Cotelé
Kleider-, Blusen- und Mantelstoff mit Längs- und Diagonalrippen.

Doubleface
Gewebe mit zwei unterschiedlichen Seiten. Eine Seite zeigt das positive, die andere das negative Muster. Kann beidseitig getragen werden.

Fischgrat
Fischgratmuster entstehen in Köperbindung. Sie werden häufig mit rauen Tweeds assoziiert, sehen aber auch auf Kammgarnstoffen sehr gut aus.

Flanell
Einseitig oder beidseitig aufgerautes, warmes, weiches Gewebe aus Wolle, Baumwolle, Chemiefasern oder Gemischen.

Gabardine
Dichtes, robustes Köpergewebe aus Wolle oder Baumwolle, für Kostüme und leichte Mäntel (auch Trenchcoats).

Georgette
Leichtes, körniges Kreppgarngewebe in Leinwandbindung, für Kleider und Blusen.

Glencheck
Bezeichnet sowohl das spezielle Webmuster als auch die so gemusterten Stoffe mit dem charakteristischen Grund- und Überkaro. In Kammgarnqualität für Kostüme.

Hahnentritt
Zweifarbiges Muster aus Karos, die durch ihre verlängerten Ecken miteinander verbunden sind. Nicht zu verwechseln mit Pepita.

Jersey
Jersey wird nicht mit Kette und Schuss auf dem Webstuhl gewebt, sondern auf speziellen Maschinen gestrickt oder gewirkt.

Kammgarnstoffe
Sammelbezeichnung für Gewebe aus langfaserigem glatten Garn, dem Kammgarn. Stoffe für elegante, förmliche Hosen, Jacken, Kleider und Kostüme.

Kord
Sammelbezeichnung für Gewebe mit mehr oder weniger stark hervortretenden Rippen in Kettrichtung.

Kreidestreifen
Variante des Nadelstreifendessins, nur eben mit breiteren Streifen.

Krepp
Auch »Crêpe« genanntes strukturiertes Gewebe, das aus »gekreppten«, also überdrehten Garnen und/oder in spezieller Kreppbindung gewebt wird.

Nadelstreifen
Gewebe mit feinen bis feinsten Streifen, ein Klassiker für Businessoutfits.

Pepita
Muster basierend auf Karos, die an zwei diagonal gegenüberstehenden, verlängerten Ecken miteinander verbunden sind.

Rips
Oberbegriff für Gewebe mit Längs- oder Querrippen, wobei die Rippen durch die Bindung, aber auch durch unterschiedlich starke Ketten und Schüsse erzielt werden kann.

Satin
Gewebe in Atlasbindung mit hochglänzender Oberfläche aus Seide, Wolle, Baumwolle oder Mischungen.

Saxony
Weiches, warmes Gewebe in Köperbindung mit Kette aus Kammgarn und Schuss aus Streichgarn.

Serge
Wollgewebe in Köperbindung, für Hosenanzüge und Kostüme.

Streichgarn
Grobe Stoffe mit weichem, wolligem Charakter, die aus kurzfaserigen Streichgarnen gewebt sind.

Taft
Gewebe aus Seide oder Kunstseide in Leinwandbindung, für Kleider, Blusen und als Futterstoff.

Tweed
Typisches gemütliches Streichgarngewebe, bei der die Musterung durch die Bindung oder durch die Verwendung melierter Garne entsteht. Bekannte Vertreter sind Harristweed und Donegaltweed.

Twill
Gewebe in Köperbindung aus Wolle, Seide oder Baumwolle.

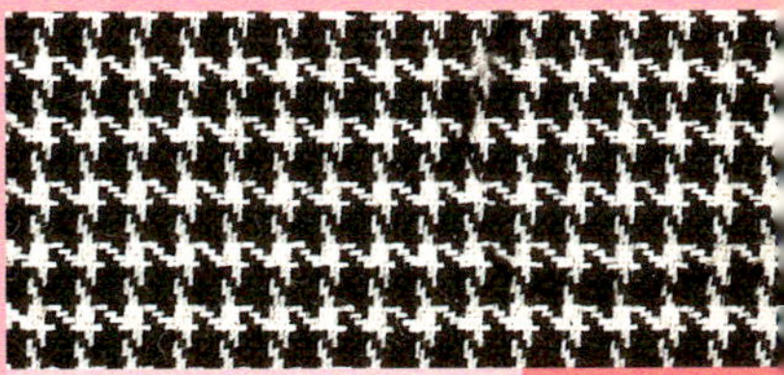

Pepita: schwarzweißes Minidessin für alle Gelegenheiten.

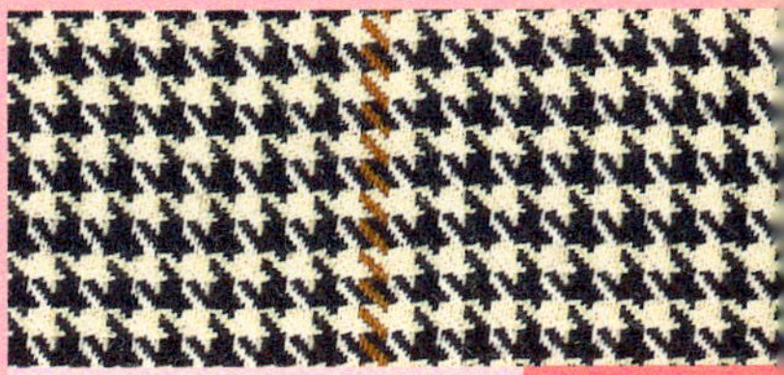

Hahnentritt mit Überkaro: ideal für sportliche Jacken.

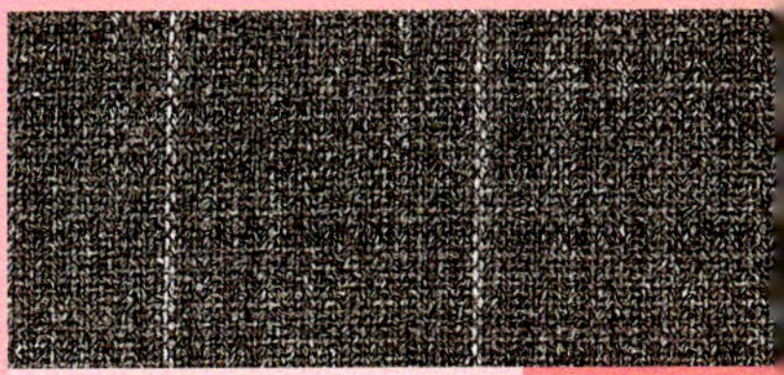

Kreidestreifen: weniger streng durch verwischte Optik.

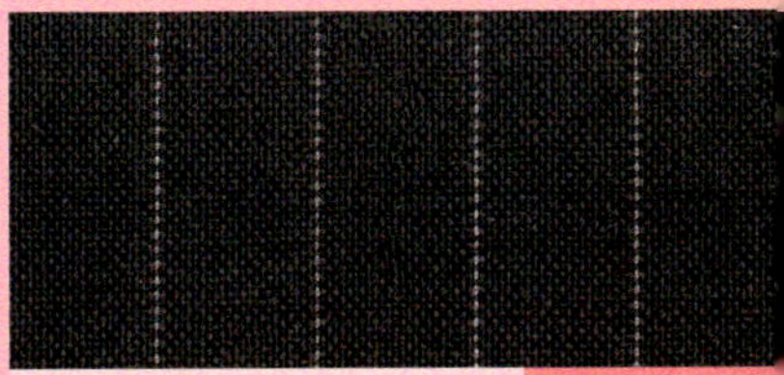

Nadelstreifen: der ewige Klassiker fürs Businessoutfit.

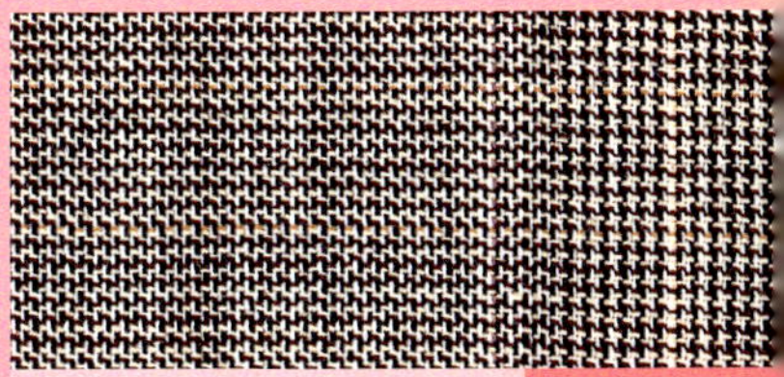

Glencheck: Allround-Talent für die gesamte Garderobe.

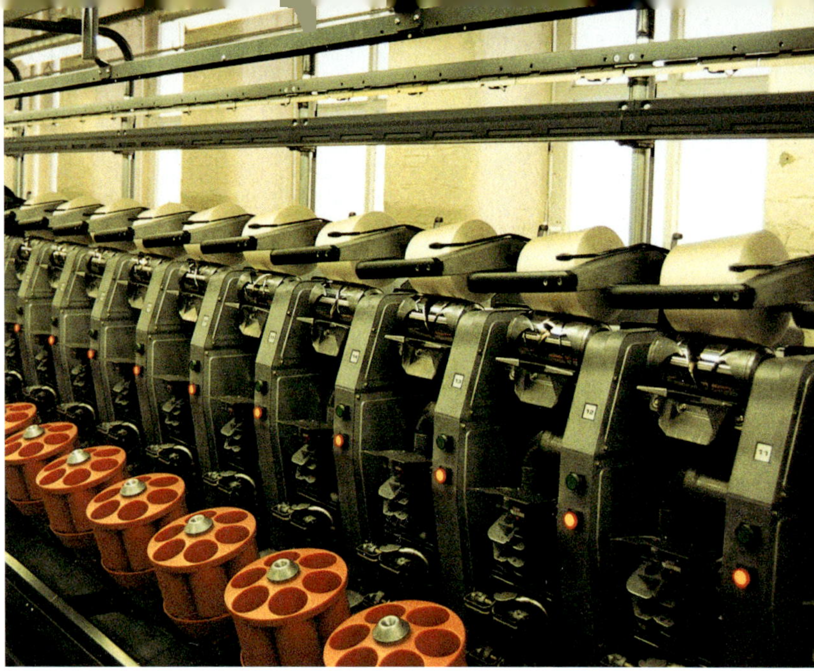

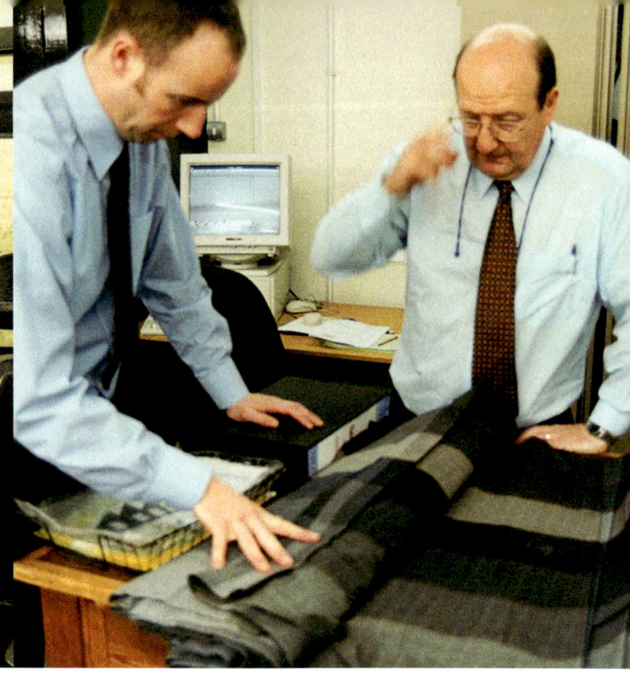

Vom Schaf in den Schrank: Wie ein Wollstoff entsteht

Oben links: Herstellung hochwertiger Stoffe in England: Die Globe Worsted Company spinnt Garne für höchste Ansprüche. Ein blaues Garn wird hier aus bis zu 13 verschiedenen Tönen zusammengemischt, statt einfach den weißen Faden blau zu färben.

Oben rechts: In der Weberei Bower Roebuck in Huddersfield (Yorkshire) begutachten die Designer Wayne Fitton und Raymond Ellis (rechts) die Stoffe der neuen Kollektion.

Feiner Wollstoff ist ein ebenso beliebtes wie ideales Material für klassisch-elegante Kleidung: angenehm zu tragen, im Winter wärmend, im Sommer luftig-kühl, weitgehend knitterresistent, unempfindlich und dabei wesentlich erschwinglicher als etwa ein Kaschmir-Luxustuch. Wolle gehört so selbstverständlich in unseren Kleiderschrank, dass uns kaum noch bewusst ist, welch enormer logistischer, technischer und gestalterischer Aufwand erforderlich ist, um auch nur einen Meter dieses Gewebes herzustellen.

Der ganze lange Produktionsprozess beginnt mit dem abgeschorenen Haarkleid des Schafes, dem Vlies. Das Vlies wird auseinander gezupft und nach dem Teil des Tieres, von dem es stammt, sortiert, also nach Rumpf, Hals, Bauch oder Hinterteil. Manchmal wird die Wolle auch schon gewaschen. Nach dem Sortieren werden die verschiedenen Partien und Qualitätsstufen auf großen Auktionen versteigert.

Bevor an das Weben eines Stoffes überhaupt zu denken ist, müssen aus den losen Fasern und Haaren erst einmal lange gleichmäßige Fäden und Garne gesponnen werden. Zuerst wandern die Vliesteile in den so genannten Wolf, der sie in kleine Flocken zerteilt. Anschließend werden die Flocken in einer Art riesigen Waschmaschine gründlich gewaschen. Die Wolle ist nun zwar sauber, hängt aber noch immer in Faserbüscheln zusammen. Um diese Büschel zu entwirren und das Parallelisieren der einzelnen Fasern vorzubereiten, werden sie über Rohrleitungen in die Krempel befördert. Die Krempel ist ein System unterschiedlich starker und gegeneinander rotierender Walzen, die mit Millionen feiner Drahtnadeln bestückt sind. Diese so genannten Kratzen erfassen die Faserbüschel und ziehen sie behutsam auseinander, wobei auch letzte Schmutzpartikel herausfallen. Der entstehende schleierartige Flor wird nun zu einem Band zusammengelegt. Soll ein edles Kammgarn gesponnen werden, müssen die Wollfasern dieses Florbands nun immer weiter gestreckt, parallelisiert, ausgekämmt und gezogen werden. Das verfeinerte Florband nennt man Kammzug. Bei den rauen, wolligen Streichgarnen, die später zu Streichgarnstoffen wie Tweed verwoben werden, entfallen Kämmen und Kammzug. Hier wird der in der Krempel erzeugte Flor einfach in

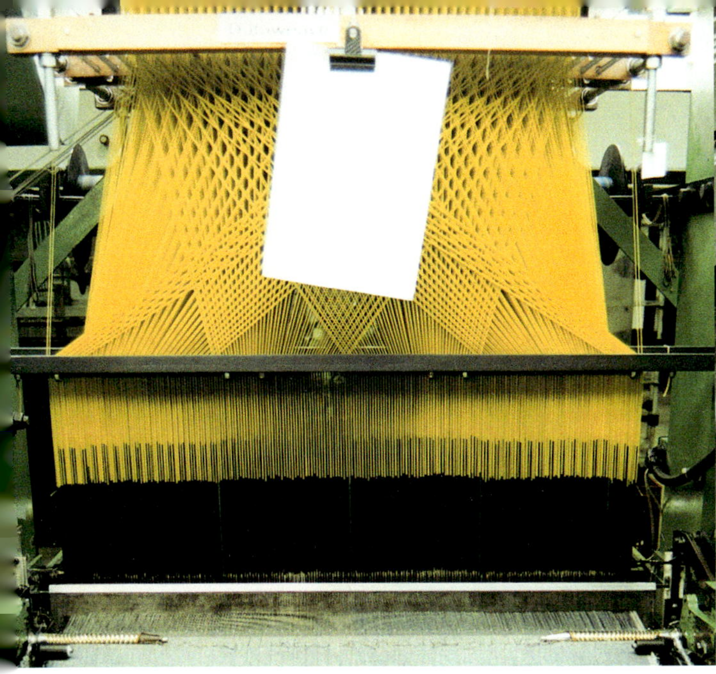

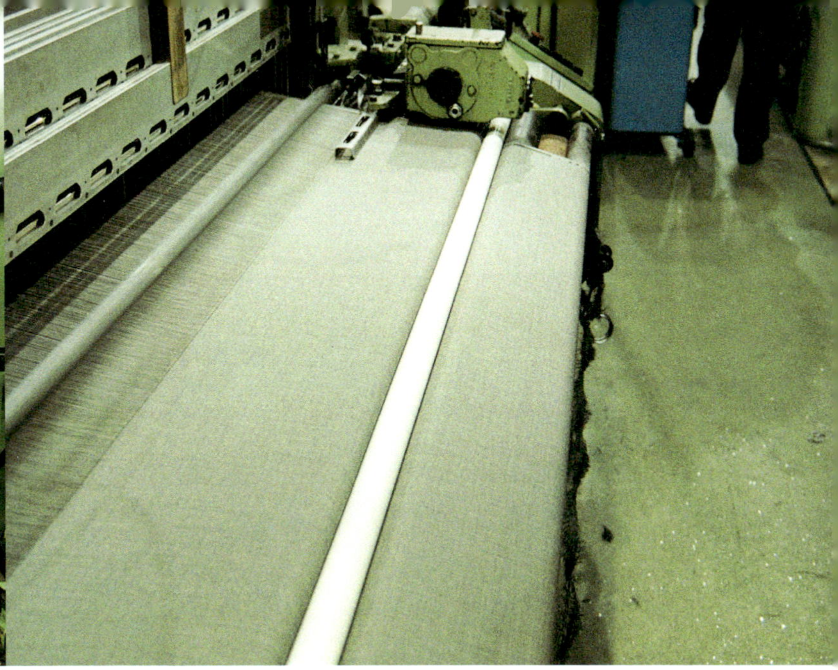

Streifen geteilt und aufgewickelt, und bildet so das Vorgarn. Doch bleiben wir beim Kammzug.

In bis zu 350 Kilogramm schweren Ballen wird der Kammzug an die Spinnerei geliefert. Je nach weiterer Verwendung ist er naturbelassen-wollweiß oder bereits gefärbt. Der Prozess des Färbens kann in sehr unterschiedlichen Stadien der Wollverarbeitung stattfinden. Es ist möglich, die Fasern schon in der Flocke zu färben, also direkt nach dem Zerkleinern und Waschen. Alternativ dazu kann man den Kammzug oder auch erst das fertig gesponnene Garn färben. Weniger hochwertige Stoffe werden manchmal auch im Stück gefärbt, also wenn sie als Stoffbahn den Webstuhl verlassen haben. In der Spinnerei werden die Kammzüge zu Spinnpartien zusammengestellt. Eine einzige Spinnpartie kann dabei aus über einem Dutzend Kammzügen bestehen, denn der Farbton eines Garns setzt sich aus einer genau abgemessenen und dadurch jederzeit wiederholbaren Mischung von Kammzügen in diversen Farben zusammen. So enthält zum Beispiel manches dunkelblaue Garn bis zu 13 Farben, also nicht nur Blau in mehreren Nuancen, sondern möglicherweise auch Grau, Braun, Rot oder Grün. Ein aus mehreren Farben komponiertes Garn sorgt im fertigen Gewebe für komplexe Schattierungen, wodurch ein solcher Stoff viel edler und interessanter wirkt als ein im Stück gefärbter.

Nach dem Mischen werden die Kammzüge noch weiter gestreckt, bis sie ein feines Vorgarn ergeben. Dieses Vorgarn kommt nun in die Spinnmaschine, wo das eigentliche Spinnen beginnt. Im Spinnprozess werden die Fasern des Vorgarns mit Hilfe einer rotierenden Spindel unter Spannung miteinander verdreht. Das Ergebnis ist ein beliebig langes, feines Garn. Nach dem Spinnen kann das Garn noch gezwirnt werden. Beim einfachen Zwirnen werden zwei Fäden miteinander verdreht, es können jedoch auch mehr Fäden beteiligt sein. Je nach Anzahl der Fäden heißt der Zwirn zweidrähtig, vierdrähtig etc., auf Englisch »two ply«, »four ply« und so weiter. Da jeder der zusammengedrehten Garnfäden eine hohe Eigenspannung besitzt, wird der Zwirn mit Dampf behandelt, um ihn zu glätten. Nun müssen die fertigen Garne und Zwirne nur noch auf große Spulen gewickelt werden – und weiter geht die Wollreise in die Weberei.

Oben links: Etwas abseits der großen Webstühle steht der kleine Probewebstuhl, auf dem die Produktionsbedingungen neuer Stoffe und Dessins erst einmal getestet werden.

Oben rechts: Mit jedem Querfaden, der pfeilschnell durch die längs aufgespannte Kette geschossen wird, gewinnt die Stoffbahn an Länge.

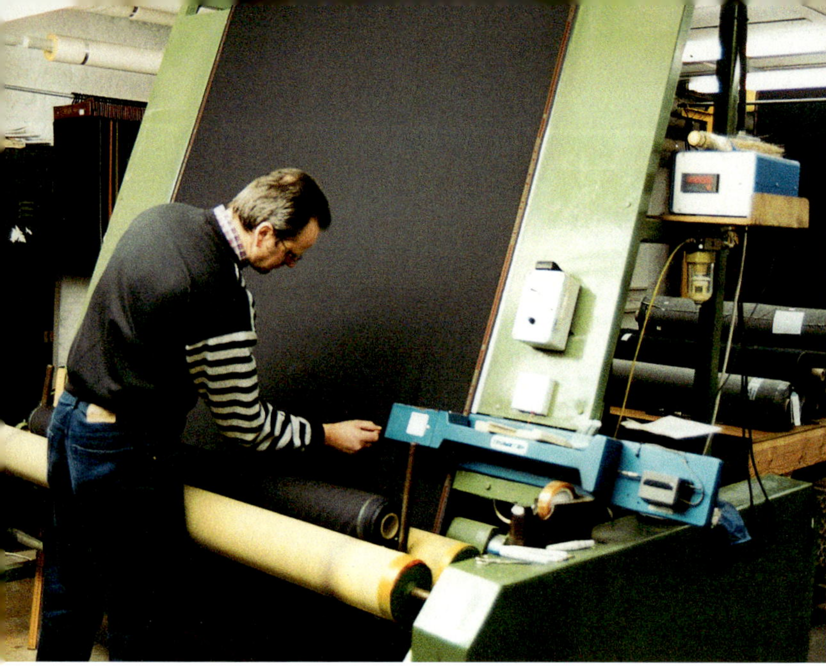

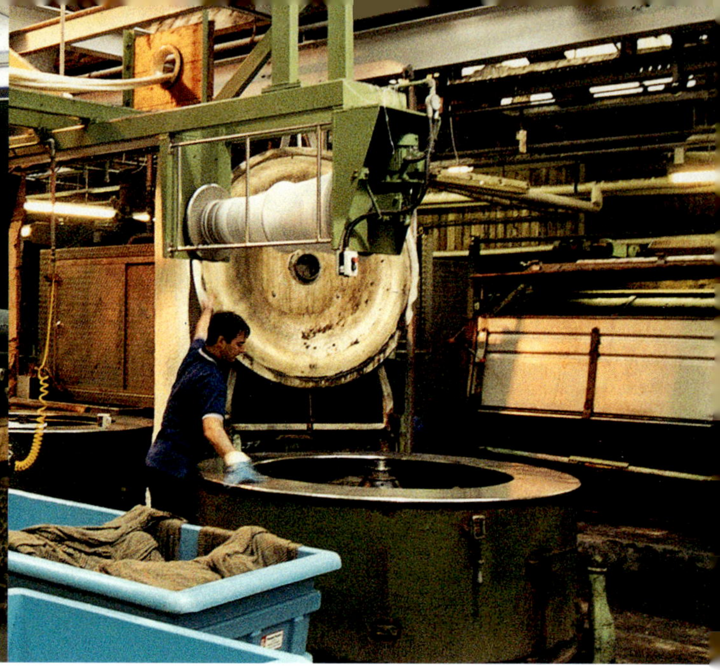

Oben links: Strenge Kontrollen nach jedem Fertigungsschritt sind kostspielig, garantieren aber die gleichbleibend hohe Qualität der Stoffe einer Weberei wie Bower Roebuck.

Oben rechts: Von der Weberei in den Veredelungsbetrieb: Bei der Longwood Finishing Company wird die Stoffbahn nach dem ersten Waschen mit Wasser und Seife in einer großen Schleuder getrocknet.

Obwohl heutige Stoffe auf hochmodernen, weitgehend automatisierten Webstühlen realisiert werden, ist die Kompetenz des Webers immer noch von großer Bedeutung, denn nur ein erfahrener Fachmann kann die Maschine richtig einstellen, den Webevorgang optimal überwachen und schnell genug eingreifen, wenn mal etwas schiefgeht. Als erstes muss die Kette auf den Webstuhl gebracht werden. Ein Teil dieser in Längsrichtung verlaufenden Fäden wird während des Webens einem bestimmten Rhythmus folgend angehoben, damit der Schuss, also der Querfaden, »hindurchgeschossen« werden kann. Um einen einfachen Stoff in Leinwandbindung herzustellen, werden in der ersten Reihe die Fäden eins, drei, fünf, sieben etc. angehoben, die Fäden zwei, vier, sechs, acht etc. bleiben unten. Nun kommt der Schuss, und danach, also in der zweiten Reihe, hebt der Webstuhl die Fäden zwei, vier, sechs, acht etc. an, während die Fäden eins, drei, fünf, sieben etc. unten bleiben. Nun kommt wieder der Schuss und das Ganze geht bei Reihe drei von vorne los. Auf diese Weise entsteht ein zusammenhängendes Gewebe.

Wie schon beim Garn verschiedene Töne gemischt wurden, besteht auch das Gewebe aus Fäden in unterschiedlichen Farben, und selbst ein einfarbiger, beispielsweise dunkelblauer Stoff setzt sich nicht unbedingt vollständig aus dunkelblauen Kett- und Schussfäden zusammen. Diese Farbmischung ist dafür verantwortlich, dass ein scheinbar einfarbiger Stoff bei wechselnden Lichtsituationen plötzlich rötlich, grünlich oder violett zu schimmern beginnt – ein interessanter Effekt, der bei stückgefärbten Stoffen nicht auftritt. Manchmal werden auch unterschiedliche Garne miteinander kombiniert. So kann es sich bei dem Kettfaden, der später einen Nadelstreifen bildet, um ein Seidengarn handeln, während die Schussfäden aus Wollgarn bestehen.

Wenn die Stoffbahn vom Webstuhl genommen wird, hat sie mit einem hochwertigen, geschmeidigen Tuch nicht viel gemein. Das Gewebe ist hart und verkrumpelt und weist kleine Webfehler auf. Deshalb wird der Stoff zunächst in die Kontrollabteilung gebracht. Hier überprüfen unendlich geduldige Näherinnen jeden Zentimeter auf winzige Mängel wie Garnknötchen und Fadenabrisse – und bessern diese Fehler mit Hilfe feinster Spezialnadeln aus. Sind alle weiteren Überprüfungen erfolgreich absolviert, kommt

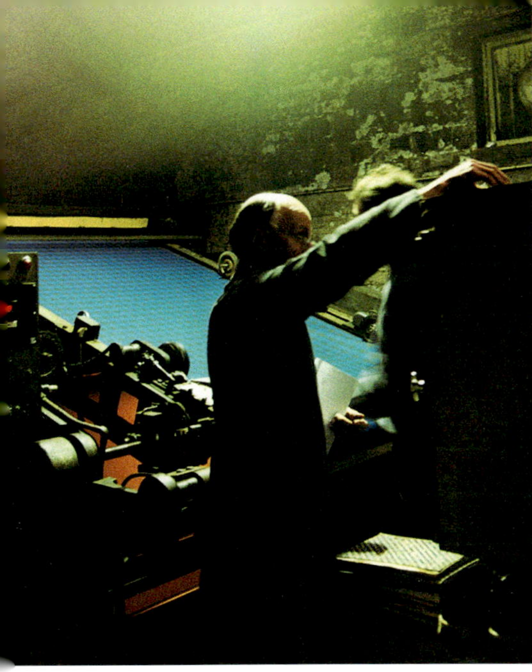

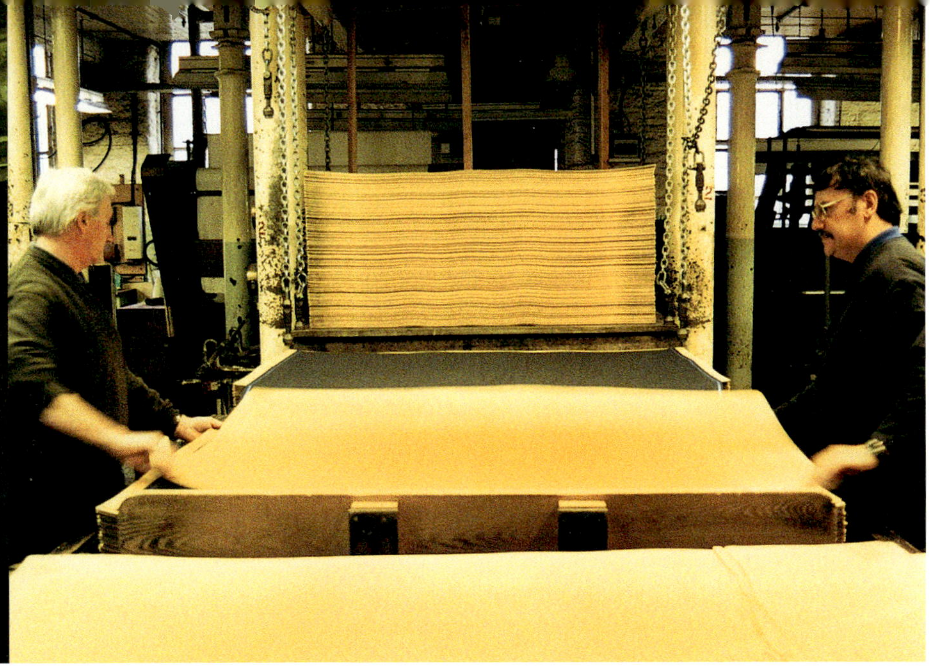

das Gewebe in einen Betrieb, der für die Veredelung oder auch die Ausrüstung sorgt.

In einem ersten Schritt wird der Stoff in riesigen Trommeln mit Wasser und Seife gewaschen. Diese Prozedur dient einerseits dazu, den Stoff von Schmutzpartikeln, die er unweigerlich während des Spinnens, Webens und Ausbesserns angenommen hat, zu befreien, andererseits macht sie das Gewebe weicher. Welcher Grad der Geschmeidigkeit angestrebt werden soll, entscheidet der Auftraggeber, also die Weberei, doch da Geschmeidigkeit ein relativer Begriff ist, kommt es vor allem auf das Gefühl und die Erfahrung des Ausrüsters an. Er muss in der Lage sein, den gewünschten Effekt durch die Dauer des Waschvorgangs exakt zu steuern. In den meisten Fällen kann diese Einschätzung nur von einem menschlichen Mitarbeiter getroffen werden, nicht von einem Computer. Die wenigen Fachleute auf diesem Gebiet sind unverzichtbare Partner der Webereien – ein Fehlurteil, und der Stoff ist ruiniert, eine richtige Eingebung im richtigen Moment, und eine durchschnittlich gute Ware verwandelt sich in ein absolutes Spitzenprodukt. Nach dem Waschen kommen die Stoffbahnen in große Schleudern und werden anschließend zum behutsamen Trocknen in einer Art Heißmangel über beheizte Rollen geführt, was das Gewebe gleichzeitig streckt. Anschließend werden überstehende Faserenden abgesengt. Zum Scheren gibt man den Stoff in eine rotierende, mit Messern besetzte Trommel, die wie ein Zylinder-Rasenmäher funktioniert. Beim sogenannten Dekatieren wird der eventuell durch die Mangelprozesse erzeugte Glanz wieder entfernt. Zwischen den einzelnen Stationen muss der Stoff immer wieder mit Dampf behandelt, gestreckt und gepresst werden. Falls von der Weberei gewünscht, wird der Ausrüster auch eine Appretur auf den Stoff aufbringen, um ihm zum Beispiel wasserabweisende oder flammhemmende Eigenschaften zu verleihen.

Der vollständig ausgerüstete Stoff geht nun zurück an die Weberei, wo er in das Versandlager kommt und dort auf seine Auslieferung an den Tuchhandel oder direkt an die Schneidereien und Konfektionsbetriebe wartet. Bis das edle Gespinst seinen Weg in Ihren Schrank antritt, dauert es aber noch eine Weile – schließlich muss es sich erst einmal in ein Kleidungsstück verwandeln.

Oben links: Das erste Waschen und Trocknen ist absolviert, doch nun wird die Stoffbahn erneut mit heißem Dampf befeuchtet und über warmen Rollen langsam und vorsichtig gestreckt.

Oben rechts: Der Stoff wird zwischen Pappscheiben gelegt und über Nacht unter Wärmezufuhr gepresst. Dies verleiht der Ware einen ganz besonderen Glanz, den keine andere Methode imitieren kann.

Knöpfe

Knöpfe sind so alt wie die Modegeschichte. Erfunden wurden die kleinen praktischen Accessoires irgendwo in Zentralasien, von dort aus gelangten sie ins antike Griechenland und nach Byzanz. In Mitteleuropa bevorzugte man lange Zeit Spangen, Fibeln, Nesteln oder Haken und Ösen, um die Kleidung zu schließen, doch als die Kreuzfahrer im 13. Jahrhundert den Knopf aus dem Orient mitbrachten, lösten sie einen wahren Boom aus. Wer es sich leisten konnte, trug aufwändig verzierte Knöpfe aus teuren Materialien. Der simple Alltagsgegenstand war zum Statussymbol geworden. Im 16. Jahrhundert wurden Knöpfe teilweise sogar als Zahlungsmittel verwendet und Anfang des 17. Jahrhunderts kamen Zierknöpfe auf, die Miniaturmalereien zeigten oder in die winzige Uhren und Edelsteine eingelassen waren.

Aus fast jedem Werkstoff lässt sich auch ein Knopf herstellen. Die frühesten Knöpfe bestanden aus Holz oder Tierknochen, später erweiterte sich das Repertoire und es gab Exemplare aus Elfenbein, Kokosnuss, Muschelschalen, Horn, Schildpatt, Steinnuss oder aus Metallen wie Eisen, Aluminium und Messing. Auch Porzellan und Email wurden verwendet, und im 19. Jahrhundert fertigte man Knöpfe aus geschliffenem und verspiegeltem Glas. Ebenfalls beliebt waren Knöpfe, die passend zum Kleidungsstück mit Stoff oder Leder überzogen waren, sowie Posamentenknöpfe aus kleinen Kordeln und Schnüren (die doppelten Seidenknötchen, die heute sowohl von Herren als auch von Damen als modischer Manschettenknopfersatz geschätzt werden, erinnern daran). Die weite Verbreitung der Kunststoffe im 20. Jahrhundert hat uns zwar eine kaum zu überblickende Vielfalt an neuen bunten Plastikknöpfen beschert, mit denen sich zum Teil sehr interessante Effekte erzielen lassen, doch gleichzeitig sind die traditionellen Materialien in den Hintergrund gerückt und durch billige Imitationen ersetzt worden. Was schade ist, denn ein wertloser Knopf wirkt auf einem Kostüm aus feiner Wolle oder edlem Kaschmir einfach deplatziert, und eine schöne Baumwoll- oder Seidenbluse sollte möglichst mit Perlmutt statt Plastik geschlossen werden. Knöpfe haben einen großen Einfluss auf den Charakter eines Outfits – aber zum Glück lassen sie sich leicht austauschen. Wenn Ihnen ein Kleid, eine Jacke oder ein Kostüm noch nicht so richtig oder nicht mehr gefällt, probieren Sie es mit einem Satz neuer, guter Knöpfe.

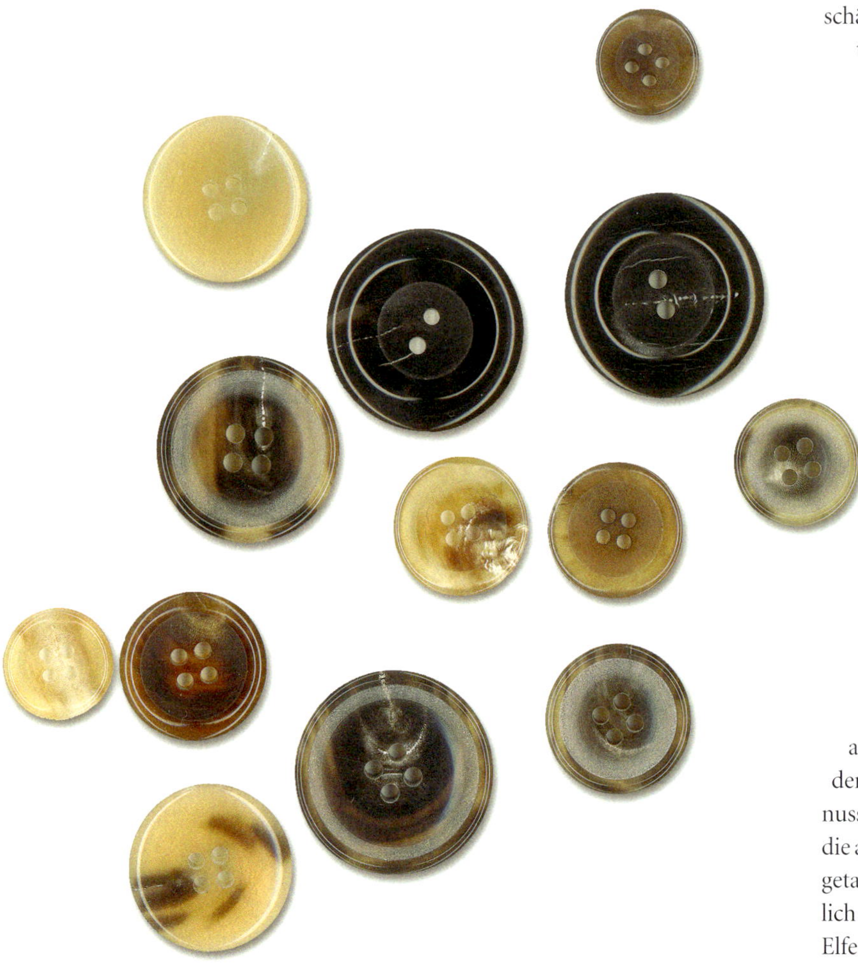

Die klassischen Knopfmaterialien, die, wenn auch immer seltener, heute noch verwendet werden, sind Steinnuss, Perlmutt und Horn. Als Steinnuss bezeichnet man die Samen der Elfenbeinpalme, die auch Elfenbeinnuss, Taguanuss, Corusco oder »vegetabilisches Elfenbein« genannt werden. Ursprünglich in Peru und Kolumbien beheimatet, kommt die Elfenbeinpalme mittlerweile in vielen tropischen Ländern vor. Ihre Frucht enthält zwischen 80 und 120 kastanien- bis hühnereigroße Samen, die äußerlich in Farbe und Struktur an runzelige Kartoffeln erinnern, innen jedoch ecru oder wollweiß sind. Aufgrund ihrer Härte muss die Steinnuss auf der Drehbank bearbeitet werden, schneiden lässt sie sich nur nach längerem Einweichen in Wasser. Perlmuttknöpfe werden aus den Schalen verschiedener Muschelarten gemacht. Am wertvollsten sind dicke, große Knöpfe, weil man dafür massives und damit teures Material benötigt, kleinere Knöpfchen und Exemplare mittlerer Qualität werden dagegen meist aus dünnen Muschelschalen oder Reststücken hergestellt. Hornknöpfe bestehen in der Regel aus Rinderhorn oder Büffelhorn. Es hat nicht nur eine schöne dunkelbraune bis schwarze Färbung, sondern verfügt auch über eine feine, aber dennoch sehr widerstandsfähige Struktur. Knöpfe der allerhöchsten Qualität werden aus den massiven Hornspitzen gefertigt, aber auch die Seitenwände der Hörner lassen sich verwenden. Weniger gute Hörner und Hornreste werden eingeweicht, erwärmt und dann zu Platten gepresst, aus denen man die Knöpfe ausstanzt.

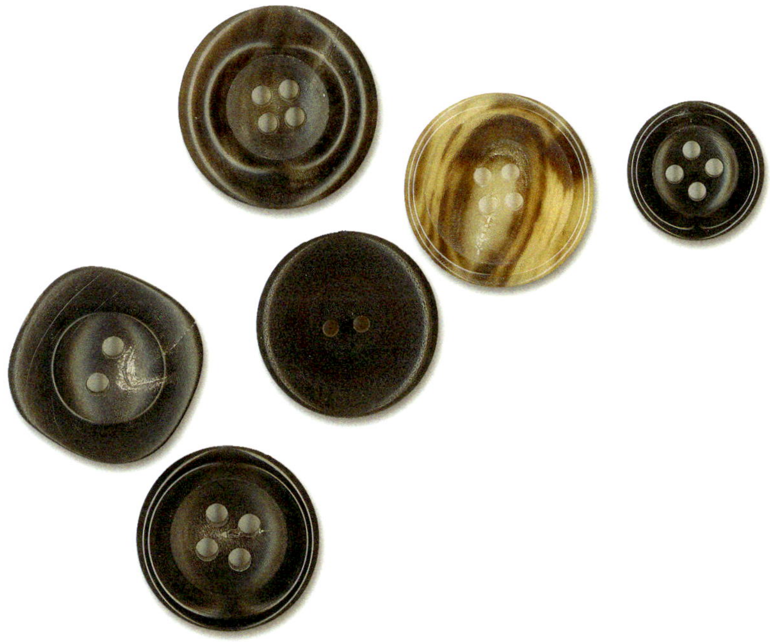

Was gute Knöpfe teuer macht, ist übrigens nicht nur das seltene, kostspielige Material, sondern auch die Handarbeit, die darin steckt. Viele Schritte verlangen Augenmaß, Farbgefühl und Erfahrung – allesamt Fähigkeiten, die keine Maschine aufbringen kann. Folglich dauert die handwerkliche Herstellung von Steinnuss-, Perlmutt- oder Hornknöpfen wesentlich länger als die vollautomatisierte Produktion ihrer zum Teil täuschend echt wirkenden Nachahmungen aus Kunststoff. So durchläuft ein einziger Hornknopf bis zu zehn verschiedene Stationen, bevor er in den Fachhandel oder die Top-Konfektionsmanufakturen und Schneiderateliers gelangt. Als erstes wird das Material sorgfältig sortiert, damit die fertigen Knöpfe später auch zusammenpassen, schließlich wird Horn nicht gefärbt. Dann werden die Knopf-Rohlinge ausgeschnitten, ausgesägt oder ausgestanzt. Diese Rohlinge kommen nun auf einen Leuchttisch, wo sie erneut nach Farben und Schattierungen sortiert werden. Anschließend wird zuerst die Rückseite und danach die Vorderseite in Form gefräst. Aber das Wichtigste fehlt noch: die Löcher. Bei jedem Knopf wird jedes Loch einzeln und von Hand gebohrt – das macht, je nach Modell, zwei oder vier Bohrungen pro Stück. Als letztes wandern die Knöpfe in die Poliertrommel, wo sie zusammen mit dem Schleifmaterial (eine Mischung aus kleinen Holzstiften und Wachswürfeln) viele Stunden lang durcheinander gewirbelt werden. Alles in allem ein großer Aufwand für so ein kleines Accessoire. Doch er ist durchaus gerechtfertigt, denn Stil zeigt sich vor allem im Detail.

Die Lieferanten der hochwertigen Knöpfe, die diesen Stil im Detail ermöglichen, werden allerdings immer weniger, denn viele haben angesichts der übermächtigen Plastikkonkurrenz längst aufgeben müssen. Einer der letzten Vertreter seiner Art, zumindest in Deutschland, ist Franz Joachim Schneider, Inhaber der Augsburger Knopffabrik Carl Schneider & Söhne. Das Traditionsunternehmen geht auf das Jahr 1894 zurück. Die Herstellungsmethoden haben sich seither natürlich verändert (einige Verfahren werden streng geheim gehalten), die natürlichen Rohstoffe sind jedoch die gleichen geblieben. Begehrt sind die Augsburger Knopf-Kunstwerke übrigens nicht nur in den Ateliers zwischen Flensburg und München, sondern auch bei internationalen Modelabels und Designern.

Was ist Konfektion?

Das 19. Jahrhundert war eine Ära tief greifender wirtschaftlicher und gesellschaftlicher Veränderungen. Die Industrialisierung krempelte alte Produktionsweisen um, ständig wurden noch leistungsfähigere Maschinen erfunden und überall eröffneten Fabriken ihre Tore. Auch vor der Mode machte die neue Zeit nicht halt – und so begann die Konfektion ihren Siegeszug. Doch bevor die Arbeit in der Werkstatt des Schneidermeisters durch effiziente industrielle Herstellungsweisen abgelöst werden konnte, waren einige Voraussetzungen zu schaffen.

Zunächst einmal brauchte man Stoff in großen Mengen, damit sich der Aufwand überhaupt lohnte. Es musste also genügend Spinn- und Webfabriken geben, die den ständigen Nachschub sicherten. Dann bedurfte es eines Größensystems, damit die Sachen den potentiellen Kunden auch passten. Hilfreich war auch eine eher locker fließende Mode – da fiel ein schlechter Sitz nicht so stark auf. Und last but not least ging nichts ohne ein funktionierendes Arbeitssystem und viele Beschäftigte, die die Teile zuschneiden und zusammennähen konnten. Um dem Kleiderfabrikanten hohe Produktionszahlen zu bescheren, sollte das Ganze dann auch noch zügig und reibungslos vonstatten gehen

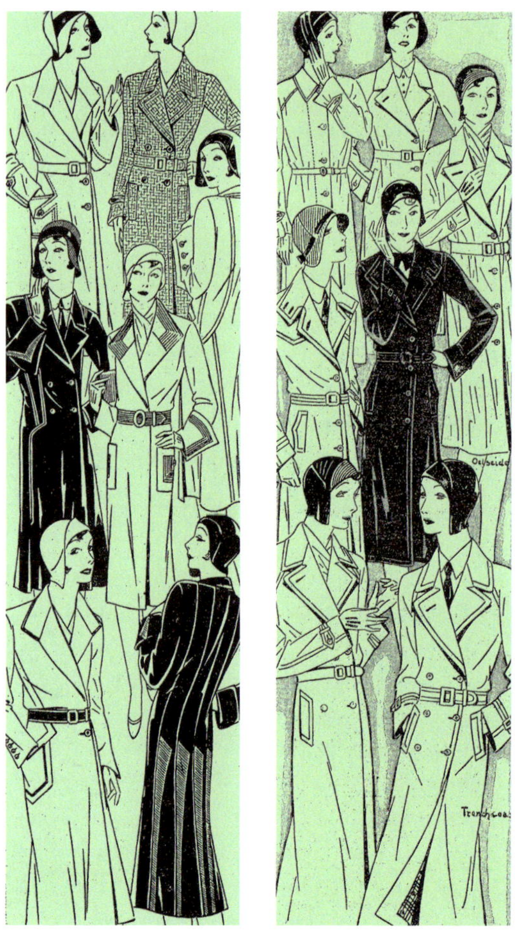

Linke und rechte Seite: Das 1901 gegründete Modehaus Peek und Cloppenburg führt seit 1936 Damen- und Mädchenkonfektion. Eine Werbung aus diesen Jahren zeigt sportliche Outfits.

Das Stoffproblem hatte man schon Anfang des 19. Jahrhunderts gelöst, denn im Zuge des technischen Fortschritts waren ausgefeilte und sehr schnelle Spinnmaschinen und Webstühle entstanden. Bei den Größensystemen konnte man auf Erfahrungen in der einheitlichen Uniformschneiderei zurückgreifen, und die Mode der simplen, hemdartigen Chemisenkleider, die um 1800 getragen wurden, stellte keine allzu hohen Anforderungen an die Passform. Blieb nur noch die Frage, wie man die Arbeit organisieren und möglichst auch noch beschleunigen konnte.

Der Durchbruch auf diesem Gebiet kam um 1850 mit der von Isaac Singer entscheidend verbesserten Nähmaschine, die – ganz im Sinne der Zeit und gemäß der hohen Nachfrage – in Massenproduktion hergestellt wurde. Eine weitere Erleichterung waren die 1863 erfundenen Papierschnittmuster, die man in allen Größen kaufen konnte, womit die komplizierte Schnittaufstellung entfiel. Gegen 1880 wurde in England das System der Arbeitsteilung eingeführt. Dies bedeutete, dass die einzelne Näherin nun nicht mehr das gesamte Kleidungsstück anfertigte, sondern nur noch für einen bestimmten Arbeitsschritt zuständig war, also zum Beispiel für das Einsetzen der Ärmel, für das Futter oder auch für die Knopflöcher. Das war für die Näherin zwar langweiliger, verhalf ihr aber auch zu mehr Routine und damit zur Zeitersparnis. Bis etwa 1900 wurden die meisten Schritte in Heimarbeit erledigt, danach kamen Nähmaschinen mit Elektromotor auf, so dass die Fabriken elektrifizierte Arbeitsplätze unter dem eigenen Dach einrichteten. Einige Betriebe behielten jedoch das System der Heimarbeit bei oder waren in Mischformen organisiert. In der Zeit nach dem Zweiten Weltkrieg hatte sich die Konfektion dann endgültig und vollständig durchgesetzt. Kleidung für Damen, Herren und Kinder wurde nun fast ausschließlich von der Stange gekauft – und der Niedergang des Schneidergewerbes war nicht mehr aufzuhalten.

Heute gibt es Konfektion in den verschiedensten Qualitätsstufen und Preisklassen, von den günstigen Angeboten der großen Textilketten bis hin zu den Prêt-à-porter-Luxusprodukten, die in Lizenz eines Designers oder eines Haute-Couture-Hauses in geringen Stückzahlen produziert werden. Eine Variante der Konfektion ist die sogenannte Maßkonfektion. Hier wird zwar nicht wie im Schneideratelier ein individuelles Schnittmuster entworfen, aber immerhin der von der Manufaktur verwendete Standardschnitt so weit wie nötig abgeändert, um den Wünschen und Maßen der Kundin zu entsprechen. Gut gemachte Maßkonfektion kann ein sehr sinnvoller Kompromiss zwischen Maßkleidung und Konfektion sein.

Auf der Suche nach einem guten Konfektionär lohnt es sich übrigens, auch jene Firmen in Betracht zu ziehen, die ursprünglich Hersteller von Herrenkleidung waren, inzwischen aber auch Damenlinien in ihr Repertoire aufgenommen haben. Traditionell ist Herrenkonfektion nämlich besser verarbeitet als Damenkonfektion und verwendet außerdem die hochwertigeren Stoffe. Bei einer in diesem Bereich angesiedelten Firma hat man oft das Glück, dass ihre hohen Qualitätsmaßstäbe auch für die Damenkollektion gelten. Exzellente Ware liefern vor allem italienische Edelmanufakturen wie zum Beispiel Belvest. Das im Veneto ansässige Unternehmen bietet klassisch-elegante Kostüme, Jacken und Hosenanzüge mit modischem Touch. Seit der Gründung in den sechziger Jahren hat sich an den aufwändigen Produktionsmethoden, die im positiven Sinne an die Frühzeiten der industriellen Kleidungsherstellung erinnern, nicht viel geändert. Sowohl die Herren- als auch die Damensachen sind bis ins kleinste Detail von erfahrenen Schneidern und Schneiderinnen handgenäht, es gibt pikierte Revers und Stich für Stich umsäumte Knopflöcher, die verwendeten Stoffe stammen aus den besten Webereien Englands und Italiens und die Knöpfe sind nicht aus Plastik, sondern aus Horn, Perlmutt oder anderen Naturmaterialien. Solche beachtlichen Standards sind in der Damenmode leider immer seltener zu finden – um so schöner, dass sie von einigen wenigen Firmen unbeirrt aufrechterhalten werden.

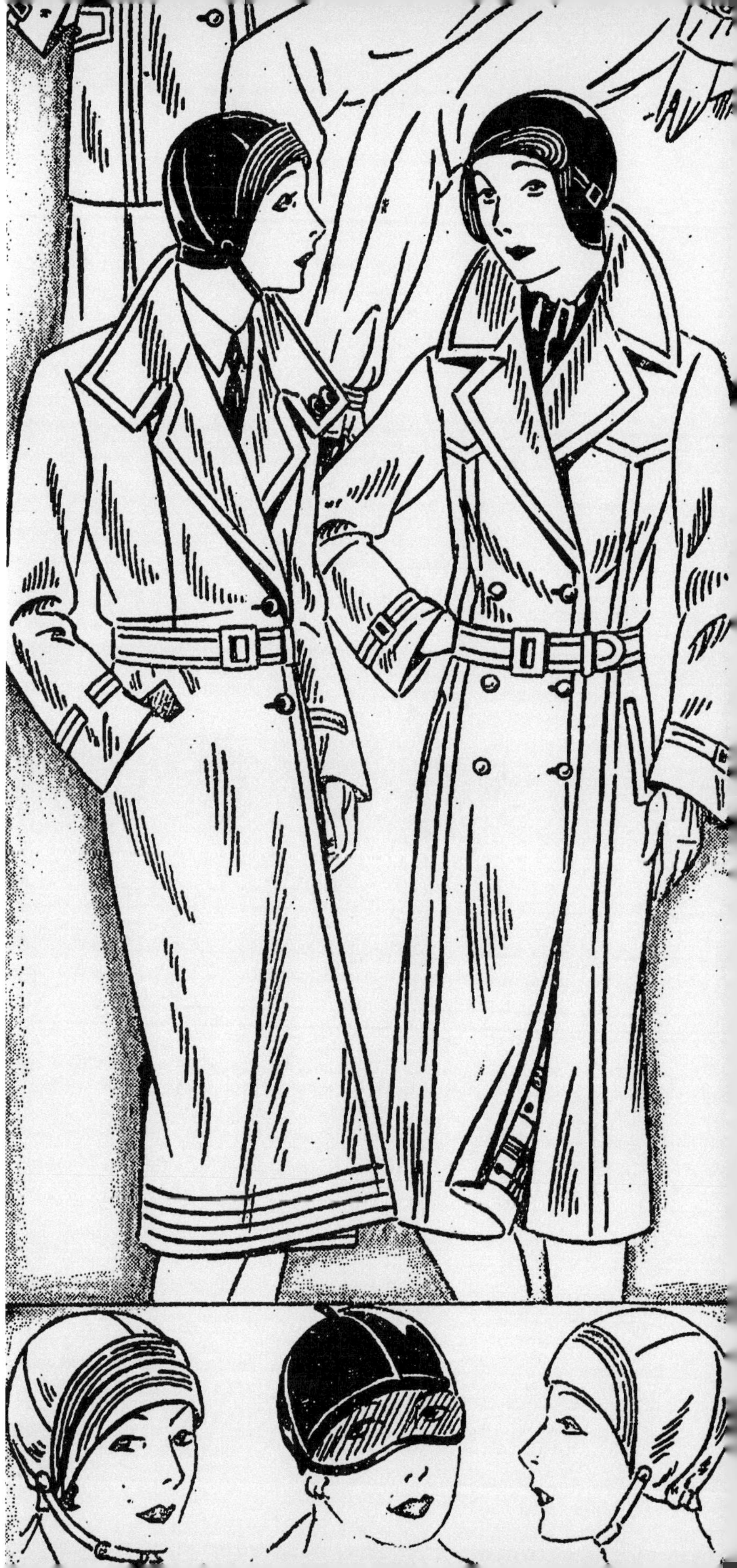

Das Chanel-Kostüm

Die Moderevolutionärin Coco Chanel hatte schon zu Beginn ihrer Karriere um 1915 ihr Faible für moderne Kostüme entdeckt. Die wadenlangen Röcke waren gerade geschnitten und dazu passend gab es untaillierte, lockere Jacken, die auf der Hüfte endeten. Um das Ensemble so bequem wie möglich zu machen, verwendete sie Baumwolltrikot, ein Stoff, der zu jener Zeit eigentlich für Unterbekleidung reserviert war. Das klassische Chanel-Kostüm, das zum Herzstück des typischen Chanel-Stils geworden ist, wurde allerdings erst 1954 kreiert, als die inzwischen einundsiebzigjährige Designerin nach 15 Jahren in ihr Atelier in der Pariser Rue Cambon zurückgekehrt war. Die damalige Mode zeigte sich immer noch stark von Christian Diors New Look beeinflusst, doch Chanel hielt – wie immer – ihre eigenen Vorstellungen dagegen. Statt enger Taille, betonten Brüsten und weit schwingenden Röcken propagierte sie ein schlichtes, aber dennoch elegantes Kostüm aus weichem melierten Tweed mit gerader, kragen- und reversloser Jacke und einem leicht ausgestellten, knielangen Rock. Aufgesetzte kleine Taschen, bordierte Kanten an der Jacke und goldfarbene Zierknöpfe machten den Look komplett. Dazu trug man die Chanel-Bluse mit dem charakteristischen Schleifen- oder Schlingkragen, ebenfalls unerlässlich waren Accessoires wie goldene Modeschmuck-Ketten, die auch als Gürtel fungierten. Obwohl von der Modepresse erst wenig enthusiastisch kommentiert, wurde das Chanel-Kostüm rasch zum Welterfolg – und ist es bis heute geblieben.

Das Kostüm

Das klassische Kostüm erscheint uns heute fast wie ein Markenzeichen des Ladylooks, seriöser als der Hosenanzug, eleganter und vor allem femininer. Und in der Tat ist das zweiteilige Ensemble aus Jacke und Rock, kombiniert mit einer edlen Bluse, für viele Frauen das Outfit der Wahl, wenn es um Tagesanlässe geht, seien sie nun geschäftlicher oder privater Natur. Im Kostüm kann man mit der Bank verhandeln, heiraten, zur Feier eines runden Geburtstags erscheinen oder einfach nur einkaufen gehen. Doch obwohl sie für einen perfekten Auftritt sorgen, sind Kostüme meist recht unproblematisch zu stylen: Ein passendes Oberteil findet sich in jedem Schrank, dann noch schnell ein paar Schuhe und eine Handtasche ausgesucht, und fertig ist die Lady-Uniform. So leicht haben es sonst nur die Männer, wenn sie sich morgens in ihren Businessanzug schwingen.

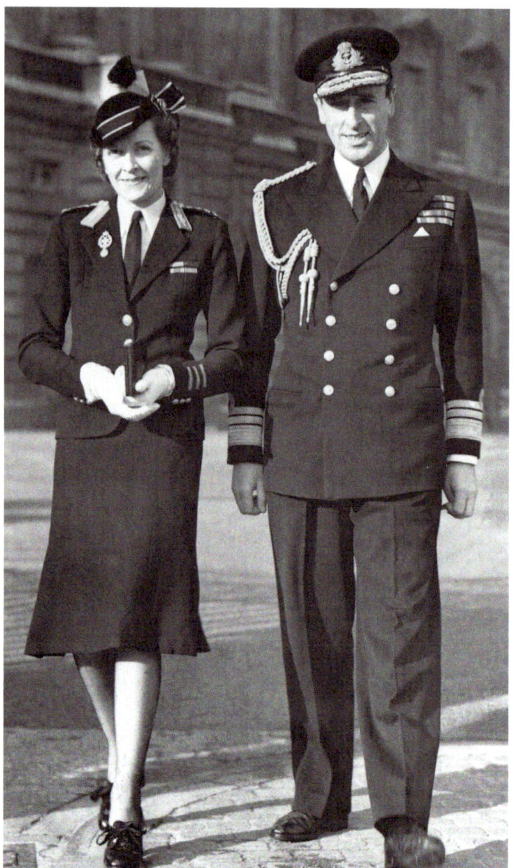

Lady Edwina Mountbatten in ihrem legendären Uniform-Kostüm der vierziger Jahre. Laut Modelegende wurde es in der Londoner Schneidermeile Savile Row genäht.

Der Dame als einfaches, unkompliziert zu tragendes, aber dennoch korrektes Kleidungskonzept in allen Lebenslagen zu dienen, war von Anfang an die Aufgabe des Kostüms. Und um die Forderung nach Schlichtheit zu erfüllen, machte der Schnitt der Jacke gerne Anleihen bei der schnörkellosen Herrenmode. Die ersten Kostüme, damals freilich noch mit langem Rock, kamen in der zweiten Hälfte des 19. Jahrhunderts auf. Es war die Zeit der frühen Emanzipationsbestrebungen. Frauen spielten langsam eine etwas aktivere Rolle in der Gesellschaft und manche trieben sogar Sport. Ein Oberteil im Sakko-Stil war da genau das Richtige, und auch bei den so genannten Reisekostümen setzten sich Jacken in Herrenfasson mit breiten Revers, derben Nähten und großen Knöpfen durch. Um 1913 gab es sogar Kostümjacken im Frackschnitt, die mit einem dicken Taillenknopf geschlossen wurden und hinten spitz ausliefen.

Weil sich diese »männlichen« Schnitte im Alltag so gut bewährten, begannen die Damen ab etwa 1900, sich ihre Outfits beim Herrenschneider nach Maß anfertigen zu lassen, und noch heute werden klassisch-strenge Kostüme oft als »Schneiderkostüme« bezeichnet. Solche ausgesprochen zeitlosen und damit modeunabhängigen »Tailor-mades« waren hervorragend verarbeitet und hielten ewig. Außerdem profitierten die Kundinnen von der in der Herrenschneiderei üblichen hohen Stoffqualität. Marlene Dietrich bestellte sich ihre Anzüge und Fräcke beim Wiener Traditionsschneider Knize, der ansonsten ihren Mann einkleidete. Und Lady Edwina Mountbatten ließ in den vierziger Jahren ihre gesamte Militärgarderobe, die sie als Regimentschefin brauchte, in der Londoner Savile Row, dem Mekka der englischen Herrenmaßschneiderei, machen.

Das Damenkostüm hat eigentlich eine sportliche Vergangenheit, deshalb kann es auch ruhig mal aus wollig-rustikalen Stoffen geschneidert werden.

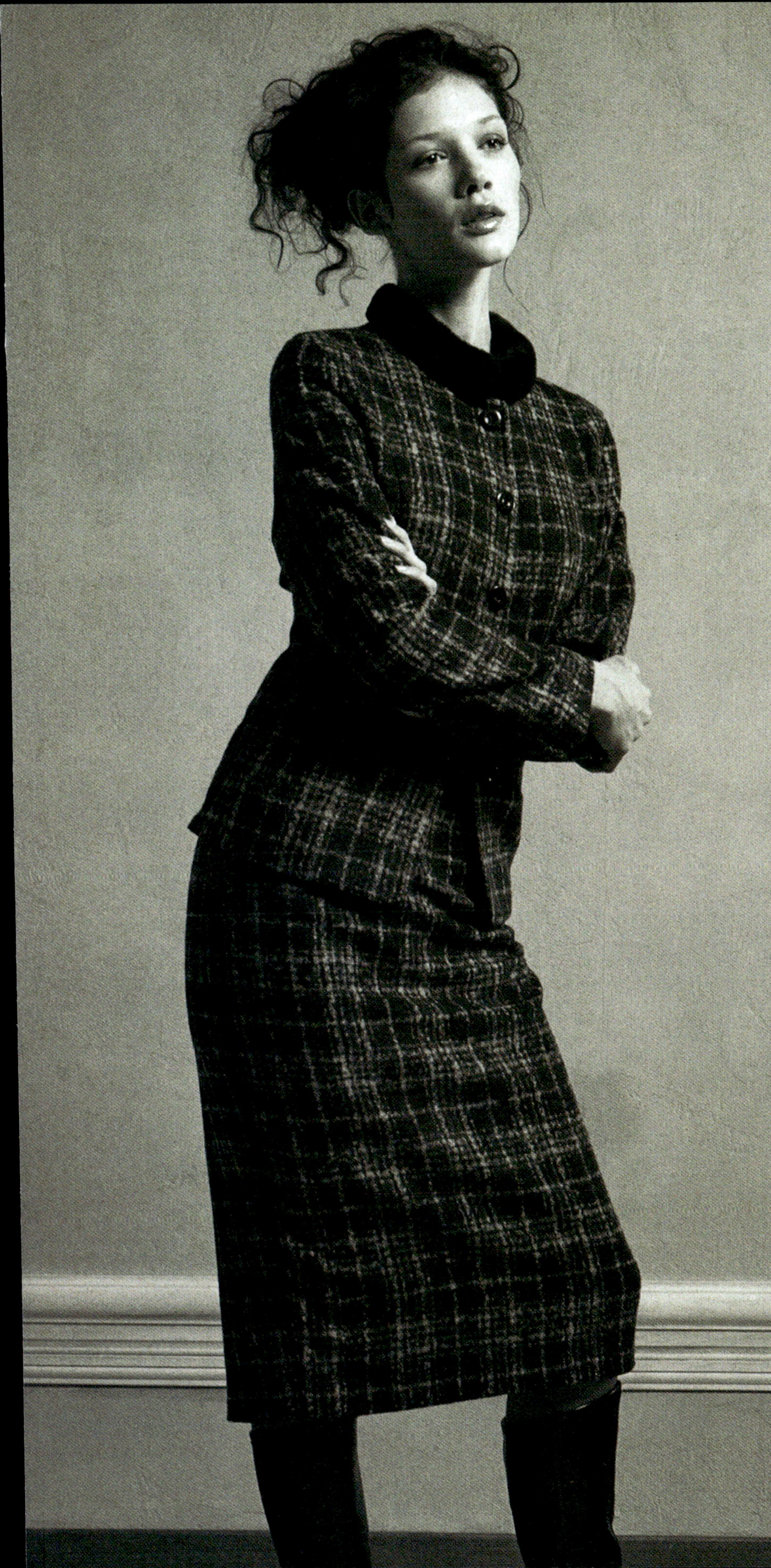

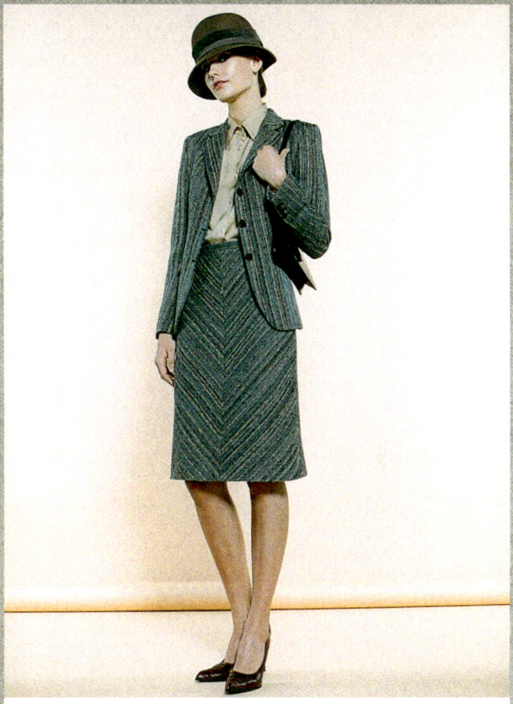

Ein perfekt geschnittenes klassisches Kostüm bleibt über viele Jahre hinweg schick und tragbar, deshalb lohnt sich die Investition in gutes Material und hochwertige Verarbeitung.

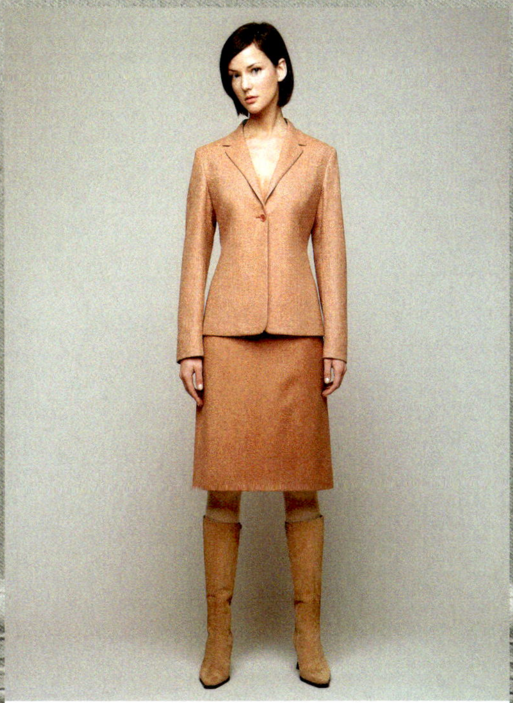

Belvest liefert ein Kostüm, das im klassischen Sinne gar keines ist, denn auf den zweiten Blick erkennt man, dass Jacke und Rock dieses Ensembles nicht aus dem gleichen Stoff gearbeitet sind.

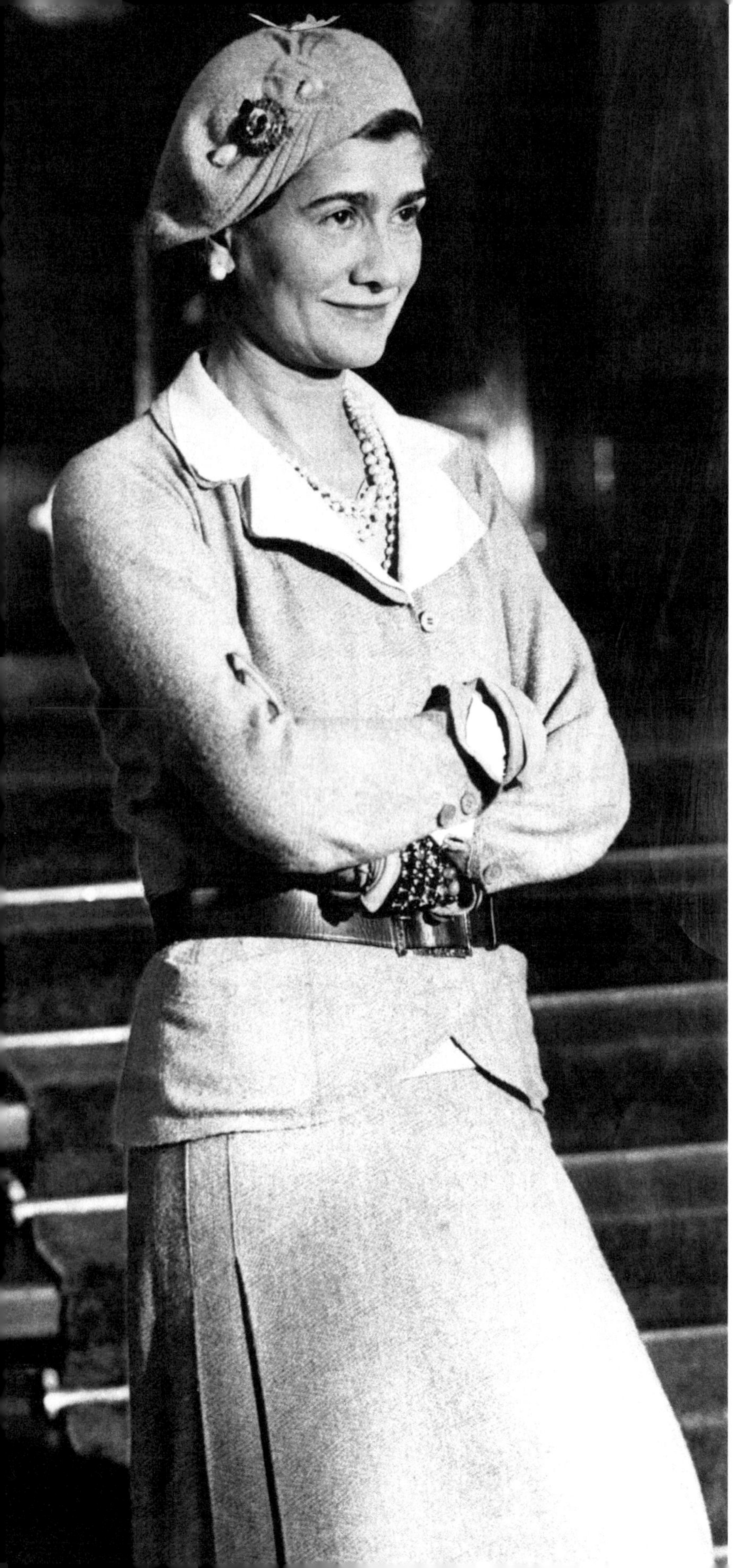

Chanel

Den Beitrag Coco Chanels zu dem, was wir heute als klassische Damenmode bezeichnen, kann man gar nicht hoch genug veranschlagen, so stark und nachhaltig hat die französische Modeschöpferin das Bild der modernen Frau und ihrer Kleidung geprägt. Coco Chanel (eigentlich Gabrielle Chanel) wurde am 19. August 1883 in Saumur an der Loire geboren. Kurz nach der Jahrhundertwende begann das Mädchen aus einfachen Verhältnissen eine Lehre als Verkäuferin in einem Laden für Aussteuer und Babywäsche, fand jedoch bald finanzkräftige Gönner, die ihr auch den Weg in die Gesellschaft ebneten. 1909 machte sie sich, unterstützt durch ihren Freund Arthur Capel, als Modistin mit einem kleinen Hutatelier in Paris selbstständig – mit soviel Erfolg, dass sie ein Jahr später in die Rue Cambon Nr. 21 umzog. Ab 1913 fertigte sie auch Oberbekleidung, Modehäuser in Deauville und Biarritz, den Lieblingsresorts der mondänen Welt, wurden eröffnet. 1919 beschloss Coco Chanel, sich ganz auf die Haute Couture zu verlegen und gründete einen Salon in der Nr. 31. Seither beherbergen die neuen Räume in der Rue Cambon, nur ein paar Schritte entfernt vom diskreten Hintereingang des Hotel Ritz, das Chanel-Imperium.

Die Modevorgaben, die Chanel in ihrer Jugend kennen gelernt hatte, waren die der Belle Époque, also die Turnüren, Volants, Krinolinen, Rüschen, Korsetts und Riesenhüte, die die Frauen schon aus praktischen Gründen zum Stillsitzen zwangen und deshalb kaum dazu geeignet waren, ihre über die Jahrhunderte hinweg antrainierte Passivität zu durchbrechen. Die Kleidung, die der frisch gebackenen Atelierinhaberin vorschwebte, sollte jedoch ganz andere Qualitäten besitzen. Allem voran mussten ihre Outfits der Trägerin zu Diensten sein und nicht umgekehrt, ein geradezu rebellischer Gedanke, der die persönlichen Bedürfnisse der Frau, ihren Spaß am aktiven Leben und ihre Unabhängigkeit zum ersten Mal konsequent in den Mittelpunkt

Coco Chanel trug selbst stets jenen Stil, den sie ihren Kundinnen empfahl. Am liebsten zeigte sie sich in weichen Jerseykostümen, natürlich mit jeder Menge (Mode-)Schmuck.

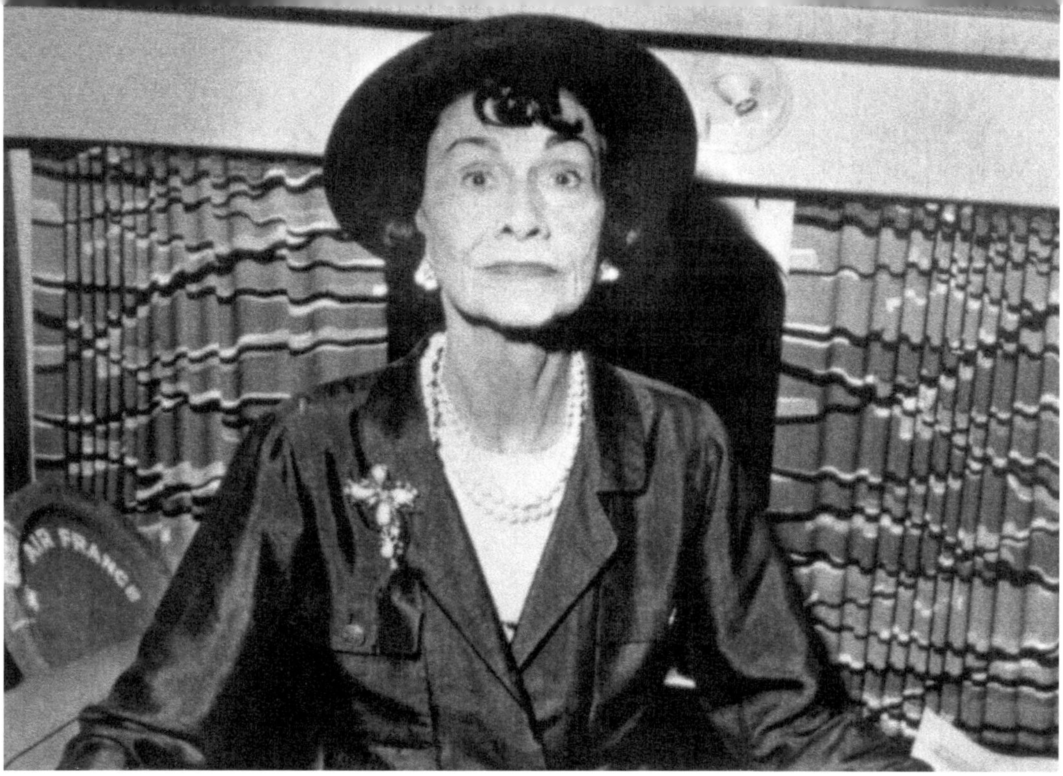

der Design-Überlegungen stellte. Von jetzt an wurde Mode auch nach dem Nützlichkeitsaspekt und der Tragbarkeit beurteilt. Zwar hat Chanel die Damen nicht aus dem Korsett befreit – dieses Verdienst gebührt, wenn überhaupt einem Couturier, Paul Poiret –, aber der perfekte Sitz, die Schlichtheit, die hervorragende Verarbeitung und das weiche, anschmiegsame Material ihrer Entwürfe sorgten für Bewegungsfreiheit, Zuverlässigkeit und Komfort, ganz egal, was ihre Kundinnen darin taten. Chanel reduzierte Kleidung radikal auf das Wesentliche – heute würden wir sie als strenge Puristin bezeichnen – und Jean Cocteau, der wie zahlreiche andere bedeutende Künstler und Intellektuelle zu ihrem Freundeskreis zählte, beschrieb ihre Mode sehr treffend als »Aufstand gegen den Firlefanz«. In ihren Kollektionen fanden sich einfache Pullover, schnörkellose Faltenröcke, gerade geschnittene Hemdblusenkleider und sportliche Kostüme aus Jersey- oder Tweedstoffen, die für die damalige Zeit zwar außerordentlich schlicht wirkten, aber dennoch einen unwiderstehlichen Charme ausstrahlten. Chanel machte stilistische Anleihen bei der Herrenmode, entwarf aber auch luxuriös-elegante Abendroben. Sie erhob den Modeschmuck, gern auch kombiniert mit echten Preziosen, in den Stand der Salonfähigkeit, und man sah die Chefin, die sich bis zu ihrem Tod im Jahre 1971 mit »Mademoiselle« anreden ließ, selten ohne ihre üppigen Perlenketten.

Inzwischen ist Chanel, nicht zuletzt dank Karl Lagerfelds kongenialem Wirken ab 1983, eines der renommiertesten Luxuslabels der Welt. Die Couture-Kreationen der Gründerin waren teuer, und auch heute bewegen sich die Produkte des Hauses im hochpreisigen Segment. Trotzdem hat der Chanel-Stil dazu beigetragen, die Idee der Damenmode aus dem elitären Elfenbeinturm heraus und auf den Boden der Lebenswirklichkeit zu holen. Die hellsichtige Designerin propagierte eine simple Linie, die fast allen Frauen stand. Sie verarbeitete unkomplizierte Materialien wie Tweed, Baumwolljersey, Wirkwaren und Kunstseide. Die Teile waren untereinander kombinierbar. Modeschmuck fungierte als preiswerte Ergänzung des Looks. Und Accessoires wie etwa Seidenblumen wurden nicht fest aufgenäht, sondern ließen sich anstecken, damit man sie zu unterschiedlichen Outfits tragen konnte. Allerdings ging es Coco Chanel nicht nur darum, »Firlefanz« zu vermeiden, sondern auch um die Schaffung einer zeitlosen Garderobe, die wegen ihrer schlichten Funktionalität in dieser Saison, in der nächsten und noch in einigen Jahren Bestand haben sollte. Diesem Anspruch fühlt man sich bei Chanel immer noch verpflichtet – und nach wie vor ist ein Chanel-Klassiker eine Investition, die sich lohnt. Ob Kostüm, Schuhe, Handtasche oder kleines Accessoire: Die Sachen sind einfach perfekt und halten sich erfahrungsgemäß sehr lange in der Top-Ten eines jeden Kleiderschranks.

Coco Chanel blieb dem von ihr geschaffenen Modekonzept auch in ihren späteren Lebensjahren treu. Sie bewies damit eindrucksvoll, dass Stil und Eleganz keine Frage des Alters sind.

Röcke

Who's Who der Röcke

Bahnenrock
Eine Ende des 19. Jahrhunderts entwickelte Fertigungstechnik, bei der einzelne, konisch geschnittene Stoffbahnen zusammengenäht werden, so dass der Rock an den Hüften flach anliegt. In gerader oder ausgestellter Form.

Ballonrock
In den fünfziger Jahren von Hubert de Givenchy kreierter Rock, dessen Saum eingehalten war und bei dem ein bauschiger Petticoat für Volumen sorgte.

Faltenrock
Bequemer Rock mit eingenähten oder gebügelten Falten, die oft schon am Bündchen beginnen.

Glockenrock
Stark ausgestellter Bahnenrock, weit und locker schwingend, meist knie- bis wadenlang.

Minirock
Oberschenkelkurzer oder noch kürzerer (Micro-Mini) Rock im Stil der von Mary Quant in den Sechzigern lancierten Minimode.

Wickelrock
Ungenähter Rock, der durch Bänder oder Spangen zusammengehalten wird. In der Strandmode auch Pareo genannt.

Der Rock ist eigentlich ein simples, unspektakuläres Kleidungsstück: etwas Stoff, zusammengenäht, in der Taille gehalten, von unterschiedlicher Länge, leicht herzustellen, ohne komplizierte schneiderische Kunstgriffe. Trotzdem war dieser Teil der weiblichen Oberbekleidung immer auch ein Spiegel der allerneusten Trends.

Im 20. Jahrhundert mit seinen rasch wechselnden Moden hat der Rock eine geradezu dramatische Entwicklung durchgemacht. Als eigenständiges Element, das nicht fest mit einem Oberteil zu einem Kleid verbunden war, wurde er ab etwa 1820/30 getragen, komplettiert durch eine Bluse oder eine enge taillierte Jacke. Doch erst gegen 1880, als das Kostüm immer mehr an Bedeutung gewann, konnte sich der separate Rock richtig behaupten. Gegen 1900 kam eine schlankere Rocklinie in Mode, opulente Unterröcke, die für Volumen sorgten, traten in den Hintergrund. 1910 lancierte Paul Poiret seinen so genannten Humpelrock, der am Saum so eng war, dass die Frauen sich in Trippelschritten vorwärts bewegen mussten. Damit man nicht versehentlich doch einen zu großen Schritt machte und den Rock damit zerriß, gab es spezielle Fußfesseln, die die Waden miteinander verbanden. Diese Mode stieß jedoch nicht auf ungeteilte Begeisterung und viele Ladys favorisierten eher die zukunftsträchtigeren und wesentlich bequemeren Entwürfe von Coco Chanel oder Jeanne Lanvin. Nach dem Ersten Weltkrieg rutschten die Säume von Knöchelhöhe immer weiter nach oben und erreichten in den zwanziger Jahren erstmals das Knie. Gerade geschnittene Modelle und gelegentlich Faltenröcke bestimmten das Bild bis Ende der vierziger Jahre. Mit dem wirtschaftlichen Aufschwung der Fünfziger entstand eine ganz neue Silhouette mit enger Taille und weit schwingenden, wadenlangen Röcken, für die geradezu verschwenderische Stoffmengen benötigt wurden. Doch auch die schmalen Modelle hielten sich weiterhin in der Gunst der Damen, zumal sie durch die an der Rückseite nicht bis unten geschlossene Naht, den »Diorschlitz«, komfortabel zu tragen waren, aber dennoch erotisch wirkten. Die Swinging Sixties standen ganz im Zeichen des ab 1959/60 von Mary Quant propagierten oberschenkelkurzen Minirocks. Der Anfang der Siebziger aufkommenden Midimode mit ihrer kniebedeckenden Saumlinie war zunächst kein großer Erfolg beschieden, genauso wenig wie dem waden- bis knöchellangen Maxilook, denn die Frauen wollten weiterhin ihren heißgeliebten Mini anziehen. Auch in der Businessgarderobe der Achtziger spielte der Rock, kurz bis knielang und meist hauteng, eine große Rolle, wenn auch meist als Teil des breitschulterigen Kostüms. Seit den auf Individualität bedachten Neunzigern nimmt man es mit der »richtigen« modischen Rocklänge nicht mehr so genau, was für viele Frauen von Vorteil ist, denn so kann sich jede die Zentimeterzahl heraussuchen, die am besten zu ihr passt. Wer sehenswerte Beine hat, ist mit einem Mini zweifellos gut bedient, für alle anderen eignen sich knie- bis überknielange Schnitte. Wichtig ist, dass die Rocklänge zur Gesamtproportion der Figur passt und auch mit den Längen der anderen Kleidungsstücke innerhalb des Outfits harmoniert.

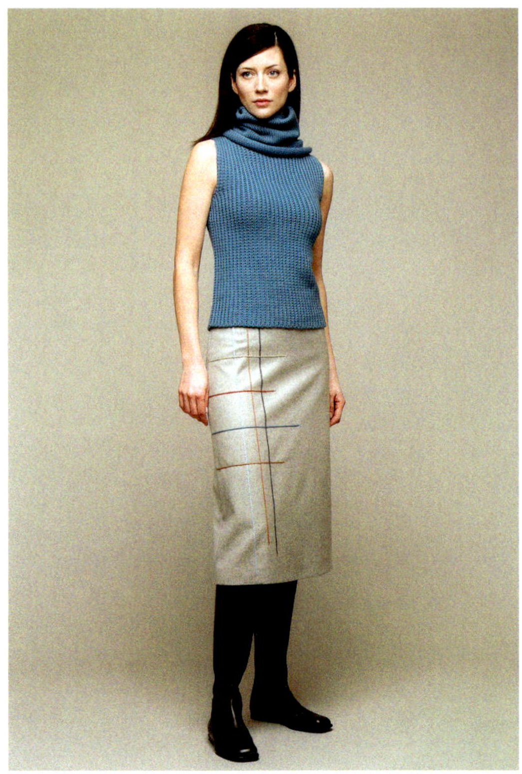

Überknielange, schmale Röcke (hier ein Modell von Belvest) lassen sich gut mit Stiefeln tragen. Der ärmellose Rollkragenpullover betont die schlanke Silhouette zusätzlich.

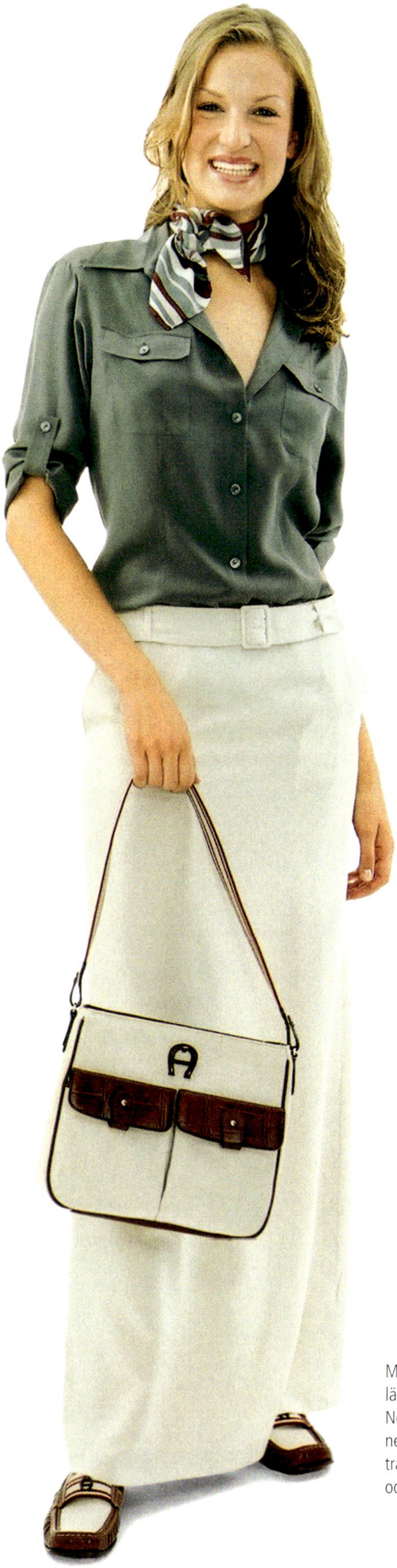

Maxi oder Mini? Rocklängen existieren seit den Neunzigern friedlich nebeneinander, die Lady trägt, was ihr gefällt – oder am besten steht.

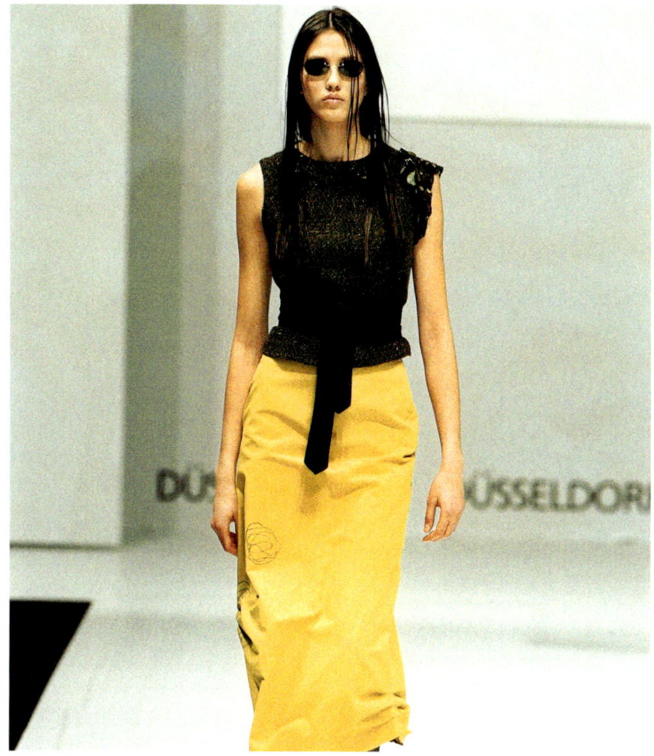

Es muss nicht immer Mini sein, auch wadenlange Röcke, die kaum Bein zeigen, wirken sehr sexy, wenn sie im Hüftbereich schön körpernah gearbeitet sind (Modell: Trastornados).

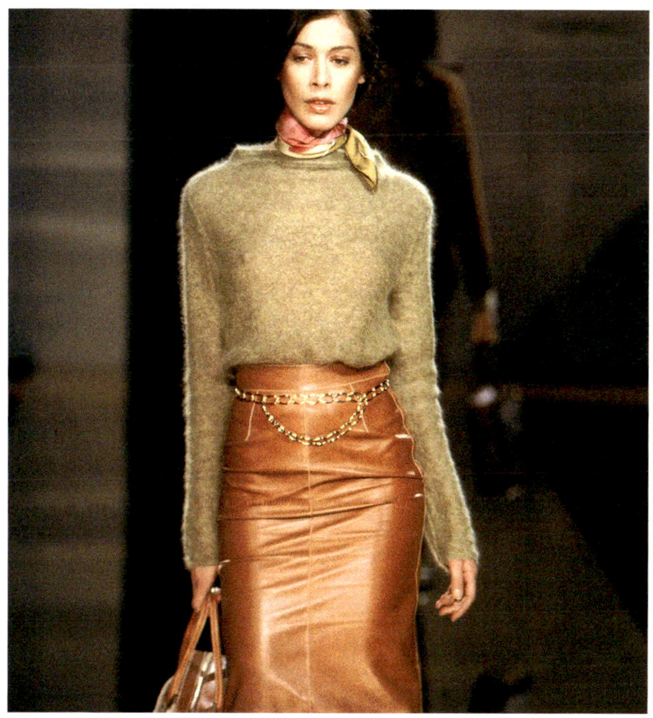

Der Lederrock (hier ein Modell von Aigner) hat zu Beginn des 3. Jahrtausends ein furioses Comeback erlebt, nachdem er zuletzt in den Siebzigern und frühen Achtzigern in Mode war.

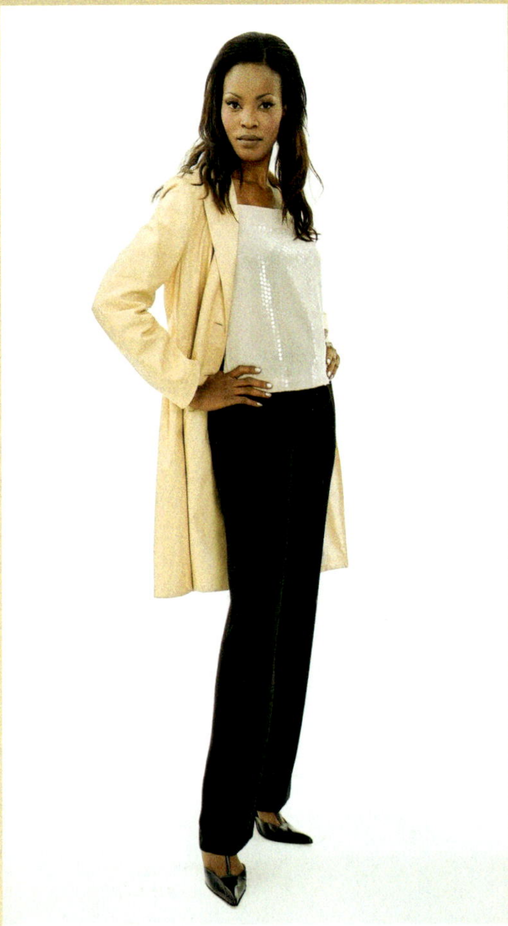

Hosen sind heute als Alternative zum Rock vollkommen akzeptiert und gelten in (fast) allen Situationen als genauso korrekt und angemessen. Wer nicht gern Bein zeigt, muss es auch nicht tun.

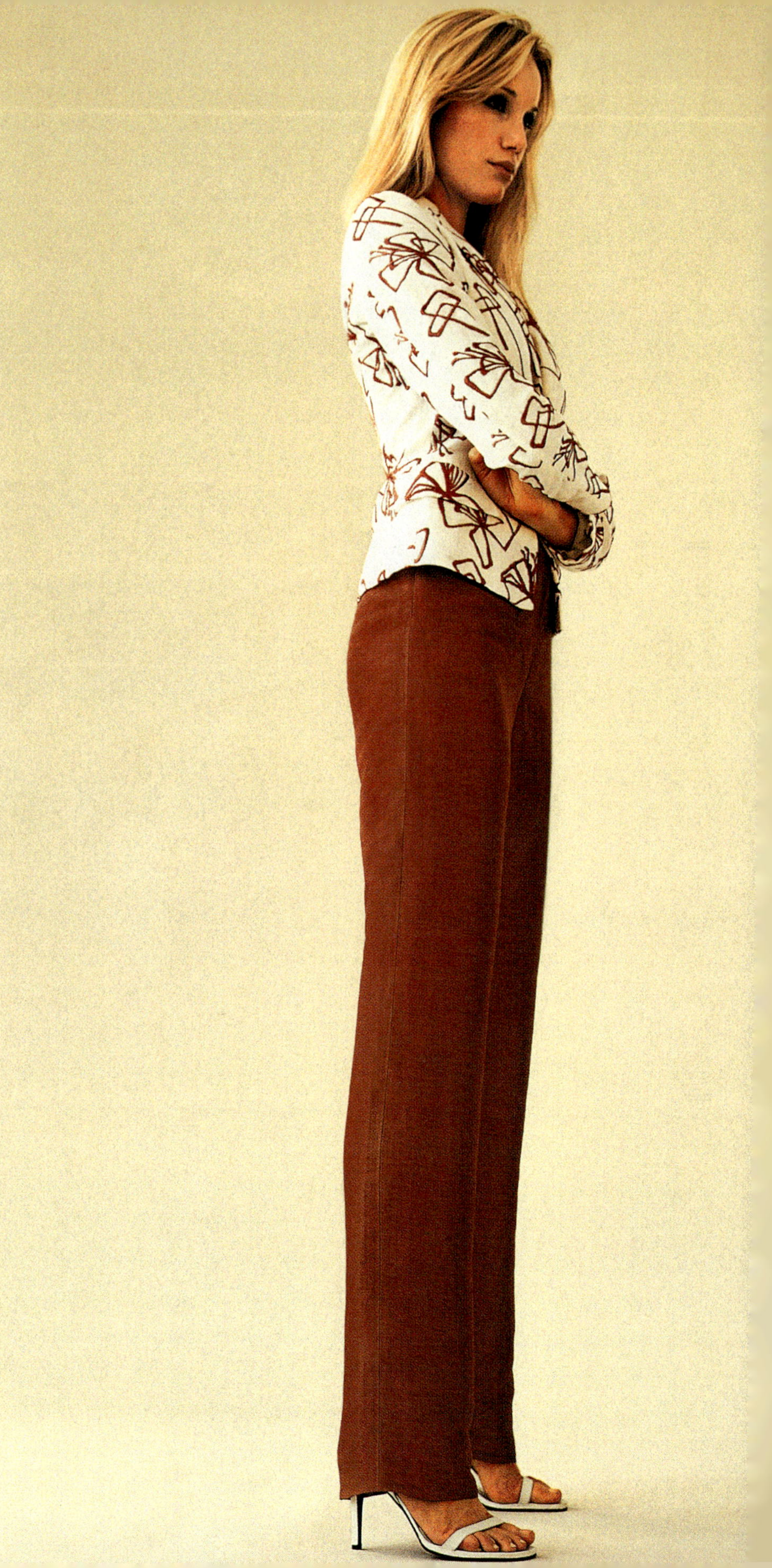

Hosen

Hosen für die Dame? Obwohl wir die praktischen Beinkleider heute für absolut selbstverständlich halten, existiert diese Option noch gar nicht so lange. Ihre ersten vorsichtigen Gehversuche machte die weibliche Hose im Sportbereich, denn – männliches Privileg hin oder her – dass weite Röcke bei Aktivitäten wie Fahrradfahren und Reiten alles andere als sinnvoll und bisweilen sogar gefährlich waren, sahen sogar die Herren der Schöpfung ein. Und so wurden Hosenröcke oder Rockhosen vor allem unter dem Sicherheitsaspekt verkauft. In England nannte man solche Reitkleidung auch »safety-habit«. In der Zeit zwischen 1911 und 1914 experimentierte die Mode immer wieder mit der Idee der Hose. Pariser Haute-Couture-Häuser wie Drecoll und Paquin entwarfen knöchellange Hosenröcke, und auch Paul Poiret, der 1910 mit seinem an der Grenze des Tragbaren rangierenden Humpelrock keine großen Erfolge feiern konnte, stellte im darauf folgenden Jahr Hosenanzüge und sogar Overalls vor. Diese Modelle waren zwar allesamt äußerst funktional und bequem, hatten aber dennoch nur Vorschlagscharakter – die Hose galt immer noch als Machtsymbol der Männer. Kein Wunder, dass die emanzipierten Garçonnes in den zwanziger Jahren für Furore sorgten, wo immer sie in ihren langen Hosen auftauchten. Auch in den Dreißigern musste man schon Marlene Dietrich heißen und eine unantastbare lebende Legende sein, um ungestraft einen androgynen Look pflegen zu dürfen. Die Dietrich sah in ihren weiten, taillenbetonenden Bundfaltenhosen mit Aufschlag, die dem klassischen Herrenschnitt nachempfunden waren, umwerfend gut aus – doch bevor alle Frauen die später nach ihr benannte Marlenehose als gesellschaftlich akzeptiertes Tagesoutfit tragen konnten, sollte noch einige Zeit vergehen. Zunächst einmal blieben Hosen, wenn sie schon nicht mehr gänzlich zu vermeiden waren, strikt auf die Sport-, Strand- und private Hausmode beschränkt.

Dass Damenhosen auch im beruflichen und offiziellen Umfeld bestehen konnten, zeigte sich im Zweiten Weltkrieg, als viele Frauen die langen Beinkleider als Teil ihrer Uniform tragen mussten. Doch kaum war der Krieg zu Ende und die Trümmer weggeräumt, wanderten die Hosen zurück in den Schrank und wurden bestenfalls in der Freizeit wieder herausgeholt. Die wenigen berufstätigen Frauen der fünfziger Jahre wären kaum auf die Idee gekommen, Hosen ins Büro anzuziehen. In der Businessmode begannen sich Hosen erst Mitte der sechziger Jahre (und auch dann noch recht zögerlich) durchzusetzen, denn wo die Alternative Minirock geheißen hätte, sahen die Vorgesetzten in einer langen Hose vermutlich das geringere moralische Übel.

Auch heute noch sind Hosen in einigen extrem konservativen Branchen nicht immer gern gesehen, und wenn, dann möglichst nur als klassische Bundfaltenhose, die auf keinen Fall zu eng sein sollte, oder als Teil eines kompletten Hosenanzugs. In anderen Berufszweigen, in denen es lockerer zugeht, können fast alle Hosentypen getragen werden, die sonst auch in der Freizeit oder bei privaten Tagesanlässen beliebt sind, außer vielleicht Bermudas oder Jeans. Aber das kommt ganz auf die Branche und den innerbetrieblichen Dresscode an.

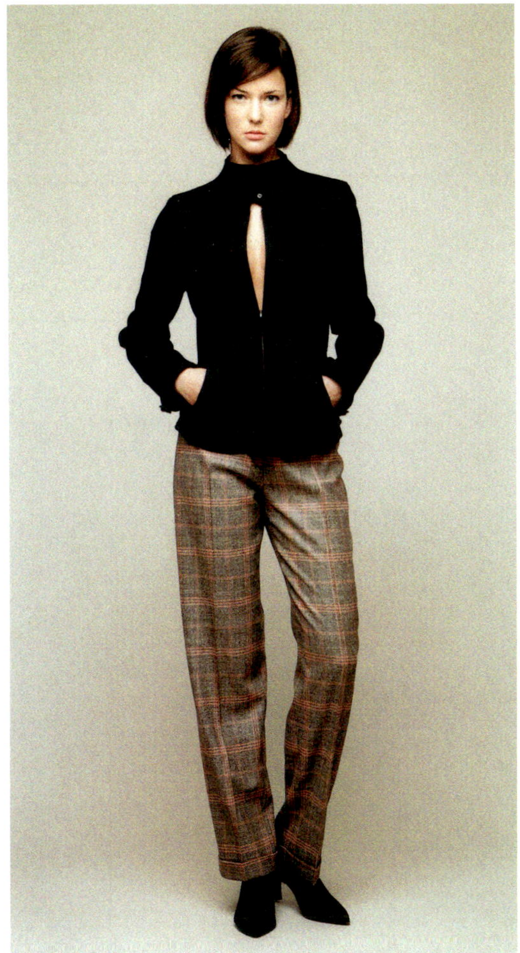

Umschläge passen am besten zu geraden, sportlichen Hosen. Hier ist die Beinlänge etwas kürzer gehalten, damit auch flache Schuhe dazu tragbar sind.

Linke Seite:
Wie die Rocklänge ist auch die Hosenlänge den wechselnden Moden unterworfen. Ein nicht zu kurzer, gerader Schnitt mit Highheels sieht jedoch immer elegant aus.

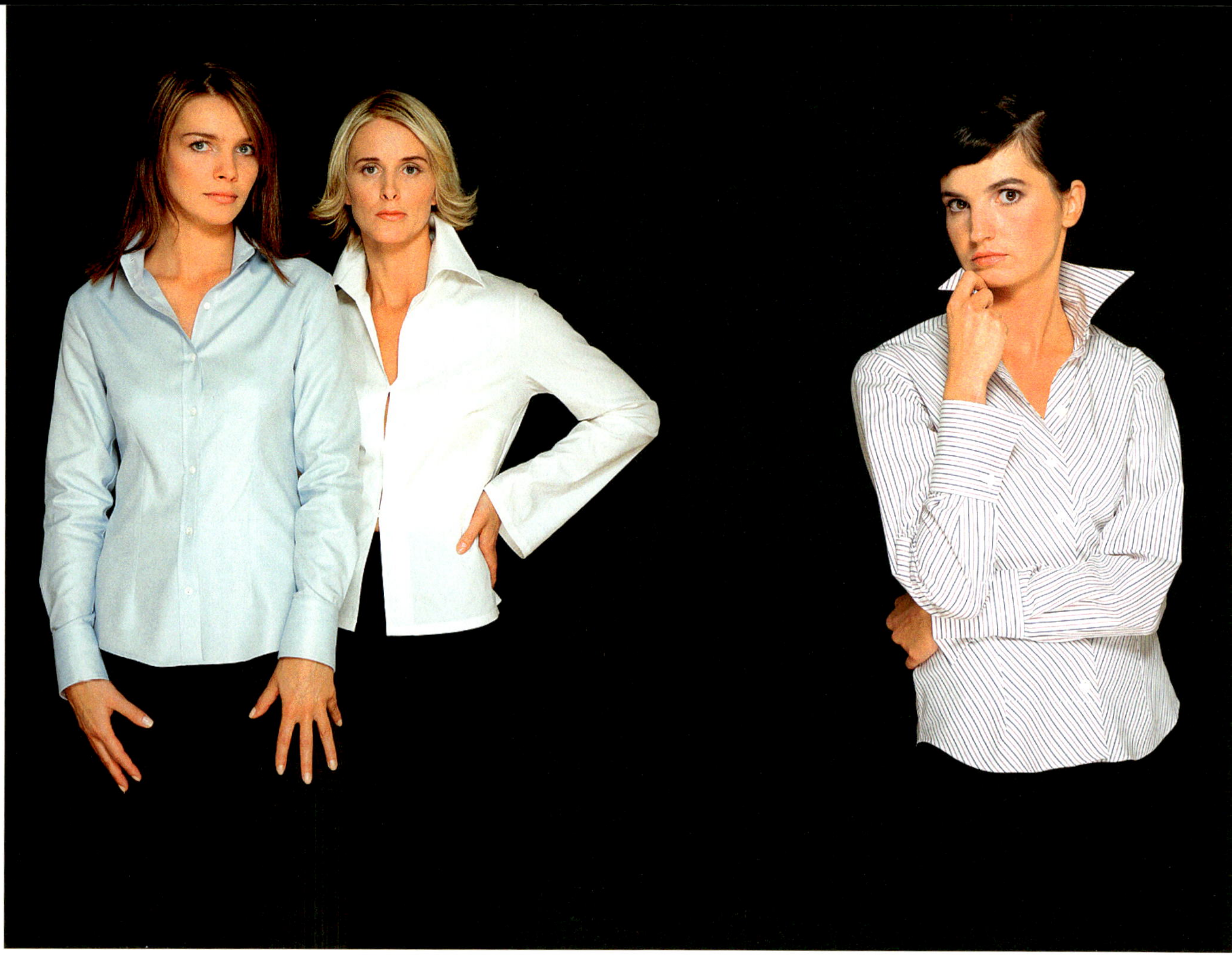

Blusen und Hemden

Hemden oder Blusen von Emanuel Berg bedürfen keiner zusätzlichen Accessoires, sie wirken durch Schnitt, Stoff und ausgefallene Details.

Duftige Seidenblusen und schmale, gerade Hemden aus feinster Baumwolle sind die idealen Begleiter sowohl einer klassisch-eleganten als auch einer sportlich-modischen Garderobe. Ob uni, gestreift, gepunktet oder kariert, ob eher aufwändig oder ganz schnörkellos gearbeitet, ob durchgeknöpft oder als Schlupfbluse, die leichten Oberteile bringen immer einen Touch von »ordentlich angezogen« in das Outfit. Und sie sind wunderbar vielseitig, denn man kann sie solo oder unter einem Blazer, Pullover oder Cardigan tragen.

Die Bluse kam um 1820 auf, als sich neben den durchgehenden Kleidern auch getrennte Röcke und Oberteile zu etablieren begannen. Diese frühen Modelle waren körpernah geschnitten und darunter trug man das Korsett. Doch schon gegen 1880 nahmen Blusen den Platz ein, den sie noch heute innehaben: Sie wurden zum Standardbegleiter des Kostüms, dem Favorit aktiver, berufstätiger Frauen von Anfang an. Bis in die zwanziger Jahre hinein unterschieden sich Damenblusen deutlich von Herrenhemden, denn sie waren aufwändiger und femininer mit Rüschen, Fältelungen und weiten Ärmeln gearbeitet. Erst nach dem Ersten Weltkrieg übernahm man die »männlichen« Elemente der Herrenhemden wie den so genannten spitzen Bubikragen, die Manschette, die aufgesetzte Brusttasche, die Knopfleiste – und nannte das Ergebnis »Hemdbluse«. Heute verwenden wir den Begriff Bluse vor allem für feine, seidige, festlich-feminine Modelle.

Eine kleine, aber sorgfältig zusammengestellte Blusen- und Hemdenauswahl im Schrank ist viel wert, denn sie hilft dabei, die Grundelemente der Business- und Tagesgarderobe, also Kostüme, Röcke, Hosen, Jacken und Anzüge, immer wieder neu zu kombinieren. Der Fundus sollte mindestens ein weißes Exemplar enthalten, außerdem ein schwarzes und ein hellblaues. Alles weitere hängt von den Farben ab, die Sie ansonsten bevorzugen. Wer gerne herbstlich-erdige Töne trägt, kann die verschiedensten Braun-, Rot-, Grün-, Orange- und Gelbnuancen dazu anziehen und braucht folglich eine andere Auswahl als jemand, der sich grundsätzlich in Schwarz, Weiß und Rot kleidet. Je einfacher das Oberteil in Farbe und Schnitt gehalten ist, desto vielseitiger wird es sich einsetzen lassen. Selbst die unscheinbarsten Muster, die im Laden völlig harmlos aussehen, erweisen sich oft als wenig teamfähig und tendieren dazu, ein kompliziertes modisches Eigenleben zu entwickeln.

Hemden sind Gebrauchskleidung und sollten auch so behandelt werden. Weil man sie direkt auf der Haut oder doch nah am Körper trägt, sind sie nach jedem Einsatz ein Fall für die Wäsche. Das gilt auch für zarte Seidenblusen, die leider einen Großteil ihrer Existenz in den Warteschleifen des Reinigungsbetriebs an der Ecke verbringen. Baumwollhemden kann man dagegen selbst waschen und bügeln, und erfahrungsgemäß hat man ein paar Jahre Freude an ihnen – wenn die Qualität stimmt. Gute Hemden dürfen am Anfang ein wenig schrumpfen, doch dieser Prozess sollte nach der dritten Wäsche abgeschlossen sein. Der Stoff muss sich leicht bügeln lassen und unter dem Eisen schön glatt werden, sonst ist Frust vorprogrammiert. Je edler das Hemd, desto feiner, aber dennoch haltbar, die Nähte. Knöpfe aus Perlmutt sehen schöner aus als Plastikimitate. Viele Ladys schwören auf schicke Freizeithemden mit Buttondownkragen, zum Beispiel von Polo Ralph Lauren. Andere bevorzugen neutrale Oberteile aus der traditionsreichen Londoner Jermyn Street oder vom Pariser Edelhemdenmacher Charvet. Viele Firmen, die ursprünglich auf beste Herrenhemden spezialisiert waren, bieten inzwischen auch hervorragende Modelle für Damen an, die allesamt exzellent verarbeitet sind. Wer möchte, kann auch Maßbestellungen in Auftrag geben. Beim ersten Auftrag sollte ein Anprobe allerdings selbstverständlich sein.

Die weiße Bluse

Die weiße Bluse ist ein Klassiker der besonderen Art. Ähnlich unverzichtbar wie der schwarze Rollkragenpullover und der dunkelblaue Blazer funktioniert die weiße Bluse in den unterschiedlichsten stilistischen Welten. Sie ist wie ein weißes Blatt Papier, auf das man seine persönlichen Fashion-Statements schreiben kann. Die konservativ-elegante Dame wird sie zum wadenlangen Blackwatch-Rock tragen, die junge Lady vielleicht eher zum Burberry-Mini oder zur Jeans, doch in keinem Fall wird die weiße Bluse ihre edle, schicke, cleane Wirkung verfehlen. Wie kaum ein anderes Kleidungsstück ist eine weiße Bluse »markenneutral«, das Label oder Etikett am Kragen interessiert eigentlich nicht. Ob als teure Maßarbeit vom Luxushemdenmacher, als trendige Designerversion oder als No-Name-Produkt aus dem Kaufhaus spielt kaum eine Rolle – eine weiße Bluse ist eine weiße Bluse. Das einzige verbindende Element ist die Farbe, alle Details sind offen: Knopfmanschette oder Klappmanschette, Stehkragen, Schleifenkragen oder eine dem Herrenhemd entlehnte Kragenform, mit verspielten Rüschen, mit Knopfleiste oder glatter Front, aus Seide oder aus Baumwolle. Doch ganz egal für welche Variante man sich entscheidet, das weiße Allroundtalent sorgt immer für eine frische, zeitlose Note. Früher war feine weiße Wäsche ein Erkennungszeichen der höheren Stände, völlig ungeeignet für jede Art von Arbeit. Vielleicht hat sich die weiße Bluse daher einen gewissen aristokratischen Charme bewahrt. Heute besitzt jeder eine Waschmaschine und so darf die ehemalige Tracht der Müßiggänger, als perfekte Ergänzung zum Businessanzug, auch mit ins Büro. Aber nicht nur dorthin. Kombiniert mit einem engen knielangen Rock, Pumps und einem Hermès-Tuch wird daraus ein korrekter, aber nicht spießiger Look, zusammen mit Jeans oder Khakihose, bequemen Loafern und einem lässig um die Schultern gelegten Pullover ist die weiße Bluse sogar freizeittauglich.

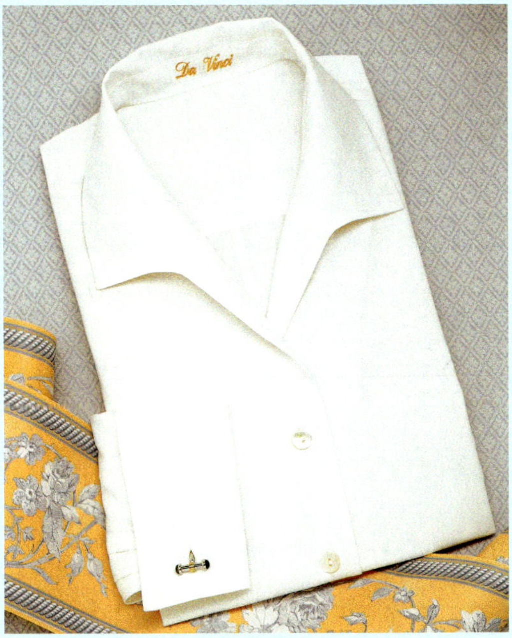

Eine feminine Bluse oder ein klassisches Hemd in Weiß gehört zu den unverzichtbaren Basics. Wichtig: ein schmeichelnder Kragen.

Finest Swiss Cotton: Vom Entwurf zum edlen Stoff

Und was gibt's noch außer Baumwolle?

Leinen

Von durchsichtig bis richtig schwer, Leinen gibt es für alle Lebenslagen. Im Sommer sind leichte Qualitäten wahrhaft cool. Aber Vorsicht: Leinenhemden und -blusen knittern stark.

Seide

Für viele der ultimative Luxus! Gute Seidenblusen sind übrigens nicht bunt und flatterig, sondern erinnern eher an feinste Baumwoll-Modelle.

Wolle

Ist das nicht sehr kratzig? Nicht unbedingt, feine Qualitäten sind seidenweich. Warm ist ein Wollhemd aber auf jeden Fall und rustikal dazu. Deshalb vor allem ein Favorit für den Freizeitlook.

Baumwolle mit Wolle

Ein echter Winterklassiker, im Karomuster sehr beliebt für den englischen Countrylook. Wer allerdings empfindlich auf Wollfasern reagiert, bekommt meist auch von der Mischung Juckreiz.

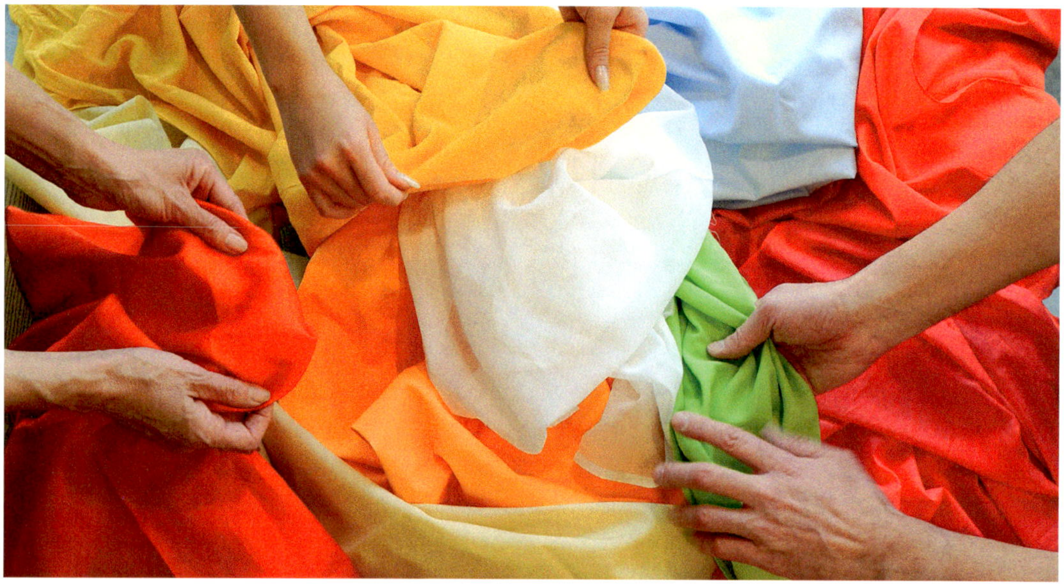

Der Textilgestalter bestimmt das Design, der Weber setzt den Entwurf um, der Veredler ist verantwortlich für den Griff der Ware. Bei dieser wichtigen letzten Station entscheidet trotz Hightech immer noch der Tastsinn: Fühlt sich der Stoff gut an?

Das schöne Schweizer Städtchen Appenzell ist bekannt für seinen schmackhaften Käse, und auch ein würziger Alpenbitter, ideal als Digestif nach einem gehaltvollen Fondue, wird dort abgefüllt. Beides gute Gründe, einen Ausflug in die Schweiz zu unternehmen – die Designer der bedeutendsten internationalen Modelabels und Blusenschneidereien zieht es jedoch aus einem ganz anderen Grund in den beschaulichen Ort. Sie sind auf der Suche nach dem Finest Swiss Cotton der Edelweberei Alumo, die mitten in der Stadt einige der besten Baumwollstoffe der Welt webt. Eingeweihte überrascht dieser etwas abgelegene Standort nicht, denn die Schweiz gilt seit dem 19. Jahrhundert als die renommierteste Provenienz für feinste Batiste, Voiles und Popelines. Wie dort Stoffe entworfen werden, erfahren wir in Alumos Designatelier.

Die Modewelt lebt und arbeitet nach einem sehr speziellen Zeitplan. Kollektionen werden ein Jahr vor ihrem Erscheinen in den Läden schon auf Messen und in Showrooms präsentiert und verkauft, entsprechend früh müssen sich die Designer um die Stoffe für diese Kreationen kümmern. Zu diesem Zweck pilgern sie zweimal jährlich nach Paris zur Première-Vision-Messe, der weltweit wichtigsten Stoffschau. Hier zeigen Webereien aus aller Herren Länder ihren Ausblick auf die kommenden Trends und Moden, und daraus schöpfen wiederum die Gestalter neue Ideen für ihre Kreationen. Obwohl sich dort regelmäßig die ganz Großen der Branche ein Stelldichein geben, ziehen manche Modehäuser jedoch einen individuelleren Service vor. Statt sich in Paris das anzuschauen, was alle anderen auch zu sehen bekommen, lassen sie ihre Stoffe von vornherein exklusiv entwerfen. Zum Beispiel von Raphael Sommer, dem Designer der Alumo Textil AG.

Nicht jeder Modemacher kommt mit einer präzisen Vorgabe nach Appenzell, beispielsweise dem Wunsch nach einem kleinen Vichykaro aus lindgrünem Oxford oder einem schwarz-grün-violett gestreiften Vollzwirnpopeline. Die meisten Besucher äußern sich eher vage und bringen allenfalls mehr oder minder brauchbare Stoffmuster, Skizzen oder Zeitschriftenausschnitte mit. Raphael Sommer ist das egal, denn seine Kreativität braucht als Stimulans nur minimale Impulse.

Bei Bedarf kann er auch diffuse Umschreibungen in brauchbare Dessins umsetzen, unter denen der Auftraggeber später nur noch auszuwählen braucht und in aller Regel auch fündig wird. So sehr der Textildesigner diese Freiheit schätzt, so gern arbeitet er aber auch mit Partnern zusammen, die ihre Vorstellungen exakt auf Millimeterpapier vorgezeichnet auf seinen Zeichentisch legen. Denn je mehr sein Gegenüber von Stoffen versteht, desto mehr fühlt sich der Experte herausgefordert.

Wie Raphael Sommer an einen neuen Entwurf herangeht, richtet sich nach der Herstellungsmethode der gewünschten Stoffqualität: Rohgewebe werden aus hellem Garn gewebt und anschließend gefärbt oder gebleicht, Buntgewebe webt Alumo dagegen gleich aus farbigen Garnen, zusätzliches Färben entfällt also. Es können aber auch beide Verfahren gleichzeitig angewendet werden, indem man gefärbtes und ungefärbtes Garn beim Weben mischt und anschließend bunt bleicht. Für Rohgewebe werden Stoffe zur Probe gefärbt, um den gesuchten Ton zu finden, Buntgewebe werden am Computerbildschirm aus verschieden farbigen Garnen zusammengesetzt, als Entwurf auf Papier ausgedruckt und dann zur Probe gewebt. Die erste der beiden Methoden ist zugleich eine technische, chemische und ästhetische Aufgabe, die vom Labor viel Erfahrung und Fingerspitzengefühl verlangt. Der Entwurf eines farbigen Dessins setzt neben Kreativität und Gestaltungsvermögen die genaue Kenntnis der verschiedenen Webarten voraus, da sonst die konkrete Umsetzbarkeit in Kette und Schuss nicht gewährleistet ist. Raphael Sommer beherrscht die gesamte textile Klaviatur natürlich blind und er weiß ganz genau, was auf dem Webstuhl und in der Färberei machbar ist und was nicht. Seine Kunden profitieren von diesem Know-how, und deshalb verbirgt sich hinter dem Label so mancher edlen Bluse ein Stoffentwurf aus der Werkstatt des Designers aus Appenzell.

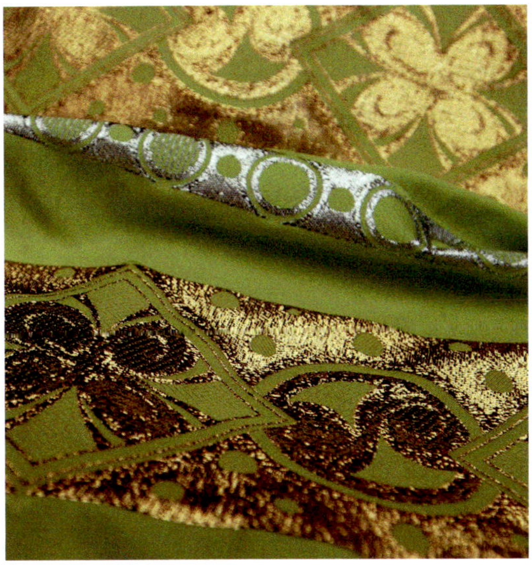

Finest Swiss Cotton steht für edle Baumwollstoffe in einer riesigen Bandbreite von Farben, Mustern, Webarten und Trageeigenschaften.

Cotton-Classics

Batist

Leichtes Gewebe in Leinwandbindung aus sehr feinen und hochwertigen Garnen. Der Favorit für feinste Blusen.

Baumwollflanell

Flauschig-weiche Qualität in Leinwand- oder Köperbindung, ideal für Freizeithemden, gemütliche Kuschelshirts und winterwarme Nachthemden.

Baumwolltwill

Eher schwere Ware für Freizeithemden, zum Beispiel Buttondowns, mit der typischen Diagonalstruktur einer Köperbindung. Zu Canvashosen ist Twill die perfekte Kombination.

Baumwollpopeline

Stoffe in Leinwandbindung mit wesentlich mehr Kettfäden als Schussfäden, je nach verwendetem Garn werden sie Einfach-, Halbzwirn- oder Vollzwirnpopeline genannt. Der Klassiker für bürotaugliche Hemdblusen.

End-on-end

Eine Stoffart, die mit zwei Kettfäden in unterschiedlichen Farben gewebt wird, um den charakteristischen Mehrfarbeffekt zu erzielen (auch Fil-à-fil genannt).

Oxford

Weiche, leicht körnige Ware, die mit Kett- und Schussfäden aus unterschiedlich gefärbten Garnen gewebt wird. Die mehrfarbig schimmernden Oxfordqualitäten sind ideal für klassische Buttondownhemden.

Voile

Hauchdünn und schleierartig transparent, einer der feinsten Stoffe für Hemden und Blusen überhaupt. Trotz seiner Feinheit ist ein guter Voile sehr haltbar und knittert kaum.

Geschickt kombinieren

Oberteile sind die Akzentgeber der Tagesgarderobe. Nehmen wir an, in Ihrem Kleiderschrank würden sich nur zwei »Unterteile« befinden, eine gerade geschnittene Hose in Dunkelblau oder Anthrazit und ein ebenso gerade geschnittener, klassischer, etwa knielanger Rock, ebenfalls in einer gedeckten Farbe. Langweilig? Keineswegs, denn mit verschiedenen Oberteilen (oder verschiedenen Arten, diese Oberteile zu tragen) können Sie den beiden Grundelementen zu immer wieder neuen Stilaussagen verhelfen.

Die festlichste und förmlichste Option ist eine weiße Bluse mit Stehkragen oder Schleifenkragen aus einem edlen, fließenden Material wie etwa Seidensatin. Wenn Sie jetzt noch einen dunklen Blazer beziehungsweise die passende Kostümjacke dazu anziehen, sind Sie für alle offiziellen Anlässe gerüstet. Etwas legerer wird es mit einem weißen Hemd im Herrenhemdenschnitt, also mit Umlegekragen, Knopfleiste etc. aus Baumwolle. Wem das zu nüchtern ist, kann ein Seidentuch dazu tragen und so einen farblichen Akzent setzen. Reines Weiß wirkt manchmal etwas grell. Einen etwas weicheren, aber mindestens genauso korrekten Effekt erzielt man mit Tönen wie Creme, Champagner, Hellbeige oder Ecru. Soll Weiß mit Weiß kombiniert werden, wie etwa bei einer weißen Bluse mit weißer Strickjacke darüber, müssen die Weißschattierungen möglichst identisch sein, sonst sieht das Ensemble merkwürdig aus. Das gilt auch für schwarze Stücke. Es gibt nämlich sehr unterschiedliche Nuancen von Weiß und Schwarz.

Eine gute Alternative zu Weiß sind – wie in der Herrenmode – helle Blautöne oder ein zartes Rosa. Die nächste Abstufung in Richtung mehr Sportlichkeit bilden gemusterte Stoffe. Dezente Streifen und kleine

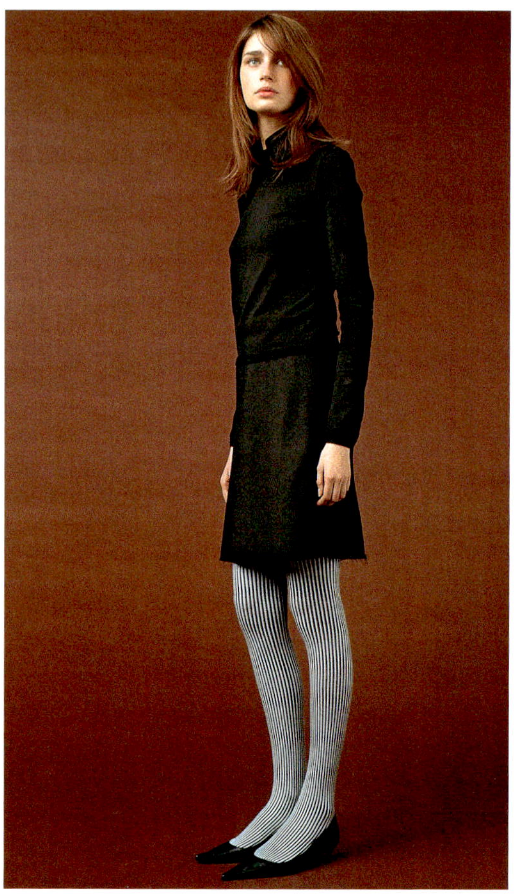

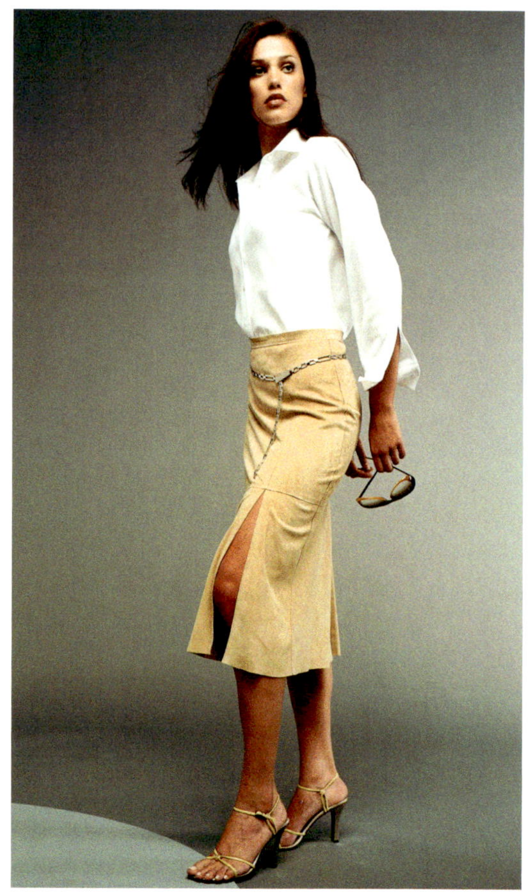

Links: Die Kombi aus dunklem Oberteil und dunklem Rock wirkt zurückhaltend und seriös. Den entscheidenden Akzent setzen die wilden Strümpfe (Falke).

Rechts: Sommerlich leger und zugleich sehr elegant wirkt dieses Belvest-Ensemble aus einer schlichten weißen Bluse und einem hellen, knielangen Rock.

Karos sind auch für den Businessbereich akzeptabel, bei kleinen Pünktchen und bunten Streublümchen besteht die Gefahr, dass die Bluse fürs Büro zu romantisch wirkt. Bei privaten Unternehmungen am Tag macht sich die Kombination aus der schlichten, strengen Hose oder dem schnörkellosen Rock und einem verspielt gemusterten Oberteil dagegen sehr gut. Problematisch und mit Vorsicht zu genießen sind alle Trendfarben, denen man schon im nächsten Jahr ansieht, aus welchem Jahrgang sie stammen, sowie ausgesprochen modische Details wie irgendwelche Fantasieapplikationen oder auffällige Zierknöpfe, Nieten, Reißverschlüsse, Fransen, Logoprints oder andere mehr oder weniger originelle Hingucker.

Blusen und Hemden können nicht nur durch einen Blazer oder eine zu Rock oder Hose gehörende Kostüm- oder Anzugjacke komplettiert werden, sondern auch durch Cardigans und Pullover. Je nach Dresscode macht eine elegant geschnittene Strickjacke aus hochwertigen Woll- oder Kaschmirgarnen auch im Büro eine gute Figur. Über Hemd oder Bluse getragene oder nur locker über die Schulter gelegte Pullover eignen sich dagegen besser zur Ergänzung des Freizeitoutfits.

Wenn Sie Ihre Oberteile in einem Hemdenladen kaufen, der ansonsten hauptsächlich Herrenhemden führt, werden Sie feststellen, dass viele seiner Damenmodelle wahlweise mit Knopfmanschette oder mit Klappmanschette zu haben sind. Knopfmanschetten sind vielseitiger und passen sich sowohl festlichen als auch legeren Anlässen an. Außerdem kann man die Ärmel im Sommer locker hochkrempeln. Für die doppelt gelegten Klappmanschetten brauchen Sie separate Manschettenknöpfe. Die bekommen Sie als maskulin-klobige Version in der Schublade eines männlichen Mitglieds Ihres Haushalts oder als zierlichere Schmuckversion speziell für Damen beim Juwelier beziehungsweise in der Accessoires-Boutique. Eine gute Alternative sind seidene Stoffknötchen, die in allen Farben angeboten werden und sich somit perfekt auf das Hemd, die Jacke oder ein Accessoire abstimmen lassen. Stoffknötchen sind Unisex-Artikel, und das merken Sie unter Umständen auch daran, dass das hübsche Paar, das Sie sich extra passend zu Ihrem Lieblingshemd ausgesucht haben, schon nach kurzer Zeit in der bereits erwähnten Schublade eines männlichen Mitglieds Ihres Haushalts verschwunden ist.

Bei einigen Hemdenmachern können Sie sich auch ein Konfektionshemd nach Ihren eigenen Wünschen nähen lassen, Sie wählen also den Stoff, die Kragenform, die Manschette, die Art der Knopfleiste, und der Hersteller bestimmt den Schnitt und die Verarbeitungsqualität. Aber auch wenn die Versuchung groß ist, sich ein wirklich ausgefallenes Teil zu bestellen wie es niemand anderes besitzt – kombinieren Sie keine Details, die stilistisch nicht zusammenpassen, wie zum Beispiel einen sportlichen Buttondownkragen mit einer förmlichen Klappmanschette oder ein großes, buntes Holzfällerkaro mit einem zarten Schleifenkragen.

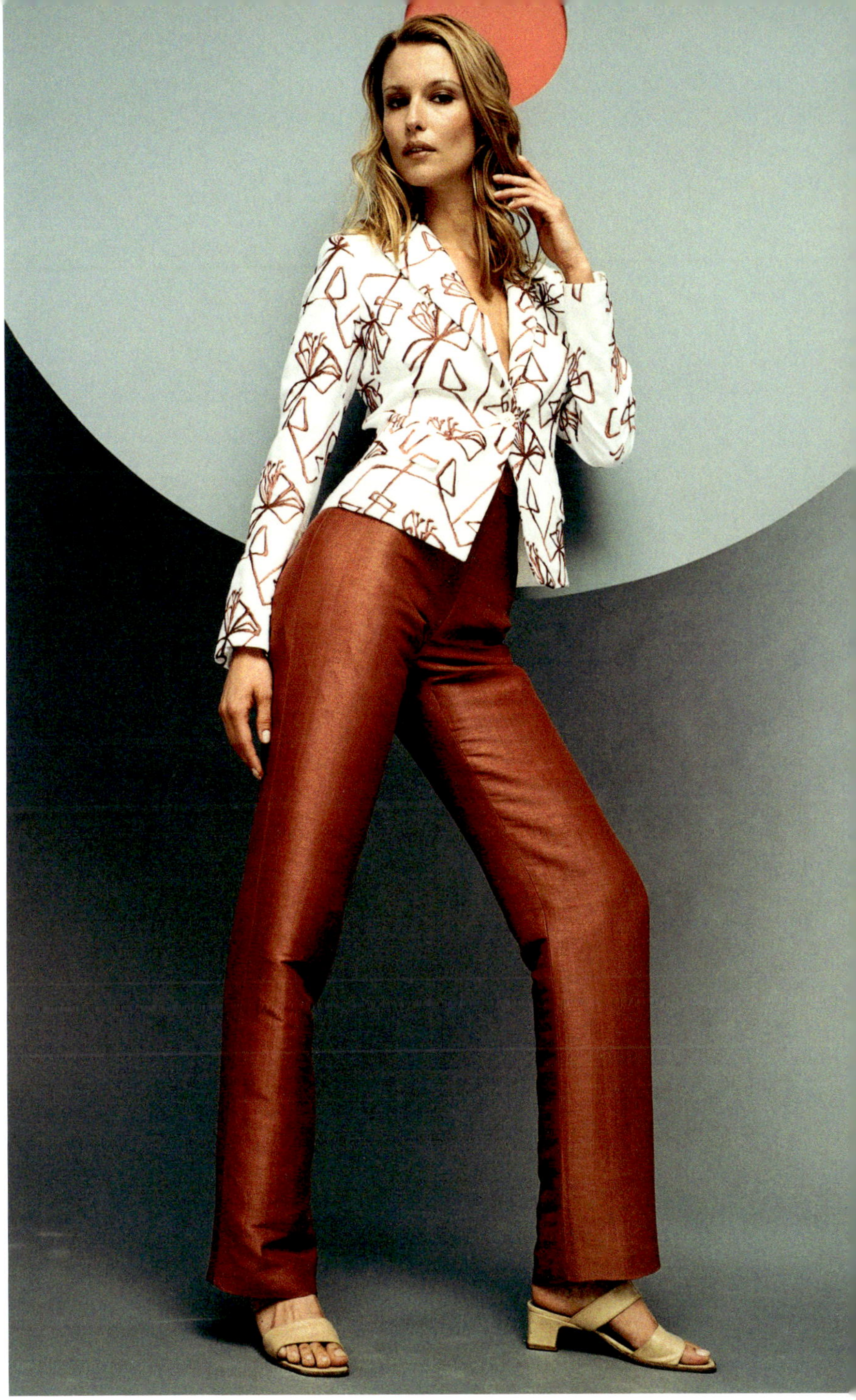

Bluse oder leichte Jacke? Die Frage kann je nach Wetterlage entschieden werden.

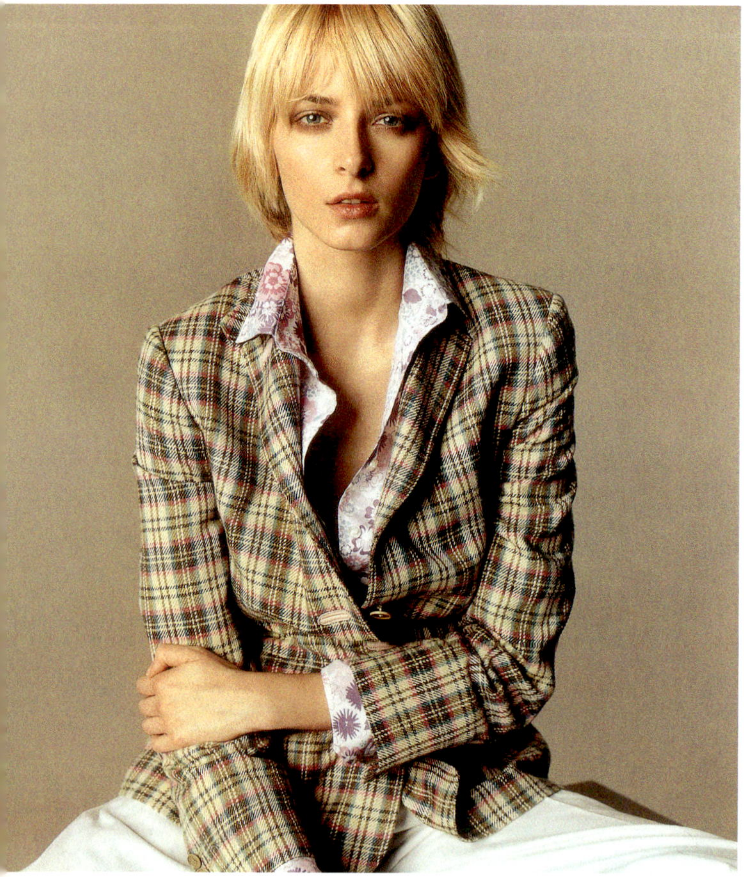

Der Begriff Blazer meint nicht nur den blauen Klassiker, sondern auch andere sportliche Jacken, z.B. im Karodessin (wie hier von Daks).

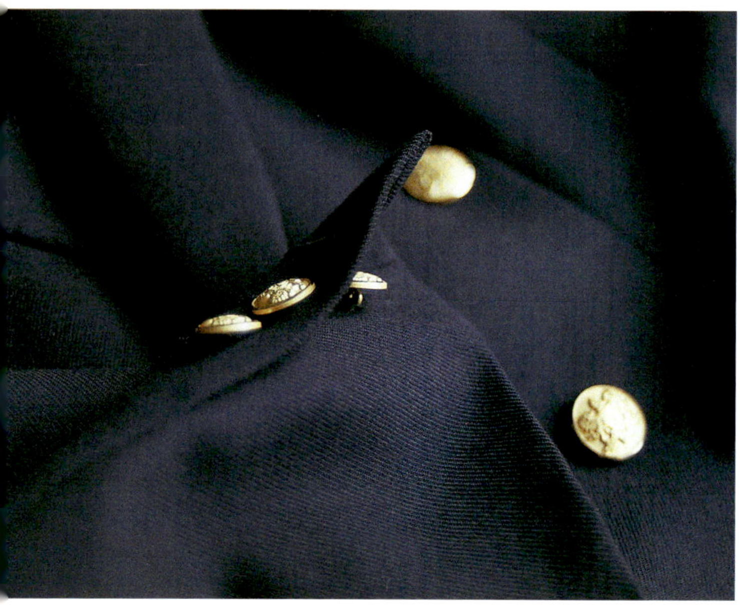

Die Ärmel eines Maßblazers, hier ein Modell des Londoner Savile-Row-Schneiders Tobias, sind selbstverständlich aufknöpfbar.

Der Blazer

Der klassische dunkelblaue Damenblazer, ganz puristisch und ohne jeden modischen Schnickschnack, gehört zu den zeitlosesten Kleidungsstücken, die man besitzen kann. Mit heller Bluse und einem knielangen dunklen Rock oder einer anthrazitfarbenen, gerade geschnittenen Hose zeigt er sich von seiner förmlichsten Seite, wesentlich lockerer wirkt er über einem Freizeithemd oder einem T-Shirt zur engen beigen Kordsamthose, zur Khaki-Chino oder, wie seit den achtziger Jahren beliebt, zur Jeans. Doch selbst in den lockersten Zusammenhängen sorgt der Blazer immer für einen Hauch von Strenge, Verbindlichkeit und No-nonsense. Nicht umsonst haben fast alle Ladys mindestens einen Allzweck-Blazer im Schrank und ziehen ihn rasch über, wenn es die Situation erfordert. Schneller kann man sich nicht von »lässig« auf »lässig, aber durchaus ernst zu nehmend« umstylen.

Obwohl der klassische Blazer heute als ein auch für offizielle Anlässe und das Büro geeignetes Basiselement der Garderobe gilt, ist er seinen Wurzeln nach eigentlich eine typische Sportjacke. In die Familie seiner Vorläufer gehören unter anderem der Caraco, die Redingote und das Herrensakko. Der Caraco war eine vorne kurz gehaltene und hinten länger auslaufende Schoßjacke mit engen Dreiviertel-Ärmeln, die zu Beginn des 18. Jahrhunderts von Reiterinnen getragen wurde. Die Redingote (der Name ist die französische Verballhornung des englischen »riding-coat«) war ein ganz ähnlicher Reitmantel, und das hüftlange Herrensakko oder Jackett hatte sich ebenfalls aus Modellen entwickelt, die früher vor allem zu Pferde und bei den Frischluft-Vergnügungen der besseren Gesellschaft zum Einsatz kamen. Und schon damals gab es in der Mode einen gewissen Trend, einzelne Stücke aus der Outdoor- und Sportswear-Garderobe herauszulösen und in die ganz normale bürgerliche Tageskleidung zu integrieren. Also trugen gegen Ende des 18. Jahrhunderts auch jene Damen, die mit Pferden und frischer Luft nichts am Hut hatten, die neuen, schicken Looks mit dem sportlichen Touch. Im 19. und 20. Jahrhundert wurden die Jackenformen dann immer wieder verändert, mal waren hüftlange, mal taillenkurze und mal die unter der Brust endenden Bolerojacken en vogue. Unser klassischer Blazer, wie wir ihn heute kennen, hat sich in den frühen sechziger Jahren etabliert. Richtig angefreundet haben sich die Damen mit diesem zunächst als ziemlich nüchtern empfundenem Kleidungsstück aber erst in den Siebzigern.

Eine Variante des einreihigen Blazers ist der meist zweireihig zu schließende Navy-Blazer mit Metallknöpfen aus Messing. Der Legende nach soll er 1837 entstanden sein. Kurz vor einer Flottenparade zu Ehren der frisch gekrönten Queen Victoria inspizierte einer der Kapitäne sein Schiff – und ärgerte sich über die zum Teil haarsträubenden, auf jeden Fall aber sehr individuellen Outfits seiner Jungs. Um ein wenig militärische Uniformität in die Mannschaft zu bringen, steckte er die Matrosen in einheitliche, kurze dunkelblaue Jacken. Und um dem festlichen Charakter des Tages gerecht zu werden, ließ er goldglänzende Knöpfe aufnähen. Die Königin soll über diesen Aufzug so erfreut gewesen sein, dass sie sofort anordnete, ihre gesamte Marine mit solchen Jacken auszustatten. Ob die Geschichte stimmt, weiß niemand so genau, sicher ist aber, dass der Navy-Blazer inzwischen auch von den Damen gern getragen wird. Mit seinen funkelnden Knöpfen wirkt er eine Spur festlicher als sein einreihiger, hornbeknopfter Bruder und sollte deswegen zwar sportlich, aber auch ein bisschen feminin-elegant kombiniert werden, z. B. mit einem hellen Faltenrock und flachen Schuhen. Zweireihige Jacken wirken, allein schon aufgrund der doppelt gelegten Front, immer etwas voluminöser und eignen sich deshalb vor allem für größere, schlanke Ladys. Wer es nicht ganz so streng mag und dunkelblaue Blazer, ob nun als normale oder als Navy-Version, etwas zu düster findet, wird sich vielleicht lieber für eine sportlich-gemütliche Tweedjacke im Blazerschnitt entscheiden – mit der man immer noch sehr »angezogen« aussieht. Besonders die melierten Tweeds, die aus vielen verschiedenen Farbtönen komponiert sind, haben den Vorteil, zu fast allem zu passen, was in einem gut sortieren Kleiderschrank hängt.

Viele Ladys, die den klassisch-sportlichen Look lieben, beneiden hin und wieder die Herren der Schöpfung um das eine oder andere Element der männlichen Garderobe. Dazu gehören die schönen und dabei unverwüstlichen Hemden, die bequemen rahmengenähten Schuhe (mit denen er seinen langen Arbeitstag locker übersteht, während sie spätestens zur Mittagszeit den Moment herbeisehnt, in dem die Pumps endlich ausgezogen werden dürfen) und nicht zuletzt die bestens sitzenden und hervorragend verarbeiteten Sakkos. Das wissen inzwischen auch die Hersteller dieser Wunderjacken und haben deshalb vor einigen Jahren auch Damenblazer und andere Basics ins Programm aufgenommen. Besonders die drei neapolitanischen Kult-Manufakturen Kiton, Attolini und Isaia, die für edelste Anzüge in süditalienischer Schneidertradition stehen, konnten sich viele weibliche Sympathien erwerben. Wie es in den Werkstätten am Fuße des Vesuvs üblich ist, sind die zeitlosen Modelle aus feinsten Stoffen gemacht, haben weiche, natürliche Schultern ohne dicke Polster, tragen sich so anschmiegsam und bequem wie eine Strickjacke und halten ewig, weil sie sorgfältig und mit einem hohen Anteil an Handarbeit gemacht sind. Anstatt sich das nächste Mal beim Einkaufsbummel mit Ihrem Liebsten totzulangweilen, fragen Sie seinen Herrenausstatter nach den Damenlinien der italienischen Nobelschneider. Der vergleichsweise hohe Preis für ein solches Teil ist allemal gerechtfertigt.

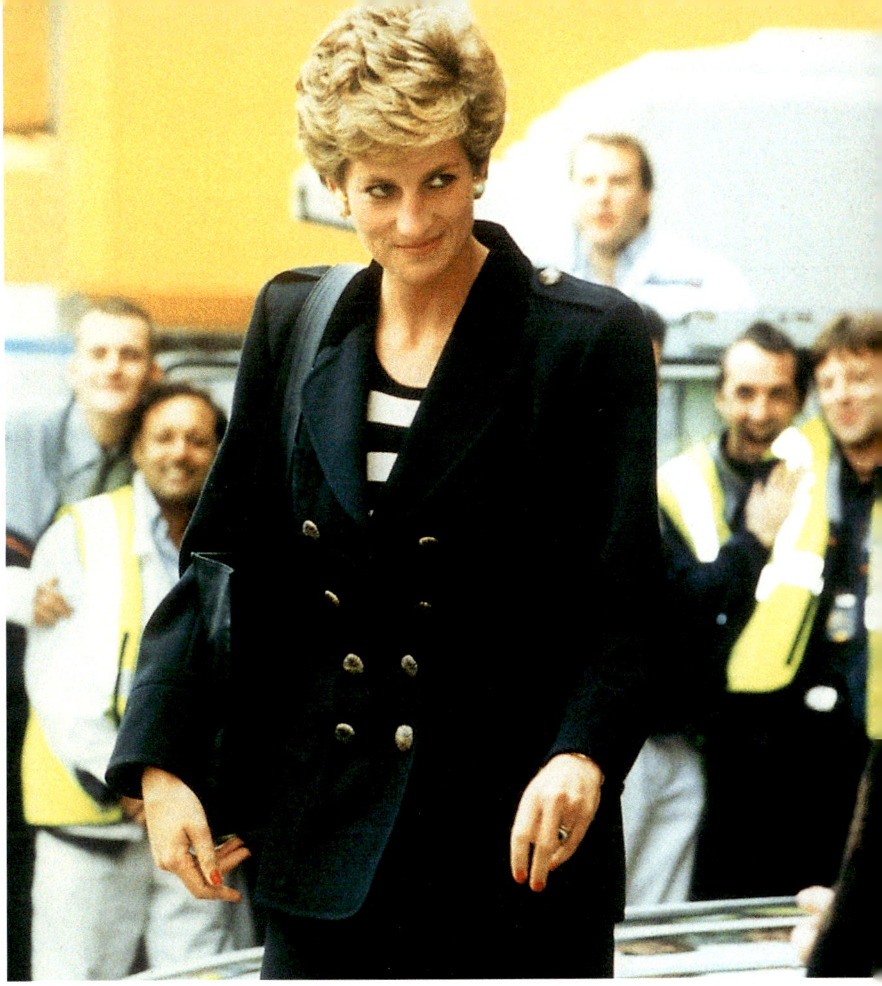

Der doppelreihige Navy-Blazer ist ein Standard der Damen- und Herrenmode. Doch nicht nur das Original selbst wird getragen, auch zahlreiche von diesem Klassiker inspirierte Outfits. Prinzessin Diana zeigte sich 1994 vor dem Abflug in die USA in einem dunkelblauen Kostüm mit zweireihiger Jacke, deren maritime Anmutung durch das gestreifte Shirt im Matrosenstil unterstrichen wird.

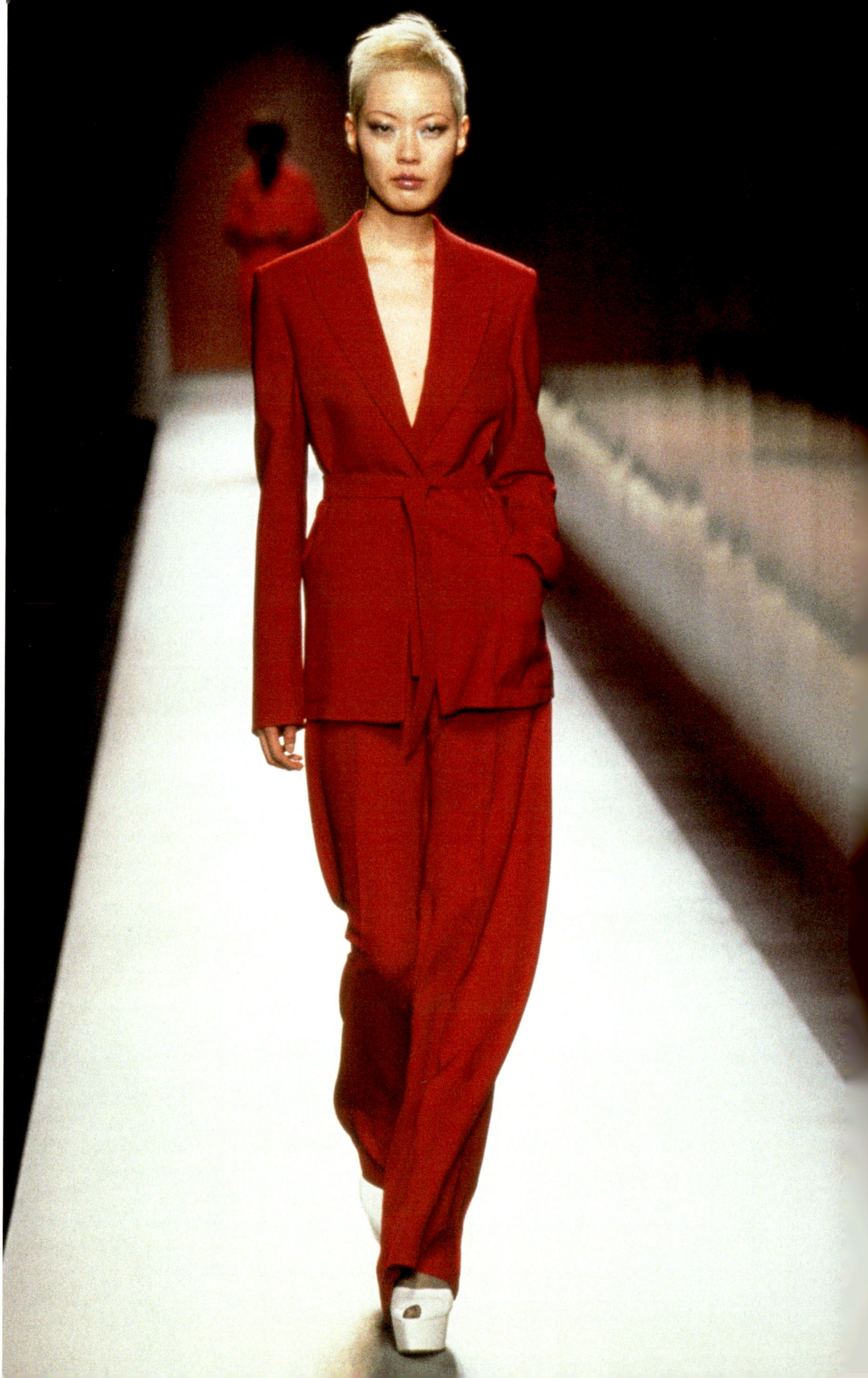

Die Kollektion von Salvatore Ferragamo zeigt, dass die Jacke eines Hosenanzugs statt mit Knöpfen auch lässig mit einem Gürtel geschlossen werden kann.

Der Hosenanzug

Als die sozialdemokratische Politikerin Lenelotte von Bothmer zum ersten Mal in ihrem beigen Hosenanzug zur Parlamentssitzung erschien, löste ihr Outfit einen wahren Skandal aus. Wann das war? Nein, nicht Anfang des Jahrhunderts, sondern 1971. Schon in der Bibel steht, dass Frauen keine Männersachen und Männer keine Frauensachen anziehen sollen. Dieses Diktum wurde bis ins 19. Jahrhundert wenn nötig auch mit polizeilicher Gewalt durchgesetzt, denn den Frauen war es bei Strafe verboten, sich in nichtweiblicher Kleidung auf der Straße oder an öffentlichen Orten zu zeigen. Doch trotz aller Sanktionen ist die Geschichte der Emanzipation eng mit der Eroberung der Herrengarderobe verbunden. Wo Frauen um ihre Rechte stritten und nach männlichen Privilegien griffen, taten sie dies bevorzugt in Männerklamotten. Während der Französischen Revolution protestierten Frauen gegen ihre gesellschaftliche und politische Benachteiligung und trugen, wie die Männer, lange Reitmäntel und die so genannte Phrygische Mütze, das damalige Emblem der Freiheit. Doch kaum waren die umstürzlerischen Jahre vorbei, setzte ein starker Retrotrend, wie wir heute sagen würden, ein, und die Mode präsentierte sich wieder in den gewohnten geschlechtsspezifischen Formen. Ein paar Damen hielten jedoch unbeirrt an der männlichen Kleidung fest, wie zum Beispiel die Schriftstellerin George Sand (1804–1876), die mit Anzug und Zigarre gegen die Doppelmoral ihrer Zeit anging, und auch von der gefeierten Schauspiellegende Sarah Bernhardt (1844–1923) gibt es ein paar vergilbte Fotografien, die sie in männlicher Kluft zeigen. So richtig en vogue war der Hosenanzug im Herrenschnitt jedoch erst in den zwanziger Jahren, als das zweiteilig, teilweise auch dreiteilig, also mit passender Weste, getragene Ensemble zur Standarduniform der Künstlerinnen und emanzipierten Garçonnes wurde. Am Abend mussten die verunsicherten Männer sich dann auch noch mit dem Anblick von Damen in Smokings arrangieren. Bis der Hosenanzug so langsam als Alternative zum korrekten Kostüm akzeptiert wurde, sollten allerdings – siehe oben – noch einmal gut fünfzig Jahre vergehen.

Heute werden Hosenanzüge kaum noch mit emanzipatorischen Bestrebungen in Verbindung gebracht. Berufstätige wie nichtberufstätige Ladys tragen sie gern, weil sie sich ganz einfach als praktisch und unkompliziert erwiesen haben. Ein Hosenanzug ist schick, ohne dabei mit modischem Firlefanz zu irritieren, er lässt sich leicht stylen, denn mehr als ein passendes Oberteil braucht er nicht, und wenn er gut geschnitten ist, verbessert er sogar diskret die Figur. Im Business signalisiert der Hosenanzug, als direkte Entsprechung des männlichen Zwei- oder Dreiteilers, Kompetenz und Sachlichkeit, und im privaten Bereich ist man damit sowohl zu förmlich-offiziellen als auch zu legeren Anlässen immer richtig angezogen, denn man kann ihn durch entsprechende Accessoires sehr streng, aber auch ein bisschen lockerer erscheinen lassen.

Die seriöseste Zutat zum Hosenanzug ist ein einfarbiges Hemd oder eine einfarbige Bluse. Je nach Schnitt legt man den Kragen über oder unter das Revers der Jacke. Wem das zuviel Stoff am Hals ist, sollte es ruhig einmal mit einem dekolletierten, engen Body oder T-Shirt probieren, auch diese Variante ist businesstauglich. Erscheint der Hals dann doch etwas zu nackt, schafft ein schönes Seidentuch Abhilfe. Wird der Hosenanzug dagegen für einen privaten Stadtbummel gebraucht, kann man Hemd oder Bluse gegen einen dünnen Pullover eintauschen. Für festliche Veranstaltungen nach Feierabend lässt sich das Tagesoutfit auch in einen glamourösen Abendanzug verwandeln, indem man ihn komplett zugeknöpft ganz pur trägt, also ohne sichtbare Unterbekleidung, oder lässig offen und nur mit einem kleinen Pailletten-Top. Der Ausschnitt wird mit einem Collier geschmückt, unter den Arm klemmen Sie sich eine glitzernde Kuverttasche und an die Füße ziehen Sie Highheels – fertig ist der perfekte Ladylook für Oper oder Konzert.

Hosenanzüge gibt es von den unterschiedlichsten Labels (oder nach Maß vom Schneider!) und in einer Fülle von Farben und Schnitten, von sehr feminin und weich fließend bis hin zu dunkel-seriös und betont maskulin. Für welchen Typ man sich entscheidet, ist Geschmackssache, trotzdem sind die allzu männlichkantigen Modelle mit Vorsicht zu genießen, damit die Lady darin nicht wie eine Karikatur des Geschlechterkampfes aussieht. Genauso sollte der Hosenanzug, vor allem im Business, nicht unbedingt mit einer Krawatte vervollständigt werden, auch wenn die Modemacher dieses Detail immer mal wieder auf die Laufstege bringen.

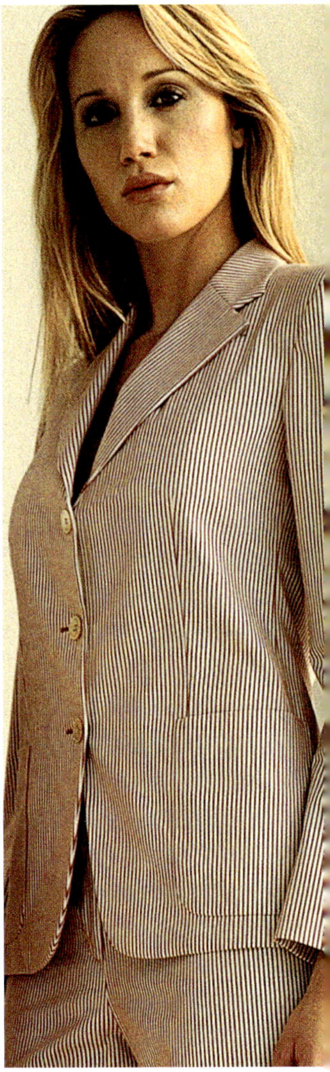

Die italienische Manufaktur Belvest aus Piazzola sul Brenta ist Spezialist für sommerliche Hosenanzüge, hier ein Modell in hell gestreifter Baumwolle.

Working Lady

Die richtige Kleidung für den Berufsalltag zu finden, ist manchmal gar nicht so einfach, und eigentlich macht das Nachdenken darüber auch nicht so viel Spaß wie die Zusammenstellung eines neuen schicken Freizeitlooks. Trotzdem sollte korrektes, das heißt in diesem Fall »angemessenes« Auftreten nicht als unwichtige Nebensächlichkeit abgetan oder dem Zufall überlassen werden. Schließlich ist man im Job häufig mit Menschen zusammen, die einen nicht so gut kennen und deshalb eher nach den äußerlichen Signalen beurteilen. Oder die nicht immer so großzügig sind, kleine oder größere Outfit-Pannen zu ignorieren. Was overdressed, was underdressed und was genau richtig ist, variiert allerdings von Branche zu Branche und von Firma zu Firma, allgemeingültige Vorhersagen, welche Art von Dresscode auf eine Neueinsteigerin wartet, können kaum getroffen werden. Dennoch gibt es ein paar Grundregeln, an denen man sich orientieren kann.

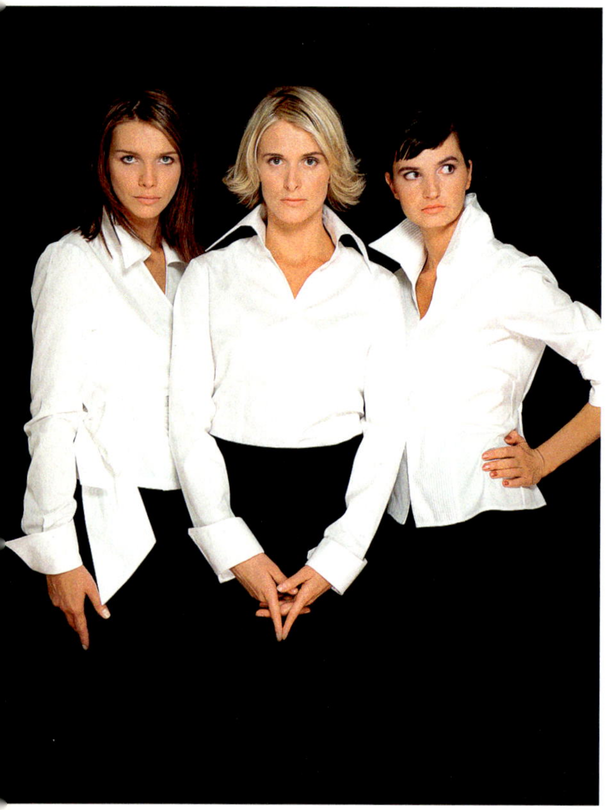

Klassisch-korrekt mit weißer Bluse und dennoch alles andere als konservativ. Diese extravaganten Modelle von Emanuel Berg machen es möglich.

Am leichtesten haben es Ladys, die in einem Job mit typischer Berufskluft arbeiten. Für Ärztinnen und andere medizinisch-pflegerisch Tätige gibt es je nach Aufgabe weiße, grüne oder blaue Krankenhauskleidung – ein bisschen Mode gönnt sich höchstens die Frau Doktor mit eigener Praxis. Auch für Frauen, die militärische Outfits, zivile Uniformen oder andere Standardlooks tragen müssen, ist die morgendliche Frage »Was ziehe ich heute an?« schon durch die Dienstvorschrift beantwortet. Das genaue Gegenteil dieser streng reglementierten Sparten sind die Tätigkeiten im künstlerischen und kreativen Bereich und in den Medien. Hier sitzen in den Meetings die neuesten Outdoor-Trends einträchtig neben supermodischen Gesamtkunstwerken und nachlässigen Jeans-und-Sweatshirt-Kombinationen. Doch was trägt man in den vielen Branchen, die zwischen diesen beiden Extremen liegen? Was ist angemessen bei einer Versicherung, in der Bank, im Antiquitätenhandel? Was zieht die Dolmetscherin, die Lehrerin, die Ausstellungskuratorin oder die Zoodirektorin an?

Der Grundkonsens lautet: Ihr Businessoutfit sollte Ihrem Rang entsprechen – je höher Sie stehen, desto edler, seriöser und klassischer sollten Sie gekleidet sein. Dunkle Kostüme oder Hosenanzüge, Blazer in gedeckten Farben, schnörkellose Kleider, alles von bester Qualität und nur durch wenige aber wertvolle Accessoires vervollständigt, bilden die Basisgarderobe der Ladys in Führungspositionen. Doch auch in den unteren und mittleren Etagen kann ein schlichter, geradliniger Stil nicht schaden. Sie signalisieren damit Ihrer Umgebung, dass Sie Ihren Job ernst nehmen, aber auch, dass mit Ihnen zu rechnen ist und Sie sich nicht ohne weiteres die Butter vom Brot nehmen lassen. Früher galt die Regel, dass Frauen in typisch weiblichen Berufen sich auch etwas femininer kleiden durften, während Inhaberinnen von traditionell männlich besetzten Positionen sich der Herrengarderobe anzupassen hatten. Inzwischen bevorzugen aber auch viele Sekretärinnen oder Fremdsprachenkorrespondentinnen einen klassischen Bürolook ohne Rüschenästhetik, genauso wie die meisten Professorinnen, Richterinnen und Politikerinnen zwar korrekt und seriös auftreten, ihre Weiblichkeit jedoch nicht mehr zwanghaft hinter einem allzu maskulinen Auftreten verstecken. Wichtig ist auch, dass Sie den Dresscode innerhalb Ihres Teams beachten. Falls Sie in der guinnessbuchverdächtig-legersten Abteilung des gesamten Versicherungskonzerns arbeiten, hat es keinen Sinn, jeden Morgen im strengen Kostüm zu erscheinen. Doch egal wie locker es zugeht, vermeiden Sie ausgesprochene Freizeitklamotten wie Jeans, Turnschuhe, ausgeleierte T-Shirts und Ähnliches. Eine gut geschnittene beige Hose, ein paar flache Loafer aus schönem Leder und ein sportliches Buttondownhemd aus Baumwolle sehen genauso lässig aus, sorgen aber immer noch für ein gepflegtes Gesamtbild.

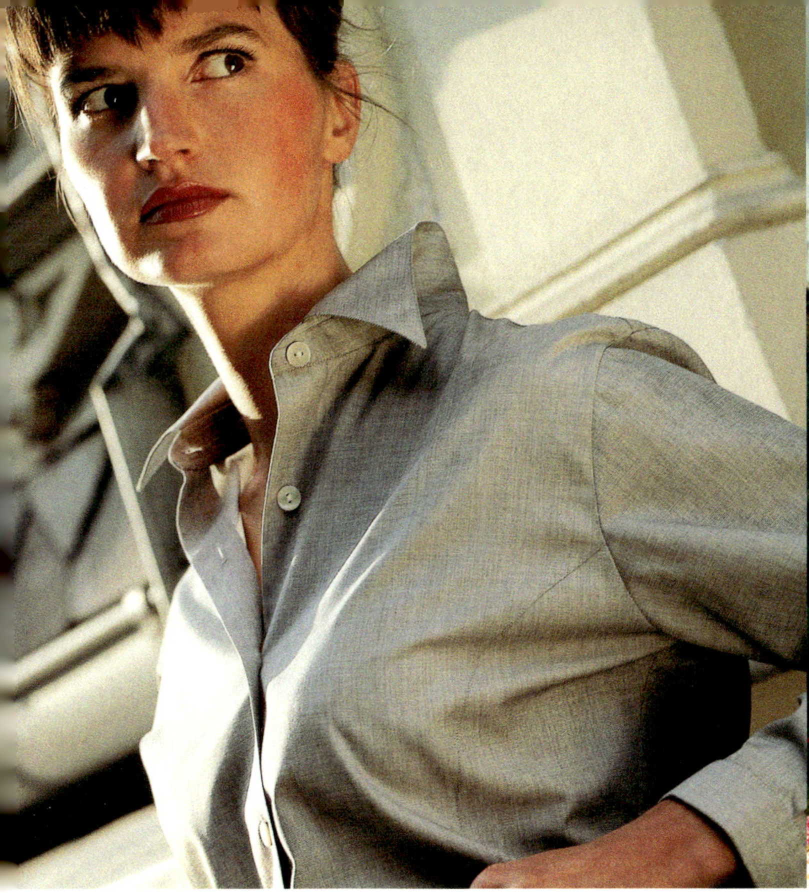

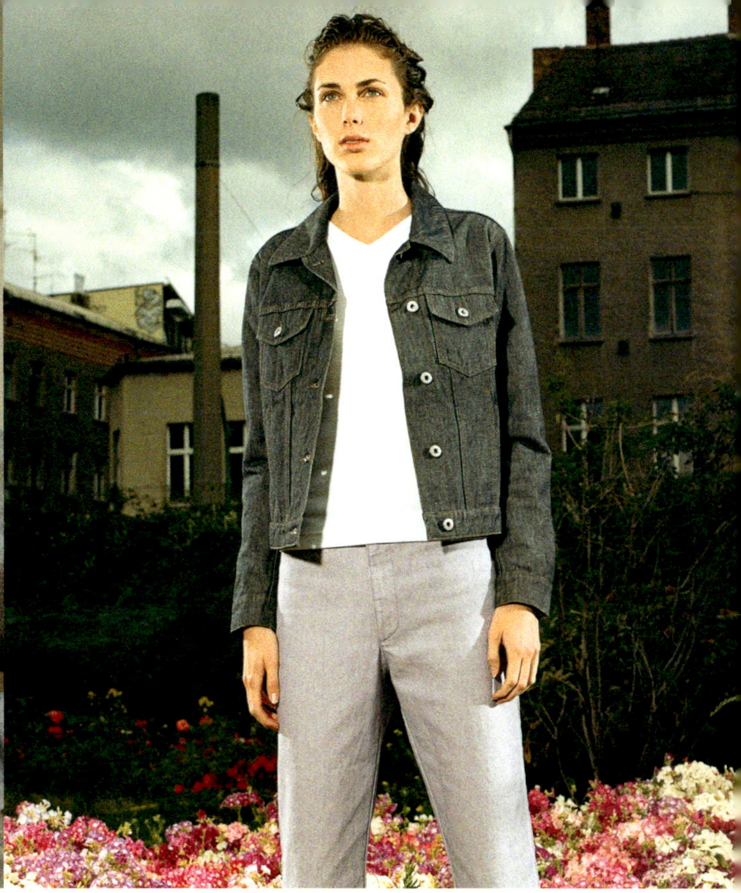

Bluse im Büro: Unterm Blazer äußerst korrekt, ohne Jacke immer noch förmlich genug, allerdings sollten Schnitt, Passform und Verarbeitung hochwertig sein.

Business-Dresscodes variieren von Branche zu Branche: Für die Bank zu leger, für den Job in den Medien perfekt sind Sportswear-Basics wie T-Shirt und Jeansjacke.

Business-Tipps

- Achten Sie darauf, dass Ihre Kleidung immer sauber und gepflegt ist. Ausnahmen: eine abgewetzte, aber edle Tasche oder andere hochwertige Erbstücke sind okay.
- Achten Sie darauf, dass Sie selbst immer von Kopf bis Fuß sauber und gepflegt sind. Ausnahmen: keine.
- Vermeiden Sie zu kurze Röcke, zu tiefe Ausschnitte, zu enge Passform etc.
- Bleiben Sie Ihrem seriösen Business-Stil treu, auch wenn die neuesten Modetrends Sie noch so sehr reizen.
- Halten Sie Ihr Make-up so dezent wie möglich.
- Tragen Sie im Businessbereich immer Strümpfe, nackte Beine sind dem Privatleben vorbehalten. Dasselbe gilt für nackte Schultern.
- Holen Sie Ihren dicken Schmuck erst nach Feierabend aus dem Safe.
- Schuhe sollten abgestaubt und geputzt sein und keine abgelaufenen Absätze haben, wenn sie mit ins Büro wollen.
- Eine dezente, gut auf das restliche Outfit abgestimmte Handtasche ist ein unverzichtbares Accessoire.
- Klimpernde Ohrgehänge und rasselnde Ethno-Armreifen geben Ihrem Auftritt zwar eine exzentrische Note, können von Ihren Kollegen aber als störend empfunden werden.
- Wenn Sie Akten oder andere Arbeitsmaterialien transportieren müssen, vermeiden Sie klobige, maskuline Riesenaktenkoffer und kaufen Sie sich lieber eine Lady-Aktentasche.
- Halten Sie Ihre Businessgarderobe so simpel wie möglich – und achten Sie darauf, dass alle Teile untereinander kombinierbar sind.
- Gemustert oder einfarbig? Entscheiden Sie sich für einfarbig. Das wirkt seriöser, dezenter und Sie haben es leichter, ein passendes Accessoire zu finden.
- Stofftyp und Stoffgewicht sollten zur Jahreszeit passen. Eine kuschelige Tweedjacke sieht im Sommer ebenso deplatziert aus wie ein luftiger Leinenanzug auf der Weihnachtsfeier.

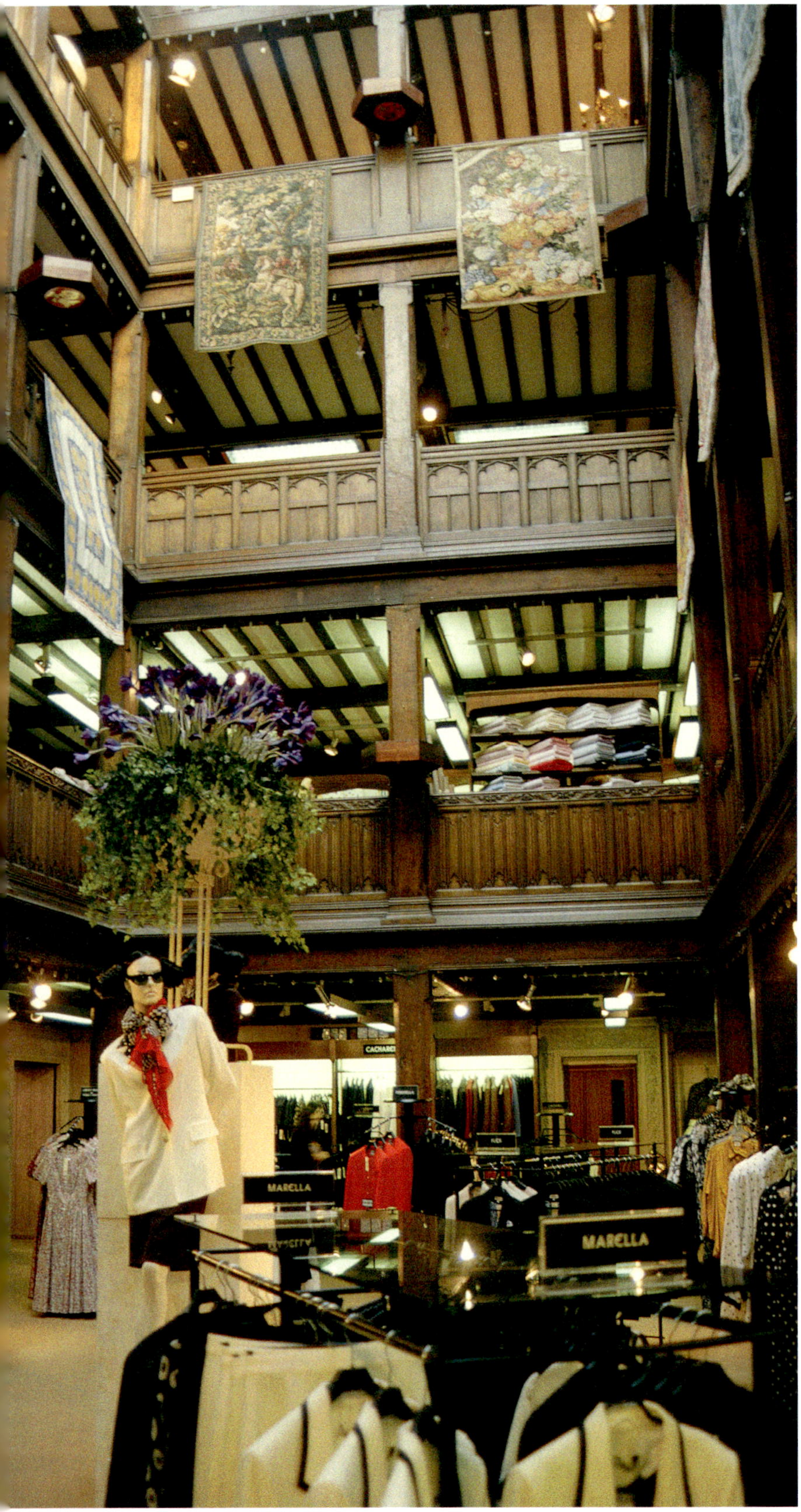

Shoppinglust, Shoppingfrust

Vor langer Zeit, als es noch keine Konfektionsbekleidung zu kaufen gab, gingen Damen wie Herren zum Schneider, wenn sie ein neues Stück für ihre Garderobe suchten. Die Herstellung der Ware und der Handel damit fanden unter einem Dach, nämlich dem des Ateliers, statt. Als dann im frühen 19. Jahrhundert die ersten Fertigkollektionen auf den Markt kamen, trennten sich diese beiden Bereiche, da die Fabriken keinen Verkauf betrieben. Damit stellte sich allerdings die Frage, durch wen und an welchem Ort die neuartigen Klamotten an den Mann oder an die Frau gebracht werden sollten. Vom Schneider in dessen Werkstatt bestimmt nicht, denn die Handwerker dachten gar nicht daran, sich mit den billigeren Industrieprodukten selbst Konkurrenz zu machen. Also mussten ebenso neuartige Ladenkonzepte erfunden werden – die Geburtsstunde des Bekleidungsgeschäfts war gekommen, und im selben Atemzug die des Shoppingbummels. Bereits in den letzten Jahren des 18. Jahrhunderts hatte man Konfektion per Katalog bestellen können, doch 1824 beschloss der Pariser Kaufmann Pierre Parissot, dass die Waren »live« präsentiert werden müssten, um die Kundinnen zum Kauf zu animieren, und so gründete er die erste große Konfektionsboutique mit dem schönen Namen »La Belle Jardinière«. Auch die großen Kaufhäuser, darunter so ehrwürdige Institutionen wie das 1861 gegründete Harrods in London, nahmen Fertigkleidung in ihre Sortimente auf.

Das Kaufhaus ist auch heute noch eine gute Adresse für einen ausgedehnten Bummel. Viele Ladys schätzen die große Auswahl der alteingesessenen Konsumtempel, die von Kopf- bis Fußbekleidung alles unter einem Dach bieten. Diese Häuser, wie etwa die Galeries Lafayette und das Printemps in Paris, Harvey Nichols und Fortnum & Mason in London, die

Liberty's in London ist das englische Kaufhaus schlechthin: Alteingesessen, traditionsbewusst, very british und dabei schön übersichtlich.

italienische Kette La Rinascente oder Bergdorf Goodman in New York, führen meist nicht nur eine Auswahl der edelsten Labels und Marken, sondern bieten auch preiswerte Basics unter ihrem eigenen Namen an. Außerdem kann man trockenen Fußes von den Pullovern zu den Abendkleidern und von den Koffern zu den Lippenstiften gelangen, und auch die Verpflegungsstationen für müde Shopperinnen sind meist nicht schlecht. Allerdings wird manchmal die Auswahl als zu groß, die Warenpräsentation als zu unübersichtlich und der Service als zu zurückhaltend empfunden.

Wer ein etwas überschaubareres Angebot, eine gewisse Vorsortierung und eine persönlichere Beratung vorzieht, ist mit einer guten Boutique vielleicht besser bedient. Jede Boutique hat ihren eigenen Stil und die Einkäufer der Häuser ordern aus den Kollektionen der Designer genau das, was diesem Stil entspricht. Wenn das also auch Ihr Stil ist, werden Sie hier fast immer etwas finden, und oft entsteht über die Jahre eine persönliche Beziehung zwischen der Verkäuferin oder der Inhaberin und den Kundinnen. In einer guten Boutique dürfen Sie umfassende Beratung erwarten. Es sollte selbstverständlich sein, dass Sie in Ruhe anprobieren und wählen können. Und Sie sollten das Gefühl haben, dass man ehrlich zu Ihnen ist und Sie zu nichts überreden will, schon gar nicht zu einem Teil, das Ihnen nicht passt, nicht steht oder schlichtweg zu teuer ist. Die Bedeutung des Wortes Service muss allen Mitarbeitern geläufig sein: Das beginnt beim eigenen Änderungsatelier und endet mit der Empfehlung einer vertrauenswürdigen Reinigung oder eines handwerklich perfekten Schusters. Auch die Erfüllung von Sonderwünschen sollte wenigstens versucht und nicht gleich mit dem Hinweis auf Unmöglichkeit abgeschmettert werden.

Eine Sonderform der Boutique sind jene feinen Adressen, die sich ganz einer Marke verschrieben haben, wie die Stores von Louis Vuitton, Hermès, Gucci, Chanel etc. Diese Geschäfte leben im Allgemeinen vom Renommee ihres Namens und in ihnen stecken beträchtliche Investitionen seitens des Unternehmens. Dies äußert sich in wunderschönen Präsentationen und imposanten Räumlichkeiten in den teuersten Straßen dieser Welt. Lassen Sie sich durch das exklusive Ambiente nicht abschrecken. Ein Besuch lohnt sich allemal. Wer weiß, vielleicht finden Sie gerade hier Ihr Traumkostüm, womöglich sogar reduziert? Was Qualität und Service betrifft, gelten selbstverständlich die gleichen Anforderungen, die Sie auch an Ihre angestammte Lieblingsboutique stellen würden.

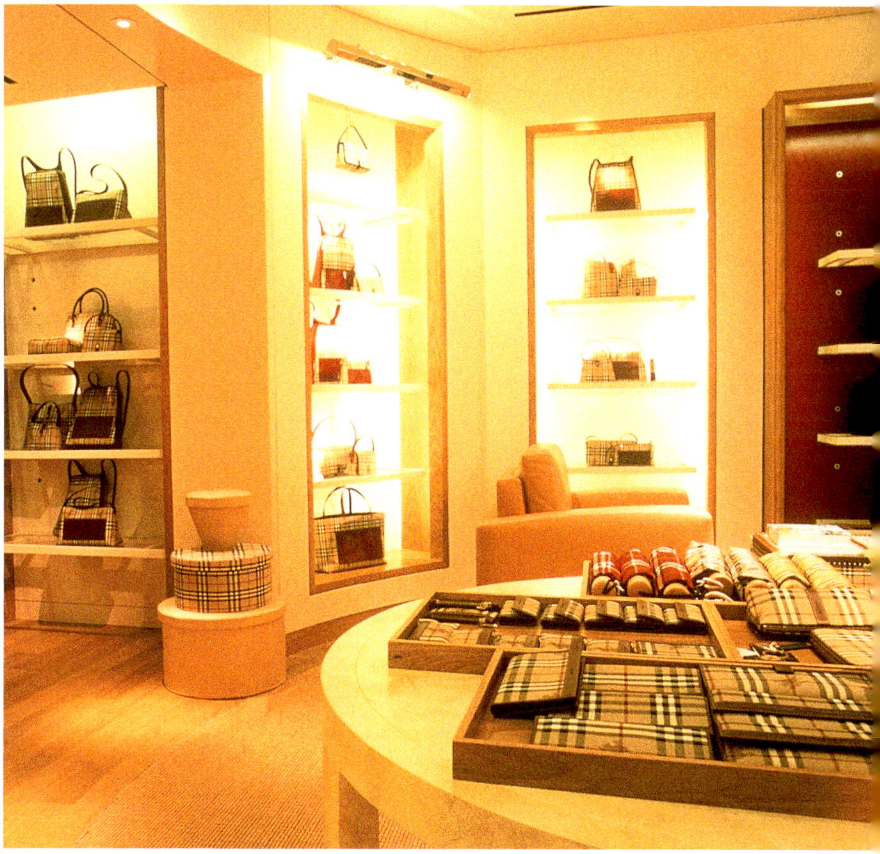

Burberrys neuer Flagshipstore wurde im September 2000 in der exklusiven Londoner Bond Street eröffnet.

Neben diesen drei klassischen Pilgerzielen für Einkaufsbegeisterte gibt es eine Reihe von alternativen Shoppingmöglichkeiten, die Ihnen unter Umständen eine Menge Geld sparen. In Designermode-zum-halben-Preis-Outlets dürfen Sie zum Beispiel keine großartige Beratung erwarten, und anprobieren müssen Sie die Schnäppchen, wenn Sie Pech haben, hinter einer behelfsmäßigen Pappwand, doch dafür handelt es sich um Originalstücke, wenn auch meist aus nicht mehr topaktuellen Kollektionen. Markenware gibt es auch im Nobel-Secondhand-Laden, wo man gelegentlich sogar Kelly-Bags und andere Kultobjekte aufstöbern kann. Eine weitere gute Idee ist die von vielen Ladys erfolgreich praktizierte Mischung aus »ganz teuer« und »ganz billig«. Ob ein weißes Baumwoll-T-Shirt einen Designernamen oder ein Etikett von Hennes & Mauritz trägt, ist völlig unerheblich, und es lohnt sich kaum, für solche Basics astronomische Summen auszugeben. Die kluge Lady investiert ohnehin nur dort, wo es Sinn macht, nämlich bei Stücken, die perfekt passen müssen und möglichst lange halt- und tragbar sein sollen, wie Kostüme, Hosenanzüge, formelle Kleider etc.

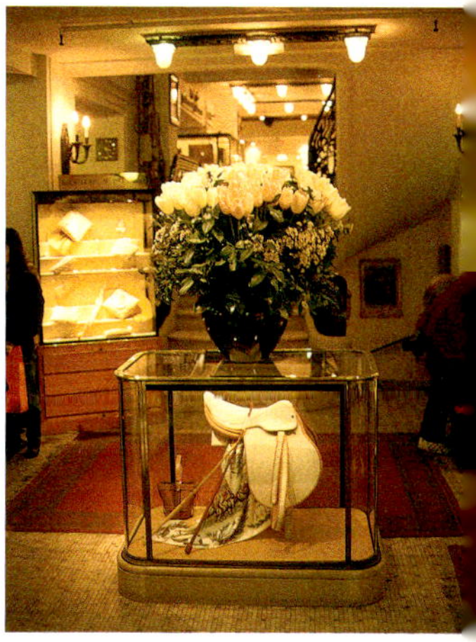

Im Pariser Hauptquartier von Hermès können Sie einen Sattel nach Maß ordern – auf Wunsch farblich auf Ihr Lieblingsseidentuch abgestimmt.

Labelmania und Markenkult

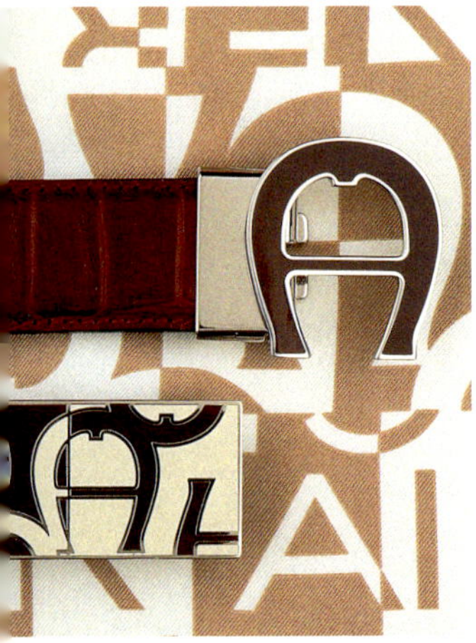

Das charakteristische hufeisenförmige Aigner-A steht für hervorragend verarbeitete Lederwaren und sehr schicke aber tragbare Designermode.

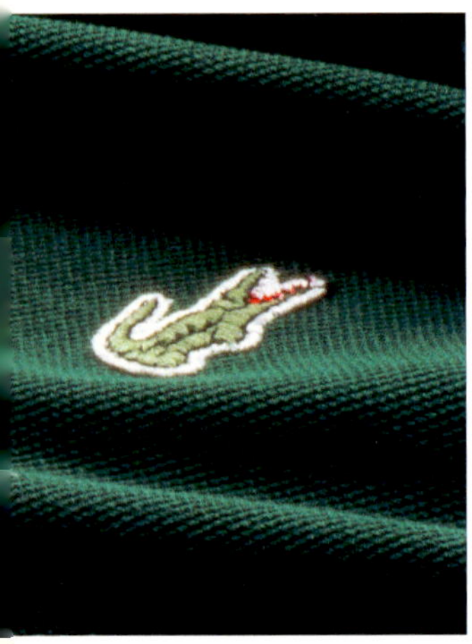

Weltweit bekannt und begehrt, leider allzu häufig kopiert: das aufgenähte Stick-Krokodil gehört zu den bekanntesten Textillabels überhaupt.

Labels? Modemacher? Angesagte Marken? Eigentlich interessiert die Lady das alles nicht. Sie ist in geschmacklichen Dingen eher konservativ – konservativ im positiven Sinn, denn sie schwört auf so altmodische Qualitätsmerkmale wie perfekte Verarbeitung, hervorragende Materialien und zeitloses Design. Windige Hemdchen, für die ungeniert ein astronomischer Fantasiepreis verlangt wird, nur weil ein bestimmter Name das Etikett am Halsausschnitt ziert, lässt sie im Allgemeinen links liegen. Trotzdem hat auch die Lady ihre Kultmarken. Welche das im Einzelnen sind, ist von individuellen Vorlieben abhängig, doch ein paar Signaturen sind über alle Zweifel und Stildiskussionen erhaben, darin ist man sich nahezu weltweit einig.

Doch was genau verleiht einer Marke Kultstatus? Meist sind es mehrere Phänomene, die da zusammenkommen, wie etwa die lange, ungebrochene Erfolgsgeschichte eines Hauses, die Tatsache, dass Generationen von Reichen und Schönen die Kundenkarteien bevölkert haben und noch immer bevölkern, eine gewisse Innovationskraft, die sich in markentypischen »Erfindungen« spiegelt, und ein unverwechselbarer Symbolcharakter, der durch gekonnte Imagepflege auch für nachwachsende Käuferinnenschichten am Leben gehalten wird. In vielen Fällen haben diese Häuser auch einzelne Stücke hervorgebracht, die sich auf irgendeine Weise als ganz besonders kultig qualifiziert haben und mit ihrer Aura den Rest des Angebots veredeln konnten. Diese Stücke empfinden wir oft als authentisch, als Vorreiter, als die Originale ihrer Kategorie. So ist das Flaggschiff aller Seidentücher das Hermès-Tuch, der Inbegriff des zweifarbigen Damenschuhs der Chanel-Pumps, der echte Dreifachring der Trinity von Cartier, die Mutter aller Polohemden das Lacoste-Shirt, der Archetyp der Wachsjacke eine Barbour, die echte Jeans eine Levi's 501 und so weiter und so fort.

Es ist interessant zu beobachten, dass einige dieser kultigen Accessoires irgendwie mit dem »Markenkern« oder der »Kernkompetenz« des Hauses zu tun haben. Die gesamte Marke Lacoste mit ihrem inzwischen sehr umfassenden Sortiment basiert auf jenem schlichten Hemd aus Baumwollpikee, mit dem Tenniscrack René Lacoste nach seinem Rückzug aus dem aktiven Sport angetreten war, die Sportswear-Branche zu revolutionieren. Bei der Juwelierslegende Cartier sind es die zeitlosen Schmuckdesigns, die den Namen unsterblich gemacht haben, nicht die viel später als Seitenlinie eingeführten Schals, Notizbücher, Kugelschreiber und Parfums. Und Gucci, eigentlich ein alteingesessener Sattler und Täschner, riecht immer noch ein bisschen nach Lederwaren (wie die unverkennbaren Loafers mit Mini-Trense), und nicht unbedingt nach Uhren und Prêt-à-porter. Andere hochbegehrte Waren haben sich wiederum selbstständig gemacht, sind unabhängig von ihrer Markenheimat zu Ruhm gekommen und haben den Charakter der Marke erweitert und teilweise sogar gründlich umgekrempelt. Prada zum Beispiel war ursprünglich eine traditionelle Mailänder Top-Adresse für edelste Ledertaschen – heute glauben wir fast, sie sind die Erfinder des schwarzen Nylon-Rucksacks. Auch Coco Chanel war keine Parfumeurin, dennoch zählt ihr Chanel No. 5 zu den bekanntesten Düften der Welt.

Begehrte Marken sind teuer – und teure Marken sind begehrt. Seit es Markenprodukte gibt, werden sie auch eifrig kopiert und als billige Imitate in Umlauf gebracht. Aus der Sicht der Firmen sind die Nachahmungen ein zweischneidiges Schwert. Auf der einen Seite dokumentieren sie das hohe Prestige, den modischen und stilistischen Einfluss sowie die unendliche Nachfrage nach ihren Artikeln, auf der anderen Seite bedeutet Markenpiraterie finanzielle Einbußen, ganz abgesehen von den Imageschäden, die schlechte Plastik-Lookalikes verursachen können. Coco Chanel wusste, dass sie ständig kopiert wurde, doch es störte sie nicht, im Gegenteil, sie verbuchte es als Erfolgsbeweis. Louis Vuitton dagegen reagierte auf die Abkupferung seiner Ideen ausgesprochen allergisch und war schließlich der erste, der seine Produkte mit wiedererkennbaren Markenzeichen ausrüstete. Und wie schwer es ist, das LV-Monogramm-Canvas und den typischen Vuitton-Stil wirklich authentisch nachzumachen, das sehen wir an den unzähligen grauenhaften Kopien, die uns überall begegnen. Doch für die Besitzerin des Originals, des mit Brief und Siegel für teures Geld legal Erworbenen, erhöht der Anblick des Abklatsches den Reiz der Marke. Nur das Echte hat für sie die magische Aura des Kultigen. Aber Kult hin oder her, die eine Lady hat Lust, dieses Spiel der Marken mitzumachen, die andere kann ihm nichts abgewinnen. Recht haben beide.

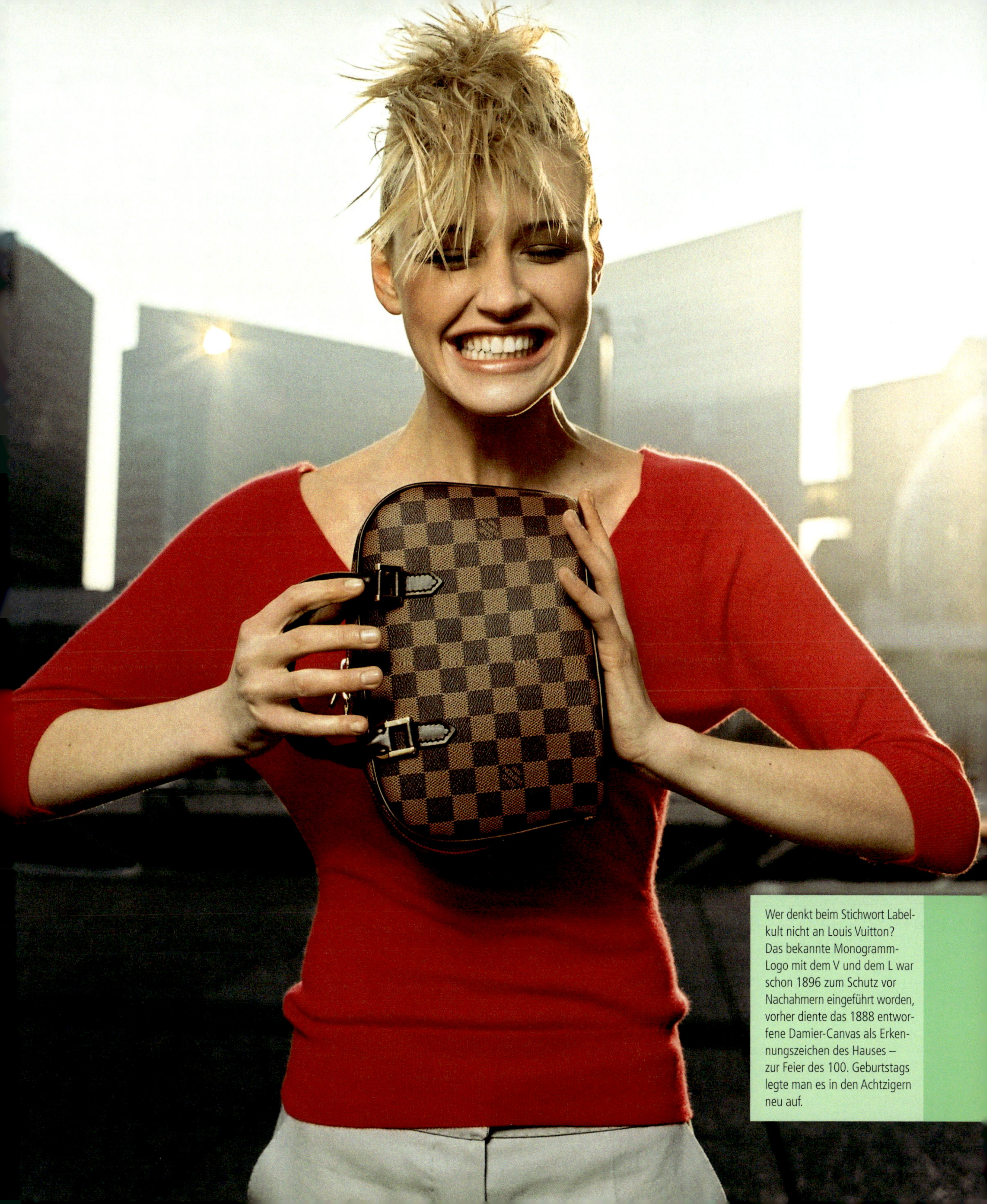

Wer denkt beim Stichwort Labelkult nicht an Louis Vuitton? Das bekannte Monogramm-Logo mit dem V und dem L war schon 1896 zum Schutz vor Nachahmern eingeführt worden, vorher diente das 1888 entworfene Damier-Canvas als Erkennungszeichen des Hauses – zur Feier des 100. Geburtstags legte man es in den Achtzigern neu auf.

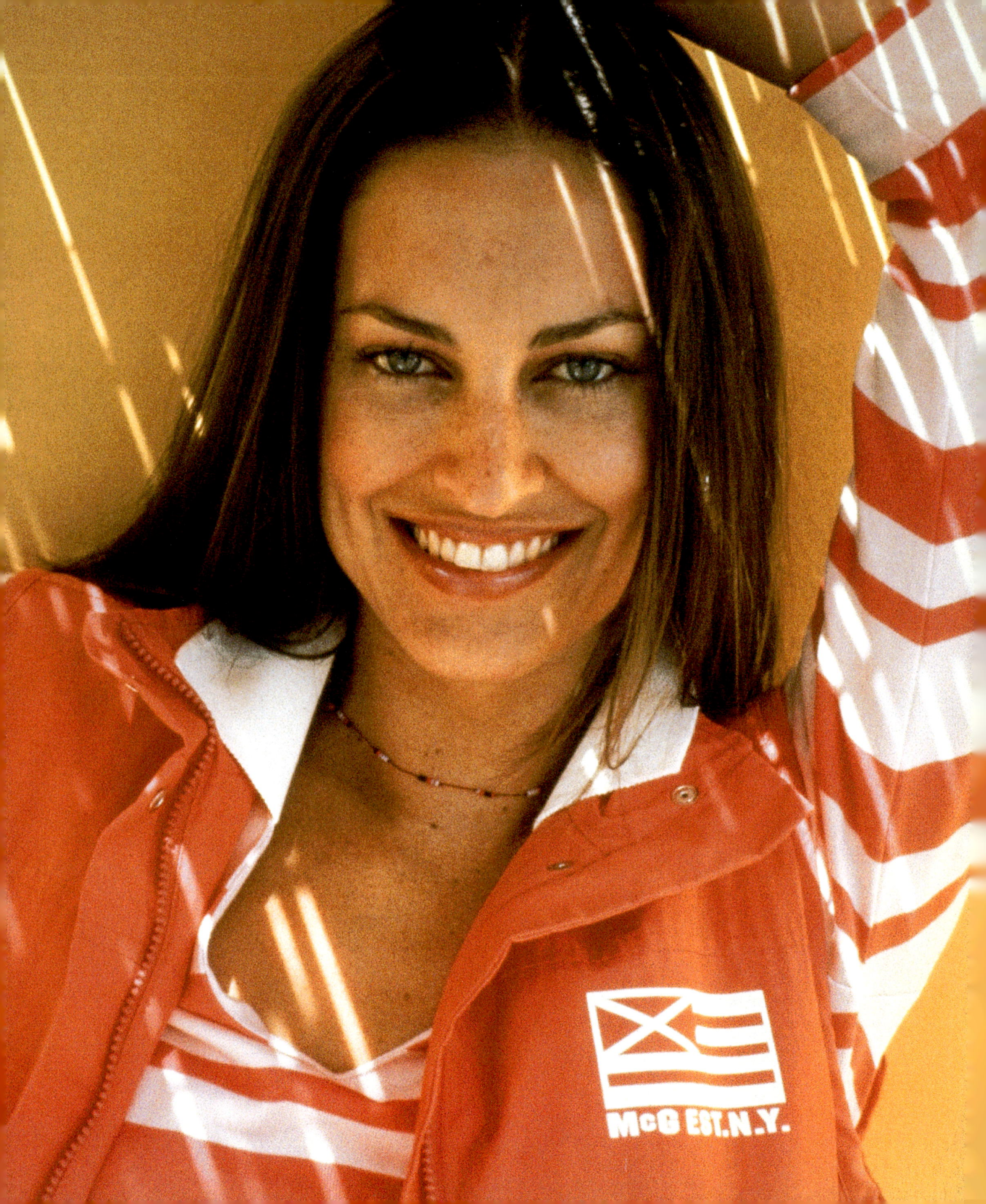
McG EST.N.Y.

№ 4

Smart Casual und Sportswear

Die Erfindung der Freizeit

Die Lady in der Freizeit? Was darunter zu verstehen ist, hätte im 18. Jahrhundert wohl niemand so genau gewusst. Denn eine Dame arbeitete ohnehin nicht. Jedenfalls nicht in einem speziellen Beruf mit festen Bürostunden – und deshalb gab es für sie auch keinen Feierabend, der ein bestimmtes locker-legeres Outfit verlangte. Getragen wurde damals immer die Kleidung, die der jeweilige Anlass vorschrieb, und mehrmaliges Umziehen war an der Tagesordnung. Von den komplizierten Styling-Erfordernissen der großen gesellschaftlichen Ereignisse mal ganz abgesehen. Dennoch gab es im Leben der Lady auch früher schon Stunden, die nicht ganz so offiziellen Charakter hatten und in denen man es sich dementsprechend ein wenig bequemer machen durfte.

Als einen der ersten Vorläufer der Freizeitkleidung könnte man das so genannte Hauskleid bezeichnen. Es war meist aus einem schlichten, unempfindlichen Stoff geschneidert, und die gut situierte Dame trug es, wie der Name schon sagt, zu Hause, wenn sie die Dienstboten beaufsichtigte oder Lieferanten an der Hintertür abfertigte. Für körperliche Betätigungen taugte das Hauskleid freilich nicht, aber das musste es auch gar nicht, die anstrengenden Jobs machte ja das Personal, das ohnehin einfachere und damit praktischere Sachen anhatte. Auch eine frühe Form der Sportswear gab es vor 200 Jahren schon, denn die Lady ging gern reiten. Allerdings war der Damensattel Pflicht und unter dem knöchellangen Reitkleid musste selbstverständlich ein Korsett getragen werden.

Als im 19. Jahrhundert die technische Revolution so richtig in Schwung kam, bahnten sich auch in der Damenmode einige Neuerungen an. Sport galt plötzlich als schick und damit auch die dabei getragene Kleidung. Und für jede dieser modernen Beschäftigungen brauchte man entsprechende Kostüme – aber im ständigen Umziehen hatte man ja genug Übung. Zum Glück für die vornehme Städterin kamen zum Reitsport, der schon aus räumlichen Gründen immer eher eine Domäne der ländlichen Upperclass gewesen war, endlich auch Disziplinen hinzu, die man selbst in den großen Metropolen ausüben konnte. Fahrrad fahren, Rudern, Krockett, Tennis, Federball, Fechten und Schlittschuh laufen avancierten zu den Trendsportarten dieser Ära. Die europäischen Hauptstädte überboten sich gegenseitig im Anlegen von Parks und Sportpavillons, und überall konnte sich die Dame fit machen. Natürlich noch ganz sittsam in Bluse, Rock, Mantel und Hut. Bis sich die Kleidungskonventionen in diesem Bereich lockerten, sollte es noch eine Weile dauern. Selbst zu Beginn des 20. Jahrhunderts wurde der weibliche Bewegungsdrang durch die damals gängige, vollkommen unpraktische Sportmode eher behindert als gefördert, und man musste schon eine sehr enthusiastische Freizeitaktivistin sein, um in den sperrigen Outfits überhaupt mehr zu unternehmen als einen kurzen Spaziergang.

Erst in den zwanziger Jahren wandelte sich das Bild grundlegend. Endlich setzten sich zweckmäßigere Outfits durch. Beim allseits beliebten Tennis durfte sich die Sportsfrau nun in knielangem Faltenrock, Bluse und einem um den Kopf geschlungenen Tuch zeigen, statt sich beim Aufschlag mit langem Rock, Strickjacke und dem obligatorischen wagenradgroßen Hut abzumühen. Für Golfspielerinnen tauchten erste Knickerbockeranzüge in den Modejournalen auf, und Schlittschuhläuferinnen, Skiasse und weibliche Angler konnten sich immerhin Kniebundhosen erlauben, die jedoch meist durch einen kurzen, darüber getragenen Rock »versittlicht« wurden.

Die dreißiger Jahre waren eine Dekade der Gegensätze: Während der Großteil der Bevölkerung in bitterer Armut lebte, pflegten die Reichen ihren mondänen Lifestyle mit raffinierter Eleganz. Wer es sich leisten konnte, pendelte je nach Saison zwischen den schicken Ferienorten hin und her, verbrachte die Tage mit Shopping und die Abende mit Cocktailempfängen und eleganten Diners. Tennis und Ski wurden zu den wichtigsten Trendsportarten der Society, die dazugehörigen Outfits waren farbenfroh und wesentlich modischer als noch in den Zwanzigern. Die Frauen trugen immer öfter Hosen, und zwar nicht mehr nur bei der tatsächlichen Ausübung ihres bevorzugten Sports, sondern gelegentlich auch schon als Bestandteile ihrer Smart-Casual-Garderobe.

In den vierziger Jahren bestimmte der Krieg das Leben. Die strengen Rationierungen, die überall in Europa den Alltag einschränkten, wirkten sich auch auf die Mode aus. Hosen bewährten sich nun als sinnvolle, vor Kälte schützende Kleidungsstücke. Außerdem

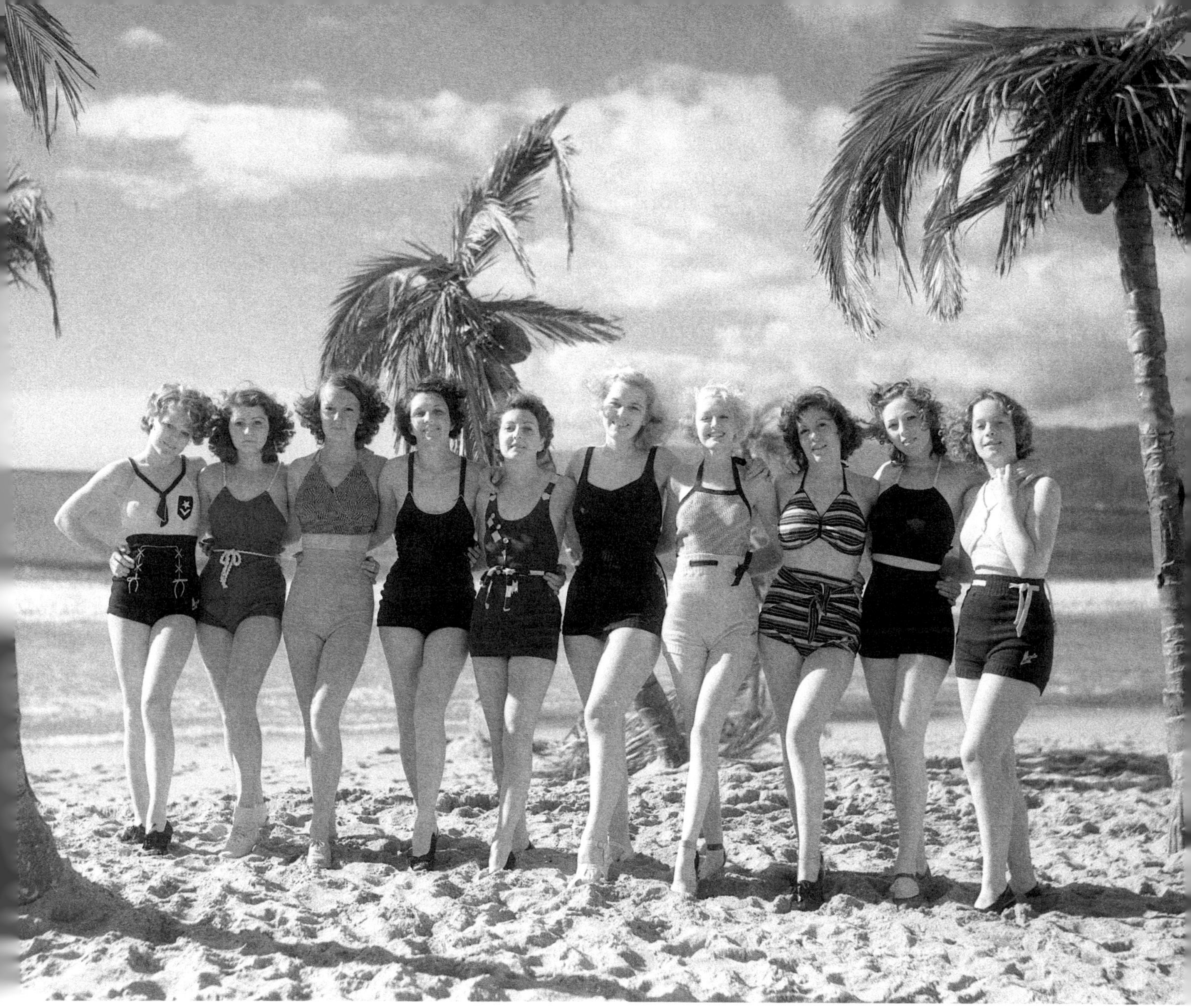

konnte man darunter die groben Wollstrümpfe verstecken, denn feine, seidige Damenstrümpfe gab es kaum noch. Doch die Vierziger sind auch die Dekade, in der eine bemerkenswerte Entwicklung ihren Anfang nahm: Die bis dahin als Einheit betrachtete Sport- und Freizeitmode begann, getrennte Wege zu gehen. Dies hatte zur Folge, dass sich die Sportmode immer stärker dem Diktat der Zweckdienlichkeit unterwerfen musste, während die Freizeitmode ihre eigene, sportunabhängige Ästhetik herausbildete.

Der heute gültige Casuallook der Dame geht hauptsächlich auf die fünfziger Jahre zurück. Nach dem Trauma des Zweiten Weltkriegs stürzten sich die Menschen wieder ins »normale« Leben, allen voran der neue Jetset aus Filmidolen, Musikern, Industriellen, Playboys und Künstlern. Was die Promis in Portofino, Nizza oder Palm Beach trugen, wurde getreulich in den Medien berichtet und von Designern und Schneiderinnen eifrig kopiert. Illustrierte, Modejournale und Wochenschauen zeigten einen zeitlos-aktuellen Stil: Caprihosen, Jeans, enge Kurzarmblusen, Poloshirts, Pennyloafer, Ballerinas, Flipflops und Kaschmirpullover. Elemente also, die auch heute in fast jedem Kleiderschrank zu finden sind.

Einiges von dem, was die kalifornischen Beautys einst am Strand von Venice Beach als heißeste Bademode vorführten, würden manche Damen heute ohne Zögern beim sommerlichen Shoppingbummel in der Stadt tragen.

Klassische Pullover

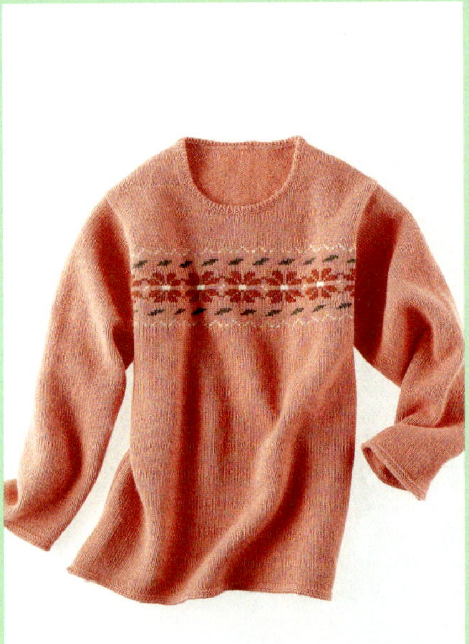

Pullover mit Rundausschnitt

Freunde des Rundausschnitts diskutieren gern die Frage, ob der Kragen von Hemd oder Bluse drinnen oder draußen getragen werden sollte. Klassikfans sagen drinnen, die Mode plädiert – jedenfalls derzeit – für draußen.

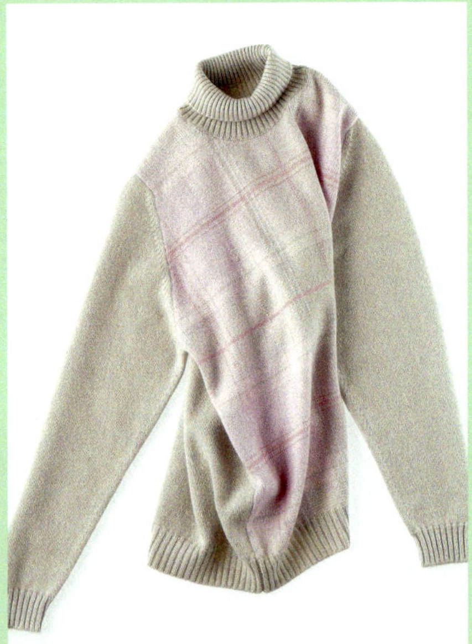

Pullover mit Rollkragen

Der Rollkragenpullover ist nicht jedermanns Sache, manch eine fühlt sich von ihm eingeengt oder findet ihn zu warm am Hals. Alle anderen schätzen ihn als perfekten Vermittler zwischen Smart Casual und förmlicher Garderobe.

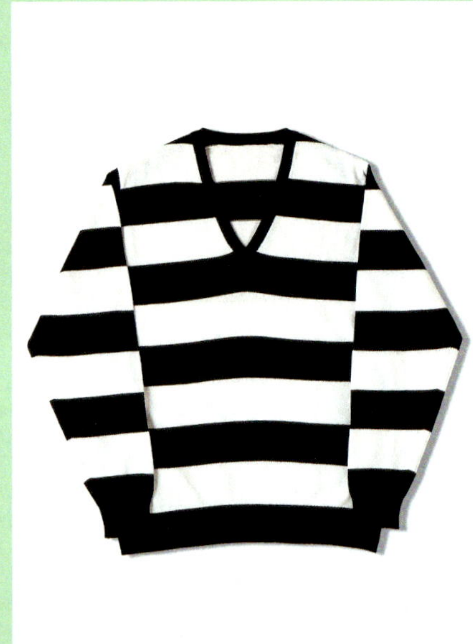

Pullover mit V-Ausschnitt

Der Pullover mit V-Ausschnitt wird meist über Bluse, Hemd oder Poloshirt getragen, obwohl er auch nur mit etwas Haut kombiniert sehr reizvoll aussehen kann. Sehr feine Modelle sitzen solo meist auch besser.

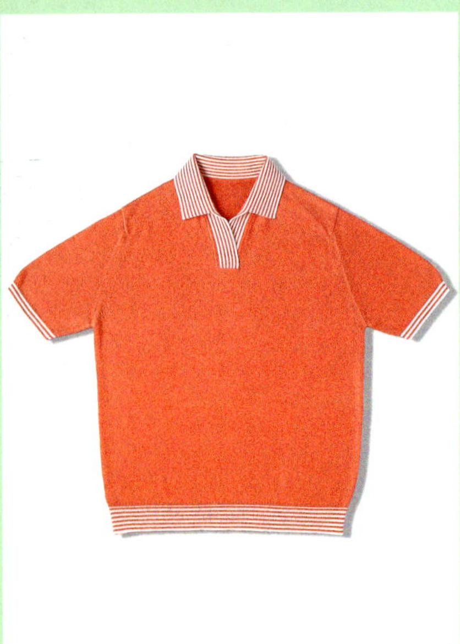

Pullover mit Polokragen

Je nach Garnstärke kann ein Pullover mit Polokragen als leichter Ersatz für das T-Shirt oder als etwas schwerere, wärmende Schicht über Bluse oder Hemd getragen werden.

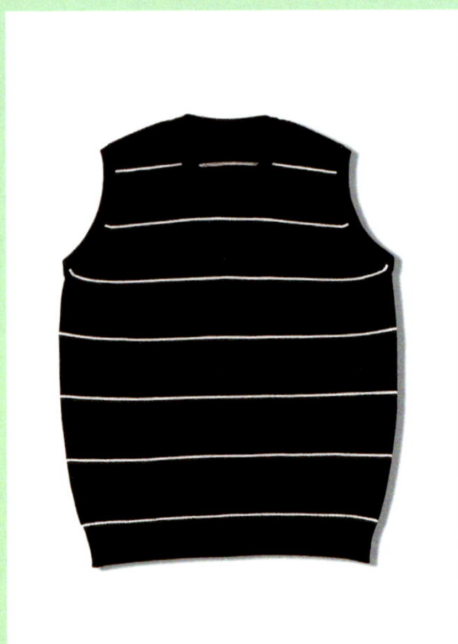

Pullunder

Was für ein Comeback! Nachdem er gut zwanzig Jahre lang mega-out war, tauchte der vielen noch aus Schultagen sattsam bekannte Pullunder in den Nineties wieder auf den Laufstegen auf.

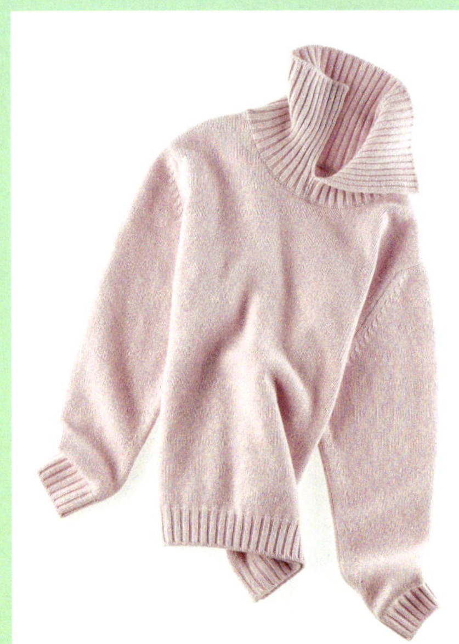

Troyer

Der Ur-Troyer hat einen Reißverschluss am Halsausschnitt, manche neueren Modelle übernehmen aber nur den großzügigen Kragen dieses Pullovertyps, der seit den Neunzigern zur Strick-Klassik zählt.

Bestrickend schön: Pullover

Das Thema »Maschenware für die Lady« reicht von der gemütlichen Strickjacke, die bei behaglichen Lesestunden am Kamin wärmt, über den irischen Aranpullover für die Gartenarbeit bis hin zum sündhaft teuren Hauch aus Kaschmir, der beim Shoppingbummel durch die Mailänder Via della Spiga lässig um die Schultern drapiert wird. Angelsächsische Bodenständigkeit und italienischer Schick, beides ist möglich, und unzählige Fashion-Vorbilder haben es bewiesen. Wie zum Beispiel Lady Diana, die sich in den Anfangsjahren ihres öffentlichen Lebens häufig im Pulli zeigte, bevor sie zu dem minimalistischen Stil fand, der sie in den Neunzigern zur Mode-Ikone werden ließ. Dabei präsentierte sie als echter Upperclass-Spross alle Spielarten des Sloane-Ranger-Looks der späten Siebziger und frühen Achtziger: Bei der Arbeit im Kindergarten kunterbunten Handstrick zur Röhrenjeans, in der Stadt weinrotes Jäckchen mit Rentiermotiv über weißer Rüschenbluse zum knielangen Nadelstreifenrock – und am Rande des Polofelds den mittlerweile legendären roten Pullover mit den vielen weißen und dem einen schwarzen Schaf.

Das Gegenbild zum ländlich-verspielten Konzept der jungen Diana finden wir in den raffiniert-reduzierten Looks einer Miuccia Prada, die ihre so schlichten wie edlen Kaschmirpullis cool um Schultern oder Hüften schlingt. Überhaupt sind die italienischen Ladys Meisterinnen in der Kunst, Pulli zu tragen ohne ihn anzuziehen. Weibliche Italienfans eifern ihnen darin nach, so auch Katherine Hepburn, die in den letzten Jahrzehnten ihres Lebens kaum jemals ohne einen umgelegten Kaschmirpullover zu sehen war. Sie bevorzugte angeblich die italienische Edelmarke Avon Celli aus Longastrin bei Ferrara, doch auch jeder andere Pulli der Luxusklasse hätte ihrem sportlich-amerikanischen Outfit aus Polohemd, Slacks und Sneakers jenes wohldosierte Quäntchen europäisches Flair verliehen.

Der Pullover als Gesprächsstoff für die Klatschspalten oder gar als Kultobjekt – im ausgehenden 19. Jahrhundert wäre daran noch nicht zu denken gewesen. Denn damals begann die Erfolgsstory gerade erst damit, dass der Sweater bei sportlichen Aktivitäten getragen wurde. Der Name des Kleidungsstücks (von engl. »to sweat«, also »schwitzen«) war Programm, denn die Wissenschaft hatte gerade den gesundheitsfördernden Wert der Transpiration erkannt. Allen voran der deutsche Professor für Zoologie und Physiologie, Dr. Gustav Jäger aus Stuttgart, dessen Buch »Die Normalkleidung als Gesundheitsschutz« schnell zur Bibel der Wollstrickbegeisterten avancierte. Das Werk inspirierte den Engländer Lewis Tomalin 1884 sogar zur Eröffnung des ersten Londoner Fachgeschäfts für Jäger-Gesundheitswäsche, aus dem später das Damen- und Herrenmodehaus Jaeger hervorgegangen ist, immer noch eine bevorzugte Einkaufsquelle der konservativen englischen Lady.

Da sich Strickwaren beim Golf, Reiten, Fahrrad fahren oder Tennis als praktisch erwiesen hatten, hielten sie bald Einzug in die Wochenendgarderobe. Wie in der Herrenmode bildeten sich dabei zwei Stilrichtungen heraus: Auf der einen Seite die urtümlichen Gebrauchspullover aus Großbritannien, Skandinavien und den Alpenregionen, auf der anderen Seite die edlen Modelle im klassischen Schnitt. Die robusten Originale bewähren sich vor allem beim Outdooreinsatz, das städtische Weekend verlangt dagegen eher nach leichteren Pullovern mit Rund- oder V-Ausschnitt. Nicht zuletzt, weil der schwere Guernsey der Fischersleute in Innenräumen viel zu warm ist. Die britischen Strickhersteller genießen nach wie vor großes Ansehen, dennoch haben sich im Luxusbereich italienische Marken fest etabliert. Auch wenn sie die bewährten Formen nur leicht abwandeln, wirken ihre Erzeugnisse oft wesentlich moderner als die Klassiker aus dem United Kingdom. Das liegt auch an der Farbpalette, die bei italienischen Labels neben Marine, Flaschengrün, Schwarz, Beige, Rot oder Himmelblau immer auch die aktuellen Töne der Saison enthält.

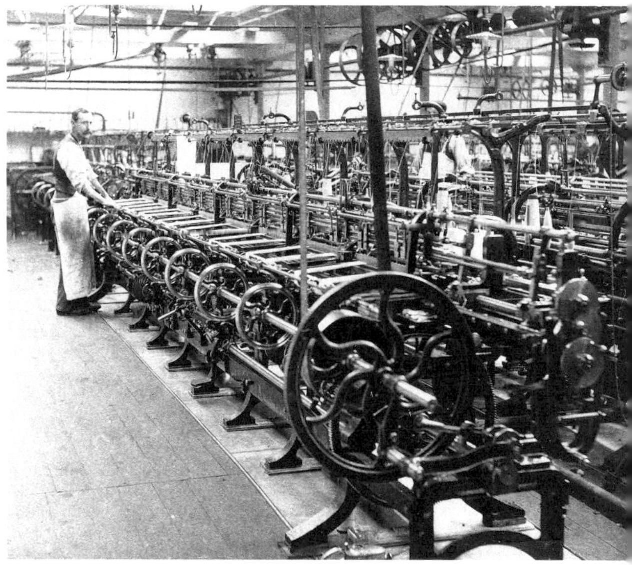

Im Jahre 1878 hat Peter Scott mit der Herstellung hochwertiger Strickwaren begonnen, heute ist die Firma aus dem schottischen Hawick weltbekannt.

Das Twinset

Twinset? Ist das nicht diese etwas biedere Kombination aus Pullover und Strickjacke, zusammen mit der unvermeidlichen Perlenkette das Lieblingsoutfit der Dame alter Schule? Nun ja, schon. Aber abgesehen davon war das Twinset auch die Sexbomben-Uniform der vierziger und fünfziger Jahre (was hätte Lana Turners, Jane Mansfields oder Marilyn Monroes Oberweite besser zur Geltung gebracht?) und avanciert alle paar Jahre wieder zum erklärten Liebling der Designer. Zuletzt in den späten Neunzigern, als es ein cooles Revival bei diversen Modelabels feierte.

Die klassische Lady schätzt das Twinset tatsächlich sehr. Es ist zunächst einmal sehr praktisch: zwei Kleidungsstücke in einem, die zusammen oder einzeln für sich kombiniert werden können. Zudem erweist sich das Strickduo als überaus vielseitig, da es in allen Stilwelten zu Hause ist, von Business bis Smart Casual. Mit engem Rock und Highheels wird es zum Büro-Outfit, mit Flanell-Bermudas und Pennyloafern zum sportlichen Collegelook und mit Jeans lässt es sich im Handumdrehen zum Weekenddress umfunktionieren. In einem Wort: Das Twinset ist ein Allzweckutensil für sämtliche Lebenslagen. Deswegen reservieren Reiseprofis ihm immer einen Platz im Koffer.

In einem Twinset von Laura Ashley fühlt sich jede Frau sofort wie eine englische Lady beim Weekend auf dem Lande.

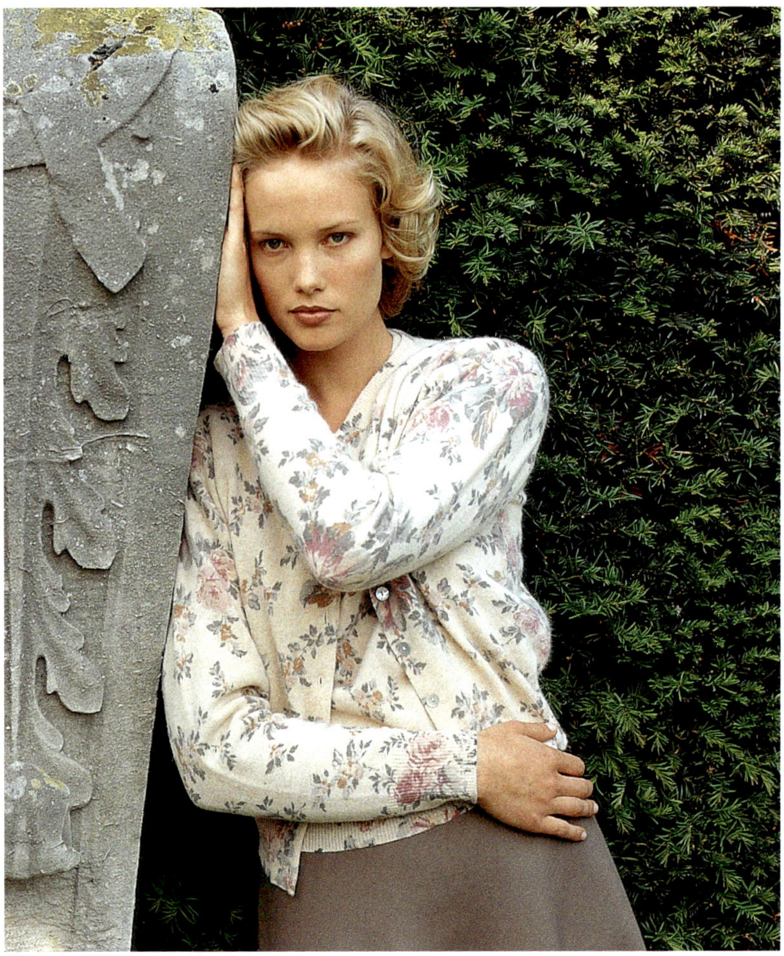

Spießig oder szenig – das kommt auf die Nuancen an. Wenn Farbe, Schnitt oder Details nicht stimmen, kann das Twinset schnell zum Image-Killer werden. Das heißt nicht, dass Sie jede Saison Ihren gesamten Bestand auswechseln müssen. Achten Sie einfach nur darauf, was Sie kaufen. Das Stichwort lautet Zeitlosigkeit. Damit ist nicht einfach nur »klassisch« gemeint, denn »klassisch« wird leider allzu oft als nette Umschreibung für »bieder«, »einfallslos« und »altmodisch« benutzt. Zeitlosigkeit meint vielmehr größtmögliche Schlichtheit, nicht-modische und damit nie unmodische Farben und hochwertiges Material. Erst wenn diese drei Kriterien erfüllt sind, können Sie wirklich davon ausgehen, dass Sie Ihr Twinset auch in fünf Jahren noch werden tragen mögen.

Und wo kauft man so ein Strickduo mit Langzeitwirkung? Mit etwas Glück beim angesagten Modelabel, vorausgesetzt die Marke steht für pures Design. Ansonsten auch immer wieder in den Kollektionen der typischen Maschenwaren-Anbieter, die es oft standardmäßig neben den bewährten Pullovermodellen führen. In beiden Fällen bekommen Sie in aller Regel schlichte Teile mit moderner Ausstrahlung, die in Farbe und Schnitt nicht schon vor zehn Jahren out waren. In Boutiquen, die das traditionelle Damensortiment an Schottenröcken, Rüschenblusen und Goldknopfblazern feilbieten, werden Sie dagegen kaum eine zeitgemäße Interpretation des Twinsets finden. Wenn Sie nicht gerade die Queen als Modevorbild verehren, sollten Sie also besser in staubfreieren Gefilden shoppen gehen.

Das erste Twinset der Strickwarengeschichte soll der Designer Otto Weisz 1934 für den Hersteller Pringle of Scotland entworfen haben.

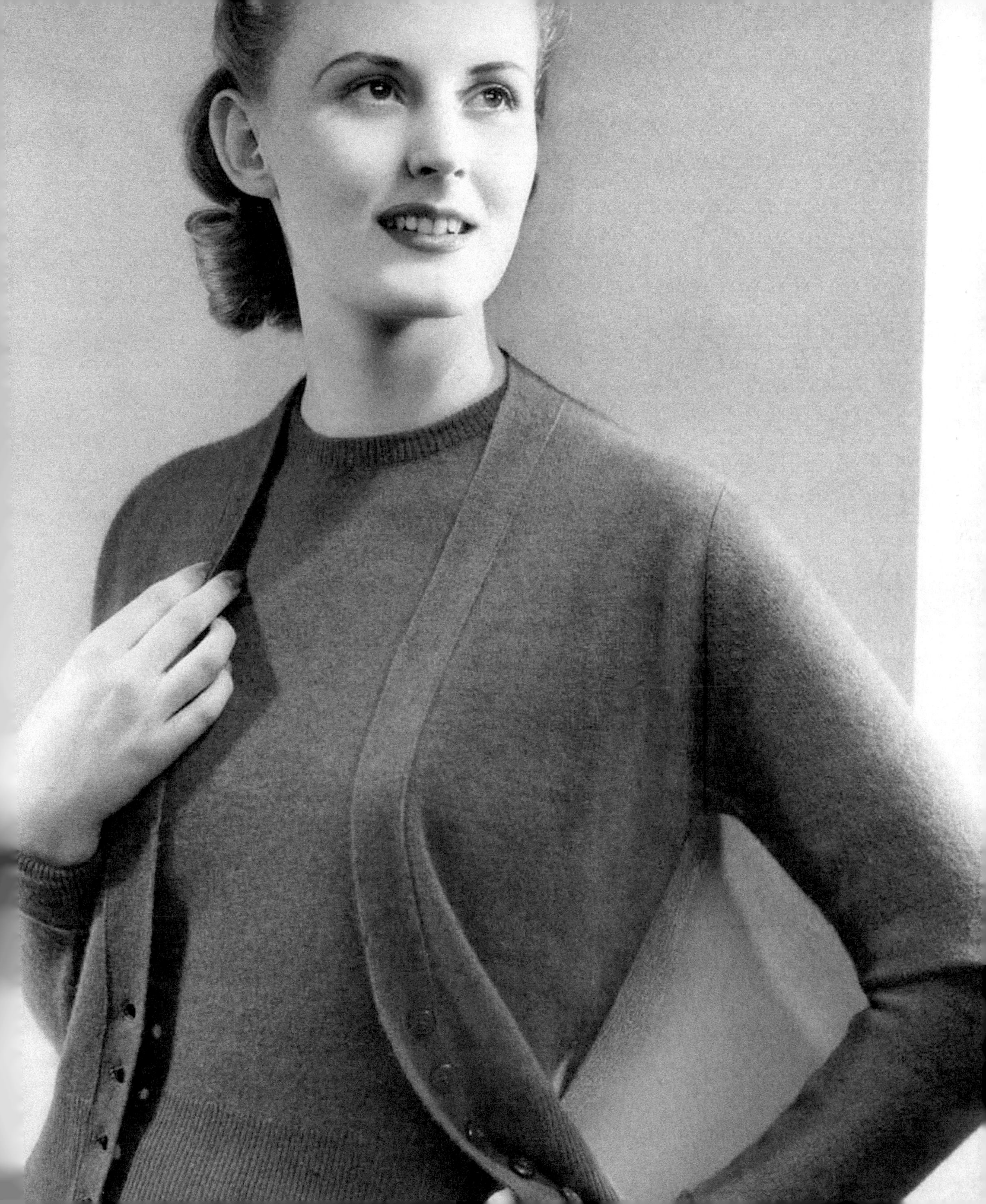

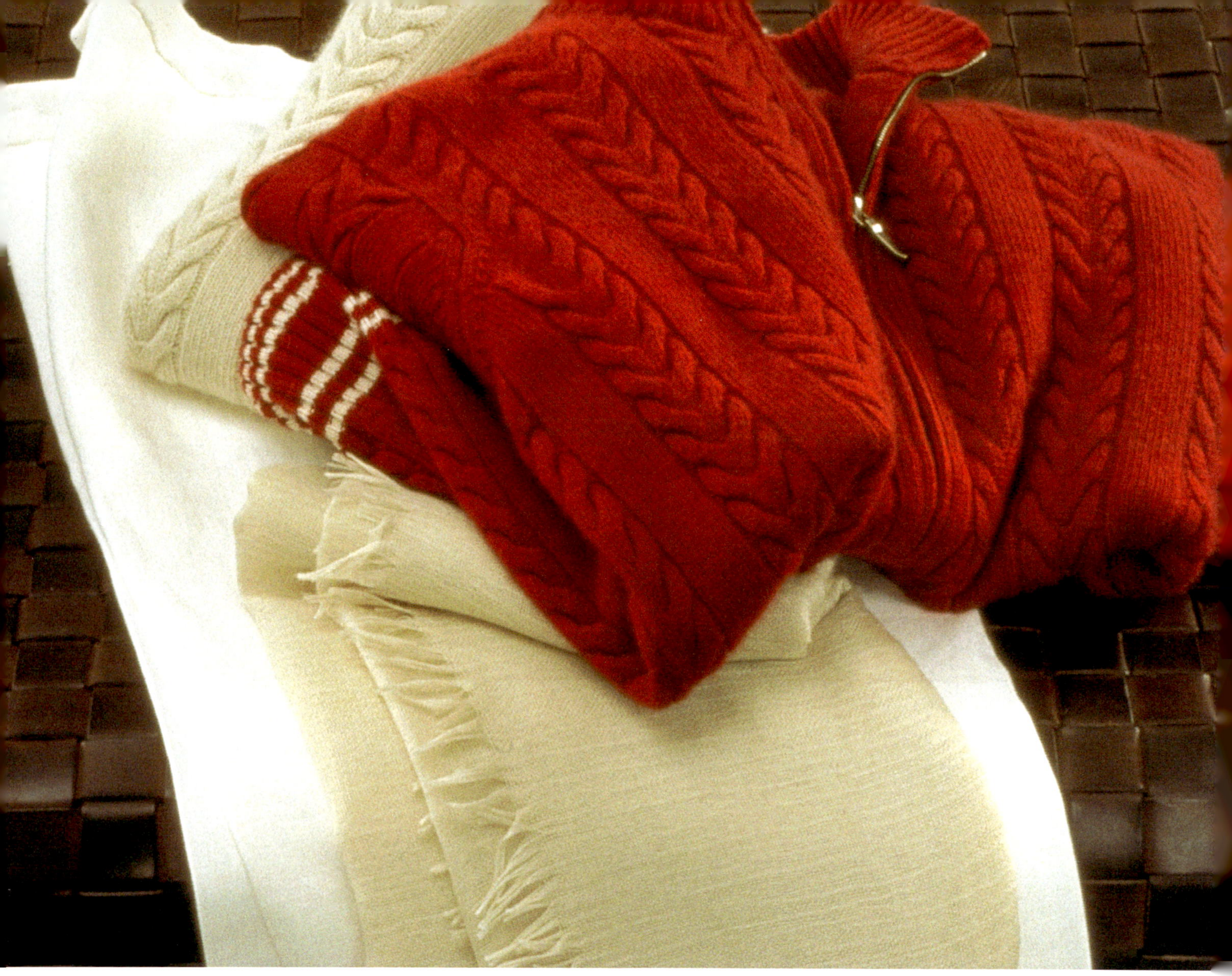

Luxus pur: Kaschmir

Die italienische Weberei Loro Piana ist der weltweit größte Abnehmer von Rohkaschmir. Ein nicht geringer Teil davon wird zu edlem Strick verarbeitet.

Schon das Wort klingt nach orientalischem Luxus: Kaschmir. Denken wir dabei nicht sofort an edle Pullis, federleichte Schals, schmeichelnde Stolen und feinste Stoffe? Dass die Faser von einer reichlich struppigen Ziege stammt, kann man sich da kaum vorstellen. Doch genau das ist Kaschmir, bevor es die diversen Verarbeitungsprozesse durchlaufen hat: Ziegenhaar. Genauer gesagt das weiche Flaumhaar, das versteckt unter dem rauen Deckhaar wächst. Es schützt die Kaschmirziege wie eine eingebaute Daunenweste gegen die Kälte der Inneren Mongolei, deren Tiere die beste Faserqualität liefern. Aus der Region Kaschmir, die der Ziege, ihrem Haar und den daraus gewonnenen Edelgespinsten den Namen gegeben hat, stammt heute nur noch ein kleiner Teil dieses begehrten Rohstoffs.

Die Geschichte des Kaschmirs ist lang und ziemlich geheimnisvoll. Wann die ersten Haare zu Garn gesponnen wurden, um daraus Stoffe zu weben oder zu wirken, lässt sich nicht mehr so genau zurückverfolgen. Belegt ist allerdings, dass schon die Römerinnen Kaschmir zu schätzen wussten und sich ihre feinsten Gewänder daraus schneidern ließen. Wie aber der große Bedarf an dem schicken Exportartikel damals gedeckt wurde, darüber schweigen die Geschichtsbücher leider. Recht genau wissen wir dagegen, wann die Produktion des Materials ihre erste große Blütezeit erlebte: im 16. Jahrhundert, als Muhammad Sahir Ud Din Babur im Norden Indiens das Reich der Großmoguln errichtete. Er förderte die Kaschmirweberei, die zeitweise gut 60 000 Arbeiter beschäftigt haben soll. Davon ist heute in der dreigeteilten, krisengeschüttelten Region zwischen Pakistan, China und Indien wenig zu merken, hergestellt werden hier nur noch Teppiche und Stickereien.

Mit dem Niedergang des Römischen Reichs gerieten Kaschmirgarne und -stoffe in Europa in Vergessenheit. Erst gegen Mitte des 18. Jahrhunderts wurde der zarte Luxus wiederentdeckt. Den Impuls dazu könnte der Mogul Aurangzeb gegeben haben, der zu dieser Zeit Indien beherrschte. Er erlaubte den Europäern die Gründung von Handelsniederlassungen in seinem Land, was neben anderen Abenteurern auch einen französischen Arzt an den Hof des orientalischen Machthabers führte. Die Aufzeichnungen, die der Mediziner mit zurück nach Hause nahm, enthielten auch Berichte über die seltsamen Ziegen, die er gesehen hatte – eine erste Kontaktaufnahme nach der langen Kaschmirabstinenz der Westler. Den ersten europäischen Kaschmirboom löste jedoch ein anderer Franzose aus: Kaiser Napoleon. Während des Ägyptenfeldzugs von 1798 erbeuteten seine Soldaten von den gegnerischen Türken wertvolle Kaschmirtücher – und beschenkten damit ihre daheim gebliebenen Frauen. Natürlich wurden die Damen um das exotische Präsent beneidet und die Schals entwickelten sich in Windeseile zum gesuchten In-Accessoire. Auch die zweite große Kaschmirwelle hatte mit einem Napoleon zu tun, diesmal dem Dritten. Seine Gemahlin Eugénie war eines der meistkopierten Modevorbilder in der zweiten Hälfte des 19. Jahrhunderts, und dementsprechend setzte ihre Vorliebe für Kaschmir sowohl in Frankreich als auch im restlichen Festlandeuropa einen Riesentrend. Bei den Briten spielte Queen Victoria eine ähnliche Rolle wie ihre französische Kollegin, und da sie nicht nur die englische Königin sondern auch die selbstproklamierte Kaiserin von Indien war, sicherte ihr ihre Kolonie einen konstanten Nachschub an Kaschmirwaren. Wer modisch etwas auf sich hielt, eiferte ihr nach – und London mauserte sich schnell zum Weltzentrum des Handels mit den edlen Stolen und Schals.

Bis zum Beginn des 20. Jahrhunderts blieb Kaschmir in erster Linie ein Synonym für gewebtes Tuch, doch dies sollte sich bald ändern. Denn als die Nachfrage nach hochwertigen Strickwaren in den zwanziger Jahren plötzlich rasant anstieg, etablierte sich die weiche, aber wärmende Faser als feine Alternative zum Lambswool-Pullover. Die schottische Textilindustrie spielte dabei die Vorreiterrolle, denn sie verfügte über beste Handelsbeziehungen zu den Herkunftsländern des teuren Rohstoffs. Kaschmirstrick made in Scotland wurde deshalb bald zum begehrten Exportartikel und Souvenir Nr. 1 für Londonreisende, die sich in der Burlington Arcade mit haufenweise Pullis, Strickjacken und natürlich Twinsets eindeckten. Die Kaschmirbegeisterung des 20. Jahrhunderts erfuhr erst 1950 durch den Ausbruch des Koreakrieges einen Dämpfer, weil Europa damit fast vollständig von den Lieferungen abgeschnitten war. Doch als nach dem Ende des Konflikts im Jahre 1953 die Wirtschaftsbeziehungen wieder aufgenommen wurden, arbeiteten die Spinner, Weber und Stricker mit gleichem Erfolg weiter. Ein wirklich konstantes Angebot guter Qualität existiert jedoch erst seit Mitte der siebziger Jahre – und zwar zu stetig steigenden Preisen.

Die britische Dominanz im Bereich der luxuriösen Strickwaren blieb bis in die sechziger Jahre unangefochten, doch dann holte die italienische Wirkwarenindustrie in den siebziger und achtziger Jahren deutlich auf und sicherte sich einen immer größeren Anteil an den wichtigen Märkten wie USA, Deutschland und Frankreich. In den Neunzigern hatten einige Edelstricker wie Aida Barni, Avon Celli oder Fedeli die Briten endgültig eingeholt, in Sachen Styling lagen sie eh schon seit längerem in Führung. Doch die schottischen Hersteller starteten zu Beginn des 21. Jahrhunderts eine clevere Gegenoffensive und trumpften mit neuen, modischeren Designs auf. Plötzlich waren klassische Labels wie Pringle, Corgi und Peter Scott auch bei jungen Leuten wieder mächtig angesagt und so manche Lady, die zeitweise zu italienischer Ware gegriffen hatte, kauft nun wieder britische Produkte. Die Italienerinnen übrigens mussten gar nicht erst durch diese Verjüngungskur von der Qualität schottischen Stricks überzeugt werden, sie sind den Marken von der Insel eigentlich immer treu geblieben.

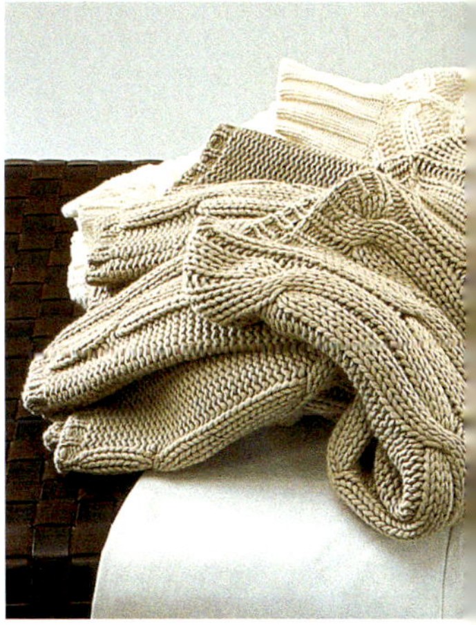

Bei Kaschmirstrick lohnt sich der etwas tiefere Griff in die Tasche – hochwertige Qualitäten behalten die Form und neigen weniger zu »Pilling«.

Wie ein weicher Traum entsteht

Kaschmir begegnet uns in drei Formen. Als Pullover, als Stoff und als Schal. Beim Pulli handelt es sich um Strick- oder Wirkware, bei Stoff und Schal um Gewebe. Der Unterschied ist ganz einfach: Strick oder Gewirk besteht aus ineinandergreifenden Maschen, ein Gewebe ergibt sich dagegen aus dem Verkreuzen von Längs- und Querfäden in Form von Kette und Schuss. In beiden Fällen ist ein Garn der Ausgangspunkt. Garn wiederum wird hergestellt, indem man Fasern, in unserem Beispiel Kaschmirfasern, so lange miteinander verdreht, bis sich ein Faden bildet. Dieser Vorgang heißt Spinnen und ist der erste Schritt auf dem Weg zum fertigen Kleidungsstück. Für besonders hochwertige Garne verwendet man schöne lange Fasern, für nicht ganz so teure werden die kurzeren versponnen.

Soll ein Kaschmirpulli mittlerer Qualität hergestellt werden, schließt sich an den Spinnprozess direkt das Stricken an. Für exquisite Ware muss das Garn erst noch gezwirnt werden. Dazu dreht man mehrere Garne zusammen, genau so wie man vorher die Fasern miteinander verdreht hat. Sind für ein Garn zwei Fäden verzwirnt worden, bezeichnet man das Ergebnis als Cashmere two ply, waren es vier Fäden, heißt es Cashmere four ply, und so weiter. Vorteil: Das Mehrfach-Garn ist stabiler und elastischer als der einfache Faden. Diese Eigenschaften übertragen sich auch auf die spätere Strickware. Der Pulli leiert nicht aus und auch die lästige Knötchenbildung, das sogenannte Pilling, ist vermindert. Pilling entsteht dadurch, dass sich kürzere Fasern aus dem Garn lösen und verfilzen. Da Cashmere two ply oder Cashmere four ply aus besonders langen und feinen Fasern gemacht wird, passiert dies nicht so leicht. Jetzt kann gestrickt werden. Stricknadeln brauchen dafür aber nicht mehr geschwungen zu werden, die Arbeit erledigen Flachstrickmaschinen. Diese zeit- und kostensparenden Apparate gehen auf den einfallsreichen englischen Pfarrer William Lee zurück, der im Jahre 1589 den Strumpfwirkstuhl erfand. Das Gerät lieferte eine flache Wirkware, die beispielsweise zu einem Strumpf zusammengenäht werden konnte. Doch die damalige Königin Elizabeth I. verbot die Innovation aus Rücksicht auf die zahllosen Handstricker in ihrem Reich, und deshalb ließ der Gottesmann seinen mechanischen Wirkstuhl in Frankreich bauen. In England durfte die Maschine erst ab Mitte des 17. Jahrhunderts der Handarbeit Konkurrenz machen, setzte sich dann aber sehr schnell durch. Seither wurde die Technologie ständig verbessert.

Bei allen Strickwaren, ob nun aus Kaschmir-, Woll- oder Baumwollgarn, unterscheidet man zwischen »fully fashioned« und Schnittware. »Fully fashioned« bedeutet, dass die Form des Kleidungsstücks, beispielsweise eines Pullis, schon während des Strickvorgangs entsteht. So bekommt das Teil eine bessere Passform und die Nähte fallen fein und flach aus. Schnittware ist dagegen billiger zu haben, da die Herstellung weniger Aufwand erfordert. Das Garn wird flächig gestrickt, anschließend schneidet man die Einzelteile des Kleidungsstücks wie bei einer Stoffbahn aus und näht sie zusammen. Luxusanbieter arbeiten ausschließlich »fully fashioned«. Doch die Stricktechnik ist nur ein Faktor, der die Qualität beeinflusst, der andere ist der Veredelungsprozess. Mehrmaliges und ständig kontrolliertes Waschen, Trocknen und Bügeln verleihen dem Kaschmirstrick Weichheit, optimale Trageeigenschaften und maximale Haltbarkeit. Die Kunst des Veredlers besteht darin, Temperatur und Feuchtigkeit ganz individuell auf Farbe und Faserqualität abzustimmen. Ein Fehlgriff und der Traum vom zarten Kaschmirhauch ist ausgeträumt – doch wenn der Veredler sein Handwerk perfekt beherrscht, wird sich das Luxusmaterial in genau den Star-Pullover verwandeln, den seine Besitzerin vom ersten Moment an nie wieder ausziehen möchte.

[1] Von der Inneren Mongolei bis nach Genua legt das Rohkaschmir einen langen Weg zurück, bevor es bei Annapurna in Prato eintrifft.

[2] Objekt der Begierde: Der feine Flaum unter dem zottigen Deckhaar der Kaschmirziege. Ausbeute: nur 200 Gramm pro Tier und Jahr.

[3] Möglichst fein und lang muss die Kaschmirfaser sein, wenn daraus besonders hochwertiges Two-ply-Garn gesponnen werden soll.

[4] Bei Annapurna wird erst das fertige Garn gefärbt, nicht schon das Rohkaschmir, weil sich die reine Faser feiner spinnen lässt.

[5] Richtig gute Kaschmirpullover entstehen auf Flachstrickmaschinen, die formgerecht, also »fully fashioned«, arbeiten.

[6] Kein Teil darf die Manufaktur von Annapurna verlassen, bevor es nicht sorgfältig auf kleinste Fehler hin abgesucht wurde.

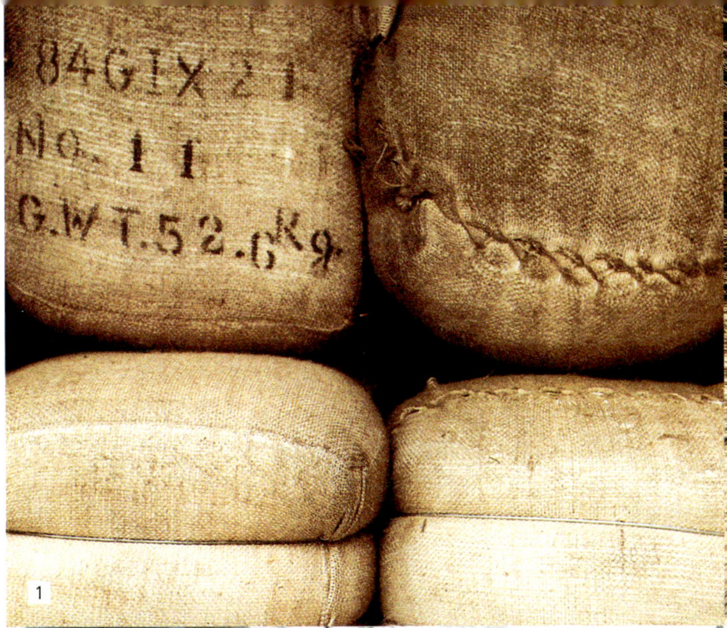

1

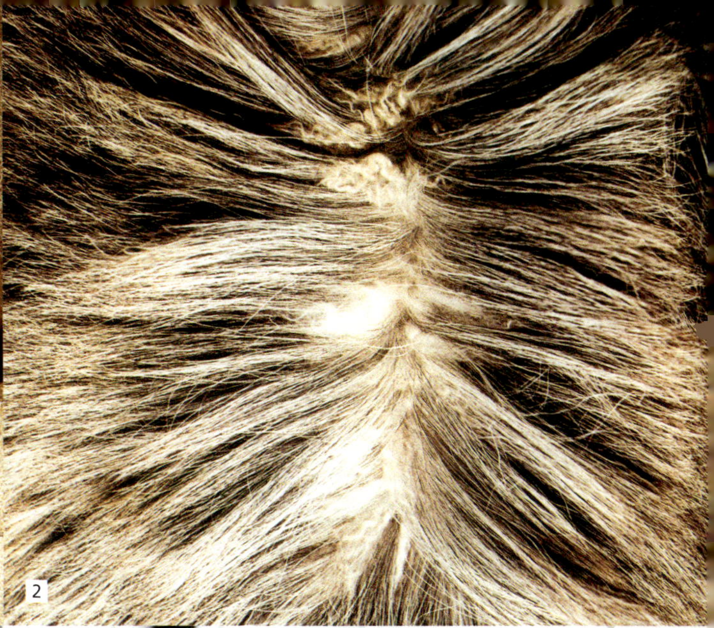
2

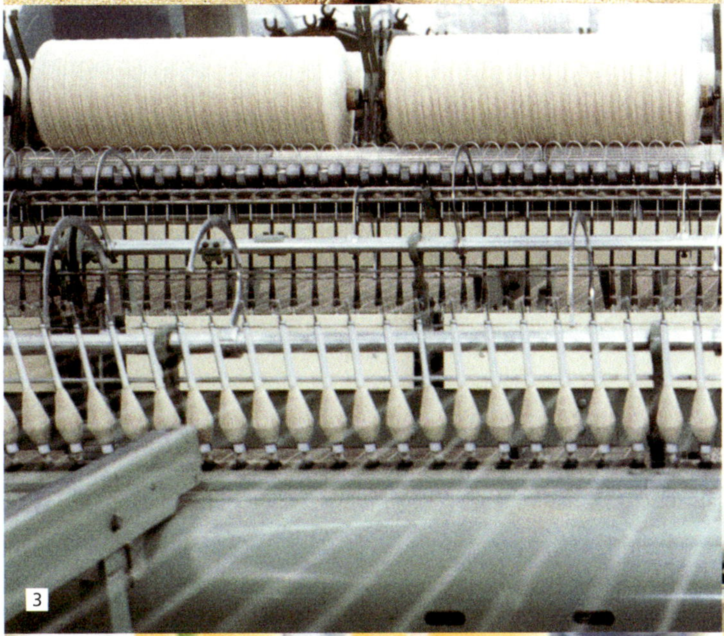
3

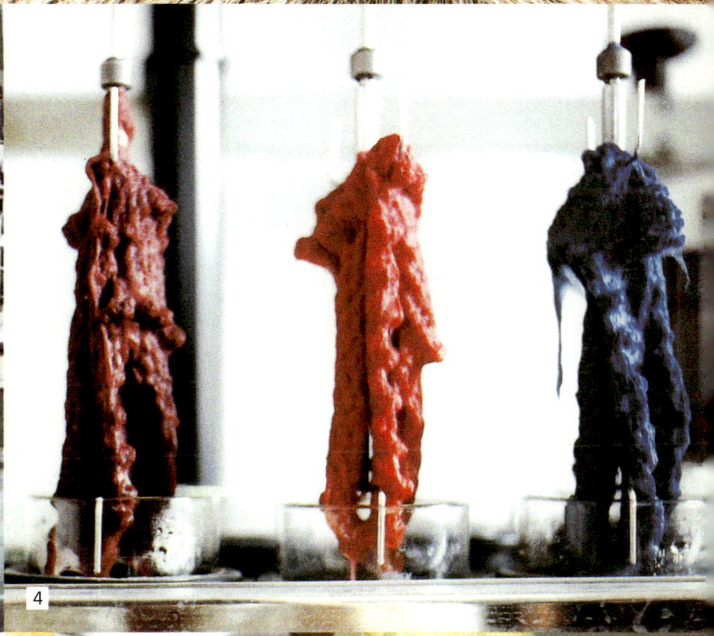
4

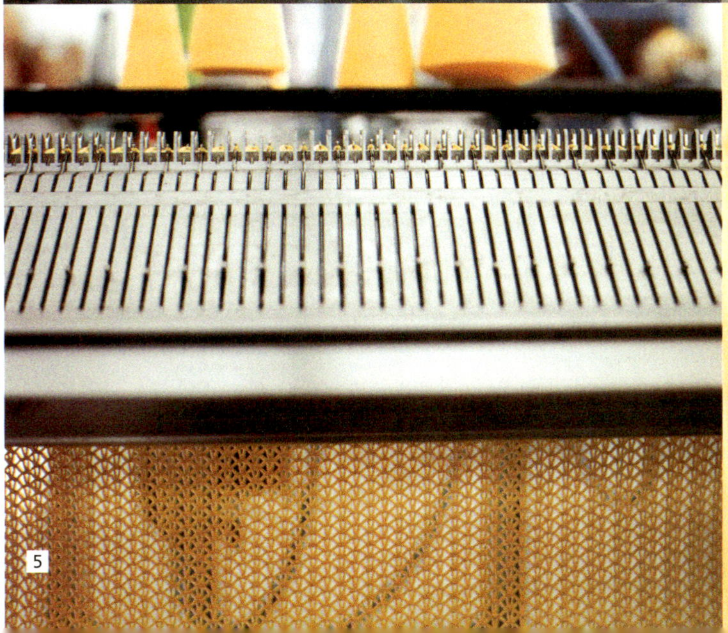
5

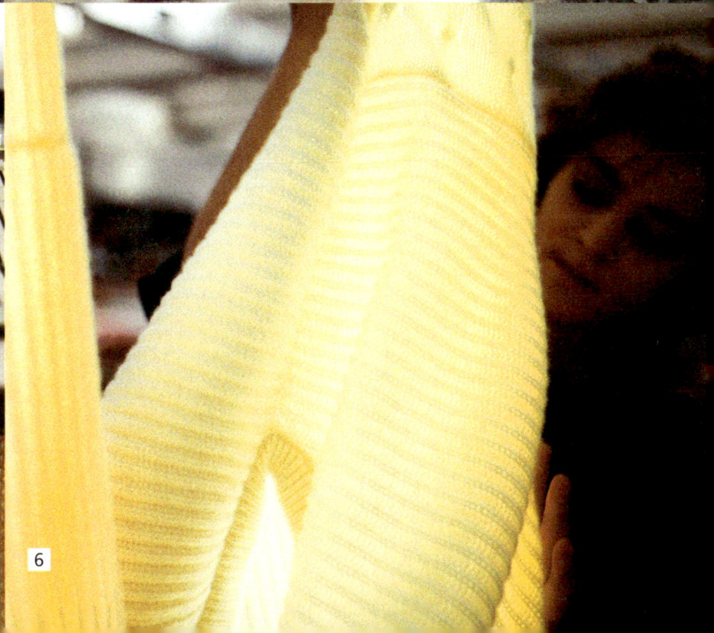
6

Schottland und die Mode

Die Anglomanie, also die grenzenlose Verehrung des englischen Stils, ist vor allem ein männliches Phänomen. Doch auch die klassische Dame hat nicht selten einen gewissen Hang zum Britischen, ob nun in Form der nachmittäglichen Teestunde mit einem feinen Darjeeling von Fortnum & Mason oder in modischer Hinsicht. Immerhin führen einige Grundfesten ihrer Garderobe das »made in the United Kingdom« im Etikett, von den Libertystoffen der Blusen oder Sommerkleider über die Stepp- und Wachsjacken bis hin zu diversen Strickwaren. Dass ihr Herz für Großbritannien schlägt, verrät sie jedoch am deutlichsten mit dem Schottenrock, dem Schal im Tartandessin und jeder anderen Textilie in den Farben der Clans.

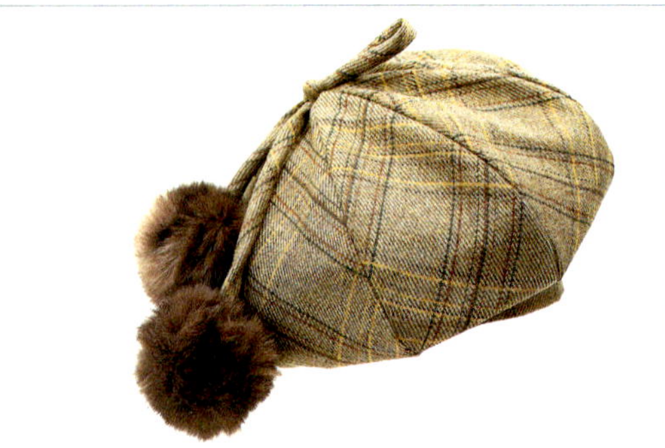

Das karierte schottische Barett gehört beim Londoner Hutmacher Lock zum Standardsortiment.

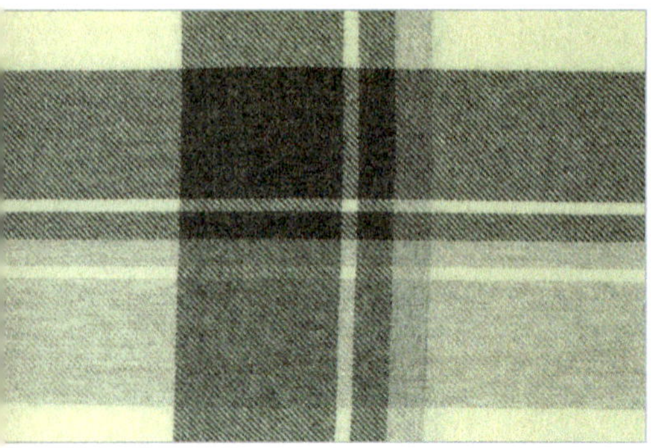

Schottland made in Bayern: Ein klassisches Plaid aus der Traditionsmanufaktur Eagle Products in Hof.

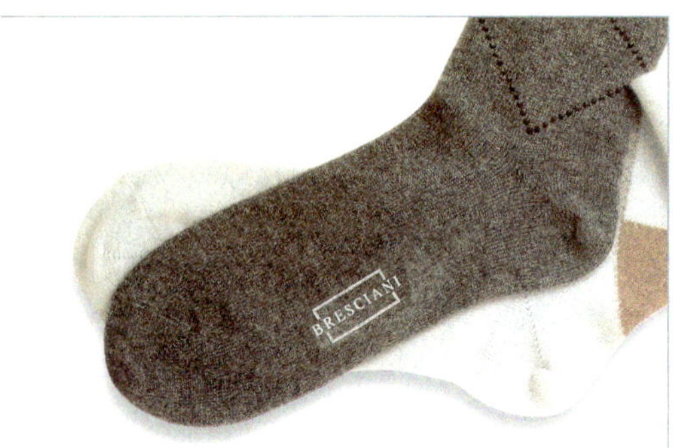

Understatement pur: Weiche italienische Kaschmirstrümpfe im traditionellen Argyle-Dessin.

Die Kombination aus Twinset und Kilt (am besten noch mit einer großen »Sicherheitsnadel« zusammengehalten) ist für viele junge Ladys der Inbegriff des völlig verstaubten Damenstils. Mag sein, dass dieser Look etwas in die Jahre gekommen ist, doch er lässt sich mühelos aktualisieren. Letztlich ist es nur eine Frage des Schnitts und des Stylings, ob der karierte Rock bieder, elegant oder modisch-aktuell ausfällt. Das wissen die schicken Italienerinnen am besten, denn bei ihnen gehören Kleider, Röcke, Schals und Capes in Blackwatch, Gordon, Stewart & Co. zu den unverzichtbaren Basics für Herbst und Winter. In Mailand decken sie sich damit am liebsten beim Schottlandspezialisten Guenzati in der Via Mercanti ein, mit dem Gründungsjahr 1700 angeblich das älteste Geschäft der lombardischen Metropole. Kennerinnen der Karo-Szene bescheinigen dem Traditionshaus in Domnähe das bestsortierte Tartan-Stoffangebot des Kontinents, im Stück vom Ballen oder fertig konfektioniert.

Die Schottlandmode ist ein Nebeneffekt von Königin Victorias Hochland-Faible, das die britische Monarchin Mitte des 19. Jahrhunderts entwickelte. Auslöser war der Kauf eines schottischen Anwesens namens Balmoral durch ihren Gatten Prinz Albert, der dort 1853 den Grundstein für die königliche Ferienresidenz Balmoral Castle legte. In dem konsequent auf schottisch getrimmten Ambiente konnte die deutschstämmige Königin ihre romantische Highland-Begeisterung ausleben, die bald auch die englische Society anstecken sollte. Dieser Trend spiegelte sich natürlich auch in der Mode wider, die sich einem haltlosen Tartanrausch hingab – im Inselreich und bald darauf auch auf dem Kontinent und in den USA. Denn was in England hip war, machte der Rest der Welt nach. Der Karoboom schaffte sogar den Sprung ins 20. Jahrhundert. Schließlich passten karierte Röcke und Schals, wollige Shetlandpullis und Argylestrümpfe perfekt zur in Schottland geborenen In-Sportart Golf und der davon inspirierten Casualwear. Und wie man ein spießiges Muster, das ein tristes Dasein in konservativen Regenmänteln fristete, im Handumdrehen zum Renner der Saison umfunktioniert, hat kürzlich erst Burberry eindrucksvoll vorgeführt.

Ursprünglich war es nur das unspektakuläre Muster eines Futterstoffs für Trenchcoats, heute ist es das weltberühmte Markenzeichen und Key-Visual von Burberry London.

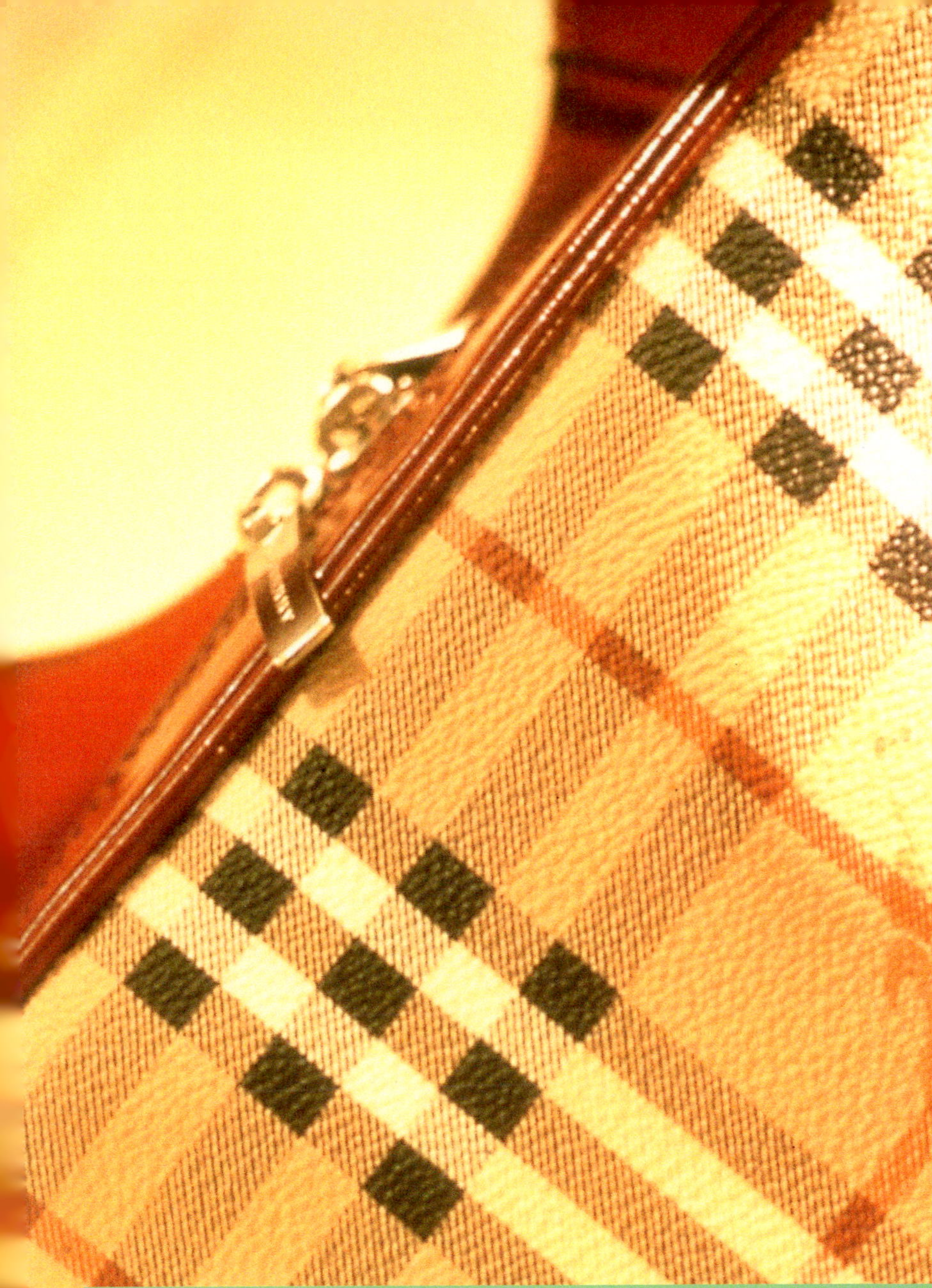

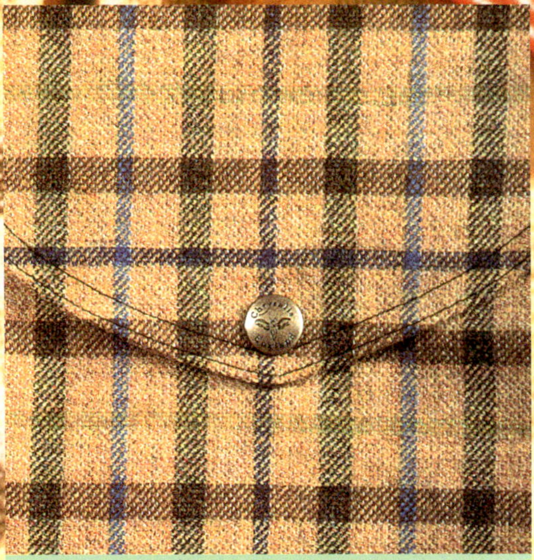

Chrysalis schneidert seine Fieldcoats meist aus bunten District Checks, also aus Tweedstoffen, die für die Bewohner und Mitarbeiter schottischer Landgüter entworfen wurden.

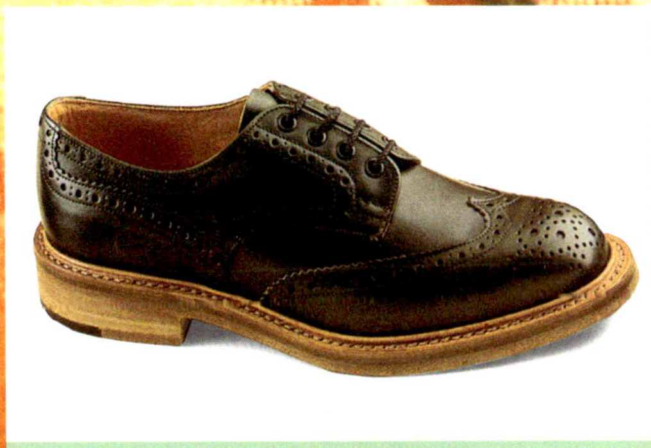

Stilechte Schuhe fürs Hochland: Der königliche Hoflieferant Tricker's aus Northampton fertigt seine derben Highland-Brogues auch in einer knuffigen Damenversion.

Schottenklassiker

Karierter Rock

Der karierte Rock war lange Zeit die Uniform anglophiler Damen, durch die Umwandlung der angestaubten Klassikmarke Burberry in ein hippes Modelabel mutierte der Kilt aber zum inzwischen jugendlichen Trendoutfit.

Tartanschal

Ob aus Lammwolle oder feinstem Kaschmir, karierte Schals gehören fraglos zu den unverzichtbaren Standards der Garderobe. Es gibt wohl keine Lady, die nicht mindestens einen Tartan-Halswärmer besitzt.

Argylestrümpfe

Strümpfe im Argyle-Dessin sind seit den zwanziger Jahren vor allem in der Sportswear beliebt. Dass es sich bei diesem Muster um eine traditionelle schottische Schöpfung handelt, wissen die wenigsten.

Damenbrogue

Der aus Schottland stammende Brogue gilt heute als typischer Herrenschuh, dabei wurde er schon im 19. Jahrhundert auch von den Damen geschätzt. Allerdings vorerst nur in der Light-Version aus Stoff, rahmengenähte Brogues aus Leder trägt die Lady erst seit den Twenties.

Schottisches Barett

Das schottische Barett, auch Tam-o'-shanter genannt, war einst Bestandteil der Hochlandtracht, im 19. Jahrhundert wurde es dann für die Alltags- und Sportmode adaptiert.

Shetlandpullover

In Schottland werden nicht nur Wolle und Kaschmir aus Australien, Neuseeland und China zu Stoffen und Strickwaren verarbeitet, sondern auch heimische Fasern. Die Schafe der Shetlandinseln liefern eine besonders robuste Qualität.

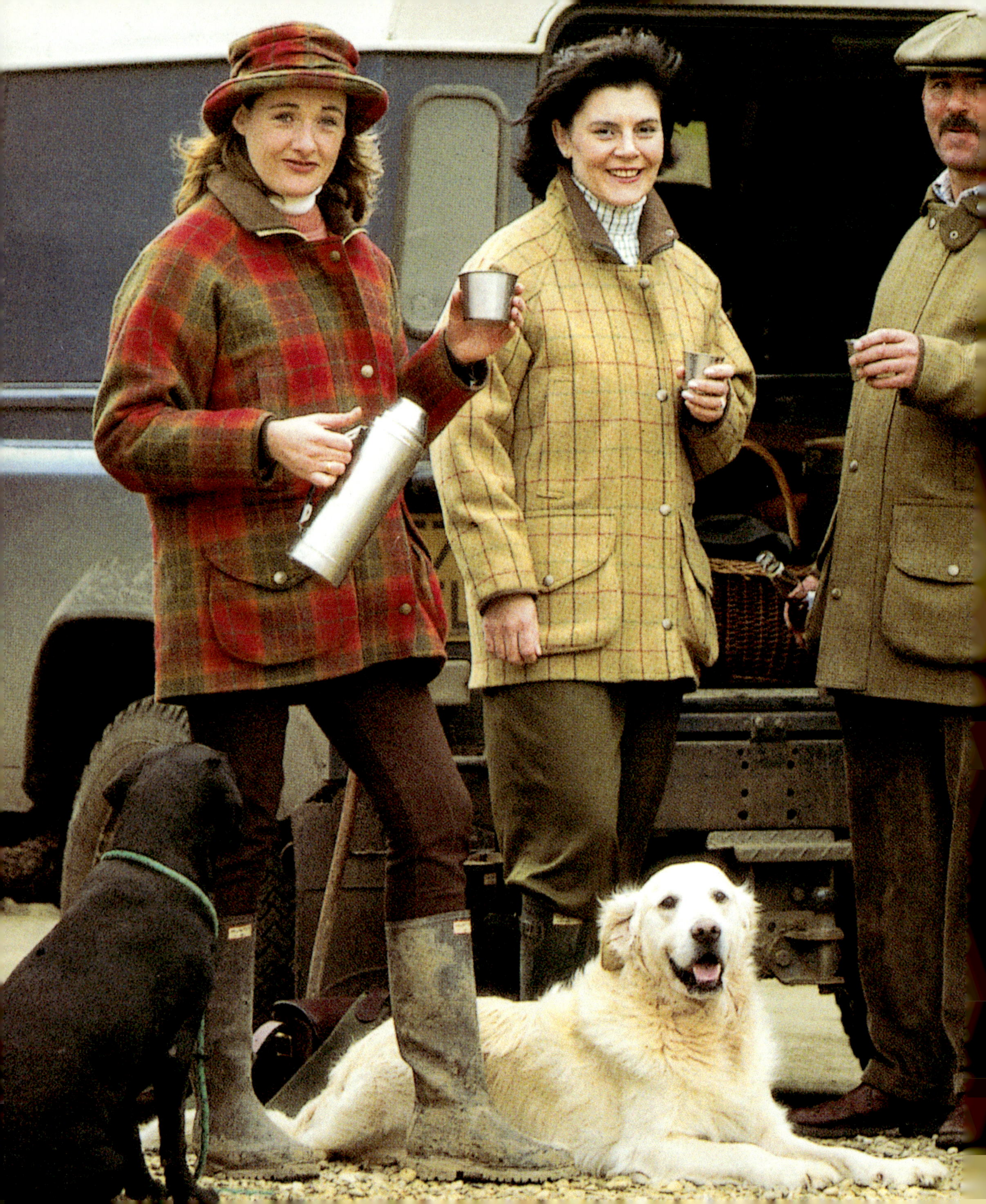

Die Lady auf der Pirsch

Anders als ihre männlichen Artgenossen, die das Weidwerk selten aus beruflicher Pflicht, manchmal aus Tradition und häufig aus Gewohnheit ausüben, interessieren sich Damen kaum für jagdliche Unternehmungen. Frauen auf der Pirsch sind immer noch eine Seltenheit, und der geschickte Umgang mit Büchse oder Flinte gilt im herkömmlichen Rollenverständnis sowieso nicht als besonderer weiblicher Pluspunkt. Wer sich trotzdem gern auf die Lauer legt, hat sich meist sehr bewusst für dieses Hobby entschieden. Spielen bei den Überlegungen zum Für oder Wider der Jagd vielleicht auch modische Aspekte eine Rolle? Möglicherweise – die Frage nach dem »Was ziehe ich an« hat wahrscheinlich schon so manche Aspirantin abgeschreckt, weil sie sich weder mit Barbour und Tweed anfreunden konnte noch mit Joppe, Janker oder Lodenmantel. Es gehört tatsächlich ein relativ klassisches Modeverständnis dazu, sich in einem der beiden Looks blicken zu lassen. Ladys, die im Alltag zu Gucci, Jil Sander oder Prada greifen, sind nur schwer für irgendeine Form traditioneller Jagdkleidung zu begeistern. Doch die Vorliebe für moderne Outfits muss nicht zwangsläufig zum Verzicht auf das Jagdhobby führen, denn es gibt schließlich mehrere Alternativen.

Wenn die kontinentaleuropäische oder amerikanische Jägerin zu einer britischen Jagdpartie eingeladen ist, hat sie zwei Optionen. Erstens: Sie kleidet sich wie zu Hause. Zweitens: Sie passt sich den lokalen Gepflogenheiten an. Dabei besteht allerdings die Gefahr, dass sie wie eine als Engländerin verkleidete Ausländerin aussieht. Dies kann aber durch ein vorbereitendes Studium der englischen Klatschpresse vermieden werden. Dort finden sich aufschlussreiche Fotos von vornehmen »shooting parties« abgedruckt, und die Outfits der weiblichen Teilnehmer können der Lady vom Kontinent durchaus als Inspiration und Leitfaden dienen. Natürlich pflegen die Angehörigen der britischen Upperclass im Detail sehr unterschiedliche Looks, dennoch lässt sich ein Grundschema erkennen. Auf dem Kopf sitzt eine möglichst warme Kopfbedeckung, also alles von der Strickmütze in Form eines Teewärmers über malerische Schlapphüte bis hin zu Pelzkappen und Kopftüchern. Gegen Regen, Wind und Kälte schützt eine robuste Wetterjacke. Nach wie vor äußerst beliebt ist die Barbour, je älter und abgewetzter desto besser, häufig über Steppjacken oder Daunenwesten getragen. Andere bevorzugen den Fieldcoat, hierbei handelt es sich um einen dick gefütterten Kurzmantel, dessen Tweedoberstoff durch eine wasserfeste Membran gegen Nässe unempfindlich gemacht wurde. Die Beine stecken in Hosen, je nach Alter der Trägerin aus Moleskin, Kord oder Denim, nur noch ganz selten werden Tweedröcke gesichtet. Beim Schuhwerk rangieren grüne Gummistiefel ganz oben auf der Beliebtheitsskala, entweder das schlichte Basismodell von Hunter oder aber die winterfeste Nobelversion mit Lederfutter und rahmengenähter Profilsohle.

Das ebenso gewählte wie skurrile englische Jagdoutfit signalisiert vor allem eins: Understatement. Denn dass die Kleidungsstücke irgendwann einmal teuer waren, ist aufgrund ihres Alters und Abnutzungsgrads nicht mehr auf den ersten Blick zu erkennen. Natürlich gibt es auch handgenähte Tweedanzüge und Kostüme, doch nicht immer wurden sie für die gegenwärtige Besitzerin gefertigt. Oft handelt es sich nämlich um Erbstücke, die nun von Töchtern oder gar Enkelinnen aufgetragen werden. Diese Art der Traditionspflege ist auch beim Adel des Kontinents anzutreffen. Im Bürgertum sind textile Recyclingmaßnahmen dagegen vergleichsweise unüblich, wer durch seiner eigenen Hände Arbeit zu Geld gelangt ist, wird sich auch sein Jagdoutfit selbst kaufen. Stilistisch lassen sich in Festlandeuropa dabei drei Fraktionen ausmachen: Die Anglophilen, die den englischen Stil getreulich nachahmen, die Fans des bayerisch-österreichischen Loden- und Jankerlooks und die jungen, unkonventionellen Ladys, die amerikanische Outdoorklamotten mit Street- und Sportswear-Elementen mischen. Die Gruppen eins und zwei erwerben ihre Garderobe bei möglichst authentischen Ausstattern, Gruppe drei ergänzt wetterfeste Freizeit- oder Après-Ski-Kleidung durch jagdtaugliches Schuhwerk und setzt weidmännische Akzente nur ganz sparsam, etwa durch »witzige« Versatzstücke aus Loden oder Tweed.

Die scheinbar so auffälligen, bunten Tweeds der traditionellen britischen Jagdbekleidung erweisen sich vor allem im herbstlich gefärbten Revier als perfekte Tarnung.

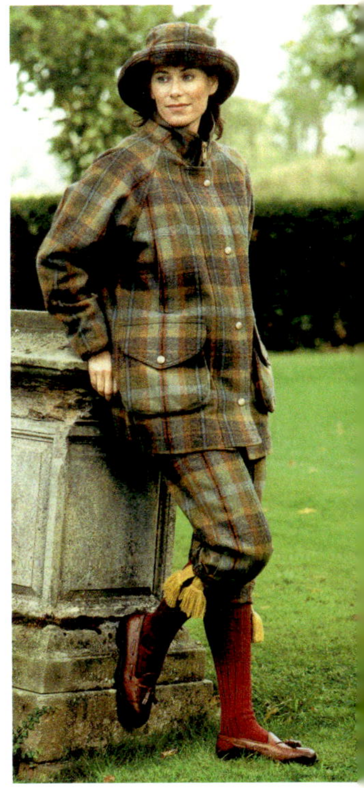

Mollig warme Fieldcoats von Chrysalis (hier mit passender Hose und Hut) schützen vor Kälte, Wind und Nässe.

Legere Hosen

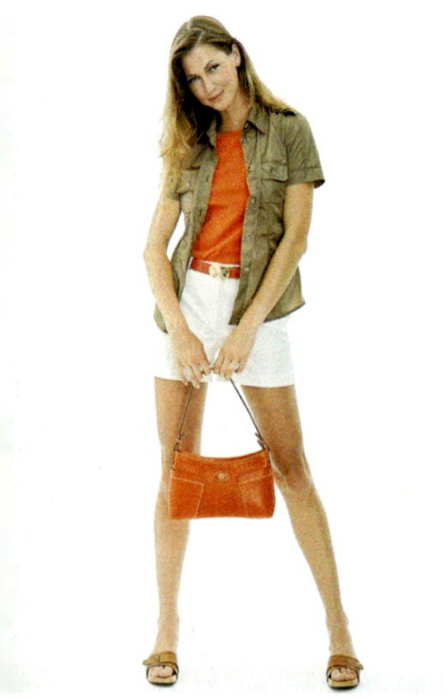

Kurze Hosen waren für die Lady zuerst beim Sport tragbar, heute sind sie auch in der Freizeitgarderobe absolut akzeptiert – schöne Beine vorausgesetzt.

Die Caprihose wird längst nicht mehr nur auf Capri getragen, das Sportswearlabel McGregor empfiehlt sie z.B. auch für den Atlantikstrand.

Für die Lady war die Hose bis zum Ersten Weltkrieg weitgehend tabu. Das heißt aber nicht, dass es nicht schon sehr früh diverse Vorläufer des modernen Beinkleids in ihrer Garderobe gegeben hätte. Die alten Griechinnen rafften ihr Gewand in Kniehöhe mit einem Band (dem so genannten Periskelis) zusammen, die Römerinnen bändigten ihre Tunika mit Beinringen, wenn sie mehr Bewegungsfreiheit wünschten. Ähnlich konstruiert war die Pluderhose des Orients, die ab dem 14. Jahrhundert von den maurischen Damen nach Europa mitgebracht wurde. Da man in bodenlangen Gewändern keine großen Sprünge machen konnte, trugen auch die Pilgerinnen des 16. Jahrhunderts gern Hosen unter ihren Röcken, und im 18. Jahrhundert waren weite Kniehosen als Arbeitsbekleidung für Mägde erlaubt. Das alltägliche Outfit der Lady kannte die Hose freilich meist nur als Teil der Wäsche, auch wenn aus dem frühen 19. Jahrhundert Pantalons bekannt sind, die unter wadenlangen Hemdkleidern getragen wurden.

Erst im 19. Jahrhundert begann sich die Mode zaghaft in Richtung Hose zu bewegen. Auslöser war die damals einsetzende Fitnesswelle, denn zu Pferde oder im Fahrradsattel waren knielange Pumphosen wesentlich praktischer als ein flatternder Rock. Was im Sport erlaubt war, könne auch im Alltag nicht ganz verkehrt sein, meinte 1851 die amerikanische Frauenrechtlerin Amelia Jenks Bloomer und propagierte die Hose als Standardbekleidung der Dame. Allerdings dachte sie dabei nicht an die typische lange Herrenhose, sondern vielmehr an eine voluminöse Pluderhose im orientalischen Stil. Der revolutionäre Ansatz wurde zwar durch ein bis zu den Knien reichendes Kleid entschärft, das man über der Hose zu tragen hatte, doch so richtig durchsetzen konnte sich der neue Look trotzdem nicht. Die Stunde der weiblichen Hose war einfach noch nicht gekommen. In gewisser Weise überlebten die so genannten Bloomers dennoch, denn sie wurden als Radlerdress adaptiert und in die Kinderkleidung übernommen.

In den zwanziger Jahren des 20. Jahrhunderts bröckelte der Widerstand gegen die Hose immer mehr. Das lag zum Teil an der Sportmode und ihren von der Herrenkleidung inspirierten Outfits, doch auch der zurückliegende Erste Weltkrieg hatte zur Lockerung der Konventionen beigetragen. In den Jahren zwischen 1914 und 1918 war die traditionelle Rollenverteilung gründlich ins Wanken geraten. Frauen begannen plötzlich – und notgedrungen – aktiv am öffentlichen und beruflichen Leben teilzunehmen. Die neu gewonnene Freiheit, auch die in der Mode, wollten sie im Frieden nicht wieder aufgeben. Und die Herren der Schöpfung merkten, dass eine Frau auch in Hosen nicht zum Mann wird. Umkehren ließ sich die Entwicklung ohnehin nicht mehr. Deswegen regten sich auch kaum noch Proteste, als die Männermode der Oxford Bags (sehr weite Bundfaltenhosen aus grauem oder weißem Flanell) auch von wagemutigen Ladys ausprobiert wurde.

Die fünfziger Jahre brachten die Hosenmode, vor allem im Freizeit- und Smart-Casual-Bereich, dann richtig in Schwung. Bestes Beispiel: die Caprihose. Ihre Erfindung wird Emilio Pucci zugeschrieben, dem schillernden Amateur-Modemacher von florentinischem Adel. Seine Karriere begann der Legende nach 1947 durch Zufall. Beim Skifahren in Zermatt half er einer Bekannten mit einem Pullover und einer selbst entworfenen Skihose aus, nachdem die Dame ihre Kleidung bei einem Sturz ruiniert hatte. Ein Korrespondent der US-Modezeitschrift Harper's Bazaar fotografierte Puccis Begleiterin in ihrem improvisierten Outfit und veröffentlichte das Bild im Dezember 1948

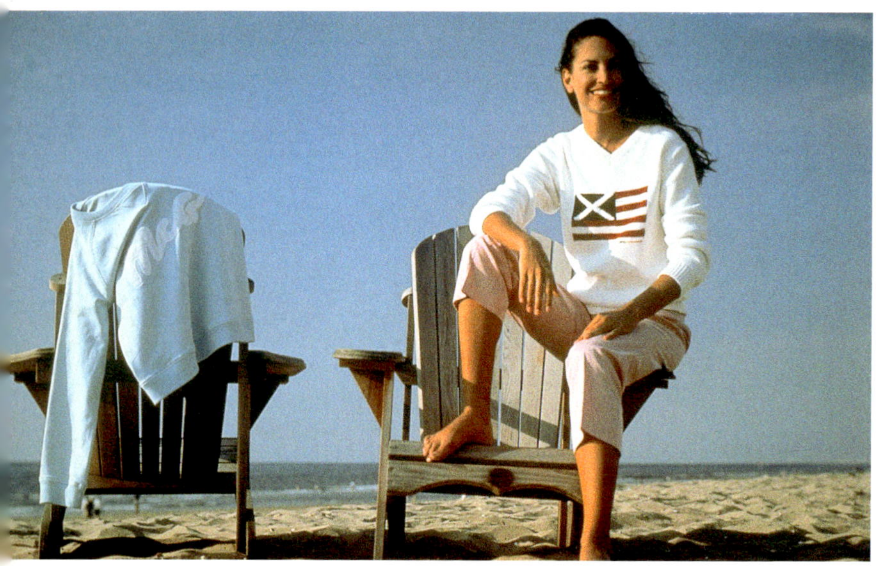

in den Vereinigten Staaten. Der ungewöhnliche Ski-Look aus der Alten Welt gefiel den Leserinnen ausnehmend gut, woraufhin der Pucci-Dress für ein Warenhaus kopiert und erfolgreich verkauft wurde. Durch den plötzlichen Erfolg ermutigt, eröffnete der Marchese im Sommer 1949 seine erste Boutique auf Capri und legte dort mit den knielangen Hosen gleichen Namens den Grundstein für eine höchst erfolgreiche Karriere als Designer. Die süditalienische Insel war als Standort klug gewählt, denn die amerikanische Society begann gerade, Italien für sich zu entdecken. Pucci lieferte dazu das passende Outfit in Capri-Blau, Emilio-Pink, Taormina-Gelb und Agrigent-Grün.

In den frühen sechziger Jahren rutschte der Bund der Caprihose von der Taille auf die Hüften hinab, das Bein blieb jedoch schmal. Da die französische Riviera damals besonders hoch in Kurs stand, war diese Variante bald als St.-Tropez-Hose geläufig. Als sich die Rocklängen langsam in Richtung Mini bewegten, gewann der Hosenanzug immer mehr Sympathien. Er wurde zum neuen Kombidress, denn ohne Hose fungierte sein Oberteil als kurzes Kleid. Von den Knien abwärts zeigte sich das Hosenbein immer weiter ausgestellt, bis der Schlag in den Siebzigern sagenhafte Ausmaße annahm. Die Illustrierten der damaligen Zeit verdeutlichen, wie unterschiedlich die etwas gewöhnungsbedürftige Hosensilhouette beim Publikum ankam. Während die jüngeren Frauen die neue Mode begeistert mitmachten, übte sich die ältere Generation in Zurückhaltung. Dennoch: Auch die elegante Dame trug Schlag, wenn auch in der etwas abgemilderten Version. In den späten Siebzigern und frühen Achtzigern wurde die Palette der legeren Hosenschnitte um die Karottenform, den Hosenrock, die Pagenhose und die Bermuda erweitert. Viele Ladys nahmen diese Modelle gern in ihre Garderobe auf, Hotpants wurden dagegen konsequent gemieden. Mitte der Achtziger kristallisierte sich die schmal geschnittene Röhrenhose als der Favorit für lässige Casullooks heraus. In unterschiedlichen Längen und Materialien, meist aber in hellen Tönen wie Beige, Eierschale oder Weiß, avancierte sie in den frühen Neunzigern zum Standard der klassischen Freizeitgarderobe.

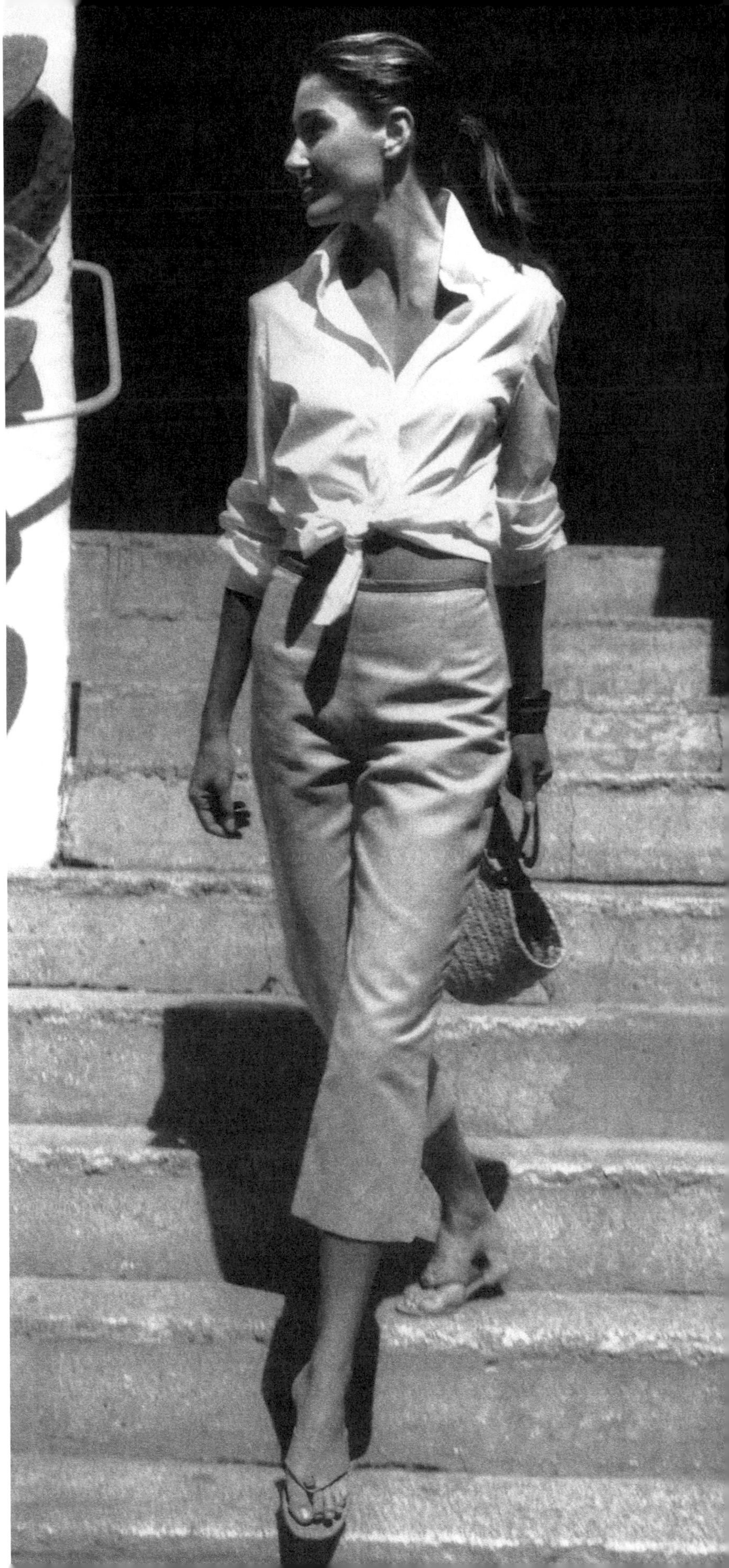

Das Geheimnis eines gelungenen Smart-Casual-Looks besteht darin, sich lässig, jedoch nie nachlässig anzuziehen. Mit der schicken 3/4-Hose gelingt der Balanceakt.

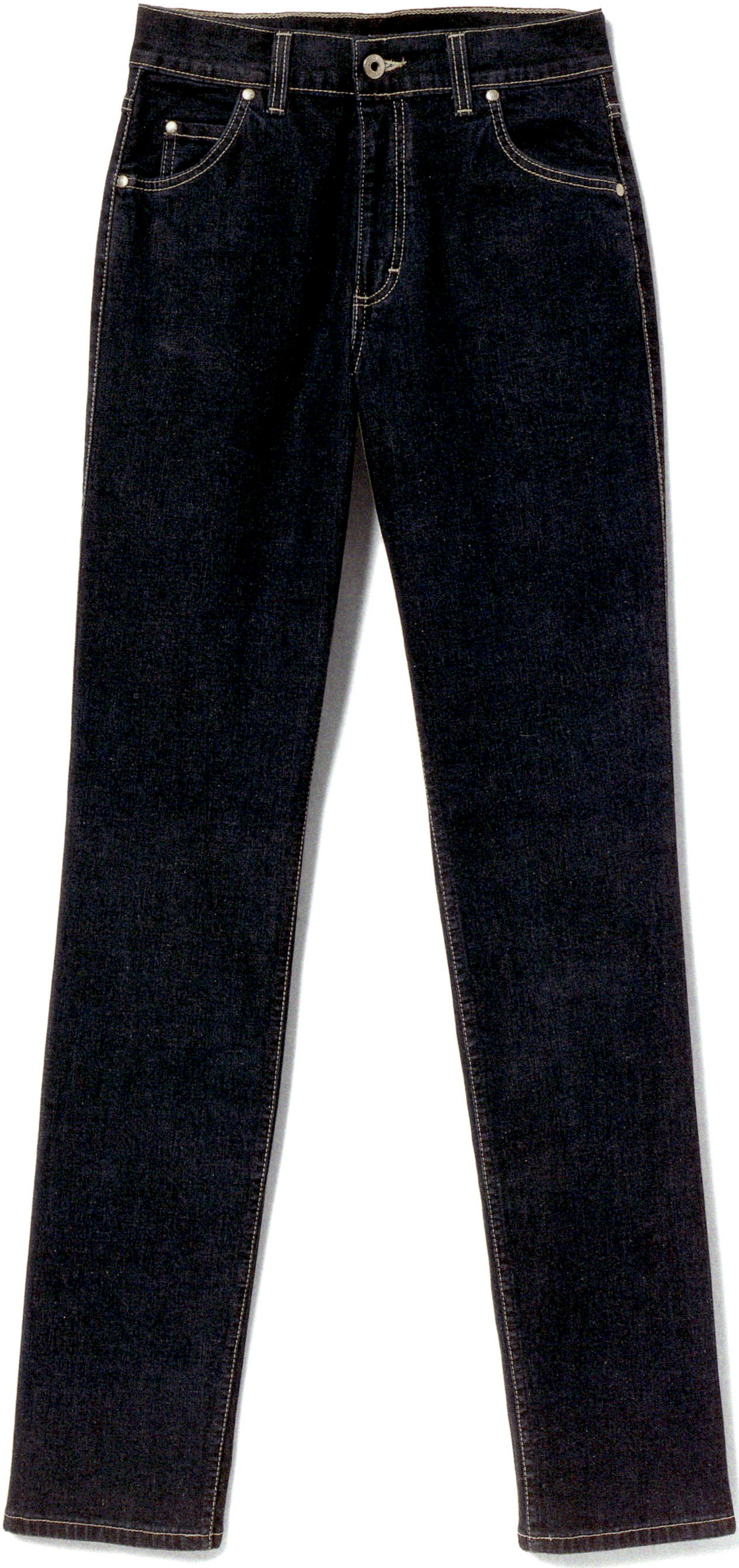

Jeans

Die Einstellung zur Jeans ist vor allem eine Frage des Geburtsjahrs. Wer in den zwanziger oder dreißiger Jahren zur Welt gekommen ist, wird die Denimhose in aller Regel mit Skepsis betrachten und sie bestenfalls als praktische Freizeitbekleidung akzeptieren. Für die Nachkriegsgeneration ist die Jeans dagegen das Outfit ihrer Jugend in den wilden Sechzigern, ein Symbol für Aufbruch und Protest. Den Frauen dieser Jahrgänge fällt es deshalb manchmal schwer, die unverwüstliche Nietenhose als arriviertes Designerstück zu sehen und einen entsprechend hohen Preis dafür zu bezahlen. Den Übergang vom Gammellook zur Edeljeans haben am krassesten die Jahrgänge 1960 bis 1969 erlebt, denn sie konnten diesen grundlegenden Imagewandel während ihrer eigenen modischen Sozialisation am heimischen Kleiderschrank mitverfolgen. Die Protesthose der Kindertage in den Siebzigern wandelte sich während der Ausbildungszeit in den Achtzigern allmählich zum Prestigeobjekt. Wer in den Siebzigern und später das Licht der Welt erblickte, kennt die Jeans dagegen fast nur noch als Basic und Spielball der Modemacher. Kämpfe wegen der Jeans mussten diese Generationen jedenfalls nicht mehr ausfechten, denn Eltern und Lehrer trugen selbst seit frühester Jugend Denim.

Neben den subjektiven Meinungen gibt es natürlich auch noch so etwas wie objektive Tragbarkeitsmaßstäbe. Hier hat sich merkwürdigerweise seit den fünfziger Jahren wenig geändert, denn Jeans sind in weiten Bereichen nach wie vor tabu, auch und vor allem im Heimatland des Denims. Die Jeans ist in den USA zwar als billiges Volkskleidungsstück selbstverständlicher Bestandteil der Alltagsgarderobe, im Büro würde sich aber keine erfolgreiche Frau darin blicken lassen. Freizeitlook und Geschäftsdress sind in Amerika zwei völlig verschiedene Welten, die nichts miteinander zu

Das deutsche Denimlabel Mustang präsentierte 1953 die erste Damenjeans Europas, 1955 erfanden seine Designer die Kordjeans, 1961 dann die Stretchjeans.

tun haben. Hollywood hat dies in den Filmen der Fünfziger und Sechziger immer wieder gezeigt. Dort sehen wir beispielsweise Doris Day in aufgekrempelten Jeans beim Hummerfang und kurz darauf als adrette, perfekt gestylte Dame in Kostüm, Hut und Handschuhen. Dieser unversöhnliche Gegensatz zwischen Formlosigkeit in Jeans und Sneakers auf der einen Seite und dem korrekten Businessoutfit auf der anderen wird auch heute noch in US-Kinoproduktionen vorgeführt. In Europa ist die Grenze zwischen Wochenende und Büro zwar schon deutlich durchlässiger geworden, ganz aufgegeben hat man sie jedoch noch lange nicht. Denn zum Vorstellungsgespräch, einer Vorstandssitzung oder einer Präsentation vor Kollegen oder Kunden würde kaum eine Frau in Jeans erscheinen. Und auch im privaten Bereich gibt es nach wie vor genügend Gelegenheiten, bei denen auch die modernste und modischste Dame dem Denim eine klare Absage erteilt, darunter so wichtige Events wie Hochzeit, Trauerfeier oder Abendeinladung.

Der Grund für diese zeitweilige Zurückhaltung liegt in der Textilgeschichte: Die Jeans war ursprünglich eine Arbeitshose, so wie heute der Blaumann. Fünfzig Jahre sind nicht genug, um diesen Tatbestand aus dem kollektiven Modegedächtnis zu löschen. Trotzdem kann man darauf vertrauen, dass der Denimstoff sich irgendwann von seiner Herkunft emanzipieren wird. Schließlich haben es vor der Jeans auch andere Kleidungsstücke geschafft, aus einfachen Verhältnissen in die höchsten Kreise vorzudringen. Beispiel Pullover: Er gehörte zur Berufsbekleidung der Fischer, Bauern und Seeleute, bis er im 19. Jahrhundert als Sportdress entdeckt wurde. Nach und nach entwickelte er sich vom unansehnlichen Turnleibchen der viktorianischen Epoche zum schicken Golf-Outfit der Zwanziger und gelangte schließlich in der Edelversion aus feinstem Kaschmir in die eleganten Salons. Ganz ähnlich könnte es auch der Jeans ergehen. Das halten Sie für unwahrscheinlich? Dann werfen Sie mal einen Blick in den Schrank Ihres Liebsten. Die elegante Kordhose, die dort zwischen Tweedjacken und Anzügen hängt, war vor gar nicht so langer Zeit ein einfaches Beinkleid für Tagelöhner und Handwerker. Was der Rippenstoff geschafft hat, wird früher oder später auch dem Denim gelingen.

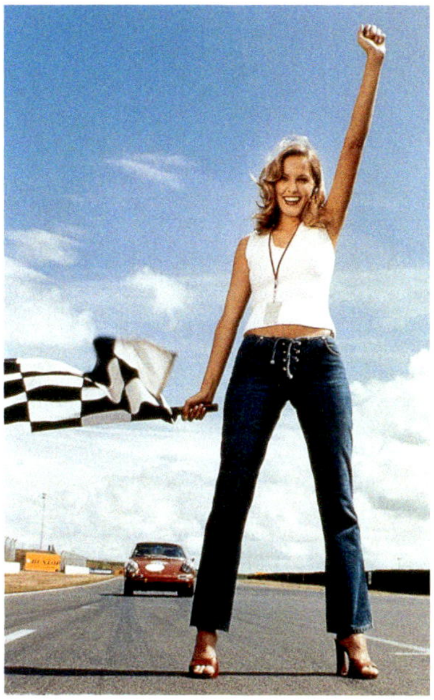

Die Jeans hat ihre Anfänge als billige Arbeitshose längst hinter sich gelassen, heute ist sie ein unentbehrliches Basic für den Freizeitlook.

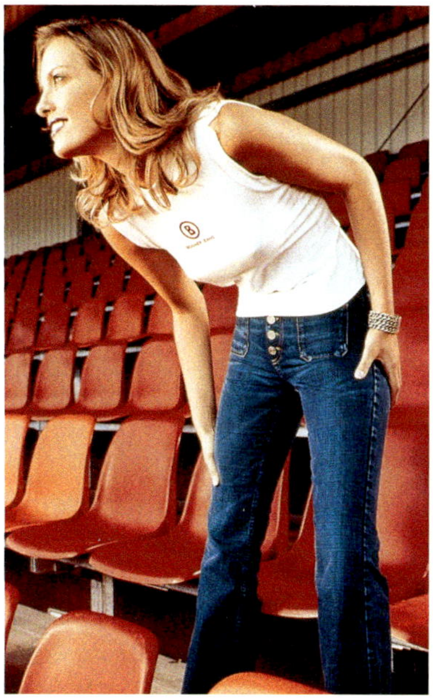

Designerjeans von europäischen Marken wie Mustang, Joop oder Bogner sind dem amerikanischen Original oft in Schnitt und Passform überlegen.

Welche Jeans passt zur Lady?

Für die Dame gibt es in Sachen Jeans drei Alternativen. Erstens ein authentischer Klassiker von einer der Ur-Marken wie Levi's, Wrangler oder Lee. Zweitens Designerjeans von Armani &. Co. und drittens Denimmode europäischer Labels wie Replay, Mustang oder Pepe. Traditionalistinnen schwören auf US-Jeans, denn sie sind das unverfälschte Original, nach dem Motto »wenn schon Jeans, dann richtig«. Zumal die Klassik-Macher die Gewissheit bieten, dass bewährte Modelle regelmäßig nachgekauft werden können. Bei Levi's wird es zum Beispiel immer eine 501 geben.

Für Designerjeans spricht oft ihr besserer Schnitt. Allerdings können sich manche Ladys nur schwer mit dem Image des einen oder anderen Labels anfreunden. Wenn aber die Passform der ungeliebten Marke tatsächlich nicht zu übertreffen ist, machen sie schon mal Kompromisse. So gelangt dann zuweilen auch eine Joop-Jeans, eine Versace-Jeans oder eine Armani-Jeans in den Kleiderschrank. Dass dort sonst nichts von dem betreffenden Designer zu finden ist, schadet nicht. Im Gegenteil, es ist stilvoller, das Einzelteil eines Modemachers in ein klassisches Outfit zu integrieren, als sich von Kopf bis Fuß in seine Sachen zu hüllen. Grundsätzlich fehlt den meisten Designerjeans aber die Authentizität der lange etablierten Gründermarken, deshalb müssen sie für die klassische Garderobe mit viel Fingerspitzengefühl ausgewählt werden.

Die Jeans der europäischen Denimanbieter sind ein Mittelding zwischen amerikanischem Original und Designerlabels. Marken wie Replay, Mustang oder Pepe sind schließlich nicht angetreten, um vom guten Namen eines Modeschöpfers zu profitieren, sondern um den alteingesessenen US-Marken durch Qualität und Styling Konkurrenz zu machen. Dabei haben sich einige der europäischen Rivalen längst schon selbst zum Klassiker gemausert, die deutsche Mustang-Jeans gibt es beispielsweise schon seit 1948. Ganz generell setzen die Nietenhosen aus Euroland auf perfekte Passform und ein etwas mutigeres Styling. Das mag die eine oder die andere Dame abschrecken, modebewusste Ladys schätzen hier aber das trendigere Profil. Die italienischen Anbieter profitieren zudem häufig von der Vorliebe vieler Jeans-Käuferinnen für Labels aus dem Land südlich der Alpen.

Schwanger und schick

Die modischen Klippen, die eine Schwangerschaft mit sich bringt, sind zwar unvermeidlich, werden von vielen Ladys aber sehr souverän umschifft. In der Frühphase vor allem durch konsequentes Ignorieren des Bäuchleins. Die Lady trägt ungerührt ihre normale Kleidung weiter. Wenn das irgendwann nicht mehr geht, wird sie ihren Stil einfach ein bisschen auflockern, um dem wachsenden Umfang nachzugeben. Doch dann kommt der Moment, da der Bauch ein weder zu übersehendes noch zu kaschierendes Ausmaß annimmt. Aber auch dies wird kaum eine Dame dazu bringen, ihre komplette Garderobe für die nächsten Monate einzumotten. Es gilt vielmehr, den veränderten Proportionen durch die geschickte Zusammenstellung möglichst alltäglicher Kleidungsstücke Rechnung zu tragen.

Mit der Freizeitmode gibt es kaum Probleme. Da kann beispielsweise eine Spezialhose mit dem Hemd des Liebsten zu einem passablen Outfit kombiniert werden. Auch Latzhosen erfreuen sich großer Beliebtheit und in der warmen Jahreszeit tut es ein weit geschnittenes Sommerkleid, das einfach ein oder zwei Nummern größer als üblich gekauft oder von einer etwas fülligeren Freundin ausgeliehen wird. Der Businesslook ist dagegen schon etwas schwieriger zu bewerkstelligen. Bei Hosenanzügen und Kostümen kann die Jacke wenigstens offen noch eine ganze Weile getragen werden, Hose oder Rock fallen dagegen relativ früh aus und müssen wohl oder übel durch schwangerschaftstaugliche Teile ersetzt werden.

Der Gang ins Geschäft für Umstandsmoden wird von vielen Ladys so lange wie möglich hinausgeschoben. Das hat zum einen mit Sparsamkeit zu tun. Für die paar Monate eine ganze Garderobe zu kaufen, die mit dem Ende des Babybauchs völlig unbrauchbar wird, wäre Verschwendung, ganz abgesehen davon, dass die angebotenen Stücke nicht immer besonders attraktiv sind. Zum anderen lehnen es viele Damen ab, dem Zustand durch Spezialkleidung eine größere Bedeutung beizumessen als nötig. Ein Kind zu erwarten ist eine ganz natürliche Sache und sicherlich auch schön, den einzigen Lebenszweck der Lady stellt die ganze Angelegenheit aber nicht unbedingt dar. Deshalb wird der Mutterschaft soweit wie möglich mit »business as usual« entgegengesehen. Dabei kommt nicht selten eine ungeahnte Kreativität beim Improvisieren von Outfits zum Vorschein – und manchmal auch so etwas wie modischer Humor. Da werden Jeans und andere Hosen des zukünftigen Vaters beschlagnahmt, Pullover und Sweatshirts aus seinem Schrank entführt, vom Großvater in spe Mäntel oder Strickjacken entliehen und längst vergessene Kaschmirtücher, Stolen oder Pashminas wieder hervorgekramt und um den Bauch gewickelt.

Die Schwangerschaft mit Stil zu überstehen ist schwer genug, doch auch die Zeit danach will modisch gemeistert werden. Am leichtesten haben es natürlich jene Mütter, die nach der Geburt auf die Hilfe einer Kinderfrau zählen dürfen. Ihnen gelingt es am schnellsten, nicht nur beim Outfit wieder eine gewisse Normalität herzustellen. Wer sich dagegen ganz allein um den Nachwuchs kümmern muss, wird in den ersten Wochen und Monaten kaum eine Minute für Fragen des Stylings erübrigen können oder wollen. Nicht nur wegen der erforderlichen Rund-um-die-Uhr-Betreuung des Säuglings, sondern auch aus Mangel an Motivation. Denn oft steht der Nachwuchs dermaßen im Mittelpunkt des allgemeinen Interesses, dass sich die junge Mutter schlicht vernachlässigt und unbeachtet fühlt. Wozu also die Mühe mit Frisur und Klamotten, wenn Familie und Freunde ihre gesamte Aufmerksamkeit ohnehin dem neuen Erdenbürger widmen? Doch auch ohne Nanny und trotz größter Begeisterung für den süßen Fratz kann und sollte eine gewisse stilistische Grundversorgung gewahrt bleiben, das weiß niemand besser als die Lady. Und da sie eine Abneigung dagegen hat, sich gehen zu lassen, sind Mode-Pannen nicht zu befürchten. Statt etwa T-Shirt und Leggings trägt sie zu Hause ihre bewährten Freizeitbasics, also Polos, Buttondowns, sein Hemd und den obligatorischen Pulli. Dazu je nach Jahreszeit Jeans, Chinos, Caprihosen oder Bermudas, an den Füßen Sneakers, Loafer, Espadrilles oder Flipflops. Eben all das, was sie auch beim Wochenende am Meer oder an einem gemütlichen Wintersonntag anziehen würde. Bei Spaziergängen und Erledigungen zeigt sich die Lady-Mama am liebsten in Smart Casual. Alles ganz normal also, über ihren Look braucht sie nicht groß nachzudenken. Das schafft gedanklichen Freiraum für eine ganz andere, neue Frage: Was ziehe ich meinem Baby an?

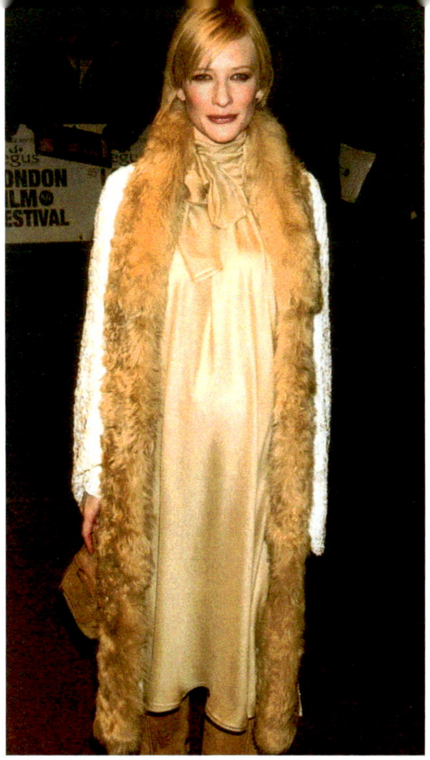

Cate Blanchett Ende des 8. Monats in goldfarbenem Kleid und Stiefeln auf dem London Film Festival. Die raffinierte Kragenlösung und die pelzige Boa lenken vom Bauch ab.

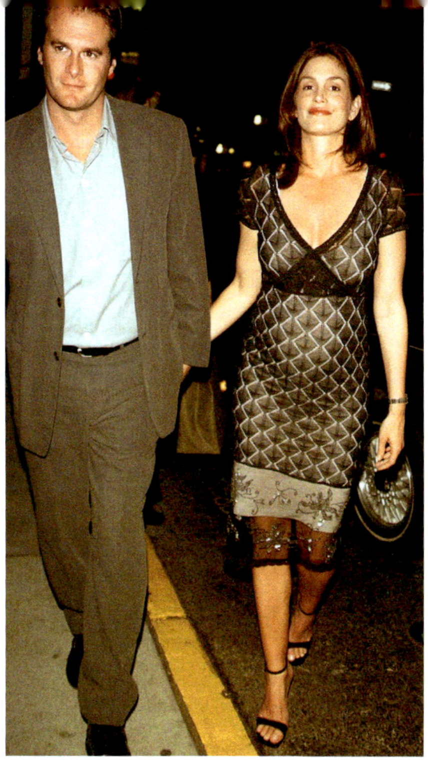

Topmodel Cindy Crawford (mit Ehemann Randy Gerber) trägt im 7. Monat ein tief dekolletiertes, leichtes Sommerkleid mit Transparenteffekt an den Ärmeln und am Saum.

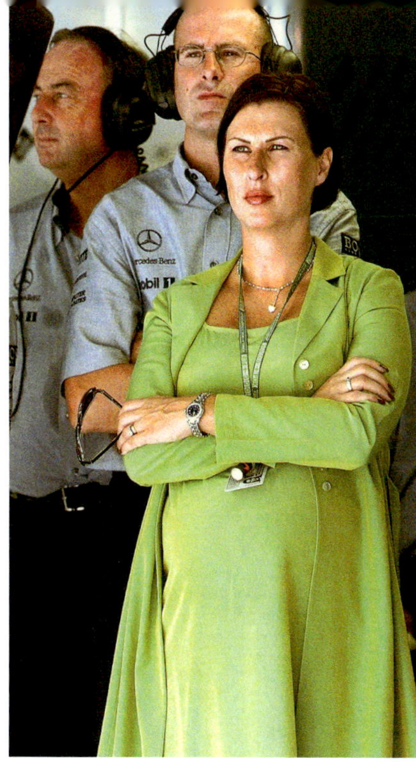

Erja Häkkinen (Ende des 7. Monats) verfolgt eine Trainingsrunde. Das grüne Kleid mit passendem Mantel wirkt frisch und bildet einen Kontrast zu ihren dunklen Haaren.

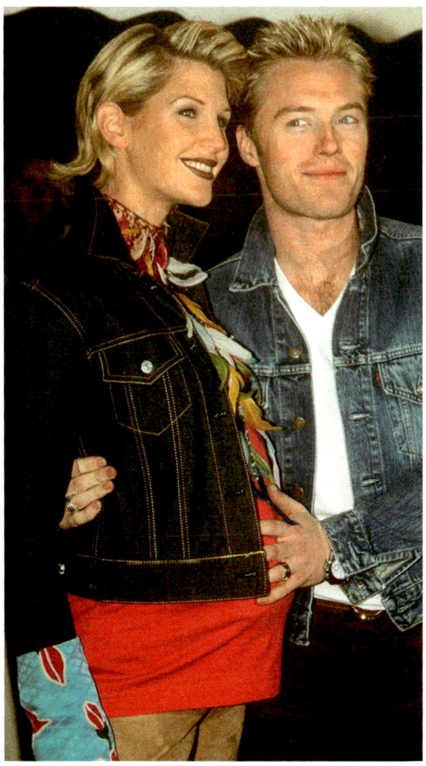

Yvonne Keating (mit Ehemann Ronan) hochschwanger in einem roten Shirt mit überlangen Ärmeln, Jeansjacke und Federhalsschmuck bei den MTV Music Awards in Stockholm.

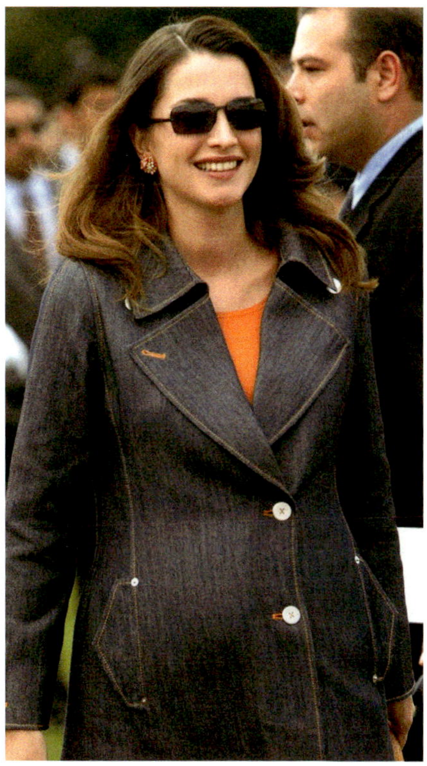

Königin Rania von Jordanien wenige Wochen vor der Niederkunft. Der coole Jeansmantel geht gerade noch zu. Perfekt: Ohrschmuck, Body und Nähte abgestimmt in Orange.

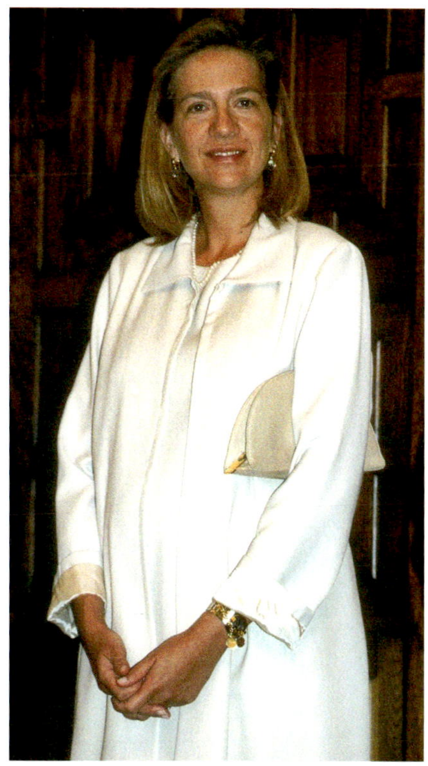

In offizieller Mission: Infantin Cristina von Spanien (6. Monat) trägt ein korrektes Kleid mit passendem Mantel. Zur Auflockerung hat sie die Ärmel hochgekrempelt.

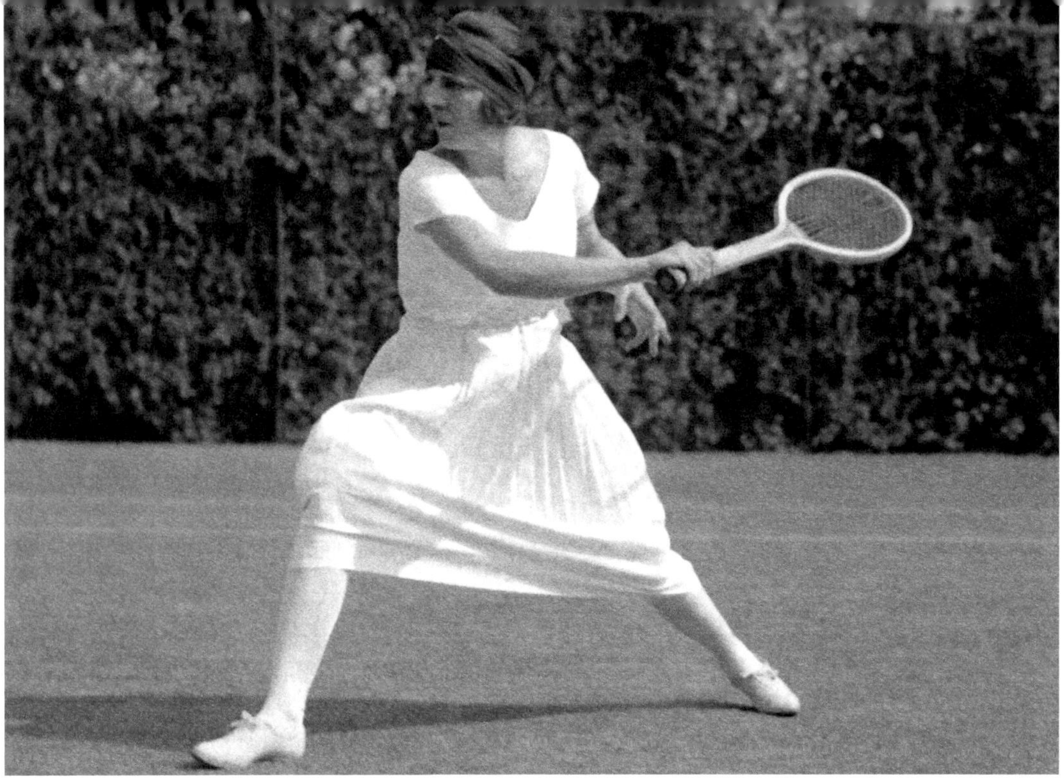

Suzanne Lenglen ist Sport- und Modelegende zugleich, denn die Outfits des Tennisstars, wie hier 1921 in Wimbledon, galten als besonders mutig.

Ganz in Weiß? Tennismode gestern und heute

Wenn in Wimbledon der Siegerin im Dameneinzel von der Duchess of Kent der Pokal überreicht wird, trifft klassischer englischer Damenstil auf moderne Tennismode. Der Kontrast zwischen dem Sommerkleid der Herzogin und dem Minirock der Athletin könnte auffälliger kaum sein. Heute erscheint es uns kaum noch vorstellbar, dass die Aristokratin mit ihrem Outfit vor rund 100 Jahren sofort am Wettkampf hätte teilnehmen können. Wadenlanger Rock und langärmelige Bluse bildeten nämlich noch 1905 das obligatorische Kostüm der weiblichen Tenniscracks. Ein paar Jahrzehnte früher ging es sogar noch steifer zu, denn die Damen mussten sich unter ihrem langen, hochgeschlossenen Kleid auch noch in ein Korsett zwängen. Im modernen Mini wäre eine Sportlerin anno 1877 verhaftet worden, bevor sie überhaupt den Centre Court erreicht hätte.

Als Tennis im späten 19. Jahrhundert zum bevorzugten Zeitvertreib der Society wurde, gab es noch keine Sportmode im eigentlichen Sinne. Männer und Frauen spielten in ihrer Alltagskleidung. Obwohl die sich weder zum Tennisspielen noch für irgendeine andere Sportart eignete, setzten sich zweckdienlichere Outfits nur sehr langsam durch. Dabei hinkte die Frauenmode traditionell hinter dem Sportoutfit der Herren hinterher. Zufall oder Absicht? Auf jeden Fall waren die Damen mit ihren langen Röcken und Wagenradhüten eindeutig im Nachteil. In dem oben erwähnten knielangen Rock des Jahres 1905 ließ es sich schon etwas besser aufschlagen und retournieren, größere Fortschritte machte die Tennismode allerdings erst in den zwanziger Jahren. Dies war den weiblichen Sportidolen jener Tage zu verdanken, die sich in äußerst progressiver Aufmachung auf den Rasen wagten. Die achtfache Wimbledonsiegerin Suzanne Lenglen beispielsweise im Faltenrock, den sie ganz mutig ohne Unterrock trug, mit weißen Kniestrümpfen und einem Stirnband, das schnell zu ihrem Markenzeichen werden sollte. Als Stoff waren Strick und Jersey beliebt, am Ende der Dekade auch waschbare Seide oder leichter Crêpe de Chine. Zu Beginn der dreißiger Jahre wanderten die Rocksäume bis hoch aufs Knie und die ersten Hosenröcke erschienen auf den Tennisplätzen. Wesentlich schockierender als diese Neuerung war jedoch, dass eine Spielerin namens Fearnley-Whittingstall 1931 ohne Strümpfe in Wimbledon antrat und Alice Marble zwei Jahre später gar in Shorts. In Amerika hätte das Outfit weniger Aufsehen erregt, denn dort trugen die Tennis-Ladys die praktische Kombi aus Bluse und kurzer Hose schon etwas länger. Doch es wurde nicht nur Zentimeter für Zentimeter mehr Bein gezeigt, sondern ganz generell mehr Haut – und zwar möglichst braun gebrannte. Vornehme Blässe war in den Dreißigern völlig out, und wer sportlich-fit aussehen wollte, nahm ausgiebige Sonnenbäder. In den Vierzigern und Fünfzigern galt der Tennisdress aus Kurzarmhemd und Shorts als weitgehend akzeptiert. Die Mode des »weißen Sports« zeigte nun eine gewisse Einförmigkeit, optische Highlights konnte die Sportsfrau allenfalls im Detail setzen. So zum Beispiel, indem sie die Shorts durch einen kurzen Rock ersetzte, unter dem ein fesches Spitzenhöschen hervorschaute. Entworfen hatte diesen ungewöhnlichen Look, den Gussi Moran 1949 in Wimbledon zeigte, der Engländer Teddy Tinling, der bis in die siebziger Jahre immer wieder für interessante Innovationen in der Tennismode sorgte. In den Fünfzigern wurden die Shorts immer kürzer, gleichzeitig lagen feminine Kleidchen im Trend. Die unterschieden sich dann aber kaum noch vom Mode-Mainstream, als in den Sixties die Mini-Welle anrollte.

Auf den Tennisplätzen hat sich in Sachen Outfit viel getan – doch was zieht die klassische Lady heute an? Noch in den sechziger Jahren hatte sie die Wahl zwischen dem praktischen Dress aus einem traditionellen Sporthaus wie Lillywhite's in London, Abercrombie & Fitch in New York oder Brigatti in Mailand und der teuren Designerversion von Patou, Chanel oder Dior. Welche der beiden Alternativen sie bevorzugte, war eine Frage des Geldbeutels und der Ernsthaftigkeit, mit der sie den Sport betrieb. Dann brach in den Siebzigern die große Zeit der smarten Sportlabels wie Lacoste, Fred Perry oder Fila an, und die haben bis heute nichts von ihrer Popularität verloren. Viele Ladys schwören auf diese bodenständigen Marken und ihre zuverlässigen Produkte. Auf keinen Fall muss es die neueste Hightech-Textilie sein und auch die Schuhe dürfen aus der vorletzten Saison stammen. Weiß bleibt die bevorzugte Farbe, trotz aller Versuche, andere Töne zu etablieren. So sehr die Tennislady die Tradition respektiert, so souverän geht sie dennoch damit um. Wenn gerade sämtliche weißen Polohemden in der Wäsche sind, spielt sie eben in Grün, Rot, Blau oder was gerade einsatzbereit im Schrank liegt.

Das Hemd mit dem Alligator

In den neunziger Jahren waren die Grenzen zwischen Sportkleidung und Casualwear so durchlässig wie nie zuvor. Mit Turnschuhen und Cricketpullover auf Städtetour oder ins Museum? Kein Problem. Doch was am Ende des 20. Jahrhunderts als völlig normal galt, wäre in dessen erster Hälfte absolut undenkbar gewesen. Sportdress und Tageskleidung wurden fein säuberlich getrennt. Eines der ersten Kleidungsstücke, die den Crossover schon frühzeitig geschafft haben, ist das Pikeehemd von René Lacoste. Seit den Fünfzigern ist es sowohl auf dem Tennisplatz als auch in der Freizeit unentbehrlich.

Lacoste, in seiner Eigenschaft als französische Tennislegende der zwanziger Jahre bestens mit den Erfordernissen seines Sports vertraut, entwickelte den heute so beliebten Klassiker 1927 als Alternative zum konventionellen Langarmhemd. Ursprünglich dachte er auch gar nicht an Vermarktung, sondern wollte einfach nur seinen eigenen Kleiderschrank um ein schönes, funktionales Stück ergänzen. Doch die Nachfragen häuften sich, und so begann er 1933, seine Kreation zu verkaufen, zunächst in Frankreich, nach dem Krieg auch in Italien, den USA und schließlich in der ganzen Welt. Das Hemd mit dem Alligator – Lacoste wählte das Tier als Logo, weil ihn die amerikanische Presse nach seinem Daviscupsieg als Alligator tituliert hatte – wurde so erfolgreich, dass man sich schnell eine ganze Kollektion von Basics ausdachte. In den Siebzigern wurde das Lacoste-Hemd zum Inbegriff des kontinentaleuropäischen Smart-Casual-Looks, erhaben über jegliche Moden, Trends und Kritik, doch in den Achtzigern verlor es im Wettbewerb mit Polo Ralph Lauren leicht an Prestige. Aber so schnell gab sich der kämpferische Alligator nicht geschlagen. Prompt erklärte die Szene-Jugend in den Neunzigern das Lacoste-Hemd zum Kult und bescherte der berühmtesten Sportswearmarke Frankreichs auf ihre alten Tage einen unerwarteten Imageschub, der bis heute anhält.

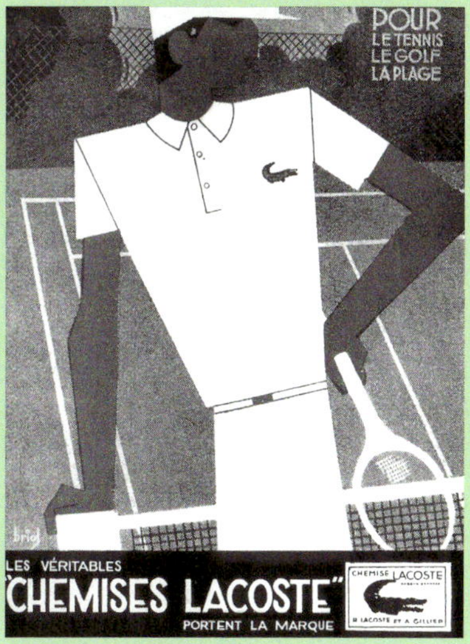

Das Motiv der ersten Werbeanzeige für die »véritables chemises Lacoste« zeigt zwar einen Tennisspieler, im Text wird jedoch schon auf die anderen Einsatzgebiete des Kurzarmhemds hingewiesen: Golf und Strand.

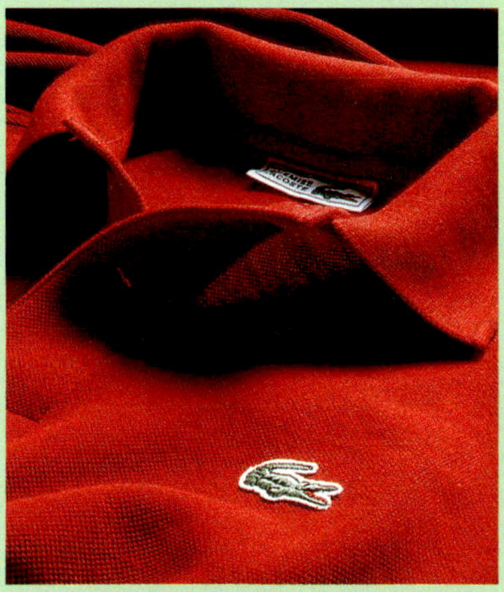

Das unverwüstliche Lacoste-Hemd ist ein demokratischer Klassiker: Der Taxifahrer trägt es genauso wie die Lady im Fond, die sich gerade zu Cartier fahren lässt. Und egal was sie bezahlen würde, sie könnte kein besseres kaufen als er.

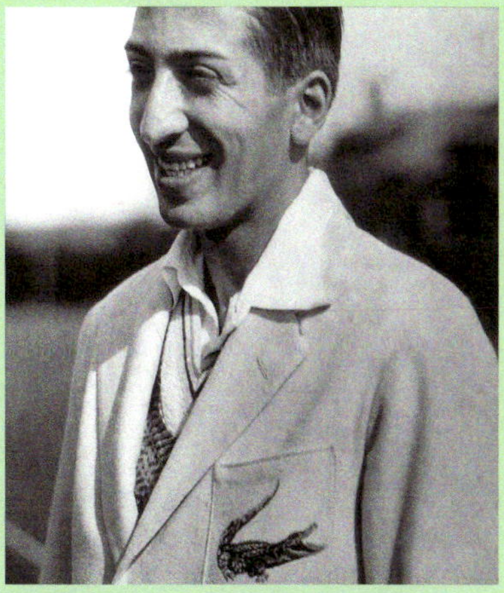

Tennisstar René Lacoste (hier in einer sportlichen Jacke mit liebevoll gestaltetem Riesenalligator) wollte 1927 eigentlich nur ein Pikeehemd für den Eigenbedarf erfinden – heute hat das kleine grüne Reptil Freunde auf der ganzen Welt.

Mit Stil am Strand

Die Lady am Strand – wer denkt bei diesem Stichwort nicht sofort an einen Nachmittag irgendwo am Mittelmeer? Eine kleine Gesellschaft von Freunden stapft gemächlich durch den feinen Sand, eine der Damen im geringelten T-Shirt, weißen Shorts und Espadrilles, die Sonnenbrille ins Haar geschoben. Eine andere im schwarzen Badeanzug, die Frisur von einem hellen Kopftuch bedeckt, an den Füßen schlichte Segeltuchschuhe. Und die dritte im Bunde mit Strohhut und einem weißen Herrenhemd über dem Bikini, die hellblauen Flipflops trägt sie in der einen Hand, in der anderen die Strandtasche aus Bast mit Badelaken, Zeitung, Wasserflasche und Zigaretten. Eine Szene, die an der französischen Riviera der Fünfziger spielen könnte, im St. Tropez der Sechziger, an der Costa Smeralda der Siebziger – oder auch Anfang des 21. Jahrhunderts auf Mallorca.

Der klassische Strandlook der Lady scheint zeitlos zu sein, obwohl seine Wurzeln in den dreißiger Jahren liegen und die Fünfziger ihn verfeinert und internationalisiert haben. So etwas wie Bademode gab es allerdings schon früher, bereits Mitte des 19. Jahrhunderts stiegen die Frauen in knöchel- oder wadenlangen Schwimmkostümen ins Wasser. Nicht nur aus Schamhaftigkeit und verordneter Prüderie, sondern weil die Society den Körper auch vor unerwünschter Bräune schützen wollte. Erst in den wilden Zwanzigern wurde der Bronze-Look modern und die Stoffmassen wichen zugunsten eines am Rücken und unter den Armen ausgeschnittenen Einteilers. In den Dreißigern kamen dann zweiteilige Modelle auf, die sich kaum noch von unseren heutigen Kreationen unterschieden. Sie ermöglichten zwar noch keine nahtlose Bräune, ließen aber schon wesentlich mehr Sonne an die Haut. Der Franzose Louis Réard reduzierte den Zweiteiler 1946 schließlich auf das Wesentliche und erfand damit den Bikini. Zwar blieb zunächst der als damenhafter geltende einteilige Badeanzug der Favorit, doch in den

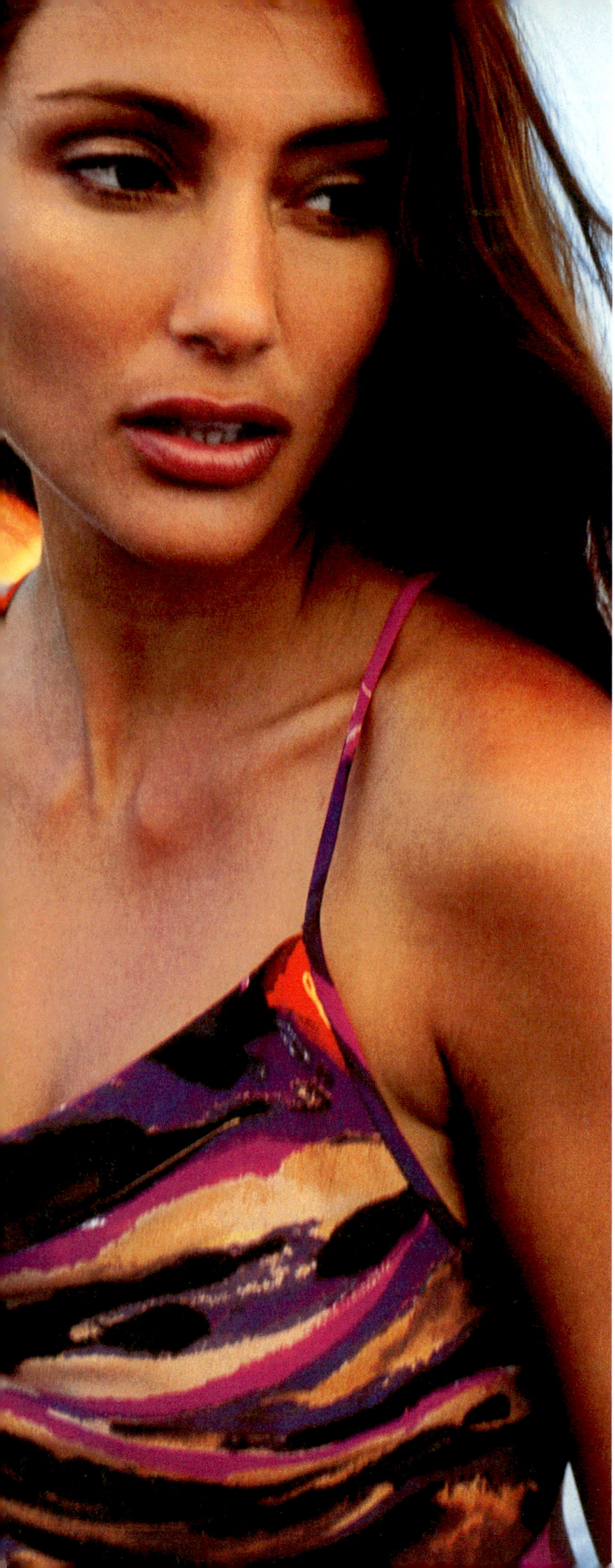

Trägertops sind wichtige Basics für den Urlaub, denn sie können mit Hosen, Röcken, Pullis und Jacken zu einer Vielzahl von Looks kombiniert werden.

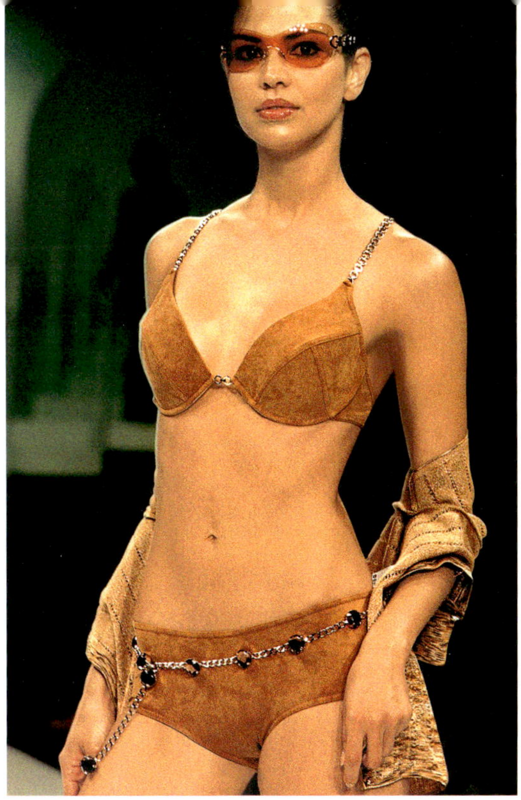

Escada präsentiert die Luxusvariante des Bikinis – für den Privatstrand an der exklusiven Costa Smeralda genau das Richtige.

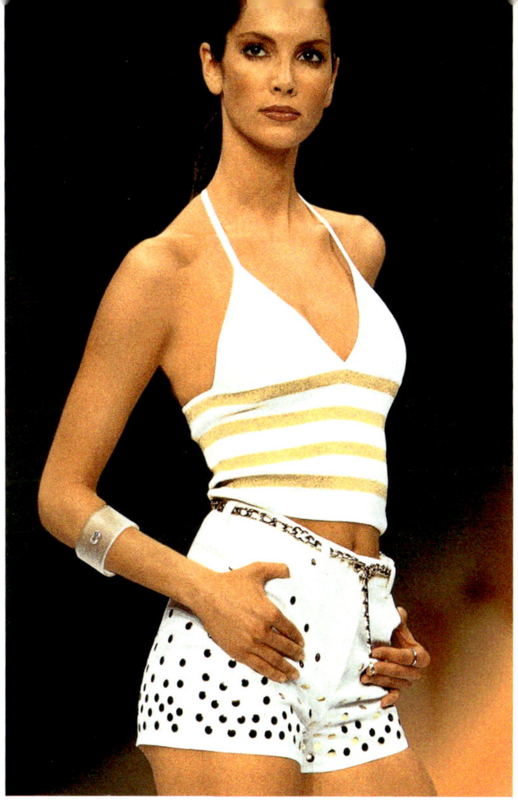

Beim Shoppingbummel an der Strandpromenade ist mehr erlaubt als in der Stadt, beispielsweise Trägertop und knappe Shorts.

Sechzigern setzte sich der Bikini (jetzt schon deutlich knapper als 1946) durch. In den Siebzigern trugen die ganz Mutigen schließlich die ersten Monokinis, also Bikinis ohne Oberteil. Seither ist am Strand theoretisch alles möglich.

Neben Badeanzug und Bikini gehört zum Urlaubsoutfit auch die geeignete Kleidung für den Weg zum Strand oder Pool und für kleine Exkursionen, die vom Wasser wegführen. Es ist eine modische Tradition, dabei auf die typischen Looks der Einheimischen zurückzugreifen. Das macht auch durchaus Sinn, denn was die Küstenbewohner selbst tragen, passt in der Regel optimal zum Klima. Außerdem können die Touristen damit zum Ausdruck bringen, dass sie die Gepflogenheiten der Region respektieren – auch wenn sie im Grandhotel logieren. Da die französische Riviera in den zwanziger Jahren eines der beliebtesten Ziele der Sonnenanbeter war, wurde bevorzugt die Garderobe der Fischersleute und Hafenarbeiter geplündert, um dem eigenen Aufzug etwas Lokalkolorit zu verleihen. Und so kamen sich die Millionäre und Herzoginnen in Ringel-T-Shirt, Baskenmütze und Bastschuhen fast wie Einheimische vor, wenn sie in einem urigen Café Pastis tranken und Gitanes rauchten. In den Vierzigern und Fünfzigern wurde der mediterrane Look um amerikanische Stilelemente erweitert. Sie fielen je nach Küste und Staat ganz unterschiedlich aus, vom schlichten Seersuckerkleid aus New Hampshire bis zum Hawaiihemd aus Honolulu.

Die klassische Bade- und Strandkleidung wäre nicht komplett ohne sommerliche Schuhe und Accessoires. Hier mischt die Lady das Angebot aus den kleinen Läden am Hafen mit eleganten Fundstücken aus der schicken Boutique an der Promenade und ergänzt das Sammelsurium durch Dinge, die sie sowieso immer zur Hand hat. So trägt sie an den Füßen vielleicht billige Espadrilles vom Straßenhändler, einen edlen Baumwollpullover aus dem Nobel-Shop im Hotel und dazu die Sonnenbrille, die zufällig im Auto lag, als es höchste Zeit war, endlich zum Flughafen zu fahren. Einfach und teuer, schlicht und edel, praktisch und luxuriös – diese Kontraste verleihen dem Badedress seinen besonderen Charme. Die Stil-Ikonen des 20. Jahrhunderts haben dies immer wieder erfolgreich vorgeführt: Caroline von Monaco im schlichten Pareo an der Côte d'Azur genauso wie Prinzessin Diana mit Shorts, Tod's und Louis-Vuitton-Täschchen in einem Yachthafen an der Costa Smeralda oder Jacqueline Kennedy mit Pulli, weißen Jeans und schlichten Leinenschuhen in Martha's Haven.

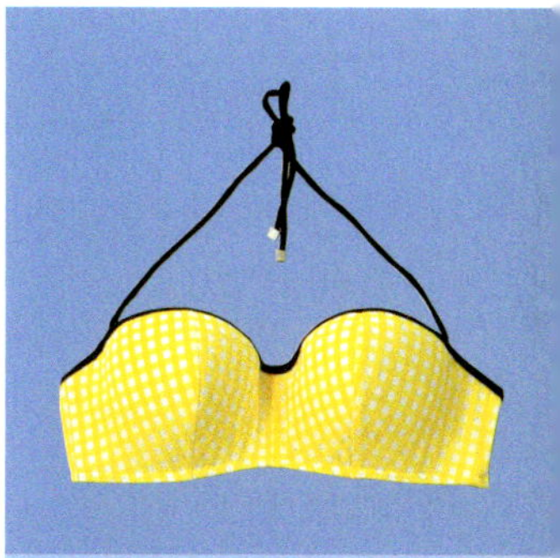

Oben ohne oder oben mit?

Welchen Grad der Entblößung oder Bedeckung die Lady beim Baden wählt, hängt von vielen Faktoren ab. Einer davon ist die Lage des Urlaubsortes. Dass in sehr religiös geprägten Ländern jegliche Nacktheit tabu ist, versteht sich von selbst. Aber auch in den USA wird »topless« nicht gern gesehen. An den Stränden der Riviera wird »oben ohne« dagegen eher akzeptiert. Doch auch im Süden Europas zeigt die Lady Stil, indem sie das Oberteil – wenn überhaupt – nur zum Bräunen ablegt. Schon beim Spaziergang am Strand wird sie es meist wieder anziehen, spätestens jedoch wenn Sie sich an der Bar ein Getränk kauft. Die Lady hat nämlich vor allem eins: ein ausgeprägtes Gefühl für Situationen und das dafür angemessene Outfit. Was an Bord der Privatjacht und im engsten Freundeskreis okay ist, kann an der Promenade des Anglais vollkommen verkehrt sein.

Die Lady hoch zu Ross

Auch Pferdemuffel müssen nicht auf den reiterlichen Look verzichten, denn die Sportswear-Garderobe ist reich an Kleidung und Accessoires aus der Welt von Ross und Reiter.

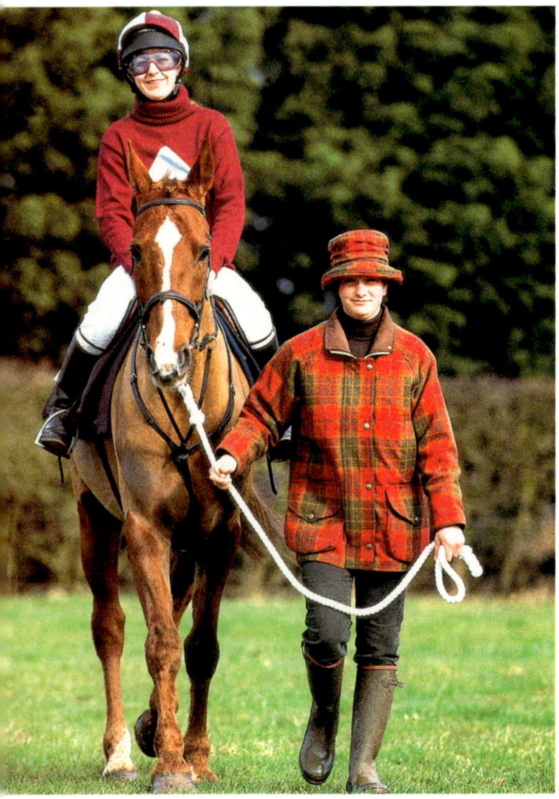

Die Damenwelt teilt sich in zwei Fraktionen: Begeisterte Reiterinnen und erklärte Pferdemuffel. Dazwischen gibt es kaum ein Mittelding, denn passives Interesse am Sport hoch zu Ross ist eher selten, wer die imposanten Vierbeiner mag, setzt sich meistens auch gern auf ihren Rücken. Allerdings stehen in Reiterkreisen heute der Spaß, die sportliche Leistung und die Liebe zum Tier im Vordergrund, denn als Schlüsselqualifikation der Society muss der gekonnte Umgang mit Pferden inzwischen nicht mehr herhalten. Dessen ungeachtet weiß der Adel weibliche Sattelfestigkeit immer noch sehr zu schätzen. Das kommt nicht von ungefähr, denn der Reitsport war lange Zeit an Grundbesitz gebunden und damit eine Domäne der ländlichen Aristokratie. Trotz des dadurch bedingten elitären Charakters der Reiterei hat das Kostüm der blaublütigen Amazonen die Mode aller Gesellschaftsschichten beeinflusst. Dazu musste sich jedoch erst einmal ein ausgesprochener Reitdress herausbilden. Noch im 17. Jahrhundert schwangen sich hochstehende Frauen nur zu Repräsentationszwecken aufs Pferd, also etwa bei Prozessionen. Bei solchen Gelegenheiten trugen sie selbstverständlich ein höfisches Festgewand, und da sich der Vierbeiner bei den feierlichen Aufmärschen ohnehin nur im Schritt bewegte, fiel die mangelnde Funktionalität des Prachtkleids nicht weiter auf. Ansonsten saßen Frauen in der Kleidung im Sattel, die sie auch sonst am Tage oder auf Reisen trugen. Erst als sich das Reiten zu einer geschätzten Form des gesellschaftlichen Zeitvertreibs mauserte, wurde dafür auch ein spezifisches Outfit entwickelt. Es bestand zu Beginn des 18. Jahrhunderts aus Schoßjacke, Weste, langem Rock und Dreispitz, am Ende des Jahrhunderts wurde der Dreispitz durch den Zylinder ersetzt. Der Rock musste der seitlichen, asymmetrischen Sitzposition im Damensattel angepasst werden, da er sonst nicht gleichmäßig gefallen wäre. Der Stoff wurde deshalb auf der einen Seite großzügiger zugeschnitten, beim Gehen konnte man die überschüssige Länge hochschlagen und festknöpfen. Mit kleinen Abänderungen hielt sich dieses Reitoutfit das ganze 19. Jahrhundert hindurch und stand sogar Pate für das wichtigste und innovativste Damenkleidungskonzept des 20. Jahrhunderts: das Kostüm.

Um 1900 war der Rock nur noch Dekoration und Fassade, denn die Reiterin trug darunter Hosen und Stiefel. Nach dem Ersten Weltkrieg gaben dann die meisten Frauen den Damensattel auf und machten damit das so genannte Amazonenkleid überflüssig – der moderne Reitlook kristallisierte sich heraus. Obwohl die Reitkleidung unserer Tage weitgehend auf aktuelle Elemente der Damenmode verzichtet, kann sie sehr elegant sein: weiße Bluse, seidenes Halstuch, tailliert geschnittene Tweedjacke, eng anliegende Hosen, maßgefertigte Stiefel. Zahllose Kinofilme haben uns die Hauptdarstellerinnen in diesen und ähnlichen Kombinationen präsentiert. Die Realität sieht jedoch meist etwas anders aus: Pullover, Daunenwesten und Stretchhosen bestimmen das Alltagsbild, förmliche Outfits finden wir vor allem auf Turnieren und rund um die englische Fuchsjagd. Natürlich gibt es auch heute noch die elegante Lady, die beim morgendlichen Ausritt im Hyde Park eine Tweedjacke vom Schneider trägt, in der Regel bestimmen aber praktische Erwägungen die Wahl der Kleidung.

Nicht nur als Vorbild für das Kostüm hat die Reitkleidung eine große Rolle gespielt, sondern auch als Lieferant diverser anderer Bestandteile der Garderobe. Als wichtigste Beispiele seien hier nur der Reitmantel, das Sakko mit Mittelschlitz und schrägen Taschen, die weiße Bluse, die Steppweste und die Jodhpurstiefelette genannt. Außerdem nutzen viele Designer das Zaumzeug als formalen Fundus für Accessoires und Schmuck. Die Zügel verwandeln sie in Gürtel, das Trensengebiss wird als Schuhdeko zweckentfremdet und der Steigbügel mutiert im Miniaturformat zum Ohrclip. Die Kollektionen von Hermès oder Gucci wären ohne das Pferd und die Reiterei bestimmt um einiges ärmer.

Mode und Accessoires aus der Welt der Reiterei

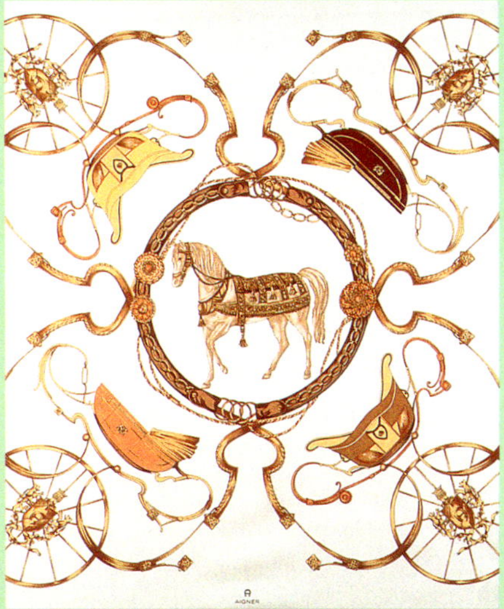

Die Zahl der Seidentücher mit Pferdemotiven lässt sich nicht einmal schätzen, denn fast jedes Modelabel schmückt Carrés mit Rössern, Reitern, Steigbügeln oder Trensen.

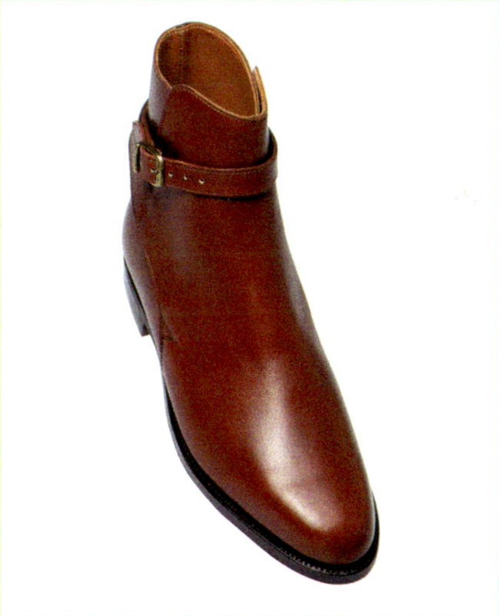

Die Jodhpurstiefelette wurde ursprünglich von Polospielern als Ersatz für den hohen Stiefel getragen, heute ist sie ein smarter Freizeitschuh für anglophile Ladys.

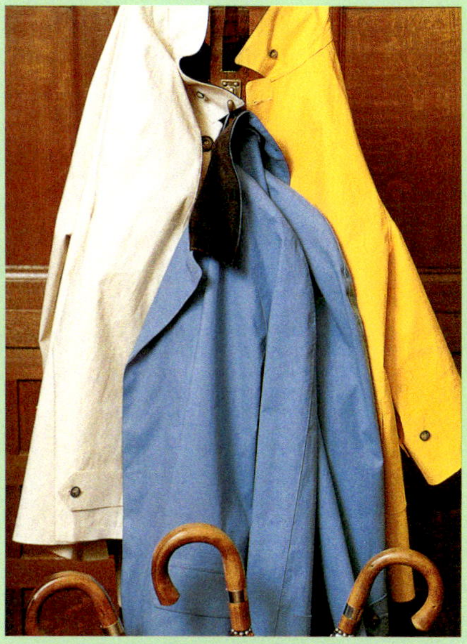

Der traditionelle Reitmantel wird aus gummibeschichteter Baumwolle gefertigt. Damit seine schützenden Schöße nicht hochwehen, lassen sie sich an den Unterschenkeln festschnallen.

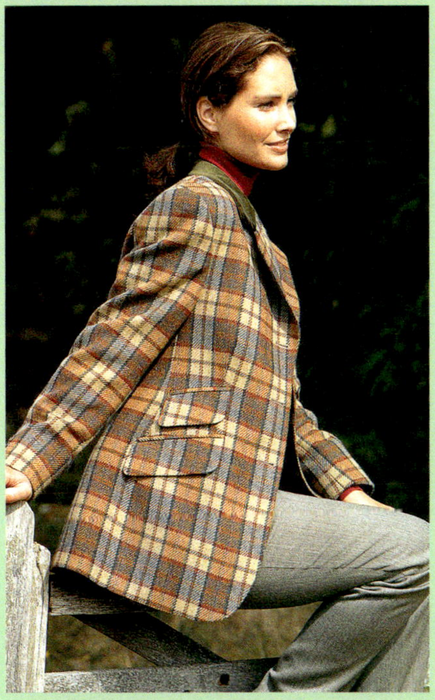

Eine gut geschnittene Hackingjacke – von englisch »to hack«, ausreiten – ist für viele Ladys unverzichtbar. Selbst dann, wenn sie noch nie im Sattel gesessen haben.

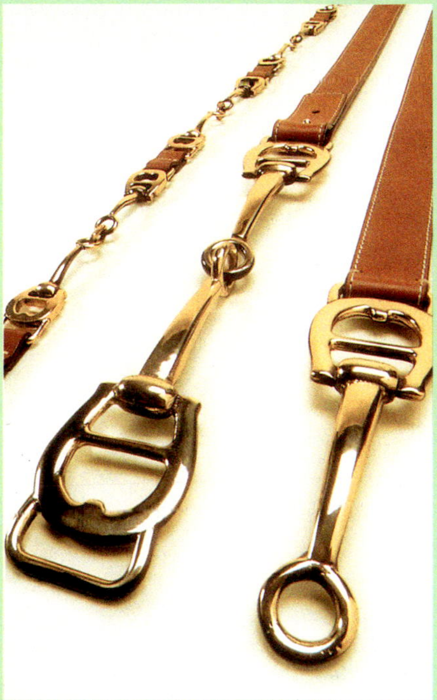

Als ausgewiesene Lederspezialisten liefern Täschner und Sattler häufig auch Gürtel und andere Accessoires. Die Messingteile werden dabei gern beim Zaumzeug ausgeliehen, um an die Welt der Pferde zu erinnern.

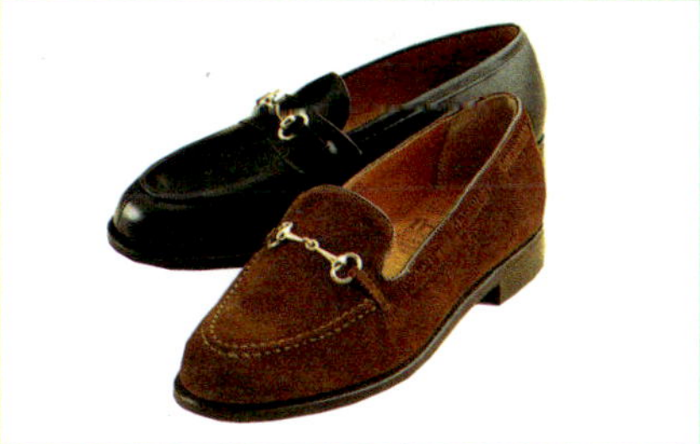

Der Loafer mit dem kleinen Trensengebiss ist ein Klassiker für Pferdefreunde und andere Fans des englischen Weekend-Looks. Tricker's fertigt ihn auch als Damenmodell.

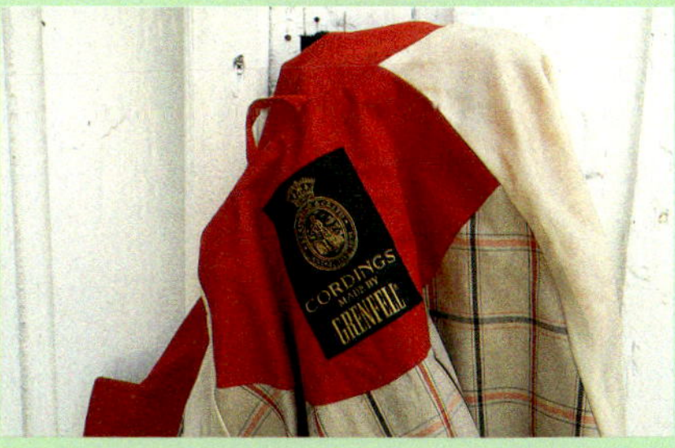

Das englische Tattersallkaro zierte ursprünglich nur Pferdedecken, bis es auch für die Kleidung der Reitersleute verwendet wurde. Besonders häufig finden wir es auf Hemden sowie als Futterstoff für Mäntel oder Jacken.

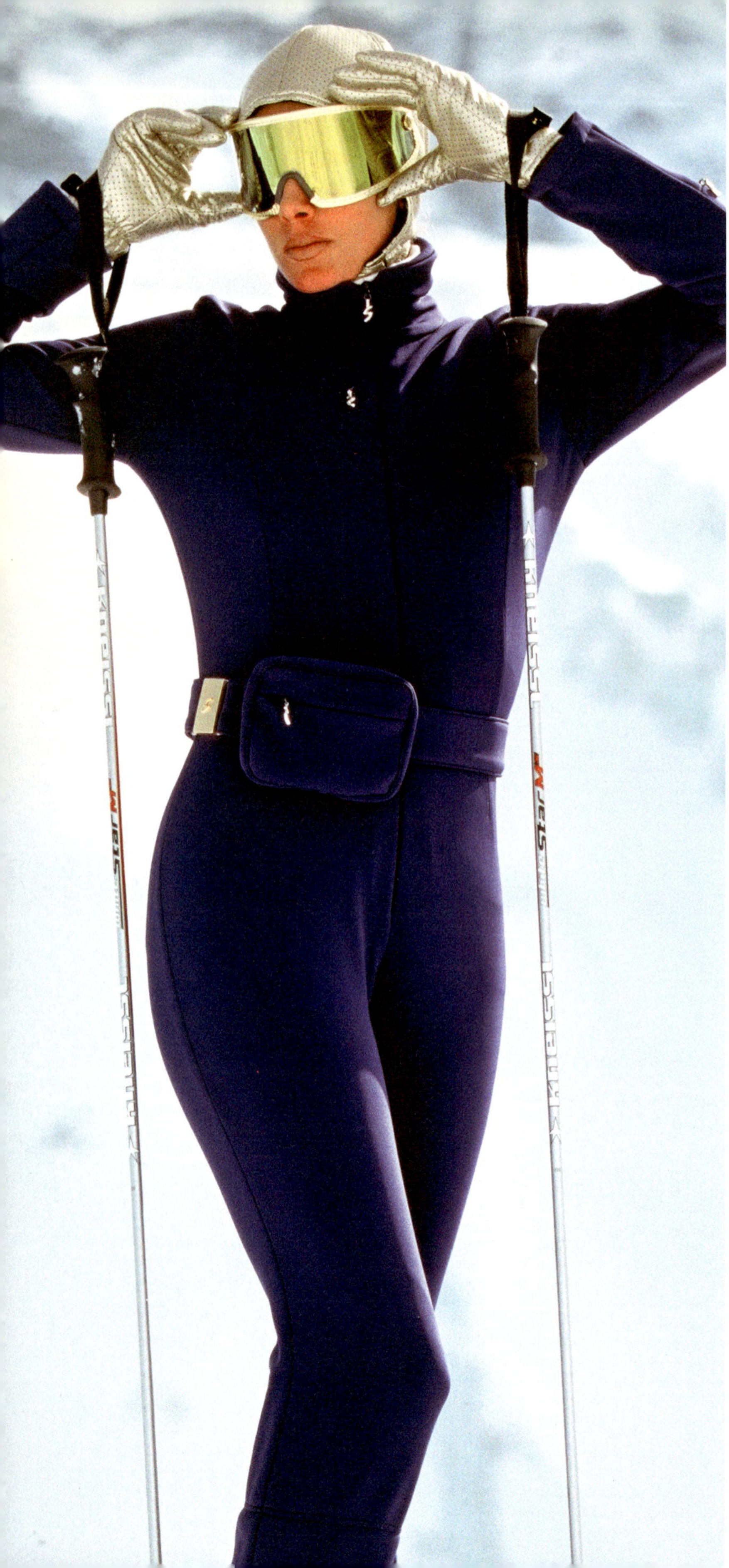

Auf der Piste und danach

Unter den vielen Sportarten, die im 19. Jahrhundert beliebt wurden, sind nur wenige zu finden, die trotz ihrer Entwicklung zum Breitensport im 20. Jahrhundert kaum etwas von ihrer exklusiven Aura eingebüßt haben. Das Skifahren gehört aber zweifellos zu diesen Image-Ausnahmen. Das mag zum einen daran liegen, dass die Ferien im Schnee von ihrer »Erfindung« um 1890 bis zum Ski-Boom in den Siebzigern fast achtzig Jahre lang ausschließlich der Oberschicht vorbehalten waren. Die verfügbaren Urlaubstage des Durchschnittsbürgers waren viel zu knapp bemessen, um Zeit für alpine Vergnügungen zu lassen, außerdem hätten sich die wenigsten die Reise in die Berge und die kostspielige Ausrüstung leisten können. Zum anderen erhielt sich das Skifahren seine Noblesse dadurch, dass sich die Society in die »splendid isolation« der teuren Wintersportorte zurückziehen konnte, als der Andrang der Massen dann doch einsetzte. Die hohen Hotelpreise schützten sie in Klosters, Zermatt oder Kitzbühel weitgehend vor störenden Normalverdienern.

Von Anfang an reflektierten die Skioutfits der Lady die allgemeinen Trends des jeweiligen Sportmodejahrzehnts. In der letzten Dekade des 19. Jahrhunderts wagten sich die ersten Skifahrerinnen dementsprechend im langen Rock auf die Piste, da spezielle Schneekleidung zu diesem Zeitpunkt kaum vorhanden war. Kurz vor dem Ersten Weltkrieg durfte es auf der Piste dagegen schon eine Kniehose sein, die jedoch oft noch durch einen darüber gezogenen Rock kaschiert werden musste. In den Zwanzigern war solche Rücksichtnahme dann nicht mehr nötig und die Hose kam solo zum Einsatz. Sie war weit geschnitten und wurde in Knöchelhöhe zusammengefasst, so dass sie wie eine überlange Knickerbocker aussah. Diese pluderige Silhouette wurde Ende der Dreißiger durch die wesentlich dynamischer wirkende Keilhose abgelöst. Die Keilhose hatte gerade geschnittene Beine, die durch den unter der Fuß- oder Schuhsohle verlaufenden Steg

Skimode ist mehr als Sportbekleidung, die Wahl des Looks gilt als Fashionstatement.

in straffer Spannung gehalten wurden. Dazu trug die Skifahrerin einen Anorak, meist aus wasserabweisendem Baumwollgabardine. In den Fünfzigern kam der Ski-Overall aus elastischen Fasern in Mode, in den Sechzigern wurde er durch immer bessere Synthetikstoffe windschnittiger und wasserfester. Bei den Skistiefeln ersetzte nun Plastik das Leder und praktische Schnallenverschlüsse traten an die Stelle der umständlichen Schnürung.

Der Sport ist beim Skifahren nur ein Teil des Vergnügens, fast ebenso wichtig ist das als Après-Ski bezeichnete Urlaubsleben in den klassischen Winterorten. Bei der Kleidung, die dabei getragen wird, handelt es sich um eine äußerst variantenreiche Spezialkategorie des Smart Casual. Man bräuchte ein eigenes Kapitel, um diesen Stil umfassend darzustellen. Die Hauptelemente des Looks sind jedoch folgende: 1) der gerade aktuelle Freizeitschick, 2) Versatzstücke aus der besuchten Skiregion, 3) spezielle Modevorlieben aus der stilistischen Heimat der Pistenstürmerin. Also Daunenjacke und Cowboyhut in Aspen, Lodenjanker und Tod's-Stiefel in Klosters. Die klassische Dame hält sich dabei zwar ein bisschen zurück, erlaubt sich aber ein paar Freiheiten mehr als bei der Kleidung für die Stadt oder den Badeurlaub an der Riviera. Was sie allerdings vermeidet, sind die Übertreibungen des Jetsets – Versace-Sonnenbrille, weißer Pelzmantel und silberne Moonboots sind nicht ganz ihr Ding. Die Lady zieht auch auf der Sonnenterrasse des Chalets einen zeitlosen Weekendlook vor, etwa mit Kaschmirpulli und Perlenkette zur Daunenjacke von Moncler.

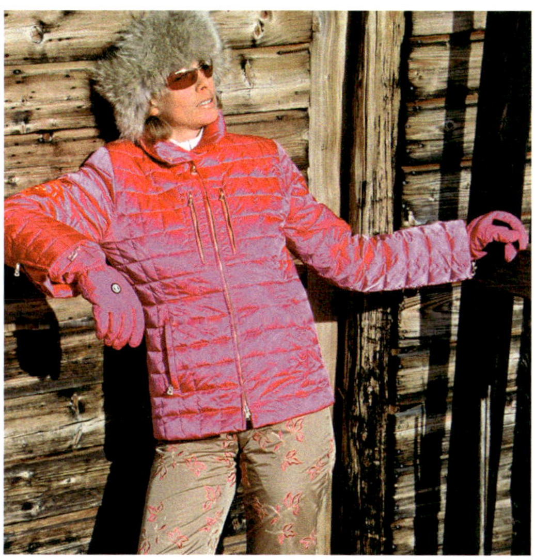

Was wäre der Winterurlaub ohne Après-Ski? Als Lifestylelabel bietet Bogner auch für den gemütlichen Teil das passende Outfit.

Bogner – Sportswear made in Germany

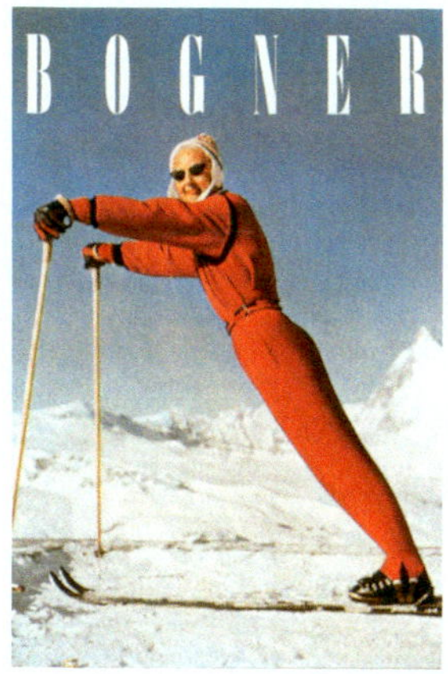

Einfallsreiche Designerin und perfektes Model: Maria Bogner präsentiert ihre berühmte Keilhose.

Deutsche Modemarken mit Weltruf? Da gehört Bogner in die erste Reihe. Dies hat das 1932 gegründete Haus zum nicht geringen Teil dem Designtalent von Maria Lux zu verdanken, der Verlobten und späteren Frau des Sportmodeunternehmers und Skisportlers Willy Bogner. Ihr Outfit für die deutsche Skimannschaft bei den Olympischen Spielen 1936 kam so gut an, dass Bogner bis heute alle weiteren Equipen des Deutschen Skiverbands ausstatten durfte.
1948 entwarf die Designerin ihre ersten Nachkriegsmodelle und revolutionierte ganz nebenbei die Skimode mit ihrer legendären Keilhose aus Stretch. Auf Modenschauen und Werbefotos war sie selbst das beste Model, doch auch die internationale Prominenz wurde häufig und äußerst werbewirksam in den sexy-windschnittigen Looks aus München abgelichtet. Kein Wunder, dass es mit der Marke steil bergauf ging: 1950 stellte Maria Bogner die erste Herrenkollektion vor und macht das Label damit auch bei den Männern zum Welterfolg. 1955 wurde ihre Tip-Top-Skimütze mit dem Bogner-B am Reißverschluss zum Bestseller und 1956 entwarf sie für die US-Ski-Damennationalmannschaft einen aerodynamischen Anzug. Die Firma wuchs und wuchs: 1947 hatte man mit 25 Näherinnen angefangen, 1960 beschäftigte das Sportmodehaus schon 500 Mitarbeiter.
Willy Bogner Junior machte sich derweil als Skifahrer, Filmemacher und Modefotograf einen Namen und bereitete sich gleichzeitig auf den Eintritt in den Familienbetrieb vor. 1972 heiratete er das brasilianische Model Sônia Ribero und ging mit ihr zusammen 1973 nach Amerika, um Bogner dort noch erfolgreicher zu machen. Derweil eröffneten die Eltern daheim eine Bogner-Boutique nach der anderen, in denen sich das Angebot mittlerweile auf Mode und Zubehör für sämtliche Sportarten erstreckte. In den Achtzigern und Neunzigern wurde Bogner endgültig zum vollständig sortierten Sportswear-Spezialisten, vergleichbar nur mit den ganz Großen der Modebranche wie Polo Ralph Lauren oder Armani. 1992 brachte Sônia Bogner unter ihrem eigenen Namen auch noch eine Designerkollektion heraus, die das Angebot nach oben hin abrundete.

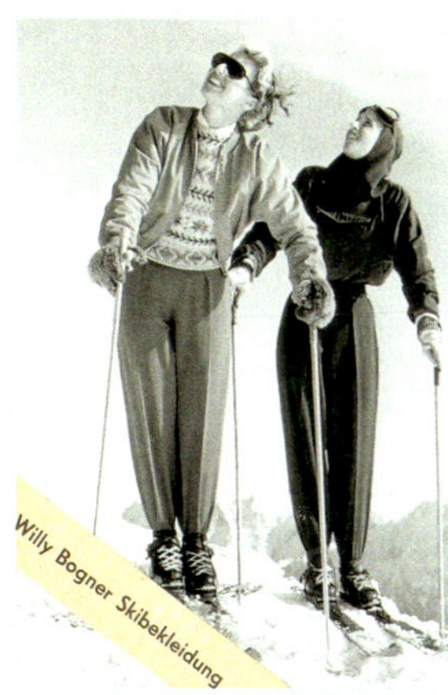

Sportswear made in Germany: Schon in den fünfziger Jahren begann Maria Bogner mit ihrer Skimode den amerikanischen Markt zu erobern.

Der Ivy-League-Look

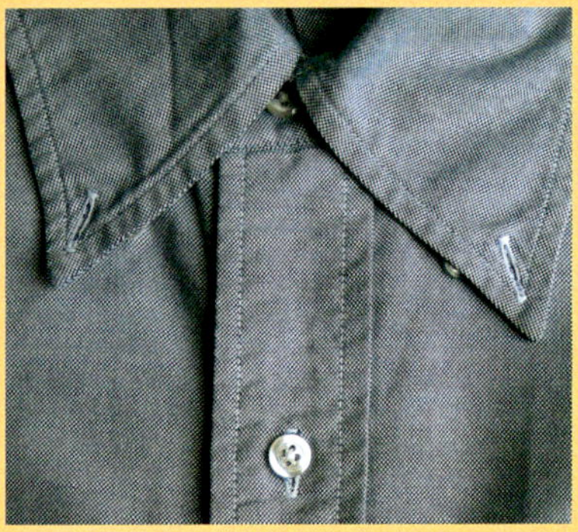

Das Buttondownhemd ist unverzichtbar für den sportlichen Stil der amerikanischen Ostküste, Ladys tragen den Unisex-Klassiker zu Chinos oder Shorts sowie mit Pullover und Blazer.

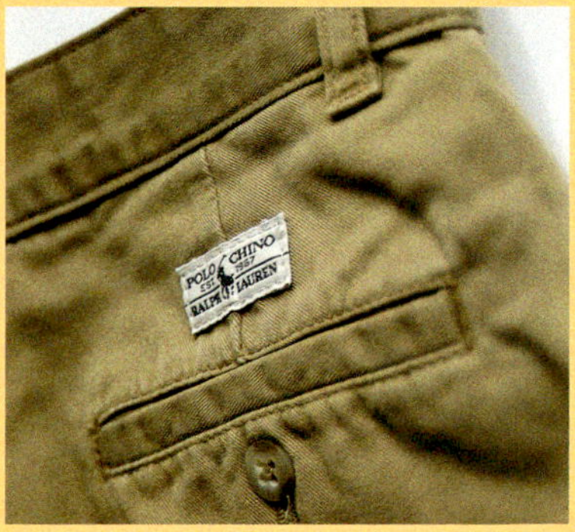

Gerade geschnittene Slacks aus Baumwollgabardine sind von Frühling bis Herbst ein wichtiger Grundstein des smarten Casuallooks. Khaki, Weiß oder Marine gelten dabei als die klassischen Farben.

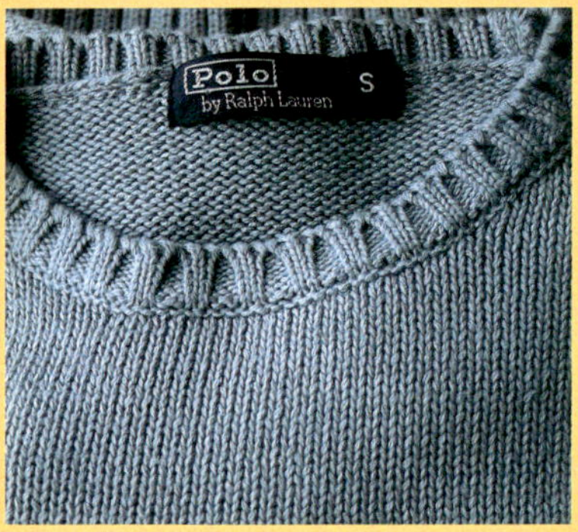

Einfarbige Baumwollpullover mit Rundausschnitt stapeln sich bei vielen Ladys in Schränken und Kommoden, denn mit ihren frischen Farben sind sie für das Sommeroutfit mit hellen Chinos und Buttondowns unverzichtbar.

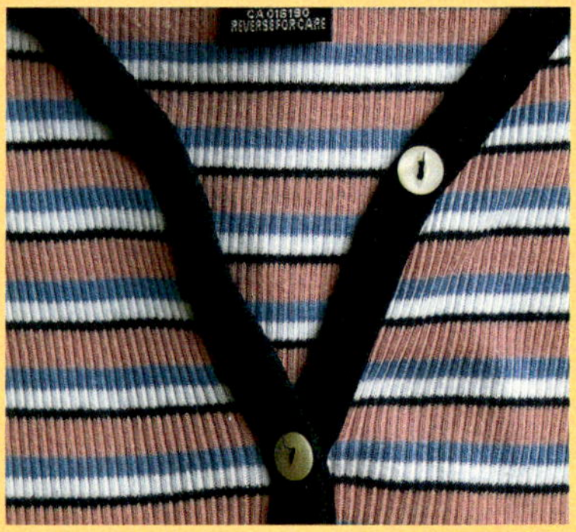

Querstreifen – ob breit oder eher fein wie bei diesem kurzärmeligen Shirt aus Baumwolle – gehören neben Karos zu den beliebtesten Dessins für den Freizeitlook im Ostküstenstil. Sie sehen auf fast allen Komponenten der Garderobe gut aus.

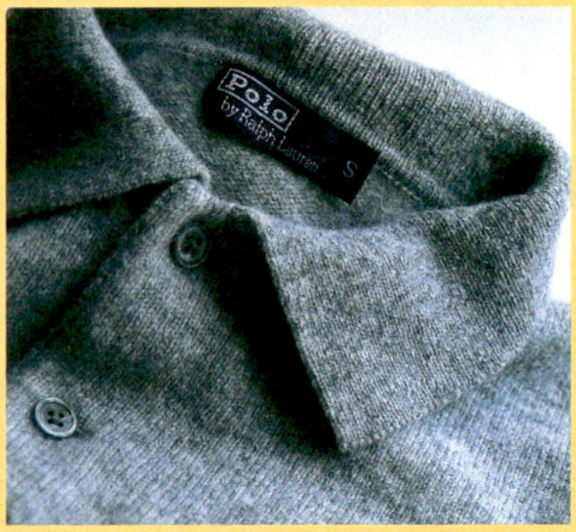

Der Yvy-League-Look bietet auch für Herbst und Winter stilechte Outfits. Die leichten Sommerchinos werden gegen Hosen aus dickem Twill ausgetauscht und der luftige Baumwollpulli gegen die etwas kuscheligere Variante aus Lammwolle.

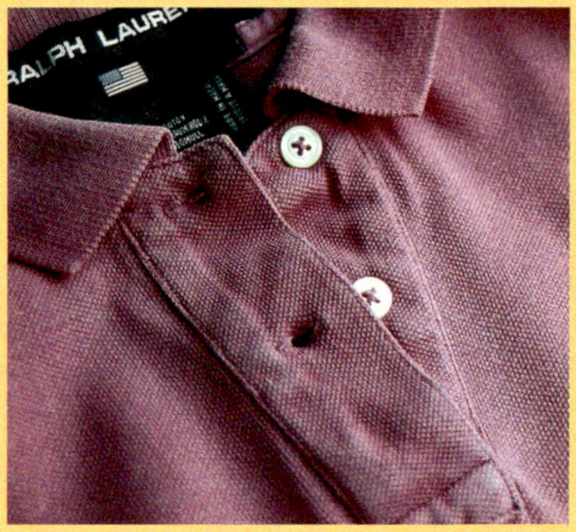

Das Polohemd ist im Sommer unentbehrlich, denn es kann bei zahllosen Gelegenheiten getragen werden. Unter einem blauen Blazer darf es mit ins Büro, zusammen mit hellen Chinos geht es in die Stadt und am Strand schützt es vor zu viel Sonne.

Der diskrete Charme des Polospielers

Die Zahl der Freizeitoutfits ist kaum zu überblicken. Dennoch lassen sich die meisten Konzepte auf bestimmte Grundmuster zurückführen, die sich in den zwanziger bis fünfziger Jahren des 20. Jahrhunderts herausgebildet haben. So steuerten die Mittelmeerfischer die Inspiration zu Caprihose, geringeltem Shirt und Espadrilles bei, während der englische Landadel mit seinem rustikalen Charme Pate stand für die unkomplizierte Weekend-Eleganz. Doch auch die USA haben einen nicht geringen Beitrag geleistet, Hauptlieferant war hier der gepflegte Lässiglook der amerikanischen Ostküste. Seine Hauptzutaten sind zum einen schlichte Kleider, Blusen, Röcke und Hosen, im Sommer aus Baumwolle, Leinen oder Seide, in Herbst und Winter aus wärmeren Baumwoll- und Leinenqualitäten, Wolle und Kaschmir. Zum anderen die Sportswear der Privatschulen und Elite-Colleges der sogenannten Ivy League, also Blazer, Polohemden, Kapuzenshirts, Jeans, Shorts und Segelschuhe. Beide Gruppen von Basics werden durch handgestrickte

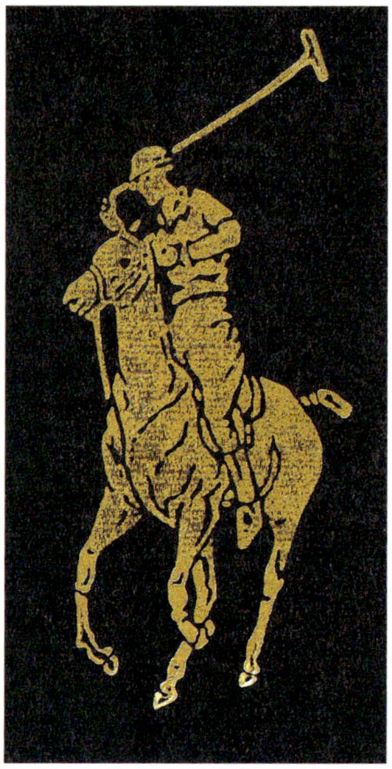

Nicht ohne meinen Reiter: Das Polohemd von Ralph Lauren wurde im Europa der Achtziger zum Inbegriff des elitären Ivy-League-Looks.

Pullover, rustikale Gürtel und flache Schuhe ergänzt. Die Trägerin dieser Mode stellt man sich unwillkürlich frisch, sportlich, sonnengebräunt und mit windverwuscheltem Haar vor, so als käme sie gerade von einem langen Strandspaziergang mit den Kindern und dem Familienhund zurück.

Ralph Lauren hat diesen Stil nicht erfunden, aber perfektioniert und konsequent umgesetzt. Als Sohn russischer Einwanderer wuchs der 1939 geborene Designer im New Yorker Stadtteil Bronx in einfachen Verhältnissen auf. Den klassischen Ostküstenstil, den Ralph Lauren später in aller Welt berühmt machen sollte, kannte er also nicht von zu Hause oder aus den Ferien in New Hampshire, sondern studierte ihn als junger Mann in den Schaufenstern der Traditionsausstatter wie Brooks Brothers und J. Press. Die legendären Gentleman's Outfitters kleideten den wohlhabenden New Yorker für den Büroalltag in grauen Flanell und Regimentskrawatte, fürs Wochenende in Marineblazer, Khaki-Chinos, Buttondowns und Sattelschuhe. Seine Frau trug beim Ausflug ans Meer ein schlichtes Seersuckerkleid oder eine karierte Bluse, helle Slacks und weiße Leinenschuhe. Ralph Laurens Kunstgriff bestand darin, diese nicht allzu spannende Linie gekonnt aufzupeppen: Er vermischte sie mit College-Elementen, gab einen Schuss Wildwestromantik dazu, schmeckte sie mit einem Spritzer englischem Landhausstil ab und verfeinerte das Ganze mit dem Hollywood-Schick der dreißiger Jahre.

Das Kalkül des Designers ging auf, zunächst in seinem Heimatland, seit den Achtzigern mit wachsendem Erfolg auch in Europa. Denn in Ralph Laurens Klassik-Mixtur war für jeden Geschmack etwas dabei, von den praktischen Unisex-Basics über die rustikalen Wickelröcke im Navajo-Dessin bis hin zur raffinierten Eleganz der Abendgarderobe. Zu den ganz heißen Favoriten zählte jedoch von Anfang an die Sportswear mit dem markanten Polospieler: Chinos und Bermudas, Jeans und Jeansröcke, Kord und Flanell, Marineblazer, Blousons und Zopfstrickpullover, Poloshirts in Marine, Pink, Violett oder Flaschengrün, Buttondowns aus kräftigem Twill, kuscheligem Baumwollflanell oder verwaschenem Denim. Kurz: Alles, womit sich die Wirtschafts- oder Jurastudentin im Geist nach Harvard versetzen konnte oder an den Strand von Montauk. Dass es sich bei Polo Ralph Lauren um ein Designerlabel handelte, war dabei den wenigsten Käuferinnen so richtig bewusst. Und so avancierte diese Marke ganz nebenbei zum Liebling all jener Ladys, die mit Designermode eigentlich nichts am Hut haben.

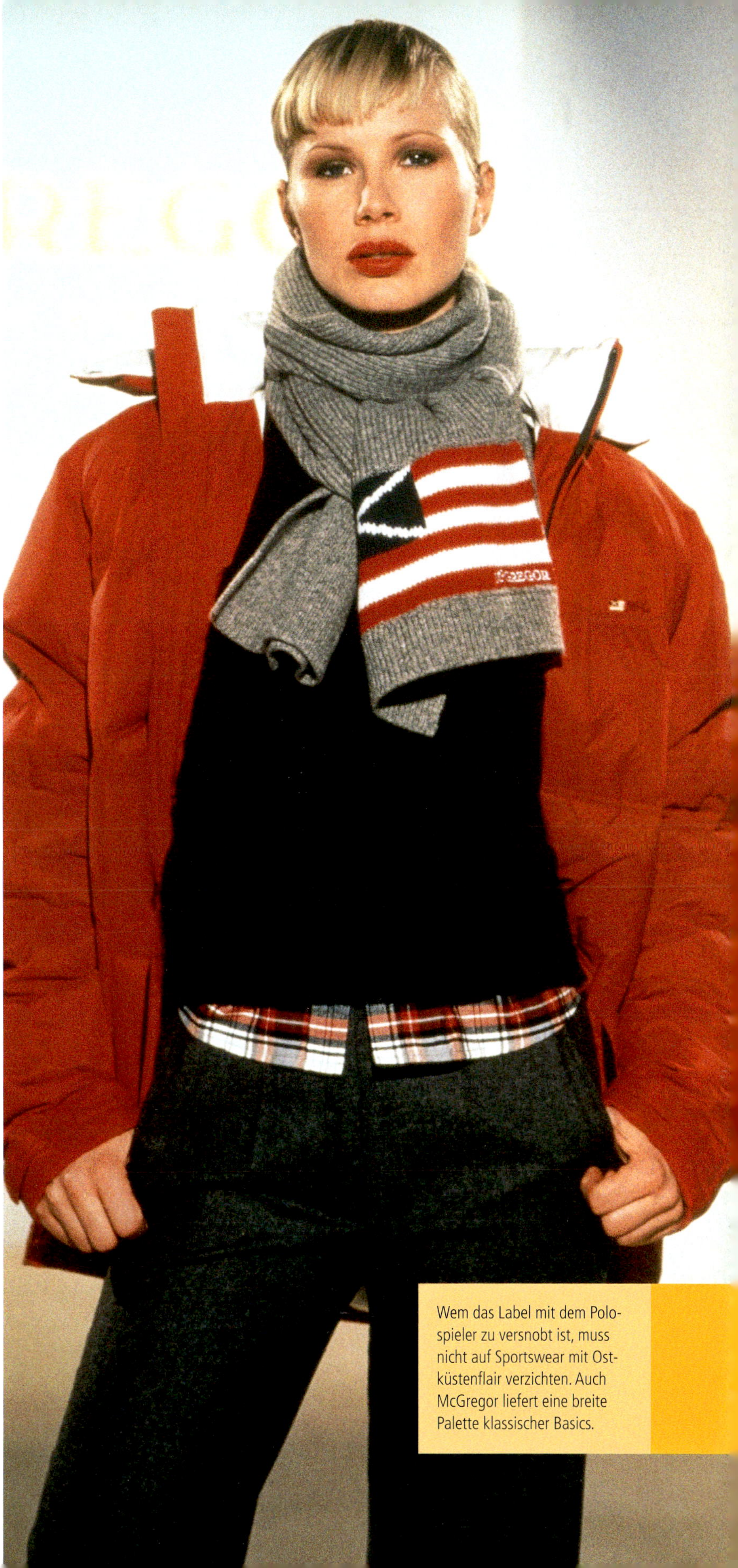

Wem das Label mit dem Polospieler zu versnobt ist, muss nicht auf Sportswear mit Ostküstenflair verzichten. Auch McGregor liefert eine breite Palette klassischer Basics.

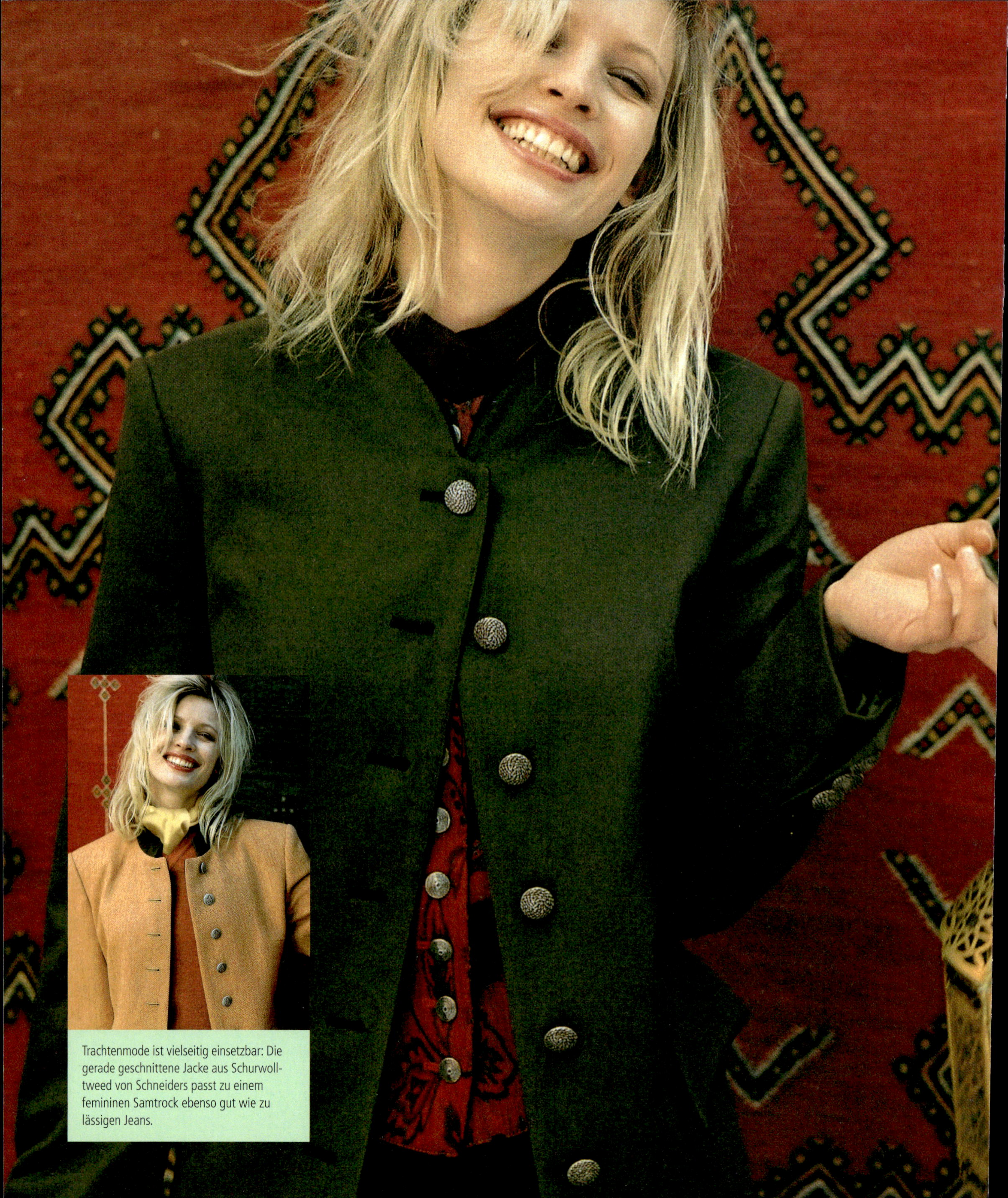

Trachtenmode ist vielseitig einsetzbar: Die gerade geschnittene Jacke aus Schurwolltweed von Schneiders passt zu einem femininen Samtrock ebenso gut wie zu lässigen Jeans.

Keine Mode, sondern Stil: Tracht

Dirndl, Janker, Loden – nicht jede Lady kann sich damit anfreunden. Doch unbestreitbar ist der Trachtenlook seit Mitte des 19. Jahrhunderts ein wichtiger Bestandteil der klassischen Freizeit- und Sportswear. Daran ändert auch die Tatsache nichts, dass dieser Mode seit dem Dritten Reich ein gewisser Beigeschmack anhaftet. Wie stark oder als wie störend der empfunden wird, ist ganz unterschiedlich. Die einen vertreten die Ansicht, dass die von der alpenländischen Volkstracht inspirierten Outfits schließlich nichts für ihre Popularität in nationalsozialistischen Kreisen konnten. Andere verstehen diesen Einwand zwar, verzichten aber dennoch auf jegliche Lodenromantik, weil sie nicht wie Eva Braun aussehen möchten. Allerdings begann die Geschichte der Trachtenmode lange vor ihrem unglücklichen politischen Intermezzo, nämlich bereits im 15. Jahrhundert, und die authentischen Volkstrachten, die das Vorbild für die Trachtenmode geliefert haben, gehen sogar noch weiter zurück.

Der Aufstieg der Tracht vom Bauernkleid zum Trend begann damit, dass Europa die Alpen entdeckte – als geographische Region, Urlaubsziel, Lifestylekonzept und Designrichtung. Plötzlich wollte alle Welt wandern, Ski fahren, auf Bergseen rudern, Gemsen jagen und dazu natürlich das passende Outfit tragen. Was lag da näher, als die Kleidung der Einheimischen zu übernehmen? Natürlich nicht in der ganz schlichten rustikalen Form, sondern vielmehr in einer auch für den anspruchsvollen Städter tragbaren Version. Am dankbarsten für die Aufnahme alpenländischer Stilelemente erwies sich das jüngst erfundene Damenkostüm. Aus Loden geschneidert, mit grünem oder rotem Besatz, Hirschhornknöpfen und passenden Accessoires verwandelte sich das Reisekleid flugs in ein zünftiges Gewand für die Sommerfrische in den Bergen. Ebenfalls in dieser Zeit, also um 1870, entstand das Dirndl, bei dem es sich keineswegs um eine echte Tracht handelt, sondern vielmehr um die modische Adaption ländlicher Kleider aus Bayern und Österreich. Das Dirndl wurde schnell zum Symbol der Alpenbegeisterung: als liebstes Kostüm für Operetten, Musicals, Filme oder Revuen vor Bergkulisse und als absolutes Must-have für die Lady auf dem Heidi-Trip.

Der Erste Weltkrieg bedeutete das vorläufige Ende des europäischen Trachtenbooms – jedenfalls außerhalb Deutschlands und Österreichs. Wie die Gattin eines preußischen Offiziers beim Bergwandern mochte ab 1914 keine Französin oder Engländerin mehr gekleidet sein. Doch in den zwanziger und frühen dreißiger Jahren erholte sich das internationale Image der Trachtenmode und man konnte sich wieder in Loden blicken lassen. Die Shoppingausflüge nach Salzburg endeten allerdings, als Hitler Österreich besetzte. Spätestens zu diesem Zeitpunkt wurde das Dirndl erneut eingemottet. Doch selbst nach 1945 dauerte es nicht sehr lange, bis man es wieder aus dem Schrank holte. Nicht zuletzt, weil die amerikanischen Soldaten von dem romantischen Kleid genauso begeistert waren wie von den architektonischen Schätzen Salzburgs. Deshalb waren »Austrian look« und »Bavarian style« schon in den Fünfzigern wieder weltweit angesagt.

Während der wilden Sechziger lud sich die Trachtenmode erneut politisch auf. Dirndl, Lodenrock und Tirolerhütchen waren für progressive Zeitgenossen plötzlich nicht mehr nur harmlose modische Statements oder Ausdruck einer regionalen Lebensart, sondern Inbegriff von Mief und Engstirnigkeit. Dies führte dazu, dass die Trachtenmode außerhalb von Bayern und Österreich bis in die Siebziger nicht wirklich von der Lady getragen werden konnte. Eine Ausnahme bildete dabei der deutsche und österreichische Adel, der seit dem 19. Jahrhundert eine ausgesprochene Vorliebe für den alpenländischen Look demonstriert. Und die ließ er sich auch nicht durch bürgerlich-liberale Krittelei vergällen, auf dem Lande gehörte und gehört bei den Von-und-zus die Tracht einfach zu den Basics. Den unpolitischen Yuppies der Achtziger ist es zu verdanken, dass die modische Allgemeinheit den Trachtenstil wieder halbwegs unvoreingenommen und als nette (oder weniger nette) Spielart der Freizeitkleidung wahrnimmt, letztendlich auch, weil seither die Lodengarderobe auch gern mit der äußerst mehrheitsfähigen englischen Sportswear gemixt wird.

Understatement pur: Trachtenjacke aus Loden mit Kaschmirbeimischung.

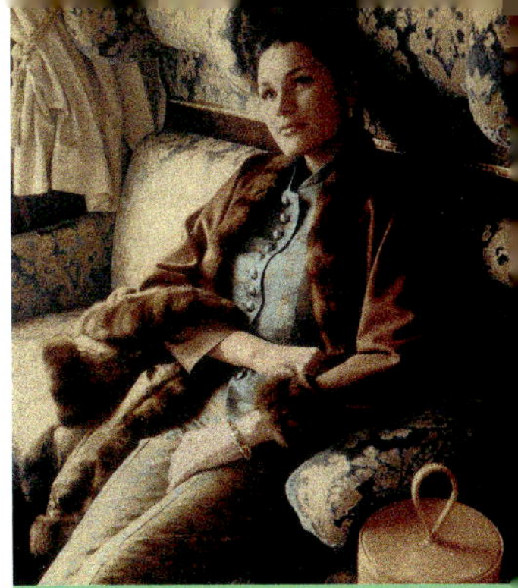

Die Manufaktur Habsburg

Stilvolle Trachtenmode ist sehr schwer zu finden. Selbst die Renommieradressen Deutschlands und Österreichs bieten meist nur eine verwässerte und verkitschte Version an, die gern unter dem nichtssagenden Sammelbegriff »Landhausstil« subsummiert wird. Deshalb beziehen anspruchsvolle Damen und Kennerinnen dieses Looks ihre Alpen-Garderobe am liebsten von der Kleidermanufaktur Habsburg in Salzburg. Der Firmenname ist Programm, denn hergestellt wird »Feine Jagd- und Gesellschaftskleidung« aus dem Stilkosmos der Österreichisch-Ungarischen Monarchie. Trotz der traditionsumwehten Anmutung der Marke wurde sie erst 1992 gegründet. Dennoch genießt sie bei den Fans des alpenländisch inspirierten Aristo-Outfits bereits kultische Verehrung. Denn Mantel, Kostüm, Joppe oder Jagdjacke von Habsburg sind zeitlos und zeitgemäß zugleich, dadurch lassen sie sich ganz mühelos in die Garderobe der Lady integrieren. Außerdem wirkt das Design dieser Mode bei allen Bemühungen um Authentizität so international, dass die Kollektionsteile in München genauso gut getragen werden können wie in Mailand, New York oder Paris.

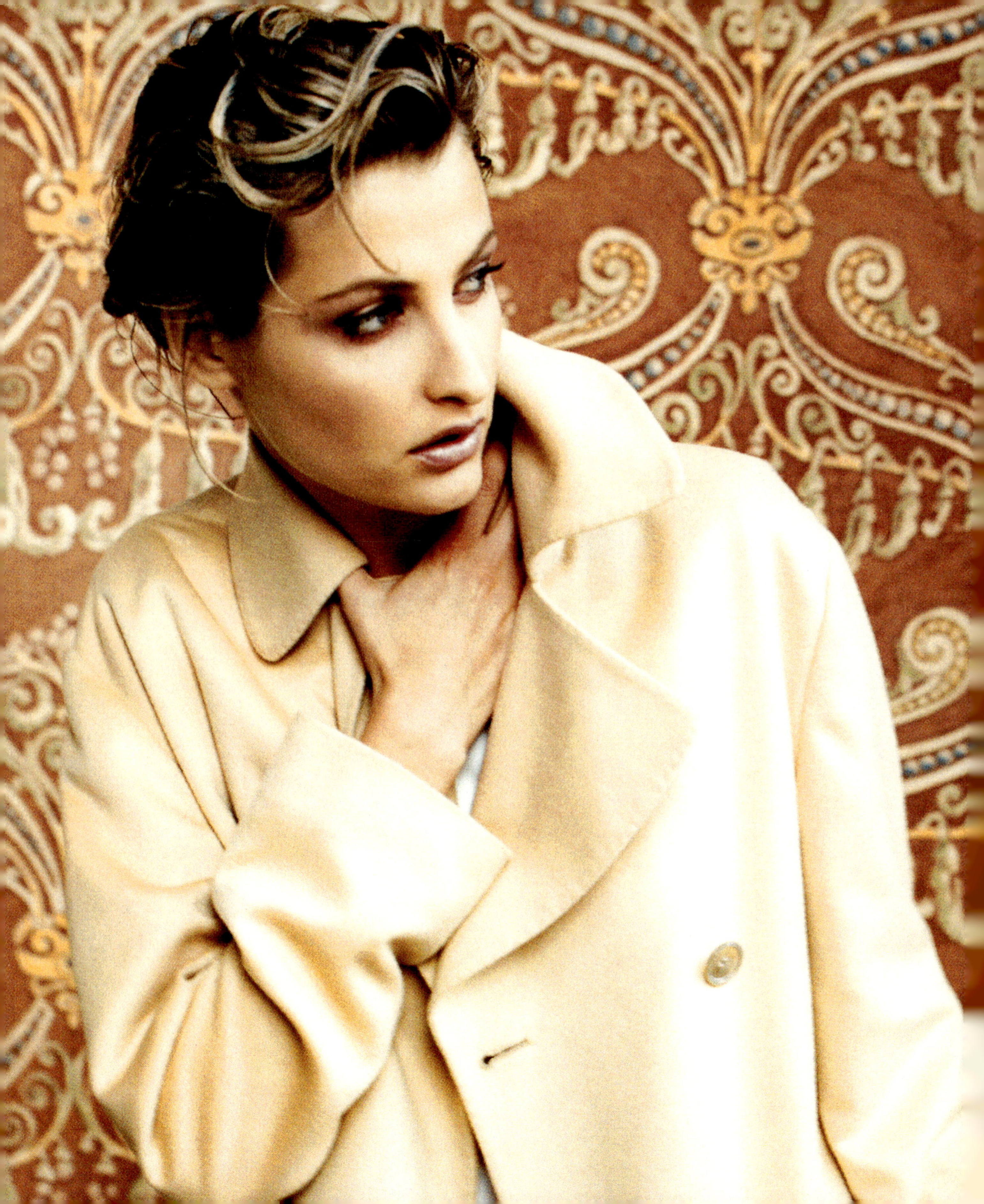

№ 5

Die Kunst des Darüber: Mäntel und Jacken

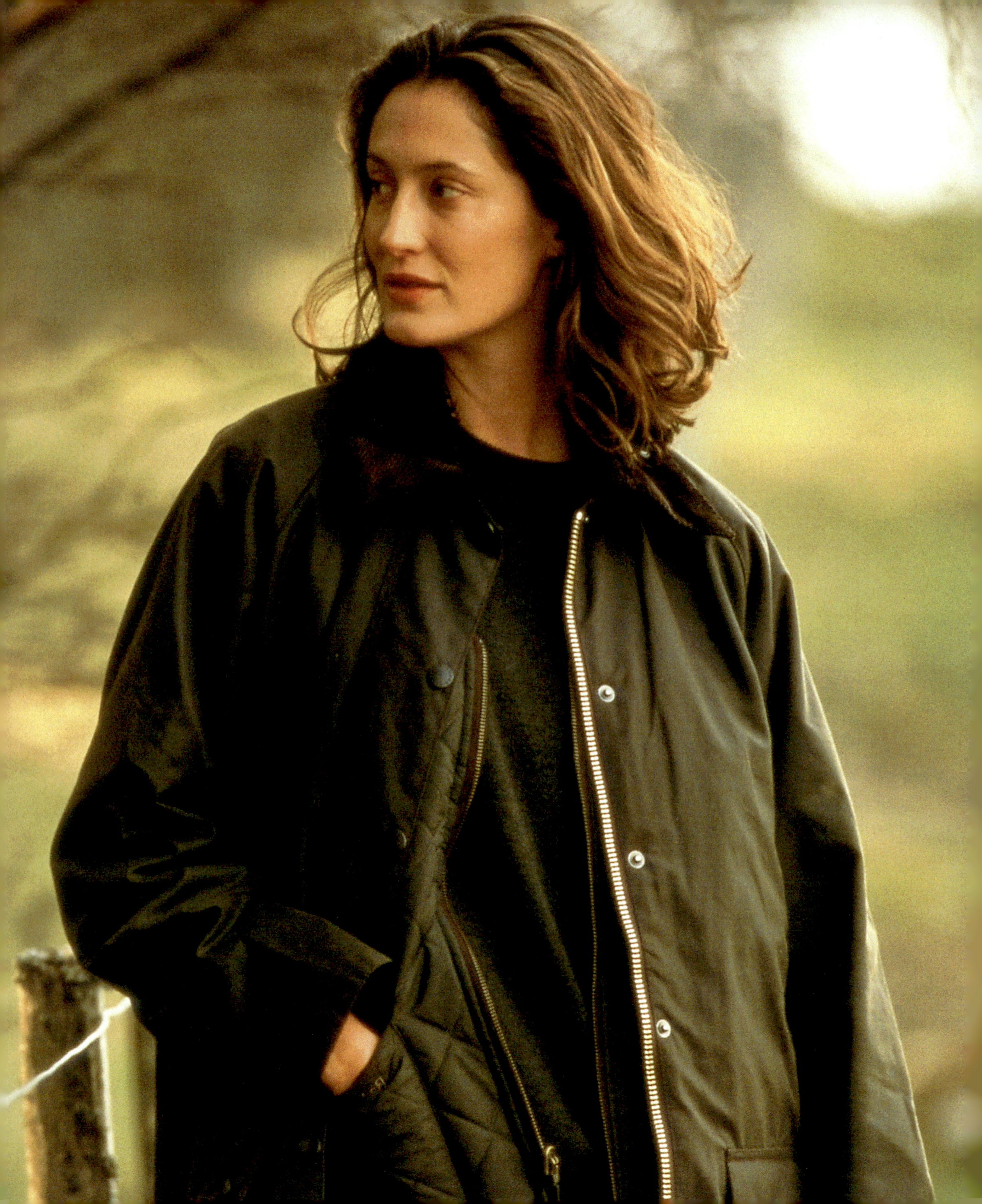

Mäntel und Jacken

Der Mantel ist ein echter Newcomer in der Garderobe der Lady, denn bis ins späte 19. Jahrhundert trug die Dame viel lieber Umhänge. Das hatte mit der damaligen Garderobe zu tun, die nur schwer unter einem Mantel zu verstauen war. Als sportliche Betätigungen jedoch immer beliebter wurden, verschlankte sich das Tageskleid – Mäntel konnten darüber gezogen werden und waren plötzlich sehr gefragt. Da die Mode damals noch sehr genau nach Anlässen differenziert war, entstand eine breite Palette an unterschiedlichen Mantelmodellen. Außerdem erforderte die neue Mobilität mit Fahrrad, Eisenbahn, Auto und Ozeandampfer diverse Spezialausführungen, die Wind, Staub, Regen oder Ruß abhalten sollten. Die Zeitungen des frühen 20. Jahrhunderts waren voll mit Anzeigen für praktische, gleichzeitig äußerst elegante Mantelkreationen. Die Anbieter der neuen Kleidungsgattung verzeichneten einen ständig steigenden Zulauf und die entsprechenden Abteilungen der Kaufhäuser wurden fast täglich erweitert.

Um 1900 war das Reisen in den modernen Verkehrsmitteln noch wenig komfortabel. Wollte man die Autofahrt unbeschadet überstehen, musste ein knöchellanger Mantel her, doppelt geknöpft und mit hohem Kragen. Als aber die Autos der zwanziger und dreißiger Jahre ihre Insassen immer besser vor der Witterung schützten, wurde auch die Reisekleidung leichter. Gleichzeitig brauchte die wachsende Zahl der berufstätigen Frauen praktische und dabei schicke Mäntel, die auf dem Weg ins Büro getragen werden konnten. Dabei kristallisierten sich schnell einige Grundformen heraus, die bis heute aktuell geblieben sind und von den Designern immer wieder aufs Neue variiert werden wie beispielsweise der Trenchcoat, der knielange Swinger oder der doppelreihige Wollmantel mit oder ohne Gürtel.

Im Schrank der Lady darf eine Wachsjacke von Barbour nicht fehlen. Manch bodenständige, naturverbundene Dame fühlt sich darin viel wohler als im eleganten Kaschmirmantel.

Da sich die weibliche Mantelmode erst relativ spät entwickelt hat und dadurch nicht auf traditionelle Vorbilder zurückgreifen konnte, bediente sie sich – zumindest für die Tagesoutfits – bei den Klassikern der Herrenmode. Aus diesem Grund treffen wir im Schrank der Lady jede Menge alte Bekannte aus dem männlichen Repertoire wieder, vom Chesterfield mit Samtkragen bis hin zum sportlichen Polocoat mit aufgesetzten Taschen. Im Gegensatz dazu entwarfen die Modemacher für den Abend jedoch definitiv weibliche Silhouetten, auch die Pelzmode entwickelte eine eigene Formensprache. Nach dem Zweiten Weltkrieg widmete sich dann auch die Haute Couture verstärkt dem Manteldesign, das nun der jeweils herrschenden Modelinie folgen musste. Die Länge richtete sich dabei immer nach dem Rocksaum, folglich wurden die Mäntel in den Sechzigern recht kurz. Zu dieser Zeit entstanden schlichte, dabei aber sehr elegante Mäntel.

In der Freizeitgarderobe bekam der Mantel schon in den Vierzigern Konkurrenz durch Jacken und Anoraks. Was sich beim Wandern, bei der Jagd oder auf der Skipiste bewährte, wurde gern in die legere Alltagskleidung übernommen. Als vollwertiger Ersatz für den Mantel akzeptierte man die sportlichen Jacken aber erst etwa 50 Jahre später, nachdem sich in den Achtzigern Wachs- und Steppjacken sowie diverse Modelle aus Lammfell und Leder zum Trendaccessoire gemausert hatten. In den Neunzigern kam die Daunenbekleidung dazu – und die federleichten, aber mollig-warmen Westen, Parkas und Mäntel avancierten schnell zu den neuen Lieblingen vor allem der jungen Lady. Doch auch wer den teilweise etwas voluminösen Michelin-Männchen-Look nicht mochte, brauchte nicht zu frieren, denn zur gleichen Zeit feierten die schlanken Mantelschnitte aus den Sechzigern und Siebzigern ein Comeback, da sie hervorragend zu den aktuellen engen Tops und Hüfthosen passten. Die Klassiker werden heute genauso gern getragen wie die diversen Jacken und Anoraks, wobei die Einsatzmöglichkeiten inzwischen sehr vielfältig sind. So kann die Lady den schmalen beigen Kaschmirmantel lässig zu Jeans und Mules tragen und den Daunenparka unbesorgt zum Businesskostüm kombinieren. Nur die motorisierte Lady gehört heute, anders als 1900, nicht mehr zu den dick Eingemummelten – Klimaanlage und Standheizung sei Dank.

Mantelmodelle

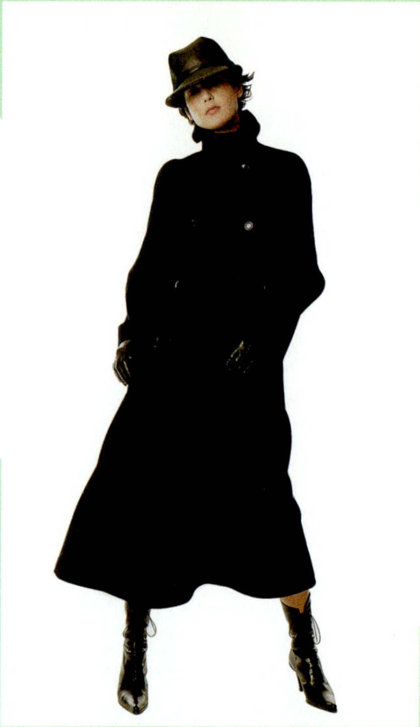

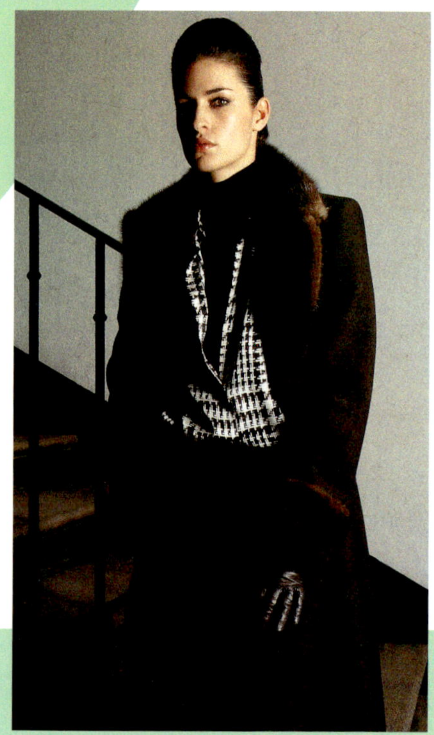

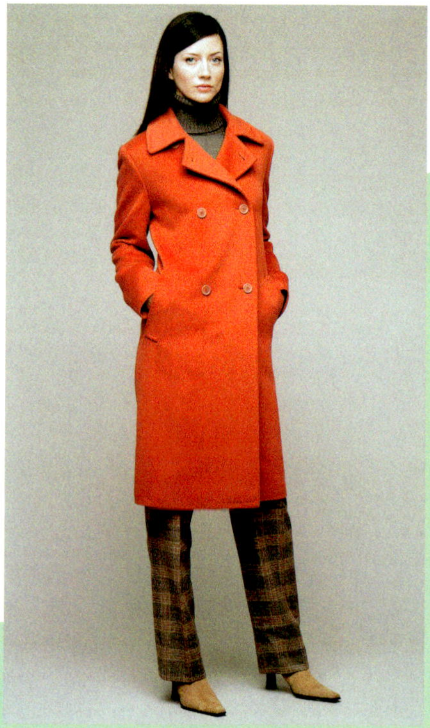

A-Linie-Mantel

Der Mantel in A-Form – hier von Brioni Donna – ist der perfekte Begleiter zu ausgestellten Röcken, die unter einem gerade geschnittenen Modell keinen Platz haben. Da jedoch nur noch wenige Ladys ständig weite Kleider und Röcke tragen, wird der elegante A-Linie-Mantel immer seltener gesichtet. Über einem schmalen Shiftkleid oder engen Hosen wirkt er nämlich viel zu weit. Da es sich bei dieser Variante um ein ausgesprochen feminines Mantelmodell handelt – er basiert nicht auf einer Grundform aus der Herrengarderobe –, werden Details wie Kragen, Revers, Taschen und Knöpfe wesentlich freier und fantasievoller variiert. Stoffart und Farbe sind stark von der jeweiligen Mode abhängig, da diese Mäntel meist für eine spezielle Kollektion entworfen werden. Dennoch ist es möglich, einen relativ zeitlosen A-Linie-Mantel zu finden, der viele Jahre lang treue Dienste leisten kann. Am besten wählt man eine vielseitige und neutrale Farbe wie Beige, Hellbraun, Anthrazit, Dunkelblau oder Schwarz. Ein Exemplar in Schwarz, das vielleicht auch noch relativ lang ist, hat den Zusatzvorteil, dass man es auch zum Abendkleid tragen kann.

Zweireihiger Blazermantel

Der Blazermantel ist an der zweireihigen Front und am spitz zulaufenden Revers zu erkennen (Les Copains hat es mit Pelz besetzt), seinen Name verdankt er dem ganz ähnlich geschnittenen Zweireiher-Sakko der Herren. Theoretisch kann der Blazermantel jede Länge haben, normalerweise reicht er aber bis über das Knie oder bis zur Wade. Sehr viel kürzer sollte er auch nicht unbedingt ausfallen, denn die lang heruntergezogenen Revers, die für den typischen großen Ausschnitt sorgen, brauchen ein gewisses optisches Gegengewicht. Ist der Blazermantel zu kurz, sieht er schnell unproportioniert aus. Die Zahl der Knöpfe kann variiert werden, in der Regel finden wir jedoch drei Knopfpaare vor: Zwei Paar Schließknöpfe und ein Paar zur Zierde. Obwohl der Blazermantel eng an die Herrenmode angelehnt ist, wird bei der Damenversion oft auf die Brusttasche verzichtet, in Hüfthöhe hat er jedoch die traditionellen Pattentaschen. Wie der männliche Navy-Blazer kommt auch der Blazermantel meist in Dunkelblau daher. Zusammen mit goldenen Knöpfen entsteht ein überaus klassischer Look, der weniger wohlwollend auch als konservativ bezeichnet werden könnte.

Polocoat

Der Polocoat ist auf den ersten Blick ein enger Verwandter des Blazermantels, bei näherem Hinsehen beschränken sich die Ähnlichkeiten jedoch auf die doppelt geknöpfte Front – die Revers, Knöpfe und Taschen sind ganz anders gestaltet. Das Revers des Polocoat ähnelt dem des einreihigen Sakkos, laufen also nicht spitz zu. In der Regel sehen wir drei Paar Knöpfe, die auch alle geschlossen werden können. Da der Polocoat aus einem sportlichen Umfeld stammt – in den Zwanzigern und Dreißigern trugen ihn amerikanische Collegestudenten und Leute, die ihre Freizeit am liebsten auf großen Pferdesportevents verbrachten –, sind die Taschen aufgesetzt gearbeitet. Beim Damenmodell spart man sich gern die Brusttasche, weil sie erstens ohnehin nutzlos ist und zweitens bei etwas weiblicheren Figuren unvorteilhaft aufträgt. Der authentische Polocoat ist recht lang, als die klassischen Farben gelten Kamelhaar, Sand und Dunkelblau. Ein Gürtel ist eher unüblich, stattdessen gibt es häufig einen Rückengurt. Neben dieser klassischen Variante gibt es eine ganze Reihe von modischen Interpretationen des Polocoat, wie hier von Belvest, die die Zahl der Knöpfe, die Länge, die Taschenform und die Farbe variieren.

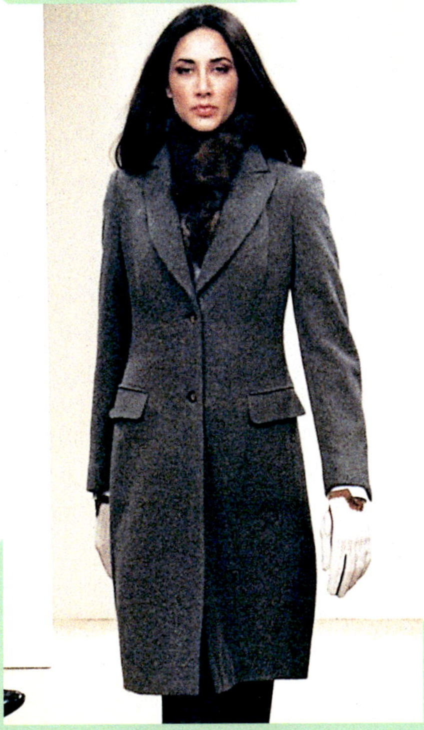

Einreiher

Den einreihigen Mantel gibt es in zahlreichen Variationen, eine genaue Bezeichnung, wie sie sonst in der Herrenmode üblich ist, existiert für die verschiedenen Modelle jedoch nicht. Um sie trotzdem auseinander zu halten, orientiert man sich am besten an den Merkmalen der einzelnen Versionen: Länge, Knopfzahl, Knopfleiste (verdeckt oder offen), Taschen (Paspeltasche oder aufgesetzt), Revers (fallend oder spitz) und Kragen (mit Samt besetzt oder nicht). Außerdem helfen die Stoffe bei der Charakterisierung, denn sie können ein und dasselbe Modell völlig unterschiedlich aussehen lassen. So wirkt ein knielanger Mantel mit verdeckter Knopfleiste und angeschrägten Paspeltaschen aus dunkelgrauem Kammgarnstoff elegant und urban, während er in braunem Fischgrat eher zu einem ländlich-rustikalen Outfit passen würde. Einen zusätzlichen Akzent kann ein schwarzer Samtkragen setzen. Der Legende nach demonstrierte der englische Adel damit seine Trauer über die in der Französischen Revolution getöteten Standesgenossen. Heute handelt es sich dabei um ein stilistisches Detail, das in jeder Farbe getragen wird. Der schlichte Einreiher von Loro Piana verzichtet darauf.

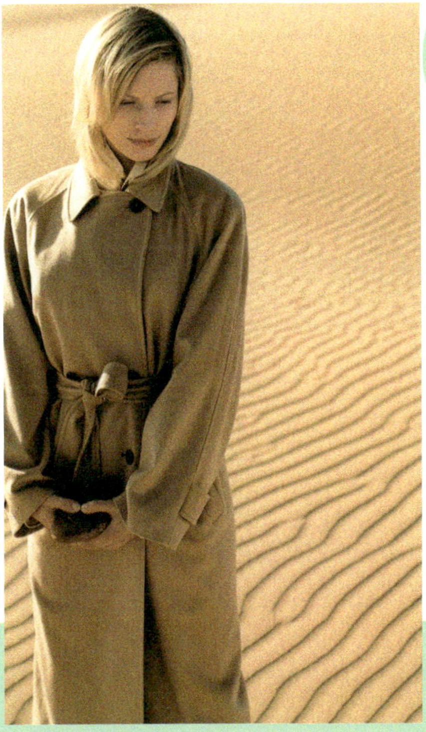

Raglanmantel

Beim Stichwort Raglanmantel denken wir meistens an einen knielangen Einreiher aus Wollstoff oder Baumwollgabardine, das Charakteristische beim Raglanmodell ist jedoch lediglich der spezielle Schnitt von Ärmel und Schulter. Anders als beispielsweise beim Polocoat, der angesetzte Ärmel hat, bildet die Ärmel- und Schulterpartie hier nämlich eine Einheit, das heißt der Ärmel beginnt praktisch schon am Kragen. Es gibt einteilige und zweiteilige Raglanärmel. Der einteilige liegt besonders glatt an, der zweiteilige steht durch die Naht über den Schultern meist ein wenig ab. Welche Version man bevorzugt, ist einerseits Geschmackssache, andererseits eine Frage der unter dem Mantel getragenen Garderobe. Die zweiteilige Raglanschulter lässt mehr Platz für einen Blazer oder eine Kostümjacke, wenn Sie den Mantel dagegen direkt über den Pullover ziehen, sieht die einteilige Form eleganter und vorteilhafter aus. Grundsätzlich gilt der Raglan als sportlicher Mantel, selbst in dunklen Farben würde er sich also nicht wirklich für den klassischen Businesslook eignen. Seine Domänen sind deshalb Smart Casual, Freizeit und ländliche Weekendlooks.

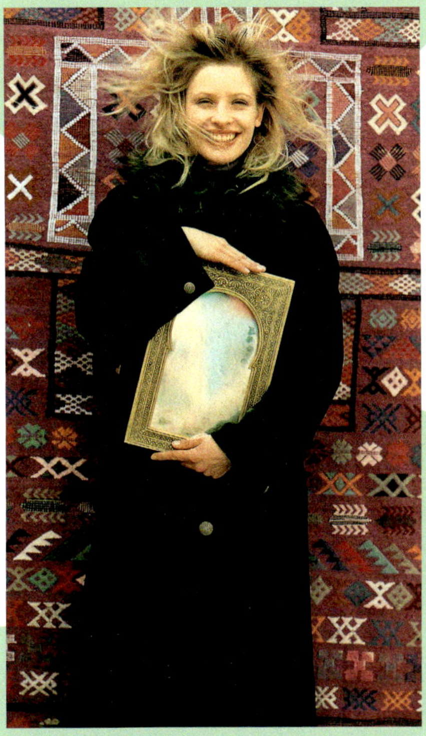

Lodenmantel

Am Lodenmantel scheiden sich die Geister. Die einen finden ihn altmodisch, spießig und langweilig, die anderen sehen in ihm einen unverzichtbaren und authentischen Klassiker. Die Fangemeinde des grünen Streichgarnstoffs versammelt sich dabei nicht nur im deutschsprachigen Raum, sondern auch auf der anderen Seite der Alpen, in Italien. Aber auch für viele Damen aus Frankreich, Großbritannien, den Niederlanden, Belgien und Spanien ist der Lodenmantel, z. B. von Schneiders, eine wichtige Ergänzung ihres Mantelsortiments. Obwohl der Begriff Loden nur die Tuchqualität definiert, nicht aber einen bestimmten Schnitt, verstehen wir unter Lodenmantel meist das lange Modell mit Schulterkoller und Kellerfalte. Die Herren- und die Damenversion unterscheiden sich lediglich in der Position der Knöpfe, die bei den Ladys wie immer an der linken Kante angenäht werden. Dass auch die bestgekleideten Damen des 20. Jahrhunderts das betagte grüne Wunder gegen Kälte und schlechtes Wetter tragen, beweisen Aufnahmen der englischen Fotografin Jayne Fincher. Sie zeigen Lady Diana 1980 beim Verlassen des Londoner Ritz mit ihrem Exemplar über einem langen Kleid und goldenen Abendschuhen.

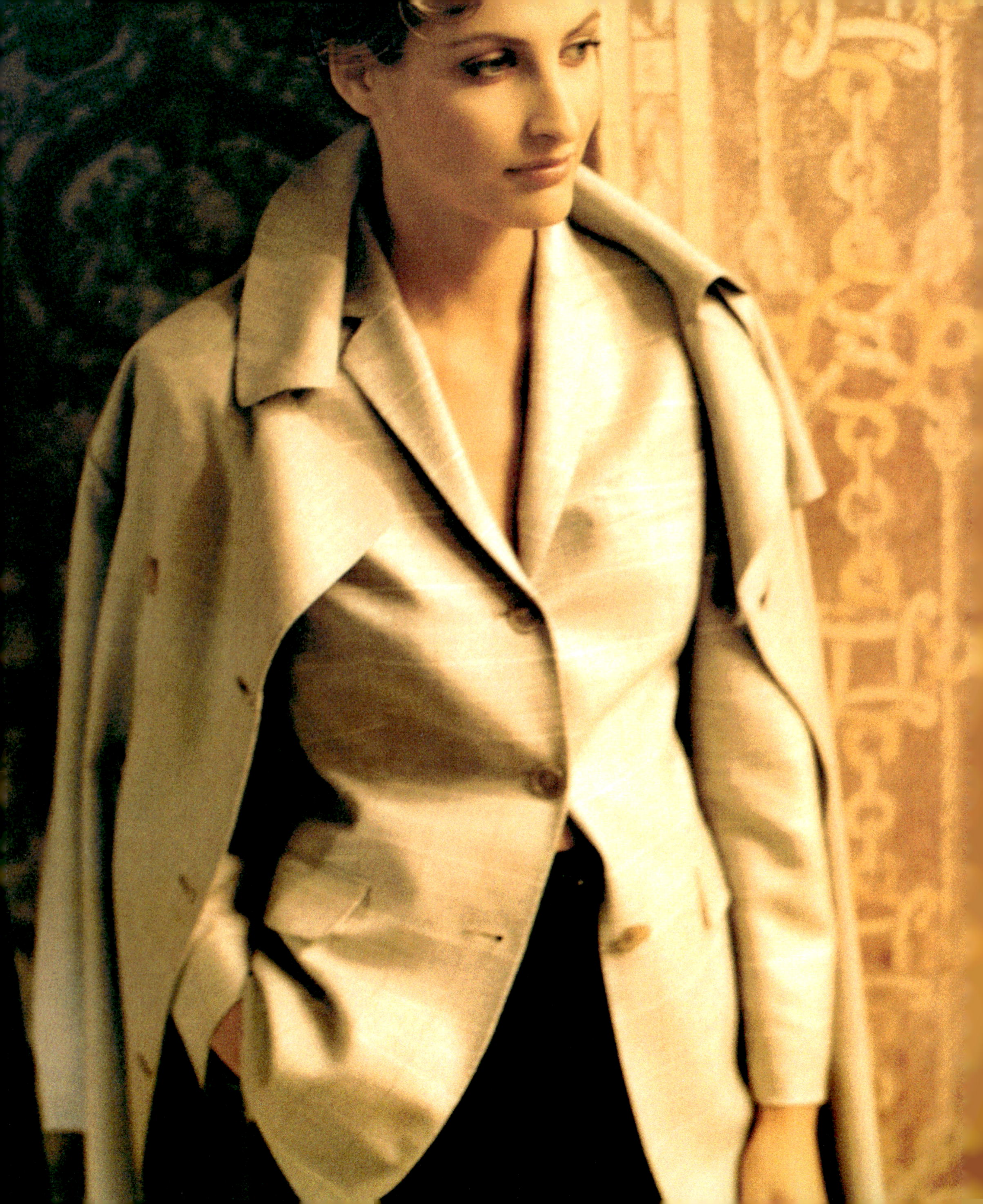

Welche Mäntel brauchen Sie?

Wieviele Mäntel braucht die Lady? Um 1950 waren es mindestens fünf an der Zahl: Wintermantel, Übergangsmantel, Sommermantel, Regenmantel und Abendmantel. Die Betonung liegt auf mindestens, denn wer es sich leisten konnte, besaß jedes dieser Modelle in verschiedenen Farben, Schnitten und Stoffarten. Folglich hingen reihenweise Mäntel in Schränken und Garderoben bereit, denn in jeder Saison gab es neue Kleider und damit neue, dazu passende Begleiter.

Die moderne Lady hält ihr Mantelarsenal wesentlich kleiner, auch wenn ihr dies nicht immer leicht fällt. Aber da sie auch gern und oft Jacken trägt, macht es einfach keinen Sinn mehr, für sämtliche Gelegenheiten, und vor allem nicht für die diversen Freizeitanlässe, geeignete Mäntel parat zu haben. Dennoch sollte eine gut sortierte Garderobe, von modischen Schwankungen und persönlichen Präferenzen einmal abgesehen, folgende Minimal-Mantelausstattung enthalten: Einen dunklen Wollmantel fürs Business, der notfalls auch abends getragen werden kann, einen zweiten, braunen Wollmantel, der gleichermaßen für Büro, Smart Casual und legere Wochenenden taugt, und einen leichten Regenmantel für alle nassen Fälle.

Und die Länge? Seit der Rocksaum in den Zwanzigern Kniehöhe erreicht hat, sind knöchellange Mäntel nicht mehr nötig. Die Mode schlägt sie zwar immer mal wieder vor, für die zeitlose Garderobe sind sie allerdings ohne Belang. Aber auch wenn die Fesseln nicht mehr bedeckt sein müssen, sollte der Mantel doch immer über den Rock reichen, sonst entsteht ein unfreiwilliger Lagen-Look. Am besten geeignet und perfekt kombinierbar ist eine moderate Gerade-mal-unter-dem-Knie-Länge, die extrem knappen Modelle der Mini-Ära sind hier ebenso wenig gefragt wie die Kurzmäntel der Nineties. Hosenträgerinnen haben bei der Wahl der richtigen Länge größere Freiheit, sie können der Mode oder dem eigenen Geschmack folgen.

Mäntel sind die Generalisten in der Garderobe, sie müssen zu (fast) allem passen. Wer ausschließlich Rot trägt oder sich nie in etwas anderem als Schwarz vor die Tür wagt, braucht natürlich einen roten beziehungsweise einen schwarzen Mantel. Alle anderen wählen lieber einen möglichst neutralen Farbton wie ein schönes Beige oder ein nicht zu dunkles Anthrazit. Auch bei den Dessins ist Zurückhaltung angebracht, es sei denn, Sie bedienen sich aus dem Repertoire der klassischen Muster. Doch obwohl sich Fischgrat, Hahnentritt und Pepita schon seit Jahrzehnten bewährt haben, schränken sie, wie jedes Muster, die Kombinationsfreiheit immer ein wenig ein. Wer sich trotzdem partout nicht mit Unis anfreunden will, kann zu Stoffen in strukturierten Webarten greifen. Sie bieten eine interessante Oberfläche, lenken aber nicht durch allzu auffällige Musterungen und zusätzliche Farbtöne ab.

Der graue Mantel für Businesszwecke und abendliches Ausgehen kann einreihig oder zweireihig geschnitten sein. Es spricht jedoch einiges dafür, dem Einreiher den Vorzug zu geben. Erstens lässt er sich auch gut offen tragen, zweitens vermittelt er eine klarere Linie als der Zweireiher mit seiner doppelten Knopfleiste und drittens lag er in den letzten 80 Jahren häufiger im Trend als der Doppelreiher. Der zweite Wollmantel, also der in einem Braunton, sollte sich von dem grauen Modell nicht nur farblich absetzen, sondern ruhig auch formal andere Akzente setzen. Durch etwas mehr Länge, breitere Revers, einen Gürtel oder vielleicht einen zweireihigen Schnitt. Auf jeden Fall sollte er mehr sein als »dasselbe in Grün« oder besser in Braun. Eine gute Wahl wäre ein Polocoat, ein Blazermantel oder ein Designer-Klassiker wie der 101801 von Max Mara. Mit solchen Modellen sind Sie sowohl fürs Büro als auch für Smart Casual gerüstet.

Der Regenmantel wird, auch wenn der Name etwas anderes nahe legt, nicht nur bei Niederschlag getragen. Da er aus leichtem Baumwollgabardine, Leinen, Seide oder einem modernen Kunstfasergewebe geschneidert ist, eignet er sich sehr gut als Frühlings- und Sommermantel. Die typischen Regenmantelfarben sind seit rund 100 Jahren neutrale Grundtöne wie Sand, Naturweiß oder Khaki, die sich mit beinahe jedem anderen Ton kombinieren lassen. Beim Schnitt haben Sie die Wahl zwischen dem klassischen Trenchcoat, der seit kurzem auch wieder in sehr schmalen Formen zu haben ist, und dem so genannten Slipon (nicht französisch ausgesprochen, sondern englisch, denn der Name kommt von »to slip on«, überstreifen).

Ein leichter Trenchcoat ist von Frühjahr bis Herbst der perfekte Begleiter, denn er schützt vor Regen und Wind, ohne durch hohes Gewicht zu belasten.

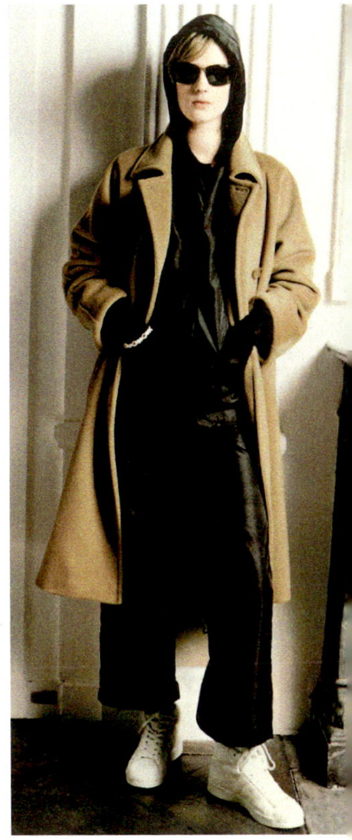

Zum 50. Geburtstag spendierte das Modelabel Max Mara sich und seiner Fangemeinde ein Sondermodell des legendären 101801-Mantels. Der Jubiläumsentwurf wurde begeistert aufgenommen.

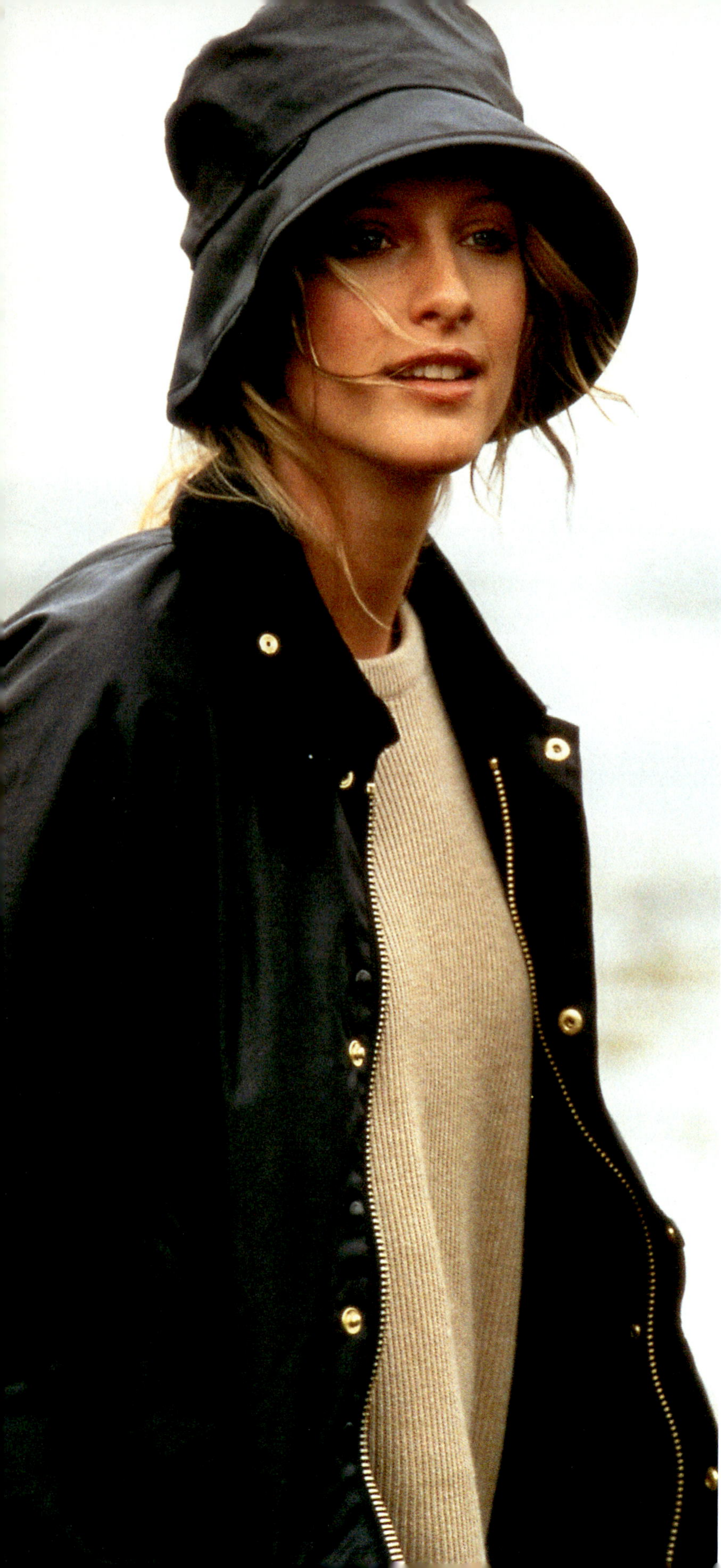

Stilsicher durch den Regen

Es gibt nur wenige Kleidungsstücke, deren Funktion so klar umrissen ist wie die des Regenmantels. Natürlich soll er auch elegant kleiden, in erster Linie dient er aber dem Schutz vor den unfreundlichen Elementen. Einen Stoff zu finden, der diese Anforderung perfekt erfüllt, war in regenreichen Breiten seit Anbeginn der Mode ein zentrales Anliegen. Lange Zeit verlief die Suche danach allerdings nicht sehr erfolgreich, da wasserdichte Naturmaterialien rar sind und ihre Verarbeitung schwierig, nicht selten unmöglich. Leder erwies sich beispielsweise als zu schwer, um daraus einen im wahrsten Sinne des Wortes »tragbaren« Damenumhang zu schneidern, und welche Lady wollte schon einen zentnerschweren und nur im Sitzen zu gebrauchenden ledernen Kutschermantel haben? Auch die so genannten Ölhäute, also die mit Wachs oder Firnis imprägnierten Stoffe, waren alles andere als geeignet für die zarte Damenmode, denn sie brachten nicht nur ein erhebliches Gewicht auf die Waage, sondern sahen auch noch derb und unschön aus. So mussten sich die Frauen bis ins 19. Jahrhundert mehr schlecht als recht mit Capes, Tüchern und Schals aus Wollstoffen gegen Spritzwasser von der Seite und verirrte Regentropfen schützen, während der Großteil des Niederschlags auf den zierlichen Schirm niederging. Vorausgesetzt, dass sie sich überhaupt bei schlechtem Wetter vor die Tür wagten. Feine Damen setzten sich dieser Zumutung eigentlich nur auf Reisen aus, denn die unaufschiebbaren täglichen Besorgungen erledigten die Dienstboten.

Es ist kein Zufall, dass die Erfindung des ersten zugleich wasserabweisenden, leichten und kleidsamen Stoffs in die Zeit der neuen Mobilität durch Eisenbahn und Auto fiel. Die Rede ist vom Gabardine, womit hier speziell der aus imprägniertem Garn gewebte Köperstoff gemeint ist, den Thomas Burberry in den siebziger Jahren des 19. Jahrhunderts entwickelt hat. Anfangs

Ultraleichte Hightech-Materialien gegen Wind und Wetter? Die anglophile Lady bleibt lieber bei der gewachsten Baumwolle.

wurden dafür Leinenfasern verarbeitet, später nahm man die preiswertere Baumwolle. Aus dem regendichten Material nähte man zuerst Sport-, Jagd- und Outdoorbekleidung, um 1900 kam Thomas Burberry dann aber auf die clevere Idee, daraus Regenmäntel schneidern zu lassen. Deren Vorteile überzeugten nach den Herren bald auch die Damen, denn der Burberry-Gabardine hielt nicht nur einigermaßen zuverlässig Nässe und Wind ab, sondern konnte, mit einem wärmenden Woll- oder Pelzfutter ausgestattet, auch vorzüglich als Wintermantel getragen werden.

Angesichts moderner Hightechfasern können wir heute kaum noch nachvollziehen, was die Menschen des späten 19. und frühen 20. Jahrhunderts an dem nur bedingt wasserdichten Gabardine so sehr begeistert hat. Allerdings versteht man die Freude sofort, wenn man sich an die damals erhältlichen Alternativen zu diesem leichten Baumwollgewebe erinnert. Da gab es zum einem den so genannten Mackintosh, einen Mantel aus gummierter Baumwolle, der seinen Besitzer zwar perfekt trocken hielt, ihn aber dafür mit seinem hohen Gewicht ermüdete und zudem einen strengen Gummigeruch verbreitete. Die andere Möglichkeit waren gewachste Baumwollstoffe, wie wir sie von der Barbourjacke her kennen. Auch sie sind dem Gabardine in Sachen Regenschutz überlegen, taugen aber kaum als Material für elegante Stadtmäntel und riechen obendrein intensiv nach Wachs.

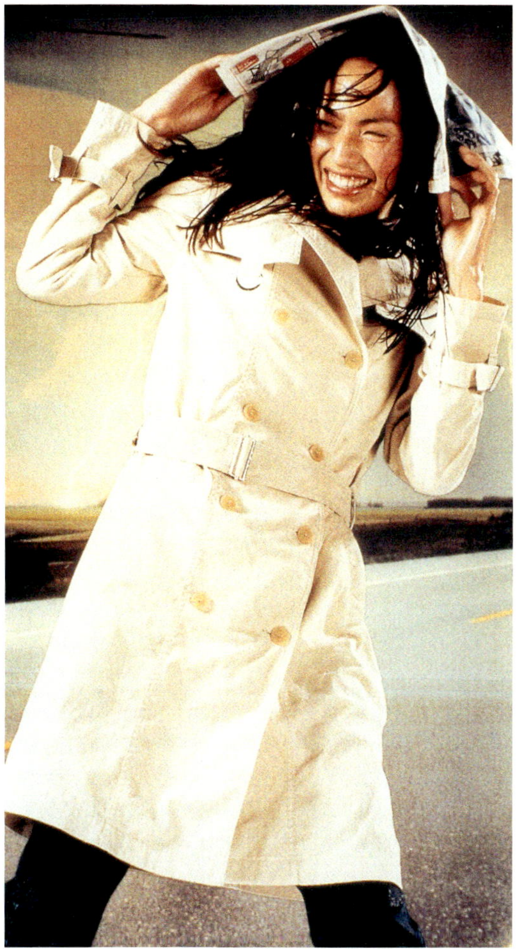

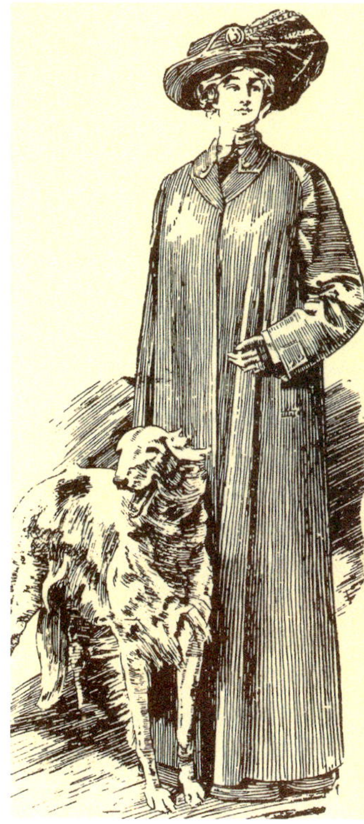

Vor dem Ersten Weltkrieg war ein Regenmantel, entsprechend der damals aktuellen Saumlänge, noch knöchellang, wie die Burberry-Anzeige beweist.

Der Trenchcoat ist immer wieder ein Thema für die Modelabels. Dieses Modell aus der Mustang-Kollektion kommt dabei überraschend klassisch daher.

Die rasante Entwicklung von Synthetikfasern und Kunststoffen brachte nach dem Zweiten Weltkrieg eine ganz neue Generation von Regenmänteln hervor. Sie wurden genauso enthusiastisch aufgenommen wie weiland Burberrys Gabardine, denn Nylon, PVC und Co. galten als modern, praktisch und schick. Die künstlichen Materialien wurden der Kundschaft dementsprechend auch nicht klammheimlich untergejubelt, sondern ganz offen als bahnbrechende Innovation angepriesen. In den Sechzigern erreichte dieser Trend seinen vorläufigen Höhepunkt, als viele Frauen sich mit Plastik- und Lackmänteln auf dem Gipfel des guten Geschmacks wähnten. In den Siebzigern und Achtzigern setzte dann eine langsame Wiederentdeckung natürlicher Fasern wie Baumwolle, Wolle, Seide und Leinen ein und die Friesennerze und ihre Verwandten wanderten in die Altkleidersammlung oder in die hinterste Ecke der Garderobe.

Die späten Achtziger und die Neunziger erlebten einen weiteren Quantensprung in Sachen Wetterkleidung. Brandneue Chemiefasern und noch effektivere Imprägnierungsmethoden gaben den Modeschöpfern beim Regenmanteldesign eine noch nie dagewesene Gestaltungsfreiheit. Weil es nicht mehr nötig war, auf Wachse, Gummierungen und Kunststoffbeschichtungen zurückzugreifen, konnte Regenzeug nun aus beinahe jeder Stoffart hergestellt werden. Außerdem hatte man die technische Möglichkeit, den Oberstoff durch eine Membran für Nässe undurchlässig zu machen, ohne dadurch den Luftaustausch zu behindern – die atmungsaktiven Textilien waren erfunden. So schien zu Beginn des 21. Jahrhunderts das Ende des traditionellen Regenmantels besiegelt zu sein. Doch, wie so oft in der Modegeschichte, kam alles ganz anders. Der Retrotrend holte die Lackmäntel der Sechziger und Siebziger aus der Verbannung zurück, das Eighties-Revival bescherte der Barbourjacke ein Comeback und selbst der scheinbar so vollständig überflüssig gewordene Mackintosh erschien wieder auf den Laufstegen. Regenkleidung, der ihre Funktion nicht anzusehen ist, scheint man eben doch nicht so recht über den Weg zu trauen.

Pelz: Ein haariges Thema

Noch im 19. Jahrhundert musste sich so ziemlich jeder Vierbeiner, der in irgendeiner Weise behaart war, die begehrlichen Blicke der Pelzliebhaber gefallen lassen. Moderne Tierfreunde und Artenschützer können sich so etwas kaum noch vorstellen, aber auch ausgesprochene Pelzfans wären erstaunt, was damals alles zu Mänteln, Kragen, Mützen oder Muffs verarbeitet wurde. Denn nur die Reichen konnten sich Edelpelze leisten, also das Haarkleid von Tieren, das ohne weitere Verschönerung toll und teuer aussieht. Der Großteil der Bevölkerung nahm mit unedlen Pelzen vorlieb, also jenen, die eine bisweilen recht skurrile Herkunft haben und oft eine kräftige »Nachbesserung« brauchen, bevor sie einen halbwegs ansprechenden Anblick bieten. Doch abgesehen von den ästhetischen oder modischen Defiziten hätten heutige Pelzträger erhebliche ethische Skrupel, sich mit dem Fell eines Affen oder eines niedlichen Eichhörnchens oder womöglich mit dem Federbalg eines Höckerschwans zu behängen – ganz zu schweigen von den Assoziationen, die etwa ein fescher Stinktiermantel mit sich bringen würde.

Für edle wie unedle Pelze gibt es traditionell drei Quellen: die Natur, die Pelztierzucht und die Nahrungsmittelproduktion. Die Natur (was in diesem Fall soviel heißt wie: die von Fallenstellern getöteten frei lebenden Tiere) war am Anfang des Pelzbooms im 19. Jahrhundert der wichtigste Felllieferant. Heute hat sich das Gewicht auf die beiden anderen Herkunftsbereiche – Zucht und Schlachtung – verlagert, sie bilden zusammen fast 85 Prozent des Fellaufkommens. Aus der Pelztierzucht stammen Nerz, Fuchs, Nutria, Finn-Raccoon, Iltis und Chinchilla, die Nahrungsmittelproduktion sorgt dagegen für einen steten Nachschub an Fellen von Lamm, Ziege, Kalb und Kaninchen. Die Jagd steuert insgesamt nur knapp 16 Prozent der verarbeiteten Pelzfelle bei. Hierbei wird nur der geringste Teil, nämlich gerade mal 0,2 Prozent, in freier Wildbahn von Fallenstellern gefangen, die es auf Wildtiere wie Biber, Luchskatze, Feh, Zobel und Robbe abgesehen haben. Die verbleibenden 15,8 Prozent werden in Kulturlandschaften erlegt, in denen die Bestände durch die Jagd kontrolliert werden müssen, weil Bisam, Waschbär, Opossum, Nutria, Rotfuchs, Wildkaninchen und Kojote dort ansonsten in vielerlei Hinsicht Schaden anrichten würden. Sagen jedenfalls die Jäger.

Der Kürschner, also der auf Pelze spezialisierte Schneider, nennt seinen haarigen Stoff Fell oder Rauchware, als Pelz bezeichnet er nur das daraus gefertigte Kleidungsstück. Bis das Fell sich jedoch in einen Mantel, eine Jacke oder ein Cape verwandeln kann, muss es einen mehr oder weniger langen Verarbeitungsprozess durchlaufen. Die einzelnen Stationen unterscheiden sich dabei je nach Art und Herkunft des Fells und dem gewünschten Ergebnis der Behandlung. Bevor das Fell jedoch seine Reise ins Atelier des Kürschners antritt, wird es in der Regel gewaschen, eingesalzen, getrocknet, erneut gewaschen und noch einmal getrocknet. Die noch völlig harten Felle müssen nun zugerichtet werden, je nach Empfindlichkeit des Haars durch Walken oder leichtes Trampeln. Beim Walken werden die angefeuchteten Felle mit warmem Fett bestrichen und in einer Maschine durchgeknetet. Felle von Wildtieren müssen zudem noch gebeizt werden, um ein Zusammenkleben der Hautfasern zu verhindern und eventuelle Fäulnis auszuschließen.

Edle Felle werden meist nicht gefärbt, denn sie sind im natürlichen Zustand am schönsten. Da aber bis zum Zweiten Weltkrieg die Nachfrage nach Pelzen das Angebot bei weitem überstieg, griff man häufig auf unedle Qualitäten zurück, die durch ein bisschen Farbe optisch aufgewertet wurden. Künstlich nachhelfen musste man auch, wenn die Mode nach tiefschwarzen oder dunkelbraunen Fellen verlangte, wie sie in der Natur kaum vorkommen. Die eine Methode ist die so genannte Tauchfärbung. Sie hat allerdings den entscheidenden Nachteil, dass beim Farbvollbad auch das Leder getönt wird, so dass jeder Laie die Schummelei auf den ersten Blick erkennen kann. Die andere Methode heißt in der Fachsprache »Blenden«. Hierbei wird das Fell nur von oben mit Farbe bestrichen, die Haare nehmen den gewünschten Ton an, während das darunter liegende Leder sein natürliches Aussehen behält. Bei dieser Technik ist es schon wesentlich schwieriger zu erkennen, ob der Pelz in Wirklichkeit vielleicht nicht ganz so edel ist, wie er erscheint. Nach dem Färben werden die Felle jedenfalls noch einmal gewaschen und geschoren, erst dann sind sie bereit zur weiteren Verarbeitung. Pelze gibt es, wie andere Kleidung auch, von der Stange. Wer aber ein perfekt sitzendes Unikat will, wählt Maßarbeit vom Kürschner.

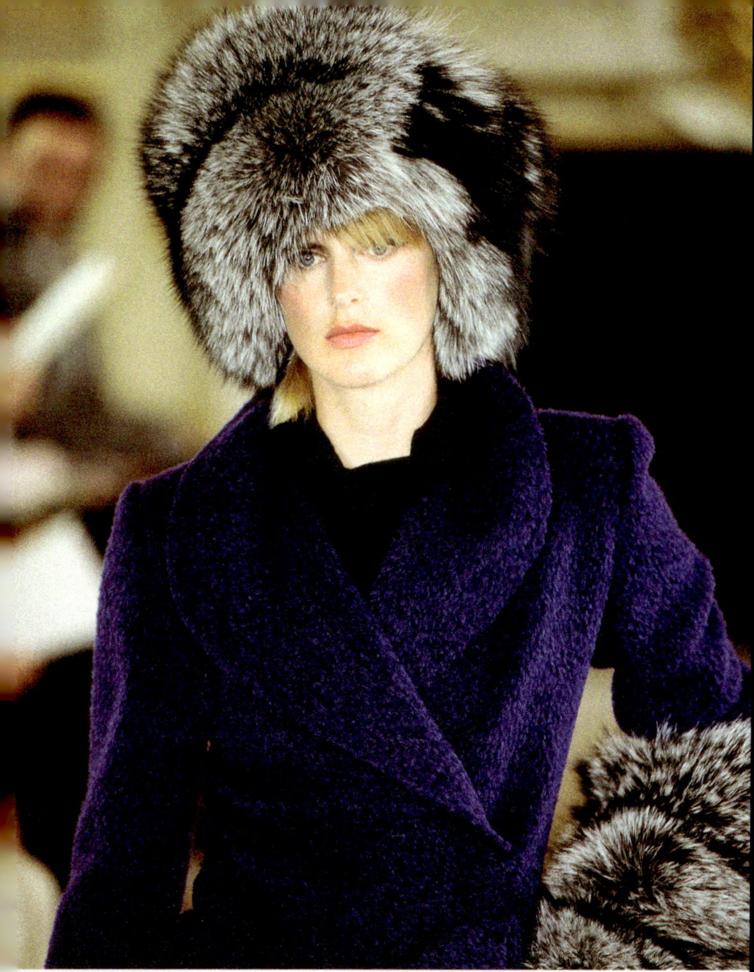

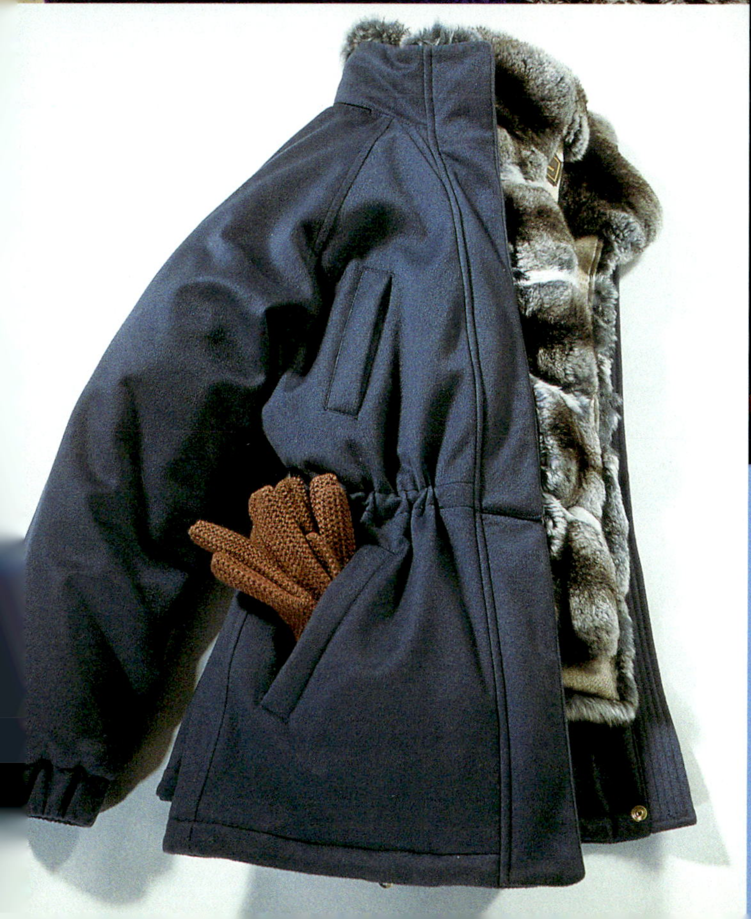

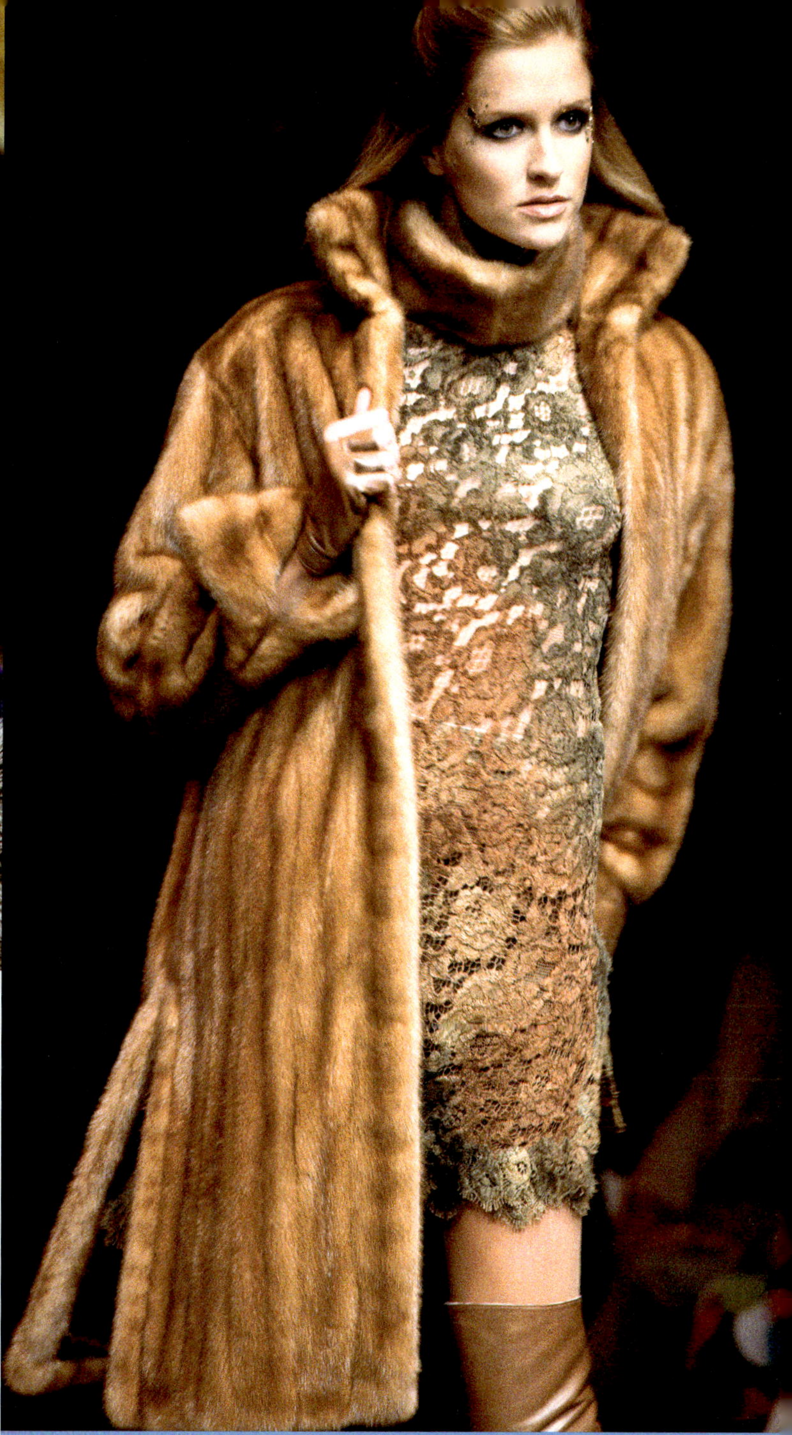

Links oben: Pelz steht bei den Kundinnen der Haute-Couture-Häuser traditionell ganz hoch im Kurs. So präsentierte Balmain im Winter 2001 Mütze und passende Stola aus Silberfuchs.

Das Luxuslabel Loro Piana offeriert die diskrete Variante des Pelztragens: Das kuschelige Fell versteckt sich im Inneren der sportlichen Jacke.

Oben: Nach ein paar Saisons der Zurückhaltung ist Pelz auch für jüngere Ladys wieder ein modisches Muss. Bevorzugt werden leichte Modelle wie dieser Nerz aus dem Hause Torrente.

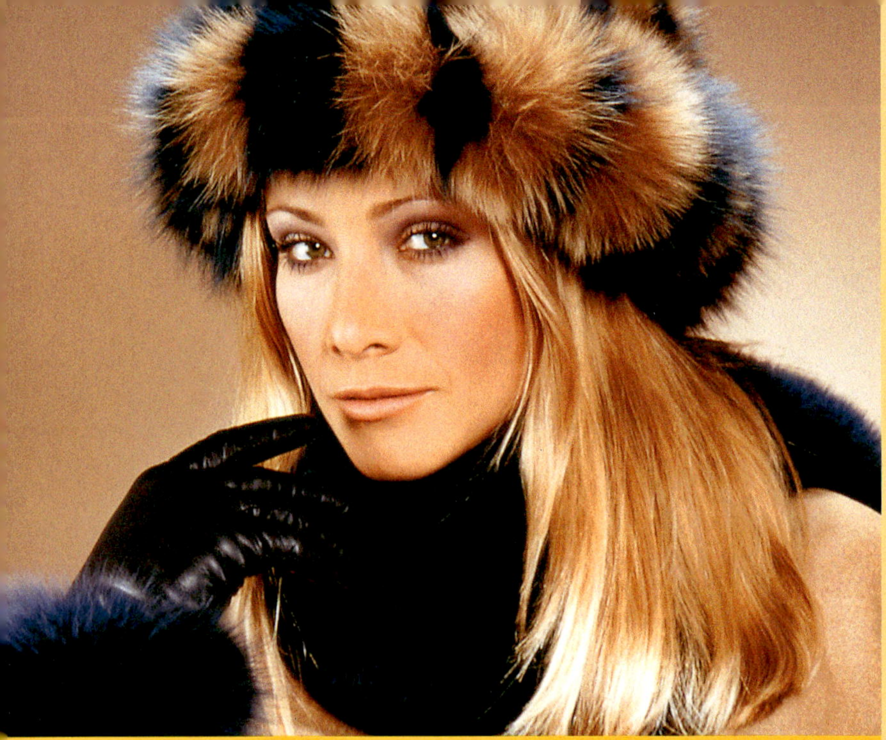

Das Traditionshaus Roeckl verziert seine Handschuhe gern mit edlem Pelz, wie dieses Modell, das, passend zur Kappe, mit einer flauschigen Polarfuchsstulpe ausgestattet ist.

Pelzarten gestern und heute

Affe
Früher eine beliebte Fellart, heute undenkbar und abgesehen davon auch verboten. Zum Einsatz kamen vor allem die Felle dreier afrikanischer Affenarten: Kragenaffe, Scheitelaffe und Perlaffe.

Bär
Bärenfelle wurden wegen des groben und zottigen Haars meist zu Decken verarbeitet, lediglich der Schwarzbär lieferte eine weiche Fellqualität für Accessoires und Bekleidung. Der fuchsgroße Waschbär war wegen seines wasserdichten Fells begehrt, das sich besonders gut als Wetterschutz bewährte.

Beuteltier
Fast alle Beuteltiere waren für Pelzliebhaber interessant, Känguru, Wombat, Wallaby und Beutelmarder nicht ausgenommen. Heute muss nur noch das Opossum sein Fell hergeben, Neuseeland liefert den Großteil der Ware. Dort hat sich das Tier fast schon zur Plage entwickelt, die Felle gelten deshalb als Nebenprodukt der legalen Bestandsreduktion. Opossumfell wird meist als Besatz verarbeitet.

Dachs
Aus dem harten, straffen Haar des europäischen Dachses wurden traditionell Teppiche und Pinsel gefertigt. Der amerikanische Vetter lieferte jedoch auch weichere Qualitäten, die sich für die Kürschnerei eigneten.

Fuchs
Füchse gibt es in der ganzen Welt, sie unterscheiden sich vor allem in der Farbe ihres Fells. Generell liefern die nördlichen Regionen die feinsten Qualitäten, der Blaufuchs stammt dabei schon seit Jahrzehnten aus der Zucht. Fuchs wird überwiegend als Besatz verwendet.

Huftiere
Zu den Huftieren, deren Fell zu Pelz verarbeitet wird, zählen Schafe, Ziegen, Pferde und Rinder. Von zentraler Bedeutung sind Lammfelle von Breitschwanzschafen, die als Persianer, Astrachan oder Karakul gehandelt werden. Neben Lämmern lieferten früher auch junge Pferde und Ziegen Pelzfelle, heute sind diese Qualitäten jedoch kaum noch gebräuchlich.

Insektenfresser
Kaum vorstellbar, dass man vor gar nicht langer Zeit noch dem Maulwurf nachstellte, um ihm das samtige Fell über die Ohren zu ziehen. Er hatte leider das Pech, das sein weiches Haarkleid bei den Menschen sehr beliebt war.

Katzen, große und kleine
In der Pelzmode ist der Kurs einzelner Fellarten starken Schwankungen unterworfen. So dienten erlegte Tiger, Löwen und Leoparden noch in den zwanziger Jahren als Wandbehang oder Bettvorleger, während Wildkatzen wie der Ozelot in den Fünfzigern als Pelz äußerst beliebt waren. Neben den Raubkatzen endeten auch kleinere Wild- und Hauskatzen auf dem Zuschneidetisch des Kürschners, meist für Edelpelz-Imitationen.

Nagetiere
Die Felle von Nagetieren werden wegen ihrer geringen Größe vorzugsweise zu Futterpelzen verarbeitet, aufgrund ihrer Weichheit sind sie auch als Ausgangsmaterial für Imitationen gefragt. Am bekanntesten sind

Biber, Bisamratte, Nutria, Chinchilla, Hamster, Eichhörnchen und Kaninchen, früher wurde auch das Fell von Schneehase und Murmeltier verwendet.

Marder

Marder kommen in fast allen Weltgegenden vor, im großen Stil werden sie heute in Skandinavien, Russland, den USA und Kanada gezüchtet. Die begehrtesten Mitglieder der großen Marderfamilie sind Zobel, Hermelin und Nerz, sie liefern die edelsten und teuersten Felle. Doch auch Stein- oder Hausmarder, Iltis, Wiesel und Vielfraß wurden früher gern verarbeitet.

Otter

Otterfelle wurden meist für Mäntel oder Pelzkragen verwendet, der Seeotter war früher wegen seines besonders feinen Haarkleids extrem begehrt.

Robbe

Die Felle der Seebären und Seehunde waren äußerst beliebt, bis die Medien in den Achtzigern die Tötung der Robbenbabys zeigten. Heute werden deshalb ganz bewusst nur noch die Felle erwachsener Robben verarbeitet.

Stinktier

Das bekannteste Stinktier ist wohl der nordamerikanische Skunk, der wegen seines tiefschwarzen Fells besonders hoch im Kurs stand. Der üble Geruch, der sich bei der Abwehr natürlicher Feinde als höchst effektiv erweist, konnte die Fallensteller nicht abschrecken.

Vögel

Kaum zu glauben, aber wahr: Auch einige Vögel mussten ihre mit weichem Flaum bedeckten Häute hergeben. Besonders begehrt waren die von Eiderenten, Gänsen, Möwen, Schwänen und Lappentauchern. Da die Vogelhäute sehr empfindlich sind, besetzte man damit vor allem kostbare Stücke der Abendgarderobe.

Wolf

Wölfe wurden früher auf allen Kontinenten gejagt, da sie als Feind des Menschen und seiner Nutztiere galten. Das Wolfsfell ist hart und steif, deshalb eignet es sich nur bedingt als Pelz. Zu Beginn des 20. Jahrhunderts wurden Wolfsfelle jedoch gern veredelt, um sie als Pelzkragen brauchbar zu machen. Heute ist vor allem das Fell des Kojoten, also des nordamerikanischen Steppenwolfs, gebräuchlich.

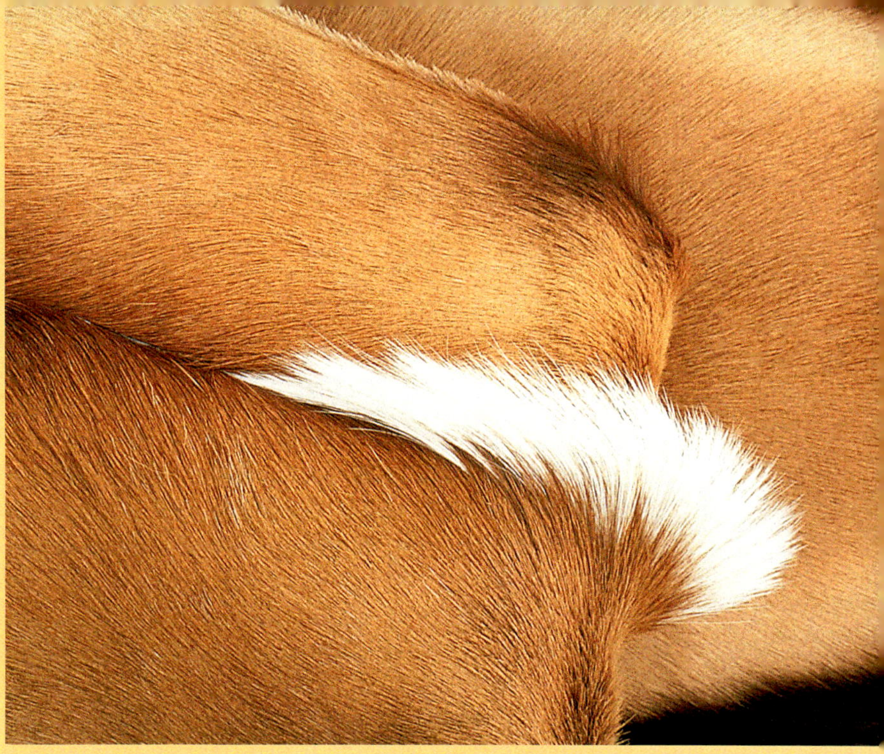

Antilopenfell wird nicht nur zu kostspieligen Jacken verarbeitet, das deutsche Luxuslabel Aigner verwendet es auch für streichelweiche Handtaschen.

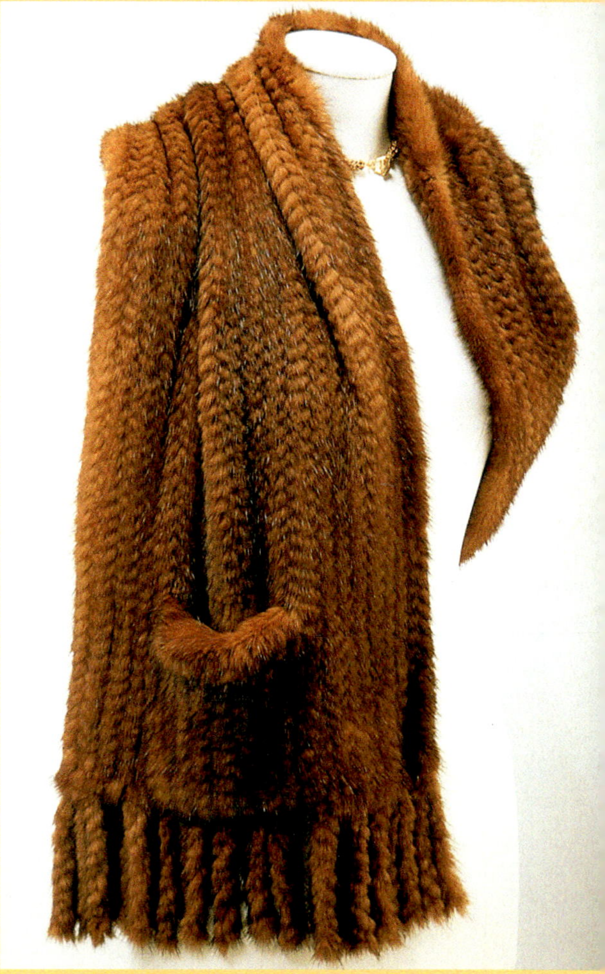

Die Nerzstola avancierte in den fünfziger Jahren zum Statussymbol. Heute gibt es zeitgemäße Varianten, die sogar eine Tasche fürs Handy haben.

Jackenklassiker

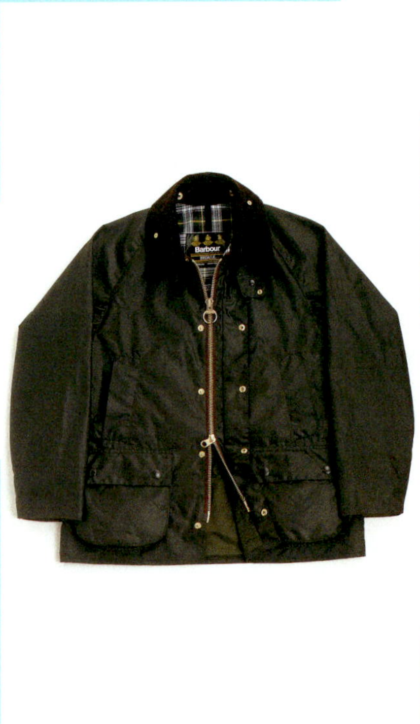

Barbourjacke

Es gibt viele Wachsjacken, aber nur eine echte Barbour. Ihren Fans ist sie ein treuer Begleiter in fast allen Modesituationen, nicht selten ein Leben lang. Im Laufe ihrer langen Dienstzeit erwirbt sich die Barbour eine Patina, die ihren Wert als Statussymbol nicht mindert, sondern steigert. So soll es Ladys geben, die ein frisch erworbenes Exemplar ein paar Mal mit dem Geländewagen überfahren, um dem wasserdichten Kleidungsstück einen gewissen »Vintage-Charakter« zu verleihen. Die Modellpalette ist umfangreich, als Lieblinge der Damen gelten jedoch vor allem die Beaufort und die Bedale. Letztere eignet sich mit ihren praktischen Seitenschlitzen auch für die berittene Lady. Die Farbauswahl ist bei Barbour heute größer denn je, als klassisch gilt aber vor allem der Grünton »sage«, zu Deutsch Salbei.

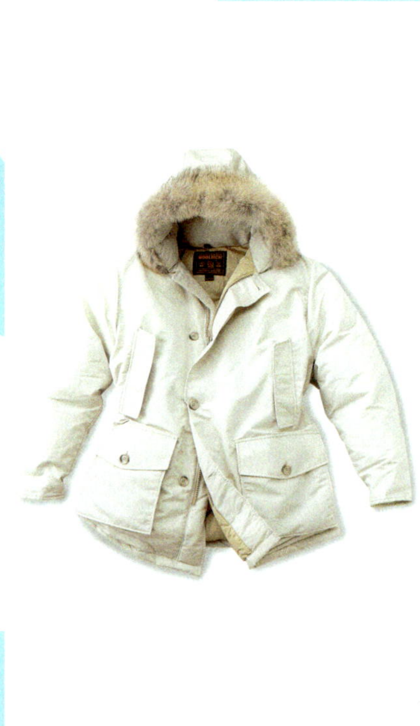

Arctic Parka von Woolrich

Die italienischen Modefans haben ein besonderes Händchen dafür, sportliche Klassiker in die Business- und Freizeitmode zu integrieren. Bestes Beispiel ist der Arctic Parka von Woolrich, der seit 1962 unverändert von der amerikanischen Firma John Rich and Bros. in Pennsylvania produziert wird. Der Sportswearspezialist wurde bereits 1830 gegründet, die Europäer kamen jedoch erst in den achtziger Jahren auf den Geschmack. Dies ist vor allem dem Bologneser Markenentdecker und Importeur Andrea Cane zu verdanken, der auch schon die britischen Klassiker Barbour und Husky südlich der Alpen zum Kult gemacht hat. Wer sich fragt, wozu man in Italien eine polartaugliche Jacke braucht, sollte im Januar nach Venedig fahren oder einmal durch das spätherbstliche Mailand schlendern. Im Winter kann es dort nämlich empfindlich kalt werden, eine dicke Daunenschicht ist da genau das Richtige für den Weg von der Wohnung ins Büro oder über den Markt, von längeren Sitzungen auf der winterlichen Café-Terrasse mit den Freundinnen gar nicht zu reden.

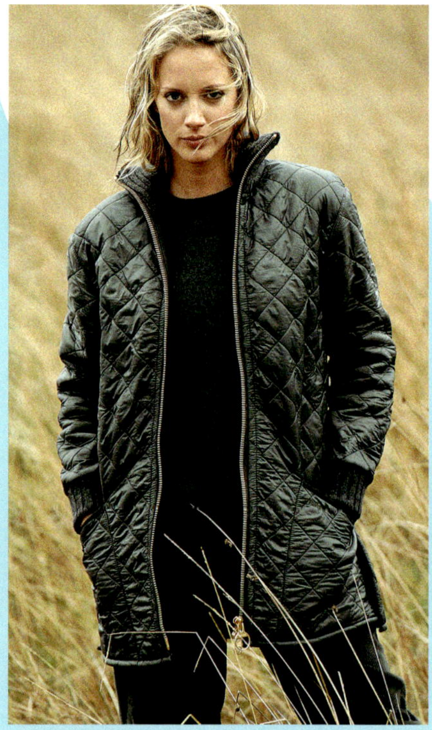

Husky

Die Briten beschreiben die Husky scherzhaft als »Range Rover zum Anziehen«. Der Vergleich passt, denn wie der edle Geländewagen gehört auch die Steppjacke mit dem Hund auf dem Label untrennbar zum englischen Country Life. Erfunden wurde die Husky Anfang der Sechziger von dem gebürtigen Amerikaner Stephen Guylas im englischen Tostock. Zuerst gab es nur eine Weste, ihr folgte bald ein Modell mit Ärmeln. In den Siebzigern mauserte sich die Husky dann zur Uniform der so genannten Sloane Rangers, den versnobten Mittelklasse-Engländern, deren Kleidungsstil in den Achtzigern von vielen Yuppies kopiert wurde. Die hohe Gunst, in der die Husky bald auch auf dem Kontinent stand, ist eigentlich erstaunlich. Schließlich wird sie aus profanstem Nylon gefertigt. Da diese Tatsache sie aber äußerst pflegeleicht macht, gereichte ihr der diskrete Plastik-Charme nie zum Nachteil. Ursprünglich war die Husky in Hellgrün und Marine zu haben, in den Eighties kamen dann aber immer mehr Farben hinzu. Dabei erfreuten sich grelle Signaltöne besonders bei italienischen Ladys zeitweise größter Beliebtheit. In den Neunzigern ebbte der Boom stark ab, doch rund ums Mittelmeer wird die Husky immer noch gern getragen. An einem kühlen Frühlingstag eignet sich nichts besser für eine Spritztour auf der Vespa als die federleichte Steppjacke. Auch Wachsjacken-Spezialist Barbour hat sie im Programm.

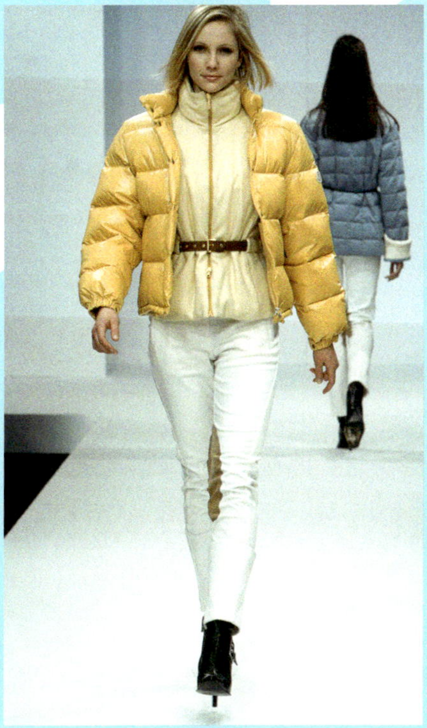

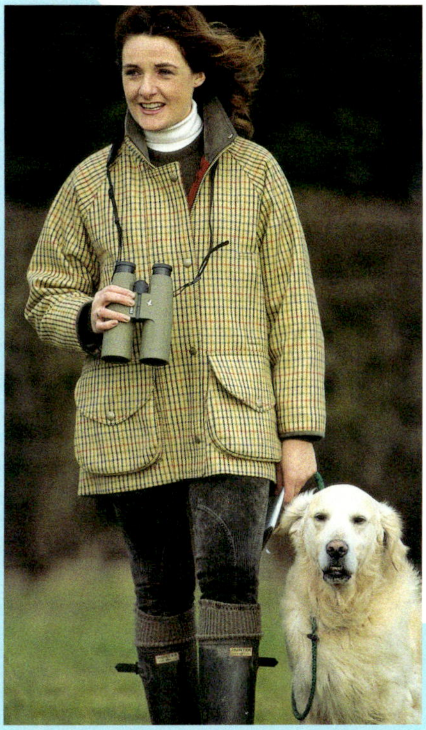

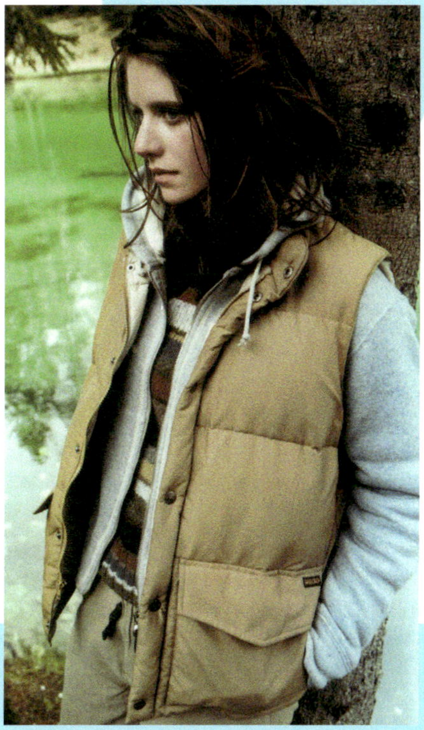

Moncler

Wenn die schicke Pariser Dame im Winter an den Schaufenstern vorbeibummelt, kuschelt sie sich gern in eine edle Daunenjacke von Moncler. Anders als die amerikanischen oder englischen Varianten umgibt sich die französische Version dieses Genres mit einem Hauch von Après-Ski-Eleganz, deshalb wirkt sie neben Hermès-Handtasche und Kaschmirpulli durchaus nicht deplatziert. Das hat auch mit der Farbpalette der Marke zu tun, die neben aktuellen Tönen stets auch elegante Basics wie Kamel oder Schwarz enthält.

Fieldcoat von Chrysalis

Zuerst wurden die regendichten Fieldcoats auf englischen Jagdpartien gesichtet, dann tauchten sie auch in den Schaufenstern der kontinentalen Ausstatterläden auf. In Schnitt und der Anordnung der Taschen ähneln die robusten Tweedjacken einem längeren Barbour-Modell, durch das gesteppte Innenfutter und den wolligen Oberstoff sind sie jedoch wesentlich anschmiegsamer als die Wachsjacke. Wasserfest und damit voll einsetzbar auch bei schwerem Niederschlag und Schneefall wird der Fieldcoat durch eine patentierte Membran und die zusätzliche Teflonbehandlung. Die anglophile Lady liebt den Fieldcoat besonders, denn zu einer klassischen Garderobe im englischen Stil passen die farbenfrohen Tweeds einfach am besten. Kaufen kann sie den unverwüstlichen Begleiter für das Wochenende auf dem Lande bei traditionsreichen Londoner Jagdausrüstern wie Holland & Holland, Purdey oder Farlow sowie deren kontinentaleuropäischen Pendants. Woher man ihn hat, ist aber eigentlich egal, denn alle Läden, die das Original anbieten, werden von der englischen Manufaktur Chrysalis Clothes im nordenglischen Corby beliefert.

Daunenweste von Woolrich

Trägt die Lady Daunenwesten? Auf jeden Fall. Traditionalistinnen, die sich mit diesem Gedanken nicht anfreunden können, sei die Queen als Beispiel genannt. Sie wird regelmäßig in Steppwesten gesichtet, nicht selten in einem Exemplar der englischen Kultmarke Puffa. Das ärmellose Kleidungsstück gehört nämlich zur Standardausrüstung eines jeden Pferdenarren, denn es wärmt, ohne im Sattel die Bewegungsfreiheit einzuschränken. Doch nicht nur dort, auch auf den zugigen Zuschauertribünen bei Pferdesportevents wird die Daunenweste geschätzt. Der Boom, den die Daunenkleidung in den Neunzigern erlebt hat, ist jedoch nicht ursächlich auf die Reitermode zurückzuführen. Er hat vielmehr mit den Street- und Sportsweareinflüssen zu tun, die sich in dieser Dekade auf fast alle Fashion-Bereiche ausgewirkt haben. In Form der Daunenweste hat auch die klassische Lady diese Trends begrüßt, denn das praktische Kleidungsstück passt perfekt zu ihrem zeitlos-eleganten Casuallook. Jüngere Damen setzen mit ihr sogar beim Businessoutfit Akzente, beispielsweise mit einer schwarzen Woolrich-Weste über einem Rolli im Kamelhaarton, grauem Nadelstreifenrock und schwarzen Stiefeln.

Lady in Leder

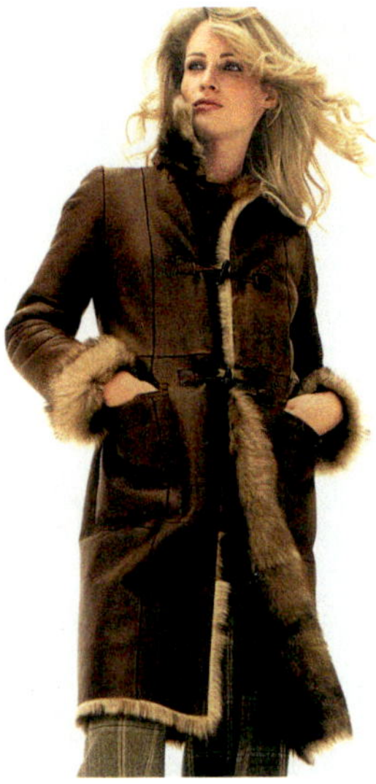

Die Seventies ließen grüßen, als Belvest für Herbst/Winter 2001/02 einen wendbaren Kurzmantel aus Schaffell auf den Laufsteg schickte.

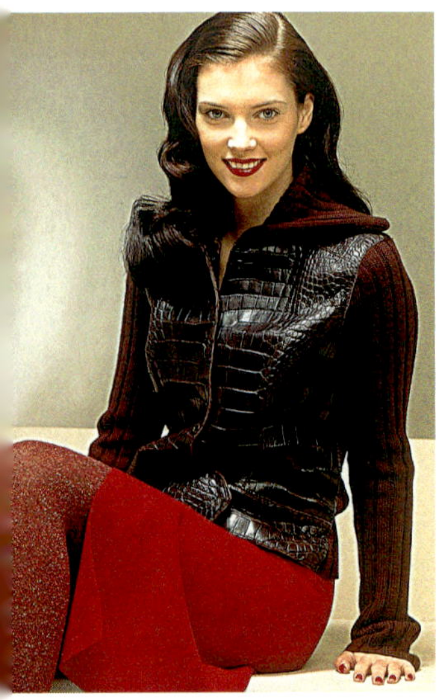

Als ideale Begleitung zur Strumpfhose »Tweed« empfahl Falke in der Wintersaison 2001 eine mit Exotenleder besetzte Strickjacke.

Der Lederjacke haftete bis in die Neunziger ein seltsames Image an. Schließlich gab es da die definitiv unladylike Fraktion der Schwarzledertrgerinnen, die aus der Motorrad- und Hardrock-Szene kamen. Außerdem häufte sich das Angebot an billigen Lederjacken und Imitaten, die beispielsweise auf Flohmärkten massenweise angeboten wurden. Dazwischen tummelten sich Kreative und hyperhippe Fashionvictims im obligatorischen Designer-Schwarz. Doch Schwarz war der klassischen Lady meist etwas suspekt, mit braunem Leder konnte sie sich schon viel eher anfreunden. Allerdings nur im Zusammenhang mit maskulin inspirierten Smart-Casual-Looks. Als Beispiel sei der braune Hirschlederblouson genannt, kombiniert mit blauem Kaschmirpulli, Nickituch, Jeans und Burlingtonsocken wurde er in den Eigthies bevorzugt von höheren Töchtern auf Spritztour im von den Eltern gesponserten Golfcabrio getragen. Wer es wilder mochte, bevorzugte in diesen Jahren Lederjacken à la Chevignon. Die an Collegeblousons erinnernden Modelle, oft aus Leder in verschiedenen Farben und Stoffteilen zusammengesetzt, nicht selten noch durch Aufnäher verziert, waren mit Jeanshemd, Jeanshose und Cowboystiefeln unverzichtbar für den Power-Casual-Look der Yuppies.

Dass die Lederjacke mit Freizeit und Sportlichkeit assoziiert wird, weniger jedoch mit klassischer Damengarderobe, ist kein Zufall. Fast die gesamte Modegeschichte hindurch hatte die Lady auf der Straße Umhang oder Cape getragen, abgelöst vom Mantel gegen Ende des 19. Jahrhunderts. Jacken, also kurze Oberbekleidungsstücke, waren dagegen nicht Teil ihrer Kleiderauswahl. Erst als die Frauen Anfang des 20. Jahrhunderts jene Bereiche eroberten, in denen praktische Schutzkleidung gefragt war, sah man Ladys in Leder – am Steuer von Autos, auf Motorrädern oder in Flugzeugcockpits. Ab sofort wurde die Lederjacke mit Mobilität und modernem Leben gleichgesetzt, wer sich zur Avantgarde zählte, zeigte sich vorzugsweise in Leder gewandet. Wie die Amerikanerin Nancy Cunard, Erbin der gleichnamigen Schifffahrtslinie, die im Paris der Zwanziger ein luxuriöses Bohème-Leben als Dichterin und Verlegerin führte. Und Amelia Earhart, berühmt durch ihre Atlantiküberquerung im selbst gesteuerten Flugzeug, der ersten überhaupt durch einen weiblichen Piloten, setzte mit ihrer ledernen Fliegerkluft in den Dreißigern ebenfalls einen Trend.

Nach dem Zweiten Weltkrieg entdeckte die Bekleidungsindustrie die Jugend als Zielgruppe. Damit gab es erstmals ein großes Angebot an lässiger Teenagermode. Bei beiden Geschlechtern erwiesen sich Blousons und Jacken, natürlich auch aus Leder, als der große Renner. In den Sechzigern wurde die vielseitige Tierhaut noch beliebter, denn sie symbolisierte die jugendliche Gegenposition zu den modischen Konventionen der Erwachsenenwelt. Was als Anti-Stil begann, endete in den Siebzigern jedoch im Mainstream, Lederklamotten fanden breite Akzeptanz und wurden dadurch für Trendgurus uninteressant. Die Punk-Bewegung stilisierte die Lederjacke zwar wieder zum Protestsymbol, doch auch dieser Look wurde von den Designern aufgegriffen, verwässert, gezähmt und für alle tragbar gemacht.

Gegen Ende der Achtziger verschwand die Ledermode langsam aus den Schaufenstern der Nobelboutiquen, nicht aber aus denen der Kaufhäuser und Billigläden. Für die Lady war das Thema Lederkleidung damit vorerst erledigt, was sie an Mänteln, Jacken, Röcken, Hosen und Blazern noch besaß, wurde eingemottet, ausgemistet oder an die Töchter weitergegeben. Die wiederum hatten durchaus Spaß an Mamas alten Sachen und entdeckten in den Neunzigern die Seventies für sich wieder – und damit auch die typische Leder-Ästhetik. Dieser Retrotrend führte in der Exklusivmode zu einem Comeback von Nappa, Strauß, Lack, Kalb, Hirsch & Co., und die Lady freute sich zu Beginn des 21. Jahrhunderts über neue, zeitgemäße, tragbare Teile aus dem zwischenzeitlich in Ungnade gefallenen, aber doch immer wieder schönen Material.

In der Anzeigenkampagne für Revlons Colorstay Liquid Lip präsentiert sich Countrystar Shania Twain sexy und selbstbewusst im Lederoutfit.

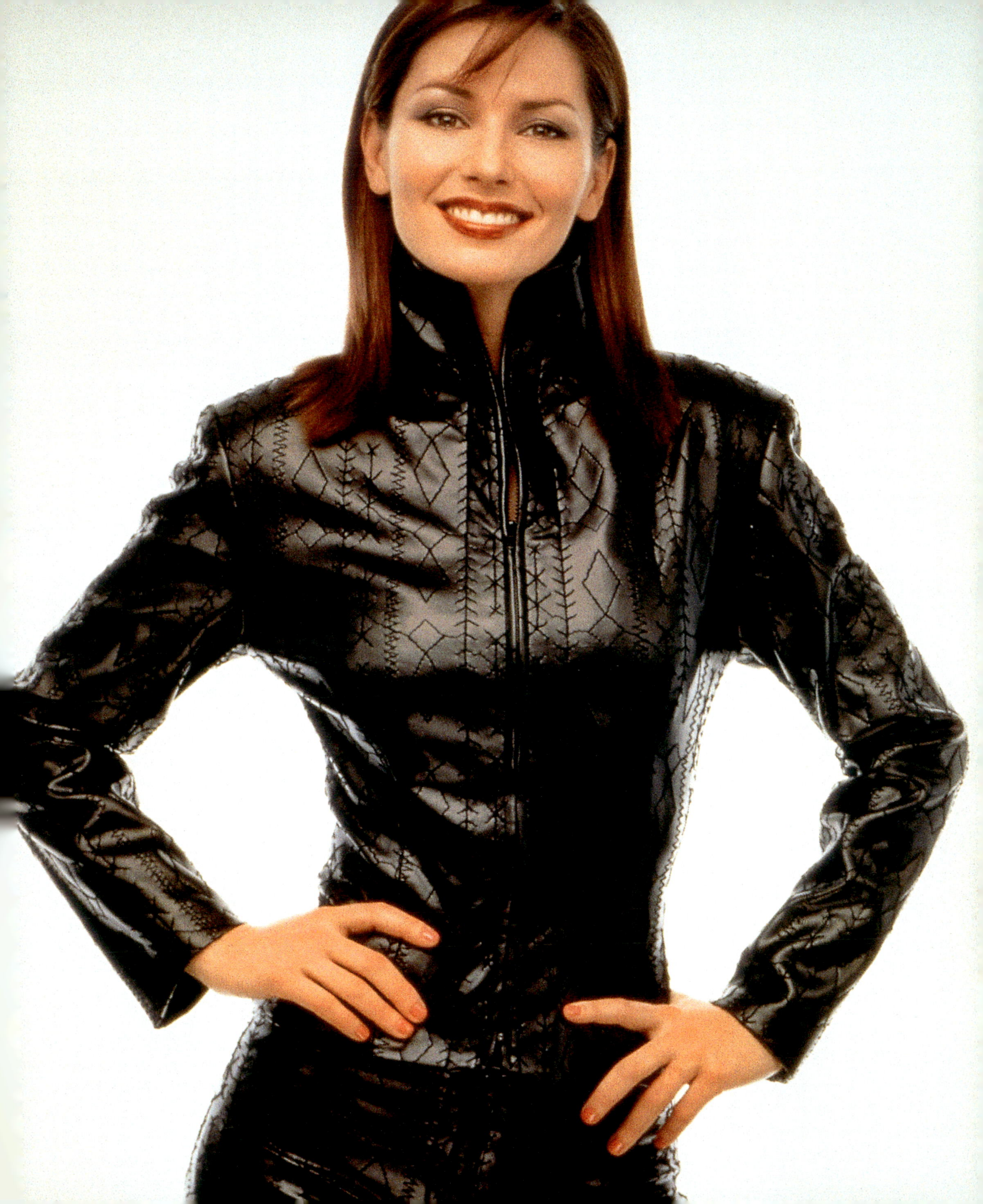

Klassische Casual-Mäntel

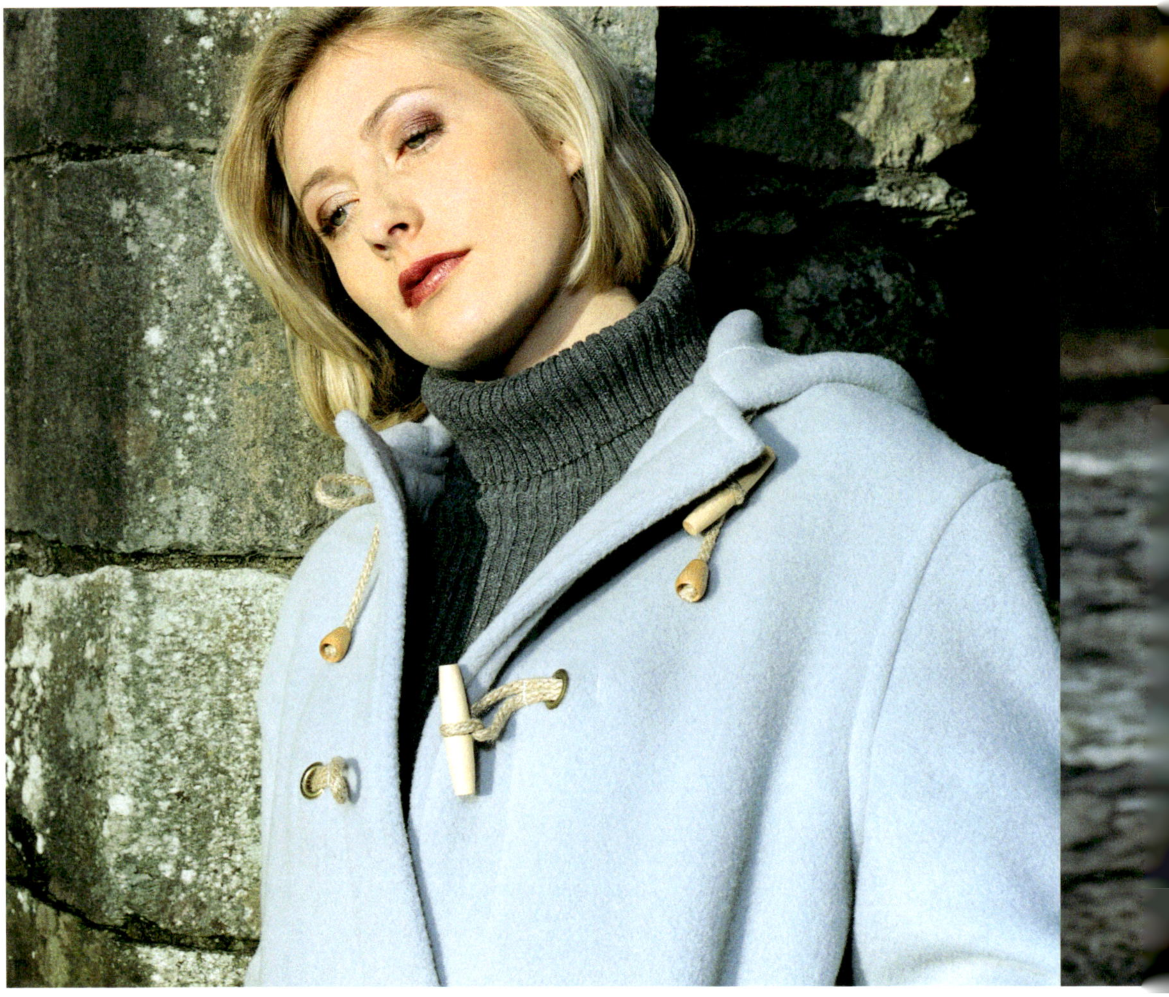

Dufflecoat

Der Dufflecoat ist im Zweiten Weltkrieg als Armeemantel bekannt geworden, seine Geschichte lässt sich jedoch sehr viel weiter zurückverfolgen. Die Modehistorie nennt in der Regel zwei Vorfahren der heute üblichen Form: zum einen die Mönchskutte des Mittelalters, zum anderen den polnischen Rock des 19. Jahrhunderts. In die Damenmode gelangte der Dufflecoat in den Vierzigern und Fünfzigern, als die britische Armee ihre Kleiderkammern räumte und die überschüssigen Mäntel an die zivile Öffentlichkeit verkauft wurden. Getreu der alten Weisheit, dass der Prophet im eigenen Land nichts gilt, erlangte der Dufflecoat nicht etwa im United Kingdom, sondern zunächst in Frankreich Kultstatus. Dort avancierte er in den fünfziger Jahren zum Lieblingsoutfit der jazzbegeisterten Jugend, die damit dem Vorbild prominenter Künstler und Intellektueller folgte. In den Sechzigern und Siebzigern wurde es relativ still um den Existenzialistenmantel, bis die Italiener ihn entdeckten. Für den kalten Norden ihres Landes war das dicke Wolltuch des Dufflecoats bestens geeignet. Außerdem stammte er aus England, was die in Sachen Mode äußerst anglophilen Italiener ohnehin für ihn einnahmen. Doch die klassischen Farben Beige und Marine reichten den experimentierfreudigen Fashion-Fans in Mailand, Florenz und Rom bald nicht mehr aus. Deshalb wurde der Klassiker mit der Kapuze in immer verrückteren Farben angeboten. Als sich die Yuppies in den Achtzigern dann den italienischen Stil zu eigen machten, wurden sie auch auf die kunterbunten Dufflecoats aufmerksam. Zum Megatrend geriet der Mantel dadurch zwar nicht, konnte sich aber fest als Unisex-Basic in der Garderobe etablieren. Deshalb taucht er regelmäßig in den Kollektionen der Modefirmen auf, die auch immer wieder die Edelvariante aus Kaschmir lancieren. Die Lady bevorzugt jedoch meist das englische Original von Gloverall, denn Authentizität und Funktionalität sind ihr oft wichtiger als Image.

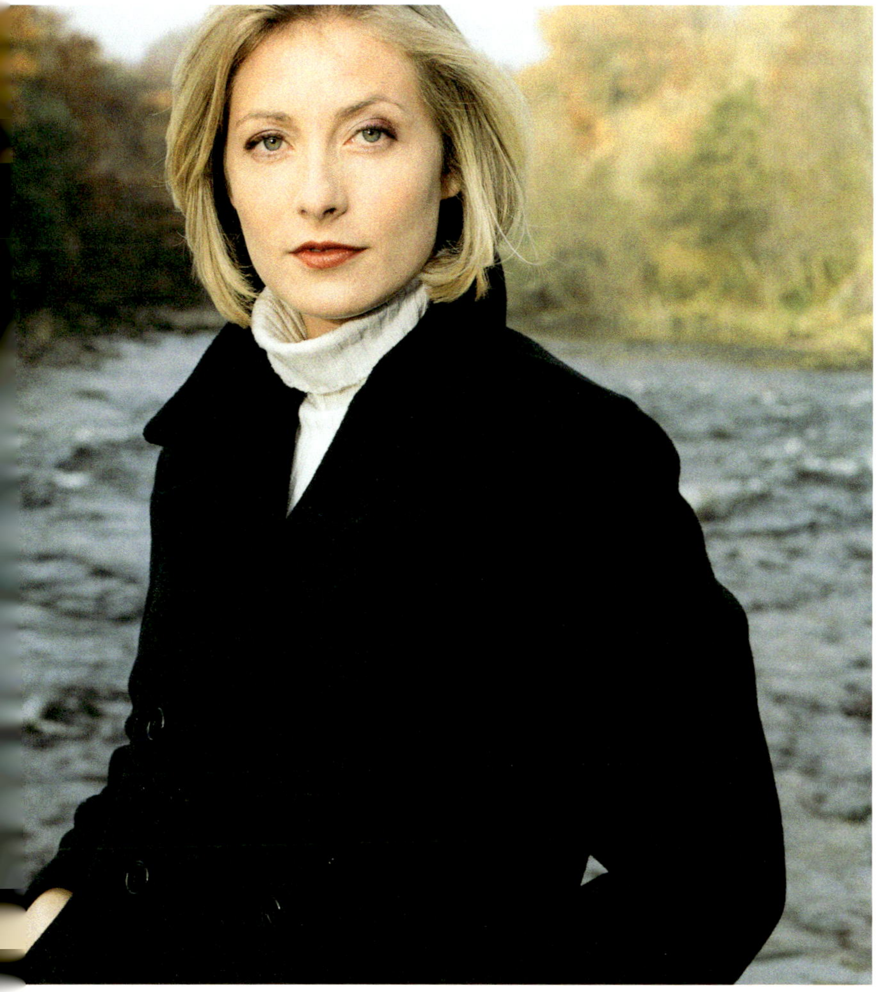

Caban

Als der Caban zu Beginn des 21. Jahrhunderts als neuer Trendmantel gepriesen wurde, hat sich so manche Lady amüsiert. Schließlich kennt sie den marineblauen Doppelreiher schon seit vielen Jahren aus den kleinen Läden im Yachthafen. Trotz seines betont maritimen Charakters lässt sich seine Abstammung aber nicht eindeutig auf die Seefahrt zurückführen. Die Modehistorie nennt auch den Gaban des 14. Jahrhunderts als einen der möglichen Vorläufer, doch der aus Arabien stammende Kurzmantel ist nur sehr entfernt mit dem Caban unserer Tage verwandt. Den stärksten Einfluss hat wohl das Reeferjackett der englischen Flotte ausgeübt. Viel wichtiger als seine Geschichte ist jedoch die Frage, wann man den Caban tragen kann. Die Antwort ist einfach, denn als sportlicher Gebrauchsmantel eignet er sich vor allem für Freizeit und Smart Casual. Doch auch in der Businessgarderobe wirkt er nicht deplatziert, denn seine dunkle Farbe und der Schnitt verleihen ihm eine gewisse Strenge.

Die Jeansjacke

In den neunziger Jahren haben mehrere Kleidungsstücke den Sprung von der Jugendmode (wenn man Kategorien wie Streetwear, Clubwear oder Sportswear unter diesem Begriff zusammenfassen will) in die eigentlich schwer zugängliche Sphäre der so genannten Klassik geschafft. Von einstmals völlig »unmöglichen« Schuhen wie Sneakers und Flipflops ist an anderer Stelle die Rede, hier sei als Beispiel die Jeansjacke genannt. Noch in den Seventies war sie das Symbol jugendlichen Anti-Stils, möglichst alt, verwaschen, geflickt oder gar mit abgeschnittenen Ärmeln diente sie vortrefflich als Mütterschreck und Vätärgernis. Wer wirklich etwas wagte, erschien zu Konfirmation oder Abi-Ball in Denim statt Rüschenbluse und erzeugte garantiert lange Gesichter bei den Jahrgängen 1940 abwärts. Und heute? Kaum ein Kleidungsstück ist unspektakulärer als die Jeansjacke. Die Societylady trägt sie beim Stadtbummel ebenso wie die Studentin, zur Birkin von Hermès und Tod's-Loafern wird sie genauso selbstverständlich kombiniert wie mit Bowlingtasche und Puma-Sneakers. Wie lange dieser Trend anhalten wird, ist offen, wenn er morgen vorbei wäre, würde dies niemanden überraschen. Das absolute Ende der Jeansjacke käme dadurch aber nicht in Sicht. Denn es hat sich gezeigt, dass jedes Kleidungsstück oder Accessoire, das einmal richtig in war, niemals wieder völlig in der Versenkung verschwindet. Es tritt in den Hintergrund, bleibt aber immer noch tragbar. Eine modische Gesetzmäßigkeit, die nicht zuletzt die Fans der Jeansjacke beruhigen wird.

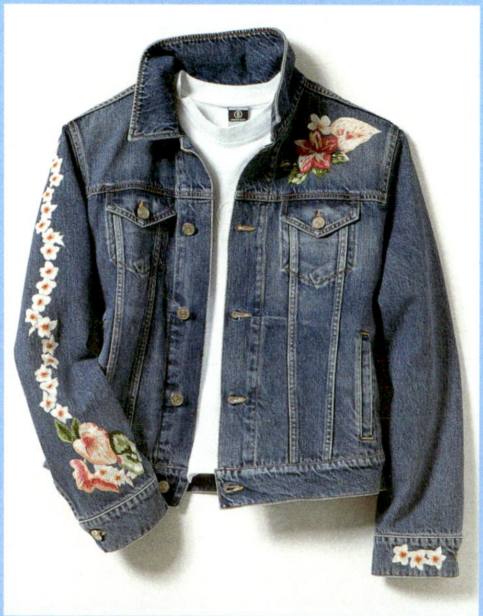

Jeanshosen sind für die Lady seit langem tragbar, die Jeansjacke wurde dagegen erst in den neunziger Jahren gesellschaftsfähig.

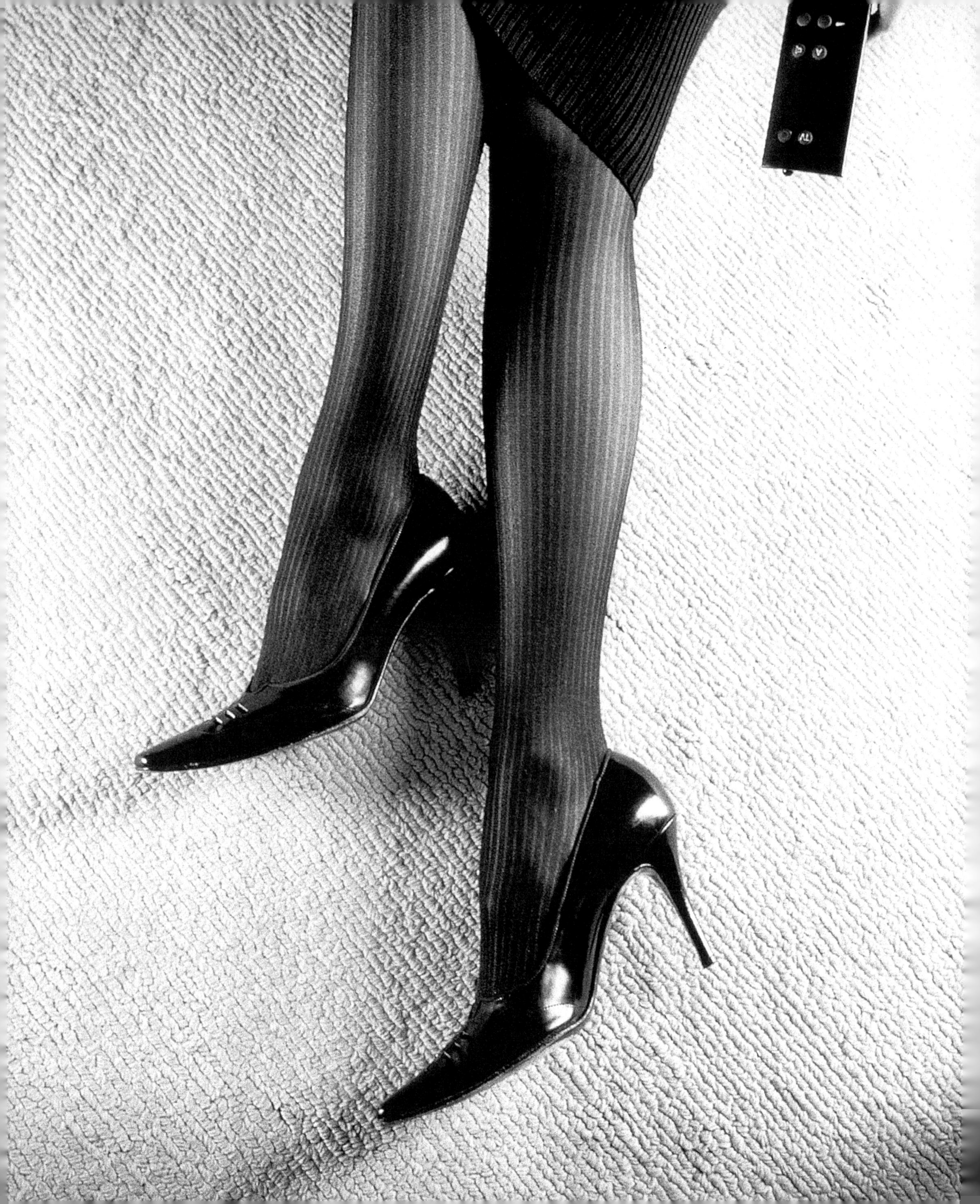

№ 6

Schuhe

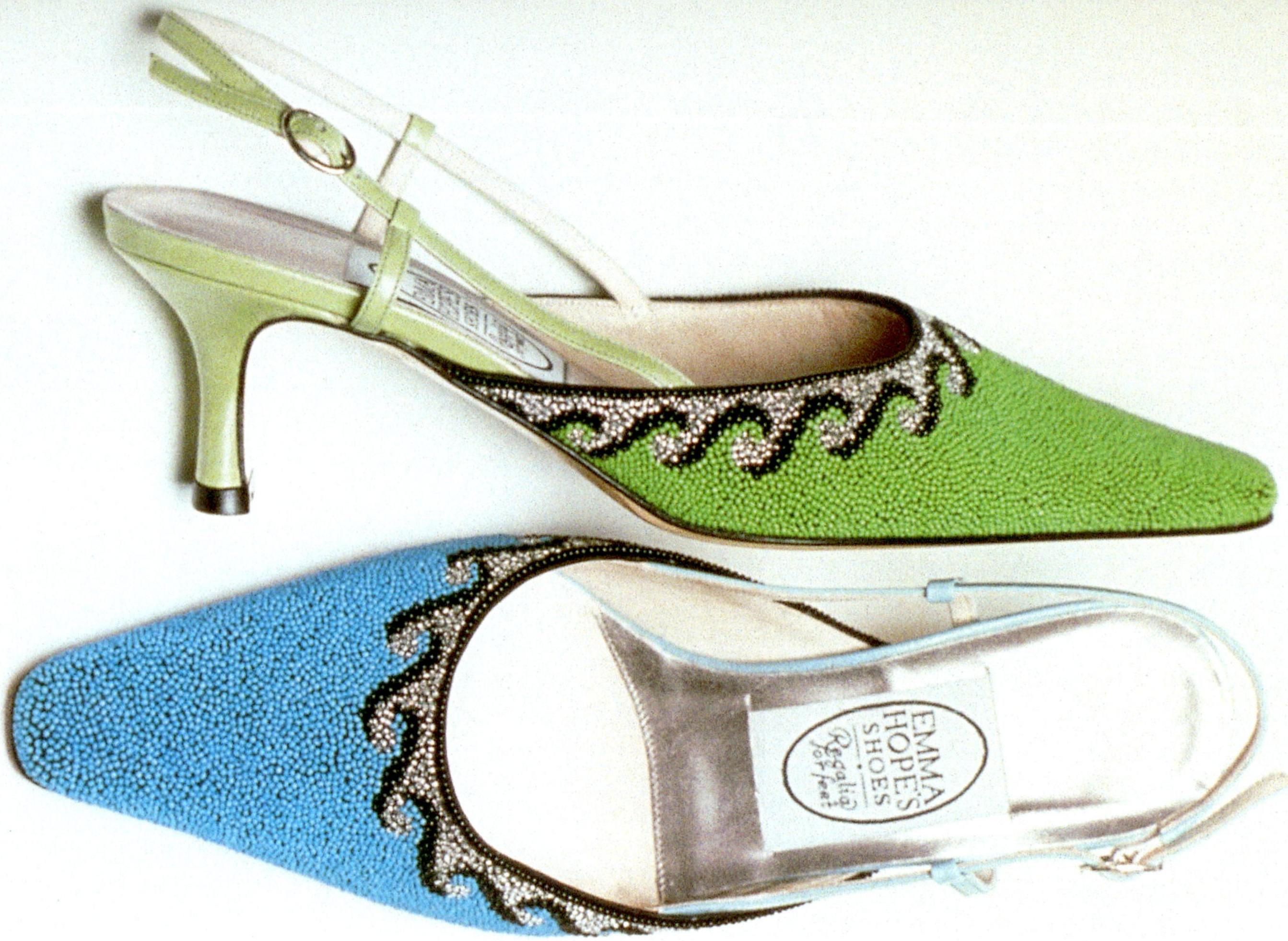

Die Schuhe der Lady

In Schuhen der britischen Designerin Emma Hope fühlt sich jede Frau wie eine Königin. Aber auch die Füße kommen zu ihrem Recht, deshalb lautet das Motto auf dem Etikett »Regalia for feet«.

Eine von Kopf bis Fuß perfekte Erscheinung beginnt – logischerweise – bei der richtigen Frisur und endet mit guten, gepflegten, dem Anlass angemessenen Schuhen. Natürlich zählt auch das, was sich dazwischen abspielt. Doch im Verhältnis zu den flächenmäßig großen Teilen der Oberbekleidung entfalten die relativ kleinen Partien von Haar und Schuhwerk eine recht dominante Wirkung. Der allseits gefürchtete »bad hair day« ruiniert ein Outfit genauso gründlich wie unpassende Treter. Es lohnt sich also, Kopf und Fuß etwas Aufmerksamkeit zu widmen. Doch während die meisten Ladys ein ziemlich konstantes und leicht zu handhabendes Hairstyling bevorzugen, sind die Schuhe eher eine Variable in der modischen Gleichung, die jeden Tag neu kalkuliert werden will. Schuhe setzen Akzente, entsprechen einer Situation und bringen Stimmungen zum Ausdruck.

Es gibt nur sehr wenige Frauen, die Schuhekaufen langweilig finden und immun sind gegen die magischen Anziehungskräfte eines traumhaft schlanken Pumps oder einer Riemchensandalette, die einen geradezu göttinnengleichen Fuß zaubert. In diesen anbetungswürdigen Objekten kann zwar niemand laufen, aber das stört wenig. Wer von uns hat nicht schon einmal ein besonders schönes Paar gekauft, einfach weil es so besonders schön war – obwohl es danach aus Gründen der nicht vorhandenen Tragbarkeit ein einsames Leben im Schuhschrank fristete? Dass im

Schuhgeschäft manchmal die Vernunft aussetzt und alle praktischen Erwägungen mit der gezückten Kreditkarte beiseite gefegt werden, mag damit zusammenhängen, dass Fußbekleidung schon immer viel mehr war als nur ein banaler Gebrauchsgegenstand. Als kostbar bestickte Modelle aus Gold oder Purpur konnten Schuhe den hohen Rang einer Person anzeigen. Im alten Rom bedeutete der Besitz von Schuhen Freiheit, denn die Sklaven mussten barfuß gehen. Als Amulette oder Glücksbringer bewahrten sie vor Unheil (daran erinnert der Brauch, die ersten Schühchen des Babys aufzubewahren). Und, last but not least, Schuhe sind Symbole der Erotik. Der Schuh steht für das Weibliche, der Fuß für das Männliche, den Akt des Schuhanziehens brauchen wir nicht weiter zu erläutern. In diese Thematik gehört auch der Brautschuh, der früher auf die Jungfräulichkeit der Ehekandidatin hinwies, und der immer noch nicht ganz ausgestorbene Wunsch mancher Herren, aus dem Schuh ihrer Liebsten Champagner zu schlürfen – freilich oftmals nachdem die ersten Flaschen schon leer sind. Vielleicht haben wir alle diese Aspekte immer noch im kulturellen Hinterkopf gespeichert, und deshalb darf es dann eben auch mal ein besonders ausgefallenes Modell sein, bei dem von Anfang an klar ist, dass es alle möglichen Funktionen für uns erfüllen wird, nur nicht die, uns sicher, bequem, warm und orthopädisch korrekt durch den Tag zu bringen.

Natürlich erliegt auch die Lady dann und wann der Macht und Faszination der Schuhe, doch einen ausgesprochenen Schuhtick hat sie in der Regel nicht. Die Milliardärsgattin, die ihre Schuhsammlung in einem begehbaren Wandschrank von der Größe einer Dreizimmerwohnung aufbewahrt, ist für sie ebensowenig ein Modevorbild wie der Hollywoodstar, der unbesehen die komplette Farbpalette einer neuen Kollektion ordert, nur weil dieser oder jener Designer über Nacht zum Must-have avanciert ist. Aber obwohl sie sich der Schuhmode und dem damit verbundenen ständigen Kaufzwang nicht unterwirft, macht es ihr doch Spaß, die neuesten Entwicklungen und Trends genau zu beobachten. Im jeweiligen Saison-Angebot sucht sie immer ein bisschen von dem, was sie schon an ihren alten Schuhen geschätzt hat: Qualität, zeitlose Eleganz und immer auch ein gewisses Maß an Bequemlichkeit. Zwar ist sie durchaus in der Lage, auch einen langen Abend auf Highheels durchzustehen, doch für die alltäglichen Anforderungen wird sie sich lieber für ein Modell entscheiden, das den Fuß nicht über Gebühr strapaziert, schließlich möchte sie sich nicht von schmerzenden Zehen ablenken oder gar den Tag verderben lassen. Zwar ist die Lady eher eine »konservative« Schuhkäuferin, weil sie nicht jeden modischen Firlefanz mitmacht, dies heißt aber nicht, dass sie Neuheiten, in denen sie einen guten qualitativen und stilistischen Kern entdeckt, nicht auch ganz aufgeschlossen eine Chance gibt.

Sollte eine Saison aber einmal nichts Annehmbares zu bieten haben, greift die Lady einfach auf die Klassiker in ihrem eigenen Fundus zurück. Im heimischen Schuhschrank finden sich ohnehin Modelle für alle Lebenslagen, vom schlichten schwarzen Pumps für förmliche Anlässe bis zum zierlichen farbigen Riemchenschuh für das Sommerfest mit Freunden. Genauso viel Platz nehmen allerdings die lässigen Freizeittreter ein – und dies nicht erst seit den Neunzigern, als die smarte Sportswear zum allgemein akzeptierten Tageslook aufstieg. Schon in den zwanziger Jahren entdeckten die Frauen den Charme praktischer und zugleich schicker Sportschuhe, die seitdem immer wieder die Mode inspiriert und beeinflusst haben. Vor dem Ersten Weltkrieg war der zweifarbige Spectator so trendy wie heute der Sneaker, in den Achtzigern trug man mit Begeisterung Bootsschuhe und Jodhpurstiefeletten. Diese Schuhtypen sind natürlich nicht immer angemessen und es versteht sich von selbst, dass sie weder in einen feierlichen Rahmen passen noch zum kleinen Schwarzen angezogen werden können, doch im Berufsleben sieht man sie immer häufiger, und zwar vor allem in Branchen, die ein sportlich-elegantes Outfit zulassen, wie etwa Medien und Werbung, oder auch in Bereichen, die mit Genuss und Lebensstil zu tun haben. So wird die Weinhändlerin ihren Kunden sicherlich eher in Mokassins oder Sneakers begegnen als in Pumps, ebenso wie die Innenarchitektin oder Antiquitätenhändlerin. Im konservativen Businessumfeld sind Sport- und Freizeitschuhe jedoch nach wie vor tabu – und zwar nicht nur aus Gründen der Etikette, sondern auch der Ästhetik wegen: Bergstiefel und Tennistreter passen nun einmal nicht zum strengen Kostüm.

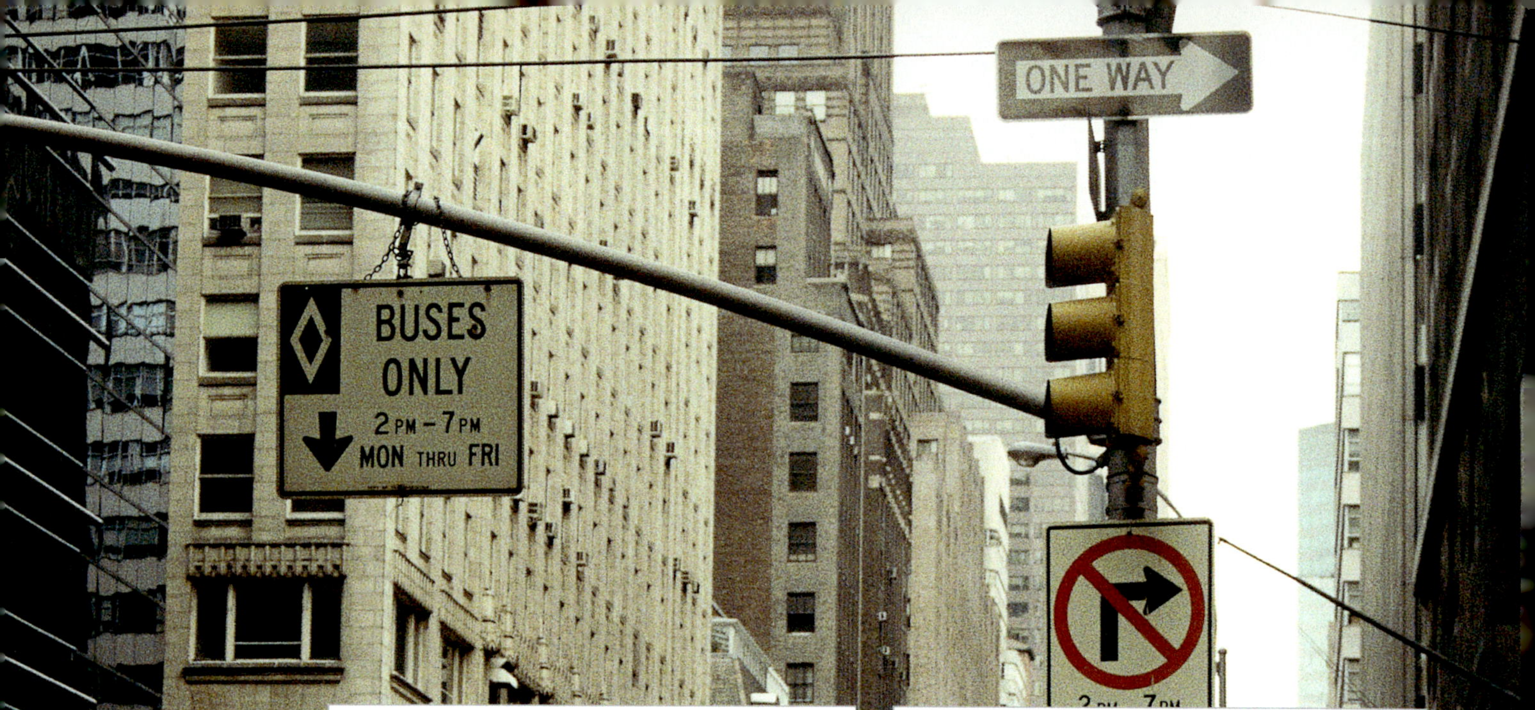

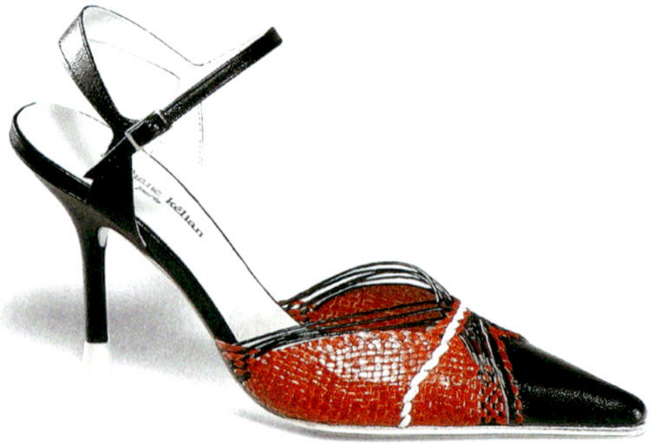

Slingpumps

Im Prinzip handelt es sich beim Slingpumps oder Slingback nicht um eine eigene Schuhgattung, sondern um eine Variante des normalen Pumps. Die Abwandlung des Grundmodells besteht darin, dass der hintere Teil des Fußes nicht von der Fersenkappe umschlossen wird, sondern von einem Riemchen. Dieser scheinbar kleine Unterschied zum konventionellen, also vollkommen geschlossenen Pumps, eröffnet allerdings ganz neue stilistische Dimensionen. Denn der partiell entblößte Fuß wirkt zwar sexy, ist jedoch, da die Zehenpartie bedeckt bleibt, nicht zu gewagt für Abendanlässe. Insofern präsentiert sich der Slingback als idealer Begleiter einer schicken Ausgehgarderobe, passt aber auch ins Büro. Allerdings nur dann, wenn das Berufsumfeld kein allzu förmliches Outfit verlangt. Und natürlich müssen auch die Außentemperaturen stimmen, denn das offene Heck macht den Slingback zu einem echten Schönwetterschuh.

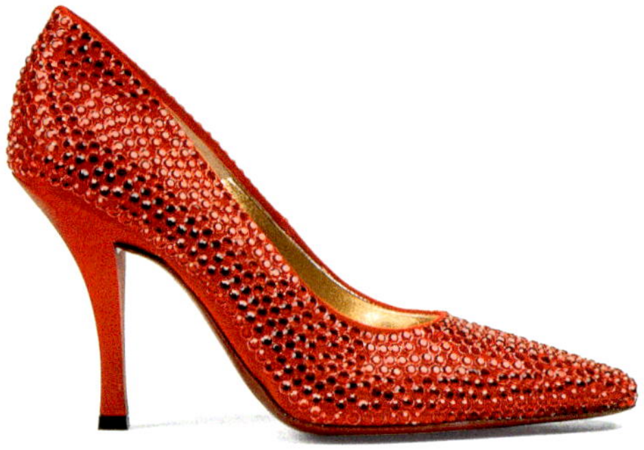

Pumps

Der Pumps ist der klassische Damenschuh schlechthin, obwohl man ihn im 16. Jahrhundert eigentlich für den männlichen Schuhschrank erfunden hatte. Die Grundform des »pompe« oder »poumpe« war weit ausgeschnitten und flach, die dünne Sohle eignete sich nur für Parkett, Marmorböden, Teppiche und andere höfische Bodenbeläge, daher auch die noch heute im Englischen gebräuchliche Bezeichnung »court shoe«. Im 18. Jahrhundert wurde der Ur-Pumps durch eine dickere Sohle und stabilere Absätze straßentauglich gemacht, zur gleichen Zeit entdeckte ihn die Dame für ihre Garderobe. Im Verlauf des 19. Jahrhunderts wuchs der Absatz langsam in die Höhe, extreme Bodenentfernung erreichte der weibliche Fuß jedoch erst im 20. Jahrhundert. Typisch Pumps ist jedoch nicht der steile Stilettoabsatz, sondern eher ein eleganter und vor allem gangbarer Mittelweg zwischen flachem Ballerina und prekärem Highheel.

Schuhe für die City

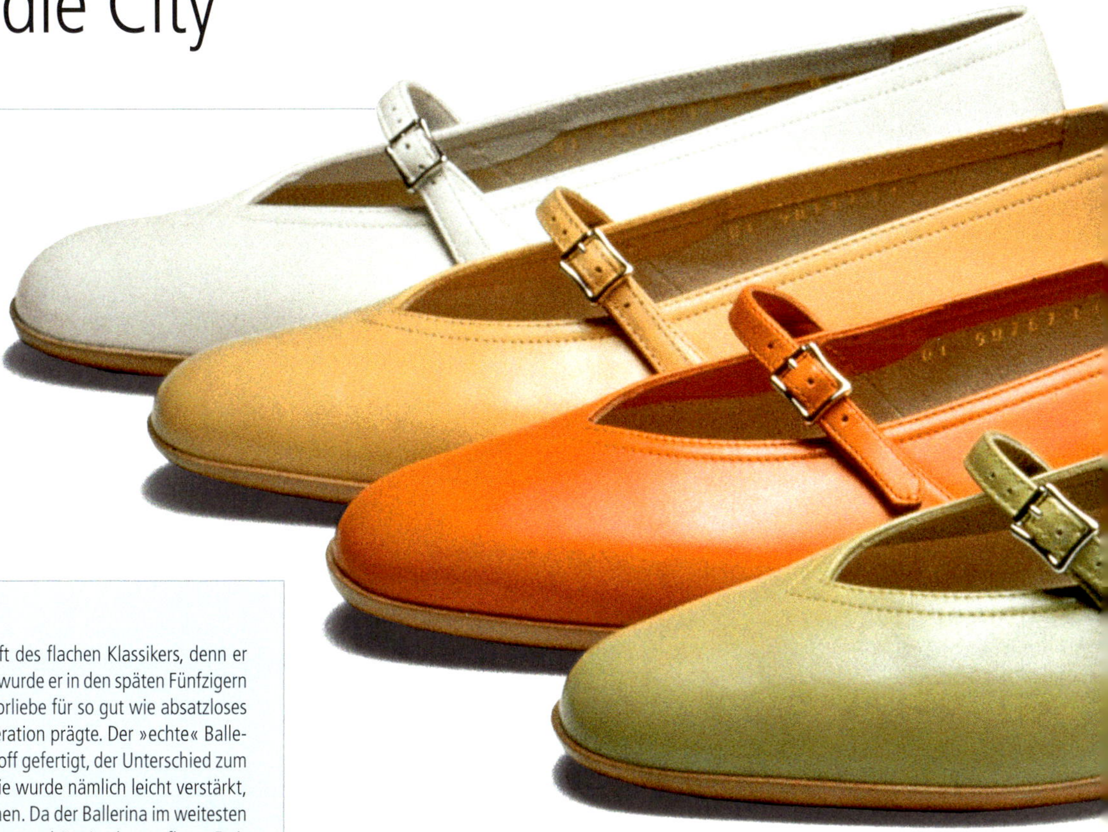

Ballerina

Der Name Ballerina verrät die Herkunft des flachen Klassikers, denn er basiert auf dem Ballettschuh. Berühmt wurde er in den späten Fünfzigern durch Audrey Hepburn, die mit ihrer Vorliebe für so gut wie absatzloses Schuhwerk den Stil einer ganzen Generation prägte. Der »echte« Ballerina wird getreu seiner Herkunft aus Stoff gefertigt, der Unterschied zum Tanz-Schläppchen liegt in der Sohle. Die wurde nämlich leicht verstärkt, um den Schuh asphalttauglich zu machen. Da der Ballerina im weitesten Sinne zu den sportlichen Fußbekleidungen gehört, ist der gepflegte Freizeitlook seine eigentliche Domäne. In schwarzem Samt oder schimmernder Seide passt er jedoch auch zur Abendgarderobe. Im Businessbereich sieht man ihn dagegen eher selten. Doch seine Fans müssen deshalb nicht gleich auf Stilettos umsteigen, schließlich gibt es den Ballerina auch mit flachem Absatz, so dass er wie ein eleganter Pumps wirkt.

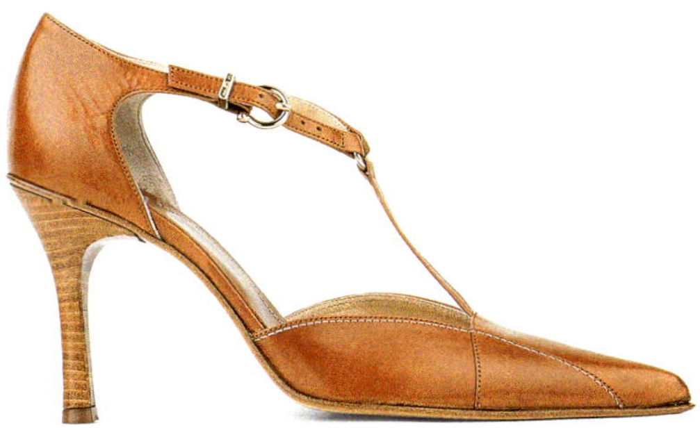

Highheels

Sind Stöckelschuhe wirklich etwas für die Lady? Wenn sie sich von ihrer sexy Seite zeigen will, unbedingt. Dies kann sie mit den hohen Absätzen seit Beginn der fünfziger Jahre tun, als die Stilettos erstmals auf den Laufstegen erschienen. Bei welcher Schuhfirma zuerst, ist nicht überliefert. Doch wer auch immer darauf gekommen sein mag, den eleganten Pumps durch ein deutliches Plus an Höhe zu verschärfen, die Idee war brillant. Denn schon Ende der Fifties trug die Frau von Welt Highheels – trotz aller Warnungen vor gefährlichen Ausrutschern und Abstürzen, ganz abgesehen von den Schäden auf den Bodenbelägen, über die die Damen schwebten. Manche Behörden und öffentliche Einrichtungen sahen sich sogar gezwungen, Verbotsschilder aufzuhängen und Ladys mit Pfennig- und Bleistiftabsätzen den Zutritt zu verwehren. Parkett, Linoleum und Perserteppich konnten erst in den Sechzigern wieder aufatmen, als der harmlose Blockabsatz en vogue kam. Doch die Entwarnung musste schon Ende der Siebziger wieder aufgehoben werden, denn hohe Hacken bestimmten erneut den Trend. Die Achtziger wurden schließlich zum zweiten Boomjahrzehnt der Stöckelschuhe, denn sie bildeten die perfekte Ergänzung zum breitschultrigen Power-Look des Yuppie-Zeitalters.

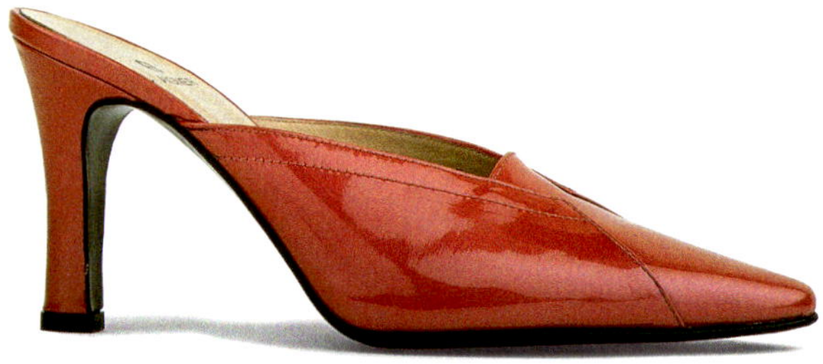

Mules

Mules, also der Pumps als Pantoffel, galt lange Zeit als Edelhausschuh für gewisse Stunden. Mit Marabufedern verziert, gehörte er in den Vierzigern und Fünfzigern zur Standardausrüstung jeder Hollywood-Diva. Die Lady konnte mit solchen Spielereien lange Zeit wenig anfangen, denn als Vamp gibt sie sich genauso ungern wie sie sich in langen Ballnächten von wackeligen Pumpspantoffeln am Tanzen hindern lassen möchte. In den Neunzigern sollte sich das Urteil über den Mule aber grundlegend ändern, denn die Schuhdesigner entdeckten ihn neu. Im Unterschied zu früheren Modellen statteten sie ihn mit einem niedrigen, dabei aber elegant geschwungenen Absatz aus. Die neue Lust am offenen Schuh bekamen auch die Hersteller von Casualschuhen zu spüren und plötzlich waren fersenfreie Treter für alle Lebenslagen und gesellschaftlichen Anlässe zu haben, von Business über Abendgarderobe bis hin zu Smart Casual.

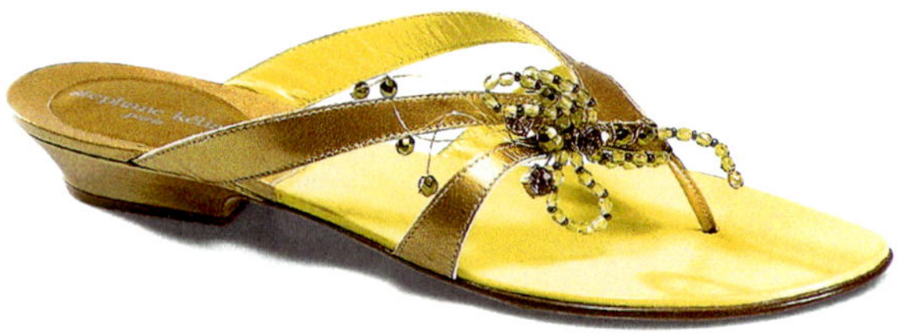

Sandalen, Sandalette oder Riemchensandalette

Die modische Sandale hat wenig mit dem Lieblingsschuhwerk der Gesundheitsbewussten zu tun, sondern gilt vielmehr als Cabrio-Version von Pumps oder Highheels, mit Oberleder light für freien Blick auf die Füße. Die Grundkonstruktion ist so alt wie die Zivilisation: eine Sohle, die durch Riemen am Fuß gehalten wird. Schon vor 3500 Jahren trug die elegante Ägypterin Papyrossandalen und in Rom waren bei den reichen Damen laut Überlieferung kostspielige, mit Blattgold verzierte Modelle extrem angesagt. Und dies sind nur zwei Beispiele für die nahezu unerschöpfliche Sandalenvielfalt, die die verschiedensten Kulturkreise der Welt hervorgebracht haben. Dennoch berichtet die Modegeschichte, dass ab 1000 n. Chr. diese Schuhform kaum noch eine Rolle spielte. Erst im 20. Jahrhundert, genauer gesagt in den Zwanzigern, wurde die Sandale als schickes Trendaccessoire wiederentdeckt und ist seitdem nicht mehr aus der Mode wegzudenken. An der Ausgangsidee, eine Sohle mit möglichst wenig Aufwand und in ästhetisch ansprechender Weise am Fuß zu befestigen, hat sich dabei nicht viel geändert. Neu ist lediglich, dass heutige Schuhdesigner mit wesentlich mehr Materialien als ihre Vorgänger experimentieren können.

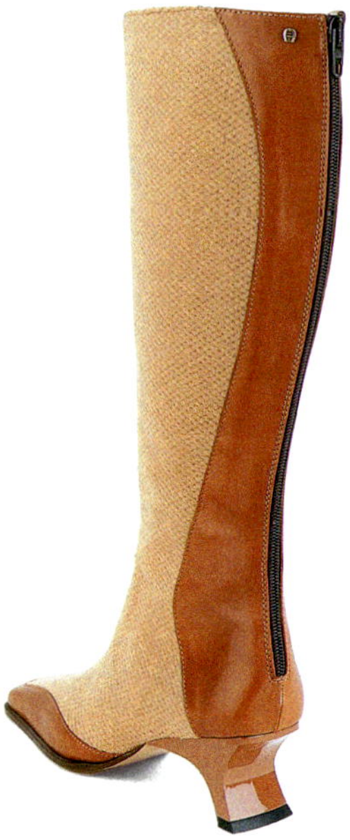

Stiefel

Die meisten Trends kommen und gehen im Abstand von etwa 20 Jahren. Dies galt in jüngerer Zeit auch für den Damenstiefel. Erstmals populär wurde er in den dreißiger Jahren des 19. Jahrhunderts; im 20. Jahrhundert waren die Siebziger und die Neunziger seine großen Dekaden. In der Flower-Power-Zeit kam er in Mode, weil die Säume der Miniröcke wieder etwas nach unten rutschten. Entsprechend verlängerte sich der Stiefelschaft von Wadenhöhe auf Kniehöhe und schloss so mit dem Rock ab. Auch zum Hosenrock, einem typischen Kleidungsstück der späten Siebziger und frühen Achtziger, war der hohe Stiefel unentbehrlich. »Hoch« bezog sich damals gleichermaßen auf den Schaft wie den Absatz. Im weiteren Verlauf der Eighties verschwand dieser Look wieder von den Laufstegen, zum Bedauern vieler Ladys, denn ein gut gemachter Lederstiefel begeistert nicht nur wegen seiner Reitsportassoziationen, sondern stellt vor allem bei kaltem Wetter eine tragbare, warme und schicke Form der Fußbekleidung dar. Umso größer war die Freude, als er in den Neunzigern wieder in den Schaufenstern auftauchte.

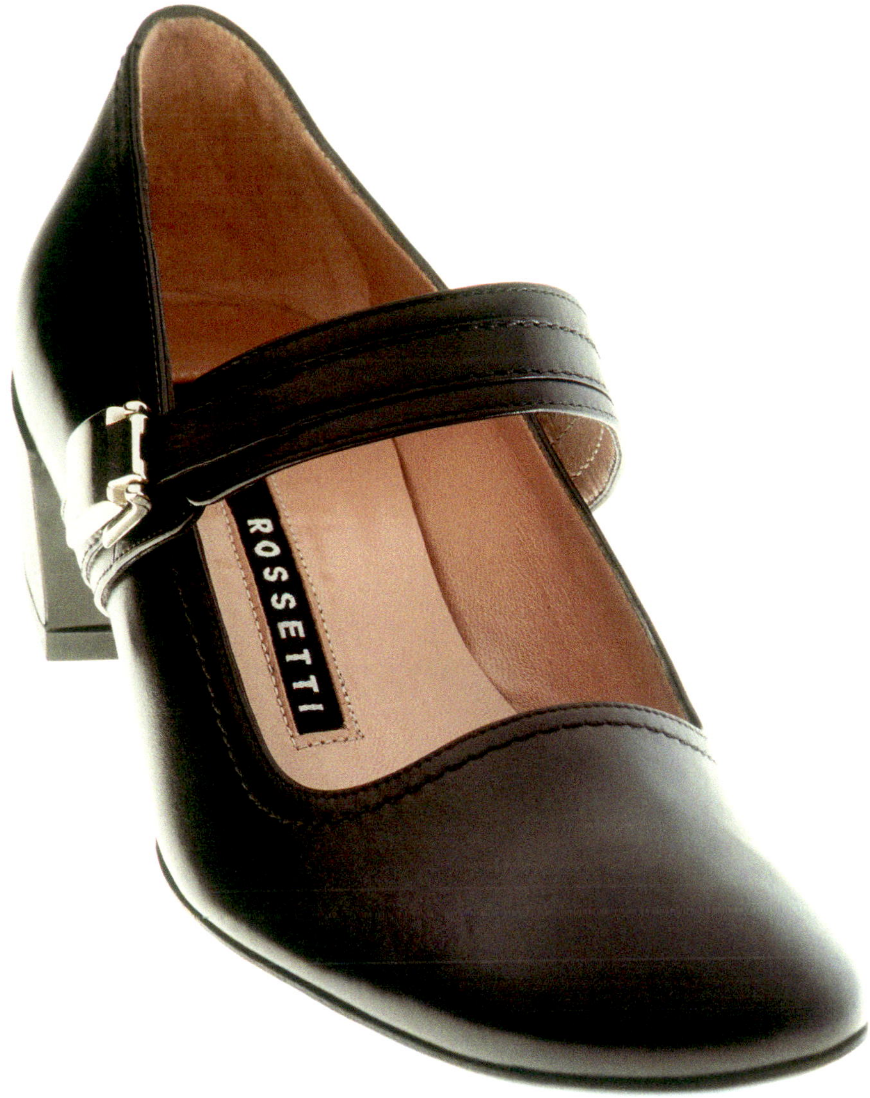

Mary Jane

Der Mary Jane ist eigentlich ein Kinderschuh, doch seine charakteristische Form mit flacher Sohle, Riemchen und abgerundeter Zehenkappe inspiriert seit den Sechzigern immer wieder die Modedesigner. Die Ladys sind sich uneins über den Mary Jane, Freundinnen hat er vor allem unter denen, die ohnehin gern flache Schuhe tragen. Dann muss er aber immer noch in einer möglichst eleganten Interpretation daherkommen, denn Blockabsätze und allzu breite Kappen wirken selten vorteilhaft. Oft wird der Mary Jane allerdings auch der Pumpsform angeglichen und bekommt eine schmale Kappe und einen hohen Absatz, womit er sich aber ziemlich weit von seinem Ursprung entfernt. Wer die Bequemlichkeit eines weiten und flachen Schuhs schätzt, wird sich eher an das Original halten.

Die großen Schuhmacher

Es gibt Schuhmacher – und es gibt die großen Schuhdesigner des 20. Jahrhunderts. Selbst die uneitelste Lady bleibt nicht immer unbeeindruckt von den mal zierlich-graziösen, mal selbstbewusst-provokanten Kreationen mit dem vielversprechenden Schriftzug auf der Innensohle. Unter Schuhfans rangieren die Namen der Meister oft sogar als Synonym für das Produkt. Ein Paar über alle Zweifel erhabene Ferragamos oder anbetungswürdige Manolos dürfen eigentlich in keinem Haushalt fehlen. Andere bekommen glasige Augen beim Anblick der Werke von Robert Clergerie, Emma Hope, Patrick Cox oder Charles Jourdan. Werfen wir einen Blick auf einige der Götter des Schuh-Olymps.

Salvatore Ferragamo

Sein Leben begann 1898 in bescheidensten Verhältnissen im Süden Italiens. Als er 1960 starb, hatte ihm seine Handwerkskunst Ruhm und Reichtum eingebracht. Salvatore Ferragamo eröffnete schon mit 13 Jahren sein erstes Schuhgeschäft, wanderte als Sechzehnjähriger in die USA aus und kehrte 1927 als gemachter Mann nach Hause zurück. In Hollywood hatte er sich mit unermüdlichem Fleiß und größter Kreativität zum Schuhmacher der Stars hochgearbeitet, nun wollte er Europa erobern. In den Dreißigern und Vierzigern war er es, der die Schuhe für die Vornehmen und Berühmten der Alten Welt kreierte, und er überraschte seine Kundinnen immer wieder mit neuen Designideen. So machte er 1935 den Keilabsatz und 1938 die Plateausohle populär. Sein Einfallsreichtum half ihm auch, den Materialmangel der Kriegs- und Nachkriegszeit zu überstehen, mehr noch, gelegentlich sogar aus der Not eine Tugend zu machen und ganz neue Materialien zu entdecken. Salvatore Ferragamo verstand sein Metier und hielt es hoch, deswegen durfte bei ihm die Form nie zu Lasten der Funktion gehen. Bequemlichkeit war immer das oberste Gebot. Dies schätzten zahllose prominente Damen, eine der berühmtesten war sicherlich Audrey Hepburn. Sie kam 1954 zum ersten Mal nach Florenz, um sich in Ferragamos Atelier im Palazzo Spini Feroni Schuhe anmessen zu lassen. Bis zu ihrem Tod im Jahre 1993 sollten zahllose Kreationen folgen, die ab 1960 von Ferragamos Tochter Fiamma entworfen wurden.

Roger Vivier

Kaum eine Christian-Dior-Kundin, die nicht mindestens ein Paar Schuhe von Roger Vivier besitzt. Denn der studierte Bildhauer, geboren 1907, entwarf von 1953 an zehn Jahre lang die passenden Schuhe zu den Kreationen des berühmtesten aller Couture-Häuser. Viviers Karriere hatte schon 1937 begonnen, als er für renommierte Labels wie I. Miller, Delman, Bally oder Rayne arbeitete, doch in den Schuh-Olymp stieg er erst durch die Kooperation mit Dior auf. Seine Designs waren in jeder Hinsicht innovativ, einen besonderen Akzent setzte er dabei immer wieder mit der Form des Absatzes. Die Namen der Silhouetten sind Schuhfans so geläufig wie Couturefans die Namen der Dior-Linien: Comma, Choc, Louis, Prisme oder Escargot. Die Liste der Vivier-Kundinnen umfasst Reiche und Prominente aus allen Bereichen des öffentlichen Lebens, von Queen Elizabeth II., die in seinen Schuhen gekrönt wurde, über die Herzogin von Windsor bis hin zu Jeanne Moreau und Catherine Deneuve, den unbestrittenen Primadonnen des französischen Films.

Manolo Blahnik

Manolo Blahnik wurde 1942 als Sohn tschechisch-spanischer Eltern auf den Kanarischen Inseln geboren, die Kunst des Schuhmachens hat er der Legende nach von seiner Mutter erlernt. In der Schweiz studierte er Literatur und Architektur, um danach Bühnenbildner zu werden. Das Schuhdesign war zu diesem Zeitpunkt nur eine Nebenlinie seines Schaffens, erst Diana Vreeland soll ihn dazu gebracht haben, sich ganz darauf zu konzentrieren. 1973 eröffnete er sein erstes Geschäft in London, wenig später waren seine Schuhe auf den Laufstegen der führenden Modemacher zu sehen. Blahnik selbst bezeichnet sich als Meister der Schere, womit er ziemlich wörtlich seine Entwurfsmethode beschreibt. Tatsächlich sind seine Schuhe auf ein Minimum reduziert – das Ergebnis ist aber regelmäßig höchste Eleganz. Gefertigt werden die edlen Kreationen in Italien, und weil die Fabrik nur kleine Stückzahlen liefern kann, sind die Schuhe ebenso knapp wie begehrt. Die zahlungskräftigen Trägerinnen, darunter Paloma Picasso, Bianca Jagger und Madonna, ordern häufig per Telefon, oftmals im Dutzend und ohne die Kollektion vorher gesehen zu haben.

Jimmy Choo

Der in Malaysia geborene Jimmy Choo begann seine Karriere als Schuhdesigner 1986 klein aber fein, mit zwei Paar handgefertigten Kreationen pro Tag. Die filigranen Entwürfe machten ihn schnell zum Geheimtipp in der englischen Society. Die Werkstatt wäre vermutlich noch sehr lange eine Insideradresse geblieben, wenn nicht Prinzessin Diana seine Arbeiten ins Blitzlicht der Presse gerückt hätte. Plötzlich galten Choos Schuhe als extrem trendy, doch zum Kummer der Schuhenthusiastinnen überstieg die Nachfrage bei weitem das Angebot. In der Amerikanerin Tamara Yearday fand der Schuhmacher 1996 dann die Partnerin, die den Namen Jimmy Choo in ein weltweit bekanntes Label verwandeln sollte. Genau genommen machte die gut betuchte Unternehmerstochter (ihr Vater war ein Mitbegründer der Vidal-Sassoon-Friseurkette) dem scheuen Künstler ein Angebot, das er einfach nicht ablehnen konnte. Neben einer kräftigen Finanzspritze bestand es aus ihrer Begeisterung für das Produkt und die Marke sowie den richtigen Verbindungen zur Modepresse. Die bescheidenen Anfänge im Londoner East End sind längst vergessen, denn Jimmy-Choo-Boutiquen residieren heute in den exklusivsten Einkaufsmeilen rund um den Globus. Dort versorgen sich schuhversessene Ladys mit dem begehrten Fußluxus, nicht wenige von ihnen sind Stars, wie beispielsweise Jodie Foster, Cameron Diaz, Cate Blanchett, Kim Basinger oder Minnie Driver. Den Erfolg haben die beiden Macher des Labels arbeitsteilig zu Stande gebracht: Tamara Yearday kümmert sich zusammen mit der Kreativdirektorin Sandra Choi um die Konfektionsschuhe, Jimmy Choo regiert die Couture-Abteilung.

Christian Louboutin

Man kann darüber streiten, wer unbedingt auf die Liste der größten Schuhmacher des 20. Jahrhunderts gehört und wer nicht, der erste große Star des 21. Jahrhunderts ist aber ohne Zweifel Christian Louboutin. Diese Auszeichnung verdient das Pariser Toptalent nicht zuletzt wegen seines höchst zeitgemäßen Modekonzepts, das den Schuh in den Mittelpunkt des Auftritts rückt und vom Outfit unabhängig macht. Denn, so meint der Designer, »mit Louboutin-Schuhen ist die Jeans so gut wie ein Abendkleid«. Dank seiner Kreativität und seiner ungewöhnlichen Ideen hat er sich in nur wenigen Jahren zum absoluten Darling der Modewelt entwickelt, seine Kundinnen zählen zur Crème de la Crème der vom Schuhtick Besessenen. Tatsächlich darf es als so etwas wie ein Ritterschlag gelten, wenn sich die Vorzeigeladys Catherine Deneuve und Caroline von Monaco als Louboutin-Fans outen, denn beide besitzen ein hervorragendes Gespür für Mode. Ganz nebenbei sind sie natürlich auch die Stilvorbilder eines Millionenheers von Illustriertenleserinnen, eine Tatsache, die der Louboutin-Boutique schnell über den Status einer Pariser Lokalattraktion hinausgeholfen hat. Als früheste Inspiration für eigene Schuhzeichnungen nennt der Designer das Verbotsschild in einem Pariser Museum, das die Trägerinnen von Stöckelabsätzen am Betreten hindern sollte. Später begeisterte er sich für die Schuhe der Revuetänzerinnen, an deren beinahe nackten Körpern die Slingpumps oder Mules eine einmalig intensive Wirkung entfalteten. Bei Charles Jourdan, Maud Frizon, Chanel und Yves Saint Laurent lernte Christian Louboutin dann auch die praktischen Seiten des Handwerks, zeichnen konnte er ohnehin. Wer zum erlauchten Kreis der Louboutin-Kundinnen zählen möchte, muss übrigens nicht mehr an die Seine pilgern, denn mittlerweile sind die begehrten Kreationen auch in New York zu haben.

Emma Hope

Ihre unwiderstehlichen Brokat-Mules haben die Londoner Ladys schon Mitte der Achtziger begeistert, seither verzaubert Emma Hope Saison für Saison mit neuen, originellen Kreationen aus hochwertigen Materialien wie Nappa, Wildleder, Samt und Seide. Die Schuhdesignerin schloss 1984 ihre Ausbildung am Cordwainers College ab, inzwischen unterhält sie drei eigene Geschäfte und hat fünf Design Council Awards eingeheimst. Emma Hope Shoes zeichnen sich durch klare Linien, Stilgefühl, aber auch durch perfekte Handwerksarbeit aus, ein Großteil der Kollektionen wird in Florenz hergestellt. Neben ihrer eigenen Linie hat Emma Hope auch Schuhe für Anna Sui, Nicole Farhi und einige andere Modemacher entworfen, außerdem gab es eine Kooperation mit Paul Smith.

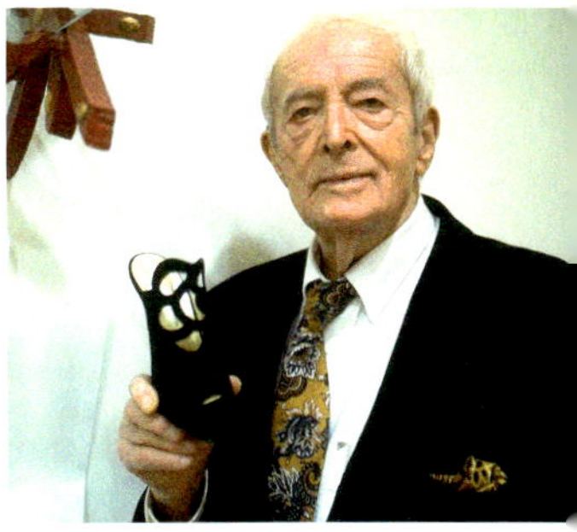

Roger Vivier mit einer seiner Kreationen.

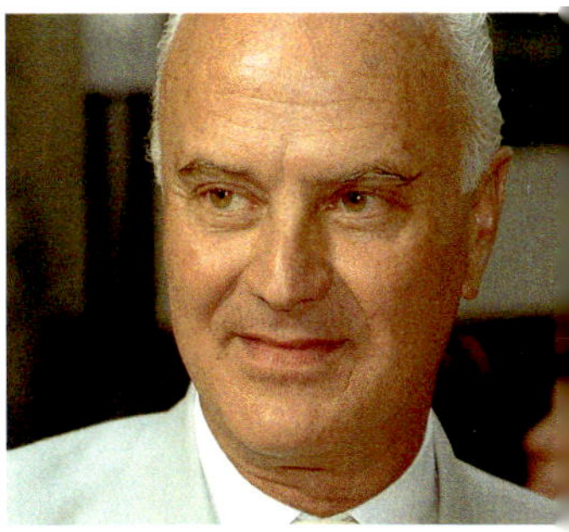

Manolo Blahnik im Mai 2001 in Madrid.

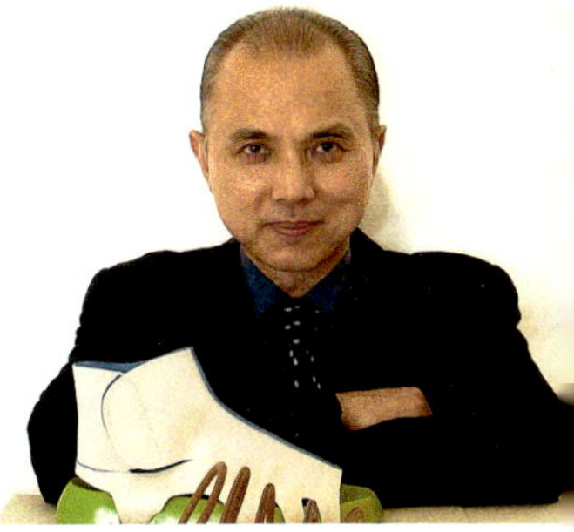

Jimmy Choo mit Schuhentwürfen von Studenten.

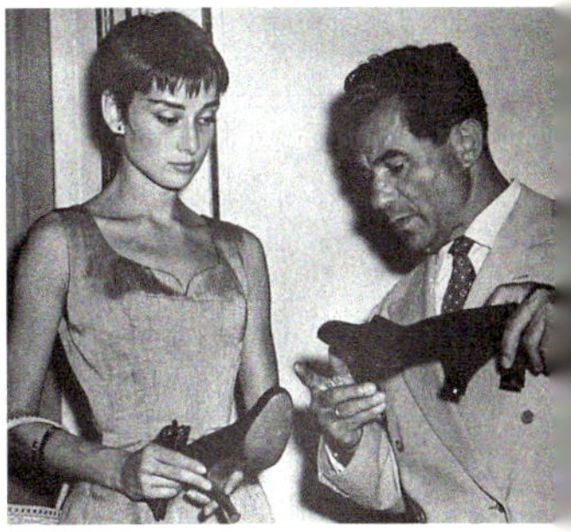

Salvatore Ferragamo 1954 mit Audrey Hepburn.

So wird ein Damenschuh daraus

Um einen Schuh zu produzieren, stehen Industrie und Handwerk mehrere Herstellungstechniken zur Verfügung, von sehr aufwändig bis sehr einfach, von manuell bis maschinell. Modische Damenschuhe werden in der Regel geklebt, im Fachjargon heißt diese Methode auch AGO. Männer mit ausgeprägtem Interesse an hochwertigem Schuhwerk verziehen bei diesem Stichwort das Gesicht, denn sie würden nie etwas anderes als die rahmengenähte Machart akzeptieren. Dieses Verfahren eignet sich jedoch nur bedingt für filigrane Pumps und andere feine Modelle, da sich die extrem dünne Sohle und die schmale Silhouette solcher Schuhe damit nur schwer realisieren lässt. Das bedeutet nicht, dass es keine rahmengenähten Pumps gibt, solche Kunstwerke sind jedoch äußerst selten und teuer.

Die schlanke Optik ist aber nur einer von mehreren Gründen für die geklebte Verarbeitung. Modische Schuhe sollen nur für relativ kurze Zeit getragen werden, eine besonders dauerhafte Konstruktion wäre also gar nicht gefragt. Außerdem würden die orthopädischen Vorteile des Rahmenschuhs durch die grundsätzlich eher unbequeme Form von Pumps oder Stilettos ohnehin zunichte gemacht, insofern spricht auch nichts dagegen, sie mit einer geklebten Sohle zu versehen. Das Kleben betrifft (zumindest bei hochwertigen Modellen) wohlgemerkt nur die Sohle. Die Herstellung des Schafts, also des Oberbaus, kann genauso aufwändig sein wie bei einem rahmengenähten Schuh, wenn sie aufgrund besonders feiner Materialien nicht sogar noch schwieriger ist.

Herz und Ausgangspunkt des Schuhs ist der Leisten. Es handelt sich dabei um eine Form aus Holz oder Kunststoff, die den menschlichen Fuß nachahmt. In der Schuhfabrik werden Leisten für jedes Schuhmodell, alle Absatzhöhen und natürlich auch in zahlreichen Größen vorrätig gehalten. Wieviele Leisten es genau sind, hängt von der Herstellungsmethode und den Kapazitäten der Firma ab. Der handwerklich arbeitende Schuhmacher, der Schuh für Schuh einzeln anfertigt, benötigt für jede Kundin nur einen Leisten pro Modell und Absatzform, große Fabriken brauchen dagegen dutzende oder sogar hunderte, um in Serie produzieren zu können. Für einen maßgefertigten Schuh wird ein individueller Leisten gebaut, die Konfektion bedient sich dagegen der Größen- und Modellauswahl von Leistenherstellern wie dem in der Nähe von Hannover ansässigen Traditionsunternehmen Fagus.

Beim Entwurf eines neuen Schuhs lässt sich der Designer zunächst von seiner Idee leiten. Wie diese Vision später auf dem Leisten verwirklicht wird, ist am Anfang des kreativen Prozesses noch nicht entscheidend. Dennoch bezieht er die derzeit auf dem Markt befindlichen Leistenformen in seine Überlegungen mit ein, denn sie reflektieren die langfristigen Trends. Die verschiedenen Spielarten der Mode zeigen sich zum Beispiel in der Form der Zehenkappe, die mal rund, mal eckig und mal lang ausgezogen daherkommt. Entsprechend inspiriert fertigt der Gestalter erste Skizzen an, die am Ende der Entwurfsphase in eine genaue Zeichnung umgesetzt werden. Später überträgt er das Design auf einen Leisten und konstruiert daraus das zweidimensionale Schnittmuster des Schafts, die sogenannte Modellschablone.

Nun kann das Oberleder ausgewählt und zugeschnitten werden. Bei Qualitätsschuhen geht dies nach wie vor mit viel Augenmaß vonstatten, denn die Schablonen für die Einzelteile des Schafts müssen mit Bedacht auf dem Leder verteilt werden. Zum einen, um fehlerhafte Stellen zu umgehen, zum anderen gilt es, die Dehnungsrichtung des Leders zu berücksichtigen. Das Vorderblatt, also die Partie an Spitze und Spann, sollte beispielsweise in Längsrichtung zugeschnitten werden, Seitenteile dagegen quer. Das ist wichtig, damit der Schuh alle Abrollbewegungen des Fußes mitmacht, ohne die Form zu verlieren. Der Zuschnitt erfolgt stets paarweise und aus dem selben Lederstück, damit der linke und der rechte Schuhe später exakt gleich aussehen.

In der Schaftstepperei wird das Leder »zugerichtet«, also vorbereitet. Dazu zeichnet der Schaftmacher Markierungspunkte auf, damit die Näher später wissen, wie sie die Einzelteile zusammenfügen sollen. Außerdem muss er, falls bei dem entsprechenden Modell vorgesehen, Lochmuster ausstanzen und die Randpartien bearbeiten, indem er sie beispielsweise auszackt oder mit Paspeln versieht und bei Bedarf nachfärbt. Damit sich an den Nähten, wo das Leder doppelt liegt, keine unschönen Wülste bilden, werden die Ränder ausgeschärft, also zur Kante hin verdünnt.

Früher war dies Handarbeit, heute führt das Messer eine Maschine. Anschließend werden die Schaftteile zusammengenäht (die Schuhmacher sagen »gesteppt«), danach wird das Oberleder mit dem Futterschaft verbunden. Allerdings zunächst nur an den Seiten, denn sonst könnte man die Verstärkungen an Spitze und Ferse nicht mehr einfügen. Ganz am Ende werden noch die eventuell benötigten Schnürlöcher gestanzt.

Bis jetzt hat das lederne Gebilde nur wenig Ähnlichkeit mit einem Schuh, dies ändert sich jedoch im folgenden Arbeitsschritt, denn nun kommt der Leisten ins Spiel. Da sich die Brandsohle später im Inneren des Schuhs befindet, wird sie als erstes an der Unterseite des Leistens befestigt. Anschließend wird der Schaft von oben über den Leisten gezogen, der überstehende Rand über die Unterseite der Brandsohle gelegt und fixiert. Bevor die Mechanisierung in die Schuhherstellung Einzug hielt, musste der Schuhmacher mit viel Kraft und Geschicklichkeit den Schaft um den Leisten herum modellieren, doch inzwischen hilft ihm dabei eine Maschine, die diesen Prozess in ein paar Sekunden passgenau erledigt. Der Schuh ist nun fast fertig, nur Laufsohle und Absatz fehlen noch. Bevor sie angebracht werden, fügt der Schuhmacher eine Verstärkung aus Metall zwischen Ferse und Ballen ein, damit der Schuh hier nicht einknicken kann. Nun wird die Laufsohle aufgeklebt und der Absatz befestigt. Besonders hohe Absätze haben einen Kern aus Stahl, damit sie der enormen Belastung beim Gehen standhalten. Im letzten Schritt, dem so genannten Ausputz, wird der Schuh gereinigt und auf Hochglanz gebracht. Dann geht es über Endkontrolle und Verpackung in den Versand – und wenig später steht das Paar im Laden und verführt schuhbegeisterte Ladys.

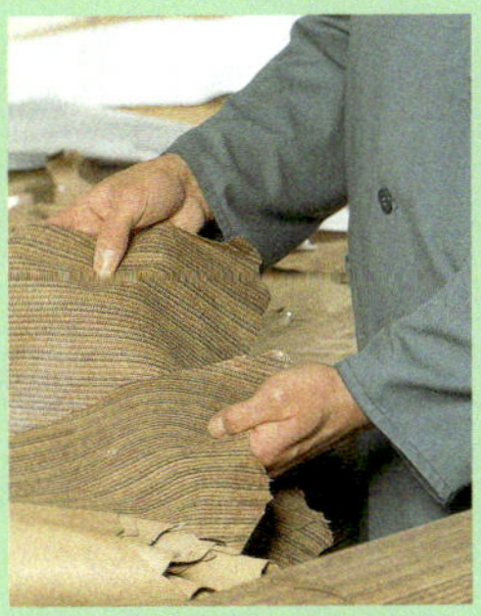

Im Lager, wo 65 Prozent Luftfeuchtigkeit herrschen müssen, wird das Leder ausgesucht.

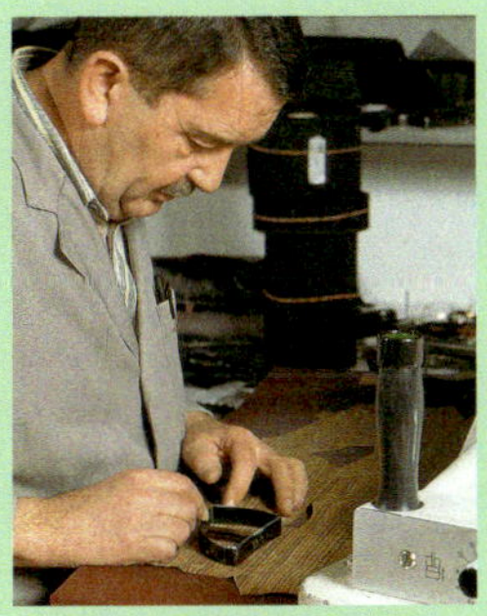

Der Zuschnitt der Schaftteile: Das Leder eines Paars soll absolut identisch aussehen.

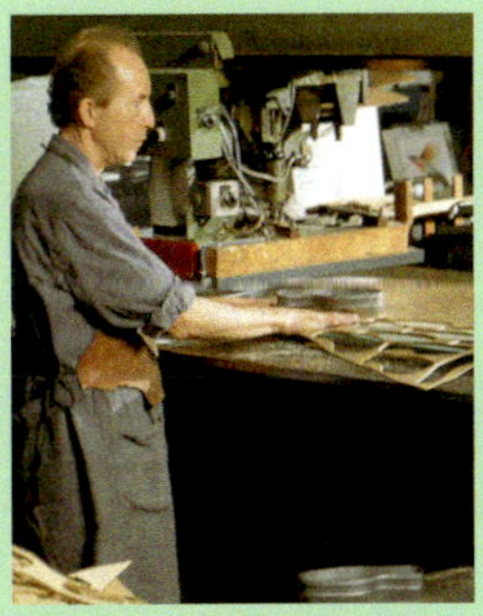

Mithilfe einer Maschine werden die Laufsohlen aus grubengegerbtem Leder ausgestanzt.

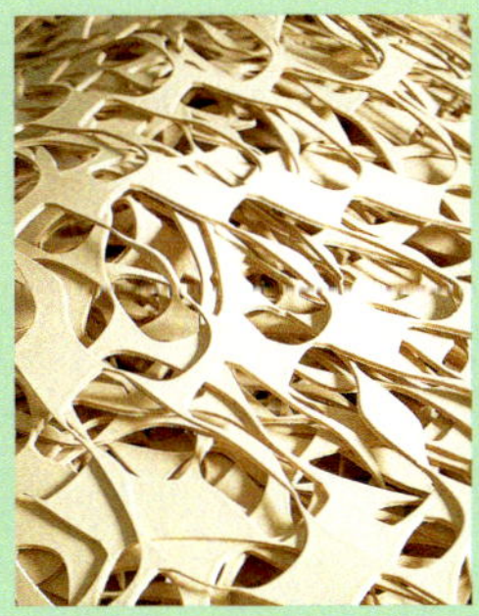

Es ist leider unmöglich, beim Stanzen der Laufsohlen Verschnitt völlig zu vermeiden.

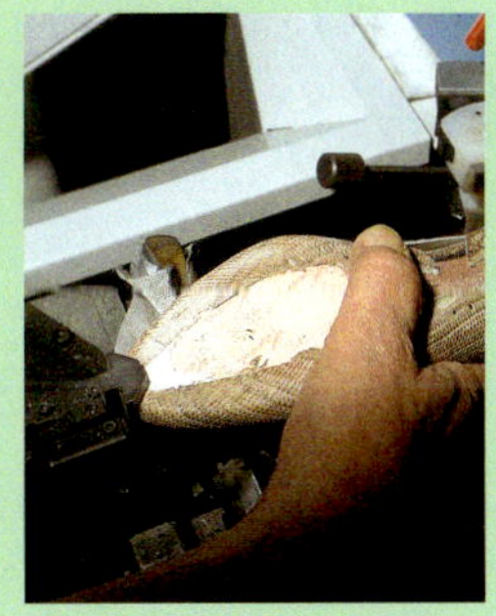

Der Schuhboden wird mit Klebstoff bestrichen, danach muss der Leim 20 Minuten trocknen.

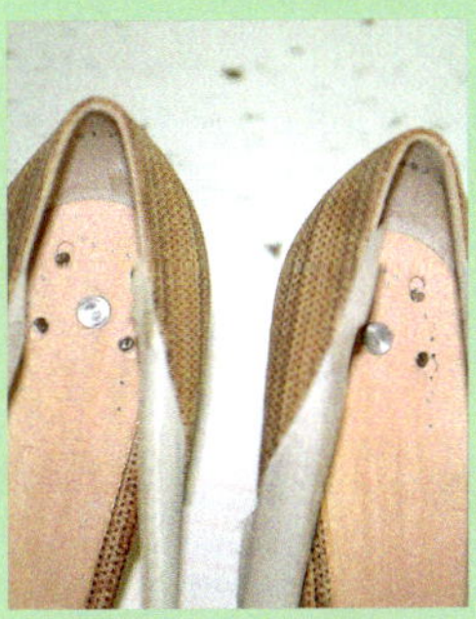

Der Absatz wird angeschraubt und nach dem Ausleisten zusätzlich mit Nägeln befestigt.

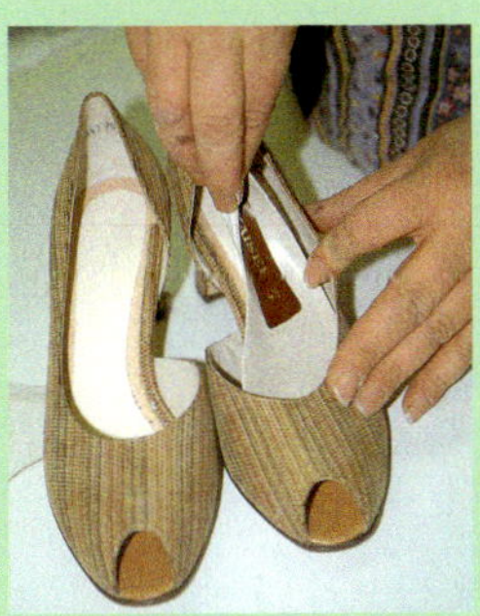

Das Fersenpolster und die Decksohle verhindern den Kontakt mit der Absatzbefestigung.

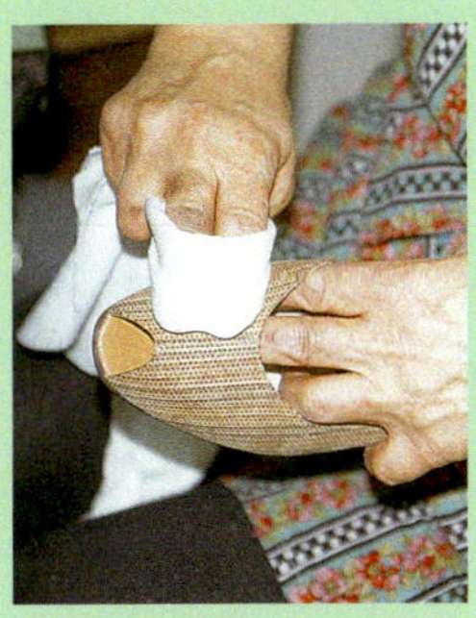

Der fertig gestellte Schuh wird nun sorgfältig von Klebstoffresten und Staub befreit.

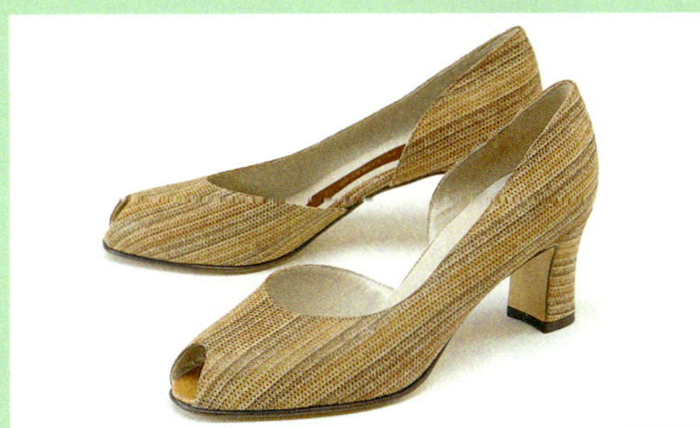

Bis zu 130 Arbeitsschritte stecken in jedem Paar Schuhe, das bei Peter Kaiser gefertigt wird. Gegründet 1838, ist das in Pirmasens ansässige Unternehmen Deutschlands älteste Schuhfabrik.

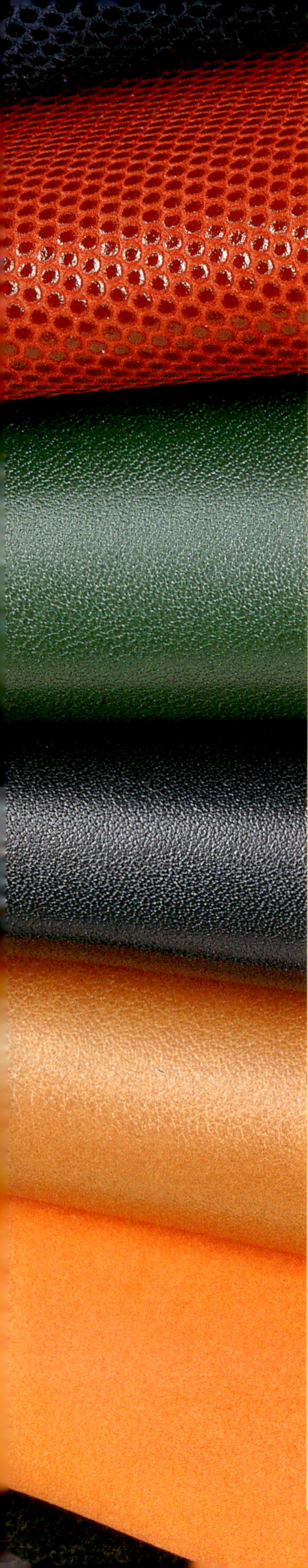

Der Stoff aus dem die Schuhträume sind

In der Geschichte der Fußbekleidung hat der Mensch so gut wie alle Materialien, die ihm zur Verfügung standen, zu Schuhen verarbeitet, von den ersten Sandalen aus Papyros, Bast, Hanf oder Flachs über Stiefel aus den verschiedensten Tierhäuten, Pantinen aus Holz, elegante Slipper und Pantoletten aus kostbaren Samten und Brokaten bis hin zu modernen Exemplaren aus diversen Kunststoffen. Lediglich Cinderellas gläserne Pumps gab und gibt es bis heute nur im Märchen. Die bedeutendste und beliebteste Rohware für feines Schuhwerk ist jedoch nach wie vor das Leder in seinen zahlreichen Sorten und Variationen.

Kalbsleder

Kalbsleder, oft auch als Calf oder Boxcalf bezeichnet, ist die edelste Rindsledersorte, denn die Häute der Jungtiere sind besonders fein. Dass der Preis dieses weichen, anschmiegsamen Materials trotz seiner hohen Qualität im Rahmen bleibt, hat mit unseren Essgewohnheiten zu tun. Kalbsleder ist nämlich ein Nebenprodukt der Schlachthöfe. Sollten die Vegetarier irgendwann die Mehrheit stellen, würde sich das heute überall erhältliche Leder schnell in einen exklusiven und sehr teuren Exoten verwandeln.

Rindsleder

Ein Rindersteak ist lange nicht so zart wie ein Kalbsfilet, ganz ähnlich verhält es sich mit den Häuten. Rindsleder, also die Ware vom ausgewachsenen Tier, ist wesentlich zäher und dicker als die Haut des Kalbs. Deshalb begegnen wir Rindsleder in den Damenschuhabteilungen recht selten, für rustikale Laufschuhe oder stabile Stiefel ist es jedoch sehr gut geeignet.

Pferdeleder

Pferdeleder oder Cordovan ist bei Damen erst seit den Achtzigern ein Thema, als die Hersteller rahmengenähter Herrenschuhe auch Damenkollektionen herausbrachten. Wie die Haut des Rinds ist auch Cordovan ein Nebenprodukt, denn Pferde werden natürlich nicht wegen ihres schönen Leders gezüchtet. Nach der Verdrängung der Arbeits- und Nutzpferde durch Automobile und Maschinen hat sich die Ware deshalb stark verteuert.

Schweinsleder

Schweinsleder kennen wir in der Damenmode in erster Linie von Handschuhen, die häufig aus der Haut von südamerikanischen Wasserschweinen gefertigt werden. Doch auch das Hausschwein liefert interessant strukturierte Lederqualitäten, die immer mal wieder zu Schuhen verarbeitet werden.

Antilopenleder

Das Leder von Antilopen, Gemsen, Hirschen und anderen Paarhufern wird meist unter dem englischen Begriff Buckskin zusammengefasst. Es eignet sich besonders als Rauleder für sportliche Loafer und Sneakers. Die Kurzform Buck steht für sportliche Schnürer aus hellem bis weißem Rauleder, die ursprünglich tatsächlich aus echtem Antilopenleder gefertigt wurden.

Ziegenleder

Ziegenleder, in Frankreich heißt es Chevreau, ist ein klassisches Material für Handschuhe, dennoch wird es auch zu feinstem Schuhwerk verarbeitet. Besonders beliebt ist es als Rauleder, ganz häufig in der Mischung mit glatten Lederqualitäten.

Krokodil

Exotenleder haben ein ähnliches Imageproblem wie Pelze, letztlich macht es aber keinen Unterschied, ob nun ein Kalb oder ein Alligator seine Haut hergeben muss. Wer Leder nicht grundsätzlich ablehnt, kann also auch zum Schuh aus Kroko greifen. Vorausgesetzt, es handelt sich um Leder aus der Zucht und nicht von wild lebenden oder gar artgeschützten Tieren. Der Preis der unterschiedlichen Krokoqualitäten hängt davon ab, welche Körperpartie verwendet wurde. Wesentlich günstiger als echtes Kroko sind Imitate aus geprägtem Rinds- oder Kalbsleder.

Echsenleder

Echsenleder, zum Beispiel Schlangenhaut, erfreut sich nur bei wenigen Damen konstanter Gunst. Die meisten Ladys werden nur dann darauf aufmerksam, wenn die Mode exotische Leder mal wieder zum Thema macht. Bevor man die dünnen Häute zu Schuhen verarbeiten kann, werden sie übrigens auf Kalbsleder geklebt, da sie sonst nicht stabil genug wären.

Straußenleder

Straußenleder gehört nicht gerade zu den populärsten Lederqualitäten, der Insiderstatus des Materials macht es für die anspruchsvolle Kundin dafür umso begehrter. Breitere Bekanntheit erlangte das Leder mit den charakteristischen Verdickungen erst Ende der Neunziger, als die Schuhdesigner es für Sneakers und Loafer wiederentdeckten. Oftmals handelt es sich hierbei jedoch um Imitationen, denn echtes Straußenleder ist nicht zum Schnäppchenpreis zu bekommen.

Veloursleder

Rau- oder Veloursleder wird häufig auch als Wildleder bezeichnet, dieser Begriff ist jedoch irreführend, denn »wild« ist diese Ledersorte genausowenig wie die glatte Variante. Bei der rauen Oberfläche handelt es sich um die Innenseite der Haut, die bei der Verarbeitung nach außen gewendet wird. Insofern kann praktisch jedes Leder auch als Rauleder daherkommen, allerdings werden bevorzugt die weniger hochwertigen Qualitäten »inside out« verarbeitet. Schließlich wäre es Verschwendung, eine einwandfreie Außenseite im Inneren des Schuhs zu verstecken. Bei sportlichen Raulederschuhen kann übrigens auf ein zusätzliches Futter verzichtet werden, da die glatte Außenseite den Fuß weich und komfortabel umhüllt.

Nubuk

Auf den ersten Blick sieht Nubuk aus wie Rauleder, doch es gibt einen wesentlichen Unterschied. Bei Nubuk wird das Leder nicht mit der nach außen gewendeten Innenseite verarbeitet, sondern die Außenseite aufgeraut. Auch in Optik und Griff unterscheiden sich die beiden Sorten, Nubuk ist nämlich etwas glatter und fasst sich fester an als Rauleder.

Lackleder

Lackleder gehört nicht zu den exklusivsten Materialien, denn bei wirklich edlen Häuten würde niemand die Außenseite unter einer deckenden Lackschicht verbergen wollen. Dennoch ist die Hochglanzware nicht aus dem Schuhschrank der Lady wegzudenken, denn Pumps, Ballerinas oder Sneakers aus Lackleder sind echte Klassiker.

Fischhaut

Kaum zu glauben, doch auch aus Fischhaut kann man Schuhe machen. Im Durchschnittsschuhhaus werden Sie allerdings so gut wie nie einen Pumps aus Karpfen- oder Rochenleder im Regal finden, in den Kollektionen einiger Schuhdesigner tauchen solche ungewöhnlichen Materialien jedoch immer mal wieder auf. Und auch Maßschuster können diese Variante anbieten. Vor der Verarbeitung werden allzu dünne Fischhäute auf stärkere Lederarten aufgeklebt, um ihnen die notwendige Stabilität zu geben.

Nappa

Nappaleder kennen wir vor allem von Taschen und Lederjacken, doch natürlich werden auch Schuhe daraus gefertigt. Der Name, der von der nordamerikanischen Stadt Napa abgeleitet sein soll, bezeichnet keine spezielle Ledersorte, sondern vielmehr ein Herstellungsverfahren. Dabei wird weiches, vollnarbiges Leder »ungespalten« verarbeitet, die Haut wird also nicht vorher in dünne Schichten geschnitten. Das Ergebnis ist ein durchgefärbtes, abwaschbares Material, das sich zum Beispiel für hohe Stiefel sehr gut eignet.

Stoff

Stoff ist ein traditionsreiches Material für den Schuh der Lady, denn bis ins 19. Jahrhundert hinein trugen die Frauen der Oberschicht fast ausschließlich Stoffschuhe. Dass diese fragilen Kunstwerke sich nicht für raues Pflaster oder eine sandige Landstraße eigneten, war unwichtig, denn die Damen bewegten sich ohnehin überwiegend in Innenräumen. Auch heute noch ist Stoff eine beliebte Alternative zu Leder, vor allem bei eleganten Pumps oder Mules – die allerdings zum Glück mit einer asphalttauglichen Sohle ausgestattet sind. Wer keine Lust auf Schuhcreme hat, ist mit Stoffschuhen erst einmal gut bedient. Dafür sind Flecken und Straßenschmutz eine umso größere Gefahr.

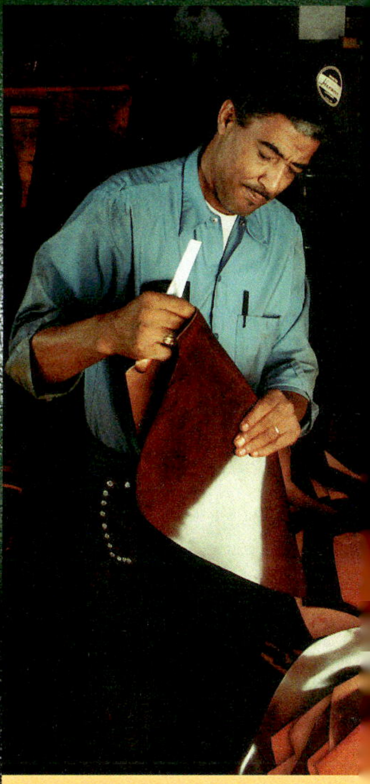

Pferdeleder ist teuer, deshalb wird es nur für langlebige rahmengenähte Schuhe verwendet.

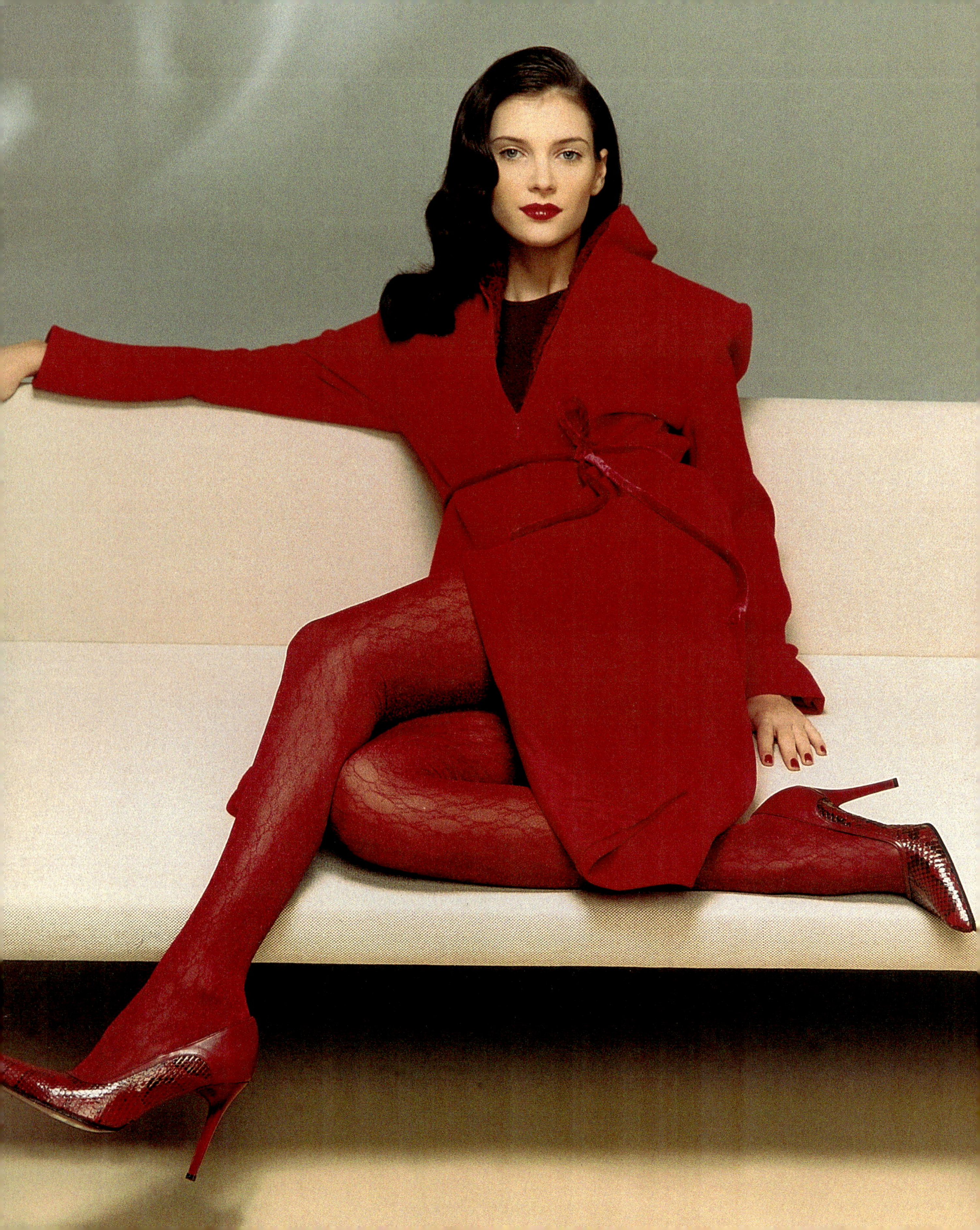

Der passende Schuh zum Outfit

Was haben es die Männer leicht: Ihre Schuhe sind braun oder schwarz und wann welche Farbe passt, lässt sich meist ganz leicht entscheiden. Für die Ladys gestaltet sich die Zusammenstellung des Outfits dagegen etwas schwieriger. So scheint es jedenfalls auf den ersten Blick, denn Damenschuhe gibt es in zahllosen Varianten und Farbnuancen. Jedesmal Ton und Modellform perfekt auf den Rest der Garderobe abstimmen zu wollen, ist ein fast hoffnungsloses Unterfangen. Doch das ist auch gar nicht nötig, denn eine einfache Grundregel ersetzt alle komplizierten Kombinationssysteme: Der Schuh muss in Farbe, Material und stilistischer Aussage zu Kleidung, Accessoires und Anlass passen. Doch auch dieser simple Leitsatz lässt eine Frage zunächst unbeantwortet: Was passt und was nicht?

Ob Sie erst Rock, Kleid, Pullover oder Hose aus dem Schrank nehmen und dann die passenden Schuhe dazu suchen, oder sich erst für die Schuhe entscheiden und dann die textilen Elemente auswählen, ist eigentlich egal – Hauptsache die beiden Parteien treten irgendwie in eine gelungene Beziehung zueinander. Ob die sich eher spannend oder eher fade gestaltet, hängt davon ab, ob Schuhe und Kleidung harmonieren oder kontrastieren. Rote Schuhe und rotes Kleid, das wäre ein Maximum an Harmonie, kontrastreicher würde ein weißes, grünes oder schwarzes Kleid wirken. Während es beim Kleid also mehrere Möglichkeiten gibt, gilt für die Handtasche generell, dass sie die Farbe der Schuhe aufnehmen sollte. »Generell« bedeutet nicht »immer und unter allen Umständen«, aber als Orientierungshilfe kann man sich diese Regel ruhig merken. Bei roten Pumps hieße dies beispielsweise, dass Sie sich für eine rote Tasche entscheiden. So weit so gut, aber müsste man dann nicht Schuhe und Tasche stets im Doppelpack kaufen? Keineswegs, denn die beiden Elemente sollen sich in Farbe und Material ähneln, völlige Identität ist dagegen nicht gefragt. Deshalb kann zum weinroten Samtmule problemlos eine bordeauxrote Ledertasche, also ein Accessoire aus einem anderen Material und sicher auch einer etwas anders schattierten Farbe, kombiniert werden.

Falke setzt in seiner Anzeige auf die perfekte Kombination. Besonders raffiniert: Das Exotenleder nimmt den Ton des Mantelfutters auf.

Die Teile des Outfits aufeinander abzustimmen, ist eine Sache, Kleidung und Schuhe auch dem äußeren Anlass anzupassen, eine ganz andere. Mag sein, dass die apfelgrünen Slingpumps wunderbar zu der perlenbestickten Tasche aus hellgrüner Seide passen, beim Finanzmeeting mit den grau gewandeten Kollegen und Kolleginnen kann die Kombi trotzdem fehl am Platze sein. Um das vorauszusehen, braucht die Lady jedoch keine dicken Benimmbücher zu wälzen, ihr praktischer Sinn reicht völlig aus. Im Büro, bei feierlichen oder gar ernsten Anlässen sind grelle, helle und allzu rosige Schuhfarben ebenso unangemessen wie bunt gemustertes Leder oder Sneakers. Allerdings muss die berufstätige Lady nur in sehr konservativen Branchen Zurückhaltung üben, in kreativen Berufen herrscht dagegen weitgehende Mode-Anarchie. Das würde sie zwar nicht gleich zu einer Raver-Kluft verführen, immerhin aber zu einem farbenfrohen Smart Casual – wenn ihr der Sinn danach steht.

Nicht nur die Farbe des Schuhwerks kann zur Frage der Etikette werden, auch Form und Schnitt wollen beachtet sein. Trotz aller Auflockerungen der Bekleidungsregeln gilt nämlich nach wie vor nur der an Zehen und Fersen bedeckte Fuß als »ordentlich angezogen«. Zum strengen Businesskostüm wäre der Mule theoretisch also nicht das Richtige, da er den Blick auf die bloße Ferse erlaubt. Und auch der Slingpumps mit offener Spitze, der sogenannte Peeptoe, würde aus konventioneller Sicht zu viel nackte Haut zeigen. An einem nicht zu weit ausgeschnittenen Pumps hätte dagegen auch die strengste Sittenwächterin nichts auszusetzen. Bei der Abendgarderobe entscheidet die Art des jeweiligen Anlasses, ob diese Einschränkungen gelten oder nicht. Auf einer lockeren Party mit überwiegend jungem Publikum kann man natürlich »offenherzigere« Schuhe tragen als zu einer Opernpremiere. Und nicht zuletzt hängt es auch ein bisschen davon ab, wie präsentabel die Füße selbst sind. Aber auch hier sollte das eigene Urteilsvermögen als Richtschnur gelten, denn die Schuhmode schafft mit ihren Trends laufend neue Grenzfälle. Ob also die Lady ihren neuen Mule doch auch im Büro trägt, bleibt ihr selbst überlassen. Regeln sind schließlich dazu da, souverän und stilvoll überschritten zu werden, in welchen Schuhen auch immer.

Die VIPs des Schuhschranks

Wie bei textilen Kleidungsstücken gibt es auch unter den Schuhen berühmte Originale, die man auf den ersten Blick erkennt. Viele dieser Klassiker haben eine lange Geschichte, in deren Verlauf sie jedoch nie vollständig verändert, sondern höchstens ein bisschen modifiziert und dem Zeitgeschmack angepasst worden sind. Obwohl tausendfach kopiert, steht »the real thing«, auch wenn es etwas teurer ist, meist ganz oben auf der Wunschliste der schuhbegeisterten Lady. Eine dieser echten Legenden, die man irgendwann einmal haben möchte, ist der zweifarbige Chanel-Pumps. 1957 gab er sein Debüt auf der Weltbühne der Mode, drei Jahre nachdem Coco Chanel mit 70 Jahren ihr Couture-Haus neu eröffnet hatte. Zu einem Zeitpunkt, an dem sich auch die kreativsten Designer langsam in den Ruhestand verabschieden, schuf die legendärste Modeschöpferin des 20. Jahrhunderts mit dem Chanel-Kostüm ihr Alterswerk. Dazu passend ließ sie von dem Schuhdesigner Raymond Massaro einen zweifarbigen Schuh entwerfen, der zunächst als relativ niedriger Slingpumps auf den Markt kam. Die Farbgebung war äußerst raffiniert, denn erstens erinnerte sie an die sportliche Optik des Spectatorschuhs – Coco Chanel trug ihn bevorzugt in den zwanziger und dreißiger Jahren – und zweitens machte seine schwarze Zehenkappe einen schlanken, kleinen Fuß. Die hellen Partien am Absatz, der Ferse und an den Seiten wirkten dagegen wie eine optische Verlängerung des Beins. Bis heute wurde dieses Modell in zahlreichen Absatzhöhen von Stiletto bis Ballerina immer wieder neu aufgelegt, doch egal welches die Lady besitzt, jedes ist im Jahre 2002 noch genauso tragbar wie 1957.

Ein anderer Star im Schuhschrank der Lady ist der Vara-Pumps aus dem Hause Ferragamo, einer der erfolgreichsten Damenschuhe aller Zeiten. Kreiert wurde er von Fiamma Ferragamo, der ältesten Tochter des gefeierten Schuhdesigners Salvatore Ferragamo, die das Unternehmen seit dem Tod des Gründers im Jahre 1960 zusammen mit ihrer Mutter und ihren fünf Schwestern sehr erfolgreich weiterführte und schließlich zu dem machte, was es heute ist: Ein Modehaus mit umfassendem Angebot rund um das edle Schuhwerk. Die talentierte Fiamma entwarf den Vara in den späten Siebzigern. Die Grundidee war, einen Schuh zu schaffen, der elegant, zeitlos, aber nicht allzu mühsam zu tragen sein sollte. Folglich bekam der Vara die schmale, aber nicht zu enge Silhouette eines klassischen Pumps und dazu einen relativ niedrigen Absatz. Die Eignung zum Statussymbol verlieh sie ihm mit einer Ripsschleife, die von einer goldfarbenen Schnalle zusammengefasst wurde. Eine Dekoration, die an die Historie des Pumps als Ballschuh anknüpft und dem Vara – ähnlich wie die Trensendeko beim Gucci-Loafer – zugleich Nobel-Flair verleiht.

Und damit wären wir bei einem Schuh-VIP angelangt, der in den siebziger und achtziger Jahren als der legere Society-Treter schlechthin galt: dem Gucci-Mokassin mit dem unverwechselbaren Trensengebiss als Verzierung. Beim Ursprungsmodell handelte es sich um einen flachen Loafer im Unisex-Design, der in einer großen Bandbreite von Farben und Ledersorten zu haben war. Interessanterweise wurde dieser Klassiker nicht von einem ausgesprochenen Schuhhaus kreiert, sondern von einem Lederwarenspezialisten. Die Kernkompetenz des 1904 in Florenz eröffneten Hauses liegt nämlich in der Sattlerei, dies war die Profession des Firmengründers Guccio Gucci. In den Sechzigern entwickelte sich das italienische Hermès-Pendant zum Darling des internationalen Jetsets, der beim Zwischenstopp in Italien Koffer, Reisetaschen, Handtaschen, Kleinlederwaren, Schuhe und Seidentücher erstand. Auf den ersten Blick erkennbar waren die Gucci-Designs an den Hausfarben Grün-Rot-Grün, die auf den meisten Accessoires auftauchten, ab 1960 gesellte sich auch das Trensengebiss des Loafers als Schlüsselmotiv dazu. Das Zierelement, das an die Sattlerei und damit an die Wurzeln des Unternehmens erinnert, wurde später auch auf Pumps und andere elegante Damenschuhmodelle übertragen. Der Original-Gucci-Loafer ist und bleibt aber der flache Mokassin.

Rechte Seite oben: Der berühmte Vara von Ferragamo ist eine sehr elegante Synthese aus hochhackigem Pumps und flachem Ballerina.

Rechte Seite unten links: Der Bicolor-Look ist seit 1957 das Markenzeichen des Chanel-Schuhs, hier eine Variante mit Schnürung.

Rechte Seite unten rechts: In der Prä-Tod's-Ära war der Gucci-Loafer der smarte Freizeitschuh des internationalen Jetsets.

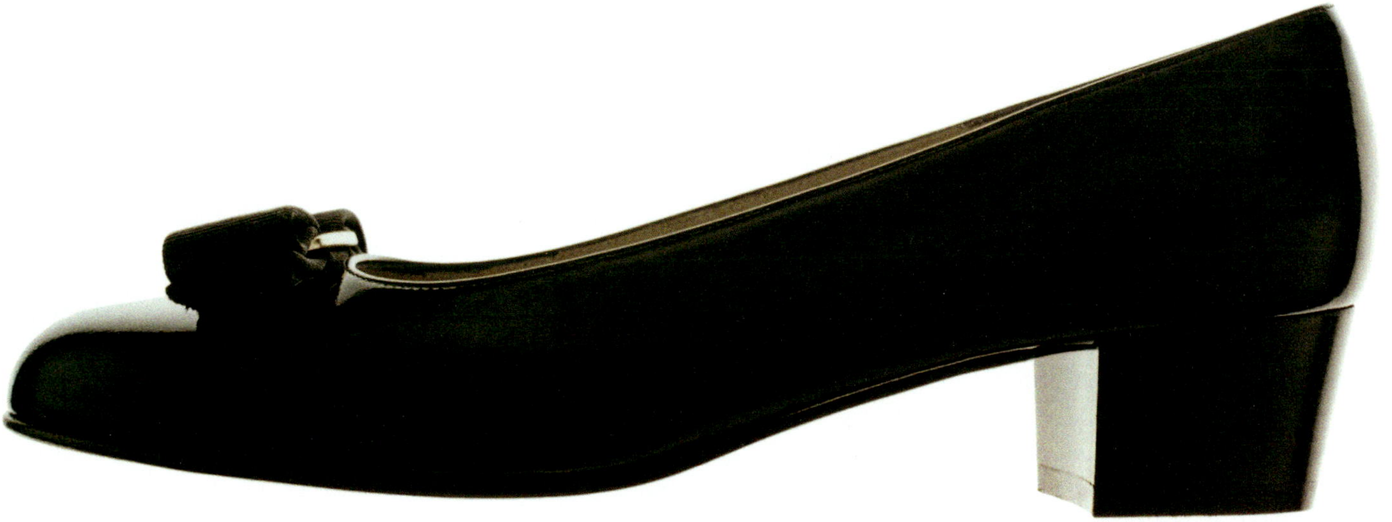

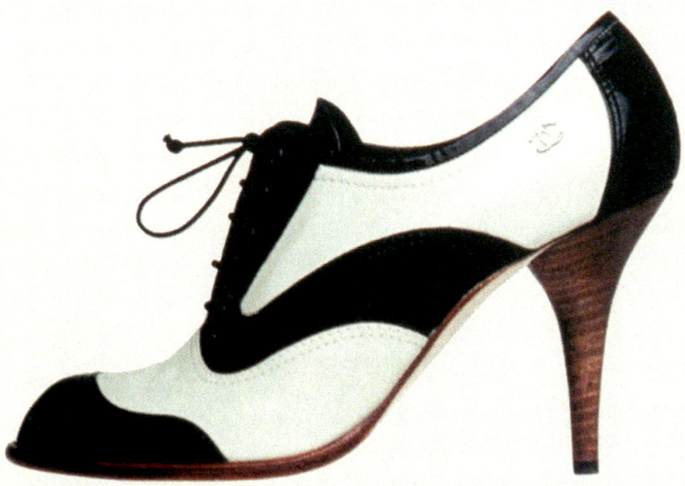

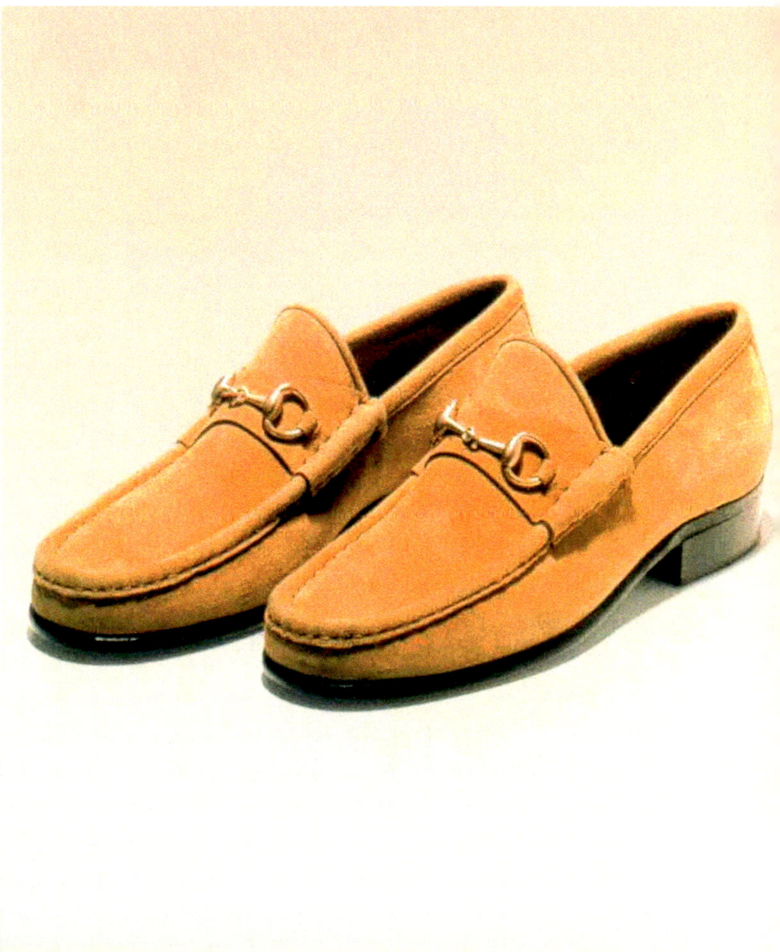

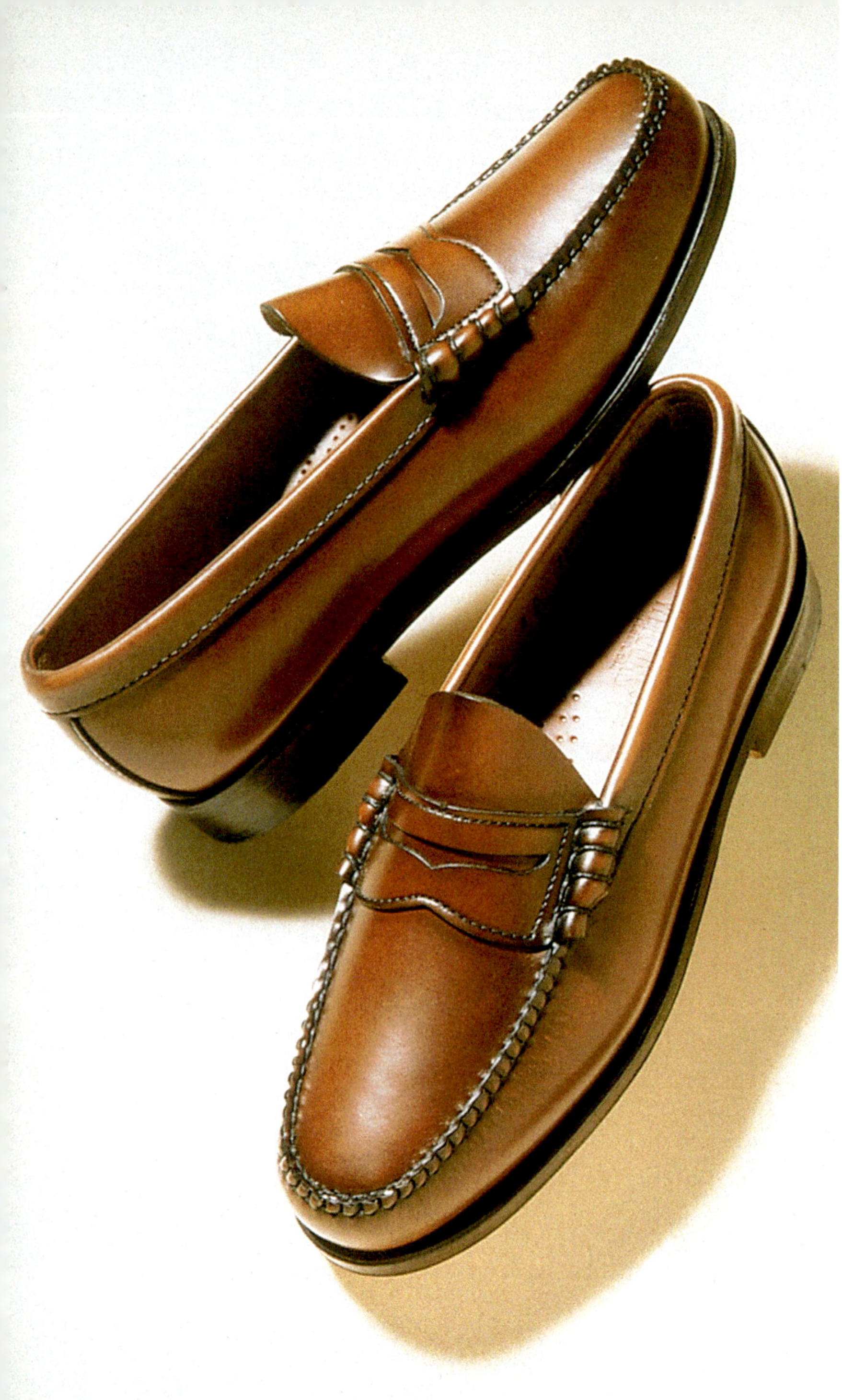

Der Pennyloafer kam in den dreißiger Jahren in den USA auf, als Damenschuh wurde er jedoch erst in den Fifties so richtig beliebt. Als Glücksbringer steckten die Schulmädchen und Studentinnen ein Geldstück, einen Penny, unter den Steg, was dem Mokassin seinen Spitznamen gab. Zum Freizeitoutfit im klassisch-amerikanischen Ostküstenstil mit Chinos, Polohemd und Baumwollpullover ist er ebenso unverzichtbar wie zum jugendlichen Collegelook.

Freizeitklassik

Freizeitschuhe für die Lady sind eine relativ junge Erscheinung in der Modegeschichte – schließlich hatte man dafür erst einmal die »Freizeit« erfinden müssen und mit ihr die verschiedenen Aktivitäten, mit denen man diese Stunden des Tages mehr oder weniger sinnvoll ausfüllen konnte. Die Entwicklung hin zum Schuh, in dem frau auch tatsächlich laufen konnte, begann Ende des 19. Jahrhunderts. Emanzipierte Damen trugen damals zum außerordentlich fortschrittlichen Kostüm den so genannten Trotteur, einen bequemen, knöchelhohen Kurzstiefel zum Schnüren, der an die sportlichen Halbschuhe der Herren angelehnt war. Im Trotteur ließ es sich einigermaßen komfortabel Rad fahren oder Tennis spielen. Wer in den Wanderferien hoch hinaus wollte, konnte sogar spezielle Damen-Bergschuhe kaufen. Das eigentliche Jahrhundert des Freizeitzschuhs war jedoch das 20. Jahrhundert. Neben den weiterhin aktuellen Trotteurs standen der Lady nun auch Mokassins und Loafer zur Verfügung. Daneben begann der ausgesprochene Sportschuh die Freizeitmode zu erobern. Zwar hatte der Erfinder Heinrich Franck schon 1868 an einem Turnschuh-Vorläufer aus Leder und Stoff herumgetüftelt, doch erst ab 1900 gab es spezialisierte Sportschuhhersteller wie zum Beispiel die 1908 gegründete Firma Converse (der berühmte Converse All Star stammt aus dem Jahre 1917) oder die spätere Weltmarke Adidas, die Adi und Rudi Dassler 1923 ins Leben riefen. Seit den siebziger Jahren sind Sportschuhe nicht mehr aus dem Asphalt-Alltag wegzudenken. Die Mode hat die praktischen Treter längst integriert – schließlich gibt es inzwischen auch sehr schicke Edelsneakers, die selbst zum teuersten Weekendlook nicht deplatziert aussehen. Aber auch Freizeitschuhe wollen sorgfältig auf das Outfit abgestimmt sein. Hier gilt: Je förmlicher der Look, desto weniger passen legere Schuhe dazu. Noch am ehesten kompatibel sind klassische Modelle in unauffälligen Farben, weiße Tennis- oder bunte Laufschuhe sehen dagegen mit entsprechender Sportswear besser aus. Freizeitschuhe wirken generell schwerer als Pumps & Co. Dieses optische Gewicht sollte die Kleidung aufnehmen, zum Beispiel in etwas derberen, eventuell gemusterten Stoffen. Oder man betont den Gegensatz bewusst, indem man zum dünnen Sommerfähnchen dicke Boots anzieht, wie es gerade junge Ladys immer mal wieder praktizieren.

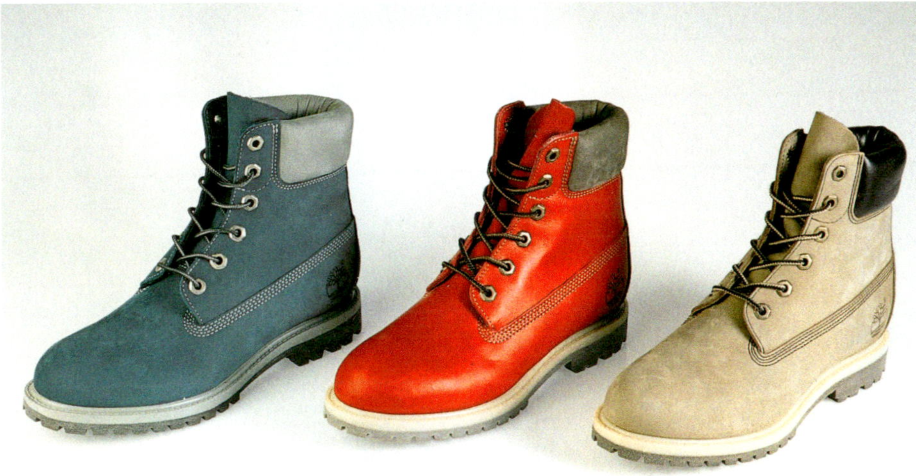

Die Lady macht gern Anleihen bei der Garderobe ihres Mannes. Bestes Beispiel dafür sind die derben Schnürboots, deren Design vom Schuhwerk der Holzfäller und Naturburschen Nordamerikas inspiriert ist. Die Stiefel kamen im Gefolge der Bootsschuhe nach Europa, denn die Anbieter der Decktreter führten meistens auch profilstärkere Sohlen im Programm. Eine der bekanntesten Marken ist Timberland, die in den Achtzigern zum Inbegriff amerikanischen Off-Road-Schuhwerks wurde – das freilich meistens in der Stadt anzutreffen ist.

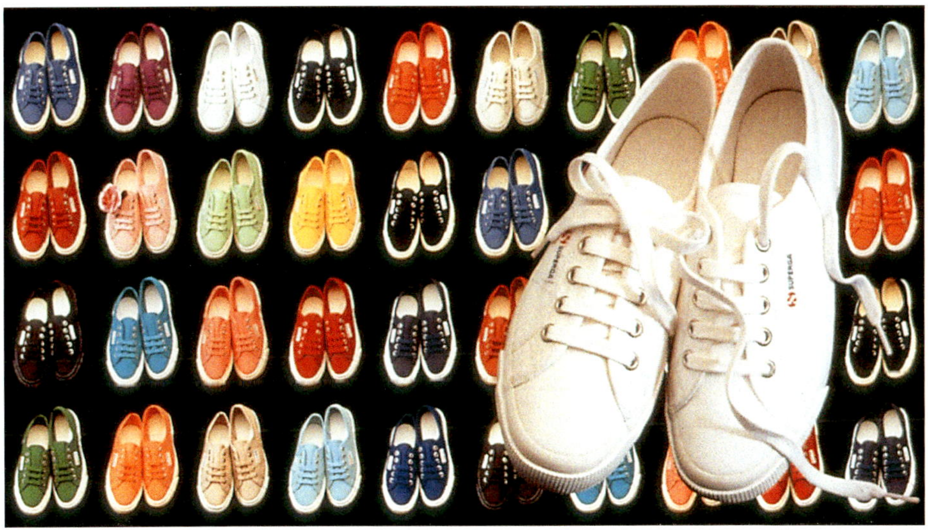

Der Segeltuchschuh mit Gummisohle wurde bereits im späten 19. Jahrhundert erfunden, allgemeine Verbreitung fand er ab 1917, und zwar zunächst in Amerika unter dem Markennamen Ked's. Noch heute sind Ked's in den USA ein Synonym für preiswerte Canvas-Schuhe und erfreuen sich ungebrochener Beliebtheit. In den südlichen Gefilden Europas schätzt man den leichten Turnschuh ebenfalls seit langem als einfachen Sommer- und Strandtreter, zum trendigen Freizeitaccessoire wurde er dann in den Achtzigern durch die italienische Variante von Superga. Einen Nachteil haben jedoch alle diese Modelle, ob nun preiswert oder teuer: Der Fuß läuft darin schnell heiß.

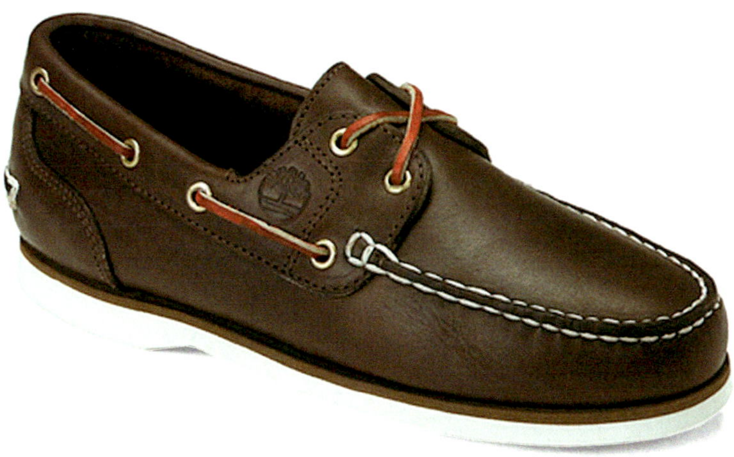

Der Bootsschuh verrichtete jahrzehntelang still und bescheiden seinen Dienst an Deck, bis man ihn in den frühen Achtzigern ins Rampenlicht zerrte. Als das Original gilt der Topsider von Sperry, wesentlich bekannter ist jedoch der »Classic Boat« von Timberland. Die Lady verliebte sich sofort in den Segelschuh, denn er verband Bequemlichkeit mit der elitären Aura des Yachtsports. Und obwohl Noppenmokassins und Edelsneakers den Bootsschuh eigentlich überflüssig gemacht haben, hält sie ihm nach wie vor die Treue.

Gummistiefel

Können Sie sich Simone Veil, die elegante ehemalige Präsidentin des Europäischen Parlaments, vorstellen, wie sie in matschverklumpten Gummistiefeln über einen Feldweg stapft? Kaum. Die Duchess of Kent dagegen sehr wohl, da sie, wie alle englischen Ladys, in Abendrobe und Tiara eine ebenso gute Figur macht wie im Wochenendlook aus Pullover, Jeans und wasserfestem Schuhwerk. Doch der grüne Gummistiefel – die Briten titulieren ihn fast zärtlich als Welly, der Kurzform von Wellington – wird nicht nur auf dem so heiß und innig geliebten Lande, der Countryside, gesichtet. Auch im Westen Londons, beispielsweise in Chelsea, ist er bei Regenwetter kein seltener Anblick. Dennoch bleiben Gärten, Äcker und Feldwege das eigentliche Tummelfeld des Gummistiefels. Die Eingangshalle eines englischen Landhauses ist ohne die charakteristische Ansammlung von diversen Wellies nicht denkbar, genausowenig wie die Ladefläche des Range Rovers. Außer bei der Jagd, auf langen Spaziergängen oder beim Marktbummel sind Gummistiefel aber auch beim abendlichen Ausgehen unentbehrlich, denn sie ermöglichen die folgenlose Durchquerung von Pfützen, Morast und nassem Gras. Und so wundert sich im United Kingdom niemand, wenn die weiblichen Gäste der Dinnerparty erst nach Überschreiten der Schwelle die Gummistiefel aus- und die Pumps anziehen.

Die Großstadtbewohnerin des Kontinents kann diese pragmatische Herangehensweise nur schwer nachvollziehen, denn bei schlechtem Wetter lässt sie sich eben vom Taxi direkt vor der Tür absetzen. Gummistiefel zum Abendkleid? Undenkbar. Die Landbevölkerung zwischen Stockholm und Palermo versteht die Vorliebe der britischen Lady für den grünen Stiefel schon eher. Nicht nur wegen der generellen Ähnlichkeit der Infrastrukturen, sondern auch wegen der weit verbreiteten Anglophilie der außerstädtischen Society. Deshalb erfreuen sich dort auch die anderen Bestandteile der englischen Schlechtwettergarderobe, allen voran die Barbourjacke, großer Beliebtheit. Wenn es

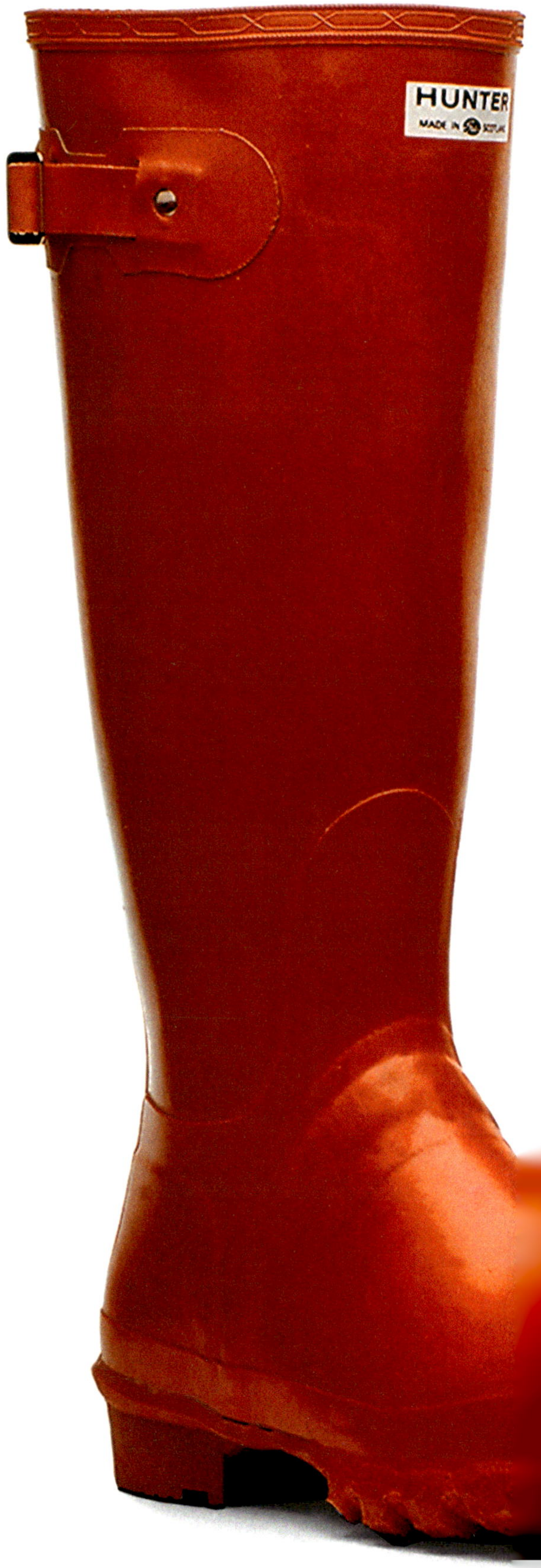

Dasselbe in Rot – zur Weihnachtszeit gibt es die berühmten grünen Hunter-Wellies auch schon mal in festtauglichen Farbstellungen. Season's Greetings!

jedoch in Paris, Mailand oder Zürich um den Regenspaziergang im Stadtpark geht, legen die Ladys etwas mehr Sinn für Schick an den Tag als ihre britischen Kusinen. Beim Sonntagsausflug in den Bois de Boulogne also durchaus »oui« zum Gummistiefel, aber bitte schön ein nagelneues Edelmodell mit Lederfutter von einem renommierten französischen Jagdausstatter oder vielleicht sogar von Hermès. Und beim herbstlichen Bummel über den pitschnassen Asphalt der Via della Spiga setzen quietschgelbe »stivali di gomma« von Superga genau den richtigen Farbakzent zur dunkelblauen Barbour.

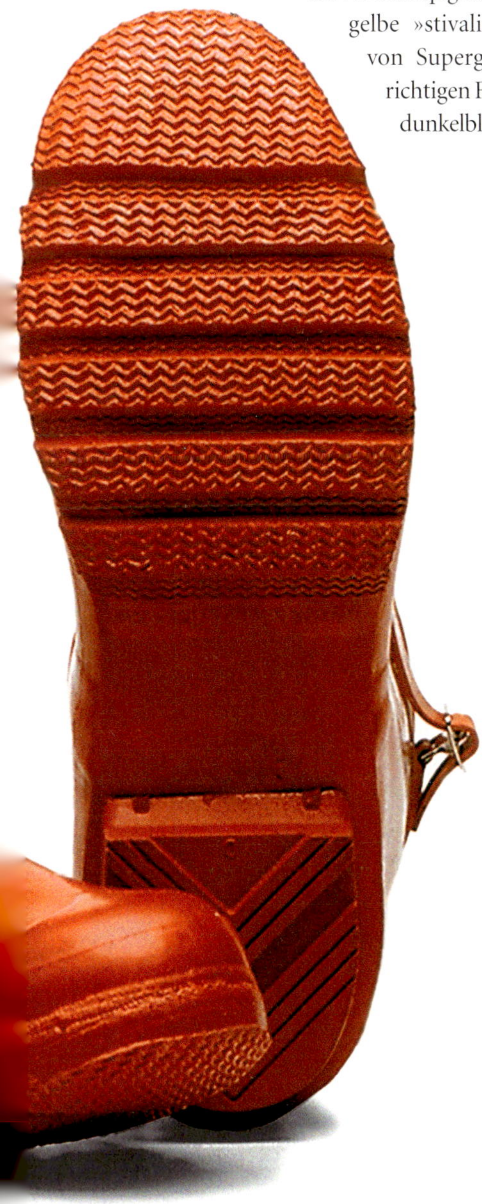

Best of Gummistiefel

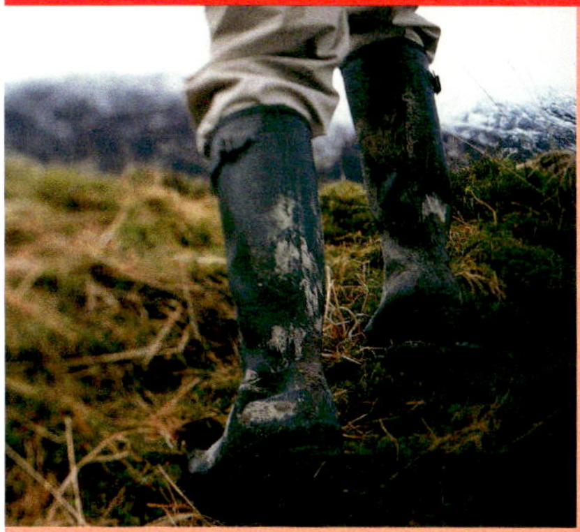

Le Chameau
Frankreich ist nicht nur die Heimat ausgezeichneter Weine und Delikatessen, auch bei Gummistiefeln hat das Land Spitzenqualität zu bieten. In der Normandie werden sie bei Le Chameau seit 1927 von Hand aus Naturkautschuk, Leder und Baumwolljersey gefertigt.

Hunter
Hunter ist der britische Gummistiefel par excellence, gefertigt wird er seit 1856 von der Gates Rubber Company in Schottland. Ihre geradezu sprichwörtliche Bekanntheit hat die Marke der hohen Verarbeitungsqualität und der sehr guten Passform zu verdanken.

Superga
Gummistiefel aus Italien? Natürlich, denn der Norden des Landes ist regenreicher als man vermutet, wenn man Bella Italia nur vom Sommerurlaub her kennt. Dass sich Funktionalität und Schick auch bei wasserdichtem Schuhwerk nicht ausschließen müssen, beweist Superga mit seinen sportlichen Kollektionen.

Aigle
Frankreich ist zwar eine Republik, das stilvolle Landleben weiß jedoch auch die Bourgeoisie zu schätzen. Bei der Jagd oder in den Gärten der Chateaux sind Gummistiefel von Aigle zum Lodenmantel von Mettez unentbehrlich.

Nokia
Wer denkt bei Nokia nicht zuerst an Mobiltelefone? In Finnland kennt die Lady den Telekomspezialisten aber auch als Anbieter extrem robuster Gummistiefel, die sogar bei Kälte und Schnee zuverlässig wärmen und schützen.

Gummistiefel handgemacht

Wer seine Gummistiefel nicht geerbt oder einfach beim Kauf seines Landhauses im Keller vorgefunden hat (in Großbritannien sind beide Möglichkeiten typische Erwerbsarten der Wellies), wundert sich im Laden oft über den hohen Preis der Markenware. Nur die wenigsten Interessenten wissen nämlich, dass die besten Gummistiefel nach wie vor von Hand gefertigt werden. Wie bei der Herstellung von Lederschuhen ist auch hierbei ein Leisten, in diesem Fall in Form eines Stiefels, der Ausgangspunkt. Um diesen Leisten herum muss der Stiefel von innen nach außen und Schicht für Schicht aufgebaut werden. Bei den Standardmodellen wird zunächst die Innen- oder Brandsohle, danach das Innenfutter aus Stoff oder Leder um den Stiefelleisten gelegt, anschließend folgen die Einzelteile der Latex-Naturgummi-Außenhülle. Ist der Stiefel komplett zusammengesetzt, wird er erwärmt, um alle Nahtstellen wasserdicht und dauerhaft zu verschließen. Ein aufwändiger Produktionsprozess, der sich jedoch durch eine sehr lange Lebensdauer bezahlt macht und damit die Investition in jeder Hinsicht rechtfertigt.

Rahmengenähte Schuhe für die Dame

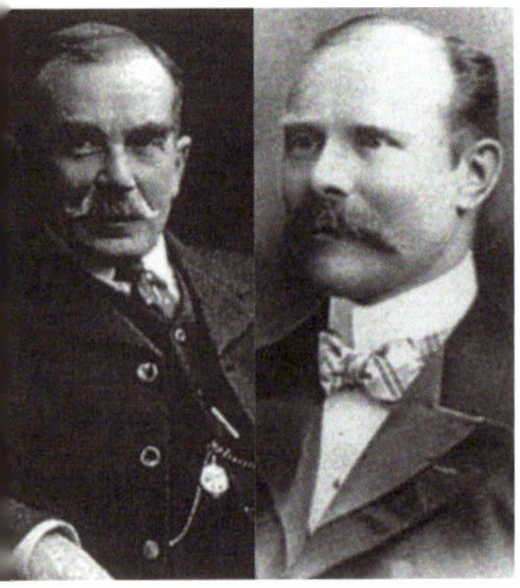

Die Gründer der Schuhmanufaktur: Sir James Crockett (links) und Charles Jones. Das Unternehmen befindet sich bis heute im Besitz der Familie Jones.

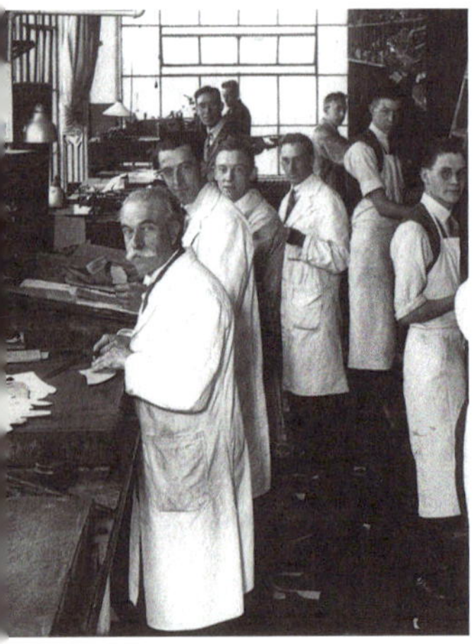

Der Zuschnitt des Oberleders geht bei Crockett & Jones immer noch genauso vonstatten wie im frühen 20. Jahrhundert: nämlich in Handarbeit.

Wie soll sich die Businesslady auf ihre Arbeit konzentrieren, wenn ihr mal wieder die Füße wehtun? Da hat es der männliche Kollege in seinen rahmengenähten Oxfords oder Brogues doch viel besser, denn die sind zugleich elegant, bequem und auch noch gesund. Doch was bleibt den Frauen übrig, als still zu leiden, denn zum femininen Bürokostüm will nun einmal nichts anderes als der zierliche Pumps passen. Beim smarten Freizeitlook gibt es dagegen mehrere Alternativen zu den schicken Zehenquetschern: Die klassischste ist der rahmengenähte Schuh aus der Manufaktur. Die hier zur Auswahl stehenden Modelle sind formal eng an die Herrenschuhe angelehnt, dennoch bieten einige Hersteller mehr als nur die verkleinerte, weibliche Version von Brogue & Co. In jedem Fall aber warten die Manufakturschuhe mit allen Vorteilen der Herrenabteilung auf: So bildet sich beispielsweise in der Korkschicht unter der Innensohle schon nach kurzer Zeit ein individuelles Fußbett, dadurch kann der Schuh viele Stunden lang ermüdungsfrei getragen werden. Und das Oberleder hat den Fuß fest und sicher im Griff, da es mit Rahmen und Brandsohle vernäht ist.

England gilt nach wie vor als eine der besten Provenienzen rahmengenähter Schuhe. Die angesehensten Hersteller befinden sich in Northampton, dem traditionsreichen Zentrum der englischen Schuhindustrie. Die 1879 gegründete Manufaktur Crockett & Jones ist eine der ganz wenigen, die neben ihren Herrenkollektionen auch immer schon Damenschuhe gefertigt haben. Das Angebot umfasst gut 25 Modellvarianten

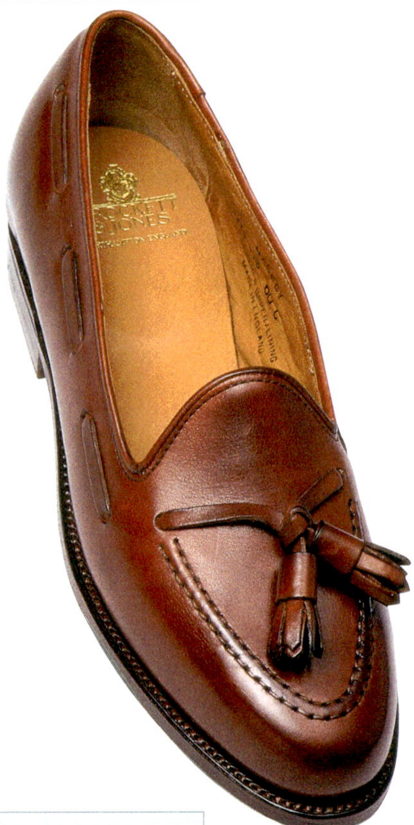

Viele Englandfans wüssten gar nicht, was sie ohne ihren Tasselloafer anfangen sollten, denn er passt zu Jeans oder Kordhose genauso gut wie zu Faltenrock oder Kilt.

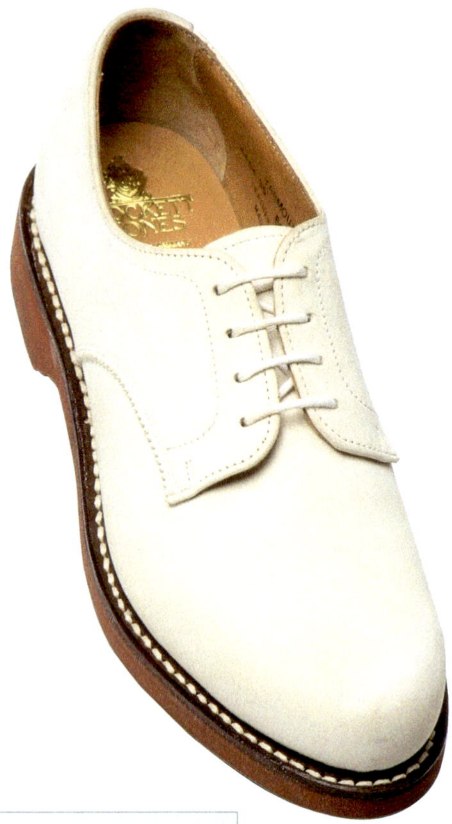

Der »Yarmouth« ist in den USA ein klassischer Sommerschuh, in Europa wird er vor allem von Medizinerinnen getragen, die sich nicht mit Birkenstocks anfreunden können.

in Schwarz und verschiedenen Brauntönen. Vor allem die anglophile Lady wird unter den Halbschuhen, Loafern und Stiefeletten mit den klangvollen Namen das passende Schuhwerk für fast alle Gelegenheiten finden. Zum Beispiel den schlichten schwarzen Schnürer Heyford zu grauer Flanellhose und Blazer oder den braunen Tasselloafer Naseby als ideale Ergänzung der schmalen Canvashose im Five-Pocket-Schnitt mit hellblauem Buttondownhemd. Doch nicht nur die modischen Grundsituationen von Business und Freizeit können mit Rahmengenähten aus dem Hause Crockett & Jones bewältigt werden, auch Spezialanforderungen lassen sich erfüllen. So findet die Reitersfrau das Passende in der Jodhpurstiefelette und die Ärztin im weißen Nubuk-Schnürer Yarmouth.

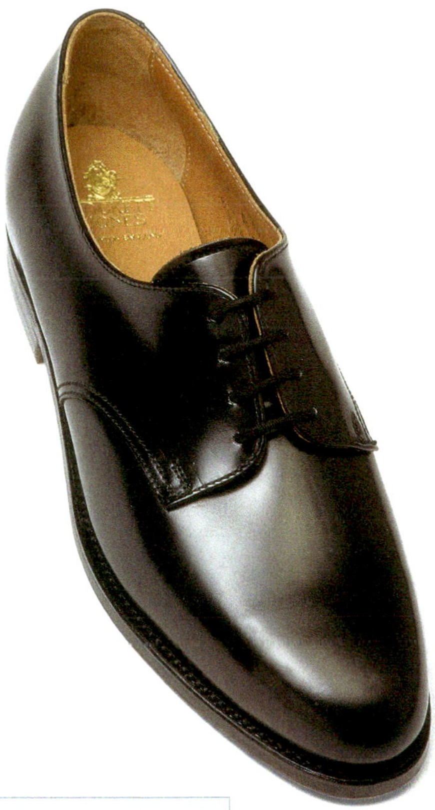

Das etwas sportlichere Modell »Heyford« ist ein typischer Derby, erkennbar an der offenen Schnürung, bei der die Seitenteile über dem Vorderblatt geschlossen werden.

Ein Loafer nach Maß

Noch vor dem Ersten Weltkrieg ließ die vornehme Lady einen großen Teil ihrer Schuhe nach Maß fertigen, obwohl die Manufakturen bereits seit Ende des 19. Jahrhunderts sehr hochwertige Konfektion lieferten. Aus der Schusterwerkstatt stammten die feinen Pumps ebenso wie der feste Schnürschuh, die Stiefel oder das Schuhwerk für die diversen sportlichen Betätigungen. Heute ordern dagegen nur noch die allerwenigsten Ladys Maßarbeit. Das hat einerseits damit zu tun, dass es topaktuelle Ware von großen Designermarken in kaum zu übertreffender Qualität in den Läden zu kaufen gibt. Zum anderen bietet sich das Modell von der Stange wegen des schnellen Wechsels der Moden sowieso an. Kaum jemand möchte im Schuhmacheratelier in einen handgefertigten Slingpumps investieren, der in zwei Saisons untragbar sein wird. Wer sich dennoch als weiblicher Maßschuhfan outet, bevorzugt in aller Regel zeitlose Formen, die an klassische Herrenschuhtypen angelehnt sind: Penny- und Tasselloafer, Derbys oder Brogues.

Der Ablauf von der Bestellung bis zur Auslieferung ist in allen Renommierhäusern derselbe, ob die Lady nun in London, Paris, Rom oder Wien ordert. Als erstes wird der Leistenmacher mit der Kundin das Design des Schuhs besprechen. Ob Schnürer oder Schlüpfschuh ist für ihn nicht nur eine Frage des Geschmacks, denn die beiden Grundmodelle erfordern jeweils einen etwas anderen Leisten. Anschließend werden die Füße vermessen, und zwar einzeln und sehr sorgfältig. Kein Mensch hat zwei genau gleich große und gleich gebaute Füße – und im Gegensatz zur Schuhfabrik hat der Maßschuster die Möglichkeit, diese kleinen, aber für die Bequemlichkeit entscheidenden Abweichungen zu berücksichtigen. Zuerst fertigt er eine Umrisszeichnung an. Dazu stellt die Kundin den Fuß auf ein Blatt Papier und der Leistenmacher führt einen senkrecht gehaltenen Bleistift um ihn herum. Eventuelle Problemzonen, beispielsweise empfindliche Stellen, vermerkt er in der Skizze durch Schraffuren und schriftliche Kürzel. Nun werden die anderen Parameter ermittelt, also die Beschaffenheit des Fußgewölbes, die Höhe des Spanns, die Position der Knöchel etc. Zusätzlich nehmen manche Betriebe auch noch einen Fußabdruck auf Kohlepapier, um die Auftrittsflächen sichtbar zu machen. Auf Basis all dieser Daten kann nun der Leisten angefertigt werden. Er ist das hölzerne Abbild der Füße, um ihn herum wird der Schuh aufgebaut. Allerdings zunächst nur provisorisch, denn Neukundinnen bekommen einen Probierschuh aus einem Lederreststück. Erst wenn dieser Prototyp die Anprobe zur allseitigen Zufriedenheit überstanden hat, wird das erste Paar Maßschuhe für die Lady in Angriff genommen.

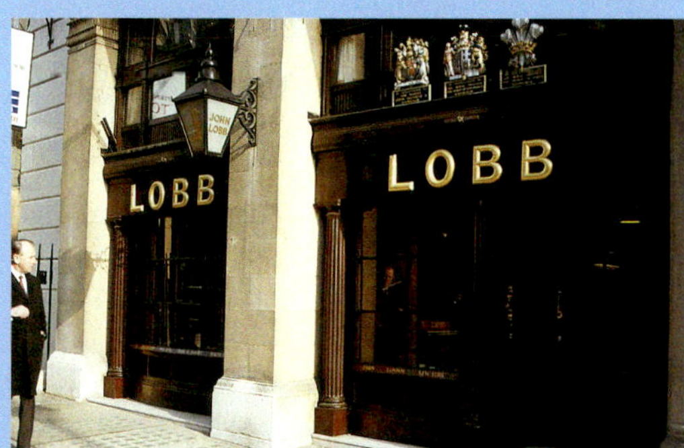

Der Maßschuhmacher Lobb in London fertigt auch Damenschuhe, besonders gefragt sind robuste Brogues und klassische Loafer.

Urlaub für die Füße

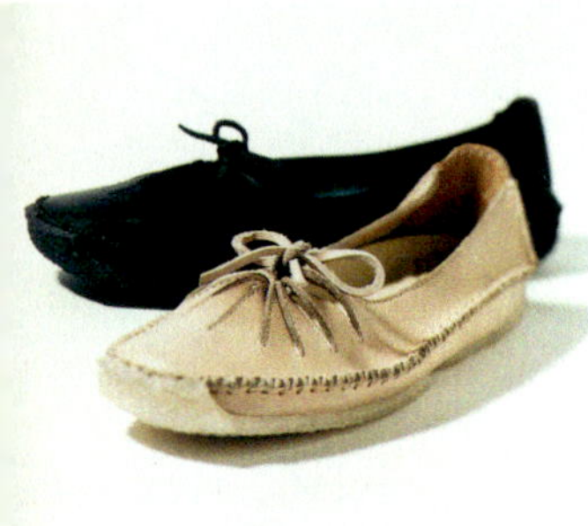

Bootsschuh? Espadrille? Mokassin? Ballerina? Von allem etwas bietet der eigenwillige Sommer-, Sand- und Urlaubsschuh »Bethan« von Clarks.

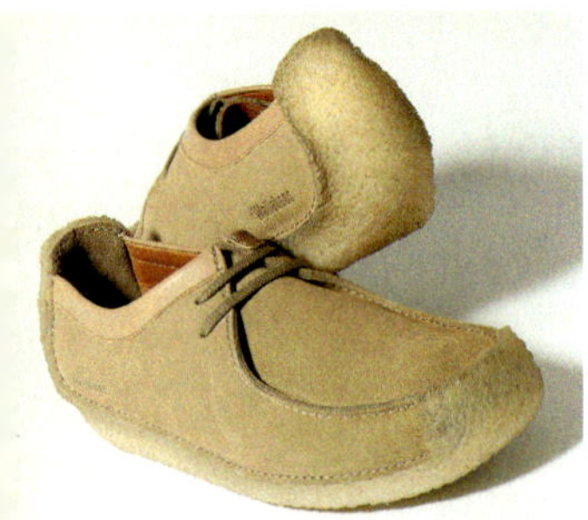

Der Schnürmokassin »Natalie« von Clarks ist vielleicht nicht so elegant wie ein Pumps, dafür umso bequemer. Vor allem junge Ladys lieben ihn.

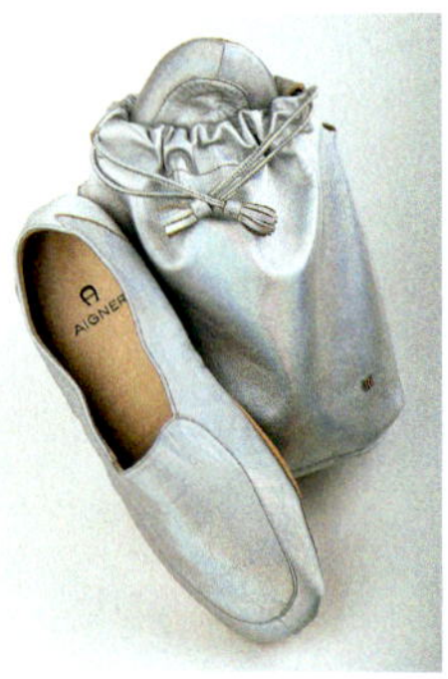

Wer will sich im Hotel schon diese One-size-fits-all-Frottee-Badelatschen anziehen? Dann doch lieber diese feinen Reise-Ballerinas.

Schöne Schuhe sind unbequem und bequeme Schuhe sind unschön – diese Erfahrung haben die Ladys in nahezu allen Epochen der Schuhgeschichte gemacht. Im Mittelalter kämpften sich die adeligen Damen und Herren in Schnabelschuhen durchs Leben. Die edlen Ritter übertrieben es dabei so sehr mit der Verlängerung, dass die Spitzen teilweise nach oben umgebogen und an den Schienbeinen befestigt werden mussten. Die Burgfräulein trugen etwas kürzere Modelle, die sich allerdings immer noch im Rocksaum verfingen – besonders wenn man es eilig hatte und den Anfang des Reitturniers oder das Rendezvous mit seinem Minnesänger nicht verpassen wollte. Im 16. Jahrhundert begann sich die Schuhmode vom Unisex-Konzept zu lösen und entwickelte rein männliche und rein weibliche Schuhtypen. Für die Ladys ging dieser Schuss jedoch nach hinten los, denn der erste ausgesprochene Damenschuh war die Chopine, eine bis zu 60 Zentimeter hohe Plateausohlenpantolette. Dass darin niemand laufen konnte, war klar, tat der Begeisterung aber keinen Abbruch. Beim Gehen stützte sich die Dame auf einen männlichen Begleiter (in trittsicheren Herrenschuhen) oder ihre Zofe (in derben, aber praktischen Lederstiefeln). Die Trends kamen und gingen, doch die Seufzer blieben dieselben. Ende des 19. Jahrhunderts waren die Zeitungen voll von Werbung für Fußpräparate aller Art, wahre Wundermittel im Kampf gegen Hühneraugen, Schwielen, Blasen, Druckstellen, verbogene Zehen und andere Malaisen wurden offeriert. Und im Grunde hat sich daran nicht viel geändert, jede Drogerie hält heute ein ganzes Arsenal an Cremes, Sprays, Salben, Tinkturen und Pflästerchen bereit, um gequälten Füßen Linderung zu verschaffen.

Verständlich, dass schon früh der Wunsch nach einem gemütlichen, tragbaren, wärmenden Schuh aufkam, in den man unkompliziert hineinschlüpfen konnte, wenn man sich nach den Pflichten des Tages in seine privaten Gemächer zurückzog. Die Rolle des klassischen Hausschuhs spielte seit dem 15. Jahrhundert der Pantoffel. Ursprünglich aus Persien stammend, verbreitete sich diese ebenso schlichte wie bequeme Form der Fußbekleidung über Italien rasch bis nach Frankreich und Deutschland. Der Pantoffel war von Anfang an ein »vernünftiger«, ein unspektakulärer Schuh, der sich im bürgerlichen Haus wohler fühlte als am repräsentativen Hof. Die Tradition des Hausschuhs wird bis heute hochgehalten. Fast jede Lady hat ein Paar mehr oder weniger ausgebeulte Latschen in Türnähe stehen, auf das sie sich freut, wenn sie abends nach Hause kommt. Welche Form des inoffiziellen Schuhwerks sie dabei bevorzugt, ist Geschmackssache. Manche von uns sind als Mädchen mit hässlichen (und selbst für damalige Begriffe äußerst uncoolen) Kinderhausschuhen, allen voran den gefürchteten Hüttenschuhen, traktiert worden und haben dadurch den Spaß an Schlappen, Puschen und Co. für immer verloren. Doch auch diese Pantoffel-Verächterinnen besitzen ihre persönlichen Entspannungstreter, vielleicht die Donna-Karan-Plastiksandalen aus dem vorletzten Sommer, die alten Tod's mit den völlig heruntergelaufenen Noppen oder die ausgefransten Espadrilles aus dem Sardinienurlaub anno dazumal. Hauptsache, sie sehen nicht allzu langweilig und hausschuhig aus.

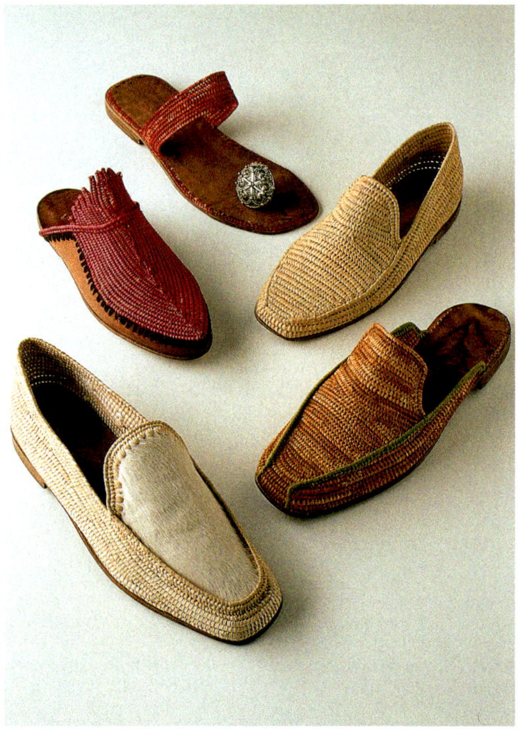

Genau das Richtige für heiße Sommertage sind die luftigen Sandalen, Mules und Loafer aus Raffia, den Blättern einer tropischen Palmenart, von Gabriela Ligenza.

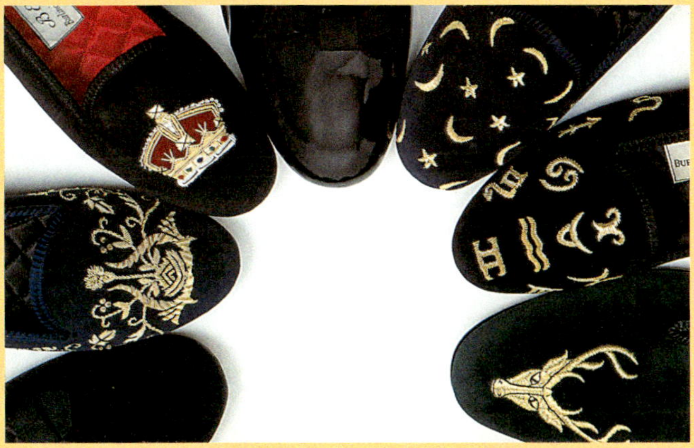

Samtslipper

Wenn Ihr Liebster gerade das zehnte Paar Rahmengenähte bei Edward Green oder Church's in der Burlington Arcade anprobiert, versuchen Sie doch einfach mal, statt sich zu langweilen, die Wartezeit sinnvoll zu nutzen. Zum Beispiel, um ein paar Meter weiter bei Berk ein Paar Hausschuhe zu erstehen, um die er Sie garantiert beneiden wird. Die schlichteste Option ist der Slipper aus einfarbigem Samt, der in zahlreichen Farben angeboten wird. Etwas opulenter kommt das Damast-Modell daher, das ebenfalls in mehreren Tönen zu haben ist. Freunde von Dekor und Zierrat werden aber vermutlich zu einem der bestickten Exemplare greifen. Wem keines der gut 20 Motive zusagt, darunter Krone, Einhorn, Fasan, stilisierte Blumen, Herzen, Fisch, Fuchs, Ente und Leopard, kann auch eine Sonderanfertigung ordern. Im Prinzip wird hier alles in den Samt gestichelt, was der Kunde wünscht, besonders beliebt sind aber Familienwappen und Initialen. Logisch, dass solche Kunstwerke ihren Preis haben – in jedem Fall sind sie aber fast zu schade, um nur zu Hause getragen zu werden.

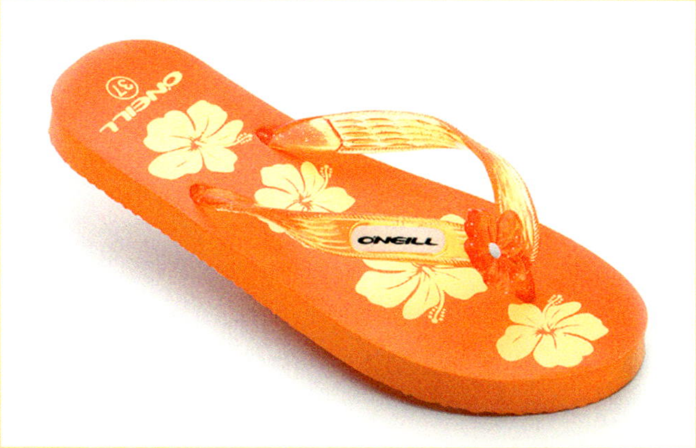

Flipflops

Flipflops sind purer Minimalismus, weniger Schuh hieße Barfußlaufen. Erfunden wurden sie angeblich in den vierziger Jahren von US-Soldaten im Pazifikeinsatz, seitdem gehören sie an allen Küsten der englischsprachigen Welt zu den beliebtesten Strand-, Urlaubs- und Gartenschuhen. Die Europäerinnen konnten sich mit den Flipflops lange Zeit nicht so recht anfreunden, zu wenig elegant erschien ihnen das Lieblingsschuhwerk der Surfer und Beachvolleyballer. Ende der Neunziger wurden die Gummilatschen jedoch in den schicken Badeorten des Mittelmeers genauso zum Trend wie in den Innenstädten zwischen Stockholm und Lissabon. Die Ladys freut das, denn jeder bequeme und zugleich moderne Freizeitschuh ist Berufs-Pumpsträgerinnen hochwillkommen.

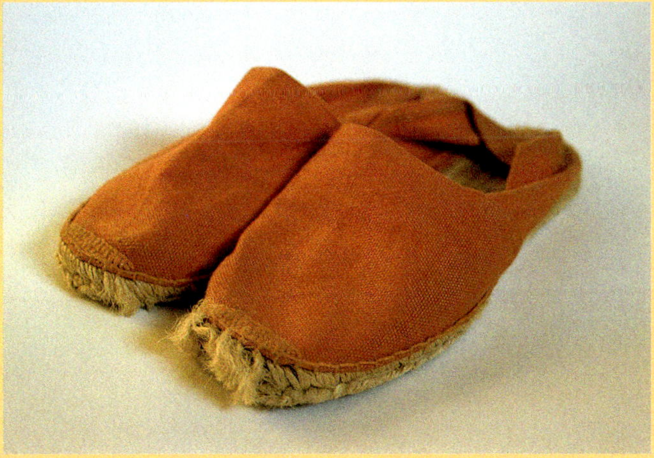

Espadrilles

Die Espradrille ist das beste Beispiel dafür, wie die Lady Schlichtheit mit verfeinerter Eleganz mischt. Denn etwas einfacheres als der Schuh aus Bast und Leinen ist kaum denkbar, dennoch trägt die Frau von Welt ihn am Mittelmeer mit der gleichen Grazie wie den edelsten Mule. Entdeckt wurde die Espadrille von den Sonnenanbeterinnen der ersten Stunde im Spanien der zwanziger Jahre. Sie kombinierten sie mit Shorts und Ringelhemden oder der eleganten Marlenehose aus hellem Stoff. Auch zu den Capri- und St.-Tropez-Hosen der Fünfziger und Sechziger passte der Einfachschuh ganz hervorragend. Trotz ihres mediterranen Flairs sind Espadrilles echte Landratten, denn Wasser ist der Todfeind ihrer Pflanzenfasersohlen. Der niedrige Preis der Ibero-Schlappen gleicht diesen Mangel jedoch aus, denn für ein Paar Euro kann nach dem vernichtenden Platzregen gleich ein neues Paar erstanden werden.

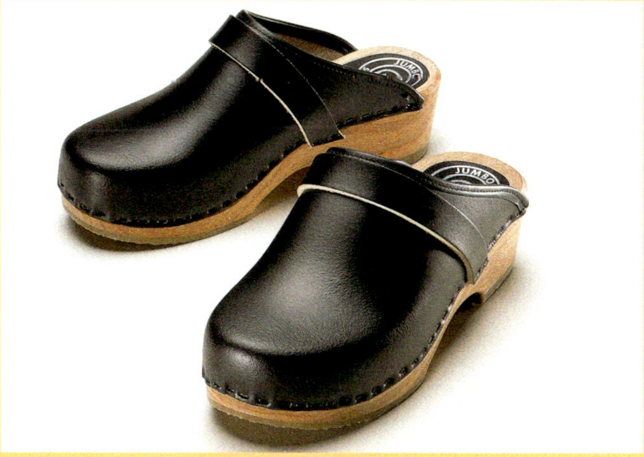

Clogs

Die Lady in Clogs? Na klar, jedenfalls im Garten oder beim Marktbummel am Samstag. Vor allem in Nordeuropa ist die Wahrscheinlichkeit sehr groß, dass die elegante Societydame am Wochenende den eleganten Pumps gegen dicke Holzsohlen eintauscht. Schließlich lässt sie ja auch das Kostüm im Schrank, wenn sie sich ihren Gemüsebeeten widmet oder mit dem Fahrrad zum Bäcker fährt. Richtig in Mode war der Clog kurzzeitig in den Siebzigern, doch die Flower-Power-Version aus rotem Lackleder mit Blumenapplikation traf nicht so ganz den Geschmack der Lady. Sie sieht den Clog nämlich keineswegs als modisches Accessoire, sondern vielmehr als Gebrauchsgegenstand. Dementsprechend trägt sie ein möglichst authentisches Modell von einem seriösen Hersteller, zum Beispiel dem niederländischen »Klompenmaker« Oerlemans.

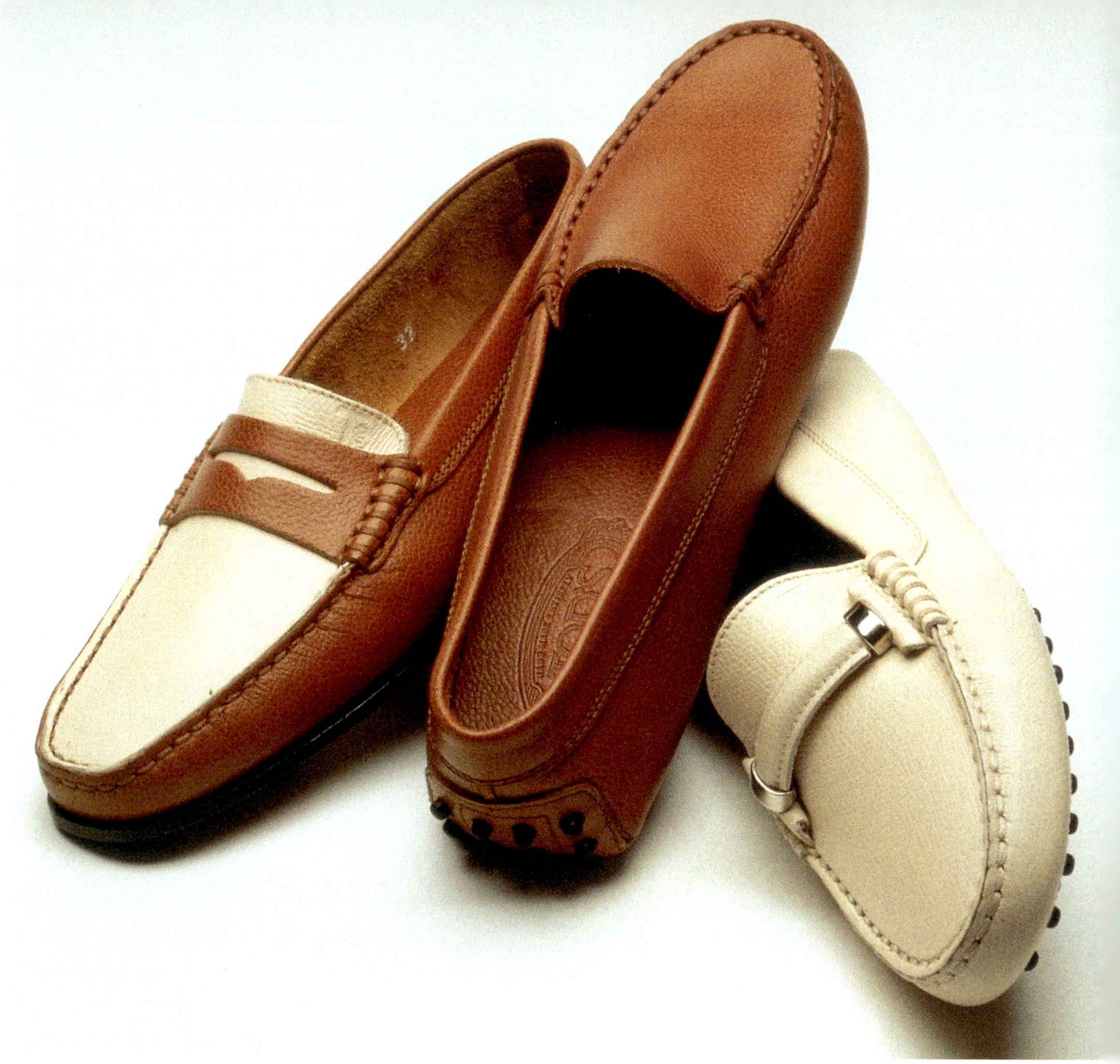

Moderne Klassiker: J.P.Tod's

Die Grundkonstruktion des typischen Tod's-Loafers wird durch Farbe und Sorte des Oberleders, Sohlenmaterialien, Nähte sowie Verzierungen des Stegs variiert.

Es gibt Erfindungen, ohne die wir schon nach kurzer Zeit nicht mehr glauben leben zu können. Was wir früher bloß ohne sie angefangen haben, ist dann kaum noch vorstellbar. In den Achtzigern ging es uns so mit dem Walkman, in den Neunzigern mit dem Mobiltelefon. CDs liefen Platten den Rang ab, und wie man sich weiland ohne Gameboys, Computerspiele und Chatrooms hatte amüsieren können, weiß niemand mehr so genau. Doch dieses Phänomen begegnet uns nicht nur bei der Unterhaltungselektronik, sondern auch in der Mode. Bestes Beispiel sind die Mokassins mit den Noppen, besser bekannt als Tod's. Ende der achtziger Jahre tauchten sie zunächst als trendiges In-Schuhwerk der Schönen und Reichen in den bunten Magazinen auf, um sich im darauf folgenden Jahrzehnt zu dem gepflegten Freizeitschuh schlechthin zu mausern.

Wirklich neu waren die Tod's nicht, als Diego Della Valle sie 1979 ins Rennen schickte. Ihre Mokassinkonstruktion war altbewährt, der Zuschnitt des Oberleders vom Pennyloafer her wohlbekannt. Selbst die Noppensohle hatten Schuhkenner schon mal gesehen, nämlich beim wenig modeverdächtigen Autofahrerschuh der

Sechziger und Siebziger. Doch die Tod's sollten auch gar nicht wie die neueste Kreation irgendeines Schuhdesigners wirken, sondern vielmehr wie das Erzeugnis einer gut eingeführten, traditionsreichen Marke. Zum einen durch den englischen Namen, der durch die vorangestellten Initialen und die Gestaltung von Schrift und Logo Authentizität suggerierte. Zum anderen durch die Bildmotive der Anzeigen, die mit Stars der Fünfziger und Sechziger warben. Dass die Schauspieler auf den Fotos gar keine Tod's trugen, sondern andere, lediglich ähnliche Loafer, interessierte dabei nicht. Die Kampagne schuf ein bestimmtes Image und weckte Vertrauen, wie und warum, war den Tod's-Fans egal.

Doch es war nicht allein die Werbung, die den Tod's zum Durchbruch bei den anspruchsvollen Kunden verhalf. Der unaufhaltsame Siegeszug hatte auch mit Diego Della Valles cleverer PR-Strategie zu tun. Der Legende nach bestand sie darin, dass er seine edlen Mokassins gratis an VIPs und Prominenz abgab, damit die Berühmtheiten darin vor den Objektiven der Paparazzi herumspazieren konnten. Ob die Geschichte nun stimmt oder nicht, weiß niemand so genau, trotzdem hat sie für zusätzliche Publicity gesorgt, denn sie wurde unzählige Male nacherzählt. In jedem Fall gelang es Diego Della Valle, ein zunächst völlig namenloses und qualitativ nicht überdurchschnittliches Produkt höchst erfolgreich als Must-have zu etablieren. Zwar nicht über Nacht, immerhin aber in weniger als zehn Jahren und dauerhaft, denn der Tod's-Boom flaute auch dann nicht ab, als sich in den Schuhschränken der Ladys die Noppenloafer langsam zu stapeln begannen: In Braun, Schwarz und Weiß, Rot, Gelb und Grün, in Glattleder, Velours oder Exotenhaut, mit Absatz oder gar mit glatter Ledersohle.

Diego Della Valle begnügte sich jedoch nicht damit, sein Erfolgsthema zu variieren, er ergänzte das Programm auch laufend um neue Modelle. Deshalb kann die Lady heute fast alle Freizeitsituationen und jede Jahreszeit in den Schuhen mit dem Tod's-Label bewältigen, wenn sie nicht auch im Büro und sogar abends bei den bequemen Originalen bleibt – wozu gibt es die Leisetreter schließlich in schwarzem Lackleder? Die eigentliche Domäne der exklusiven Schlappen ist aber nach wie vor der legere, nichtförmliche Auftritt. Dass der dennoch äußerst wirkungsvoll sein kann, bewies Prinzessin Diana im Januar 1997 bei ihrem weltweit beachteten Besuch in Angola, als sie sich in unauffälligen Armani-Jeans und hellbraunen Tod's für die Sache der Landminenopfer einsetzte.

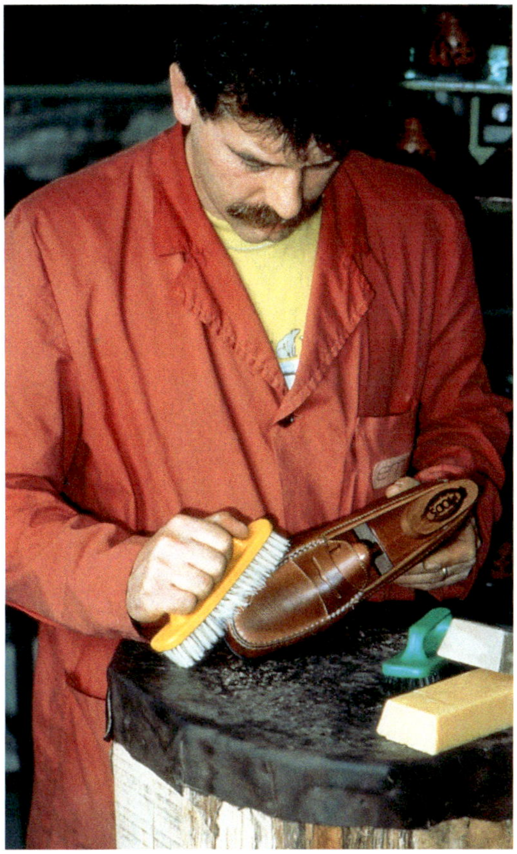

Durch mehrmaliges Auftragen verschiedenfarbiger Pasten und anschließendes Polieren bekommt jeder einzelne Schuh sein Finish. Dieser Arbeitsschritt wird von Hand ausgeführt.

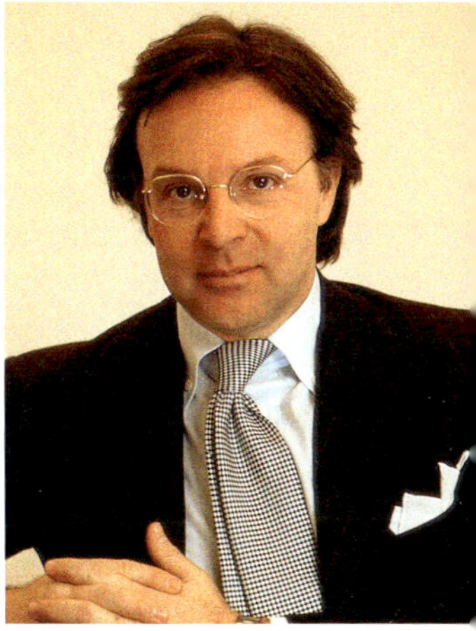

Diego Della Valle ist mit seinem Loafer etwas gelungen, was viele Modemacher vergeblich versuchen: die Erschaffung eines Klassikers.

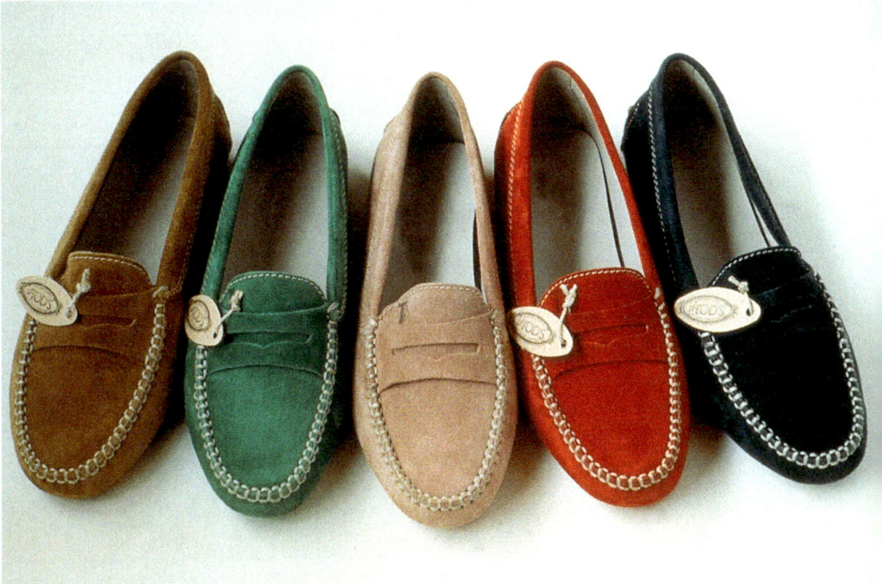

Die umfangreiche Farbpalette macht es möglich – zu jedem beliebigen Outfit lässt sich ein passender Loafer von J. P. Tod's finden.

Sneakers mit Stil

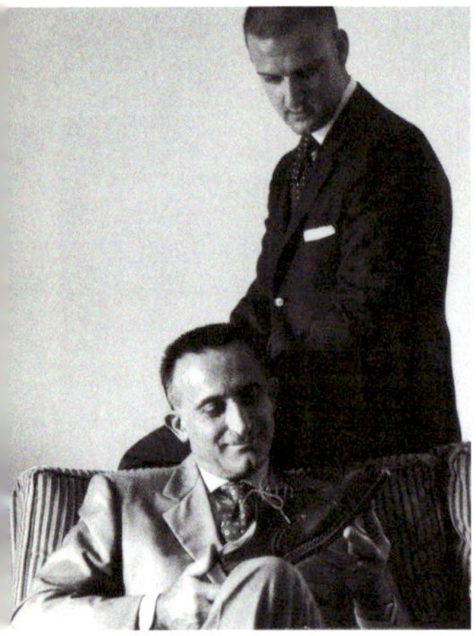

Andrea und Giuseppe Santoni achten darauf, dass jeder Schuh, der in ihrer Manufaktur gefertigt wird, höchsten Qualitätsmaßstäben genügt. Das gilt für die klassischen Modelle genauso wie für die Sneakers der Club-Kollektion.

Auf die Idee können nur Italiener kommen: Man nehme den profanen Joggingschuh, ersetze Plastik und Nylon durch Leder und Naturkautschuk, füge die natürlichen Materialien statt mit Klebstoff in traditioneller Weise mit Nadel und Faden zusammen und erschaffe so die perfekte Synthese aus Sneaker und edlem Loafer. Genau nach diesem Rezept fertigt die Schuhmanufaktur Santoni, ein Familienbetrieb im Herzen Italiens, die handgemachten Sneakers ihrer Club-Kollektion. Mit dem gewöhnlichen Modell aus dem Sporthaus teilt die Version aus den Marken, Italiens traditionsreicher Schuhmacherregion, nur das butterweiche Laufgefühl und die äußere Gestalt. In den Details offenbart sich dagegen der Luxus: hochwertigste, von Hand zugeschnittene und polierte Lederqualitäten, eine atmungsaktive Lederinnensohle und Laufsohlen aus Naturkautschuk. Die Verwendung derart feiner Zutaten für einen simplen Casual-Schuh mag ein wenig übertrieben erscheinen, zumal die Ingredienzen, vor allem aber ihre aufwendige Verarbeitung, den Preis der Luxusloafer in die Höhe treiben. Doch für die Manufaktur Santoni ist es eine Selbstverständlichkeit, jedem Produkt des Hauses größtmögliche Aufmerksamkeit zu widmen. Diese kompromisslose

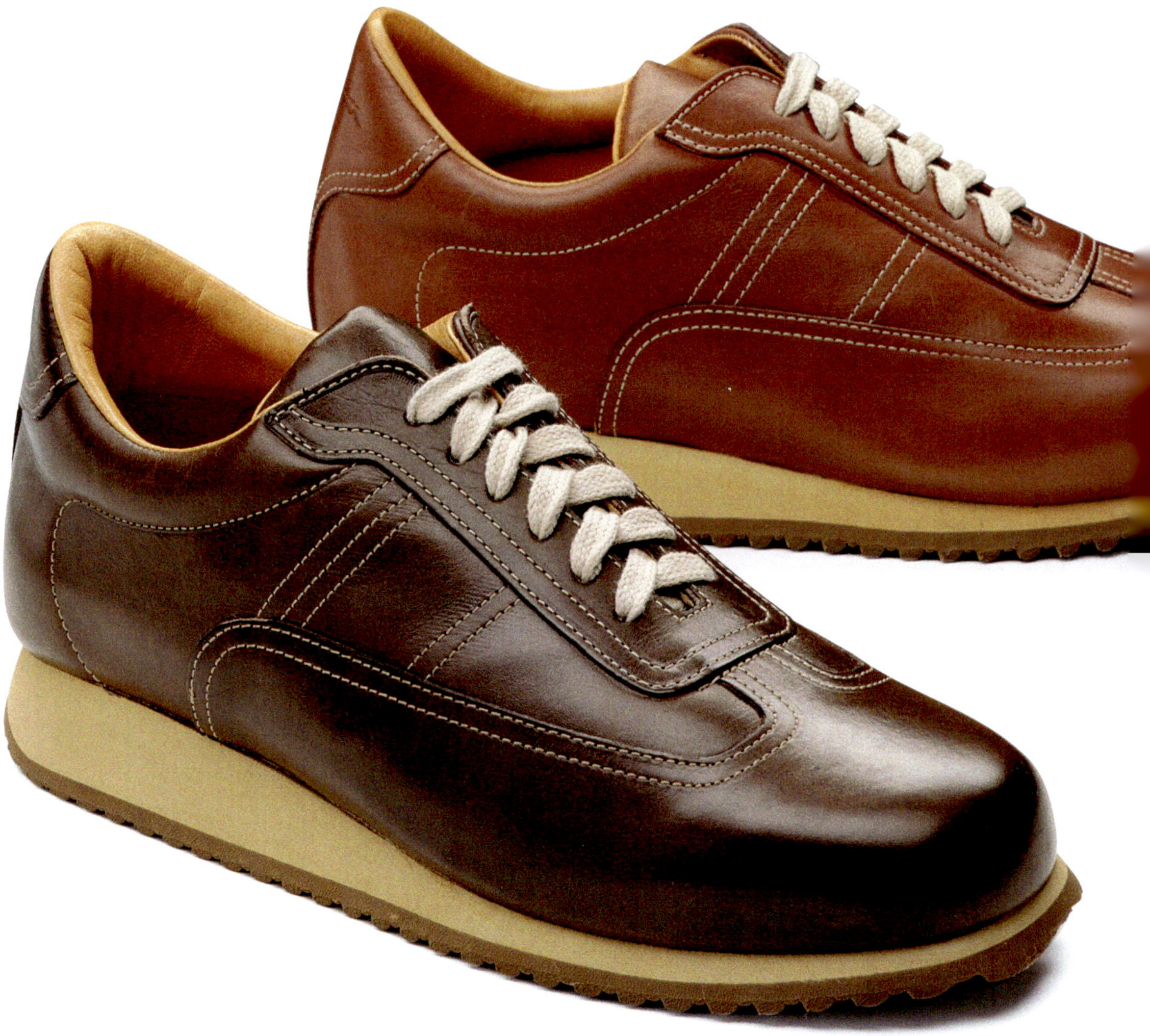

Manche Ladys haben ein Paar Santoni-Sneakers in der Handtasche dabei – wenn die Highheels irgendwann zu sehr drücken, dürfen es sich die Füße bequem machen.

Haltung ist heute selten geworden, außerhalb Italiens sind solche Firmenphilosophien so gut wie ausgestorben. Die qualitätsversessenen Schuhmacher in Corridonia kümmert das nicht weiter, der hohe Anspruch wird von jedem in der Werkstatt mitgetragen.

Obwohl es sich beim Edelsneaker um eine italienische Erfindung handelt, beginnt seine Geschichte im Amerika der ausgehenden siebziger Jahre, als die Fitness zur ersten Bürgerpflicht der Schicken und Erfolgreichen wurde. In Sweatshirt, Trainingshose und Joggingschuhen drehte die körperbewusste Lady frühmorgens im Stadtpark ihre Runden, bevor sie sich in Kostüm und Pumps in den Arbeitstag stürzte. Da die Highheels jedoch nicht besonders gut für die Fußgängerrallye auf der Wall Street geeignet waren, verließen immer mehr sportliche US-Ladys das Haus in Kostüm und Laufschuhen. Erst an der Schwelle zum Büro kamen die »richtigen« Schuhe zum Einsatz. Und weil sich die echte Yuppiefrau nur eine äußerst kurze Mittagspause gönnte, schlüpfte sie für den Gang zum Sandwichladen erneut in ihre schnellen Sneakers.

Der pragmatische Schuhwechsel der Amerikanerinnen wurde von der europäischen Touristin auf New-York-Erkundung stets mit Amüsement beobachtet. Denn einer eleganten Pariserin, Mailänderin oder Münchnerin wäre es nie eingefallen, das schicke Ensemble aus Kostüm und Pumps durch bequeme, aber völlig unpassende Joggingschuhe zu verderben. Und wenn sie sich schon die Mühe gemacht hat, ein wohldurchdachtes Businessoutfit zusammenzustellen, dann haben Taxifahrer, Zeitungsverkäufer oder der Kellner im Café das gleiche Recht auf den Anblick dieser Kreation wie die Kollegen im Büro. Dennoch konnte auch die Europäerin nicht leugnen, dass sich ein weicher Turnschuh definitiv bequemer trägt als ein Pumps. Nur leider passte er weder zu Kostüm noch Kleid. Als sich die Dresscodes in den Neunzigern dann aber mehr und mehr lockerten und der smarte Casuallook in vielen Bereichen Einzug hielt, kam die Stunde des Edelsneakers. Denn zu weißer Bluse, Kaschmirpulli und Armani-Jeans wirkt der echte Joggingschuh aus synthetischen Materialien deplatziert, die Teuer-Version aus feinstem Leder dagegen perfekt.

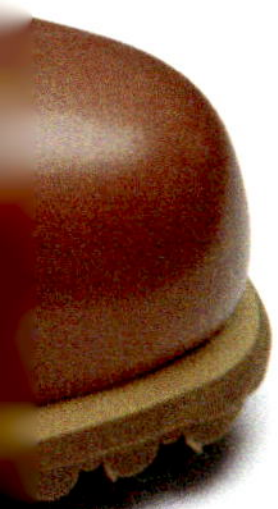

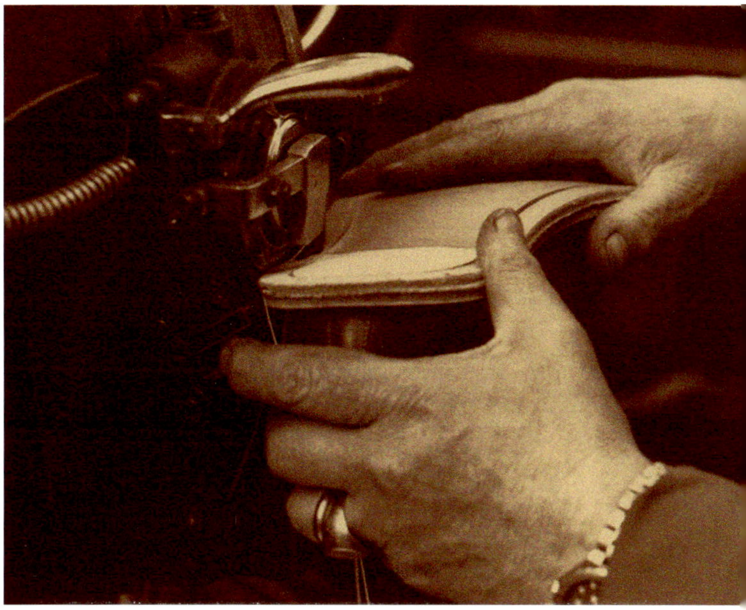

Die bei der traditionellen, handwerklichen Herstellung rahmengenähter Schuhe gewonnene Kompetenz fließt in die Produktion der Edelsneakers ein.

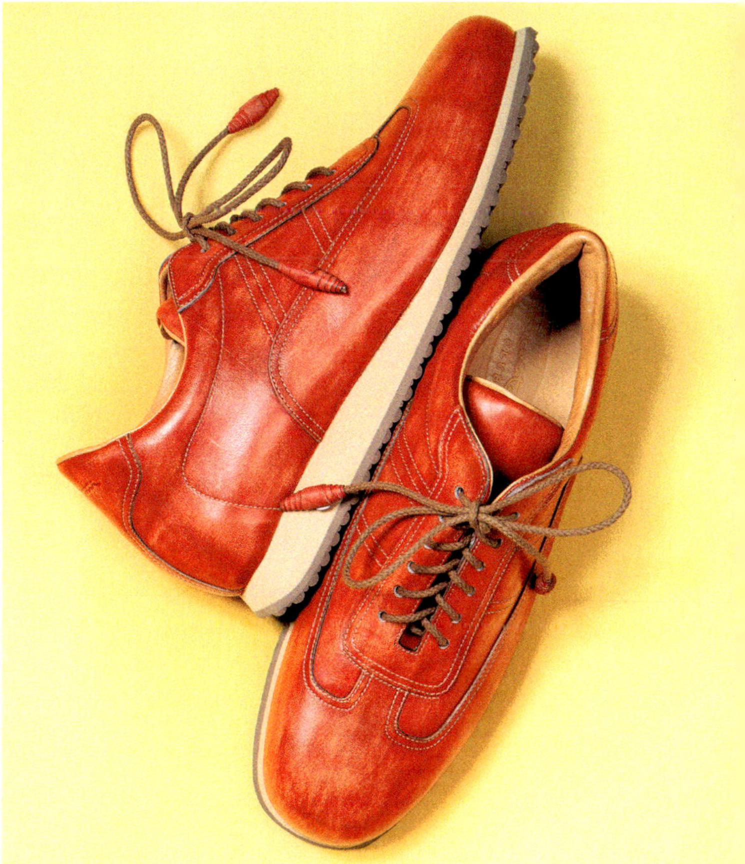

Ständig neue Farben und immer wieder innovative Finishs. Mit zahllosen Sneakers-Varianten beflügelt Santoni von Saison zu Saison die Lust auf den eleganten Bequemschuh.

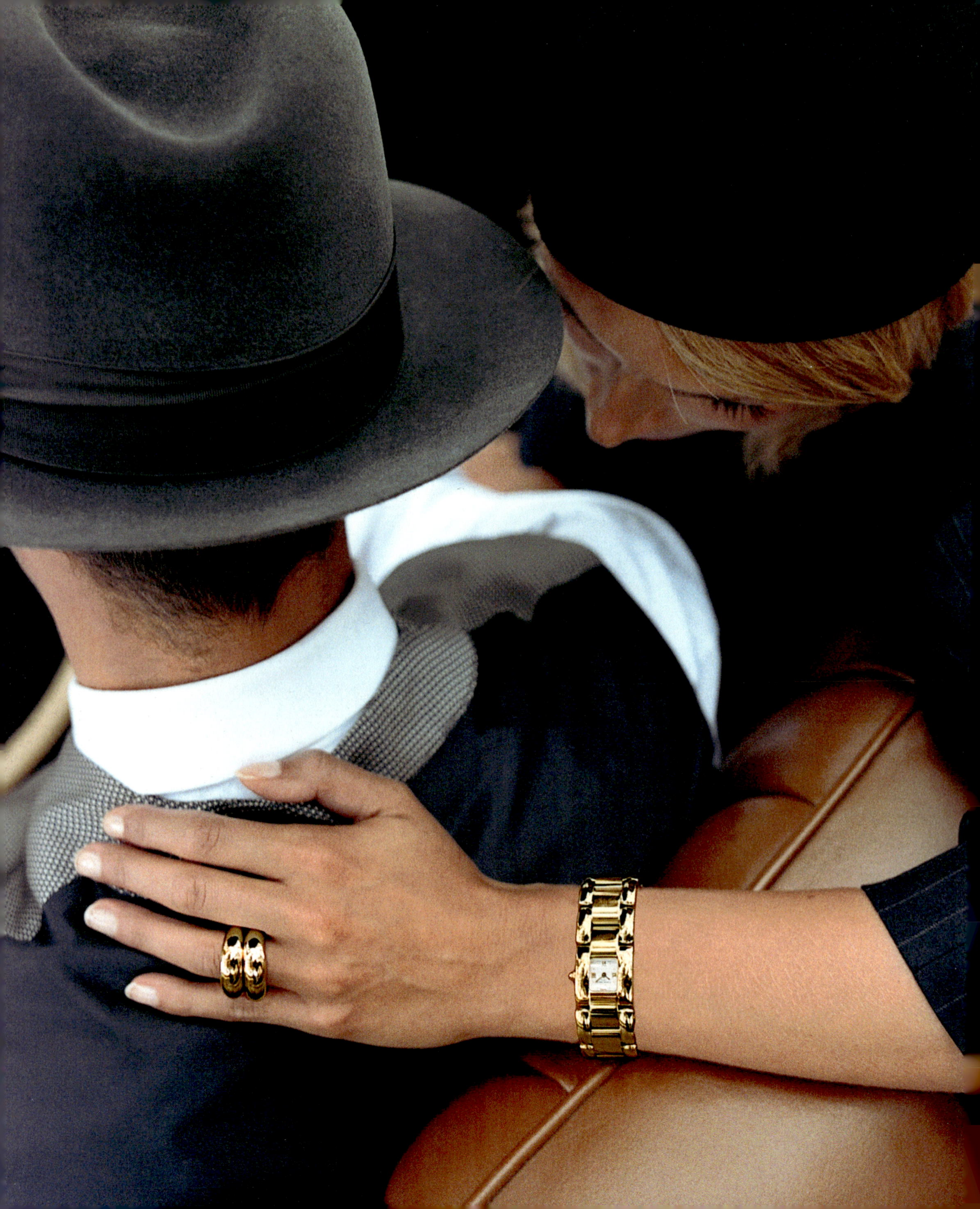

№ 7

Accessoires

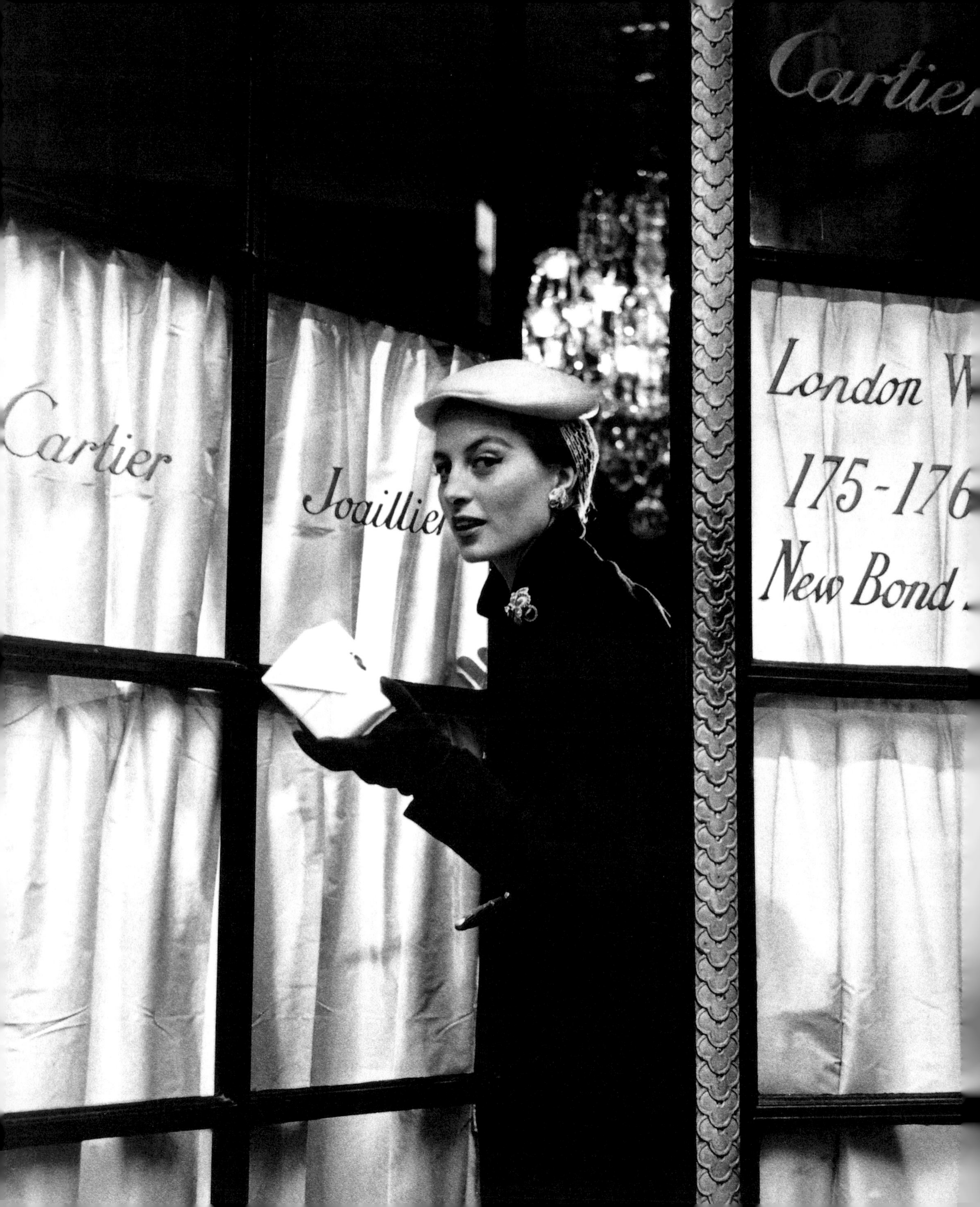
Cartier
Cartier
Joaillier
London W
175-176
New Bond

Von der Pflicht zur Kür: Accessoires

Das Wort »Accessoire« hat seine Wurzeln im lateinischen »accessio«, und das meinte die Beigabe, das Anhängsel und alles das, was irgendwie zu etwas anderem, schon vorhandenem, dazukommt. Dabei sind die kleinen und scheinbar nicht so wichtigen Ergänzungen der Garderobe viel mehr als nur Statisten, Nebenrollen und B-Besetzungen. Man kann ein beliebiges Kapitel der langen Kostümgeschichte aufschlagen und wird immer feststellen, dass die vermeintliche zweite Geige in Wirklichkeit die modische Szene dominiert. Denn Accessoires verleihen einem Outfit Bedeutung, Stil, Symbolik, Status, Macht und Präsenz. Im 15. Jahrhundert trug die Frau ein langes Kleid. In das Gewand einer Adeligen verwandelte es sich erst durch verschiedene Zierelemente und die Hennin, jene lange, spitz zulaufende Kopfbedeckung, die wir heute eher mit einer Schultüte als mit einem wichtigen Standeszeichen assoziieren würden. Doch auch zur Nonnentracht konnte es werden: Dann waren, neben einem einfachen, schmucklosen Schnitt, Accessoires wie Haube, Schleier und Kreuz gefragt. In der Zeit des Rokoko gehörte der Fächer zu den Dingen, die eine Dame unbedingt besitzen musste, denn ohne ihn wäre das verführerische Spiel der Koketterie nicht möglich gewesen. Und noch um 1950 konnte die Lady nur mit einer perfekten Zusammenstellung aus Hut, Tasche, Handschuhen und Schirm aus dem Haus gehen, wenn sie als korrekt gekleidet und damit als »respektabel« gelten wollte.

Was früher Pflicht war, ist heute Kür, also eher eine Frage der Mode, des persönlichen Geschmacks, der Lebensumstände – und des Geldbeutels. Wir können aus einer Fülle von Accessoires auswählen, müssen es aber nicht, denn konsequentes Weglassen hat nichts mehr mit Mangel zu tun, sondern wird inzwischen einfach als »Purismus« verstanden. Trotzdem üben die Beigaben und Anhängsel auf die meisten von uns eine ungebrochene Anziehungskraft aus. Doch bei aller Faszination – was harmoniert womit und welche Accessoires sind in welchen Situationen angemessen? Eine unpassende Handtasche, eine völlig verfehlte Mütze oder ein Halstuch in einer Farbe, die sich mit der Bluse beißt, ruinieren auch das schönste Outfit, auf der anderen Seite kann eine einzige tolle Brosche aus einem schlichten Blazer einen echten Hingucker machen.

Viele moderne Ladys entscheiden sich für eine relativ pragmatische Accessoire-Philosophie, nämlich die hohe Schule des »less is more«. Zwar gibt es auch Damen, zumal die etwas exzentrischeren, deren Markenzeichen es ist, möglichst viele Elemente miteinander zu kombinieren, und die damit auch einen sehr guten, interessanten und vor allem unverwechselbar persönlichen Stil pflegen, doch die Mehrheit tendiert eher zu Reduktion als zu Opulenz. Worauf es bei dieser Politik der Beschränkung ankommt, ist in einem Satz gesagt: von allem nur das Beste, lieber wenige Teile kaufen, aber dafür hochwertige, als viele, die aber nur von mittlerer bis geringer Qualität sind. Und so ist es der Lady auch herzlich egal, wenn Fashionvictims sie für einfallslos halten, weil sie seit Jahren mit der gleichen abgeschrappten Birkin herumläuft.

Jede echte Lady hat eine Schwäche für edle Accessoires, selbst wenn sie ein eher nüchterner Typ ist und um ihre Garderobe nicht gern allzu großes Gewese macht. Auch ihre Augen leuchten, wenn sie unterm Weihnachtsbaum eine Schmuckschachtel im typischen Cartier-Rot oder neben ihrem Geburtstagskuchen einen Geschenkkarton in schönstem Hermès-Orange entdeckt. Doch die Lady schätzt am Luxusprodukt nicht das Label oder den Markennamen, ihr geht es in erster Linie um Design, Authentizität und Wertigkeit. Und in diesen drei Punkten hat die Top-Liga der Accessoires nach wie vor am meisten zu bieten, auch wenn diese Qualität teuer bezahlt werden muss. Umso mehr freut sie sich, wenn sie ein Seidencarré von der Schwiegermama übernehmen oder gutes Gepäck bei der Auflösung einer renommierten Lederwarenhandlung ergattern kann.

Jede Ergänzung ihrer Erscheinung wird von der Lady mit größter Sorgfalt ausgewählt. Dennoch gibt es unter den Accessoires einen klaren Favoriten, nämlich den Schmuck, denn er zeigt am meisten von ihrer Persönlichkeit. Der Geldwert spielt keine Rolle, die Begeisterung für ein Stück erwächst zuallererst aus seiner Schönheit und den Erinnerungen, die ihm anhaften. Egal, ob es sich um eine schlichte Gemme handelt, eine Perlenkette von der Großmutter oder ein extra für sie gefertigtes Collier von Cartier. Die Lady trägt ihren Schmuck mit Bravour – und zwar den Modeschmuck genauso wie die echten Preziosen.

Seit ihrer Gründung im Jahre 1909 gehört die Cartier-Boutique in der Londoner New Bond Street zu den bevorzugten Shoppingadressen der britischen Lady.

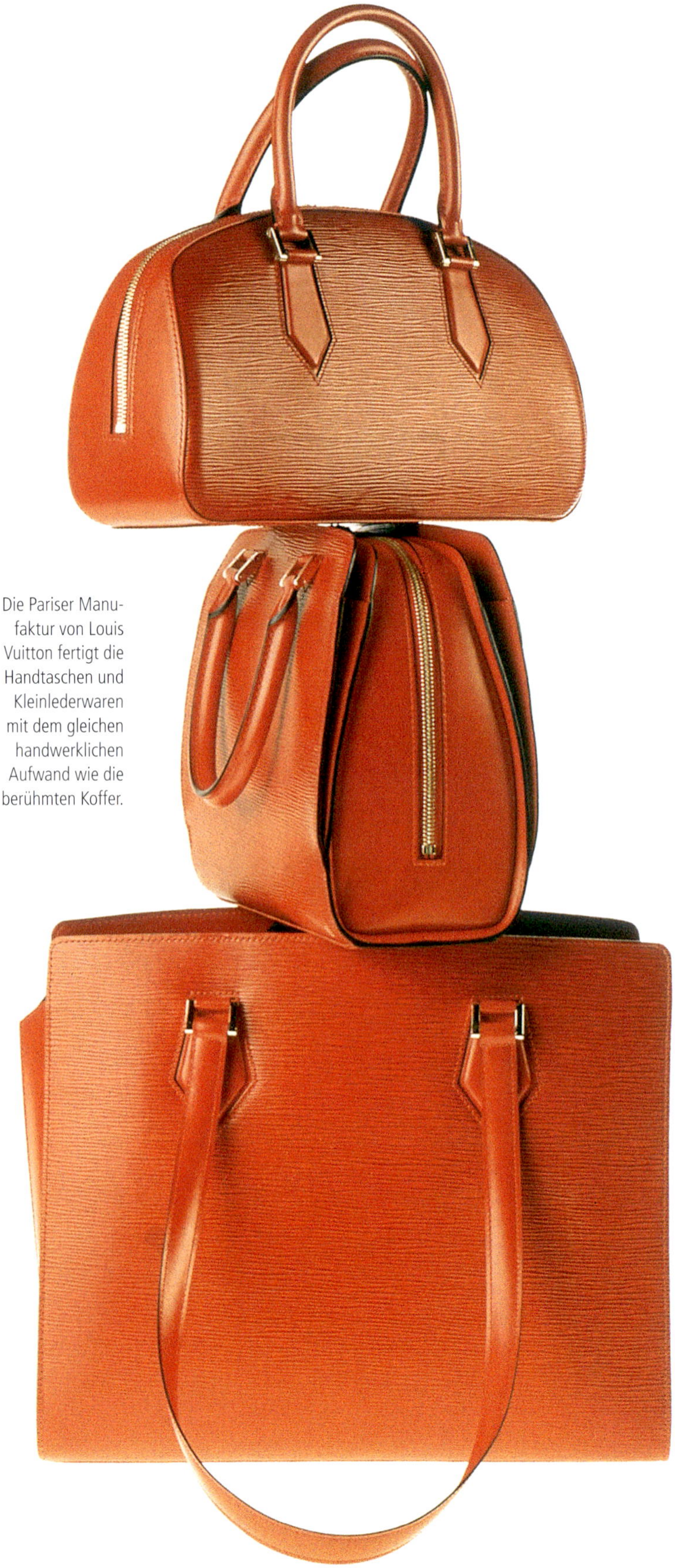

Die Pariser Manufaktur von Louis Vuitton fertigt die Handtaschen und Kleinlederwaren mit dem gleichen handwerklichen Aufwand wie die berühmten Koffer.

Die Handtasche

Die Handtasche ist von allen Accessoires sicherlich das femininste – undenkbar, dass Männer mit einer Kelly-Bag oder einem zierlichen strassbesetzten Abendtäschchen herumlaufen. Wo dieses modische Tabu allerdings herkommt, lässt sich gar nicht so leicht sagen. Umgekehrt ist überhaupt nichts dabei, wenn die Chefin mit einem maskulinen Aktenkoffer oder Portfolio im Büro erscheint. Und kostümgeschichtlich betrachtet war die Tasche auch kein exklusiv weibliches Vorrecht. Bis ins 16. Jahrhundert hinein trugen Frauen wie Männer kleine Beutel am Gürtel. Diese Behältnisse, in denen sich ein paar Habseligkeiten und etwas Geld verstauen ließ, unterschieden sich formal kaum, die Damenversion zeigte höchstens etwas mehr Schmuckelemente. Bei den Frauen verschwand der Beutel später sogar zeitweise aus dem Blickfeld, denn die so genannten Untertaschen wurden unter dem Gewand um die Taille gebunden. Erst gegen Ende des 18. Jahrhunderts kam mit dem Pompadour ein direkter Vorläufer der heutigen, eindeutig den Ladys vorbehaltenen Handtasche auf. Anders als die früheren Unisex-Modelle wurden diese reich verzierten Seidenbeutel nicht mehr irgendwo festgeknotet, sondern graziös in der Hand gehalten.

Die Mode des frühen 19. Jahrhunderts tat ein übriges, um dem neuen Damenaccessoire zum Durchbruch zu verhelfen, denn die fließenden Hemdkleider des Empire sahen gar keinen Gürtel mehr vor, folglich konnte daran auch nichts mehr aufgehängt werden. Die Taschen dieser Zeit hießen Ridikül. Der Name hat nichts damit zu tun, dass die Abmessungen des Beutels als »lächerlich« klein empfunden wurden, vielmehr handelt es sich um eine Verballhornung des französischen Wortes »réticule«, was soviel bedeutet wie Netz. Allerdings war der Ridikül wirklich nicht sehr groß, denn er konnte mühelos in der Hand verborgen werden. Weil das eigentliche Täschchen damit so gut wie unsichtbar blieb, erzielte es seine dekorative Wirkung durch besonders schön und aufwändig gestaltete Tragebänder. Der winzige Ridikül lebt übrigens in der modernen Abendtasche mit langem Schulterriemen und minimalem Fassungsvermögen weiter.

Im Verlauf des 19. Jahrhunderts erweiterte sich die Modellpalette um die ersten Ledertaschen und die Varianten aus Korbgeflecht. Außerdem gab es nun die

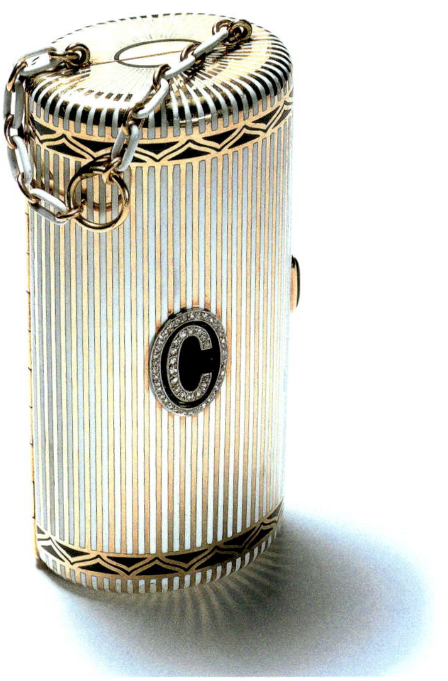

Kostbares Damennecessaire aus Gold, Platin und Diamanten, gefertigt um 1924 von Cartier New York, im Original 8,4 Zentimeter hoch.

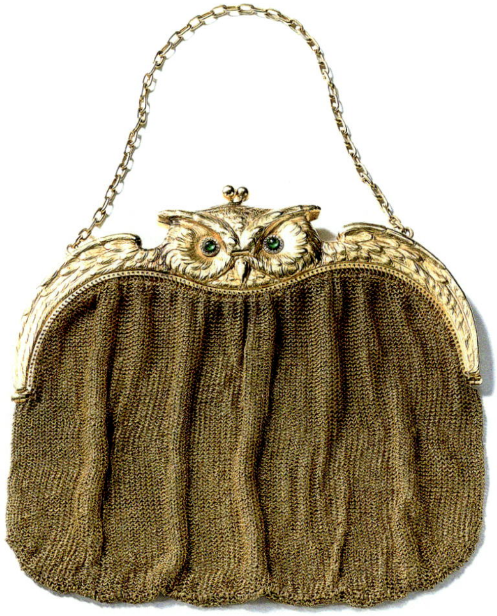

»Mesh bag« von Cartier Paris, 1906. Schließe, Flechtwerk und Kette aus Gold, verziert mit Smaragden und Diamanten.

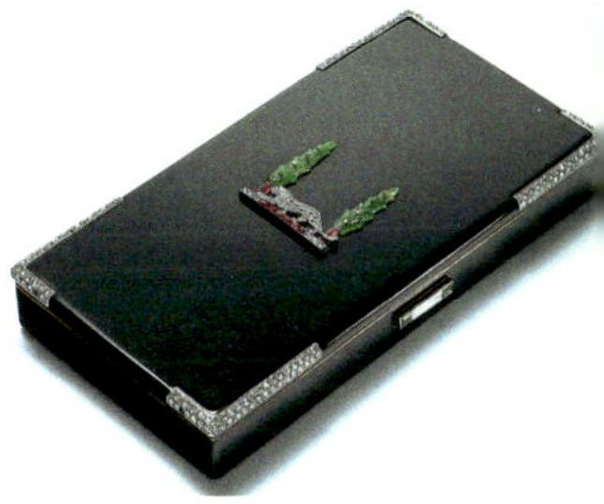

Necessaire aus Chinalack, Gold, Platin, Edelsteinen und Email (Cartier Paris, 1928).

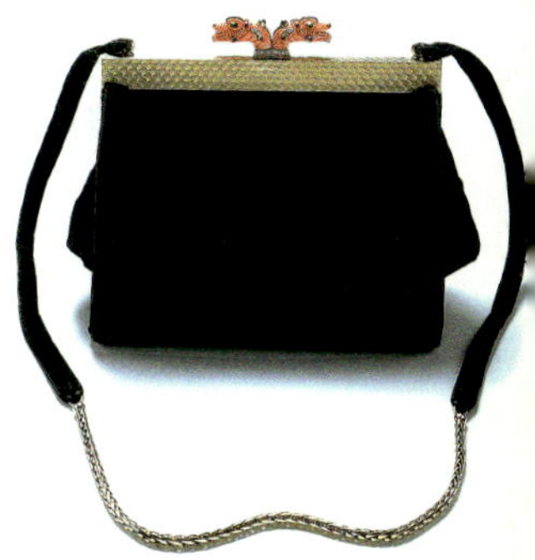

Abendtasche mit Schließe aus Platin, Koralle und Edelsteinen (Cartier New York, 1957).

Châtelaines, also kleine Taschen mit Tragekette, die entweder in der Hand gehalten wurden oder am Griff des Schirmes baumelten. War die vornehme Lady unterwegs – zum Beispiel in der Postkutsche oder der damals äußerst modernen Eisenbahn – bediente sie sich einer speziellen Reisetasche. In etwas verkleinerter Form mauserten sich diese Bügeltaschen bald zum geräumigen und praktischen Favoriten der Bürgersfrau.

In den Anfangsjahren des 20. Jahrhunderts avancierte die Handtasche dann zum wichtigsten Accessoire der Dame, ja sogar zum entscheidenden Gradmesser für das gesamte Outfit. Denn als »gut angezogen« gilt die Frau seit dieser Zeit nur dann, wenn Tasche und Kleidung perfekt aufeinander abgestimmt sind. Die Qual der Taschenwahl wurde zum Glück schon früh durch die Designer gelindert, die bald eine Kollektion nach der anderen auf den Markt brachten, immer passend zur gerade aktuellen Linie des jeweiligen Couture-Hauses. Die Modeschöpfer traten dabei in Konkurrenz zu den Sattlern und Täschnern, die sich der Kundin vor allem durch ihr Know-how in Sachen Leder empfahlen.

Während Ridikül, Châtelaine und Co. noch den wohlhabenderen Schichten vorbehalten waren, wandelte sich die Handtasche im 20. Jahrhundert zum Accessoire für alle Schichten. Egal wie klein das Budget, ein annehmbares Modell ließ sich auch für wenig Geld finden. Doch wie immer, wenn die Allgemeinheit ein ehemals elitäres Produkt vereinnahmt, wurde es als Reaktion gerade auch wieder in besonders kostspieligen Versionen hergestellt. Schließlich wollte sich die Upperclass irgendwie von der Masse absetzen. Zusätzlich erfanden die oberen Zehntausend Konventionen, die von den Kleinverdienerinnen nur schwer zu befolgen waren, wie eben die noch in den Fünfzigern unumstößliche Regel, dass die Tasche stets hundertprozentig zur restlichen Garderobe passen müsse. In den Grundzügen ist diese Formel noch immer gültig, doch da die gepflegte Lady damals zum Kostüm auch Hut und Handschuhe trug und sich außerdem mehrmals am Tag umzog, benötigte sie einen sehr großen Taschenfundus. Heute haben wir es leichter, denn die Zahl der Anlässe, die eine bestimmte Tasche erfordern, ist überschaubarer geworden. Und auch die Frage nach dem »Was passt wozu?« wird inzwischen wesentlich liberaler beantwortet. Dies kommt der Lady sehr entgegen, denn so braucht sie nicht in 20 Modelle zu investieren, sondern nur in zwei oder drei, die dafür ruhig ein bisschen teurer sein dürfen – also hochwertige und zeitlose Klassiker, die zu Kostüm und Smart Casual gleichermaßen gut kombiniert werden können.

Handtaschen für die Lady

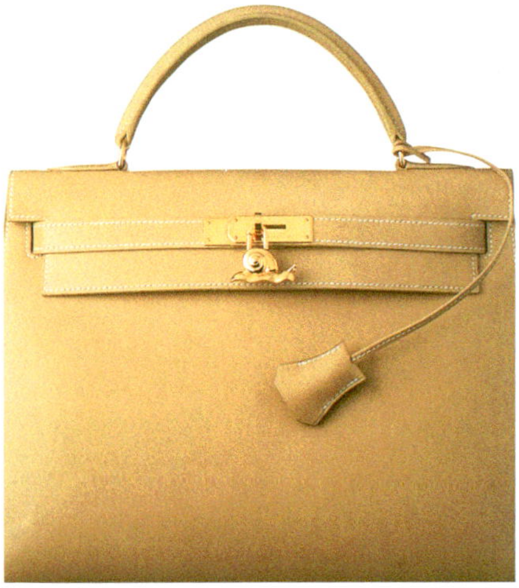

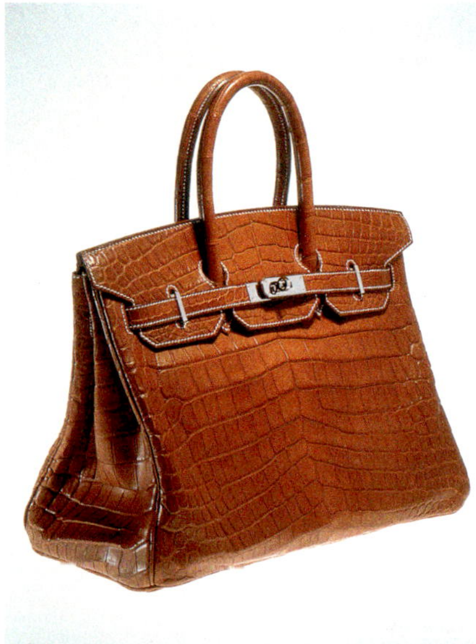

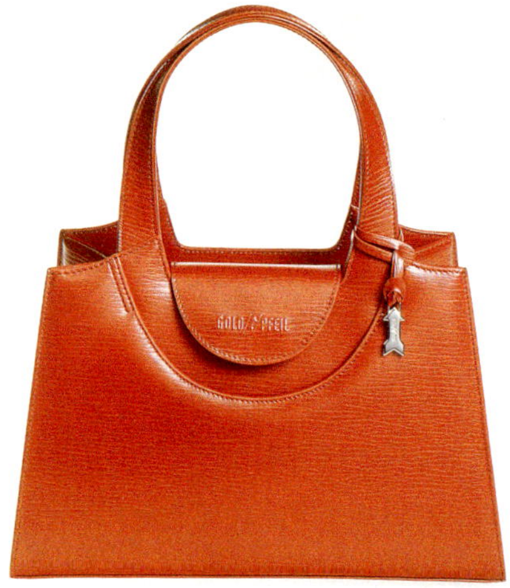

Hermès
Die Kelly-Bag hatte 1930 bei Hermès Premiere, ihren Namen trägt sie mit offiziellem Segen der Fürstin Gracia Patricia von Monaco jedoch erst seit 1957. Der ehemalige Leinwandstar hatte die Tasche in den Fünfzigern weltberühmt gemacht.

Hermès
So manche Lady träumt davon, dass Hermès ein Handtaschenmodell nach ihr benennt. Für die Schauspielerin Jane Birkin ging dieser heimliche Wunsch mit einer Tasche in Erfüllung, die mittlerweile fast berühmter ist als ihre Namenspatin.

Goldpfeil
Offenbach bei Frankfurt war bis in die dreißiger Jahre ein Weltzentrum der Lederverarbeitung und Täschnerei. Goldpfeil ist der letzte deutsche Hersteller, der diese Tradition auf hohem Niveau weiterführt.

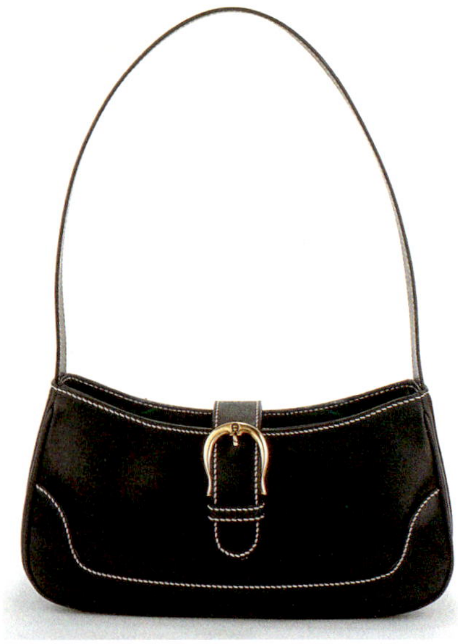

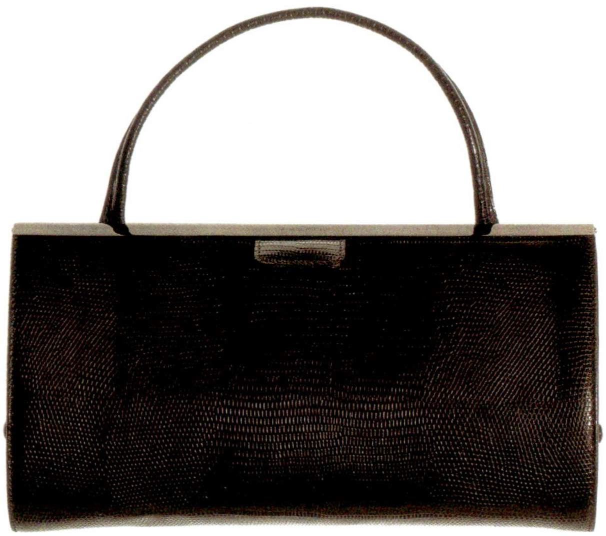

Aigner
Handtaschen sind die Kernkompetenz von Aigner, denn Firmengründer Etienne Aigner hatte sich schon im Paris der Dreißiger als Designer dieses wichtigsten Accessoires der Lady einen Namen gemacht.

Lamarthe
Frankophile Ladys finden bei den Handtaschen der 1930 gegründeten Täschnerei Lamarthe genau das, was sie am meisten schätzen: schlichte, zeitgemäße Eleganz gepaart mit altmeisterlicher Qualität.

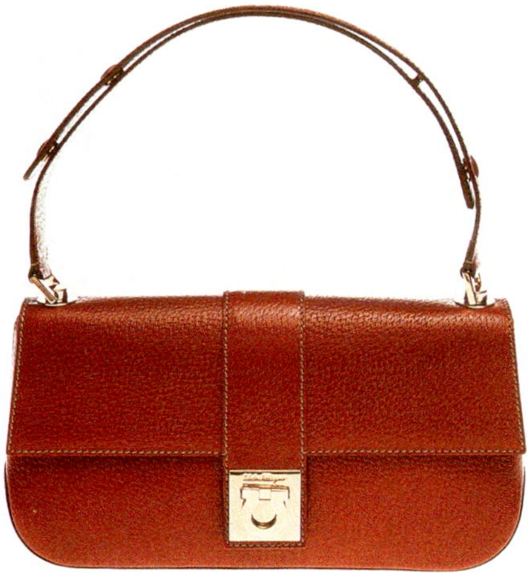

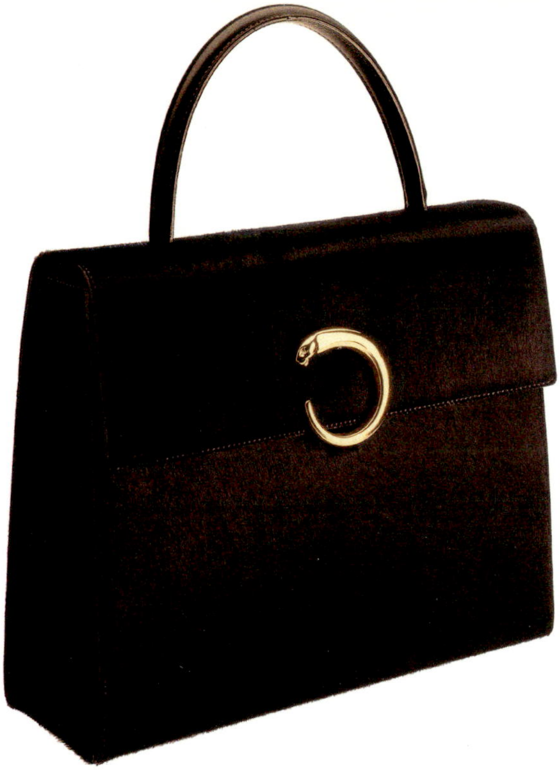

Ferragamo
Das Label Salvatore Ferragamo hat es geschafft, das positive Image der Schuhe auf eine komplette Modekollektion und eine Reihe von Accessoires zu übertragen, deshalb genießen die Handtaschen der Marke einen sehr guten Ruf.

Cartier
Der berühmte Juwelier Cartier steht heute nicht mehr nur für Preziosen, sondern auch für Lederaccessoires und Handtaschen, die fast genauso hochwertig sind wie der Schmuck und die Uhren des Hauses.

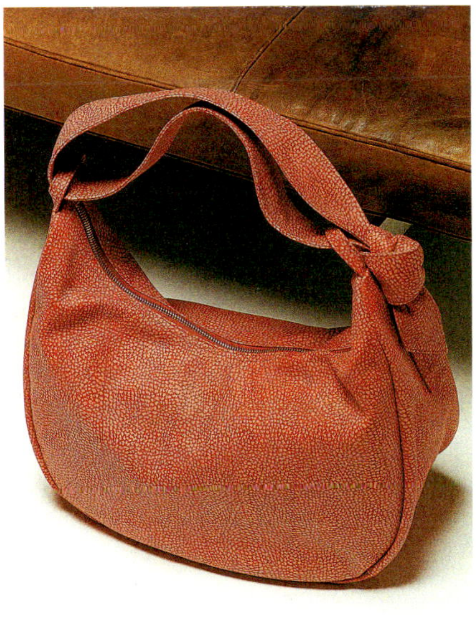

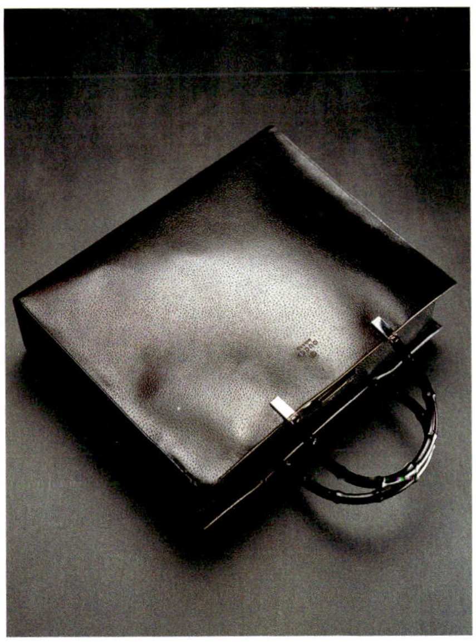

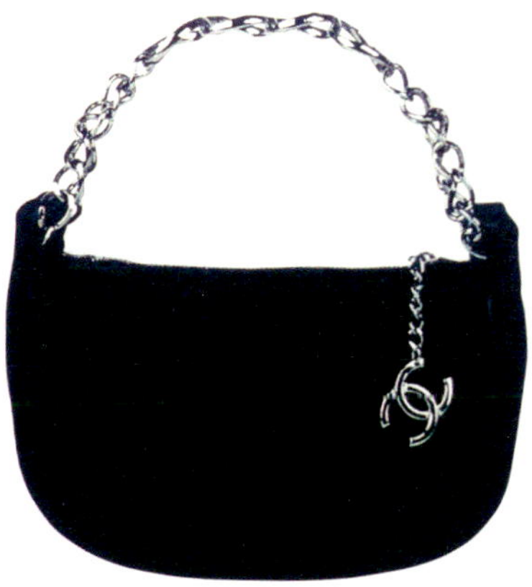

Borbonese
In den Siebzigern musste es für die schicke Italienerin eine Borbonese-Handtasche sein, sofort erkennbar an der Vogelaugen-Optik des Leders. Heute ist die Marke dank des Designers Alessandro Dell'Acqua wieder mega-in.

Gucci
Die wohl bekannteste Gucci-Tasche ist das Modell mit Bambusgriff von 1957, dabei hat die italienische Luxusinstitution seit ihrer Gründung im Jahre 1904 zahlreiche weitere Klassiker kreiert.

Chanel
Die 1955 von Coco Chanel entworfene Tasche mit dem typischen Steppmuster und der goldenen Schulterkette ist noch heute ein Klassiker des Hauses, der immer wieder aufgelegt – und von anderen immer wieder kopiert – wird.

Top secret? Ein Blick in die Handtasche

Ob Handy, Portemonnaie und Lippenstift oder Kalender, Heftpflaster, Nähset, Walkman, Taschenmesser, Schminktäschchen, Kopfschmerztabletten, Augentropfen und Kontaktlinsenbehälter. Was die Lady in ihrer Handtasche mit sich herumträgt, gehört zu ihren wohlgehüteten Geheimnissen. Welche Ausrüstungsgegenstände dabei als besonders unverzichtbar gelten, ist eine Frage des persönlichen Geschmacks – und der Epoche. So haben die ersten Jägerinnen und Sammlerinnen in ihren einfachen Beuteln Beeren oder kleine Tiere nach Hause in die Höhle transportiert, während die Dame des Mittelalters eine Almosentasche besaß, aus der sie bei Bedarf ein paar Münzen für die Kollekte herausfischte. Im 16. Jahrhundert zeigte die Bürgerin ihren Reichtum mit einer am Gürtel befestigten Ledertasche, an der wiederum so wichtige Utensilien wie Gebetbuch, Schere und Essbesteck hingen. Gegen Ende des 18. Jahrhunderts brauchte die Lady einen schicken Stoffbeutel, in dem sie ihre Stick- oder Häkelarbeit mit zum Damenkränzchen nehmen konnte. Der Ridikül des frühen 19. Jahrhunderts war dagegen so winzig, dass darin höchstens ein feines Taschentuch Platz fand. Heute geht es in den Handtaschen sehr individuell zu. Vom organisierten Chaos eines halben Haushalts (oder Büros) bis hin zum Minimalgepäck aus Kreditkarte und Schlüsselbund ist alles möglich. Seltsamerweise war und ist der weibliche Tascheninhalt ewiges Objekt männlicher Spekulationen – dabei birgt er selten wirklich Aufregendes. Die Visitenkarte ihres heimlichen Lovers bewahrt die Lady, wenn überhaupt, irgendwo anders auf, und auch die Antibabypille, von der die überwältigende Mehrheit der Männer überzeugt ist, dass sie tagein tagaus in der Handtasche durch die Gegend getragen wird, liegt normalerweise eher im Badezimmer oder auf dem Nachttisch. Viel wahrscheinlicher ist es, dass der Neugierige auf die ganz alltäglichen Dinge stößt, die sich auch in der Anzug- oder Aktentasche eines Herrn befinden könnten. Nur dass sich bei den Damen dieses Sammelsurium oft aus hübscheren Komponenten zusammensetzt. Aber selbst nutzloser Krempel wird geduldet. Was einmal den Weg in die Handtasche geschafft hat, hat ein recht geringes Risiko, dort jemals wieder rauszufliegen.

1 Portemonnaie

Das Portemonnaie ist ein wichtiges Accessoire, immerhin nehmen wir es mehrmals täglich zur Hand. Um uns das Herausrücken von Barem ein wenig zu versüßen, sollte ein besonders schönes Modell gewählt werden.

2 Brieftasche

Persönliche Dokumente wie Ausweis und Führerschein passen meist nicht ins Portemonnaie, deshalb verwenden viele Damen eine zusätzlich Brieftasche. Sie schluckt auch mühelos große Geldscheine.

3 Schlüsselanhänger

Männer ruinieren mit klappernden Schlüsseln oft die Taschen ihrer Sakkos und Hosen, Frauen bewahren die scharfen Metallteile lieber in der Handtasche auf. Am besten ordentlich mit einem schönen Ring plus Anhänger gebündelt.

4 Handy

Wie sind wir früher bloß ohne das tragbare Telefon ausgekommen? Heute gehört es unbedingt in jede Handtasche, wenn es nicht direkt in Hose oder Jacke mitgeführt wird.

5 Brillenetui

Irgendwann kommt der Tag, an dem Sie die Zeitung nicht mehr weit genug weghalten können und die Lesebrille unentbehrlich wird. Ein edles Etui kann ein wenig damit versöhnen, dass die Sehkraft nachlässt.

6 Pillendöschen

Ein kleines Pillendöschen muss nicht unbedingt Medikamente enthalten, auch Halspastillen oder kleine Pfefferminzbonbons können darin aufbewahrt werden. Wichtig ist, dass es gut schließt, damit Fusseln und Feuchtigkeit draußen bleiben.

7 Puderdöschen mit Spiegel

Für den prüfenden Blick vor dem wichtigen Date oder einfach nur zwischendurch ist ein kleiner Spiegel unentbehrlich, deswegen fehlt er in keiner Handtasche. Größere Renovierungsarbeiten am Make-up erledigt man aber besser im Powder Room oder einer anderen Toilettenräumlichkeit.

8 Feuerzeug

Nichtraucher beneiden die Tabakfreunde manchmal um ihre luxuriösen Feuerspender, denn es handelt sich dabei oft um kleine Kunstwerke. Deswegen sollten sie auch niemals in einer ledernen Schutzhülle versteckt werden.

9 Federmäppchen

Füller können durch plötzlichen Druckwechsel, zum Beispiel im Flugzeug, auslaufen. Auch große Hitze führt manchmal zu ärgerlichen Tintenflecken. Da die edlen Schreibgeräte außerdem oft recht empfindlich sind, ist ein Stiftetui eine gute Investition.

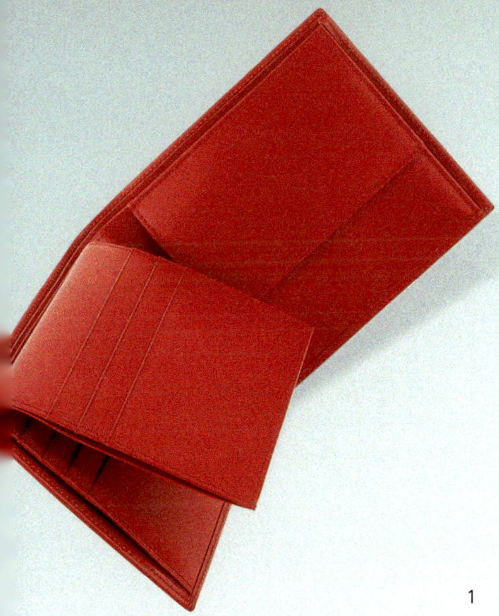

1

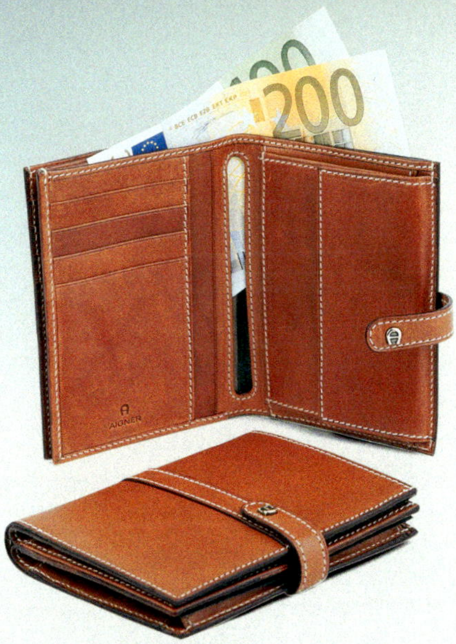
200

2

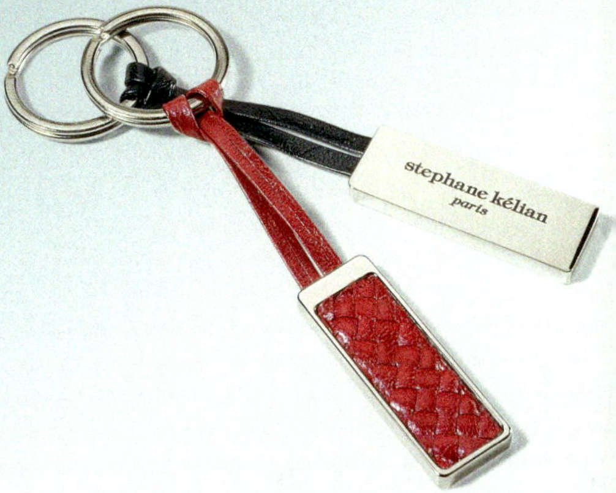
stephane kélian
paris

3

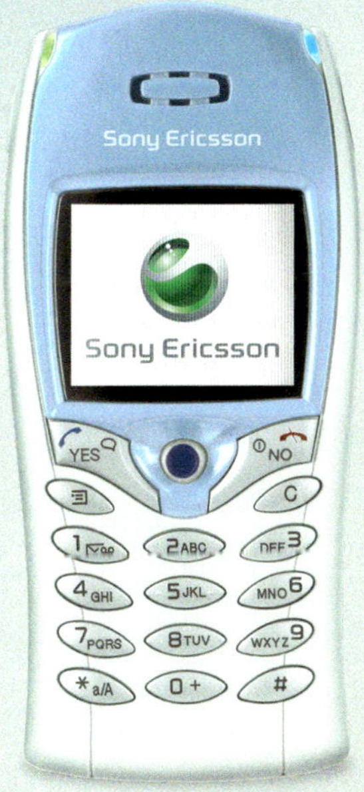
Sony Ericsson
Sony Ericsson
YES
NO
C
1
2ABC
DEF3
4GHI
5JKL
MNO6
7PQRS
8TUV
WXYZ9
* a/A
0+
#

4

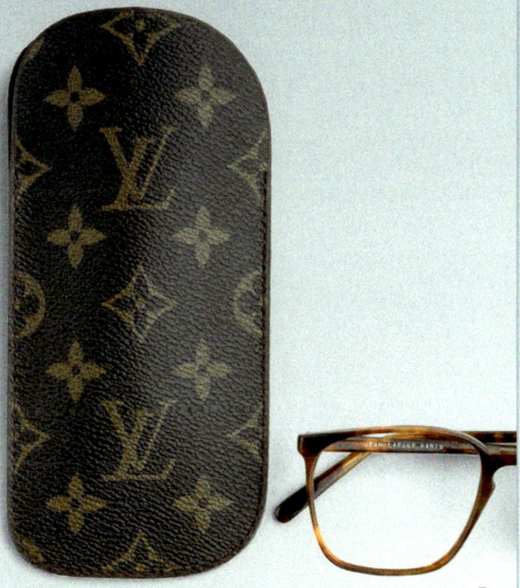

5

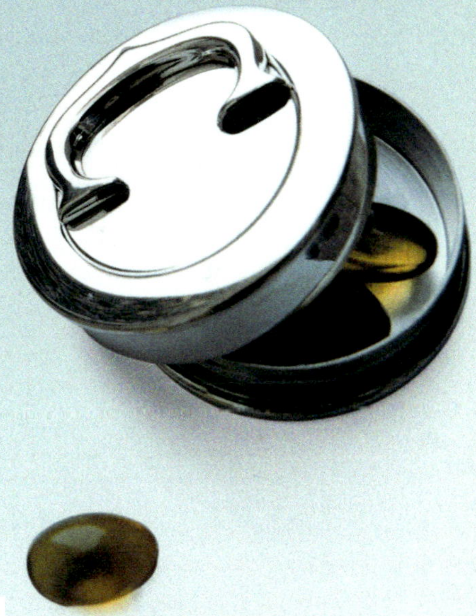

6

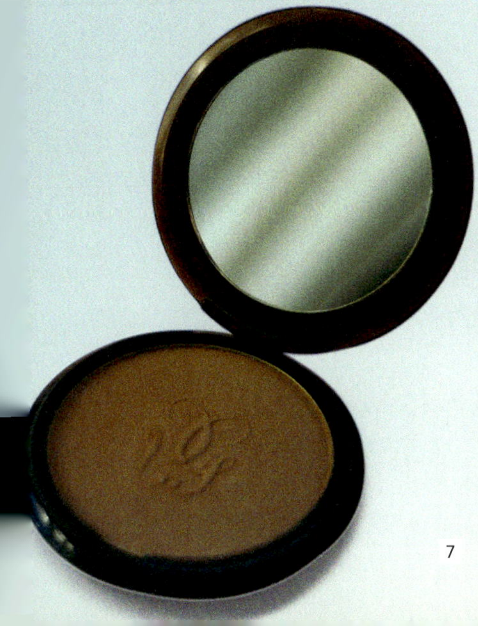

7

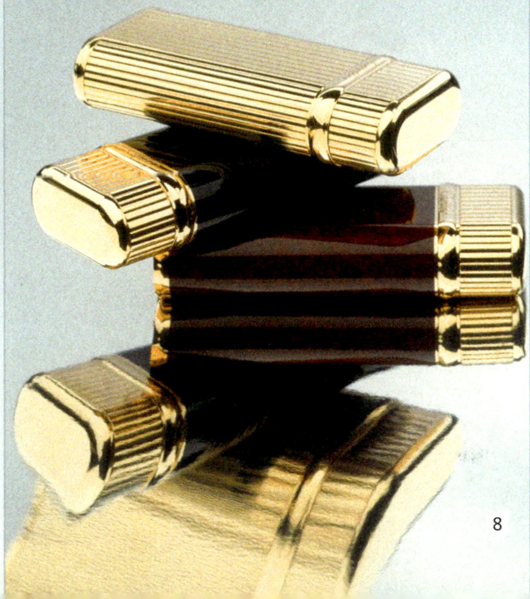

8

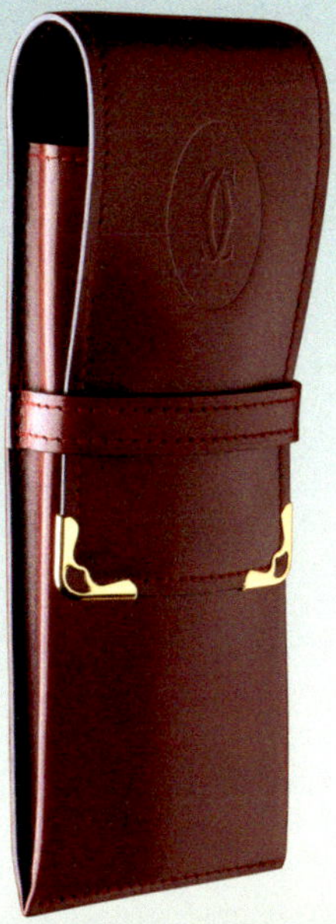

9

Business-Accessoires

Das Sortiment der Lederwarenhändler war noch in den fünfziger Jahren klar nach Mann und Frau getrennt: die Aktenmappe für den Herrn, das Handtäschchen für die Dame. Diese strikte Verteilung der Geschlechterrollen hat sich glücklicherweise erledigt und die Ladys mischen kräftig in Wirtschaft und Politik mit. Ganz klar: Attachés, Terminplaner und Laptophüllen sind heute auch fest in Frauenhand. Damit die Businessbegleiter ihren Dienst jedoch wirklich zur Zufriedenheit ihrer Besitzerin ausfüllen können, sollten sie vor dem Kauf gründlich auf Herz und Nieren überprüft werden. Stimmt die Lederqualität? Welchen Eindruck macht die Verarbeitung – Freundschaft fürs Leben oder Totalschaden nach der ersten Geschäftsreise? Harmoniert die Farbe mit Ihren Büro-Outfits? Und wie steht es mit den inneren Werten? Gibt es die Fächerunterteilung, die Sie so praktisch finden? Ist an eine Extratasche für persönliche Kleinigkeiten gedacht worden? Neben der sachlichen Kosten-Nutzen-Rechnung sollte aber auch ein ganz anderes Kriterium nicht zu kurz kommen, und zwar das der Eleganz. Dass wir mit der Emanzipation ein ganzes Stück vorangekommen sind, ist prima, aber trotzdem brauchen wir diese Errungenschaften nicht unbedingt durch einen klobigen Pilotenkoffer, das maskulinste Organizer-Modell des gesamten Lederwarensortiments oder einen sperrigen Attaché zu unterstreichen. Business-Accessoires müssen zu ihrer Trägerin passen und vor allem die Proportionen wahren. Investieren Sie lieber in ein hochwertiges Lady-Briefcase und organisieren Sie den Inhalt nach dem Motto »weniger ist mehr«.

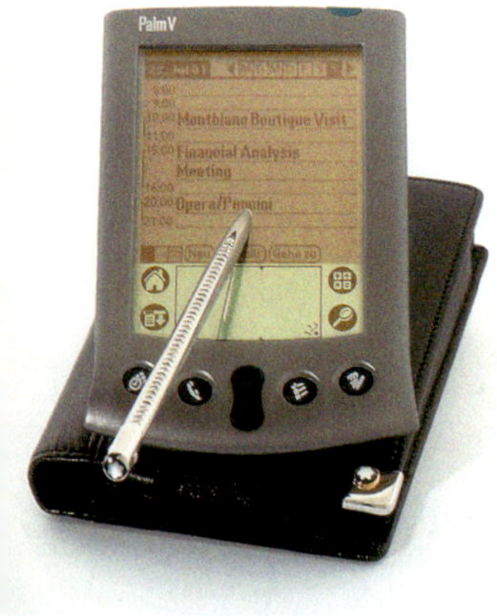

Palmtophülle

Der Fortschritt bringt immer neue Accessoires auf den Markt. Ein gutes Beispiel sind Palmtophüllen, die seit einigen Jahren die Sortimente der Edeltäschner bereichern. Keine Frage, dass die stilbewusste Lady sich nicht mit dem Kunstledermodell zufrieden gibt, das standardmäßig mitgeliefert wird, sondern zur Nobelversion greift.

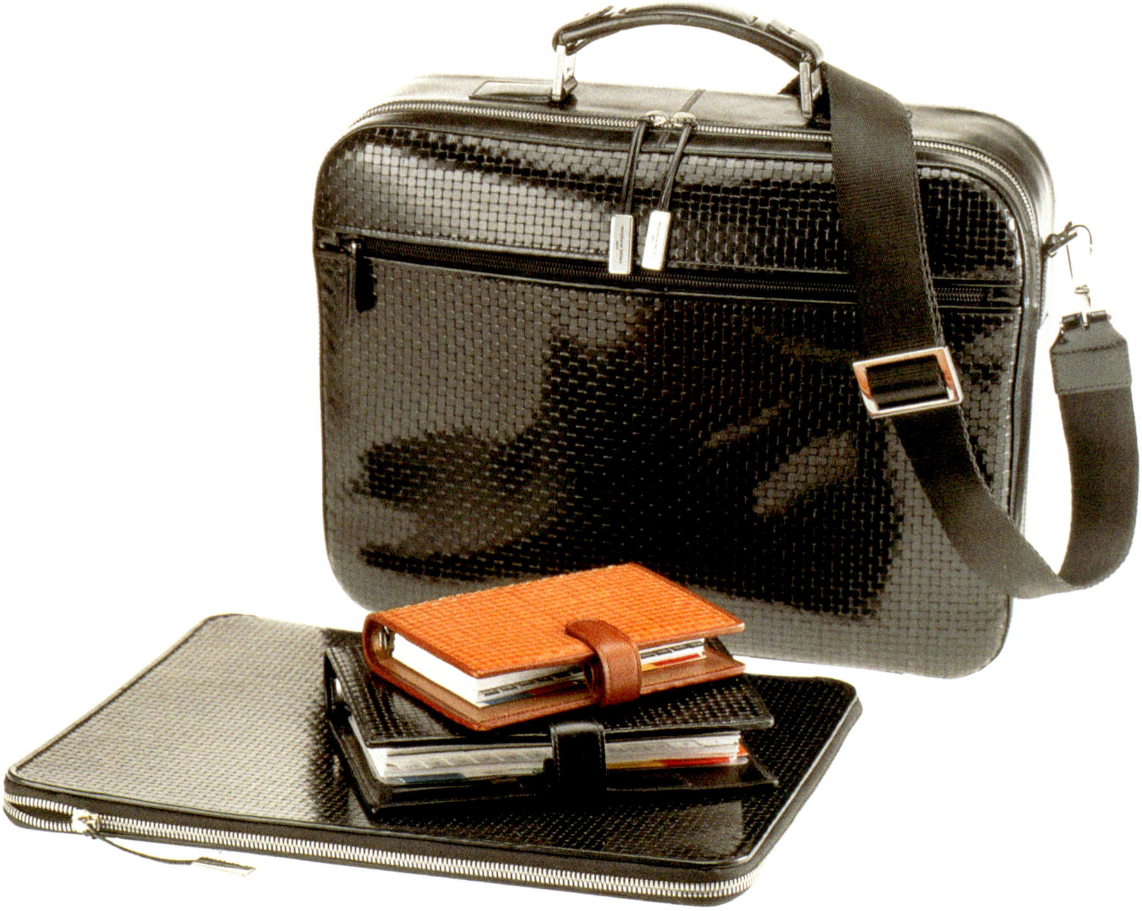

Laptophülle

Das digitale Zeitalter hat zwar nicht – wie anfänglich prophezeit – zum völligen Verschwinden von Papier und Bleistift geführt, dennoch ersetzt heute der Laptop oft Schreibmaschine, Faxgerät, Aktenablage und Adressverwaltung gleichzeitig. Damit das mobile Kommunikationscenter auch längere Reisen unbeschadet übersteht, muss eine robuste Hülle her. Um damit stilistisch zu punkten, sollte auch dieses Accessoire vom Feinsten sein. Die Nylon-Modelle aus dem Kaufhaus sind allenfalls ein Notbehelf.

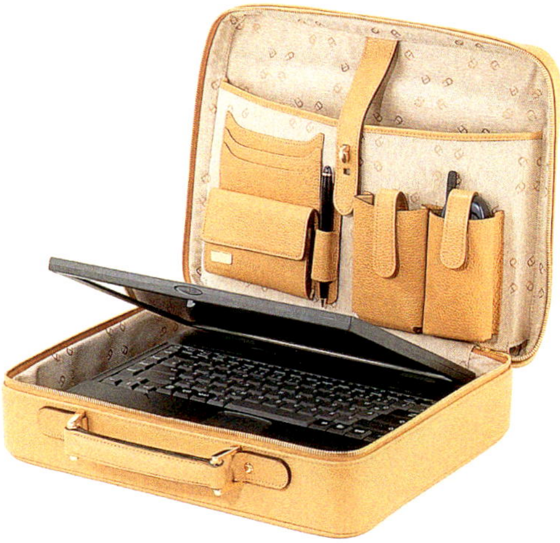

Aktentasche

Beim Thema Aktentasche scheiden sich die Geister. Die eine Fraktion schwört auf das kantige Modell aus der Herrenkollektion, um damit männliches Durchsetzungsvermögen im Business zu demonstrieren. Die andere Gruppe zieht spezielle Damenmodelle vor, die etwas filigraner und femininer wirken, manchmal aber nicht ganz so viel Platz bieten.

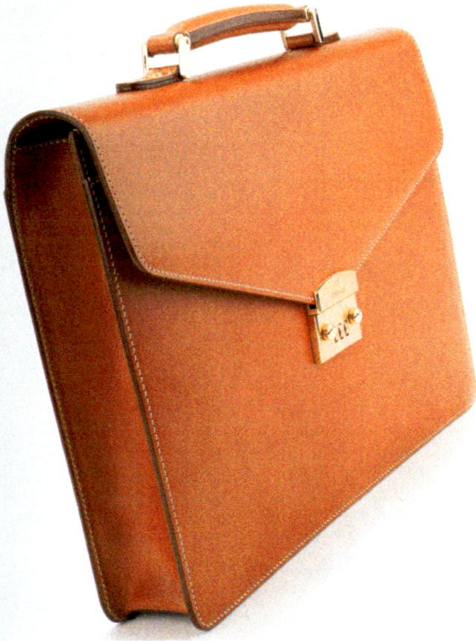

Portfolio

Als der beste Kompromiss zwischen robuster Männertasche und der etwas eleganteren Version für die Dame darf das Portfolio gelten. Es ist schmaler und dünner als eine Aktentasche und steht damit auch der zierlicheren Lady. Das begrenzte Platzangebot hilft außerdem dabei, den Tascheninhalt gut zu organisieren und keinen überflüssigen Ballast mit sich herumzuschleppen.

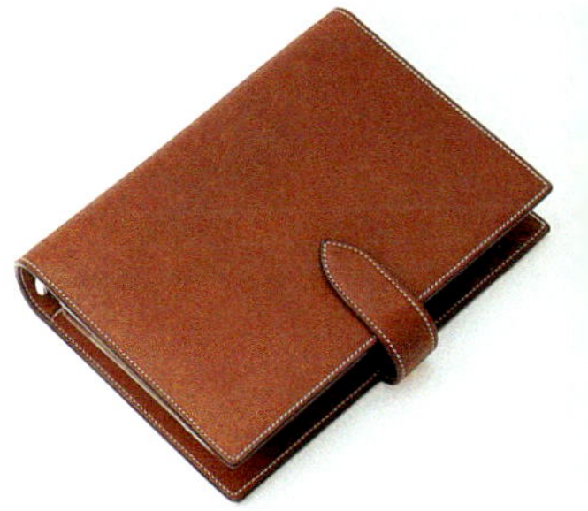

Planer

Mag ja sein, dass ein Palmtop dem klassischen Planer mit Ringbucheinlage haushoch überlegen ist. Trotzdem können sich viele Geschäftsfrauen ein Leben ohne den liebgewonnenen Leder-Organizer kaum vorstellen. Und das nicht nur aus alter Gewohnheit, schließlich ist die Kombination aus Kalender, Adressverzeichnis, Notizblättern, Visitenkartenhüllen und Stifthalter nach wie vor praktisch und oft schneller zu handhaben als der digitale Konkurrent.

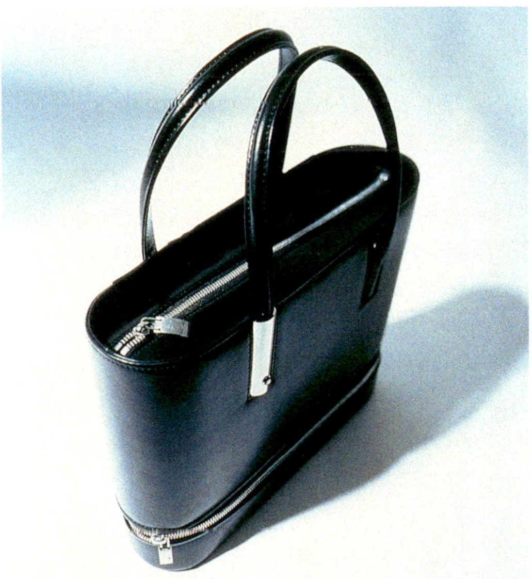

Aktentasche zum Umhängen

Aktentaschen mit Schulterriemen haben Vorteile: Die Lady hat die Hände frei, kann also auch noch eine »normale« Handtasche mit sich führen und nebenher mit der anderen Hand mobil telefonieren. Allerdings verziehen die praktischen Tragegurte auf die Dauer die empfindliche Schulterpartie von Mantel oder Kostümjacke.

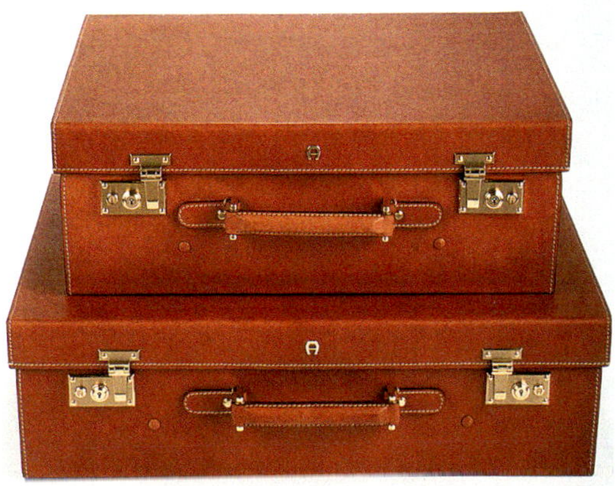

Attaché

Der Aktenkoffer ist das Symbol männlicher Managerherrlichkeit. Ladys statten sich aus unterschiedlichen Gründen damit aus. Manche denken gar nicht weiter darüber nach und greifen zu dem, was die Kollegen auch benutzen. Andere tun es bewusst, um ihre »toughness« zu unterstreichen, und einige wählen den Koffer aus Spaß an der Ironie. Denn bei einer sehr femininen Lady wirkt der kantige Attaché manchmal wie ein augenzwinkernd gesetzter Kontrast.

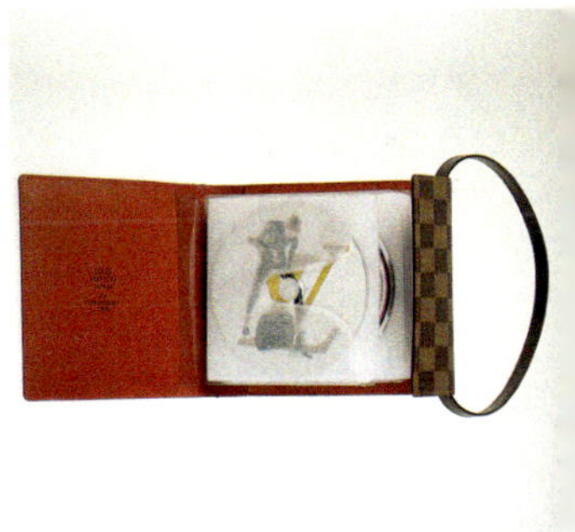

CD- oder Diskettenhalter

Was nützt der schnellste Laptop, wenn die entscheidenden Daten nicht zur Hand sind oder man gerade nicht ins Netz kann? Disketten und andere Speichermedien müssen deshalb oft genauso mobil sein wie ihre Nutzer. Aus diesem Grund gehören die passenden Hüllen schon seit längerer Zeit zur Standardausrüstung der Frequent Traveller. Wer mag, wählt den Datenschützer im Partnerlook zur Aktenmappe oder Handtasche.

So entsteht eine Tasche

Aigner Munich ist eines der wenigen deutschen Modelabels, die es zu weltweiter Bekanntheit gebracht haben. Gründer der Firma war der 1904 geborene Ungar Etienne Aigner, der im Paris der dreißiger Jahre Taschen für verschiedene Haute-Couture-Häuser entworfen hatte. 1950 präsentierte er in New York unter seinem Namen die erste eigene Kollektion, 1965 wurde die Marke mit dem Hufeisen dann in München heimisch. Seit 1972 werden alle Aigner-Taschen von einer hauseigenen Manufaktur in der Toskana gefertigt. Der Entstehungsprozess vom ersten Entwurf bis zur letzten Qualitätskontrolle ist in zahlreiche aufwändige Arbeitsschritte gegliedert. Dabei kommt es in jeder Phase ganz entscheidend auf Augenmaß, Erfahrung und Sorgfalt an, denn kleinste Ungenauigkeiten würden beim fertigen Produkt sofort ins Auge springen. Bei der Herstellung von Handtaschen setzt Aigner, aber auch jede andere Top-Marke, daher nach wie vor auf qualifizierte Handwerker. Keine Maschine und kein Computer könnte es jemals mit ihrer Geschicklichkeit aufnehmen.

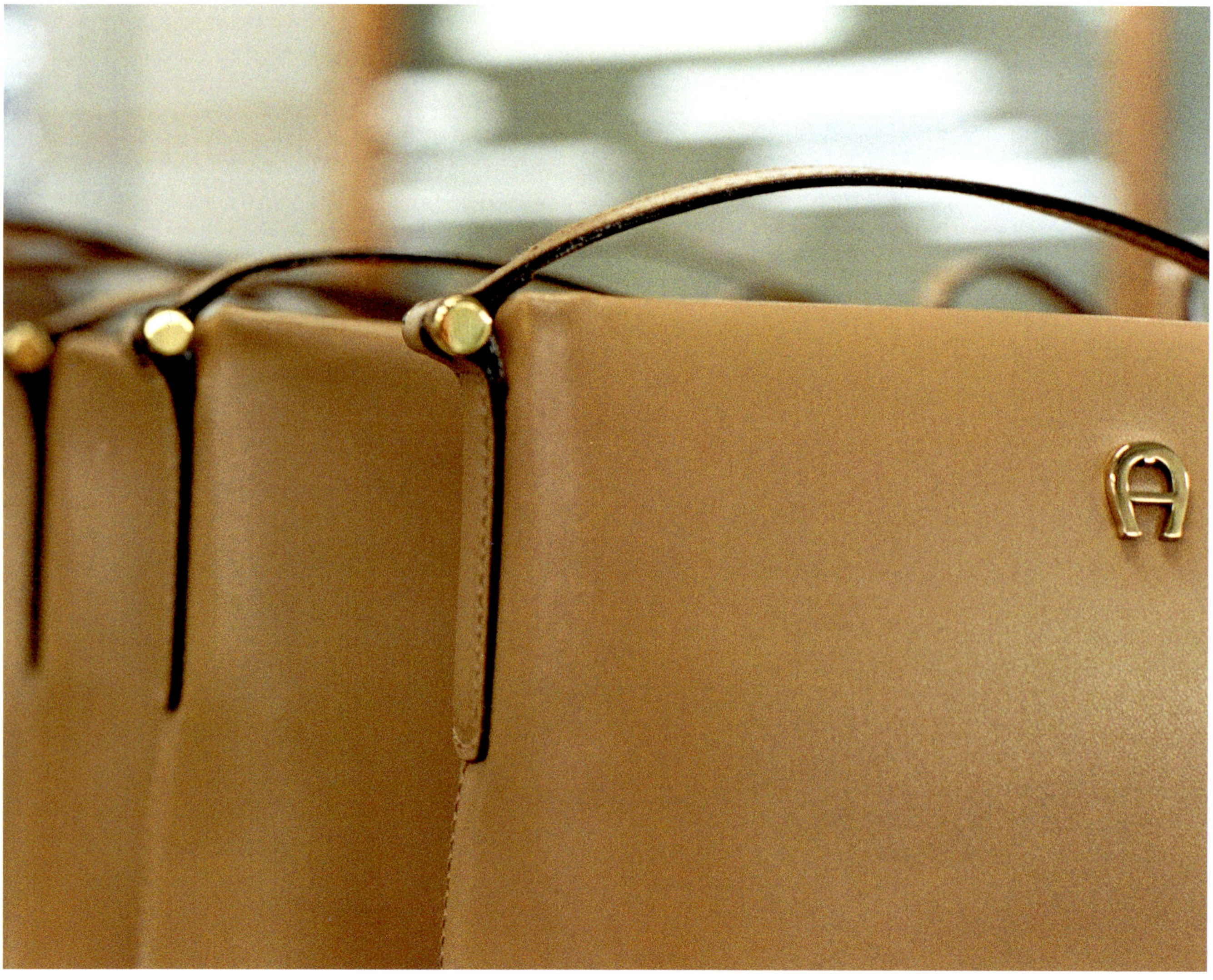

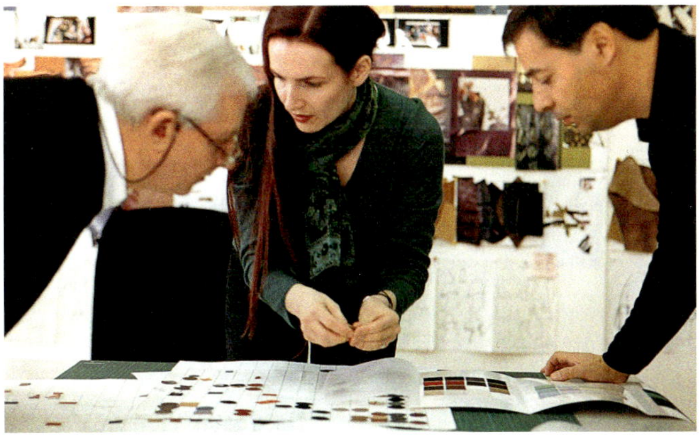

Bevor sich Chefdesignerin Madeleine Häse an den Entwurf macht, sichtet sie die aktuellen Trends bei den Lederqualitäten. Bei ihrer Wahl lässt sie sich auch von den Farben und Stoffstrukturen der Aigner-Modekollektion inspirieren, da die Taschen darauf abgestimmt sein müssen.

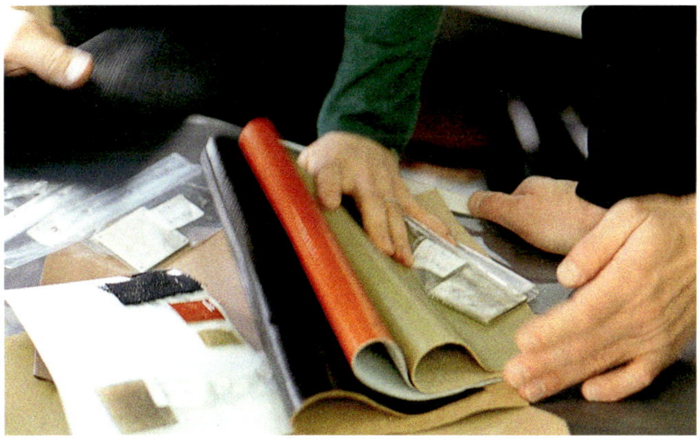

Die Beschaffenheit der Häute entscheidet ganz wesentlich über die Qualität der fertigen Tasche. Aigner Munich verwendet überwiegend Ware aus Italien und Frankreich, dabei wird großer Wert auf artgerechte Haltung und umweltschonende Verarbeitung gelegt.

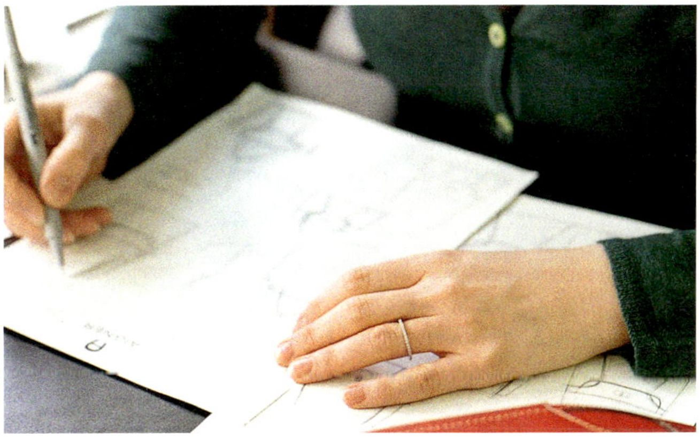

Der Entwerfer kommt auch im Zeitalter von Computer Aided Design (CAD) nicht ohne den Zeichenstift aus. Denn bevor am Rechner detailgetreue Schnittvorlagen konstruiert werden, skizziert Madeleine Häse ihre Ideen mit Blei- und Farbstift auf Papier.

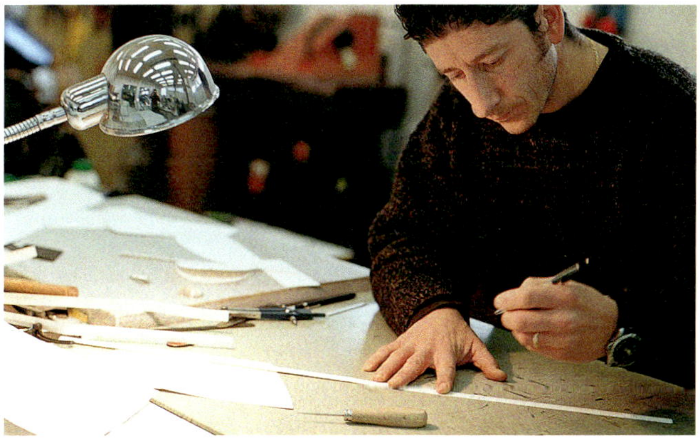

So wie der Bauingenieur den Entwurf des Architekten in einen Plan umsetzt, konstruiert der Schnittmeister nach den Skizzen der Designerin das Schnittmuster für die Anfertigung einer ersten Probe-Tasche.

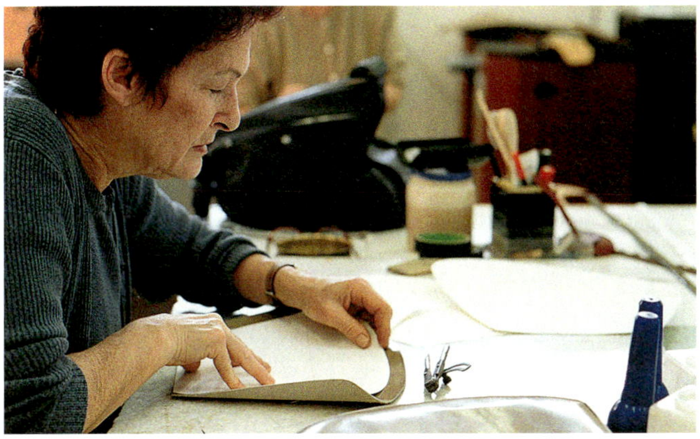

In der Mustermacherei wird jedes Teil einzeln von Hand gefertigt. Dabei benutzt die Täschnerin Schablonen, die nach dem Schnittmuster geformt sind. Bei der Umsetzung des Entwurfs muss sich jetzt zeigen, ob er später auch für die Serienproduktion in größeren Stückzahlen geeignet ist.

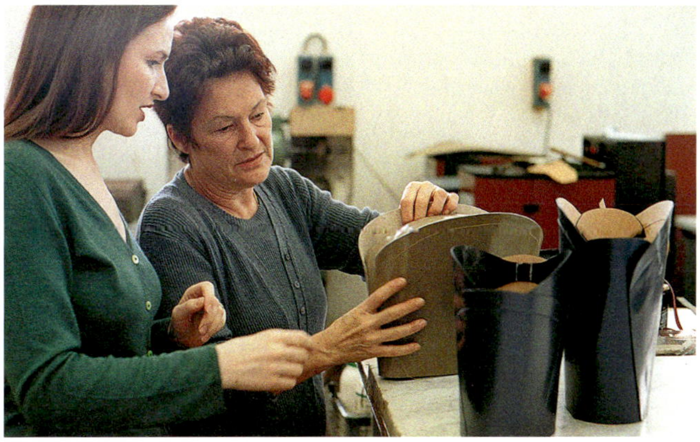

Für jeden Designer ein spannender Moment: Wie sieht der Entwurf in der dreidimensionalen Umsetzung aus? Madeleine Häse prüft jede Version äußerst kritisch, während die Mustermacherin die praktischen Aspekte der Herstellung erläutert.

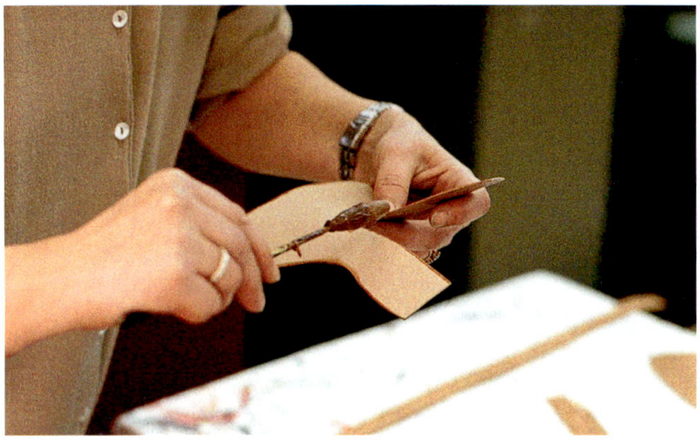

Wenn die Designerin einen Entwurf abgesegnet hat, wird die endgültige Vorlage für die Produktion in der Manufaktur gebaut. Dieser Prototyp muss in allen Details perfekt sein, denn er dient als Vorlage für die gesamte Kollektion. Hier werden gerade die Schnittkanten von Hand eingefärbt.

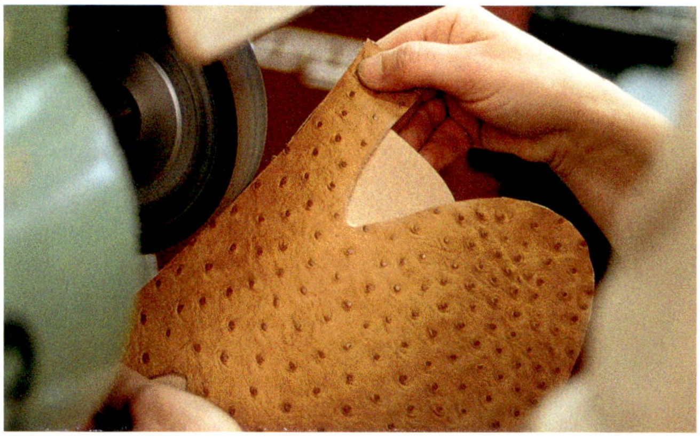

Bevor die Einzelteile zusammengenäht werden, müssen die Kanten ausgeschärft werden. Nur wenn das Leder zum Rand hin dünn ausläuft, entsteht kein Wulst bei sich überlappenden Nahtstellen.

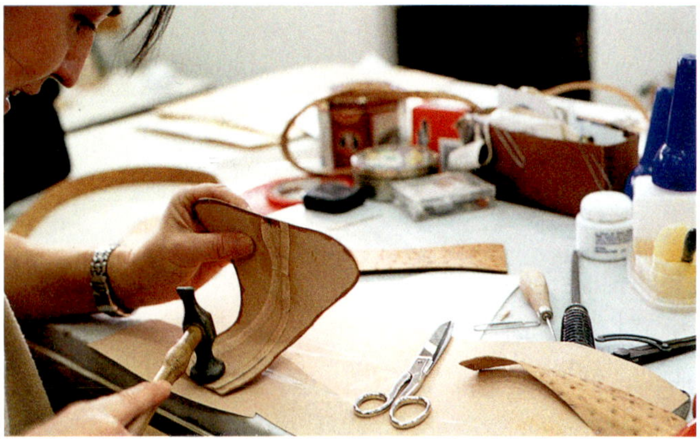

Die Rundungen einer Tasche werden von Hand geformt, Verstärkungen an der Innenseite geben den nötigen Halt. Auch dies ist ein Arbeitsschritt, der den Bau des Musterteils äußerst aufwändig macht.

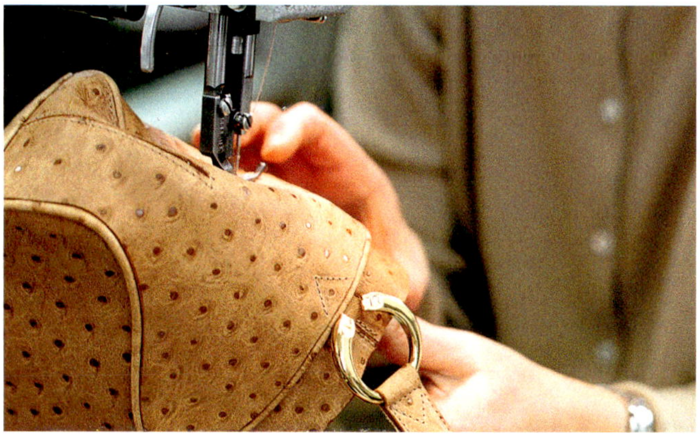

Das vorgeformte Seitenteil wird mit dem Taschenkorpus verbunden, dabei wird mit einer Säulen-Steppmaschine gearbeitet. Die Mustermacherin muss die Tasche sehr genau führen, um eine präzise Naht zu erzeugen.

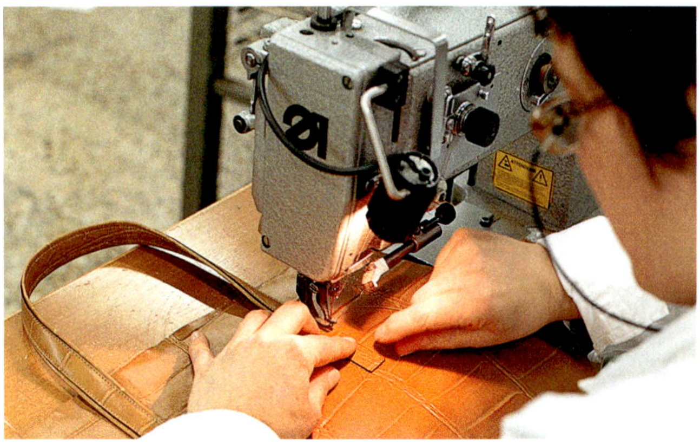

Wenn die Tragegriffe mit dem Taschenkorpus verbunden werden, muss die Näherin besonders präzise arbeiten. Kleinste Unregelmäßigkeiten bei der Nahtführung fallen an den Seitenflächen besonders ins Auge.

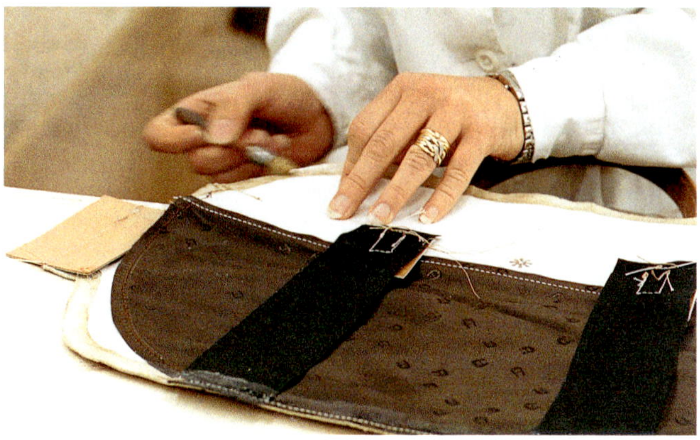

Das Innenleben ist genauso aufwändig gearbeitet wie die Außenhülle. In manchen Fällen wird aus dem Futter eine Art Tasche genäht, die sich dann perfekt in die Außenhülle einfügen muss.

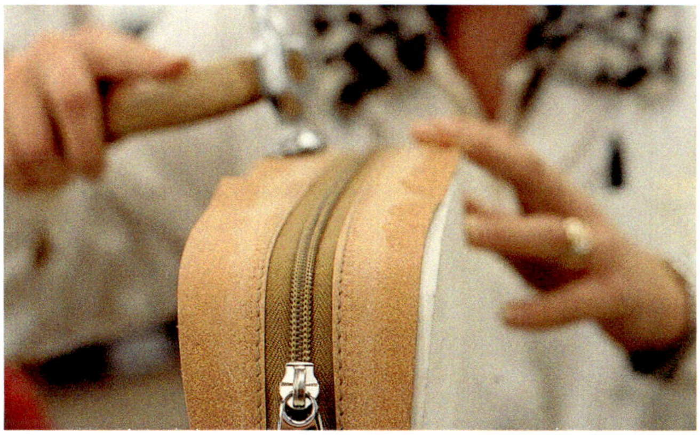

Nachdem der Reißverschluss eingenäht worden ist, bekommt die Oberseite der Tasche auf einer Holzform die gewünschte Rundung. Solche Formen liegen für alle Taschenmodelle vor.

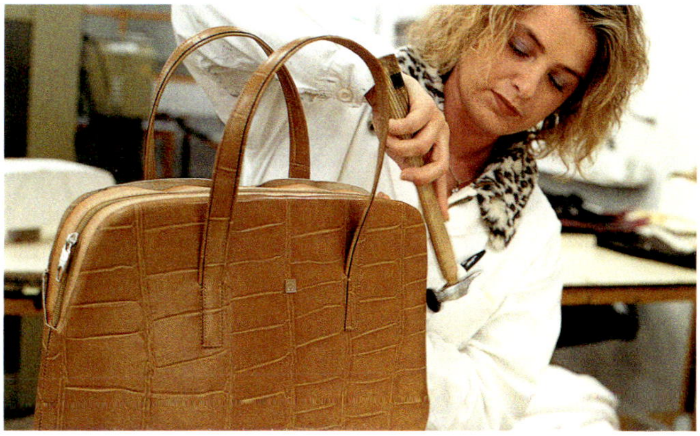

Bevor die Seitenteile zusammengenäht werden können, muss der Täschner oder die Täschnerin die Nahtzugaben über die Kanten klopfen. Erneut wird hier die Holzform verwendet.

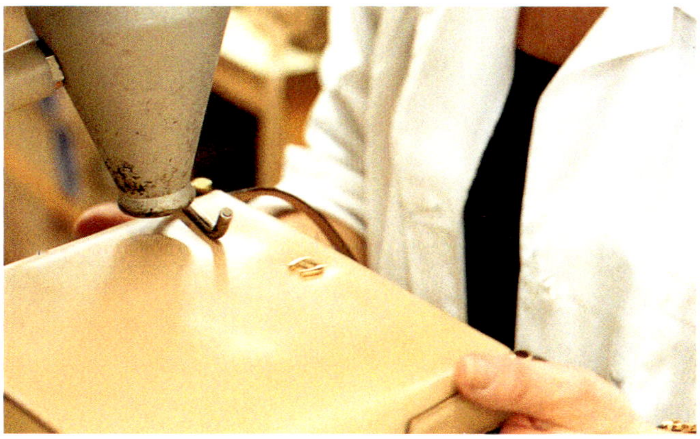

Beim abschließenden Ausputz werden letzte Unebenheiten und kleine Verschmutzungen beseitigt. Danach gibt man der Tasche ihren edlen Seidenglanz – natürlich in Handarbeit.

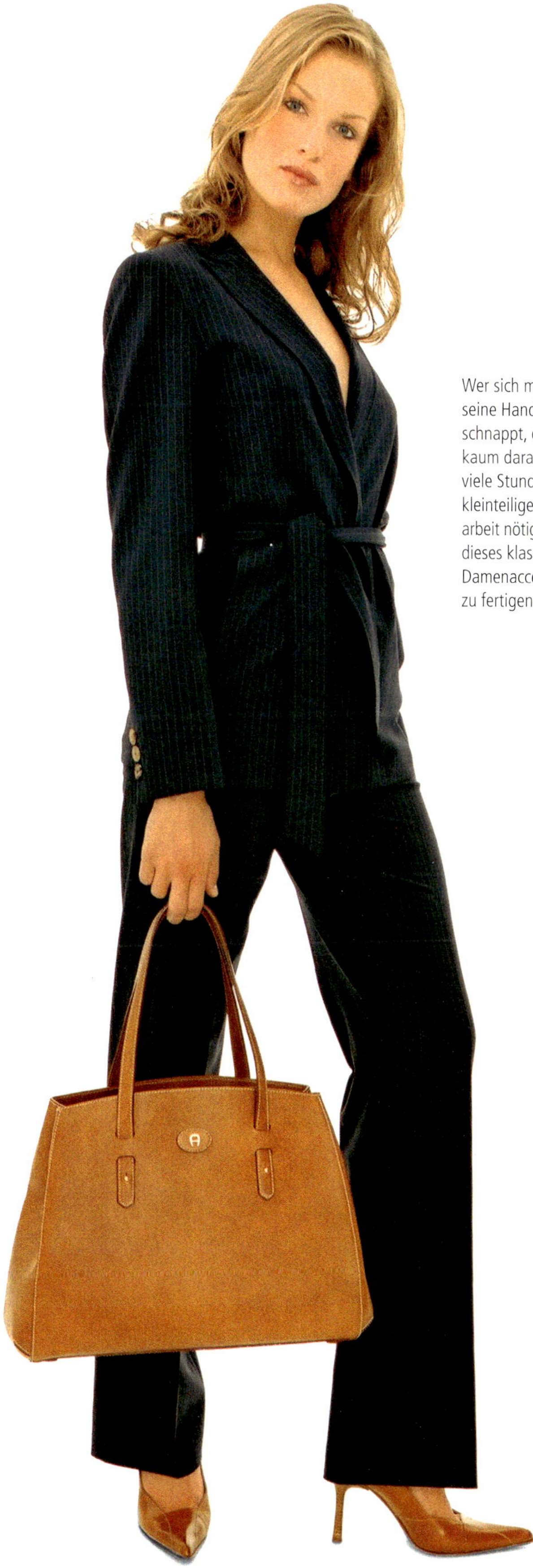

Wer sich morgens seine Handtasche schnappt, denkt kaum daran, wie viele Stunden kleinteiliger Handarbeit nötig waren, dieses klassische Damenaccessoire zu fertigen.

Die Kunst des Reisens

Wenn die Businesslady heute auf Reisen geht, dann ist »light travel« angesagt. Was nicht in Handtasche, Overnight-Bag oder Kleidersack passt, muss zu Hause bleiben. Und auch bei der Urlaubsreise versucht sie, das Gewichtslimit von 20 kg zu respektieren. Damit wäre früher niemand ausgekommen, denn die Garderobe füllte selbst bei einem Kurztrip mindestens einen Schrankkoffer, hinzu kamen spezielle Behältnisse für Toilettenartikel, Schuhe und Hüte. Auf den ersten Blick scheint es so, als sei diese Art des Reisens inzwischen ausgestorben – trotzdem muss es Leute geben, die sie immer noch praktizieren. Anders ist es jedenfalls nicht zu erklären, dass die einschlägigen Nobelgeschäfte Schrank- und Kabinenkoffer in jeder Größe und Ausführung für ihre Kundschaft bereithalten.

Im Ladenlokal sind zwar oft nur Schaustücke ausgestellt, doch die nach diesen Mustern gefertigten Koffer und Truhen werden nach wie vor geordert. Zum einen von Musikern, Schauspielern und Showstars, die ihre wertvollen Bühnenkostüme sicher vom Privatdomizil in den Konzertsaal, die Oper oder das Fernsehstudio bringen möchten. Zum anderen bestellen gekrönte Häupter und Staatschefs das Maxi-Gepäck, da die hohen Repräsentanten für ihre Auslandsvisiten ein umfangreiches Arsenal an Outfits benötigen. So führt die englische Queen stets auch eine vollständige Trauergarderobe mit, um bei einem Todesfall modisch sofort auf Schwarz umstellen zu können. Die dritte Käufergruppe der Edelkoffer sind reiche Menschen, die aus purem Vergnügen mit dem Inhalt eines begehbaren Kleiderschranks durch die Welt reisen. Wer First Class fliegt, macht sich wegen ein paar Zentnern Übergepäck keine Sorgen.

Es muss aber nicht gleich der Malle-Armoire von Louis Vuitton im Format 140 mal 55 mal 65 Zentimeter sein, wenn man stilvoll unterwegs sein möchte, ein traditioneller Koffer aus Holz und Leder wäre auch in Normalabmessungen wesentlich eleganter als das praktische Hartschalenmodell. Doch viele Ladys, die sich handgenähtes Ledergepäck leisten könnten, verzichten lieber auf solchen Luxus. Denn was passiert damit auf dem Gepäckband und im Bauch des Flugzeugs? Wenn schon der Alukoffer nach zwei Flügen um zehn Jahre gealtert scheint, wie mag dann erst ein ledernes Teil auf die ruppige Behandlung reagieren? Die richtigen VIPs müssen sich diese Frage nicht stellen, denn ihre Habseligkeiten werden stets bevorzugt verladen. Ein Kratzer im Gepäck von Sharon Stone? Keine Fluggesellschaft würde diesen Image-GAU riskieren wollen. Wer keinen Promi-Status genießt, kann sich trotzdem handgemachte Koffer gönnen, denn für Autoreisen sind sie ideal. Von Auffahrunfällen einmal abgesehen, droht dem edlen Leder hier schließlich kaum Ungemach. Und wenn beim Sprung über den Atlantik doch eher der Hartschale vertraut wird, kann die Lady immer noch mit ihrem Handgepäck Geschmack beweisen. In der Businessclass dürfen mehrere Stücke, also zum Beispiel Beautycase, Handtasche und Overnight-Bag, mit an Bord genommen werden, den Economy-Fliegerinnen ist immerhin ein Teil zusätzlich zur Handtasche erlaubt.

Gutes Reisegepäck gehört zum gelungenen Auftritt genauso dazu wie schicke Kleidung und die richtigen Accessoires, dies ist unbestritten. Dennoch gibt es Ladys, die es schlicht ablehnen, mit ihren Koffern und Taschen einen großen Aufwand zu treiben. Ein nagelneuer Schminkkoffer aus Kroko von Asprey & Garrard hätte für sie den Ruch neureicher Angeberei. Wenn schon teure Marken, dann bitte mit viel Patina, denn die erweckt den Eindruck, dass Handgenähtes schon seit Generationen im Gebrauch der Familie ist. Und bloß kein komplettes Set samt Necessaire, Reisetasche und Schuhbeutel in einheitlichem Logoprint-Design, denn so etwas besitzen nur Fashionvictims. Dann doch lieber ein wildes Sammelsurium abgenutzter Einzelstücke, denn wer hat es schon nötig, mit seinem Gepäck zu protzen? So jedenfalls der Standpunkt der englischen Lady, die nicht selten mit geradezu antiken Koffern und Taschen reist. Allerdings muss sie damit leben, dass ihr Understatement nicht überall verstanden wird. Kann sich die arme Frau denn nicht einmal einen vernünftigen neuen Keepall leisten? – mag sich so mancher Sitznachbar in Bahn oder Flugzeug insgeheim fragen. Wer es mit der vornehmen Zurückhaltung nicht so genau nimmt, hat an den kompletten Sets mit den zum Teil recht auffälligen Logos aber sehr wohl Spaß, denn diese Stücke bieten perfekte Verarbeitung und damit fast unbegrenzte Haltbarkeit. Allerdings wird teures Gepäck auch gern von Langfingern mitgenommen – der Tasche, nicht des Inhalts wegen.

Gepäck-Basics

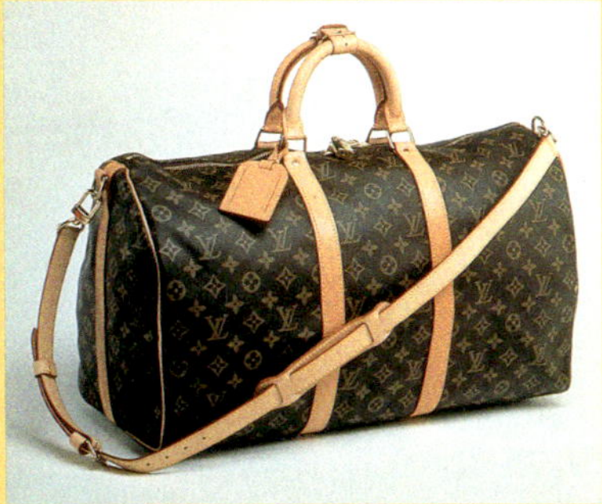

Die bekannteste Reisetasche im Sortiment von Louis Vuitton ist der 1924 kreierte Keepall. Er diente ursprünglich dazu, schmutzige Wäsche aufzunehmen, die man nicht mit den sauberen Sachen zusammen im Koffer transportieren wollte.

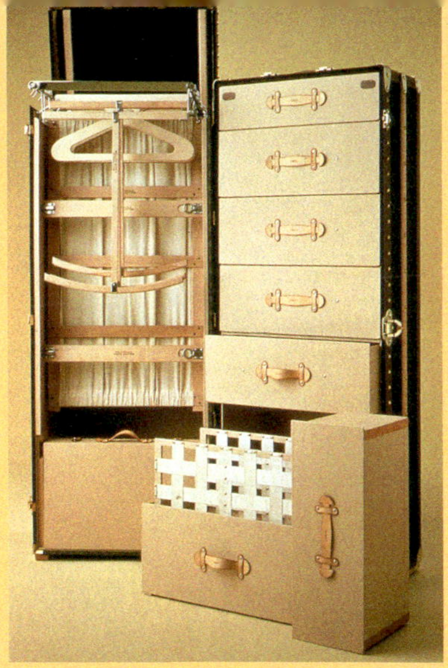

Als die feine Dame den Atlantik noch mit dem Ozeandampfer überquerte, war der Schrankkoffer ein unentbehrliches Gepäckstück. Heute würde sich das geräumige Kunstwerk aus Holz und Leder auch als Kommodenersatz im Schlafzimmer gut machen.

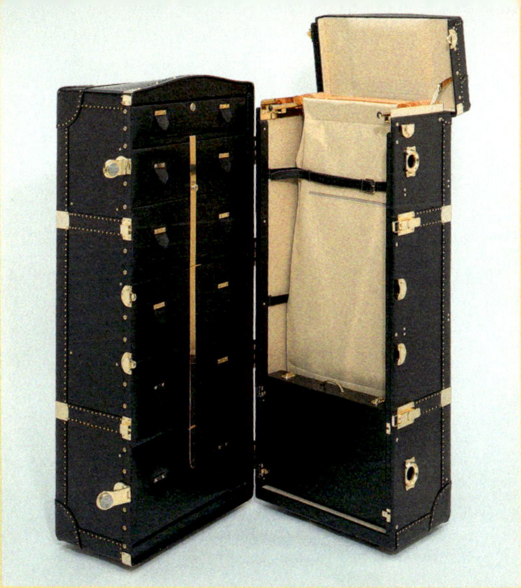

Auch die Briten verstehen etwas von Luxus, wie der transportable Kleiderschrank aus dem Hause Asprey & Garrard beweist. Die noble Londoner Luxusboutique liefert natürlich auch Sonderanfertigungen.

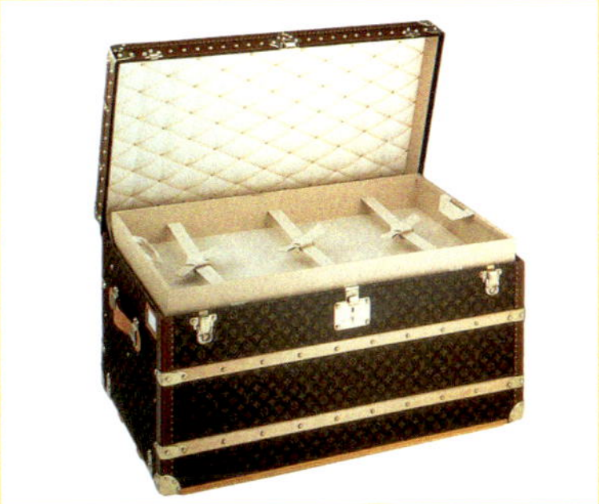

Kabinenkoffer wurden – der Name sagt es schon – mit in die Kabine des Ozeandampfers genommen. Da dort der Platz knapp war, musste sich das Gepäck perfekt in die räumlichen Gegebenheiten einfügen, also zum Beispiel unter das Bett oder den Schrank passen.

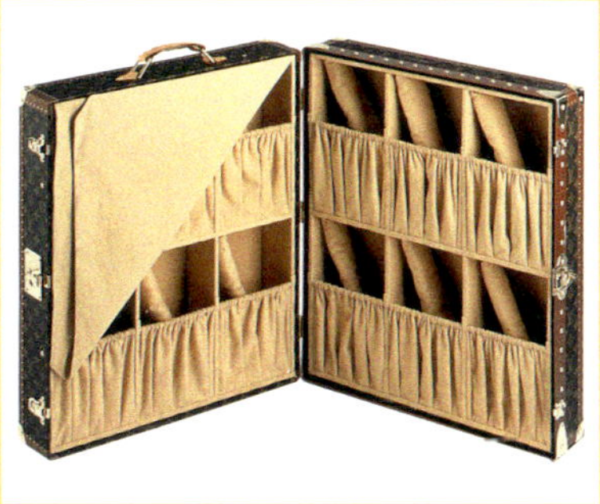

Ein Extrakoffer für die Schuhe? Wieso nicht? Dann haben Sie im restlichen Gepäck mehr Platz. Mit dem abgebildeten Modell kommen Sie aber nur aus, wenn Sie keinen allzu ausgeprägten Schuhtick haben.

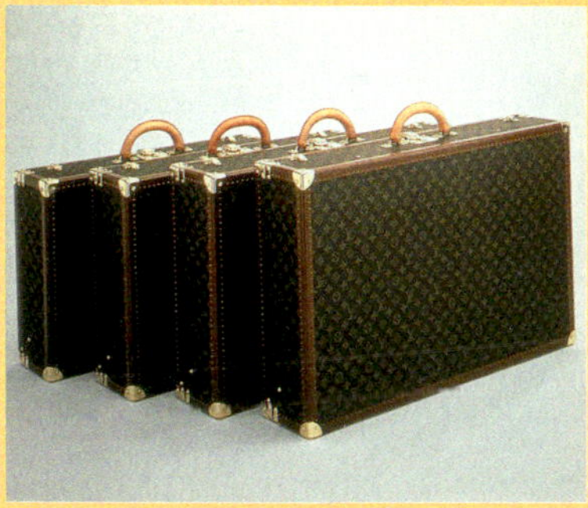

Es muss ja nicht immer gleich ein Schrankkoffer sein. Zumal die in den Abmessungen reduzierte Ausführung auch wesentlich besser ins Auto passt. Die kleinste Version können Sie sogar als Handgepäck mit ins Flugzeug nehmen.

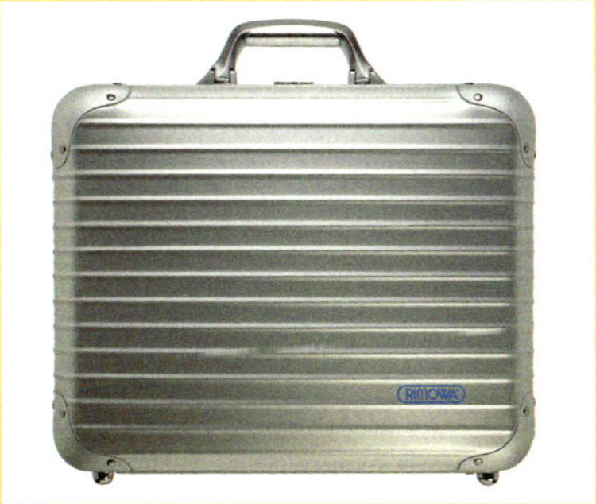

Alukoffer bestechen vor allem durch ihr Mini-Gewicht – und außerdem sind sie hart im Nehmen. Allerdings wird das Leichtmetall durch Kratzer, Beulen und andere Blessuren schnell unansehnlich, was penible Ladys ganz erheblich stört.

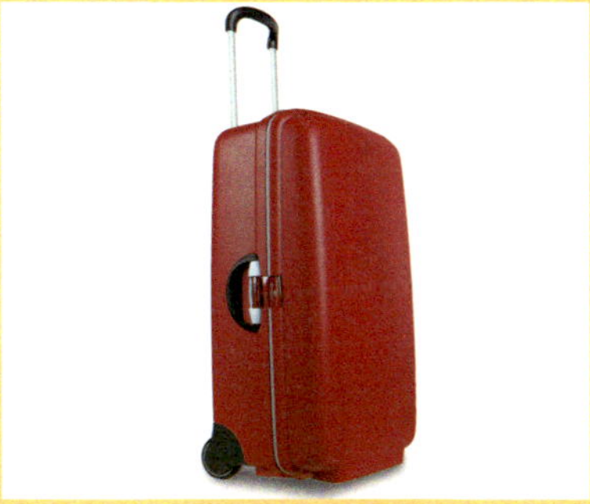

Nicht besonders schick, dafür umso praktischer: das unverwüstliche Hartschalengepäck. Für Flugreisen ist es fast unverzichtbar, es sei denn, die mobile Garderobe genießt, wie ihre Besitzerin, VIP-Status.

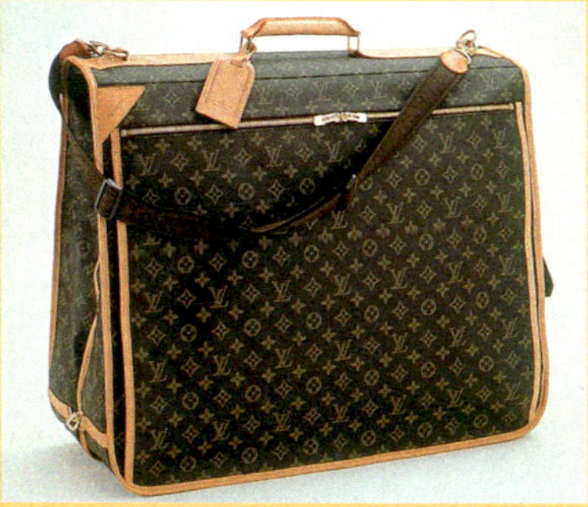

Die Businesslady verstaut das Zweitoutfit gern im Kleidersack, da sie ihn mit an Bord nehmen kann. Das spart Wartezeiten am Gepäckband und verringert die Gefahr, durch fehlgeleitete Koffer ohne Klamotten dazustehen.

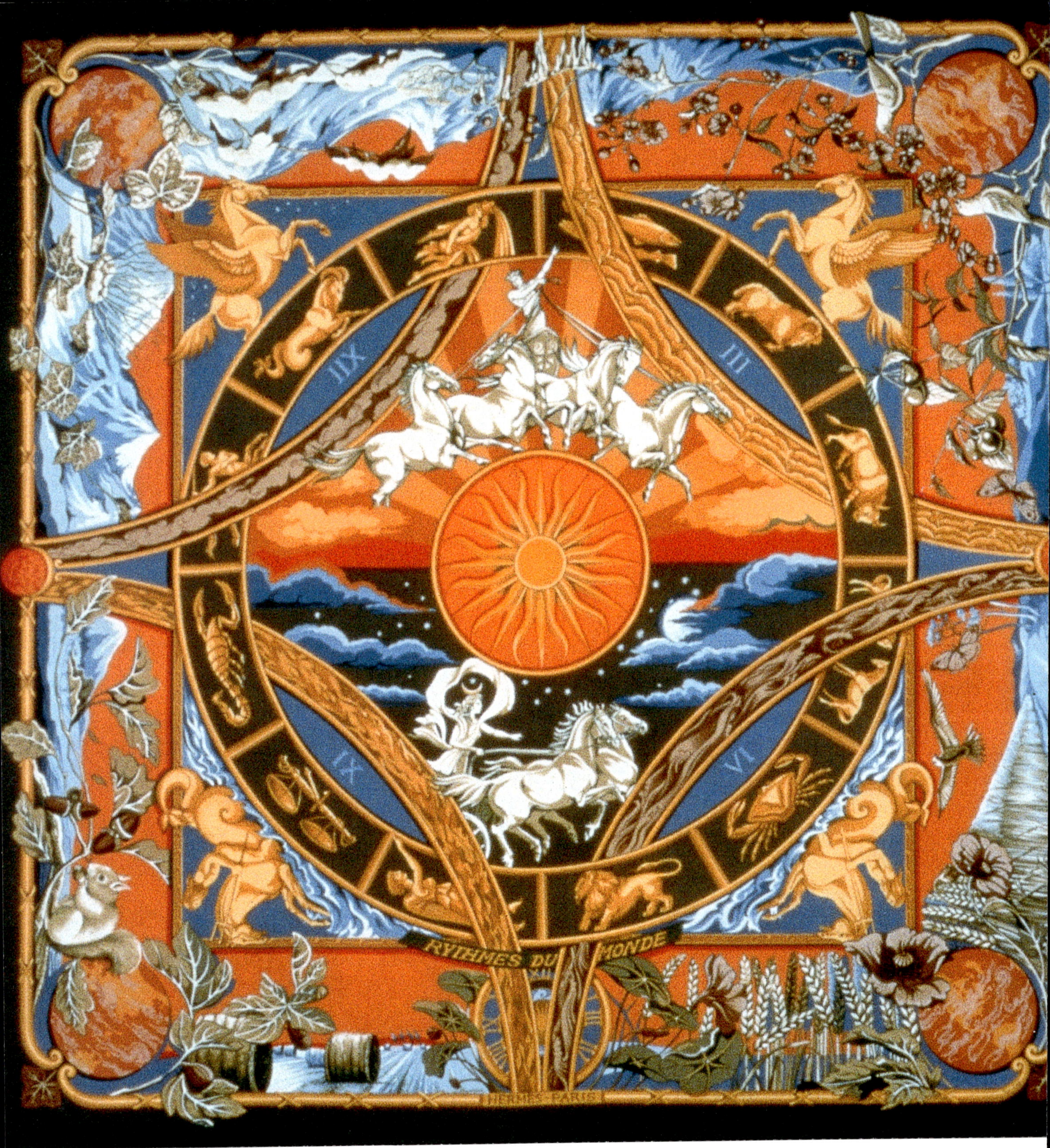

Das Hermès-Carré »Rythmes du Monde« des Designers Laurence Bourthoumieux aus der Herbstkollektion 1999 stellt den Tierkreis dar. Die detailreiche Umsetzung des Motivs ist genauso typisch Hermès wie die leuchtenden Farben.

Edle Seidentücher

Wenn dieses Buch nur drei Klassiker des Lady-Stils enthalten dürfte, dann wären es folgende: Kelly-Bag, Chanel-Kostüm und Hermès-Tuch. Alle drei sind berühmte Attribute der Dame und stehen jeweils stellvertretend für eine ganze Gattung. Die Kelly-Bag ist das Sinnbild der eleganten Handtasche, das Chanel-Kostüm steht für das perfekte Ensemble aus Rock und Jacke schlechthin – und das Hermès-Tuch ist der Inbegriff des kunstvoll bedruckten Seidenquadrats. Dies ist umso bemerkenswerter, als es sich beim Hause Hermès ursprünglich um eine Sattlerei handelte, die erst 100 Jahre nach ihrer Gründung, nämlich 1937, das erste Carré auf den Markt brachte. Das bunte Tuch avancierte in kürzester Zeit zum unentbehrlichen Accessoire der internationalen Society und wurde fast zu deren Erkennungszeichen. Der Erfolg des Hermès-Tuchs rief natürlich die Mitbewerber aus der Luxusliga auf den Plan. Egal ob Modehaus, Couturier, Sattler, Täschner oder Cravatier, alle beeilten sich, ihr Sortiment um eine Carré-Kollektion zu erweitern. Dabei hatten die großen Namen der Modewelt den Ehrgeiz, Hermès nicht einfach zu kopieren, sondern eigene Wege zu gehen. Oftmals lag die kreative Lösung darin, dem detailreichen und dekorativen Hermès-Stil expressive bis abstrakte Motive entgegenzusetzen. So verzierte der Couturier Jacques Fath 1955 ein hellrosa Carré mit einer leuchtend gelben Sonne, Chanel druckte sein Logo in plakativem Rot-Grau-Schwarz auf Seidenchiffon und Marc Bohan wünschte im Namen von Dior 1965 zur Weihnachtszeit mit flott kalligraphierten Blockbuchstaben »Meilleurs Voeux«. Doch egal wie viele Seidentücher von Ferragamo, Dior, Loewe, Givenchy oder Gucci die Lady im Laufe der Jahre in ihren Schubladen angesammelt hat, wenn es ernst wird, greift sie zum Exemplar vom Götterboten. Warum das so ist, lässt sich nicht rational begründen, denn viele der Konkurrenten liefern die gleiche wunderbare Qualität. Die Bevorzugung von Hermès beruht vermutlich auf einem ähnlichen Phänomen wie die unangefochtene Spitzenposition von Rolls Royce unter den Luxuskarossen. Mag sein, dass Mercedes das bessere Auto baut, wahrhaft königlich fährt es sich aber nur in Gesellschaft der berühmten Emily, der Kühlerfigur aller Kühlerfiguren. Und für Prinzessinnen, ob blauen oder normalen Geblüts, muss es nun einmal Hermès sein.

Auch nicht schlecht – Carrés vom Feinsten

Louis Vuitton schmückt das Carré dezent mit der Miniausgabe seines berühmten Logos.

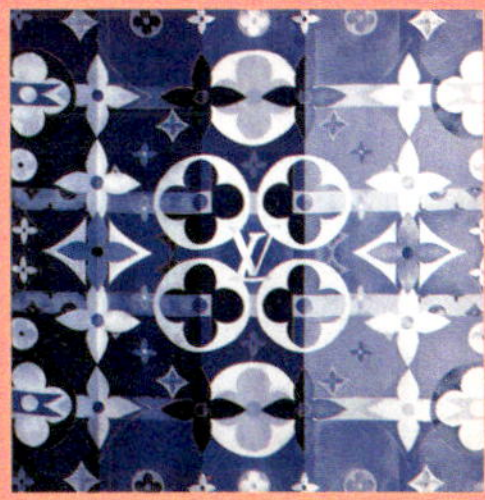

Das Louis-Vuitton-Monogramm: Die Initialen LV und die Symbole Stern, Diamant und Blüte.

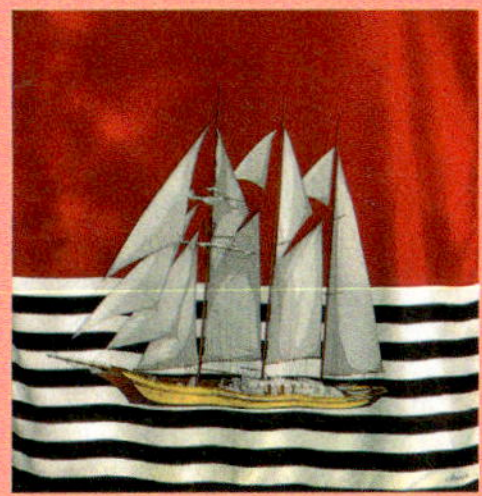

Ein maritimes Motiv auf einem Seidencarré der Krefelder Krawattenmanufaktur Ascot.

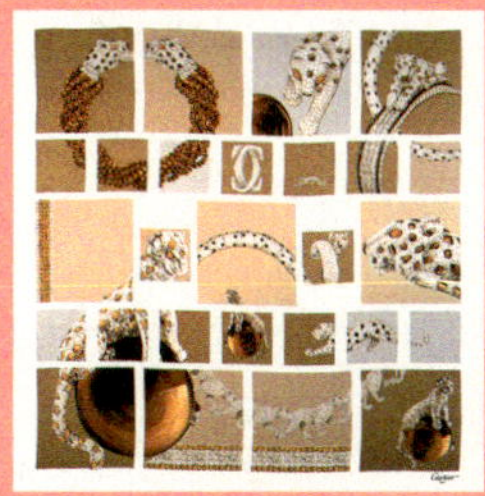

Der Panther ist typisch Cartier, und das Luxushaus greift das Motiv immer wieder auf.

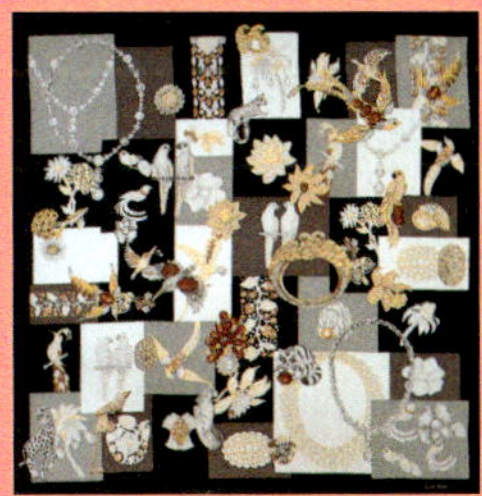

Juwelier Cartier verwendet auf seinen Carrés gern den eigenen Schmuck als Deko-Motiv.

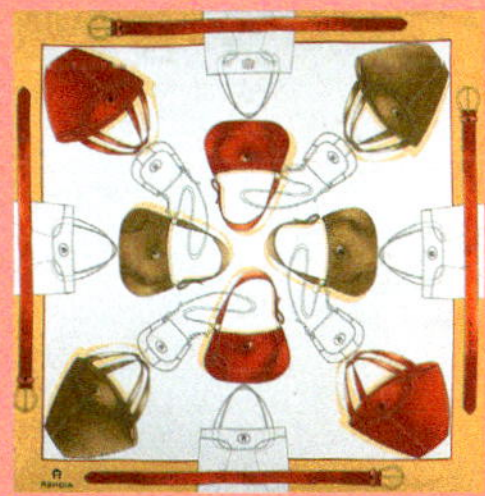

Welche Tasche passt zum Tuch? Aigner liefert die richtige Kombination gleich mit.

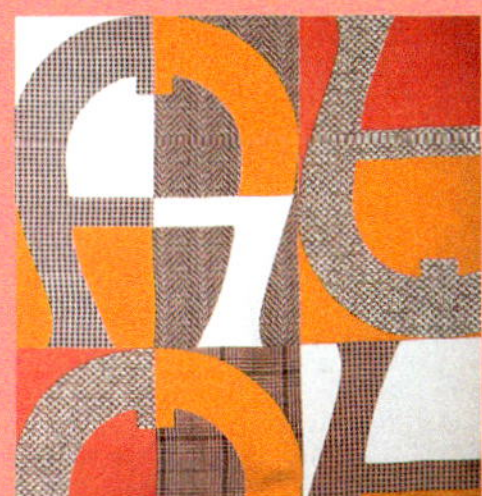

Logofans kommen bei diesem plakativen Seidentuch von Aigner voll auf ihre Kosten.

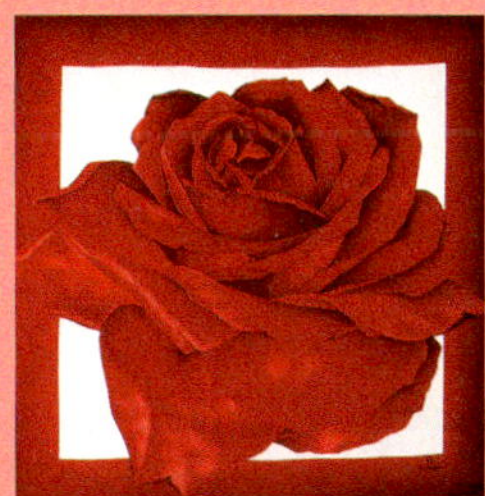

Das Rosentuch von Aigner ist fast zu schade, um es zusammengelegt um den Hals zu tragen.

Wie ein Seidentuch entsteht

Der Ausgangspunkt eines jeden Seidentuchs ist die Idee des Designers, die er selbst in Skizzen festhält oder am Beispiel bereits existenter Motive mit seinen Mitarbeitern bespricht. Häufig dienen historische Drucke, Illustrationen oder Webmuster als Vorbild, manchmal aber auch antike Möbelstoffe, Teppiche oder altes Porzellan. Die meist noch ziemlich vage Idee wird dann von einem Grafiker in einen konkreten Entwurf umgesetzt. Dieser Entwurf liefert später auch die Grundlage für die einzelnen Schablonen des Siebdruckverfahrens. Sobald der Auftraggeber den Entwurf abgesegnet hat, wird die Farbwirkung der Komposition anhand eines Probedrucks auf Papier überprüft. Wenn das Druckbild zur allgemeinen Zufriedenheit ausfällt, geht es an die Auswahl der Seide. Ganz typisch wäre ein Twill mit der ausgeprägten Rippenstruktur der Köperbindung, gelegentlich entscheidet man sich aber auch für eine Ware mit eingewebten Mustern oder Motiven, wie zum Beispiel Logos oder Schriftzügen, die je nach Lichteinfall im Gewebe sichtbar werden.

Sind Vorlage und Seide bereit, kann der Druck beginnen. Als erstes wird auf einem großen Tisch die Stoffbahn ausgelegt – sie misst 90 Zentimeter in der Breite und ist etwa 36 Meter lang, ergibt also 40 Tücher à 90 mal 90 Zentimeter. Dann kommt der Rahmen mit dem Drucksieb für die erste Farbe auf die Stoffbahn. Früher geschah dies von Hand durch zwei Mitarbeiter, die den Rahmen an beiden Seiten erfassten, auf der Seide positionierten, die Farbe auf das Sieb brachten und diese mit der Rakel gleichmäßig verteilten. Auf diese Weise gelangte die Farbe an den vorgesehenen Stellen auf den Stoff. Anschließend wurde der Rahmen auf der Stoffbahn verschoben und diese Prozedur wiederholt, bis das Motiv in der ersten Farbe die Seide vollständig bedeckte. Mit allen weiteren Rahmen, nämlich einem für jede zusätzliche Farbe, verfuhr man genauso. Am Ende des Vorgangs hatte sich das Motiv vollständig aus den einzelnen Tönen zusammengesetzt.

Obwohl der Handdruck nach wie vor in Broschüren und Anzeigen abgebildet ist, arbeiten die meisten Hersteller in Wirklichkeit doch mit einer Maschine. Die Apparatur bewegt dabei in der Regel nicht den Rahmen, sondern verschiebt einfach den ganzen Drucktisch mit dem ausgebreiteten Stoff. So romantisch uns die Vorstellung des von Hand bedruckten Tuchs auch erscheinen mag, favorisieren viele Fachleute die maschinelle Arbeitsweise. Denn erstens können dabei die Siebe exakt deckungsgleich positioniert werden und zweitens sorgt sie für einen wesentlich gleichmäßigeren Auftrag der Farbe.

Das Siebdruckverfahren gibt es in zwei Varianten. Bei der einen werden nacheinander alle Farben auf naturweiße Ware aufgedruckt. Bei der anderen, dem sogenannten Ätzdruckverfahren, arbeitet man auf dunkel eingefärbtem Stoff und erzielt die Musterung, indem man die dunkle Farbe an den gewünschten Stellen »herausnimmt« und durch hellere Töne ersetzt. Das Ätzdruckverfahren eignet sich für Motive, bei denen ein besonders dunkler Fond gewünscht ist, da sich durch das Einfärben ein wesentlich kräftigerer, tieferer Ton erzeugen lässt als wenn man das Schwarz oder das Dunkelblau einfach nur aufdrucken würde.

Beim »normalen« Siebdruckverfahren wird jedoch immer umgekehrt vorgegangen, also von hell nach dunkel. Im ersten Druckgang bringt der Drucker die Kontur des Motivs auf den Stoff, danach folgen die Farben, je nach Muster bis zu 18 Töne, manchmal sogar noch mehr. Nach jedem Druckgang wird das Feld für das benachbarte Tuch übersprungen, damit die frische Farbe an den Kanten nicht verwischt oder verläuft und die Rahmen nicht aneinander kleben bleiben. Beim ersten Arbeitsschritt wird also zunächst die Kontur für das erste, dritte, fünfte bis neununddreißigste Tuch gedruckt. Wenn die Farbe getrocknet ist, kommen das zweite, vierte, sechste bis vierzigste Tuch an die Reihe.

Ist die Stoffbahn vollständig bedruckt, heißt es erst einmal warten, denn die Farbe muss gründlich durchtrocknen. Anschließend wird die Seide fixiert und veredelt, um ihr Glanz und weichen Griff zu verleihen. Der letzte Abschnitt der Produktion, das so genannte Konfektionieren, wird nicht selten von Heimarbeiterinnen übernommen. Sie schneiden die Tücher zu und umsäumen (oder »rollieren«) die Kanten von Hand. Bei weniger hochwertigen Carrés führt eine Maschine diesen Vorgang aus, der Unterschied fällt jedoch sofort ins Auge: Nur in Handarbeit entstehen wirklich präzise Ecken, außerdem setzen die Näherinnen ihre Stiche in minimal ungleichmäßigen Abständen, was den gewissen Charme dieser Technik ausmacht.

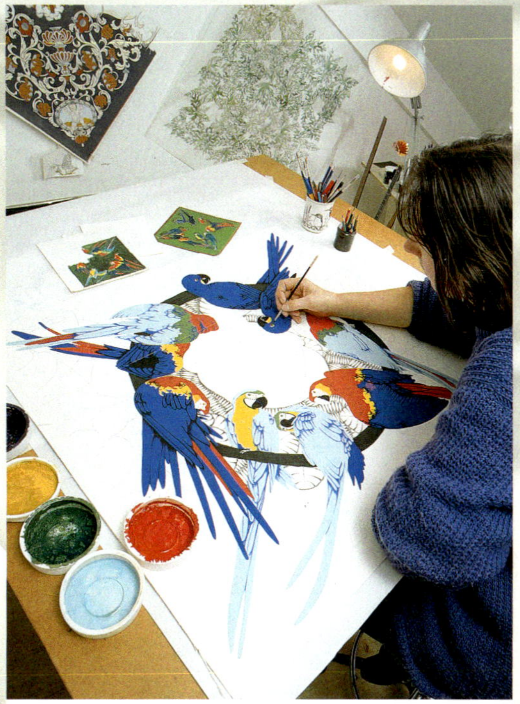

Bei Beckford Silk in England lassen Modedesigner und weltberühmte Museen aufwändig gestaltete Seidentücher drucken, darunter auch das Victoria & Albert Museum in London.

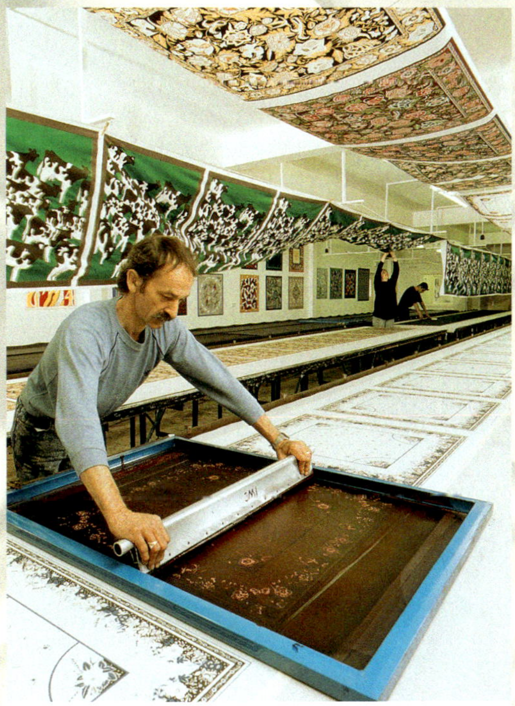

Besucher sind immer willkommen: Wer einmal zuschauen möchte, wenn, wie hier im Bild, Druckfarbe auf dem Sieb verteilt wird, sollte einen Abstecher nach Gloucestershire machen.

Unter den Dessins vieler Carrés verbirgt sich weißer Seidentwill, der in großen Bahnen von der Weberei an die Seidendrucker geliefert wird. Viele Betriebe beziehen das edle Material heute direkt aus China, dem Heimatland der Seide.

Der Kaschmirschal

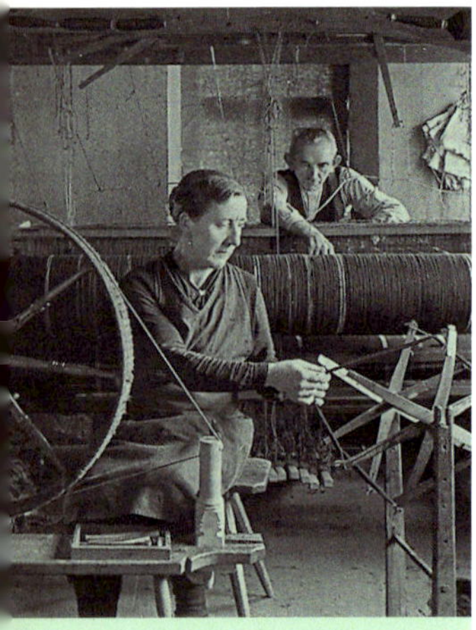

Made in Germany – das Label mit dem Adler

Die deutsche Textilmanufaktur Eagle Products liefert seit 1893 feinste Tücher, Schals, Plaids, Decken und Stoffe aus Wolle, Baumwolle und Kaschmir an exklusive Fachgeschäfte und Modehäuser in aller Welt. Zudem verbergen sich hinter so manchem Designerlabel und zahlreichen Hausmarken die Webwaren aus dem qualitätsbewussten Familienbetrieb. 1909 bezog das Unternehmen seine Räumlichkeiten in Hof an der Saale, einem traditionsreichen Textilstandort im Nordosten Bayerns. Das Prädikat »Made in Germany« steht zu Recht auf dem Etikett mit dem Adler, denn vom Weben über das Färben bis zur Veredelung werden die anschmiegsamen Produkte vollständig in Deutschland gefertigt, entweder in der Manufaktur oder von Lohnbetrieben und Heimarbeitern aus der unmittelbaren Umgebung. Das Sortiment umfasst alles, was die Lady braucht.

Ein Frühlingstag in Paris, Mailand oder Madrid kann mitunter empfindlich frisch beginnen, deshalb hüllen sich die Ladys dort gern in großzügige Schultertücher oder Schals, wenn sie morgens in die kleine Bar an der Ecke eilen, um ihren ersten »café au lait«, »caffè latte« oder »café con leche« zu genießen. Und in der Tat ist der leichte Kaschmirhauch bestens geeignet, um als Accessoire eines sommerlichen Stadtoutfits aus Bluse, Rock und Pumps vor ungemütlichem Frösteln zu schützen. Aber auch im Winter machen sich die edlen Begleiter nützlich, denn sie versiegeln Mantel oder Jacke sehr effizient gegen Wind und Minusgrade. Vielseitig und elegant sind sie mit ihren erdigen Naturtönen, wild wirbelnden Paisleys, schottischen Karos oder pastelligen Unis ohnehin.

Seit Mitte des 18. Jahrhunderts werden Kaschmirtücher von den Damen Europas geschätzt. Allerdings war der Kreis der stolzen Besitzerinnen anfangs sehr klein, denn die Preziosen aus den feinen Fasern kamen auf dem Seeweg aus Indien nach England und waren dementsprechend selten und kostspielig. Dennoch begeisterten sie nicht nur durch ihre unglaubliche Weichheit, sondern auch durch exotische Farben und Muster. Die Inspiration zu den Dessins lieferten verschiedene Pflanzen, die bildhaft oder stilisiert auf den Stoffen auftauchten. Zu den bekanntesten Mustern zählten das Miribota- oder Augenmotiv, das vor dem bösen Blick schützen sollte, und die als Palmette bezeichnete Spitze der Dattelpalme, ein Symbol des Lebens und der Fruchtbarkeit. Das Miribota-Motiv ist den Europäern seit dem frühen 19. Jahrhundert unter dem Namen »Paisley« geläufig. So heißt nämlich die schottische Stadt, in der »einheimische« Kaschmirtücher hergestellt wurden. Die frühesten Imitationen des orientalischen Originals stammten jedoch nicht von den Britischen Inseln, sondern aus Frankreich, außerdem gab es auch einige Wiener Fabrikanten, die sich der Produktion des neuen Trend-Accessoires widmeten.

Wer allerdings Wert legte auf echte Kaschmirfasern, war mit der aufblühenden europäischen Schalindustrie nicht gut bedient, denn die Nachahmer webten ihre Modelle aus Wolle. Erst als in der zweiten Hälfte des 19. Jahrhunderts Rohkaschmir nach Frankreich gelangte, konnte das Abendland mit eigenen Kaschmirschals aufwarten. Am Preis änderte sich trotzdem nicht viel, denn das Ausgangsmaterial war in jedem Fall extrem teuer, ganz egal ob es nun in Asien oder Europa verarbeitet wurde. Die etwas kostengünstigere Alternative waren gewebte Schals aus Wolle, Baumwolle, Seide und Fasergemischen, die erschwinglichsten Varianten entstanden durch den Aufdruck der Dessins auf billige Gewebequalitäten. Zu den traditionellen Vorlagen des Orients gesellten sich bald auch Farben, Muster und Motive nach europäischem Geschmack. Einer der umtriebigsten Lieferanten dieser Dekors war der Franzose Antony Berrus, der in seinem Entwurfsatelier zeitweise bis zu 200 Zeichner beschäftigte. Der Kaschmirschal-Boom ebbte erst Ende des 19. Jahrhunderts wieder ab, nicht zuletzt, weil sich der Mantel auch in der Damenmode durchzusetzen begann und wärmende Schultertücher überflüssig machte.

Das Revival des Klassikers ließ rund 100 Jahre auf sich warten, dafür gestaltete es sich dann umso furioser. Die Rede ist natürlich vom Pashmina, dem ultimativen Must-have der späten Neunziger. Die federleichten Maxi-Schals aus reinem Kaschmir oder einem Kaschmir-Seide-Gemisch gab es in einer riesigen Palette pastelliger oder kräftiger Unis. Hauptsächlich trug man diesen Hauch von Luxus im Sommer, wenn es für Pullover oder Jacke zu warm war, für bloße Arme und Schultern aber nicht warm genug. 1996 wurden die ersten Exemplare in England gesichtet, anschließend kamen die Amerikanerinnen auf den Geschmack, und von den USA aus schwappte der Trend dann nach Kontinentaleuropa, wo er 1999 seinen Höhepunkt erreichte. Durch die extreme Verbreitung verlor der Pashmina dann jedoch schnell an Insider-Appeal – und die Trendsetterinnen verbannten ihn in die hinterste Schublade. Doch sobald die billigen Imitationen aus den Fußgängerzonen verschwunden sein werden, kommt das Original ganz bestimmt wieder zum Vorschein.

Schal – gar nicht so leicht zu definieren, doch jeder weiß, was gemeint ist. Die Varianten ergeben sich aus den Abmessungen, der verwendeten Faser, der Webart und den Details. Unentbehrlich an kühlen Tagen und für empfindliche Kehlen, wunderschön als Accessoire.

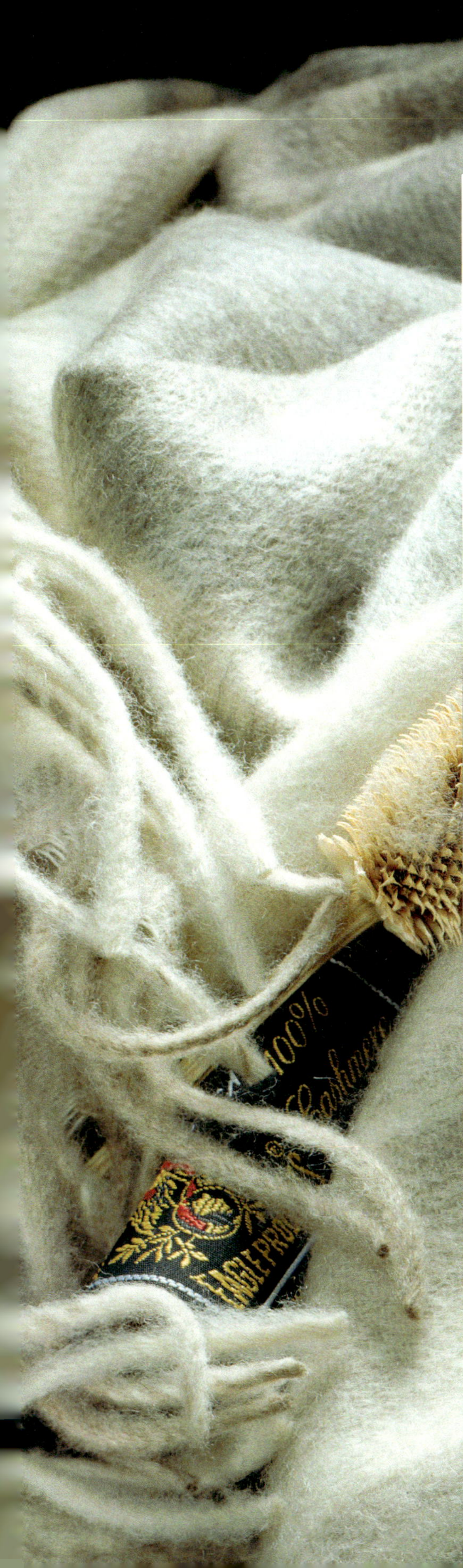

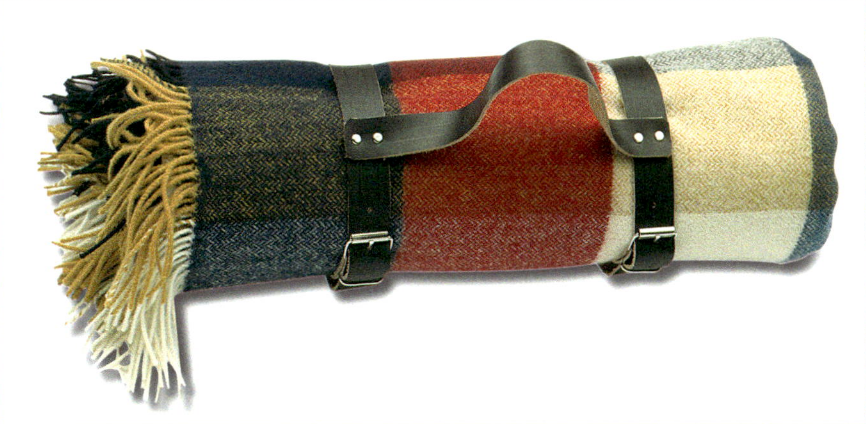

Plaid sagen die Briten zur schottisch karierten Reisedecke. Die brauchte eine Dame früher, wenn sie im zugigen Fond eines Automobils saß oder sich im Eisenbahncoupé ein Nickerchen gönnte. Heute ist das Plaid vor allem ein großer Sofa-Favorit.

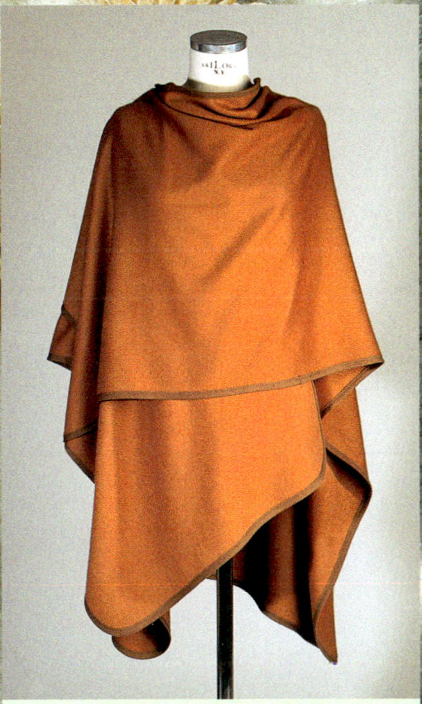

Ob Sie es **Cape** nennen oder Poncho, die elegante Mischung aus Schultertuch und Umhang ist so oder so ein praktisches Accessoire. Besonders die Damen Südeuropas schätzen es, weil es zu fast jeder Jahreszeit gute Dienste leistet. An kühlen Frühlingstagen einfach über Bluse und Rock, Kostüm oder Hosenanzug, im Winter als extrabreiter Schal zu Mantel oder Jacke.

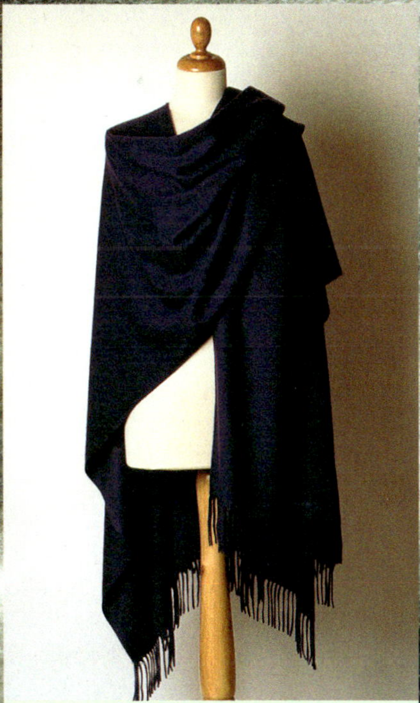

Stola, da denken wir zunächst an Pelz. Hier ist jedoch die gewebte Schalstola gemeint, mit 40 bis 80 Zentimetern Breite und zwei Metern Länge ein Mittelding zwischen Halswärmer und Umhang. Je nach Farbe und Material als kuscheliger Mantelersatz für den Tag oder elegantes Accessoire für den Abend zu tragen.

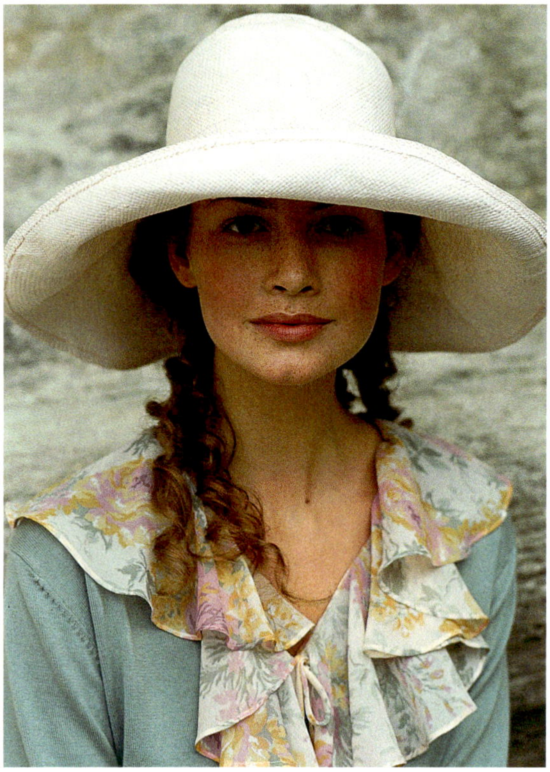

Das Laura-Ashley-Model macht es vor: Zum englisch angehauchten Sommerlook gehört ein romantisches Kleid – und ein eleganter Hut.

Gut behütet

Mit dem Damenhut ist das so eine Sache. Zwar können die wenigsten Frauen an der Hutabteilung im Kaufhaus vorbeigehen, ohne ein besonders verwegenes Modell aufzuprobieren, aber kaufen möchten sie es dann nicht, egal wie gut es ihnen stand. Denn wozu sollte man den Hut auch tragen? Zum Businesskostüm ins nächste Meeting? Wohl kaum. Noch viel weniger würde er zum smarten Casuallook aus Bluse, Jeans und schicken Sneakers passen. Deshalb bleibt der elegante Kopfputz meist ein Traum, der höchstens für ein paar Sekunden vor dem Spiegel genossen wird.

Der Damenhut war bis in die fünfziger Jahre unentbehrlich für den stilvollen Auftritt der Lady. Warum er dann in den Sechzigern bei der jungen Frauengeneration so gründlich in Ungnade fiel, ist gar nicht so eindeutig zu klären. Zum einen galt er als Symbol einer streng konservativen Nachkriegszeit, zum anderen ließ er sich nicht mit der Mode der voluminös auftoupierten Haare vereinbaren. Und außerdem erwies sich ein ausladender Hut unter einem niedrigen Autodach schlicht als unpraktisch. Doch welcher dieser drei Gründe letztendlich den Ausschlag gegeben hat, wird wohl ein ewiges Geheimnis der Kostümgeschichte bleiben – fest steht, dass der einstmals so geschätzte Begleiter nicht mehr viel zu vermelden hatte.

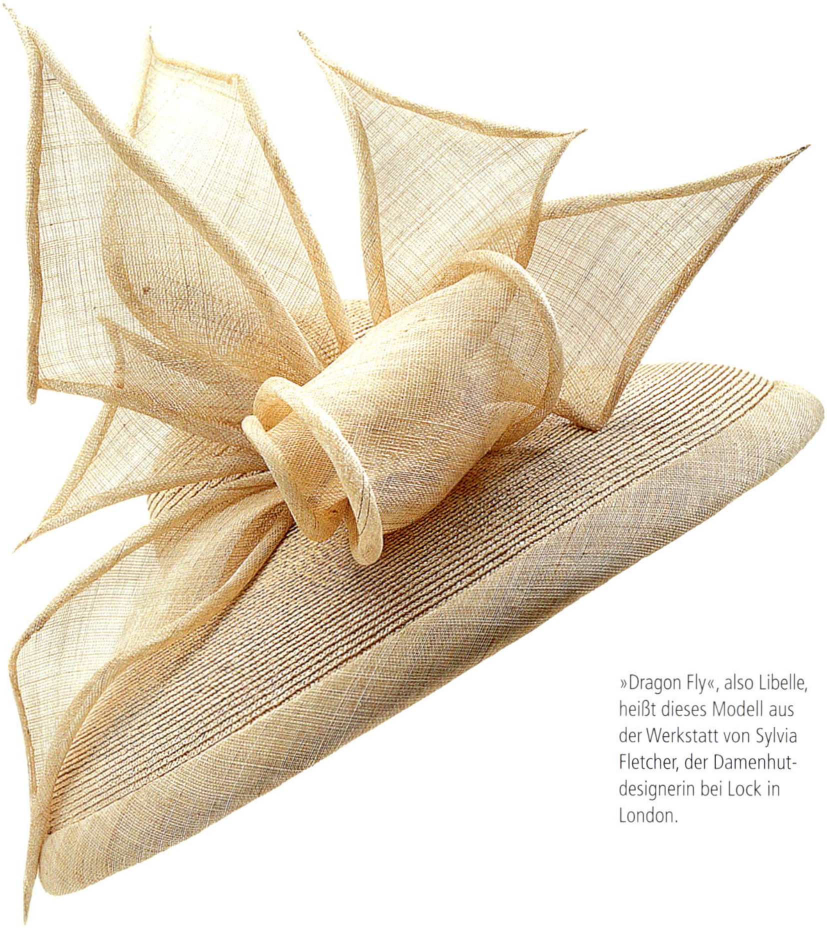

»Dragon Fly«, also Libelle, heißt dieses Modell aus der Werkstatt von Sylvia Fletcher, der Damenhutdesignerin bei Lock in London.

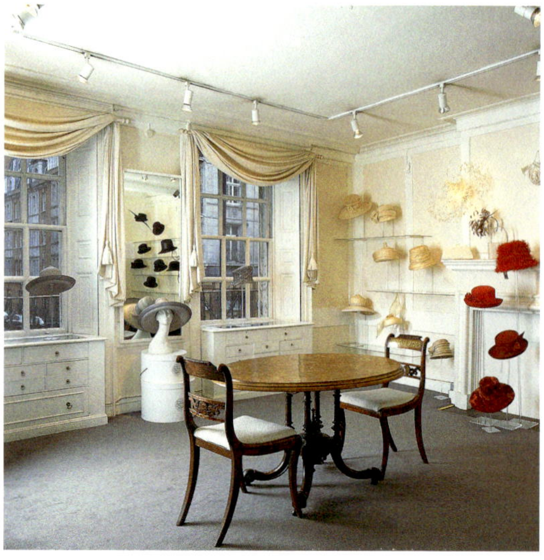

Sylvia Fletchers Reich, der Showroom für die Damenkreationen, in Londons ältestem Hutmacherladen befindet sich im ersten Stock.

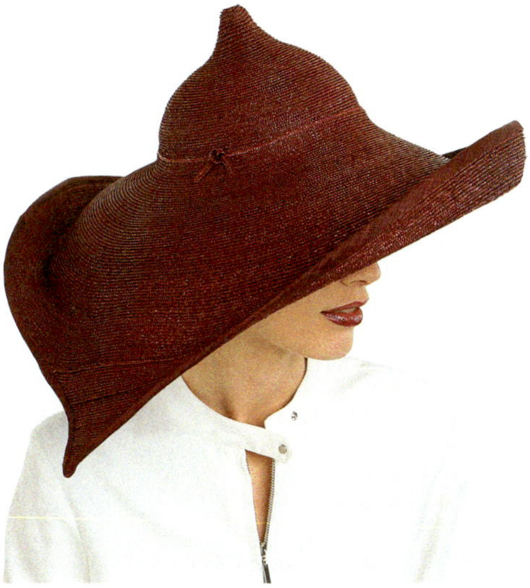

Eigentlich hat dieser Hut einen traurigen Namen, denn Sylvia Fletcher nennt ihn »Teardrop« – Träne. Gemeint ist die fließende Form.

Doch obwohl der Damenhut spätestens in den siebziger Jahren für klinisch modetot erklärt wurde, geistert er auch heute noch in unserem Fashion-Bewusstsein herum. Schuld daran sind in erster Linie die großbürgerlichen Societyladys, die eisern an ihm festhalten. Auch ihre adeligen Schwestern gehören zu den eifrigen Verfechterinnen des Oben-mit-Looks. Denn bei den Lieblingsanlässen der feinen Gesellschaft – also Hochzeiten und Pferderennen – geht ohne Hut gar nichts. Dies beweist schon ein flüchtiger Blick in die gängigen Illustrierten und Klatschblätter Europas, die regelmäßig wohlbehütete Damen abbilden. Genauso wie das nach wie vor große Angebot in Fachhandelsgeschäften und Kaufhäusern die Vitalität der vermeintlich verstorbenen Kopfbedeckung zu bestätigen scheint. Die populärste Hutparade ist nach wie vor das Pferderennen in Ascot, wirklich vornehm geht es aber hauptsächlich in der Royal Enclosure zu. Drumherum sind überwiegend fantasievoll-skurrile, völlig überladene Hutkreationen zu sehen, die vor allem die Aufmerksamkeit der Fotografen und Fernsehkameras auf sich ziehen sollen. Schließlich gelangt die Dame mit dem ausgefallensten Kopfputz in der alljährlichen TV-Berichterstattung über den Lady's Day immerhin zu sekundenlangem Ruhm. Wer jedoch etwas auf sich hält, würde niemals die Grenzen des guten Hut-Geschmacks überschreiten.

Da der Hut auf den Britischen Inseln fast so etwas wie ein Reservat für bedrohte Modekategorien gefunden hat, ist London nach wie vor eine ausgezeichnete Shoppingadresse für tragbare wie extravagante Modelle. So bieten Konsumtempel wie Harvey Nichols, Fortnum & Mason oder Liberty's der hutsuchenden Lady eine reiche Auswahl, außerdem gibt es spezielle Hutläden wie Swaine Adeney Brigg und die wohl berühmteste Londoner Institution für den Kopf (den weiblichen wie den männlichen): Lock & Co. Im Obergeschoss des 1676 gegründeten Geschäfts breitet die Hutmacherin Sylvia Fletcher ihre Schätze aus. Wer sich für keines der Exemplare aus ihrer Kollektion erwärmen kann, bekommt auf Wunsch natürlich auch eine Sonderanfertigung gemacht.

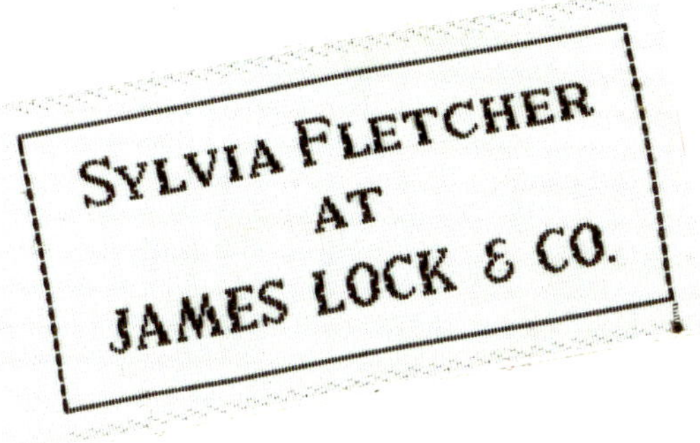

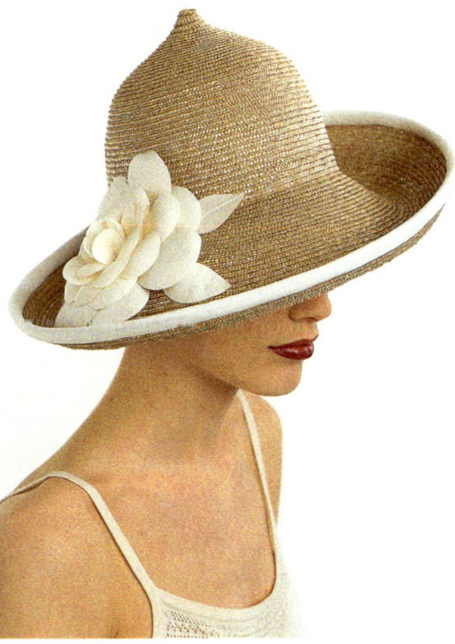

Der Entwurf mit dem Namen »Pagoda« wäre die perfekte Wahl für eine sommerliche Gartenparty, zum Beispiel anlässlich einer Hochzeit.

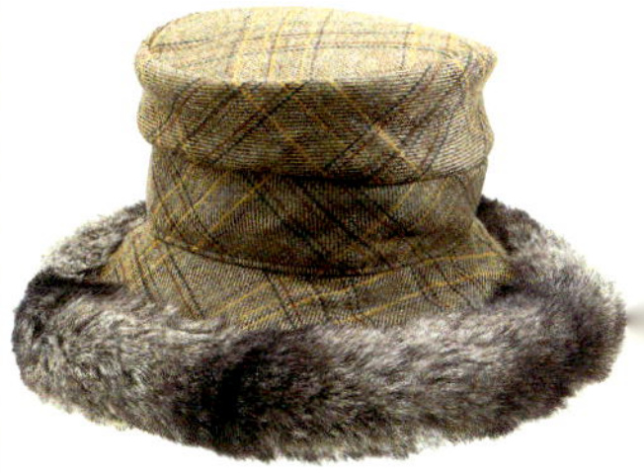

Der Countryhut

Die britische Lady hegt eine große Vorliebe für das Landleben, und so fühlt sie sich in Gummistiefeln, Pullover und Barbourjacke oft wohler als im Businesskostüm. Dennoch versteht sie es, auch bei den sportlichen Aktivitäten des Landadels mit einem Hut stilistische Akzente zu setzen. Der simple, harmlose Begriff »Hut« ist hier zugegebenermaßen nicht immer ganz passend für die merkwürdigen Kreationen, die am Rande von Jagdrennen und anderen Pferdesportveranstaltungen auf den Köpfen der Damen gesichtet werden. Aber das stört niemanden, schließlich sind die zerknautschten, tweedig bunten, skurril geformten Kopfbedeckungen ja auch nicht für die Gartenparty der Queen gedacht. In erster Linie sollen sie vor dem eiskalten Wind des Hochmoors schützen, die Eleganz steht an zweiter Stelle. Und so sehen wir karierte Topfhüte mit weit heruntergezogenen Krempen, Webpelzmützen in Lampenschirmform, Barette mit Federschmuck oder russische Fellmützen mit abstehenden Ohrenklappen. Mal stammt der malerische Kopfputz von der Großmutter oder vom Flohmarkt, mal vom fliegenden Countryausstatter auf irgendeinem Freiluftevent, andere sind selbst genäht oder selbst gestrickt. Hauptsache er fällt ein bisschen aus dem Rahmen – und hält vor allem warm.

Der Schirm

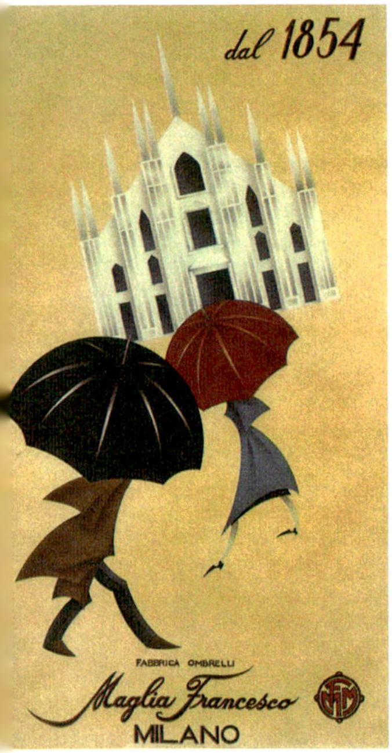

Der Schirm ist ein unentbehrlicher Begleiter der Lady – nicht nur, wenn sie an einem verregneten Tag am Mailänder Dom vorbeieilt, sondern überall.

Der Schirm als weibliches Accessoire wurde im Laufe der letzten 300 Jahre mehrfach neu definiert. Im 18. Jahrhundert bewahrte der Parasol den vornehm-blassen Teint der Adelsfrau vor unerwünschter Sonnenbräune und war gleichzeitig ein Utensil der Koketterie, ganz ähnlich dem Fächer. Auch im 19. Jahrhundert diente der Schirm vor allem als Sonnenschutz, obwohl er in dieser Zeit auch als Regendach immer gebräuchlicher wurde. Allerdings haftete ihm dann etwas Kleinbürgerliches an, denn die feine Dame brauchte keinen Parapluie. Sie bewegte sich aushäusig nämlich meistens per Pferdekutsche, Spaziergänge fanden nur bei gutem Wetter statt. Diese für unsere heutigen Begriffe etwas restriktive Frischluft-Politik behielt man bis ins frühe 20. Jahrhundert bei, nur dass nach und nach das Automobil die Rolle der Droschke übernahm.

Als in den Zwanzigern Sport und Fitness in Mode kamen, war die vornehme Blässe plötzlich out – und der Sonnenschirm damit obsolet. Zwar verschwand er nicht völlig von der Bildfläche, wurde aber immer mehr zum Attribut der älteren Generation. Eine moderne Frau benutzte den Schirm nur noch bei schlechtem Wetter. Die Hersteller passten sich der neuen Situation an und widmeten ihre ganze Kreativität nun der möglichst interessanten Gestaltung des Regendaches. Das Ergebnis waren fantasievolle Griffe und modisch dessinierte Stoffe, der frühere Variantenreichtum des Sonnenschirms wurde jedoch nicht mehr erreicht. Sein biederes Image hatte der Regenschirm inzwischen abgelegt. Früher ein Hilfsmittel für die Hausangestellten, damit sie die Botengänge für die Herrschaft auch bei widrigem Wetter halbwegs trockenen Fußes erledigen konnten, griff die schicke, gut situierte Städterin nun höchstpersönlich zu diesem praktischen Accessoire – und zwar entweder zum traditionellen Stockschirm oder auch zum handlichen Klappschirm, wie dem 1926 von dem Deutschen Hans Haupt entworfenen Knirps.

In der zweiten Hälfte des 20. Jahrhunderts veränderte sich die Rolle des Schirms erneut. Während er in den Fünfzigern neben Hut, Tasche und Handschuh noch zur Standardausstattung jeder Lady gehörte, verlor er im Laufe der Sechziger bei den jüngeren Frauen rapide an Attraktivität. In den Siebzigern sah man ihn dann nur noch in Begleitung reiferer Damen, die Jugend trug bei Regen lieber einen schicken Lackmantel

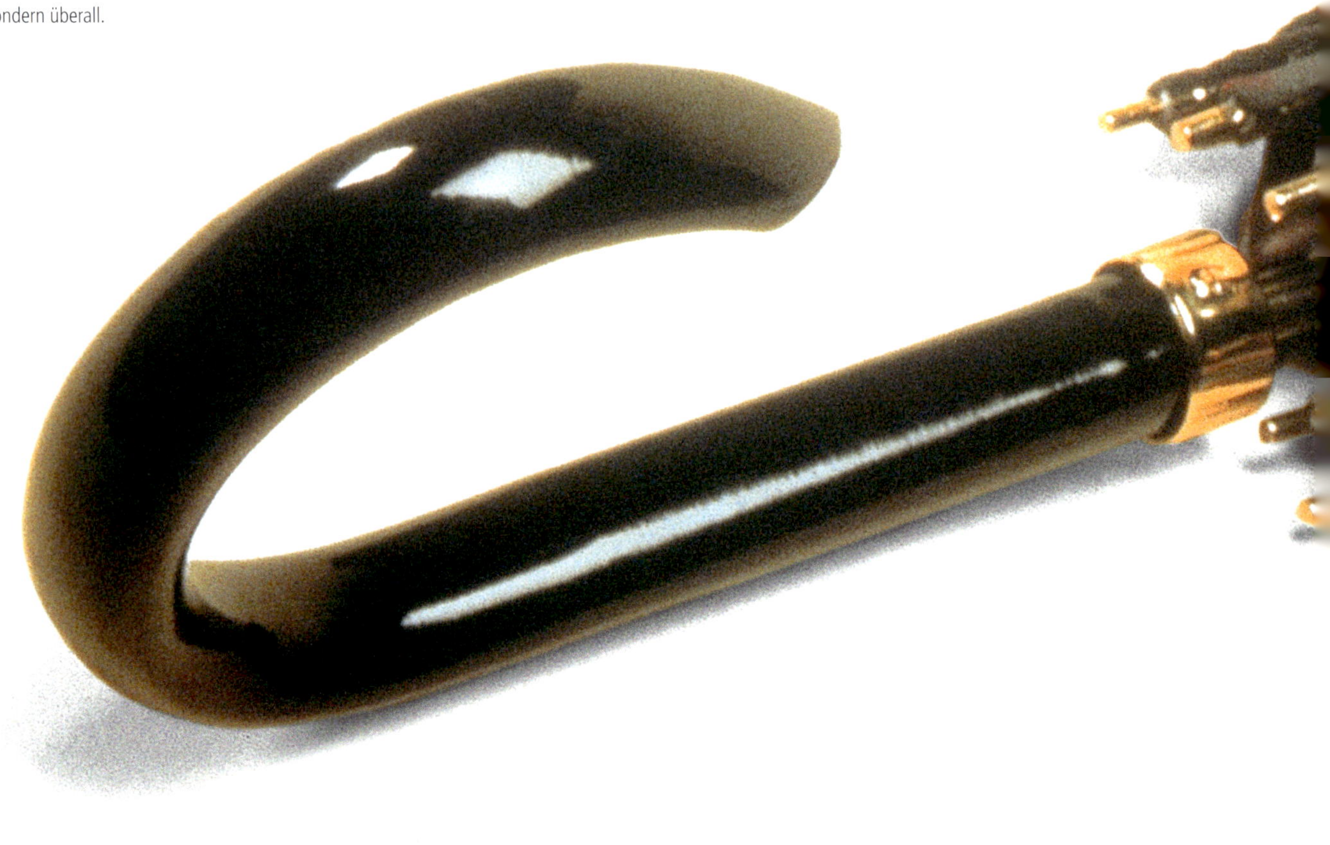

oder wappnete sich mit einem Taschenschirm. Die Fabrikanten reagierten mit futuristischen Modellen aus durchsichtigem Kunststoff, die ihre Trägerin wie eine Glocke umschlossen. Daneben lieferten sie ein handliches Mittelding zwischen Stock- und Taschenschirm, der Dank eines an Griff und Spitze befestigten Riemens umgehängt getragen werden konnte. Diese Innovationen verhinderten jedoch nicht, dass der Schirm in den achtziger und neunziger Jahren vollends zum nützlichen Gebrauchsgegenstand degradiert wurde, der nicht länger auf das Outfit abgestimmt werden musste.

Heute besitzt kaum eine Lady zu jeder Kombination aus Schuh und Handtasche einen passenden Schirm, stattdessen wartet an ihrer Garderobe eine kleine, aber feine Auswahl an unterschiedlichen Regendächern für verschiedene Einsatzgebiete: Ein großer Golfschirm (da passt die ganze Familie samt Hund drunter) für den Wochenendausflug, ein schottisch-karierter Stockschirm mit Holzgriff für den Spaziergang im Stadtpark, ein Umhängeschirm im Logo-Dessin ihrer Koffermarke (falls man mal mit Leuten zu tun hat, die damit zu beeindrucken sind), ein schwarzer Taschenschirm für die Businessreise und vielleicht ein klassischer Damenschirm aus den Fünfzigern, den sie von ihrer Mutter geerbt hat – nicht mehr so richtig tragbar, aber irgendwie immer noch schön.

Wer vom Regen überrascht wird, freut sich über jeden x-beliebigen Schirm. Viel schöner ist es allerdings, den Elementen mit einem richtig stilvollen Regendach zu trotzen.

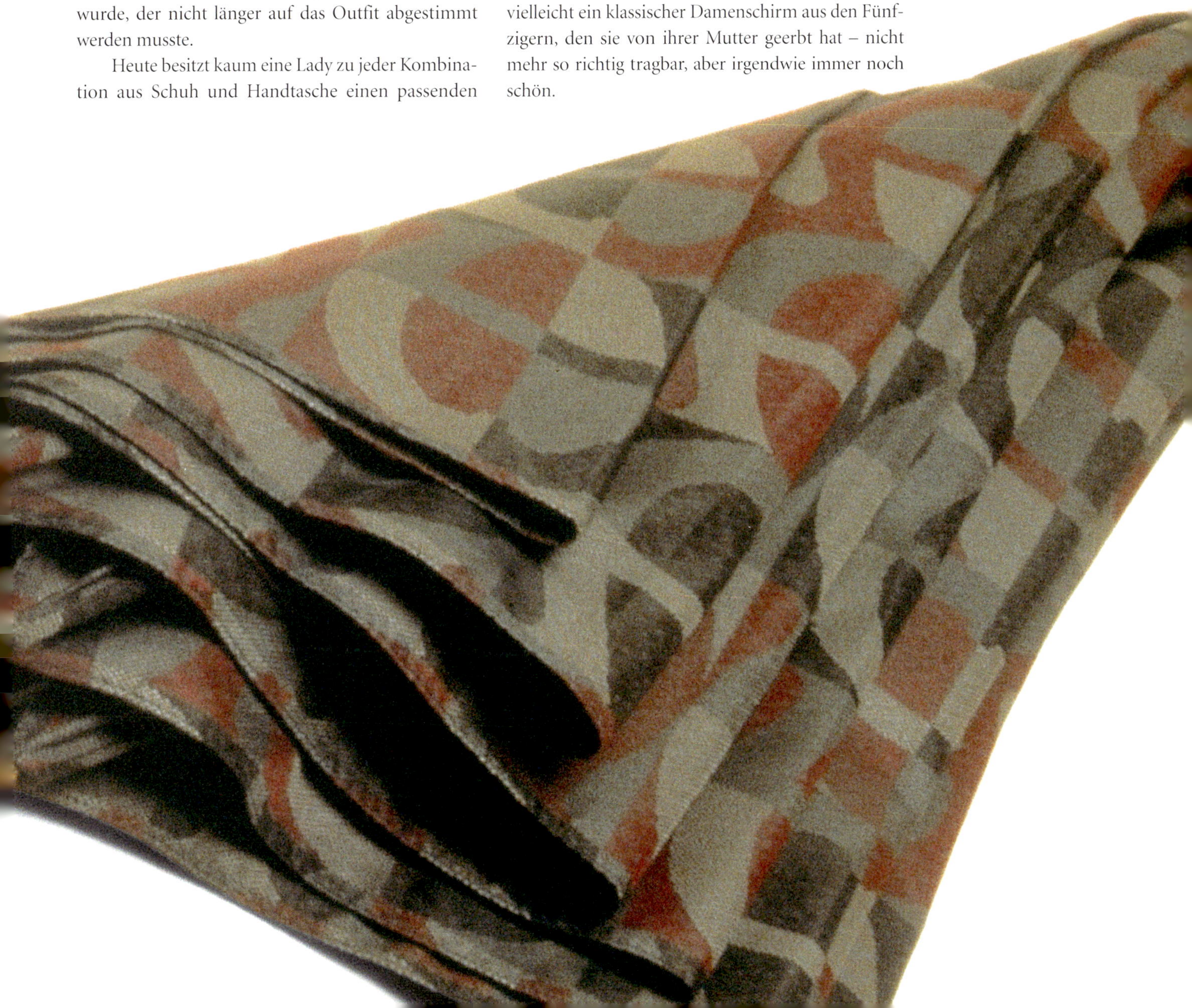

Schirme handgemacht

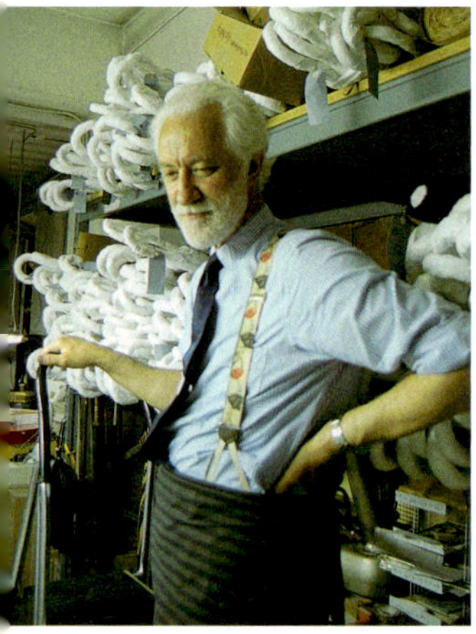

Der Mailänder Schirmmacher (und Schirmfan) Francesco Maglia leitet die »Fabbrica Ombrelli« seiner Familie bereits in der fünften Generation.

Handgemacht ist ein Prädikat, das uns bei luxuriösen Accessoires oft begegnet, beim Regenschirm würden wir es jedoch kaum erwarten. Dabei werden die besten der tragbaren Wetterschützer genauso manuell gefertigt wie die anderen Spitzenprodukte der Top-Marken. Allerdings gibt es nur noch eine Handvoll Betriebe, die sich diesem Handwerk widmen. Selbst in Italien, zur Jahrhundertwende mit 100 Schirmmanufakturen eine Hochburg der Branche, ist der »ombrellaio« alten Stils fast verschwunden. In Mailand wird die traditionsreiche Kunst von gerade mal drei Firmen gepflegt, eine davon ist die 1854 gegründete Fabbrica Ombrelli Maglia Francesco am Corso Genova Nr. 7. Unter Kennern gilt sie als die beste Schirmmacherei der Welt.

Für den guten Ruf der Schirme aus dem Hause Maglia gibt es drei Hauptgründe. Erstens verwendet man hier für Stock und Griff nur die erlesensten Materialien, meist edle Hölzer, die der Chef und Inhaber Francesco Maglia persönlich in Italien und Deutschland auswählt. Zweitens die Stoffe: Sie werden größtenteils exklusiv für den Schirmmacher gewebt, deshalb kann die Manufaktur stets mit ungewöhnlichen Farben, Dessins und Qualitäten aufwarten. Drittens erfolgt die Herstellung der Schirme von Hand, dies macht sie stabil und langlebig, zudem lassen sich so fast alle eventuellen Schäden reparieren.

Der genaue zeitliche Aufwand für den Bau eines Schirms ist nur schwer zu ermitteln. Das liegt daran, dass die Bestellungen im Ganzen bearbeitet werden, statt jeden Schirm einzeln von Anfang bis Ende fertig zu stellen. Umgelegt auf das Stück kämen aber sicherlich einige Stunden zusammen, denn in jedem dieser seltenen Exemplare stecken gut 70 zum Teil äußerst aufwändige Produktionsschritte. Als erstes werden die Zutaten zusammengesucht und nach Auftrag getrennt gebündelt. In jedem Fall ist das Herz des Schirms ein massiver Holzstock, der bei manchen Modellen auch gleichzeitig die Krücke bildet. Bei anderen Ausführungen wird der Griff aus einem anderen Material gefertigt und aufgesetzt. Man braucht also immer einen Stock, manchmal eine Krücke, außerdem Bezugsstoff, ferner das Gestänge sowie kleinere Einzelteile wie etwa Schieber oder Spitze. Wenn alle Komponenten des Schirms bereitliegen, wird der Bezugsstoff zugeschnitten. Für jedes Modell gibt es spezielle Schablonen in verschiedenen Größen, die von Hand so auf der Stoffbahn ausgelegt werden, dass möglichst wenig Stoffreste übrig bleiben. Dann wird die Kontur mit Schneiderkreide nachgezogen und das Messer entlang dieser Linie geführt. Die Zuschneiderin muss dabei darauf achten, dass die Muster an den Nahtstellen später exakt zusammenpassen. Neben Augenmaß und viel Erfahrung kostet dies vor allem Zeit, doch die dürfen sich die 13 Mitarbeiter der Manufaktur ruhig nehmen. Während die Stoffe vorbereitet werden, präpariert ein anderer Schirmmacher den Stock, indem er Löcher für eventuell zu montierende Griffe fräst, Krücken über Dampf in Form biegt oder Hölzer auf Hochglanz poliert. Anschließend montiert der Handwerker die Gestänge auf den Holzstock – auch dies geschieht einzeln Schirm für Schirm und natürlich von Hand.

Nun folgt einer der arbeits- und zeitintensivsten Schritte: Je nach Modell muss der Bezugsstoff an bis zu 24 Stellen mit dem Gestänge aus Metall verbunden werden – und zwar ganz altmodisch mit Nadel und Faden. Außerdem unterlegt die Näherin Gelenke und Schieber mit kleinen Stoffstückchen, damit sich der Bezug hier nicht durchscheuert. Ganz am Ende näht sie noch das kleine Bändchen an, mit dem der Schirm zusammengehalten wird, zusätzlich kommt ein kleiner Verschluss an den Saum. Auch hier ist höchste Sorgfalt gefordert, denn kleinste Fehler werden spätestens bei der Endkontrolle entdeckt. Deshalb gilt die Devise: Lieber alles beim ersten Mal richtig machen und dafür etwas mehr Zeit für jeden Vorgang veranschlagen. Akkord ist ohnehin ein Fremdwort, die Lieferfrist beträgt mehrere Monate. Dafür bekommt aber jeder Kunde seine Sonderanfertigung, denn ein Lager mit Standardmodellen gibt es in der Fabbrica Ombrelli Maglia Francesco nicht.

Eine Partie Schirme wartet darauf, dass der Griff montiert wird. Die meisten Modelle sind jedoch mit durchgehendem Stock samt Krücke konstruiert.

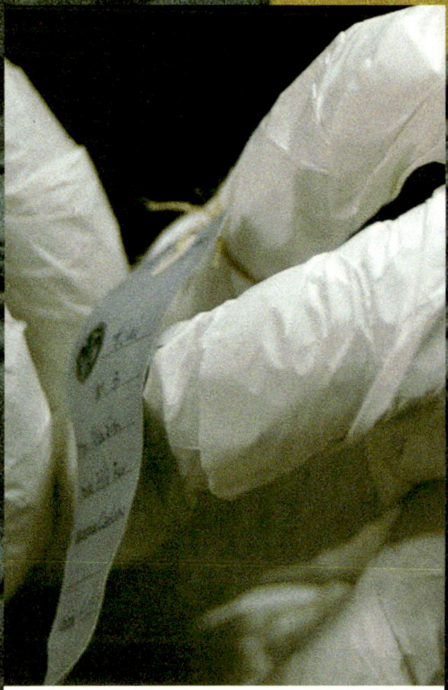

Vor dem Versand werden die Holzgriffe sorgfältig mit Papier umwickelt, um sie vor Kratzern und anderen Beschädigungen zu schützen.

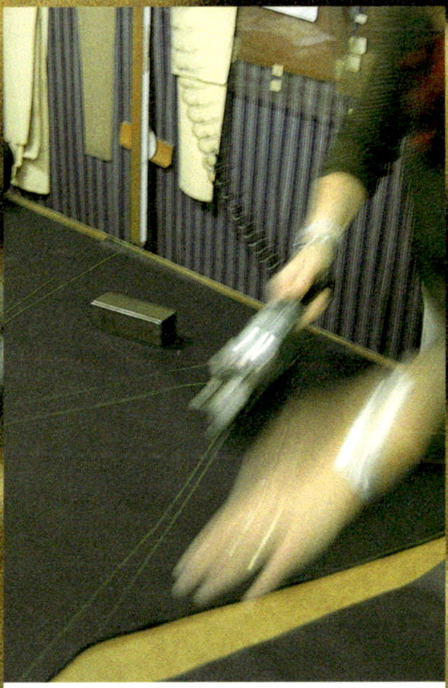

Der Bezug wird von Hand zugeschnitten. Die Gewichte verhindern dabei, dass die übereinandergelegten Stoffbahnen verrutschen.

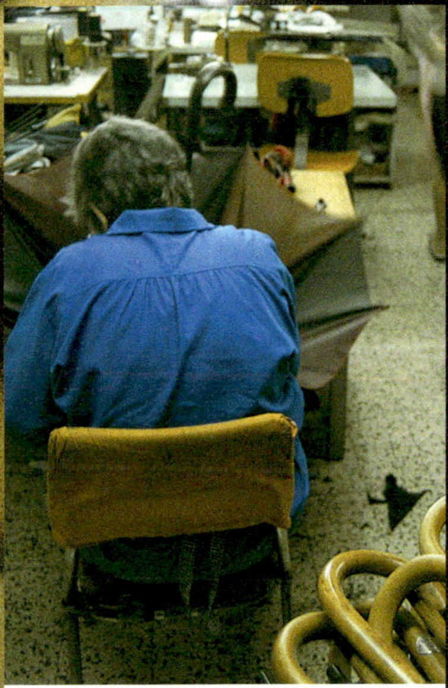

Mit der Routine jahrelanger Erfahrung verbindet eine Näherin die Stoffbespannung des Schirms von Hand mit dem Metallgestänge.

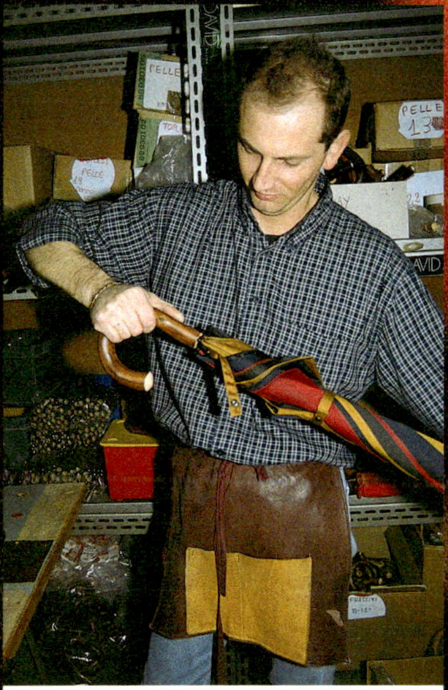

Der Schirm ist fast fertig, nur das Griffstück fehlt noch. Bei Modellen mit durchgehendem Stock entfällt dieser Arbeitsschritt.

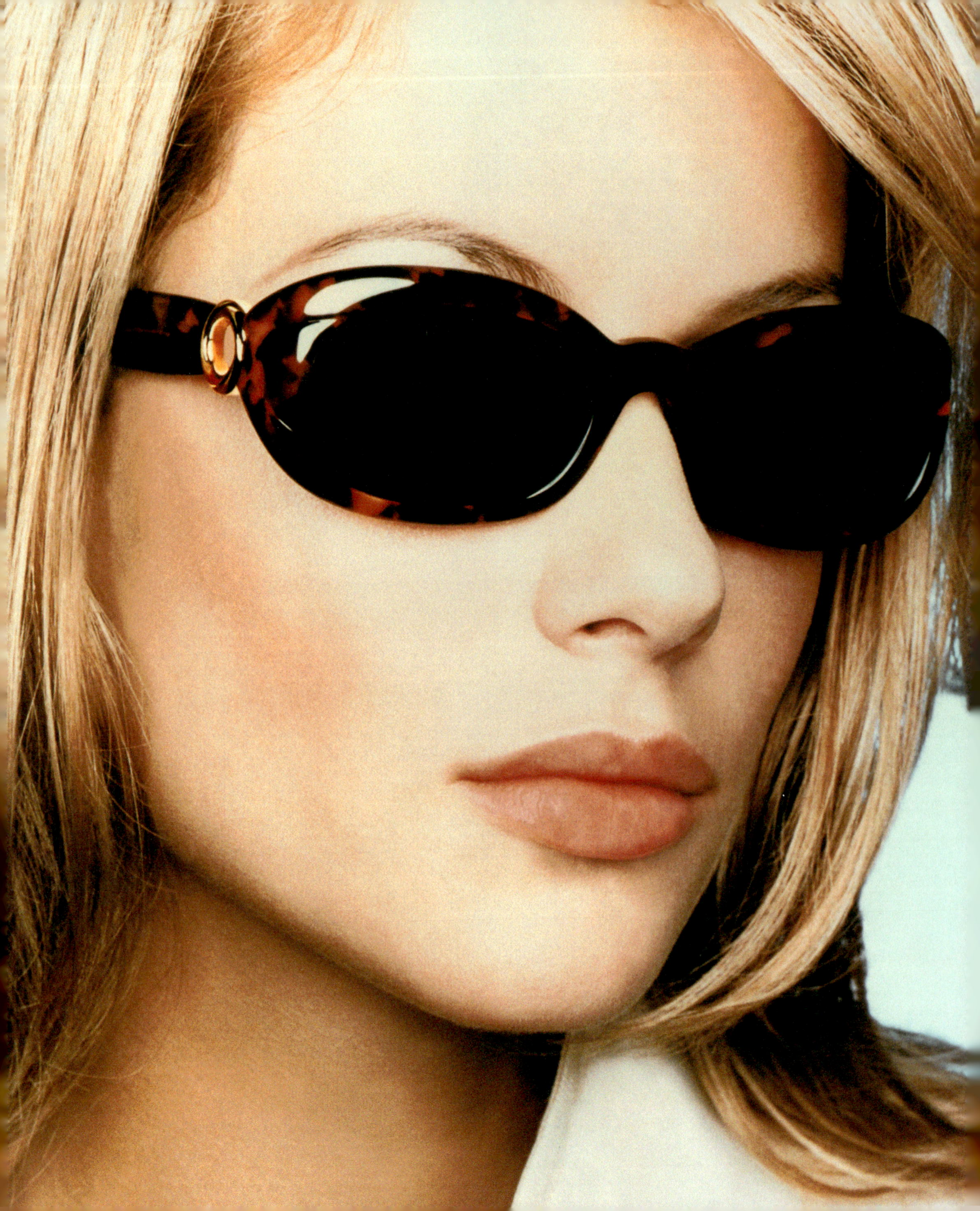

Die Sonnenbrille

Die Sonnenbrille ist ein typisches Accessoire des 20. Jahrhunderts. Obwohl man sich schon in der Antike mit Hilfe von farbigem Glas vor grellem Sonnenlicht schützte und getönte Brillen auch im 19. Jahrhundert relativ weit verbreitet waren, wäre doch niemand auf die Idee gekommen, sie als stilistisches Statement aufzufassen. Erst als in den zwanziger Jahren die Sonnenbräune zum Erkennungszeichen der weltgewandten Trendsetter wurde, konnte auch die Sonnenbrille einen Imagewechsel vollziehen. Sport, Reisen, Freizeit am Strand – bei allem, was schick war, gehörte sie fortan dazu, doch es dauerte noch eine ganze Weile, bis sie ein modisches Eigenleben entwickelte. Noch in den Fünfzigern wurden Sonnenbrillen überwiegend zum Schutz getragen, also zum Beispiel im Auto oder auf der Skipiste. Sie als schmückendes Beiwerk einfach ins Haar zu stecken, womöglich bei bedecktem Himmel, wäre nur Avantgardistinnen eingefallen. Obwohl der Film die moderne Rolle der Sonnenbrille bereits entdeckt hatte – wer erinnert sich nicht an Grace Kelly in »Über den Dächern von Nizza«, cool und unnahbar hinter schwarzen Augengläsern? Aber die Leinwand war der Zeit voraus, denn die Loslösung des zweckgebundenen Produkts von seiner eigentlichen Bestimmung fand erst in den Sechzigern statt, als junge Leute sich mit ihren Pilotenbrillen von Ray Ban wie Peter Fonda im Kultfilm »Easy Rider« fühlen wollten. Kino und Musik verhalfen der Sonnenbrille in den Siebzigern vollends zum Status eines Must-have der jungen Generation, der schnöde Aspekt des Sonnenschutzes trat weitgehend in den Hintergrund. Die Lady konnte mit den Helden der Popkultur zwar nicht ganz so viel anfangen, hatte aber durchaus ihre eigenen Sonnenbrillen-Ikonen. Die wichtigste dieser Epoche war zweifellos Jacqueline Kennedy. Sie machte die Sonnenbrille zu ihrem Markenzeichen, zunächst unfreiwillig als trauernde Präsidentenwitwe, die sich hinter dunklen Gläsern vor dem neugierigen Blick der Weltöffentlichkeit versteckte. Später als Ehefrau von Aristoteles Onassis ganz bewusst, wenn sie ihr Incognito wahren wollte. Vergeblich natürlich, denn jeder Paparazzo erkannte die oberste Jetsetterin sofort. In den achtziger und neunziger Jahren wurde die Sonnenbrille schließlich zu einer selbstverständlichen und kaum entbehrlichen Ergänzung des stilvollen Outfits. Bessere Sicht am Steuer? Schutz vor der gleißenden Reflexion des Schnees? Empfindliche Augen? Gestern zu spät ins Bett gekommen? Dies bewog uns früher, die Sonnenbrille aus dem Etui zu nehmen. Heute geht es darum, kosmopolitischen Schick zu zeigen, ob nun die Sonne scheint oder nicht. Und dazu bedarf es nur eines eleganten Gestells von Gucci, Cartier, Armani, Ray Ban & Co.

Der braun marmorierte Rahmen der goldverzierten Cartier-Sonnenbrille eignet sich besonders für blonde Frauen, denn er wirkt nicht so hart wie ein schwarzer.

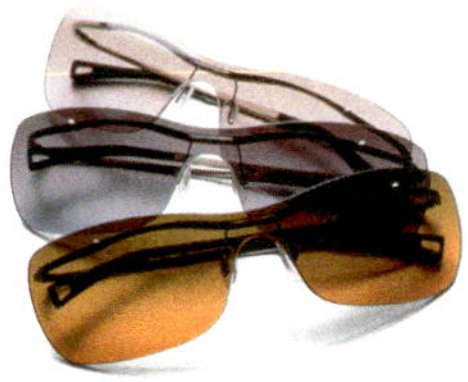

Trendaccessoire 2002: Shades in appetitlichen Bonbonfarben.

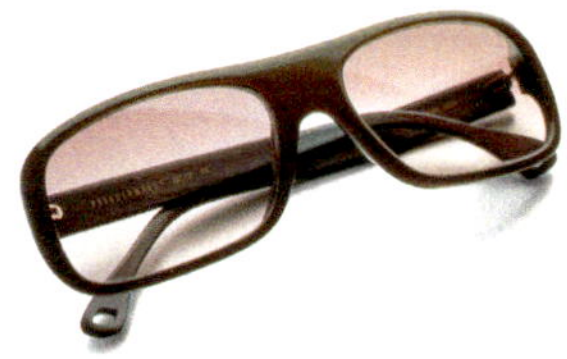

Modische rosa Brille von Freudenhaus Eyewear.

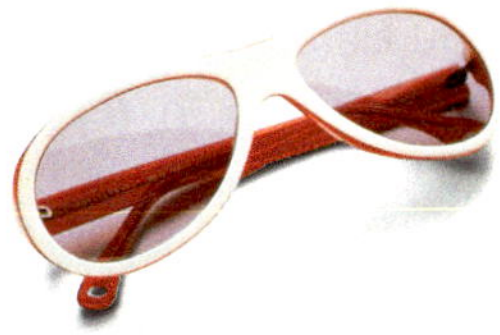

Heller Rahmen in klassischer Tropfenform.

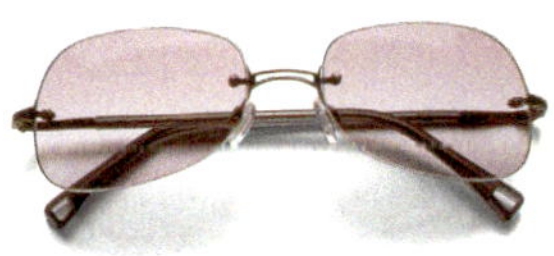

Randlos glücklich mit farbigem Durchblick.

Besser sehen oder besser aussehen?

Brille oder nicht? Diese Frage konnten sich fehlsichtige Damen vor ein paar Jahrzehnten kaum stellen. Wer nicht richtig gucken konnte, musste wohl oder übel mit dem Nasenfahrrad vorlieb nehmen. Oft zum Nachteil der äußeren Erscheinung, denn besonders kleidsam waren die Gestelle der fünfziger und sechziger Jahre nicht. Kein Wunder, dass manche Lady freiwillig auf die Sehhilfe verzichtete und lieber im Nebel der Unschärfe durchs Leben tappte – mit welchen Folgen, das hat uns schon Marilyn Monroe in »Blondinen bevorzugt« eindrucksvoll vorgeführt. Darüber können wir heute nur noch den Kopf schütteln, denn das Angebot der Optiker befriedigt auch höchste Ansprüche an Ästhetik und Design. Tatsächlich werden die Fehlsichtigen teilweise schon um die Gelegenheit beneidet, eine dieser attraktiven Kreationen tragen zu können. Außerdem wird den Bebrillten allgemein eine höhere Intelligenz nachgesagt, und da ein kluger Kopf inzwischen nicht mehr als weiblicher Makel gilt, möchte niemand wegen eigener guter Sehkraft als weniger schlau gelten. Vielleicht greifen deshalb nach wie vor nur erstaunlich wenig Brillenträgerinnen zur weichen Kontaktlinse, obwohl sie dem manchmal hinderlichen Augenglas viel voraus hat. Kann es einen besseren Beweis dafür geben, dass die Damenwelt ihren Frieden mit dem einst so ungeliebten Sichtverstärker gemacht hat?

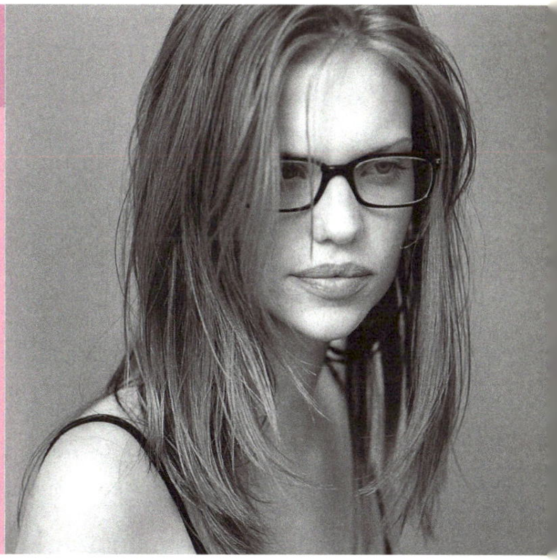

Der Handschuh

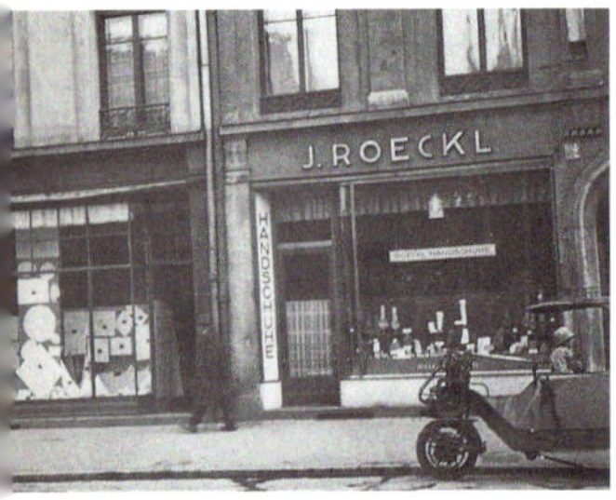

Das Handschuhgeschäft war für die Dame der zwanziger Jahre eine wichtige Anlaufstelle, denn modische Fingerlinge gehörten zum Outfit einfach dazu.

Holen Sie die Abendrobe aus dem Schrank, wenn Sie zum Supermarkt fahren? Bestimmt nicht. Das Outfit wäre der Situation einfach nicht angemessen. Dennoch wird die Maxime »der Anlass entscheidet über die Kleidung« heute im Allgemeinen sehr großzügig ausgelegt. Das war nicht immer so. Noch in den fünfziger Jahren hatte die Lady mit einer wesentlich differenzierteren Garderobe zu kämpfen: Was wozu wann und in welcher Situation getragen wurde, war streng geregelt. Außerdem erstreckte sich das Kriterium der »Angemessenheit« auf alle Bereiche der Erscheinung – also bis in die Fingerspitzen beziehungsweise die Handschuhe. Folglich besaß die gepflegte Dame zu jedem Kleid und für jede Lebenslage ein Paar passende Fingerlinge. Beim morgendlichen Einkauf war hellgraues Ziegenleder die richtige Wahl, zum Lunch beiges Glacé, am Nachmittag mittelbraunes Peccary und abends schwarze Seide in Dreiviertellänge. Nicht nur Material und Farbe dieser Accessoires waren wichtig, sie mussten zudem auch perfekt sitzen. Deshalb orderte die anspruchsvolle Lady ihre Handschuhe nach Maß.

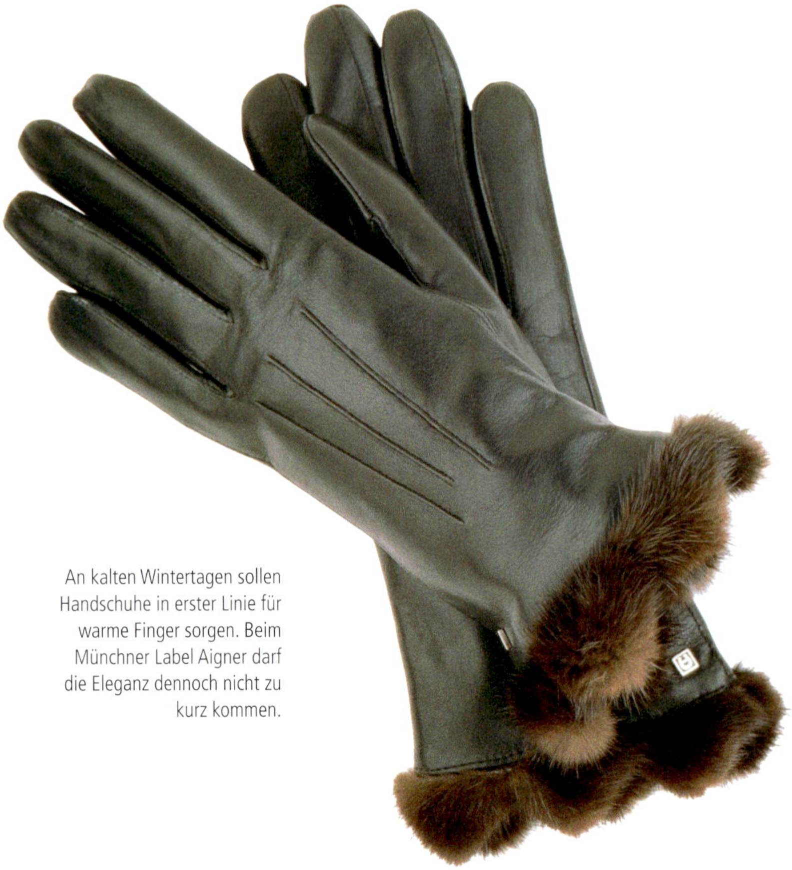

An kalten Wintertagen sollen Handschuhe in erster Linie für warme Finger sorgen. Beim Münchner Label Aigner darf die Eleganz dennoch nicht zu kurz kommen.

Bei der Fertigung wurde ein Aufwand getrieben, der heute selbst die verwöhnteste Couture-Kundin beeindrucken würde. So berichtet Marlene Dietrichs Tochter Maria Riva, wie ihre Mutter 1933 in Paris Abgüsse ihrer Hände machen ließ, die dem Handschuhmacher als Vorlage dienen sollten. Nach vielen langen Arbeitsstunden war schließlich ein Kunstwerk entstanden, das sich wie eine zweite Haut an das Gipsmodell schmiegte. Als der Star die Meisterstücke nach zwanzig Minuten endlich übergestreift hatte, zeigte sich die tadellose Passform: Nirgendwo ein Fältchen, nirgendwo auch nur ein Millimeter Leder zuviel. Es gab nur einen Nachteil, die Diva konnte vor lauter Vollkommenheit keinen Finger mehr rühren. Beim modernen Handschuh aus dem Fachgeschäft ist der Zwangsjackeneffekt aber nicht zu befürchten, es sei denn, Sie kaufen eine zu kleine Größe. Denn erstens sind Modelle von der Stange großzügiger zugeschnitten und zweitens sollen sie vor allem wärmen.

Die Handschuhe der frühen Modegeschichte hatten eine reine Schutzfunktion, erst im 14. Jahrhundert entdeckte man langsam das Luxuspotential dahinter. Es dauert jedoch nochmal gut 100 Jahre, bis der edle Handschuh vollständig etabliert war. Da schon die Damen und Herren des 15. Jahrhunderts ihre Quittungen und Rechnungen aufzubewahren pflegten, wissen wir, dass die Upperclass der Renaissance ein Heidengeld für schicke Fingerhüllen ausgegeben hat.

Mit der Verfeinerung des Handschuhs bildeten sich natürlich auch dazugehörige Benimmregeln heraus. Dabei ging es vor allem um die Frage, ob die Dame dem Herrn ihre Hand unbekleidet oder behandschuht reicht. Hierauf gab es je nach Umgebung und Situation unterschiedliche Anworten. Zunächst galt es für beide Geschlechter als grundsätzlich unschicklich, mit verhüllter Hand zu grüßen. Recht bald einigte man sich dann aber auf die Konvention, dass die Frau den Handschuh beim Händeschütteln anbehält, der Herr jedoch nicht. Allerdings wurde diese Regel in Zeiten ersonnen, als die Dame feine Zierhandschuhe trug, an den Skifäustling hatte man nicht unbedingt gedacht. Deshalb heißt es heute: Profane Schutz- und Winterhandschuhe besser ausziehen, edle Accessoirefingerlinge und lange Abend-Modelle anlassen.

Ein Handschuh wird genäht

Wenn wir alle Jahre wieder, sobald die Tage kürzer und kühler werden, die Lederfingerlinge aus der Schublade kramen, machen wir uns kaum bewusst, welch handwerkliche Leistungen wir da eigentlich besitzen. Schließlich besteht ein Paar aus bis zu 24 Einzelteilen, die, zumindest bei einem handgenähten Modell, mit rund 2000 Stichen zusammengefügt sind.

Die Handschuhmacherei ist eine traditionsreiche und schwierige Kunst, die heute nur noch von sehr wenigen Herstellern gepflegt wird. Einer der ältesten ist die deutsche Firma Roeckl. Sie wurde 1839 von dem Handschuhmachermeister Jakob Roeckl in München gegründet. Die kleine Werkstatt mit Ladengeschäft entwickelte sich rasch zu einem prosperierenden Betrieb mit eigener Gerberei und Lederfärberei. Jakob Roeckls Sohn Christian errichtete deshalb 1871 vor den Toren der Stadt ein großes Fabrikgebäude und eröffnete Verkaufsstellen in Berlin, Wiesbaden, Frankfurt, Köln und Bremen.

Nach dem frühen Tod Christian Roeckls trat dessen Sohn Heinrich mit 24 Jahren in die Firma ein, die unter seiner Leitung kräftig expandierte. Nach dem Zweiten Weltkrieg sorgte Dr. Heinrich Franz Roeckl, der Urenkel des Gründers, für Wiederaufbau und weiteren Aufschwung. Seine Kinder und Enkel führen heute gemeinsam das Familienunternehmen – und obwohl sich seit den ersten Tagen vieles verändert hat, werden die Handschuhe bei Roeckl fast noch genauso wie in der Mitte des 19. Jahrhunderts gefertigt.

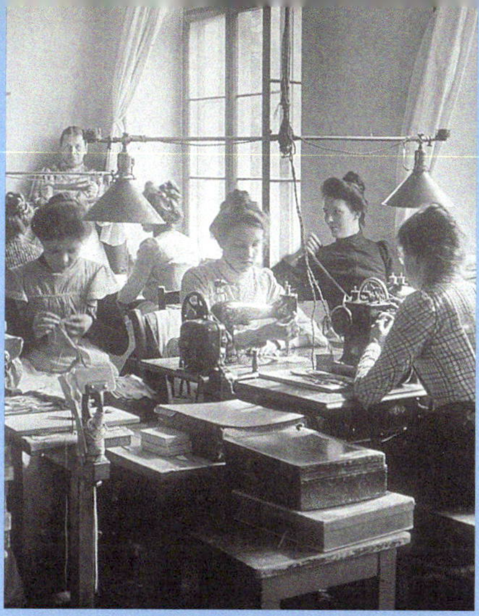

Die Impression aus den Roeckl-Werkstätten zeigt, dass schon im 19. Jahrhundert Nähmaschinen bei der handwerklichen Fertigung der Handschuhe eingesetzt wurden.

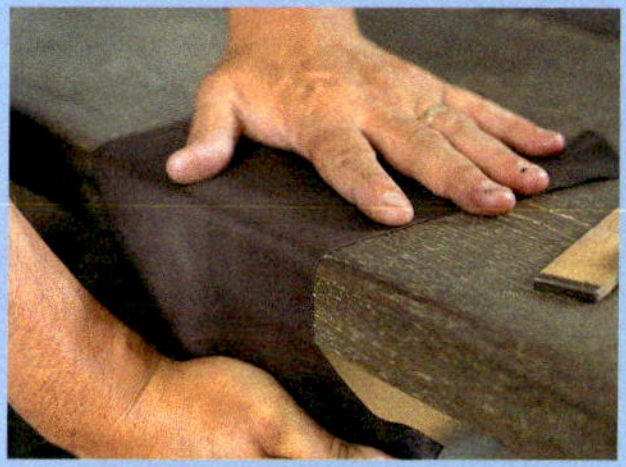

Nachdem der Handschuhmacher das Leder im Lager ausgewählt hat, zieht er es über der Tischkante in die Länge und in die Breite.

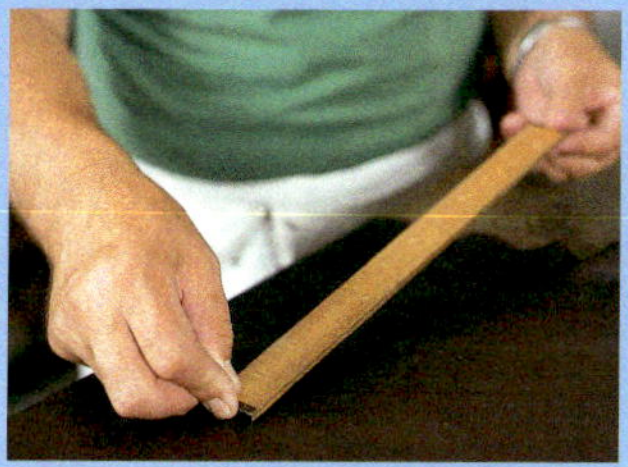

Mit einem Zollmaßstab wird der Handumfang, hier Handweite genannt, ausgemessen. Sie legt die Größe des Handschuhs fest.

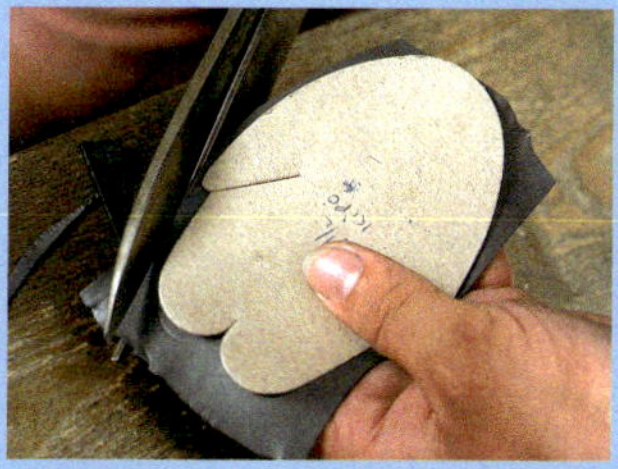

Für jedes Modell gibt es Schablonen in den verschiedenen Größen. Der Umriss der Schablone wird als Schnittmuster auf das Leder gezeichnet.

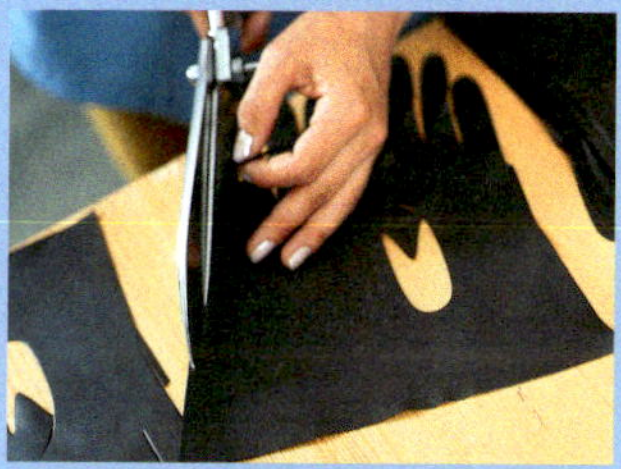

Zunächst wird das Daumenteil aus dem Lederstück herausgeschnitten. Dies erfolgt von Hand mit der Schere.

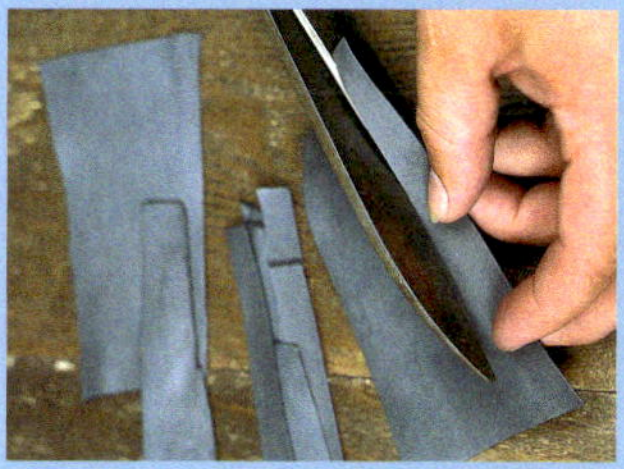

Ebenfalls von Hand werden die Seitenteile der einzelnen Finger zugeschnitten, der Fachmann nennt sie Schicheln.

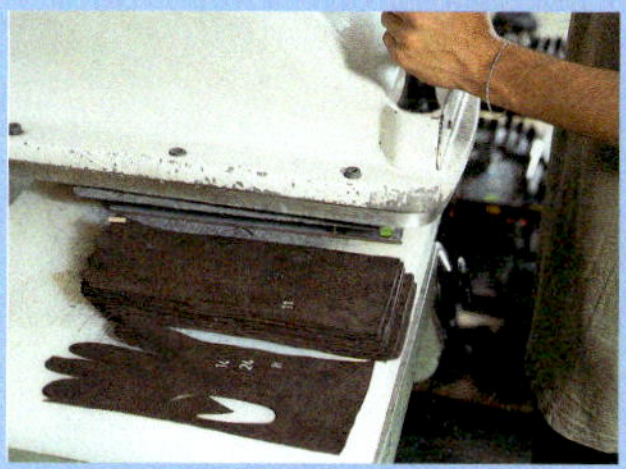

Nachdem die einzelnen Teile gekennzeichnet wurden, je nach Modell sind es 18 bis 24, werden Vorderteil und Seitenteil ausgestanzt.

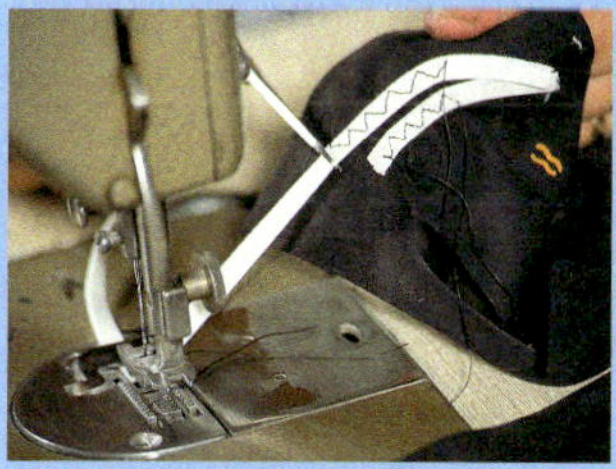

Im Inneren des Handschuhs wird mit der Maschine ein Gummizug angenäht.

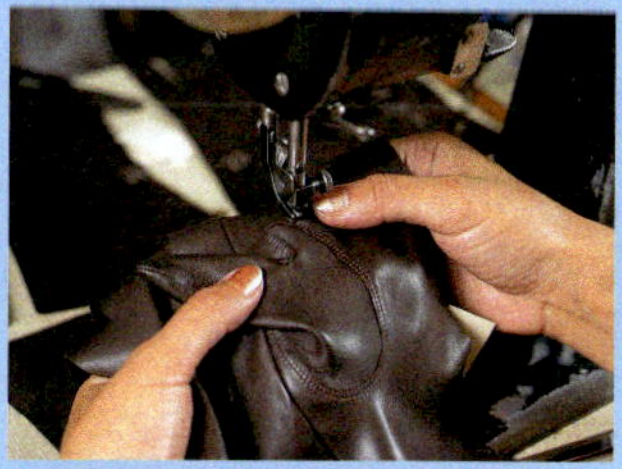

Das vorgefertigte Daumenteil wird in die ausgestanzte Öffnung eingenäht. Es erfordert großes Geschick, die Steppnaht exakt an die Rundung anzupassen.

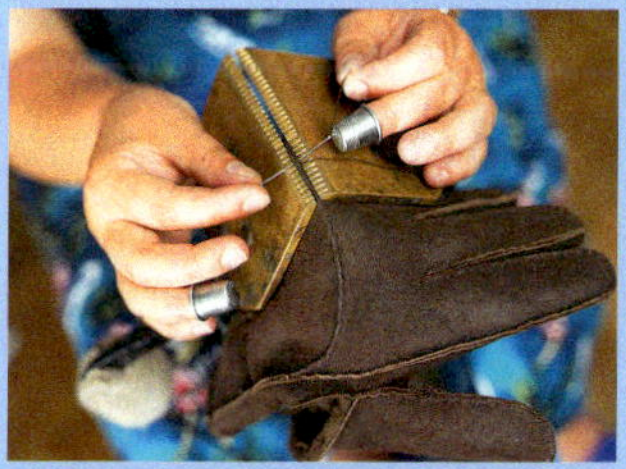

Über 2000 Stiche stecken in dem handgenähten Modell. Um die Arbeit mit der Dreikantnadel zu erleichtern, wird sie durch ein Tamburineisen geführt.

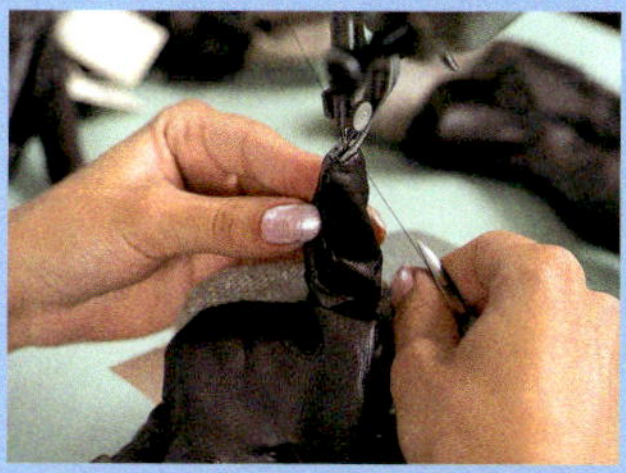

Die fertige Handschuhhülle wird über ein Futter gezogen, das anschließend an den Fingerspitzen befestigt wird.

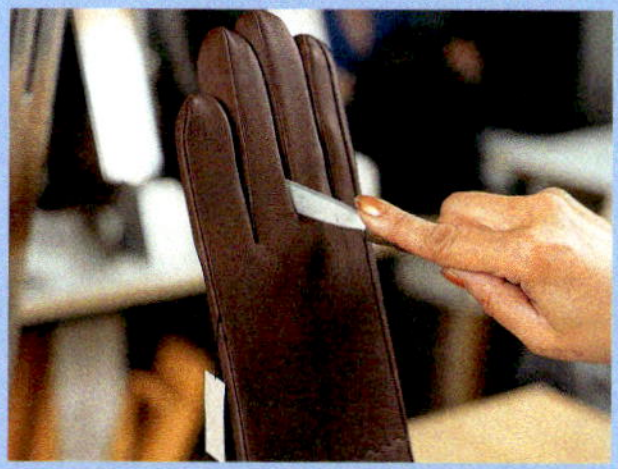

Auf einer heißen Form wird der Handschuh gebügelt, unebene Stellen können dabei noch geglättet werden.

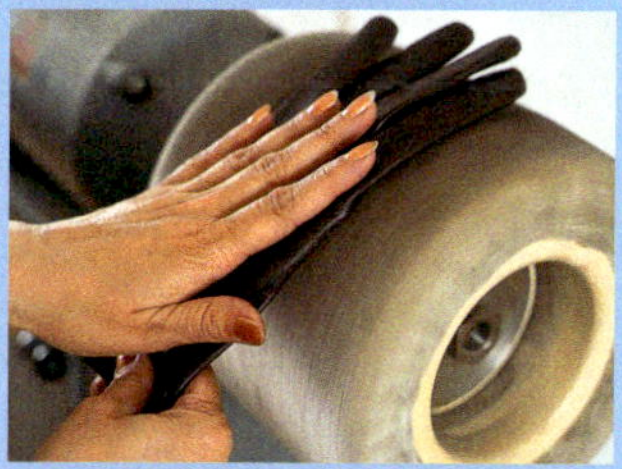

Zum Schluss erfolgt die Politur des Handschuhs. Danach wird er nach einer letzten Qualitätskontrolle verpackt und an eine der zahlreichen Roeckl-Filialen verschickt.

Gold und Silber: Kostbarkeiten für jeden Tag

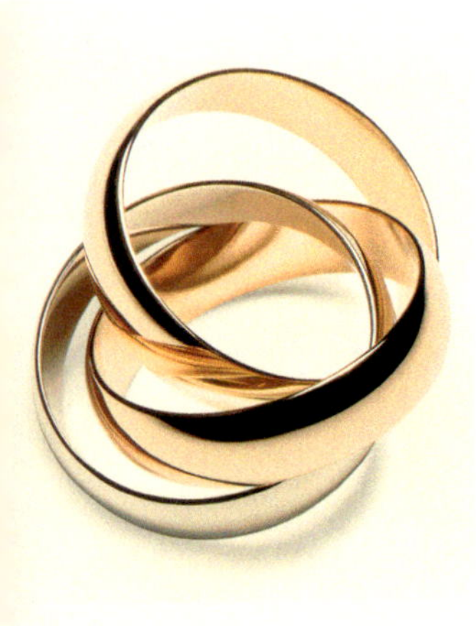

Die drei Goldarten des Trinity-Rings von Cartier stehen für Freundschaft (Weißgold), Treue (Gelbgold) und Liebe (Rotgold), deswegen ist er ein beliebtes Geschenk zur Verlobung.

Großer Schmuck für einen großen Abend ist eine aufregende Sache: Nur keine falsche Bescheidenheit, zum Abendkleid darf es ruhig üppig glänzen und funkeln, man zeigt was man hat, ob echte Preziosen oder geschmackvoller Modeschmuck ist dabei unerheblich. Aber auch tagsüber gehören Ringe, Ketten, Armreifen, Ohrringe und Uhren zu den schönsten und persönlichsten Accessoires, die man tragen kann – nur dass zum Business- oder Freizeitoutfit etwas mehr Schlichtheit und Zurückhaltung gefragt ist. Mit dem Brillantcollier ins Meeting oder zur Tennisstunde? Das würde wahrscheinlich etwas seltsam aussehen. Doch was sind die klassischen Schmuckstücke für den Alltag? Sämtliche starren Konventionen, die früher klar bestimmten, wer welchen Schmuck zu welchen Gelegenheiten anzulegen hatte (junge Mädchen, verheiratete Damen, Witwen, Frauen in der Trauerzeit, geordnet nach gesellschaftlichen Rängen etc.), wurden spätestens von der Modeschmuck-Begeisterung der zwanziger Jahre hinweggefegt. Auch der Glaubenssatz, dass Gold und Silber nicht gleichzeitig zum Einsatz kommen sollte, wird nicht mehr sklavisch befolgt, jeder entscheidet diese Frage gemäß seinem eigenen ästhetischen Empfinden. Dennoch sind ein paar Faustregeln übrig geblieben, an die sich die meisten Ladys – mehr oder weniger genau – halten. Da ist zunächst die Tageszeit: Hier gilt, je früher, desto schlichter und dezenter der Schmuck, am Nachmittag darf etwas aufgerüstet werden. Zweitens: die Stücke sollten zusammenpassen. Damit ist nicht unbedingt das fertige Set aus Kette, Ohrclips und Bracelet gemeint, sondern einfach nur die stilistische Harmonie innerhalb eines dekorativen Ensembles. Und drittens: Weniger ist oft mehr, obwohl es auch durchaus Damen gibt, die zu allen Tageszeiten opulente Klunkern tragen und dieses »Markenzeichen« äußerst effektvoll einsetzen.

Beim schlichten Alltagsschmuck spielen edle Steine eher eine untergeordnete Rolle, Metalle sind dagegen umso wichtiger. Fast jede Lady trägt mindestens einen Ring in irgendeiner Form, in Gold oder Silber, und wenn sie verheiratet ist, dann meist auch einen Ehering. Dazu kommt noch ein Ohrschmuck, vielleicht ein Paar Stecker für durchstochene Ohrläppchen oder ein Paar Clips, außerdem eine Halskette und ein Armband.

Seit jeher ist Gold das Schmuck-Edelmetall schlechthin. Der begehrte Stoff mit dem sonnig-warmen Glanz kann aus dem Schwemmsand der Flüsse gewaschen oder bergmännisch abgebaut werden – beide Methoden sind entsprechend zeit- und arbeitsintensiv. Im 16. und 17. Jahrhundert brachten die spanischen Conquistadores große Mengen Gold aus Mittel- und Südamerika mit zurück nach Europa, im 18. Jahrhundert entdeckte man beträchtliche Vorkommen in Brasilien und Russland, im 19. Jahrhundert in Kalifornien, Australien und Alaska. Heute liefern die Minen Südafrikas einen Großteil des Goldes. Für den Schmuckmacher ist Gold ein ideales Rohmaterial, denn es sieht wunderschön aus, hat eine hohe chemische Beständigkeit, läuft also nicht an und korrodiert nicht, d. h. es rostet nicht, und es lässt sich sehr leicht formen. Fast zu leicht. Schmuckstücke aus ganz reinem Gold würden rasch krumm und schief werden, deshalb verarbeitet der Goldschmied so genannte Goldlegierungen, mischt also das geschmolzene Gold mit anderen Metallen wie Silber, Kupfer, Palladium und Nickel. Dadurch wird das Material härter und bleibt besser in Form, allerdings verändert sich manchmal auch die Farbe. Mischt man Gold mit etwa 20 Prozent Palladium oder Nickel, wird aus der typischen Goldfarbe ein Grau-Weiß: Man erhält Weißgold. Soll die Goldfarbe erhalten bleiben, bieten sich Legierungen mit gleichen Anteilen von Silber und Kupfer an. Lässt man den Kupferanteil deutlich überwiegen, bekommt man Rotgold.

Wie viel Gold sich tatsächlich in einem Schmuckstück befindet, verrät der Feingehalt. Er wird in Tausendstel angegeben. Reines Gold wäre 1000er Gold (von 1000 Teilen bestehen 1000 aus Gold), doch aufgrund seiner Weichheit wird es für Schmuck nicht verwendet. Hochwertige Stücke bestehen aus 750er Gold (von 1000 Teilen bestehen 750 aus Gold, 250 aus anderen Metallen). Nicht ganz so wertvoll ist 585er Gold. 333er Gold (von 1000 Teilen bestehen nur 333 aus Gold, aber 667 aus anderen Metallen) hat nur noch sehr wenig mit echtem Gold zu tun, daher werden solche Schmuckstücke oft nachträglich vergoldet.

Gelegentlich findet man den Goldanteil auch in Karat angegeben, wobei Goldkarat nicht mit der Karat-Gewichtseinheit bei den Edelsteinen zu verwechseln ist. 24 Karat definieren reines Gold, 18 Karat (also 3/4 davon) entsprechen 750er Gold, 8 Karat (also 1/3) stehen für 333er Gold. Über die inneren Werte Ihres Schmuckstücks gibt der eingeprägte Stempel auf der Innenseite Auskunft.

Silber, die ewige Nummer Zwei im Schmuckbereich, wird ebenfalls legiert (hauptsächlich mit Kupfer) verarbeitet, um ihm eine bessere Festigkeit zu verleihen. Für hochwertige Stücke kommen Legierungen ab 900er (von 1000 Teilen bestehen mindestens 900 aus Silber) in Frage. Gebräuchlich sind 935er Silber und 925er Silber, das so genannte Sterlingsilber. Auch hier sollten Sie immer auf den Stempel achten. Silber hat den großen Nachteil, dass es rasch anläuft, also sich unschön schwärzlich verfärbt. Schuld daran ist der Schwefelgehalt der Luft, der gerne mit dem Silber, noch lieber aber mit dem in der Silberlegierung enthaltenen Kupfer reagiert. Es gibt zwar Silberlegierungen, die das Anlaufen verhindern, doch die basieren auf einem hohen Palladium-Anteil, und dieses Metall aus der Platingruppe ist sehr teuer. Weitere Möglichkeiten des Anlaufschutzes bieten das Weißsieden (an der Oberfläche des Schmuckstücks befindliche Kupferteile werden entfernt) und das Rhodinieren (chemisches Aufhellen der Metalloberfläche).

Dem Silber ähnlich, aber wesentlich wertvoller ist Platin. Dieses Edelmetall ist verglichen mit Gold und Silber ein Neuling im Schaufenster des Juweliers, denn es wurde erst ab etwa 1850 zu Schmuck, meist zu Diamantschmuck, verarbeitet. Platinlegierungen sind sehr rein und bewegen sich im 950er- und 960er-Bereich. Als Legierungselemente verwendet man verwandte Metalle wie Rhodium und Palladium, aber auch Gold, Silber oder Kupfer. Der happige Preis von Platinschmuck ist aber nicht nur auf den Wert des Materials zurückzuführen, sondern auch auf den hohen Schmelzpunkt. Um die nötige Temperatur von 1770 °C zu erzeugen, braucht der Goldschmied Spezialequipment und eine besondere Werkstatt – ein teurer Spaß für das Atelier. Echte Platin-Stücke erkennen Sie an dem eingestempelten »pt«.

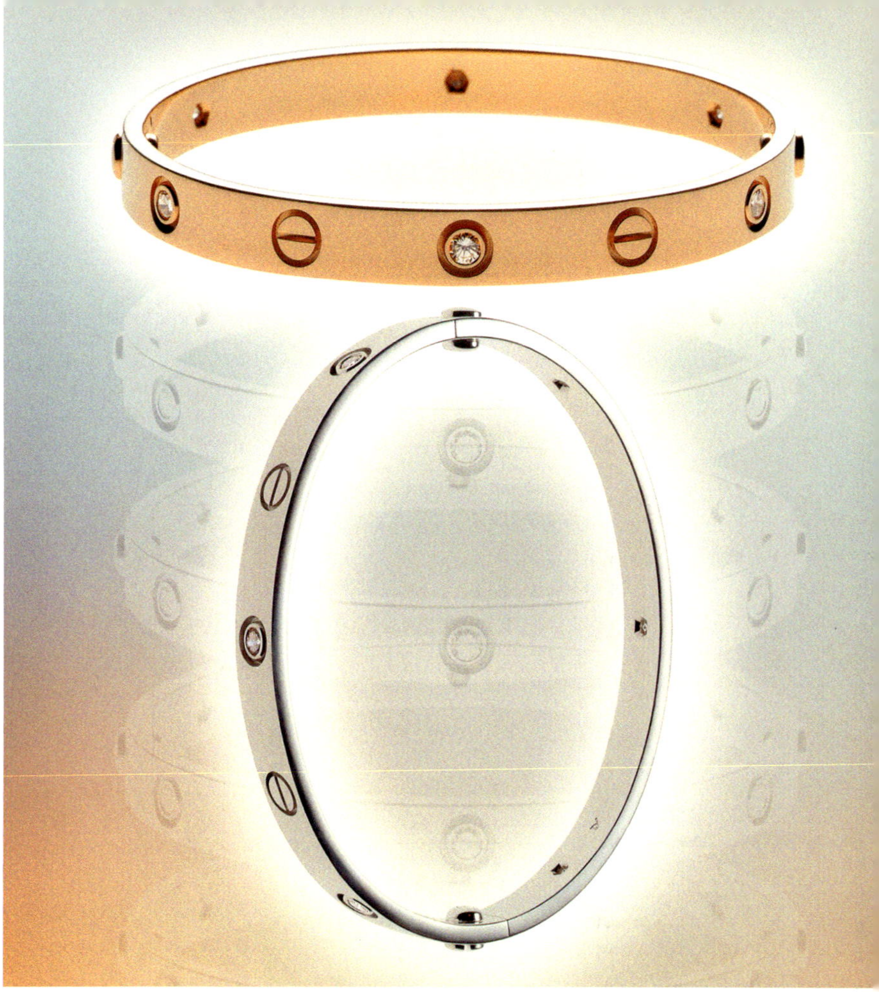

Das Bracelet »Love« von Cartier ist Echtschmuck für jeden Tag, denn der schmale Armreif passt zum Businesskostüm genauso gut wie zu Jeans und T-Shirt.

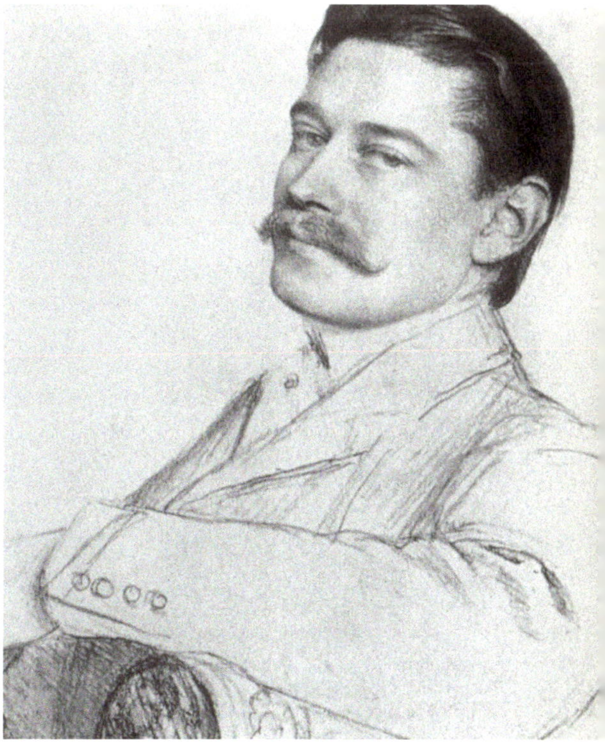

Louis-Joseph Cartier, ein Enkel des Firmengründers Louis-François, war von der Jahrhundertwende bis 1942 der kreative Motor des Schmuckhauses.

Kleines Steinlexikon

Achat
Quarzgestein, Chalcedon, Härte 6,5 bis 7. Bunt gemustert oder gestreift, transparent bis opak, braun, orange, grau, beige, schwarz, bläulich, grünlich. Fundorte: verschiedene.

Amethyst
Quarzgestein, Härte 7. Dunkel- bis hellviolett, transparent bis klar. Fundorte: verschiedene, aber vor allem in Brasilien. Einer der beliebtesten Schmucksteine.

Aquamarin
Ein Beryll, Härte 7,5 bis 8. Blau oder blaugrün, transparent bis klar. Fundorte: in Asien, Afrika, Amerika.

Aventurin
Quarzgestein, Härte 7. In Grüntönen, manchmal mit roten Adern, transparent bis opak. Fundorte: verschiedene, aber vor allem in Brasilien und Südafrika.

Bergkristall
Quarzgestein, Härte 7. Farblos bis weißlich, klar bis transparent, gelegentlich Einschlüsse. Fundorte: verschiedene.

Bernstein
Versteinertes Baumharz, Härte 2 bis 2,5. In allen Gelbtönen, klar bis opak, manchmal mit Einschlüssen. Fundorte: Russland, Polen, Dänemark und in vielen anderen Ländern.

Beryll
Große Gruppe von Steinen, darunter Aquamarin und Smaragd, Härte 7,5 bis 8. In fast allen Farbstellungen, klar bis transparent. Fundorte: verschiedene.

Chalcedon
Quarzgestein, Härte 6 bis 7. Weißlich, blau oder grau, klar bis transparent. Fundorte: verschiedene.

Citrin
Quarzgestein, Härte 7. Gelb, manchmal mit Grünstich, meist transparent. Fundorte: verschiedene.

Diamant
Der edelste Stein, Härte 10. Meist farblos, alle anderen Töne sind sehr selten, klar bis transparent. Fundorte: Südafrika und andere afrikanische Länder, Brasilien, China, Russland, Kanada, Australien.

Granat
Härte 6,5 bis 7,5. Meist dunkelrot, gelegentlich mit violetten Nuancen, opak bis klar. Fundorte: verschiedene. Ein traditionsreicher Schmuckstein.

Hämatit
Härte 5 bis 6,5. In Schwarz, Anthrazit, Mittelgrau und Graubraun, immer opak. Charakteristischer metallischer Glanz. Fundorte: verschiedene.

Jade
Härte 6,5 bis 7. Dunkel- bis hellgrün, seltener in anderen Farben, meist opak. Fundorte: China und in vielen anderen Ländern.

Jaspis
Quarzgestein, Chalcedon, Härte 6 bis 7. In fast allen Farben, meist mit charakteristischer bunter Musterung. Fundorte: verschiedene.

Karneol
Quarzgestein, Chalcedon, Härte 6 bis 7. Rot, orange, rotbraun, transparent. Fundorte: Südamerika, Afrika, Asien.

Koralle
Härte 3 bis 4. Rot bis rosa, weißlich, immer opak. Fundorte: wachsen weltweit in warmen Gewässern.

Lapislazuli
Härte 5 bis 6. Dunkelblau, oft mit hellen Einsprengseln, opak. Fundorte: vor allem Afghanistan.

Larimar
Härte 4 bis 6. Blau bis Hellblau, opak bis transparent. Fundorte: Dominikanische Republik.

Malachit
Härte 4. In verschiedenen Grüntönen gebändert, opak. Fundorte: Kongo, Sambia, Russland.

Mondstein
Feldspat, Härte 6 bis 6,5. Weißlich bis bläulich, meist transparent mit opalartigem Schimmer. Fundorte: Asien, Australien.

Obsidian
Härte 5 bis 6. In verschiedenen dunklen Farbtönen, auch bunt gemustert oder mit hellen Einsprengseln, opak oder transparent. Fundorte: Vulkangebiete.

Onyx
Quarzgestein, Chalcedon, Härte 6,5 bis 7. Schwarz, schwarz-weiß gestreift, opak. Fundorte: Brasilien, Asien, arabische Halbinsel.

Opal
Härte 5,5 bis 6,5. Oft vielfarbig schillernd, klar bis opak. Fundorte: Australien, Nord- und Südamerika.

Pyrit
Härte 6 bis 6,5. Goldfarben, opak. Fundorte: verschiedene.

Rhodonit
Härte 5,5 bis 6,5. Rosafarben, manchmal dunkel geädert, transparent bis opak. Fundorte: verschiedene.

Rhodochrosit
Härte 4. In Rosatönen gestreift, geädert, opak bis transparent. Fundorte: verschiedene.

Rosenquarz
Quarzgestein, Härte 7. Hellrosa bis rosa-violett, klar bis transparent. Fundorte: Madagaskar, Brasilien und viele andere Länder.

Rubellit
Turmalin, Härte 7 bis 7,5. Rosa bis tiefrot, transparent bis opak. Fundorte: Madagaskar, USA, Brasilien, Tansania, Pakistan.

Rubin
Korund, Härte 9. In verschiedenen Rottönen, transparent bis opak. Fundorte: Asien, USA, Australien, Europa.

Saphir
Korund, Härte 9. Hauptsächlich blau, aber auch alle anderen Farben (außer Rot, dann heißt er Rubin), transparent bis opak. Fundorte: verschiedene.

Smaragd
Beryll, Härte 7,5 bis 8. In verschiedenen Grüntönen, transparent bis opak. Fundorte: verschiedene.

Sodalith
Härte 5 bis 6. In Blautönen und Grüntönen mit hellen Adern, transparent bis opak. Fundorte: verschiedene.

Tigerauge
Quarzgestein, Härte 6 bis 7. Gelb, gelbbraun, rotbraun, streifig, opak. Fundorte: vor allem in Südafrika, aber auch in anderen Ländern.

Topas
Härte 8. In fast allen Farbstellungen, klar bis transparent. Fundorte: vor allem in Brasilien, aber auch in vielen anderen Ländern.

Türkis
Härte 5 bis 6. Hellblau bis grünblau oder blaugrün, opak. Fundorte: USA, Südamerika, China.

Turmalin
Härte 7 bis 7,5. In fast allen Farbstellungen, klar bis opak. Fundorte: Madagaskar, USA, Tansania, Brasilien, Pakistan.

Turmalinquarz
Quarzgestein, Härte 7. Farbloser Bergkristall mit dunklen Turmalinnadeln, klar bis transparent. Fundorte: Brasilien, Madagaskar, China, Australien.

Zirkon
Härte 6,5 bis 7,5. Braun, rotbraun, gelblich, auch in anderen Farben, transparent bis opak. Fundorte: Sri Lanka, Russland, Kanada, USA, Brasilien.

Zirkonia
Synthetische Nachbildung des Zirkons, Härte 8,5. Wird auch als Diamantimitation verwendet.

Die Macht der Steine

Glitzernde, funkelnde Steine in allen Farben des Regenbogens haben die Menschheit schon immer fasziniert. Man schrieb ihnen besondere Wirkungskräfte zu und verwendete sie in magischen Ritualen, in religiösen Zeremonien und in der Heilkunde – und auch heute noch trägt manche Lady (natürlich ganz ohne esoterische Hintergedanken ...) einen ganz speziellen Stein, in einen Ring gefasst oder als Anhänger, mit dem sie sich »irgendwie besser« fühlt. Ob das Amulett tatsächlich hilft, bleibt ungewiss, aber schaden kann es ja schließlich nicht.

Früher galten nur die Steine als Edelsteine, die außergewöhnlich groß, schön, glänzend, intensiv gefärbt und selten waren, also jene imposanten Sensationsfunde, die auf zum Teil recht dunklen Wegen direkt in den Schatz der Krone oder den Besitz der Kirche wanderten. Doch da diese Klunkern dünn gesät waren und die Nachfrage nach hübschen Steinen ständig stieg, wurde der Begriff auf eine Vielzahl unterschiedlicher Mineralien und Gesteine ausgedehnt. Später bürgerte sich die Unterscheidung in Edelsteine und Halbedelsteine ein, heute wird auch von Schmucksteinen gesprochen. Wie edel eine Steinsorte ist, hängt von ihrem Härtegrad ab. An der Spitze steht natürlich der Diamant, der begehrteste und gleichzeitig der härteste aller Steine, er erreicht auf der Härteskala als einziger den Wert 10. Danach folgt die Familie der Korunde mit dem Härtegrad 9 (dazu zählen Saphire und Rubine), dann die Topase mit 8 und die Berylle (u. a. Aquamarine und Smaragde) mit 7,5 bis 8. Mit den Quarzen (u. a. Amethyst, Rosenquarz, Bergkristall), die eine Härte von 7 erreichen, wird es schon etwas unedler. Steine mit einer Härte unter 4 finden im Schmuckbereich eigentlich kaum Verwendung, abgesehen vom Bernstein (Härte 2 bis 2,5), der kein Stein im eigentlich Sinne ist, sondern fossiles Baumharz, und von der Koralle (Härte 3 bis 4), den Kalkabsonderungen im Meer lebender Polypen. Wie teuer ein Stein letztendlich bezahlt werden muss, hängt aber auch von anderen Kriterien wie etwa seiner Reinheit, seiner Brillanz oder auch seiner Größe ab. So kann ein besonders schöner Smaragd durchaus höher gehandelt werden als ein kleiner, leicht fehlerhafter Diamant.

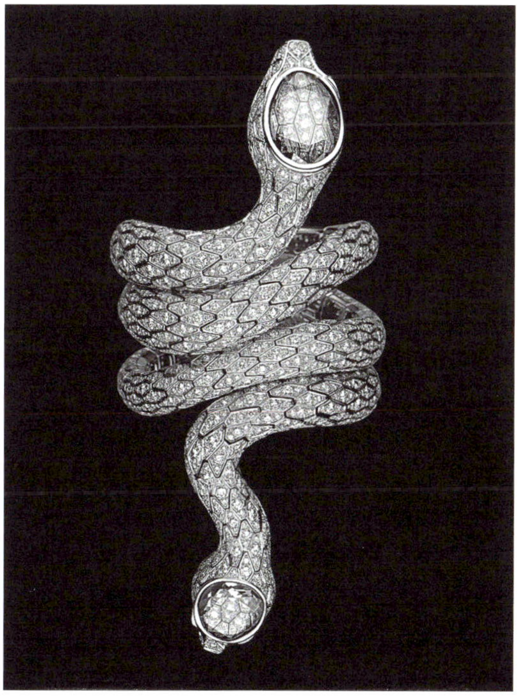

Platin-Schlangenarmband von Cartier: Auf den beiden Köpfen befinden sich Diamanten zu 6,38 beziehungsweise 6,68 Karat, die Hautschuppen des »Reptils« werden von 2900 kleinen Diamanten gebildet.

Edelsteine und Schmucksteine sind uralte Produkte der Natur aus unterschiedlich zusammengesetzten Mineralstoffen und Spurenelementen. Nach der Entstehung der Erdkruste haben sie sich in Millionen von Jahren durch chemische Prozesse im Erdinneren oder an der Oberfläche gebildet. Fast alle Länder dieser Welt verfügen über kleinere oder größere Vorkommen, die sie – nicht selten unter primitivsten, gesundheitsruinierenden Bedingungen für die Arbeiter – abbauen und mit denen sie Handel treiben. Allerdings kommt heute längst nicht mehr jede funkelnde Kostbarkeit aus einer Mine oder einem Bergwerk. Auch das Chemielabor hilft tatkräftig mit, den immensen Bedarf der Schmuckindustrie zu decken. In verschiedenen Verfahren wie der Kristallisation aus Lösungen und dem Schmelzen ist es möglich, synthetische Edelsteine aus ihren chemischen Bestandteilen »zusammenzusetzen«. Für den Laien sind diese Nachbildungen nur sehr schwer zu erkennen. Das sicherste Kriterium ist meist der Preis. Bei einem Saphirring, den man aus der Portokasse bezahlen könnte, ist deshalb größte Skepsis angebracht.

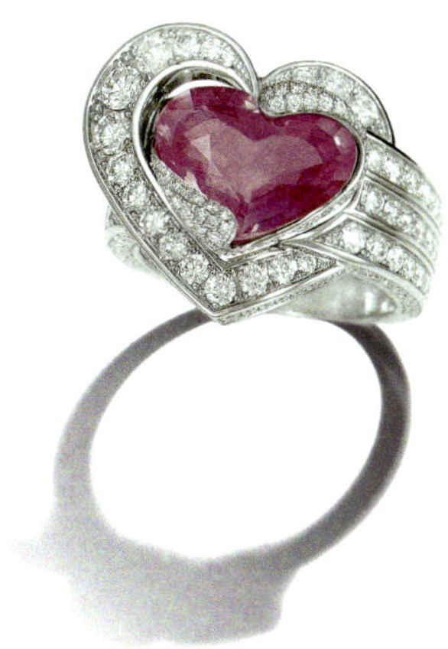

Ring von Piaget aus 18-Karat-Weißgold, besetzt mit 200 Diamanten zu je 2,4 Karat und einem rosafarbenen Saphir in Herzform von 5,33 Karat.

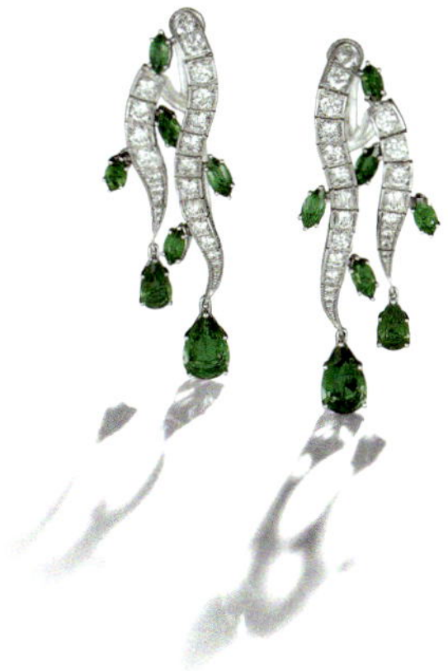

Zierlich-elegante Ohrgehänge aus Platin besetzt mit 46 Diamanten zu jeweils 2,7 Karat und 14 Smaragden zu 4,82 Karat. Aus der Kollektion von Piaget.

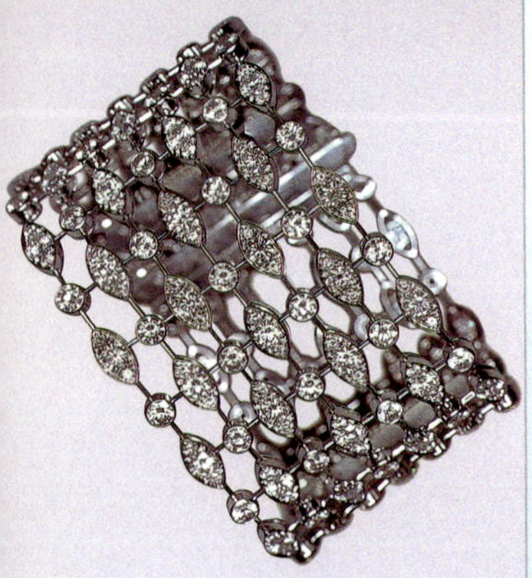

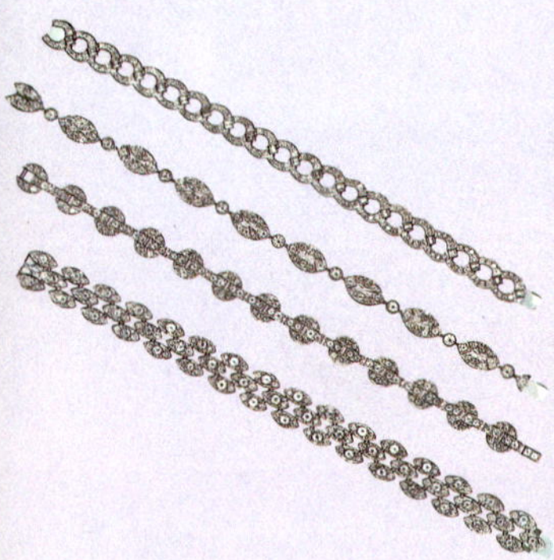

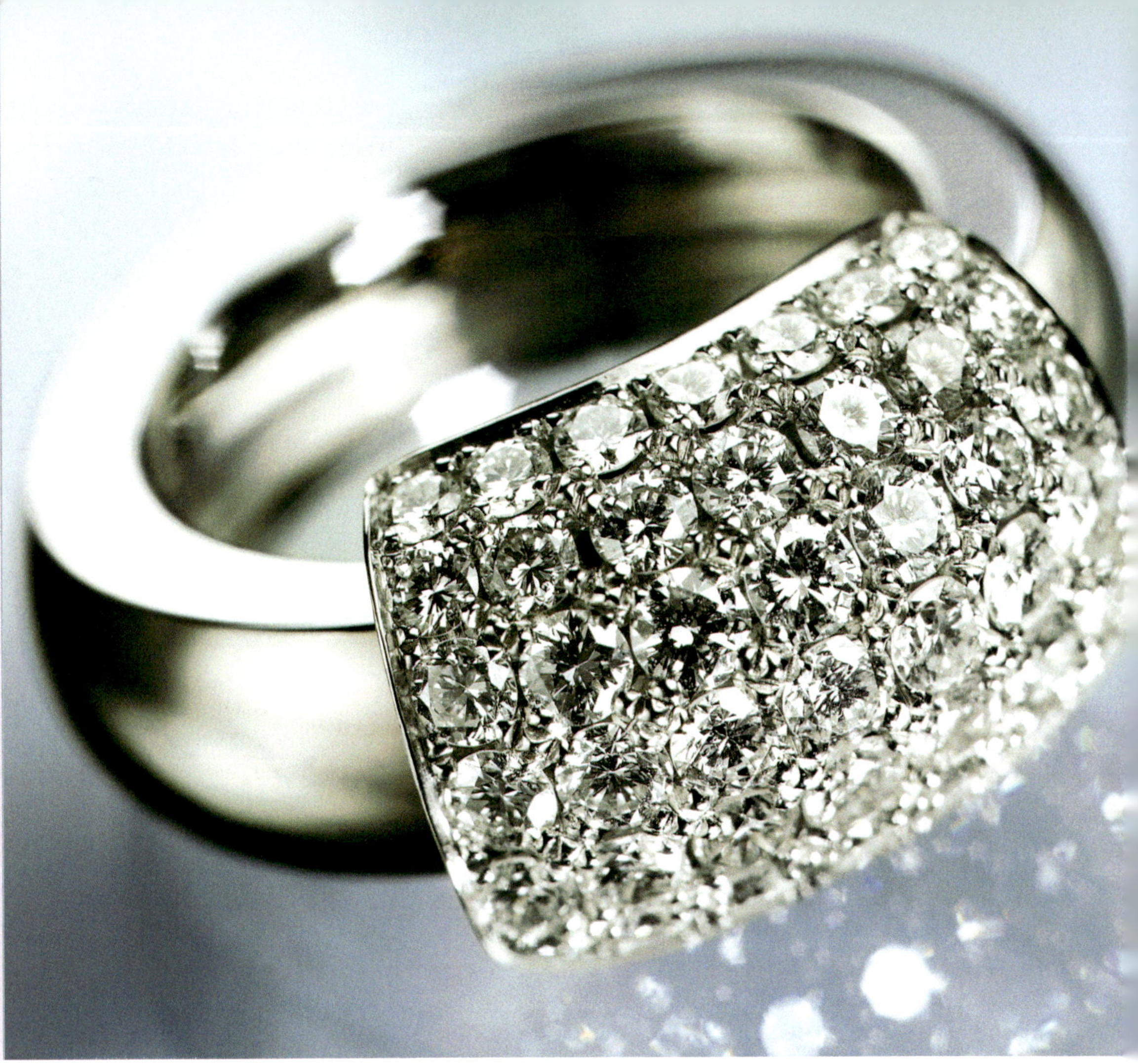

Diamanten

Links oben:
Breiter Diamantarmreif von Cartier aus 280 Steinen in Rund- und Navetteschliff.

Links unten:
Vier anschmiegsame Ajour-Armbänder von Cartier aus Weißgold und Diamanten.

Rechts oben:
18-Karat-Weißgold und 49 funkelnde Diamanten: Der Ring »Dancer« von Piaget.

Härtester, edelster, begehrtester aller Steine, sagenumwobenes Symbol der Macht und Schmuck der Mächtigen, angeblicher Unglücksbringer wie der »Hope« oder der »Regent«, Stein, der alle anderen Steine schneidet aber von keinem geschnitten werden kann – kaum jemand bleibt beim Anblick eines gewichtigen Diamanten, ob real oder auf einem Foto, unberührt, so groß ist die Faszination, die von diesem Objekt der ewigen Begierde ausgeht. Der Mythos beginnt um 400 v. Chr. in Indien, als die damaligen Herrscher erstmals systematisch nach den kostbaren Steinen suchen ließen. Nach Europa gelangten die Schätze des Orients sehr viel später, und zwar erst im 17. Jahrhundert, als der reiselustige Kaufmann Jean-Baptiste Tavernier einige selbst importierte Stücke an Frankreichs Sonnenkönig Ludwig XIV. verkaufte. Bis ins 18. Jahrhundert blieb der Diamant ein männliches Insignium, Europas Fürsten, Könige und Granden trugen ihn in Kronen, Zeptern, Ringen, Orden und den Knäufen ihrer Prunkschwerter. Allerdings hatte man zu diesem Zeitpunkt die umwerfende Schönheit und das sprichwörtliche Feuer des kostbaren Steins noch gar nicht entdeckt. Jeder Diamant verlangt nämlich einen hochpräzisen Schliff, um richtig zu wirken, und den konnte man ihm damals noch nicht geben. Erst Ende des 18. Jahrhunderts verbesserte man die Technik und der charakteristisch facettierte Diamantschliff setzte sich durch. Der schmückende, dekorative Aspekt rückte damit in den Vordergrund, der Diamant wurde vom Männerstein zum Frauenstein – und dem Aufstieg zum »girl's best friend« stand nichts mehr im Wege.

Kohlenstoff, der Stoff, aus dem alle Diamantenträume bestehen, ist ein janusköpfiges Element. Normalerweise begegnet er uns als weicher, grauer, undurchsichtiger Graphit und leistet uns als Bleistiftmine gute Dienste. Trifft Kohlenstoff jedoch tief im Erdinneren auf extremen Druck und sehr hohe Temperaturen, ordnen sich die Atome zu einem superharten, glasklaren Kristall. Kommt es dann zu Eruptionen, wie es sie in vulkanischen Gebieten gibt, werden die kostbaren Steine in Richtung Oberfläche transportiert – und die Suche danach kann beginnen. Früher war Indien einer der Hauptexporteure, heute liegen die wichtigsten Fundstellen in Brasilien, Südafrika, China, Russland und Sierra Leone. Aber auch in einigen anderen afrikanischen Staaten, in Kanada und in Australien werden Diamanten zutage gefördert. Der größte Diamant, der jemals gefunden wurde, ist der berühmte Cullinan. Bei seiner Entdeckung in der Nähe von Pretoria wog er 3106 Karat, also etwas über 620 Gramm. Im Auftrag des britischen Königshauses, in dessen Besitz der Sensationsfund kam, schnitten Amsterdamer Diamantschleifer daraus neun große und fast 100 kleinere Steine. Der Cullinan I war mit 530 Karat immer noch der größte geschliffene Diamant der Welt und wurde 1910 in das Zepter eingearbeitet, der geringfügig kleinere Cullinan II schmückt die Krone der Queen. Das Schleifen eines Diamanten ist ein äußerst diffiziles Unternehmen, das größte Erfahrung und Präzision erfordert. Um die Schönheit eines Steins vollkommen zur Geltung zu bringen, muss der Juwelier einen Teil des Karatgewichts opfern. Damit dieser Verlust so gering wie möglich ausfällt, werden besonders wertvolle Exemplare vorher monatelang studiert und analysiert.

Der Wert eines Diamanten ergibt sich aus der Beurteilung der vier Cs, also Carat, Cut, Clarity und Colour. Carat (Karat, abgekürzt ct) gibt das Gewicht des Steins an. Ein Karat entspricht 0,2 Gramm. Cut meint den Schliff des Steins. Der Schliff sollte von exzellenter Qualität sein, das einfallende Licht perfekt reflektieren und dem Stein »Feuer« verleihen. Nicht jeder geschliffene Diamant ist automatisch ein Brillant. Damit er diesen Namen tragen kann, muss der Stein einen Brillantschliff mit mindestens 56 Facetten, einer Tafel und einer Spitze aufweisen. Dies bedeutet aber nicht, dass andere Schliffformen weniger edel wären. Es gibt viele Möglichkeiten, einen Stein zu inszenieren und das Beste aus ihm herauszuholen, ob nun rund, eckig, oval, tropfenförmig oder kugelig, wichtig ist nur, dass der Schliff zum Stein und zum Schmuckstück passt.

Bei Clarity geht es um die Reinheit des Steins. Man beurteilt die Anzahl, die Größe und die Lage von eventuellen Einschlüssen, die Transparenz und die möglicherweise vorhandenen Strukturunregelmäßigkeiten. Außerdem wird unterschieden, ob die Fehler nur mit einer zehnfach vergrößernden Lupe oder bereits mit dem bloßen Auge zu erkennen sind. Die höchste Bewertung, die erzielt werden kann, lautet Internally Flawless (Lupenrein), ein solcher Stein zeigt bei zehnfacher Vergrößerung keinerlei störende Merkmale und ist absolut transparent. Es folgen die Abstufungen Very very small inclusions (Sehr sehr kleine Einschlüsse), Very small inclusions (Sehr kleine Einschlüsse), Small inclusions (Kleine Einschlüsse) und Pique1 (Deutliche Einschlüsse) – doch auch hier muss man die Merkmale im wahrsten Sinne des Wortes mit der Lupe suchen und die Brillanz ist nicht gemindert. Die Qualität des Steins ist erst bei Pique2 beeinträchtigt, denn ab dieser Stufe sind die Einschlüsse mit dem bloßen Auge zu sehen. Steine mit Pique3 (Große Einschlüsse) haben grobe Fehler, die auf Kosten ihrer Brillanz gehen.

Colour beschreibt die Farbe. Farblosigkeit ist nach wie vor ein begehrtes Merkmal, denn hier durchdringt das weiße Licht den Stein ungehindert und tritt als Regenbogen wieder aus. Die meisten gehandelten Steine liegen auf der Farbskala zwischen River+ oder Exceptional White+ (Hochfeines Weiß+) und Yellow oder Tinted Colour4 (Gelb, Getönt4). Bestimmt wird der Farbgrad, indem man den Stein mit einer international festgelegten Anzahl von Mastersteinen vergleicht. Außerhalb der Weiß-Gelb-Skala gibt es eine Reihe anderer Farben, in denen Diamanten vorkommen können, darunter vor allem Rosa- und Brauntöne. Die so genannten Fancy-Diamonds, die sich in Blau, Rot, Grün oder fast Schwarz präsentieren, erreichen manchmal beachtliche Liebhaberpreise. Die Farbe eines Steins lässt sich durch Erhitzen und Bestrahlen künstlich verändern – doch solche behandelten Diamanten genießen kein großes Ansehen, das zeigt sich auch im vergleichsweise niedrigen Preis. Ein Diamant soll ein Wunder der Natur, nicht der Technik sein.

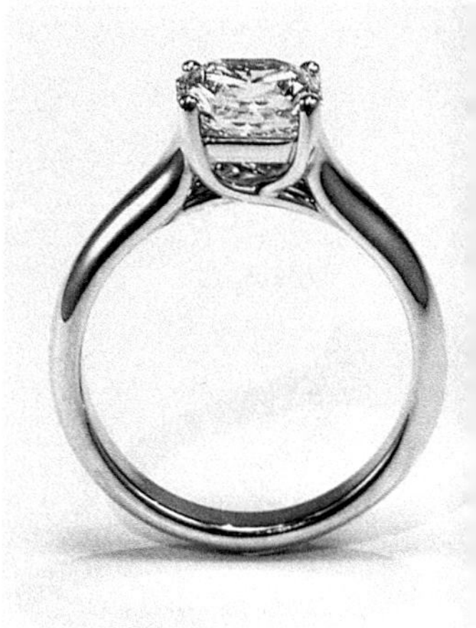

Tiffany & Co. verführt seine Kundinnen mit einem exklusiven, »Lucida« genannten Diamantschliff. Dieser spezielle Cut war 1999 lanciert worden.

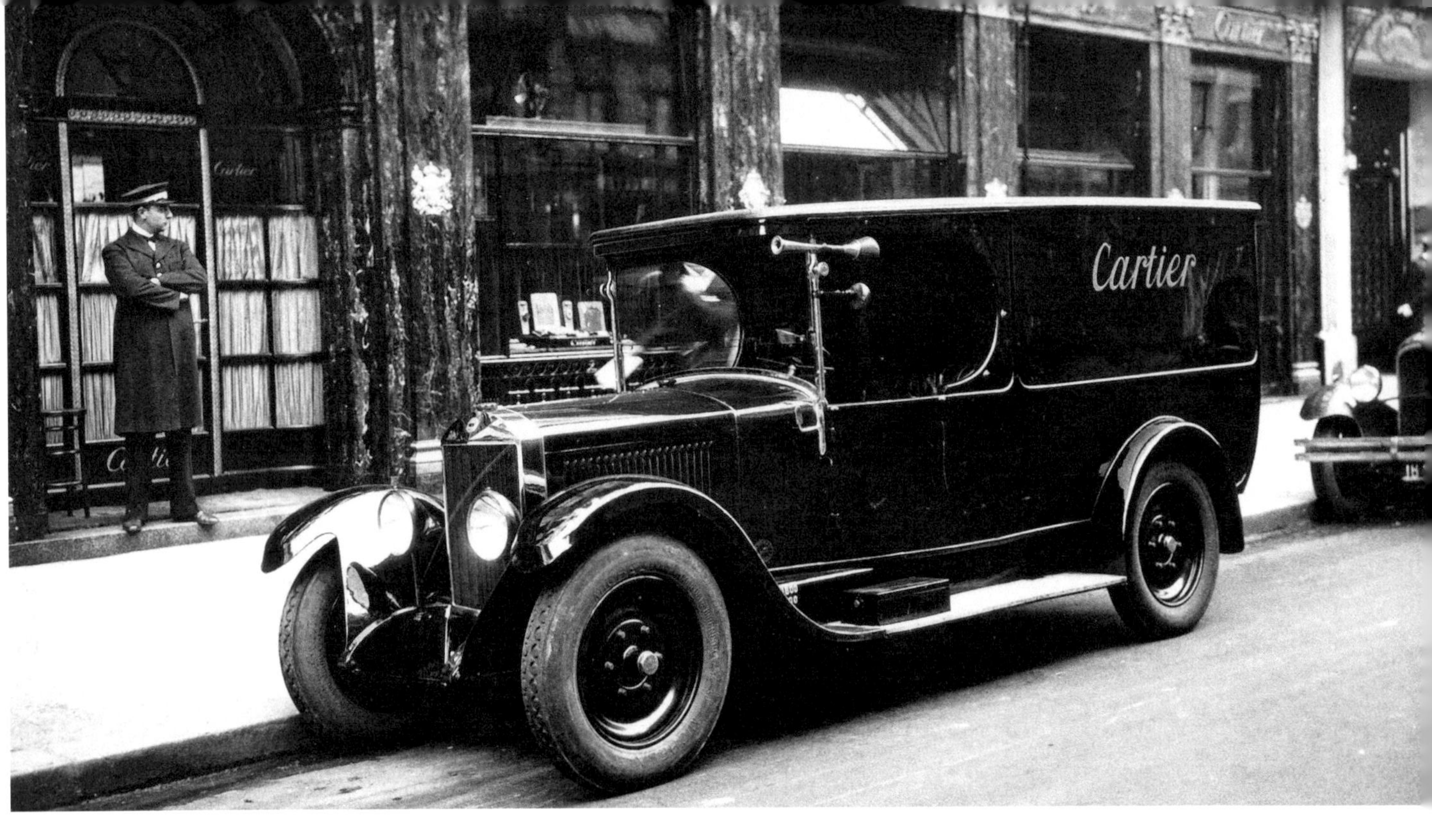

Paris, Place Vendôme

Das Pariser Hauptquartier der Juwelierslegende Cartier befindet sich seit 1899 in der Rue de la Paix Nr. 13. An der Place Vendôme ist man in der Nr. 7 und der Nr. 23 präsent.

Wer eine Krone trägt, braucht auch einen Juwelier, der sich fachmännisch um dieses und die anderen kostbaren Accessoires kümmert, aber auch von Zeit zu Zeit neue anfertigt. Jahrhundertelang unterhielten die großen Fürsten- und Königshäuser eine fast symbiotische Beziehung zu den berühmtesten Gold- und Silberschmieden ihrer Zeit – und umgekehrt. So fungierte zum Beispiel Cartier, den Englands Edward VII. einmal als »Juwelier der Könige und König der Juweliere« bezeichnete, zwischen 1904 und 1939 als urkundlich bestellter Hoflieferant für 15 verschiedene Souveräne, darunter nicht nur die traditionellen Throne Europas, sondern auch die Sitze der sagenhaft reichen Machthaber des Orients, wie Rama V. von Siam, der Armbänder nicht einzeln, sondern tablettweise auszusuchen pflegte, oder der Maharadscha von Kapurthala, ein leidenschaftlicher Uhrensammler, der seine 250 Stücke täglich von einem eigens dafür angestellten Diener aufziehen ließ. Gegen Ende des 19. Jahrhunderts gesellten sich zu den aristokratischen Kunden jedoch auch immer mehr Vertreter des Geldadels, die in der Neuen Welt ihr Glück mit Rohstoffen, Eisenbahnen oder Bankgeschäften gemacht hatten. Es war jene Zeit, in der nicht nur blaublütige Damen aus Wien oder St. Petersburg, sondern auch vermögende Ladys aus San Francisco oder New York, Buenos Aires oder La Paz jedes Jahr einen dreimonatigen Paris-Aufenthalt in ihren Terminkalendern vorsahen, um sich eine komplette Haute-Couture-Garderobe für die neue Saison machen zu lassen – natürlich samt passender Geschmeide. Bevorzugtes Domizil auf diesen ausgiebigen Shopping-Trips war das Hotel Ritz. Folgerichtig eröffneten in unmittelbarer Nachbarschaft der Luxusherberge die besten Juweliere ihre Geschäftsräume, so dass die Place Vendôme zu einem Zentrum des europäischen Schmuckhandels wurde. Noch heute befinden sich hier die traditionsreichen Ladenlokale von Van Cleef & Arpels, Mauboussin, Buccellati, Boucheron, Chaumet, Piaget und vielen anderen renommierten Namen.

Who's who der großen Juweliere

Boucheron
1858 gegründet, war Boucheron der erste Juwelier, der die Chance der neuen Kundschaft an der Place Vendôme wahrnahm und dort schon 1893 eröffnete. Das neue Geschäft war anfangs mit einem damals sehr schicken Marmorboden ausgestattet, doch nachdem ein Kunde versehentlich einen großen Smaragd vom Verkaufstisch gestoßen und damit ruiniert hatte, wurde Teppichboden ausgelegt.

Buccellati
Contardo Buccellati war schon Mitte des 18. Jahrhunderts in der Mailänder Via degli Orafi ansässig, offiziell gegründet wurde das Haus 1919 von Mario Buccellati, Juwelier und Silberschmied des italienischen, belgischen, spanischen und ägyptischen Königshauses und des Vatikans. Unter Gianmaria Buccellati eröffnete die Firma, die heute immer noch 250 Mitarbeiter hat, in den Siebzigern weltweit Dependancen, auch an der Place Vendôme.

Bulgari
1884 in Rom gegründetes Traditionsunternehmen, Spezialist für ausgefallene Kreationen und opulente italienische Eleganz. Schon Maria Callas schwor auf ihren rituellen Besuch bei Bulgari in der Via Condotti, ohne den ein Rom-Aufenthalt für sie einfach nicht komplett war. Bulgari befindet sich immer noch mehrheitlich in Familienbesitz und ist nach Cartier und Tiffany der drittgrößte Juwelier der Welt mit 1250 Mitarbeitern und 100 Geschäften rund um den Globus.

Carrera y Carrera
1885 gründete ein Mitglied der Carrera-Familien, der junge José Esteban, ein kleines Juweliergeschäft in Madrid. Seither einer der renommiertesten spanischen Schmuckmacher, eine Spezialität des Hauses sind dekorreiche Jugendstil-Adaptionen, die an filigrane Miniaturen erinnern. Aber auch die etwas schlicht-modernere Ginkgo-Linie hat viele Freundinnen. Claudia Schiffer und Kathleen Turner sind schon mit Preziosen von Carrera y Carrera gesehen worden.

Cartier
1847 von Louis-François Cartier gegründet, hat das Haus Schmuck für fast alle Schönen, Reichen und Berühmten gefertigt. Das Panther-Thema, eines der bekanntesten »Markenzeichen« Cartiers geht auf Jeanne Toussaint, eine Freundin Coco Chanels zurück, die den Spitznamen »la Panthère« trug. Jeanne Toussaint übernahm 1933 die Direktion der Haute Joaillerie und machte die wilde Katze zum Kultsymbol. Ab 1973 wird mit Les Must de Cartier auch ein breiteres Publikum angesprochen.

Chaumet
Sehr traditionsreiches Haus, dessen Wurzeln auf das Jahr 1780 zurückgehen. Chaumet (damals Marie-Etienne Nitot) hat auch Schmuck für die Krönungsfeierlichkeiten Napoleons I. 1804 gefertigt. Unter anderem fasste Nitot den berühmten »Regent«, einen Diamant von 140 Karat, in das kaiserliche Schwert. Zu den aktuellen Kunden gehören die Schauspielerin Catherine Deneuve und das marokkanische Königshaus.

Garrard
Die Wurzeln des britischen Traditionsjuweliers reichen bis ins frühe 18. Jahrhundert zurück. Schmuckmacher des englischen Königshauses seit 1843 durch Beschluss Königin Victorias. Garrard ist verantwortlich für den Zustand der Kronjuwelen, die im Tower of London aufbewahrt werden. In der Werkstatt des Unternehmens wurde unter anderem der legendäre Kohinoor-Diamant neu geschliffen und die Krone für Königin Elizabeth II. vor ihrer Krönung umgearbeitet. Inzwischen hat sich Garrard mit der Luxus-Marke Asprey zusammengetan.

Mauboussin
1827 gegründet und inzwischen von Patrick Mauboussin in der sechsten Generation als Familienunternehmen geführt. Als einer der ersten mischte der ehemalige Hofjuwelier Diamanten mit farbigen Edelsteinen, sehr schöne Stücke entstanden auch während der Zeit des Art déco. Marlene Dietrich ließ hier einige ihrer spektakulärsten Geschmeide anfertigen.

Repossi
Die Repossis sind ursprünglich italienische Juweliere aus Turin, doch 1977 eröffnete Alberto Repossi sein erstes Geschäft in Monaco, nachdem er im Jahr zuvor bereits zum Hoflieferanten der fürstlichen Familie ernannt worden war. Eng sitzende Halsbänder, Schleifen und die berühmten Verlobungsringe sind Repossis Markenzeichen.

Tiffany
Als Botschafter der amerikanischen Schmuck-Kultur ist Tiffany & Co. seit seiner Gründung im Jahre 1837 auch außerhalb New Yorks ein Begriff. Truman Capote und Audrey Hepburn setzten dem Haus in der Fifth Avenue mit dem Filmklassiker »Frühstück bei Tiffany« ein Denkmal. »Tiffany Blue«, das typische strahlende Himmelblau, ist das Erkennungszeichen des Unternehmens.

Van Cleef & Arpels
Die Geschichte von Van Cleef & Arpels begann 1896 mit einer Heirat, die zwei Familien von Edelsteinhändlern und Goldschmieden verband. 1906 konnten Julien, Louis und Charles Arpels dann zusammen mit ihrem Schwager Alfred Van Cleef ihr Geschäft an der Place Vendôme gründen. Van Cleef & Arpels fertigte die Krone für die persische Kaiserin Farah Dibah.

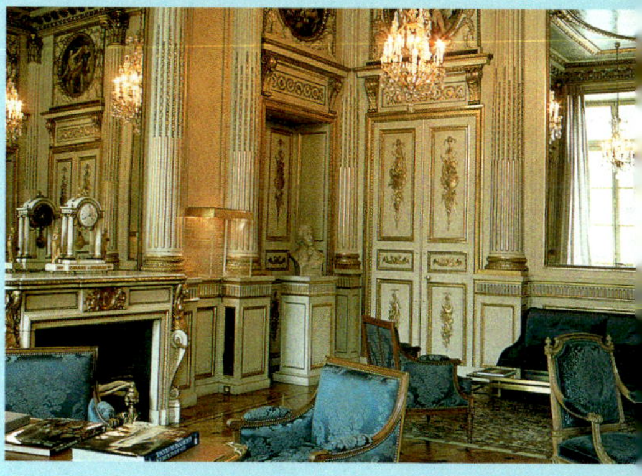

Der elegante Salon von Chaumet an der Place Vendôme steht schon seit 1927 unter Denkmalschutz.

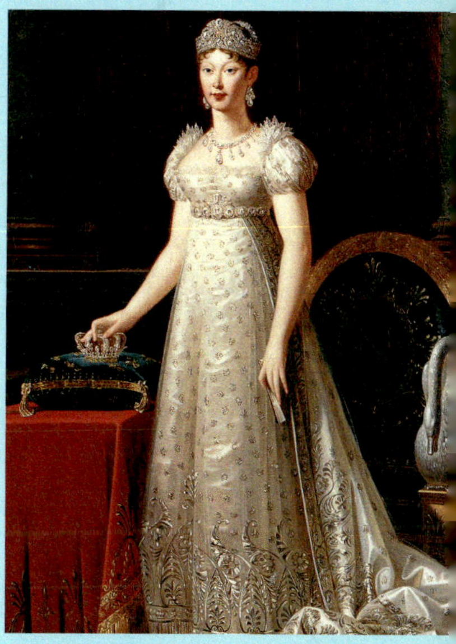

Kaiserin Marie Louise mit Schmuck von Chaumet-Gründer Marie-Etienne Nitot.

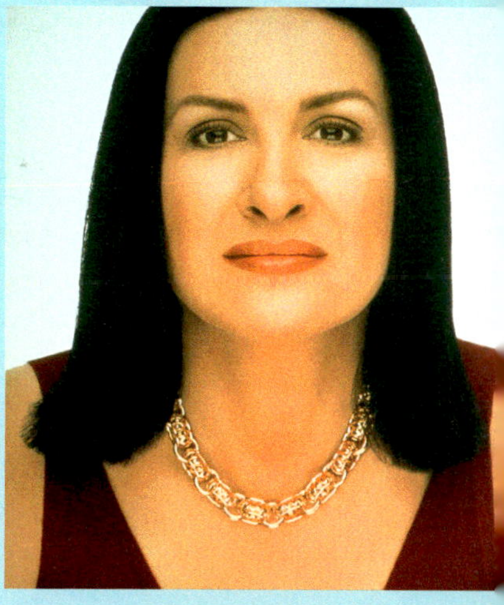

Paloma Picasso ist seit über 20 Jahren Botschafterin von Tiffany & Co.

Perlen

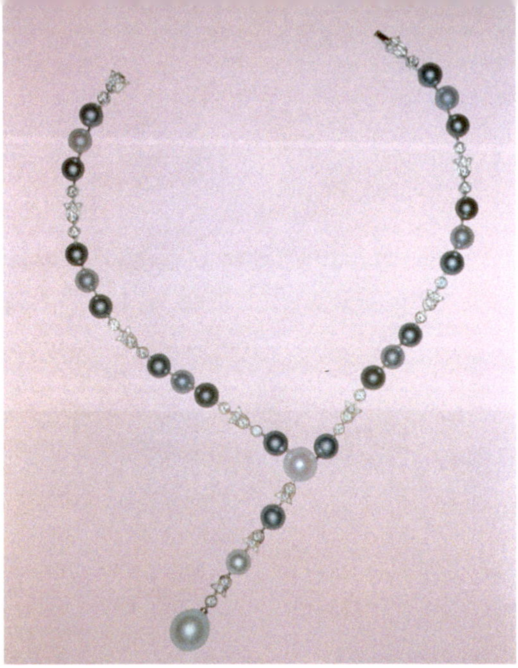

Die gute alte Perlenkette mal ganz anders und »with a modern twist«: Cartier vereint Perlen in unterschiedlichen Farbabstufungen und Diamanten zu einem Schmuckstück des 21. Jahrhunderts.

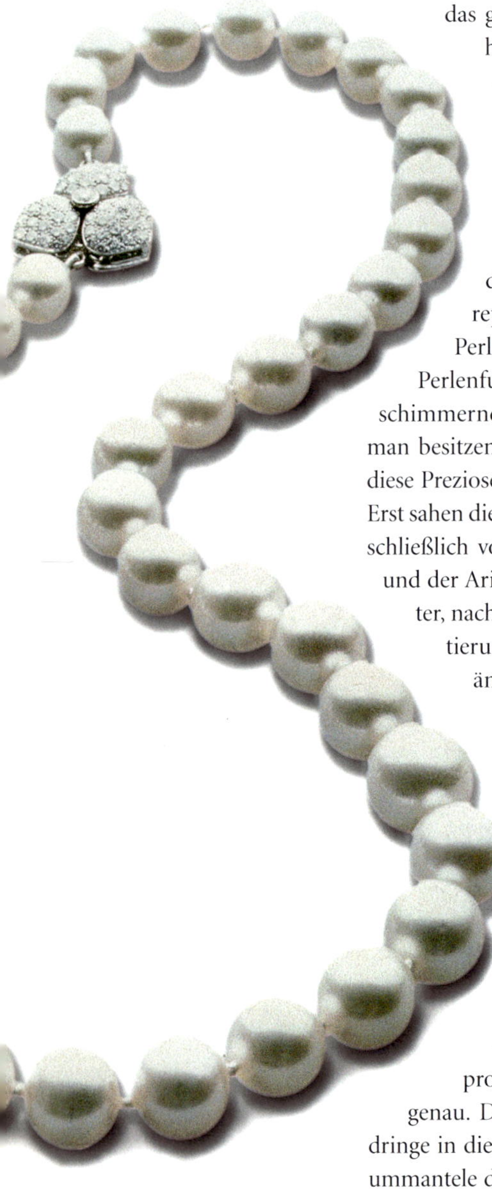

Kette aus besonders wertvollen Südseeperlen vom New Yorker Traditionsjuwelier Tiffany & Co. Die Platinschließe ist mit Diamanten besetzt.

Wohl kaum ein zweites Accessoire wird so schnell mit der Lady und einem gewissen »damenhaften« Habitus assoziiert wie die Perlenkette. Für Generationen von Frauen war sie ein unverzichtbares Stilmittel, das gepflegten Charme, Geschmackssicherheit und die Herkunft aus gutem Hause dokumentierte – oder zumindest vortäuschte. Allerdings ist die Beliebtheit der Perlenkette und ihre beispiellose Erfolgsgeschichte im 20. Jahrhundert an eine menschliche Erfindung geknüpft, die aus dem äußerst seltenen Sonderfall der Natur ein geplantes und tausendfach reproduzierbares Ereignis machte: die Perlenzucht. Solange man auf natürliche Perlenfunde angewiesen war, gehörten die schimmernden Kügelchen zum Kostbarsten, was man besitzen konnte, und bezahlt werden mussten diese Preziosen zum Teil noch teurer als Diamanten. Erst sahen die Kleiderordnungen vor, dass Perlen ausschließlich von den Angehörigen des Königshauses und der Aristokratie getragen werden durften, später, nachdem im 19. Jahrhundert die Reglementierung des Outfits abgeschafft worden war, änderte sich an den Besitzverhältnissen trotzdem nur wenig – der breiten Demokratisierung der Perle stand schlicht und einfach ihr exorbitanter Preis entgegen.

Perlen sind ein geheimnisvoller Schmuck. Fest steht zwar, dass die runden Kostbarkeiten im Inneren bestimmter Muschelsorten (den so genannten Perlenaustern) gebildet werden und aus Perlmutt bestehen – was allerdings die Muschel zur Perlenproduktion veranlasst, weiß man nicht so genau. Die oft zitierte Erklärung, ein Sandkorn dringe in die Muschel ein und um sich zu schützen, ummantele das Tier den Fremdkörper, scheint etwas zu kurz zu greifen, denn Muschelschalen sind im Allgemeinen voller Sand (aber leider nicht automatisch voller Perlen) und in aufgebrochenen oder röntgendurchleuchteten Naturperlen sind noch nie irgendwelche anorganischen Kerne gefunden worden.

Eine moderne Perlen-Theorie geht davon aus, dass kleine Meeresbewohner oder Parasiten, die mit der Muschel in Kontakt kommen und ihre Oberfläche verletzen, perlmuttbildende Zellen von der Schale ins Innere des Organismus verschleppen und diese Zellen dann, gewissermaßen an ihrem neuen Wohnort, mit ihrer Arbeit, also der Perlmuttbildung, munter fortfahren. Nach diesem Prinzip funktioniert auch die Perlenzucht. Der Mensch drechselt einen klitzekleinen Kern aus Muschelschale und impft ihn mit perlmuttbildenden Zellen. Anschließend setzt er diesen Kern vorsichtig in das Innere einer Perlauster – und überlässt der Muschel die Aufgabe, in den nächsten Jahren um diesen Kern herum eine Perle entstehen zu lassen. Allerdings geht diese Rechnung nicht immer auf, denn Taifune, Wasserverschmutzung, die natürlichen Feinde der Muschel, Temperaturschwankungen und Krankheiten gefährden den Erfolg der ganzen Operation. Also müssen die Kulturanlagen ständig gepflegt und betreut werden – ein enormer Aufwand, der erklärt, warum auch gute Zuchtperlen nicht zum Schleuderpreis zu haben sind.

Die kontrollierte Perlenzucht im größeren Stil wurde gegen Ende des 19. Jahrhunderts in Japan entwickelt und sorgte zu Beginn des 20. Jahrhunderts für einen wahren Perlen-Boom, der bis heute anhält. Perlen sind außerordentlich vielseitig und lassen sich zu den unterschiedlichsten Outfits tragen. Kein Wunder, dass jede Epoche sie in ihre Mode integriert hat. In den wilden Zwanzigern trug man hüftlange Schnüre, je mehr, desto besser. In den Vierzigern und Fünfzigern beschränkte man sich auf schlichte, kurze ein- bis dreireihige Colliers zum Twinset und in den Achtzigern machte Lady Diana das eng am Hals liegende mehrreihige Halsband, den Choker, populär. Perlen stehen jeder Frau – und ob die Preziosen echt oder gezüchtet sind, ist stilistisch unerheblich.

Die Nomenklatur ist streng geregelt. Nur natürlich gebildete Perlen dürfen sich »Perle«, »echte Perle«, »Naturperle« oder »Orientperle« nennen, alle anderen heißen »Zuchtperle« oder »Kulturperle«. Echte Perlen sind sehr selten und deshalb entsprechend kostbar. Gegen eine gute Zuchtperle ist nichts einzuwenden, schließlich besteht sie aus dem selben Material wie ihre echte Schwester, nur dass bei ihrer Entstehung etwas nachgeholfen wurde. Es gibt verschiedene Arten von Zuchtperlen, die sich in Größe, Gestaltung, Farbgebung und auch im Preis unterscheiden. Eine der bekanntesten ist die Akoya, die in Salzwasser heranwächst. Die Biwa kommt dagegen aus dem Süßwasser. Neben Japan hat auch China eine lange Tradition in der Zucht von Süßwasserperlen. Zu den kostspieligsten Perlen gehören die Südsee-Zuchtperlen, die hauptsächlich aus Australien, aber auch aus Burma, Indonesien, Tahiti, Neuguinea, Thailand und von den Philippinen stammen.

Um den Wert einer Perle zu bestimmen, zieht man fünf Kriterien in Betracht: Lüster, Oberfläche, Form, Größe und Farbe. Lüster bezeichnet den Schimmer, den Glanz, dieses magische Leuchten der Perle. Er sollte glänzend und hell sein, die Oberfläche hingegen eben und glatt, ohne Kratzer oder Flecken. Bei der Form gilt: je gleichmäßiger rund die Perle, desto wertvoller. Sehr unregelmäßig geformte Perlen (Barockperlen) sind aber auch sehr begehrt. Die Größe wird in Millimetern angegeben. Sehr große Perlen sind sehr selten und damit auch sehr teuer. Die Farbe einer Perle ist abhängig von der Muschelart und den Zuchtbedingungen, sagt also nicht unbedingt etwas über den Wert aus. Das natürliche Farbspektrum umfasst sämtliche Weißnuancen, aber auch Rosé, Champagner, Bläulich und Grünlich kann vorkommen. Ungewöhnlich und damit kostspielig sind die anthrazitfarbenen Tahiti-Perlen.

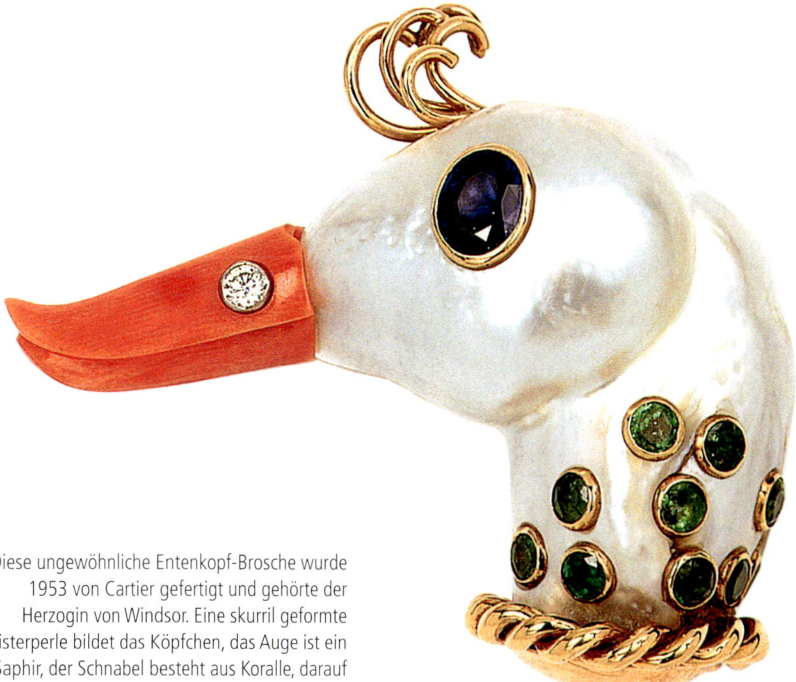

Diese ungewöhnliche Entenkopf-Brosche wurde 1953 von Cartier gefertigt und gehörte der Herzogin von Windsor. Eine skurril geformte Blisterperle bildet das Köpfchen, das Auge ist ein Saphir, der Schnabel besteht aus Koralle, darauf ein Brillant als Nasenloch, am Hals sind Smaragde zu sehen, und die Kopffedern sowie der untere Halsabschluss sind aus Gold gearbeitet.

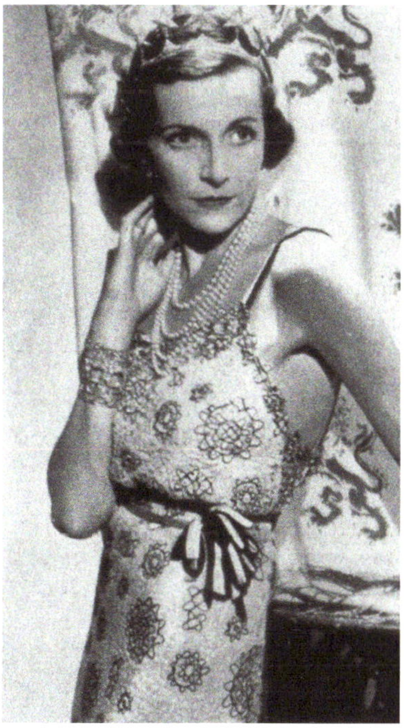

Lady Mountbatten mit vierreihiger Perlenkette auf einer Fotografie von 1937, das u.a. in Boston bei einer Ausstellung über Tiaras zu sehen war.

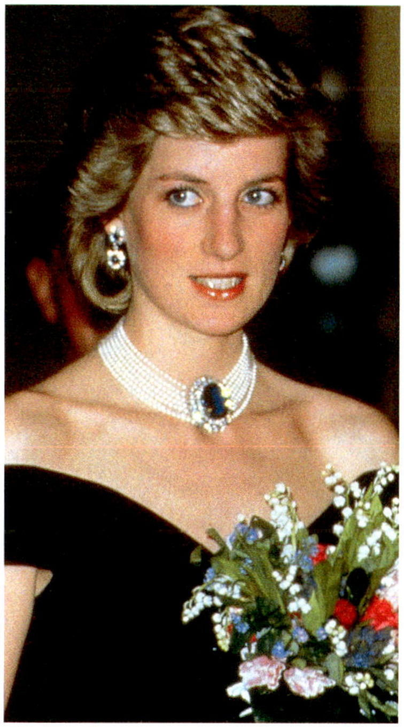

Prinzessin Diana 1986 mit ihrem Lieblings-Choker. Das eng anliegende Hals- oder Kropfband besteht aus mehreren Perlenreihen, die Schließe ziert ein imposanter Saphir.

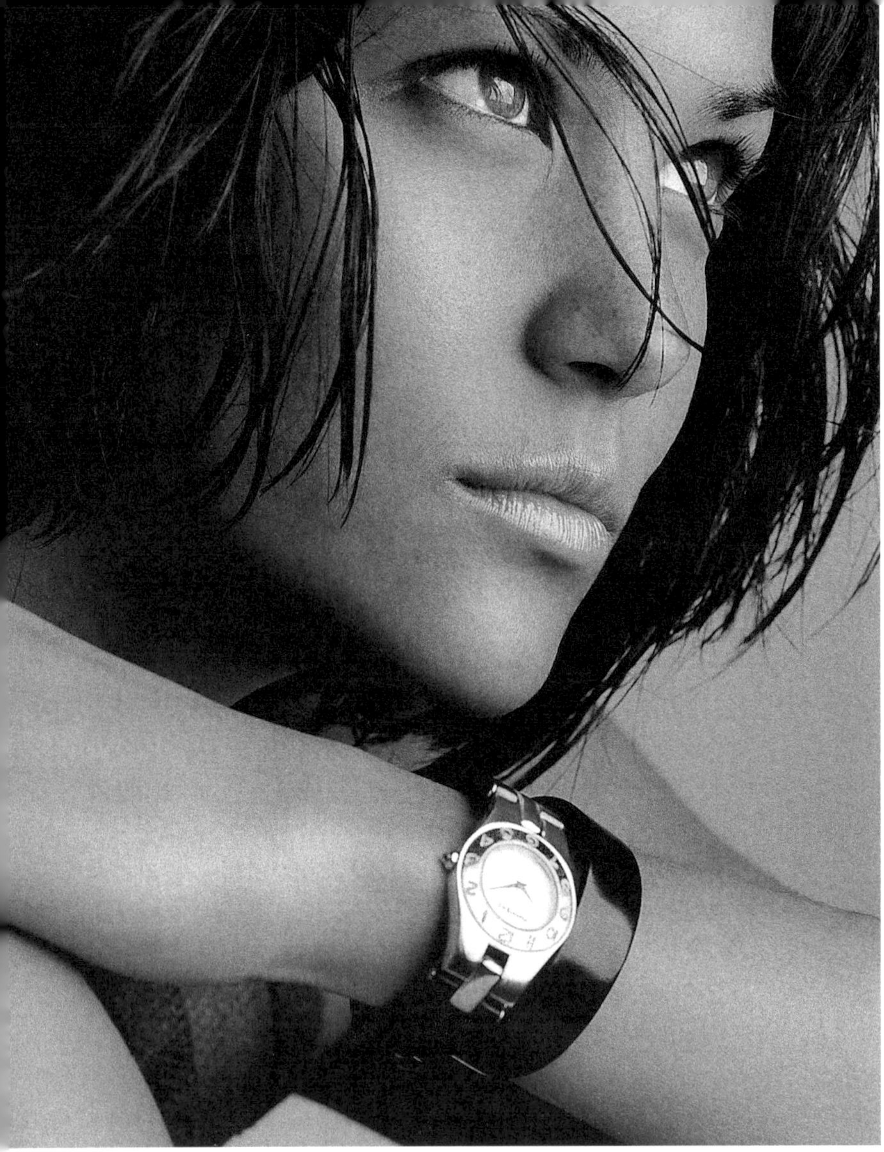

Uhren

Damit die Lady ihre Uhr besser auf die restliche Kleidung abstimmen kann, hat Baume & Mercier das Modell »Linea« mit auswechselbarem Doppelarmband entworfen.

Ist die schöne, vielleicht sogar teure Uhr ein Muss-Accessoire der Lady? Auf jeden Fall, doch in ganz anderer Weise als beim Mann. Für die Lady braucht es nicht unbedingt mechanisch zu ticken, und auch die sagenhafte Präzision eines Schweizer Chronographen beeindruckt sie nur mäßig. Viel wichtiger als technische Finesse ist ihr die Ästhetik. Die Uhr der Lady ist nämlich in erster Linie Schmuckstück und nur in zweiter Linie Wunderwerk der Uhrmacherkunst. Demzufolge kann die Lady ganz nach Lust und Laune zwischen Quarzwerk, Handaufzug und Automatik wählen: Für den Tag die mechanische Reverso in Bicolor, abends eine klassische Tank von Cartier mit Quarzwerk und beim Badeurlaub an der Costa Smeralda die unverwüstliche Rolex Oyster Perpetual in Edelstahl. Wenn ihr Herz nicht ohnehin für die peppige Swatch schlägt, die sie irgendwann mal in einem Dutyfreeshop farblich passend zu einem bestimmten Rock, Pulli oder Tuch erstanden hat.

Die erste Armbanduhr wurde 1868 im Hause Patek Philippe gefertigt, 1880 brachte Girrard-Perregaux das erste Serienmodell heraus und schon 1904 präsentierte Cartier eine der später berühmtesten Uhren der Welt, die Santos-Dumont. Die zu jener Zeit entstandenen Exemplare waren mechanische Uhren mit Handaufzug. Bei diesem System ist die Energie, die das Uhrwerk zum Funktionieren braucht, in der Zugfeder gespeichert. Indem sich die Zugfeder nach und nach entspannt, gibt sie Energie an das komplizierte Räderwerk ab, das die Zeitanzeige steuert. Die Uhr läuft. Hat sich die Zugfeder ganz entspannt, geht der Uhr die Puste aus, sie bleibt stehen. Um ihr neue Energie zuzuführen, muss die Zugfeder regelmäßig von Hand neu gespannt werden, indem man sie über die Krone aufzieht. 1923 kam die erste Automatikuhr auf den Markt. Uhren dieses Prinzips machen sich die Armbewegungen ihres Trägers oder ihrer Trägerin zunutze. Im Uhrwerk sitzt ein Schwungrotor, der diese Bewegungsenergie aufnimmt und über eine spezielle Mechanik die Zugfeder spannt. Das tägliche Aufziehen über die Krone entfällt also – zumindest theoretisch, denn Automatikuhren wollen ständig getragen werden und lieben es temperamentvoll, sonst bekommen sie nicht genug Energie ab und bleiben ebenfalls stehen. In den fünfziger Jahren wurde das Problem dann endgültig gelöst, indem man Batterien in Uhren einbaute und ihnen damit eine eigene, von jeder Bewegung unabhängige und immer verfügbare Kraftquelle zur Verfügung stellte. Schon Ende der Sechziger, Anfang der Siebziger schien der Siegeszug der Quarzuhr nicht mehr aufzuhalten. Der Mechanismus ist folgender: Die elektrische Energie der Batterie versetzt einen Quarzkristall in Schwingung, und diese Schwingung wiederum treibt das Räderwerk an. Einige Quarzuhren verzichteten auch auf Zeiger und Zifferblatt und ließen sich über ein digitales Displayfeld ablesen. Die achtziger Jahre erlebten dann die Aufspaltung des Uhrentrends in zwei Richtungen. Zum einen schlug 1983 die Geburtsstunde der Swatch, zum anderen feierte die mechanische Uhr ein Comeback, nachdem die Euphorie über die extrem zeitgenauen Quarzuhren ein wenig abgeebbt war. Denn Nachteile haben sie auch: Erstens pflegt die Batterie immer im falschen Moment zu versiegen, nämlich dann, wenn weit und breit kein Ersatz aufzutreiben ist. Zweitens sind Quarzwerke – anders als ihre mechanischen Konkurrenten – nicht immer reparabel.

Mechanische Uhren genießen vielleicht nach wie vor ein höheres Prestige, dass Quarzuhren in jedem Fall stilloser sind, sei damit aber nicht gesagt. Sehr viele Uhren im obersten Preissegment, darunter viele schöne Schmuck- und Luxusuhren, laufen mit Quarzwerken. Die Liebhaberinnen mechanischer Uhren ficht dies jedoch nicht an, sie sind der Meinung, Quarzuhren seien irgendwie steril, ein Manko, über das die sprichwörtliche Ganggenauigkeit nicht hinwegtrösten kann. Abgesehen davon, dass ihre wertvollen Automatik- und Handaufzugsuhren nicht ungenauer gehen, sondern einfach anders.

Ihren festen Platz am Handgelenk der Lady nahm die Armbanduhr in den zwanziger Jahren ein, als sich der Lebensstil und der Lebensrhythmus auf einmal rasant beschleunigten. Keine Zeit zu haben wurde zum Synonym für Modernität und galt als schick – der Freizeitstress war erfunden. Von Anfang an bedienten sich die Damen aus der ganzen Palette der klassischen Herrenuhren, nur trugen sie sie manchmal als etwas verkleinerte oder geringfügig femininer gestaltete Modelle. Auch heute noch gelten viele dieser Unisex Designs als besonders zeitlos. Die ebenso beliebte wie begehrte Reverso von Jaeger LeCoultre wird in der großen Version und mit einem kräftigen Armband gern von Männern getragen, in der kleinen Version (bei der sie nichts von ihrem Charme einbüßt) mit einem schmal-dezenten oder auch einem modisch-farbigen Armband steht sie auch der zierlichsten Lady, und selbst die diamantenbesetzte Abend-Reverso basiert auf dem Grundentwurf dieses Modells. Manche Manufakturen führen allerdings auch separat entwickelte Damenuhren, vor allem dann, wenn das Haus sonst eher betont maskuline Zeitanzeiger produziert. Wertvolle Uhren, egal ob mechanisch oder quarzbetrieben, müssen alle vier bis fünf Jahre zu einem Konzessionär ihrer Marke oder einem ausgewiesenen Spezialisten, damit sie auf Herz und Nieren untersucht und eventuelle Schäden rechtzeitig behoben werden können. Bei dieser Revision reinigt der Uhrmacher sämtliche Teile, justiert das Räderspiel neu und überprüft die Ganggenauigkeit. Wasserdichte Modelle brauchen einmal im Jahr einen Dichtigkeits-Check.

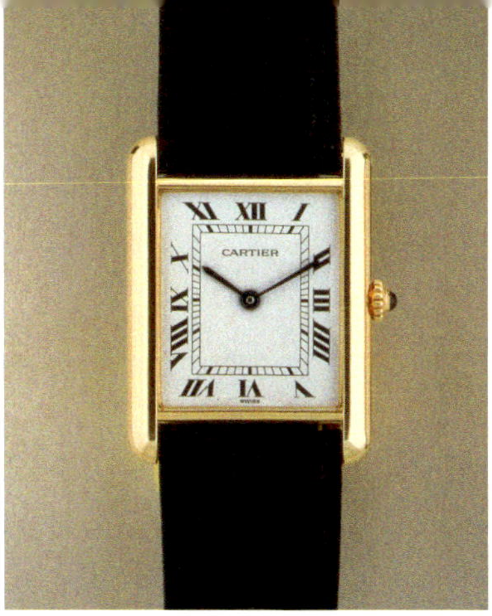

Die zierliche Tank Louis Cartier ist ein echter Klassiker für die Dame, kaum zu glauben, dass ihre Form einst von einem Panzerwagen inspiriert wurde.

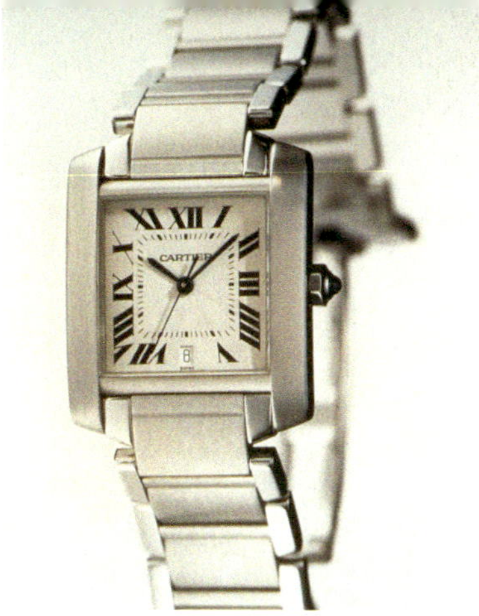

Wenn Sie eine Allround-Uhr suchen, sollten Sie ein zeitloses Modell mit Edelstahlarmband wählen, denn es passt zu jedem Outfit und Anlass.

Ein paar große Namen der Zeitmessung

Patek Philippe
Unter Uhrenkennerinnen die unangefochtene Nummer Eins. Aus der Genfer Manufaktur der Firma, deren Geschichte bis ins Jahr 1839 zurückreicht, kommen hochkomplizierte, perfekte Uhren, darunter die berühmte Calatrava von 1932 und die Ellipse von 1966.

Jaeger LeCoultre
Der Name der 1833 gegründeten Manufaktur ist fast ein Synonym für die berühmte Wendeuhr, die 1932 entwickelte Reverso. Ihr Gehäuse ist so montiert, dass es um 180 Grad gedreht werden kann. Aber es gibt auch andere schöne Modelle wie die Master Control oder die Géographique.

Rolex
Vergessen Sie das Gerede über die angebliche »Angeber-Marke«. Rolex liefert tolle Uhren, und die wasserdichte Oyster in ihren verschiedenen Versionen, am besten in Bicolor, ist ein weltweiter Lady-Klassiker. Einsteigermodelle aus Edelstahl sind gar nicht so teuer, nach oben gibt es keine Grenzen.

Audemars Piguet
Schweizer Uhren mit zahlreichen Komplikationen, also Zusatzmechanismen wie Stoppfunktionen, Kalendarien, Zeitzonenanzeigen, Schlagwerken, Mondphasen etc. mit sehr männlichem Appeal. Es gibt daher eigens entwickelte Damenmodelle wie Promesse, Charleston und Carnegie.

Breguet
Abraham Louis Breguet (1747–1823) gilt als der genialste Erfinder auf dem Gebiet der Uhrmacherkunst. Viele Uhren aus der legendären Manufaktur (gegründet 1775) erkennt man an den typischen dunkelblauen Zeigern mit dem »Auge«, dem Breguet-Zeiger. Besonders schön: die Modelle der Héritage-Linie

Baume & Mercier
1830 in Genf gegründet, fertigt Baume & Mercier klassisch-elegante Uhren für Damen und Herren, darunter auch Unisex-Modelle wie die schlichte, rechteckige Hampton. Seit einigen Jahren gehört das Unternehmen zum Luxus-Konzern Richemont.

Cartier
Der Pariser Juwelier Cartier begann 1898 mit der Produktion von Uhren. Seither sind Klassiker wie die Tank (1919), die Pasha (1932) oder auch die Panthère (1983) entstanden, die es in zahllosen Variationen gibt, auch als fast unbezahlbare Schmuckuhren.

Vacheron Constantin
Noch eine ehrwürdige Adresse in Genf: Vacheron Constantin wurde 1755 gegründet und ist damit der älteste Schweizer Uhrenmacher überhaupt. Eine beliebte Uhr für die Dame ist das Modell Kalla 1972. Auch Vacheron Constantin gehört zur Richemont-Gruppe.

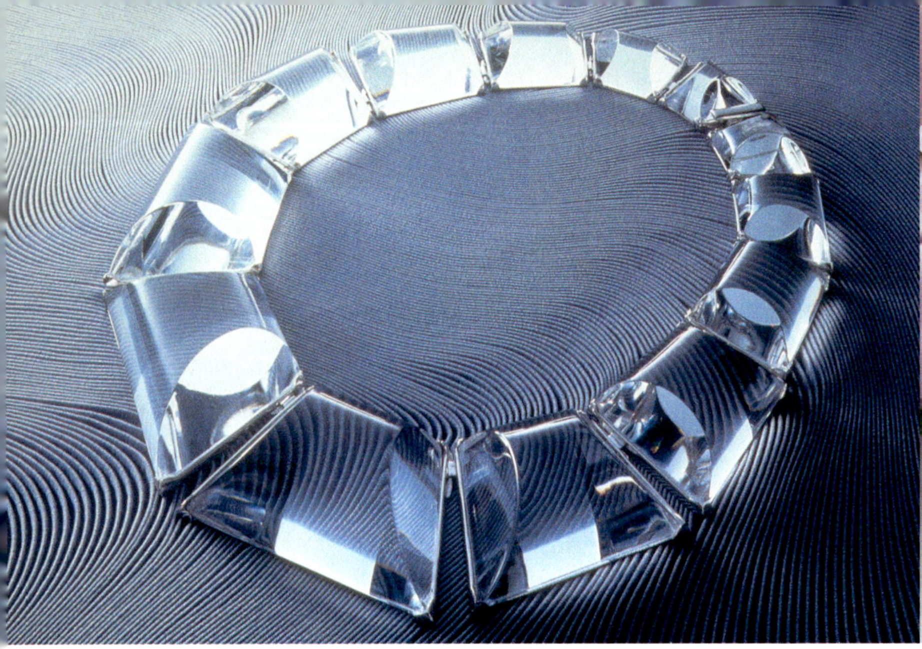

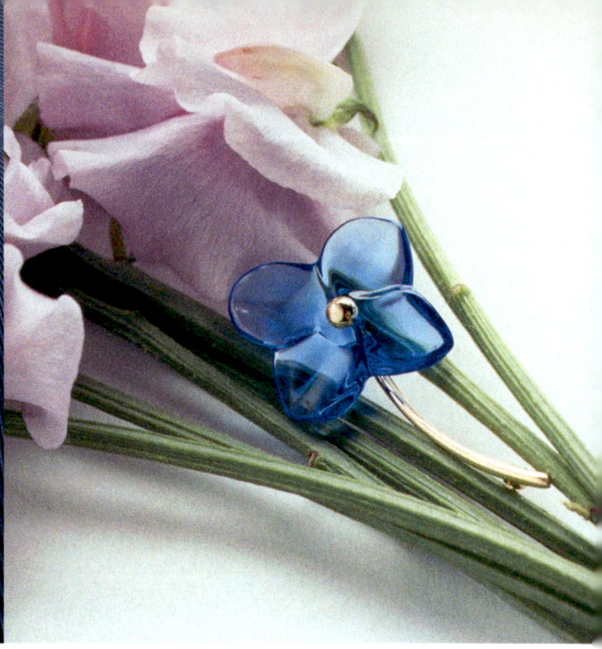

Modeschmuck

Oben links:
Das spektakuläre Collier »Nazca« von Baccarat aus Kristallglas und Gold – wahlweise Weiß- oder Gelbgold – wurde in einer limitierten Auflage von nur 100 Stück angefertigt.

Oben rechts:
Die filigrane Brosche »Hortensia« gehört preislich in die Kategorie Modeschmuck – ästhetisch braucht sie sich jedoch nicht vor ihren »echten« Kollegen zu verstecken.

Gibt es eine klare Trennungslinie zwischen Echtschmuck und Modeschmuck? Sofern man Echtschmuck definiert als teure Kunstwerke aus den edelsten Materialien wie Gold, Silber, Platin, Diamanten, Rubinen, Saphiren und Smaragden, und Modeschmuck als die Nachahmung solcher Preziosen mit bescheideneren Mitteln, dann hat man schon ein konkretes Kriterium an der Hand, »echt« und »modisch« zu unterscheiden. Doch Modeschmuck ist heute sehr viel mehr als ein preiswerter Platzhalter für echte Klunkern, die man irgendwann einmal zu besitzen hofft. Modeschmuck ist eine eigene Schmuckform und in vielen Fällen auch eine eigene Kunstform. Und manch exklusive Kreationen nehmen es im Preis durchaus mit »echtem« Schmuck auf.

Das Verlangen nach schmückenden Accessoires ist so alt wie die Menschheit und völlig unabhängig von Kultur und sozialem Status, »es gibt unbekleidete Völker, aber keine undekorierten«, wie es die Kostüm- und Modewissenschaftlerin Ingrid Loschek einmal ausgedrückt hat. Schon im 18. Jahrhundert hatten sich die Pariser Hersteller von unechtem Schmuck, die »bijoutiers faussetiers«, zu einer Zunft zusammengeschlossen, die immerhin 300 Mitglieder zählte. Wer teure Juwelen besaß, ließ seine Preziosen in deren Werkstätten nachbauen und trug die Kopien auf Reisen – zu einer Zeit, in der Überfälle auf Kutschen an der Tagesordnung waren, sicherlich keine schlechte Idee. Glitzernder Bühnenschmuck, wie er in Oper, Theater und Varieté gebraucht wurde, stammte ebenfalls aus den Ateliers der »bijoutiers faussetiers«. Statt Gold und Silber verwendeten die Modeschmuckmacher oft preisgünstigere Metalllegierungen, und für das Glitzern und Funkeln sorgte der so genannte Strass.

Die Herkunft dieser Bezeichnung ist umstritten. Im Allgemeinen reklamieren die Franzosen das Verdienst der glaubwürdigen Diamantenimitation für sich und nennen den Juwelier G. F. Stras (1700–1773) als Erfinder. Die Österreicher behaupten dagegen, Strass sei nach dem Wiener Goldschmied J. Strasser benannt, der selbst Kaiserin Maria Theresia mit seinen künstlichen Edelsteinen verblüfft hatte. Wie dem auch sei, vom Material her ist Strass nichts anderes als geschliffenes Glas. Zur Herstellung von Glas benötigt man Quarzsand, Soda als Flussmittel und Kalk oder Blei als Stabilisator. Die Kunst liegt in der richtigen Dosierung der einzelnen Bestandteile und die Rezepte werden von den Glashütten streng geheim gehalten. Genauso wichtig ist die korrekte Steuerung der Schmelz- und Abkühlungsprozesse. Und dann muss

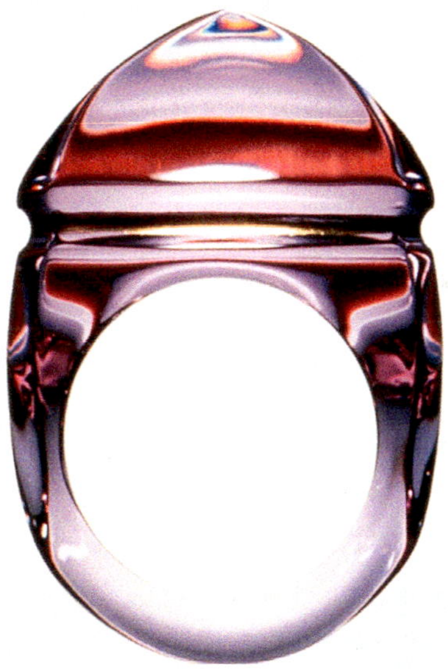

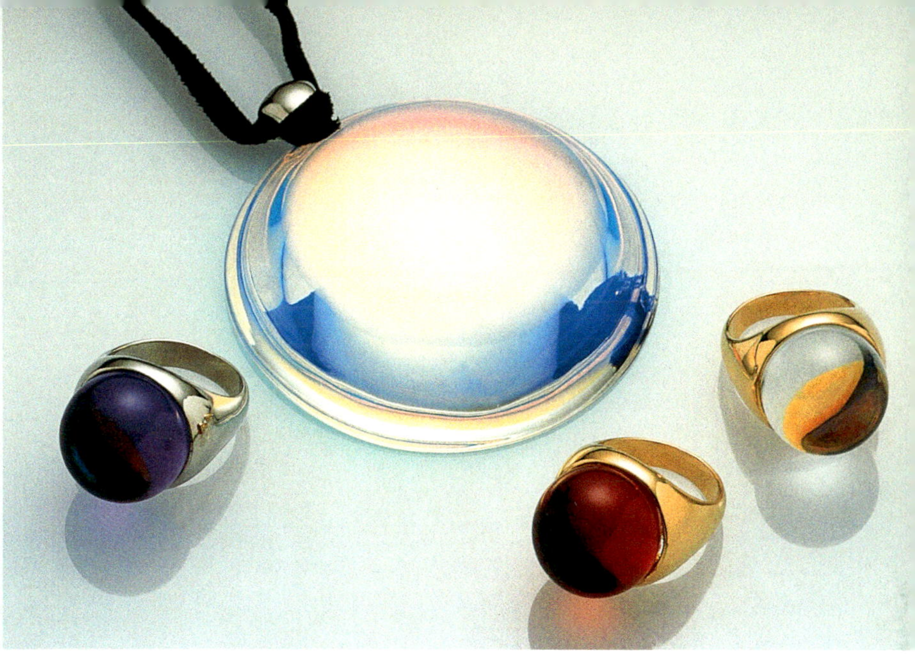

das hochwertige Glas zum Schluss noch fachmännisch geschliffen werden. Bis Ende des 19. Jahrhunderts geschah dies in aufwändiger Handarbeit, weshalb Strass teuer und exklusiv war. Den Grundstein zur industriellen Produktion von Glasschmuck legte der aus Böhmen stammende Glasmacher und Kristallschleifer Daniel Swarovski. 1895 ließ er sich in Wattens bei Innsbruck nieder und gründete eine eigene Firma, in der die durchsichtigen Steine auf einer von ihm entwickelten Spezialmaschine schnell, präzise und kostengünstig geschliffen wurden.

Um die Jahrhundertwende setzte ein wahrer Modeschmuck-Boom ein. Zuerst war es die Belle Époque, die sich gern üppig behängte, dann der Jugendstil, der mit seiner Neubelebung der angewandten Kunst selbst aus den bescheidensten Materialien wie Horn, Kupfer, bunten Halbedelsteinen und Email künstlerisch anspruchsvolle Objekte schuf, und schließlich die zwanziger Jahre mit ihren auffälligen Ohrgehängen, den Armbändern, Armreifen und Armspangen, den dekorativen Broschen und den ebenso unverzichtbaren wie charakteristischen langen Perlenketten. Vorbereitet durch den Jugendstil, griff die neue Kunsthandwerksrichtung des Art déco zeitgenössische Trend-Elemente ebenso begeistert auf wie ungewöhnliche Materialien. Die damals höchst innovativen Kunststoffe wie Zelluloid und Bakelit galten als sehr avantgardistisch. Auch die Modeschöpfer begannen, die Bedeutung des Schmucks für ihre Kreationen wahrzunehmen: So schlug Paul Poiret schon 1910 lange Ketten aus französischen Jett-Perlen zu seinen fließenden Modellen vor. Madeleine Vionnet, Lucien Lelong und Jean Patou brachten eigene Schmucklinien heraus. Als Königin des Modeschmucks gilt jedoch Coco Chanel – zum einen wegen der originellen Entwürfe selbst, zum anderen aber, und darin lag die wesentliche Neuerung, wegen der Art, wie sie diese bunten, auffälligen Stücke getragen sehen wollte: nicht mehr nur am Abend, sondern auch tagsüber und vor allem sogar zu lässiger Kleidung wie Strickensembles, Pullovern und Cardigans oder gar zur Strandkleidung. Und Chanel setzte die bis dahin befolgte Regel außer Kraft, derzufolge man echten und unechten Schmuck nicht kombinieren dürfe. Sie selbst ging mit gutem Beispiel voran: Obwohl sie eine umfangreiche Sammlung wertvoller Juwelen und Geschmeide besaß – viele davon waren Geschenke ihres Freunds, des Duke of Westminster, einem der reichsten Männer der Welt – trug sie immer auch aktuelle Teile aus ihrer neuesten Modeschmuck-Kollektion.

Oben links:
Der Kristallglasring »Medicis« aus der Kollektion von Baccarat ist in schillernd-eleganten Tönen wie Kristall, Saphir, Honig, Onyx oder Pfingstrose zu haben.

Oben rechts:
Der Reiz von Modeschmuck liegt im Dekorativen und manchmal im Ungewöhnlichen, weniger in seinem materiellen Wert: Medaillon und passende Ringe als Ensemble »Eclipse«.

Füllfederfalter für die Lady

Aurora
Aurora ist eine 1919 in Turin als Fabbrica Italiana di Penne a Serbatoio Aurora gegründete Traditionsmarke, die sich seit den Zwanzigern durch zahlreiche bemerkenswerte, zum Teil äußerst innovative Modelle einen hervorragenden Namen gemacht hat.

Montblanc
1906 taten sich der Ingenieur August Eberstein und der Bankier Alfred Nehemias in Hamburg zusammen, um eine Füllfederhalterwerkstatt zu gründen. Daraus sollte sich in den folgenden Jahrzehnten ein weltweit renommierter Anbieter von Schreibgeräten entwickeln.

Namiki
Der japanische Hersteller Namiki belieferte schon in den Zwanzigern die feinsten Shoppingadressen der Welt mit seinen kunstvoll verzierten Füllfederhaltern. Besonders berühmt sind die in aufwändiger Lackierarbeit von Hand gefertigten Maki'e-Modelle.

Omas
Die italienische Marke Omas (Officina Meccanica Armando Simoni) geht auf eine 1919 eröffnete Werkstatt für Füllerersatzteile zurück. Sie gehört zu den wenigen Herstellern Europas, die seit den Zwanzigern konstant höchste Qualität liefert.

Parker
Parker gehört zu den Marken der ersten Stunde, denn schon 1889 meldete Firmengründer George S. Parker in den USA sein erstes Füllerpatent an. Es folgten zahlreiche Innovationen und bahnbrechende Designideen, durch die Parker immer neue Maßstäbe in Form und Funktion setzte.

Pelikan
Der Anfang von Pelikan war 1832 die Gründung einer Fabrik für Künstlerfarben bei Hannover, aus ihr entwickelte sich später eine erfolgreiche Bürobedarfsmarke. Erst in den Zwanzigern wurden auch Füllfederhalter entwickelt, das Design von damals bestimmt bis heute die Modellpalette des Hauses.

Waterman
Hersteller des Ur-Füllers, 1882 von dem Amerikaner Lewis E. Waterman gegründet, dem Vater des modernen Füllfederhalters. Seit 1926 wurde unter dem Label Jif-Waterman auch in Frankreich produziert, heute der nach Schließung des US-Werks im Jahre 1954 alleinige Sitz der Herstellung.

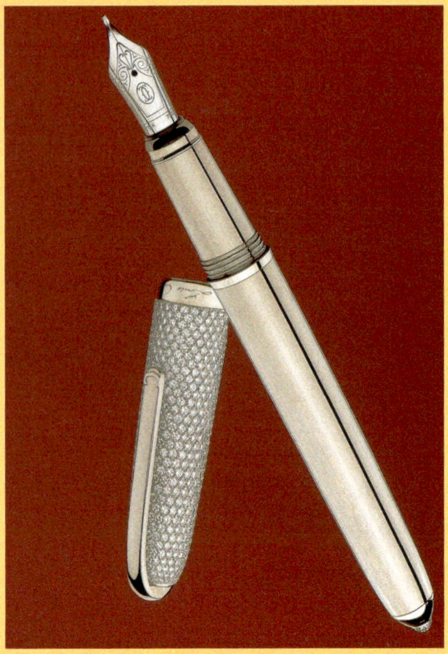

Luxuriös schreiben mit Cartier: Füllfederhalter aus massivem Weißgold, mit 823 Brillanten besetzt. Lassen Sie den bloß nicht mal versehentlich irgendwo liegen.

Die schreibende Lady

Uhr, Terminplaner und Füllfederhalter sind Accessoires, bei denen viele Ladys ganz bewusst auf Tradition setzen. Natürlich zeigt eine Quarzuhr die Zeit genauer an als der teuerste Chronograph. Ist das ein Grund, die Patek Philippe gegen eine Swatch einzutauschen? Auch der Palmtop vermag wesentlich mehr zu leisten als der gute alte Filofax, dennoch halten viele Businessladys dem analogen System aus Ringbucheinlage und Leder die Treue. Genauso wie eine echte Dame lieber mit Füllfederhalter oder silbernem Drehbleistift signiert und notiert, obwohl der feine Faserschreiber eigentlich auch sehr leicht über das Papier gleitet. Warum also Altbewährtes statt neuester Technik? Weil die Klassiker der Moderne – nichts anderes sind die Schreibutensilien aus dem ausgehenden 19. und den ersten drei Jahrzehnten des 20. Jahrhunderts – die alltägliche Schrift zu etwas Besonderem machen. Rechtskraft erlangt die Signatur selbstverständlich auch mit dem Gratiskuli aus dem Hotel, Schönheit jedoch erst mit Tintenstrich.

Der Traum von der »plume sans fin«, dem Federkiel ohne Ende, also einem nicht versiegenden Tintenfluss, beschäftigte schreibende Menschen schon im 18. Jahrhundert. Allzu umständlich war das ständige Wiedereintauchen der Schreibfeder ins Tintenfass, doch es fand sich lange kein funktionierendes Patent. Erfindungen gab es gleichwohl zahlreiche, nur eben keine, die einen dauerhaften und gleichmäßigen Tintenzufluss garantierte. Als Vater des modernen Füllfederhalters gilt der Amerikaner Lewis E. Waterman, der am 12. Februar 1884 seinen Fountain Pen für die USA patentieren ließ. Sein System war eines von mehreren, die zeitgleich in den Jahren zwischen 1880 und 1890 entwickelt worden waren, und da es am besten funktionierte, wurde es bald darauf von zahlreichen Mitbewerbern kopiert. Allerdings hatte Waterman nur das Problem des Tintenzuflusses gelöst, die Befüllung war der nächste Stolperstein. Sein Landsmann Roy Conklin fand die Antwort 1898 mit seinem Crescent Filler, dem ersten Selbstfüller der Schreibgeschichte. Die große Zeit des Füllfederhalters waren die ersten drei Jahrzehnte des 20. Jahrhunderts, da von 1900 bis Mitte der Dreißiger einige der schönsten und am aufwändigsten gearbeiteten Schreibgeräte entstanden

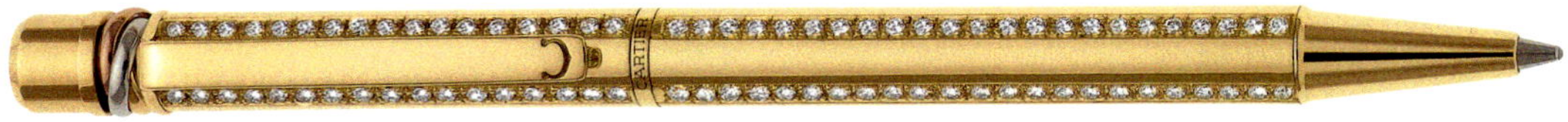

Minikugelschreiber aus der Kollektion »Must de Cartier«: Pures Gelbgold, mit Diamanten besetzt. Die verschlungenen Ringe spielen auf den berühmten Dreifachring »Trinitiy« an.

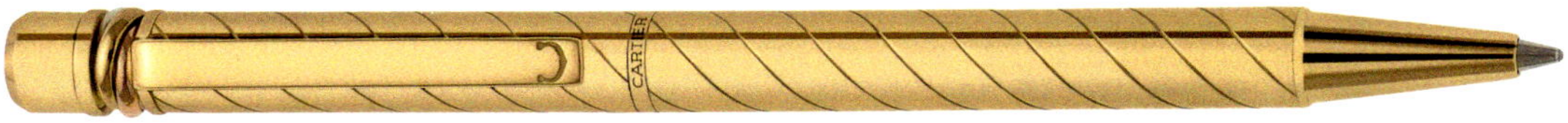

Doch etwas stilvoller als der Plastik-Gratiskuli mit Kleckermine von der Tankstelle: Der Edelschreiber im Wendelmuster aus dem Schmuckgeschäft – wahlweise in Gelb- oder Weißgold.

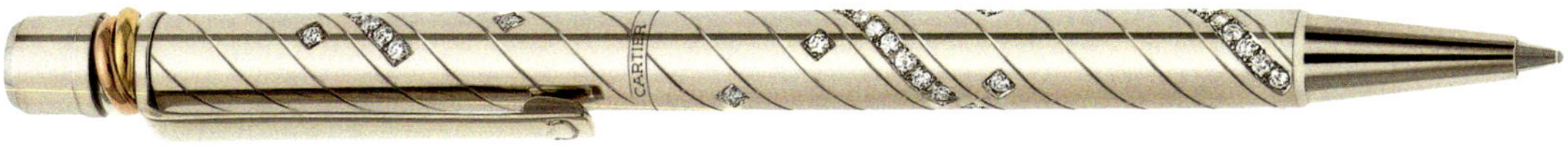

Diamonds are a girl's best friend – sagen Sie Ihrem Liebsten rechtzeitig Bescheid, wenn Sie Cartiers Spitzenmodell mit 47 Diamanten zum Geburtstag auspacken möchten.

sind. Der Niedergang des traditionellen Füllers setzte Mitte der Sechziger ein, als sich der Kugelschreiber immer stärker ausbreitete, Ende der Siebziger begann jedoch ein großes Revival, das schließlich in den Achtzigern zu einem wahren Füllerboom führte. Plötzlich war es wieder mega-in, im Meeting statt den profanen Kuli einen eleganten Waterman, Parker oder Montblanc zu zücken. Der Lady konnte dieses Comeback nur recht sein, denn sie hat die endlose Feder immer bevorzugt.

Kreative Ladys schätzen neben dem Füllfederhalter vor allem den Bleistift, denn bei Brainstormings und in hektischen Konferenzen gibt es nichts besseres als den Strich, der radiert werden kann. Auf dem Schreibtisch darf deshalb eine Auswahl wohlgespitzter Bleistifte nicht fehlen. In der Handtasche stellen sie jedoch eine gewisse Gefahr dar. Nicht nur, dass sie mit der offenliegenden Mine das Futter beschädigen oder verschmutzen können, beim Griff nach dem Stift verletzt man sich auch leicht. Deshalb sind Drehbleistifte ein absolutes Muss für den mobilen Einsatz. Wer mag, kann sich das zu seinem Füllfederhalter passende Modell aus der gleichen Serie aussuchen, Freunde des authentischen Urprodukts greifen lieber zum Klassiker aus dem Hause Yard-O-Led, einer 1934 in England gegründeten Manufaktur für handgefertigtes Schreibgerät aus Edelmetall. Der Name ist die Verballhornung von »a yard of lead«, also »ein Yard Blei«, denn so lang wie das englische Maß, nämlich 91,44 Zentimeter, ist der Vorrat aus zwölf Minen, wenn man sie aneinander legen würde. Ist eine Miene aufgebraucht, wird der Reststummel durch eine Drehung ausgeworfen und die nächste kommt zum Vorschein. Der Yard-O-Led besticht jedoch nicht nur durch die Feinmechanik im Inneren (übrigens eine Erfindung aus dem Jahr 1822!), sondern auch durch das vornehme Äußere aus massivem Silber. Drei Dekors stehen zur Verfügung, »plain«, »fine barley« und »Victorian«, allesamt werden sie von Hand graviert. Wenn Sie Silber nicht mögen, dann bekommen Sie den schmucken Schreiber übrigens auch in der güldenen Version, wahlweise aus 18-Karat-Massivgold oder goldplattiert.

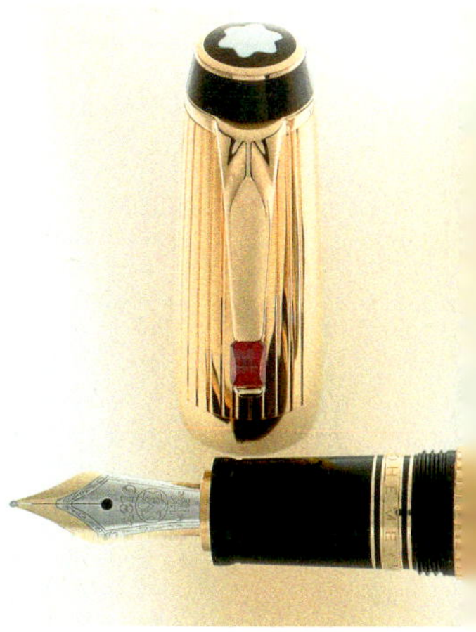

Der Füllfederhalter »Bohème« von Montblanc gibt sich trotz der Vergoldung ein wenig hanseatisch zurückhaltend – gediegen wirkt er aber allemal.

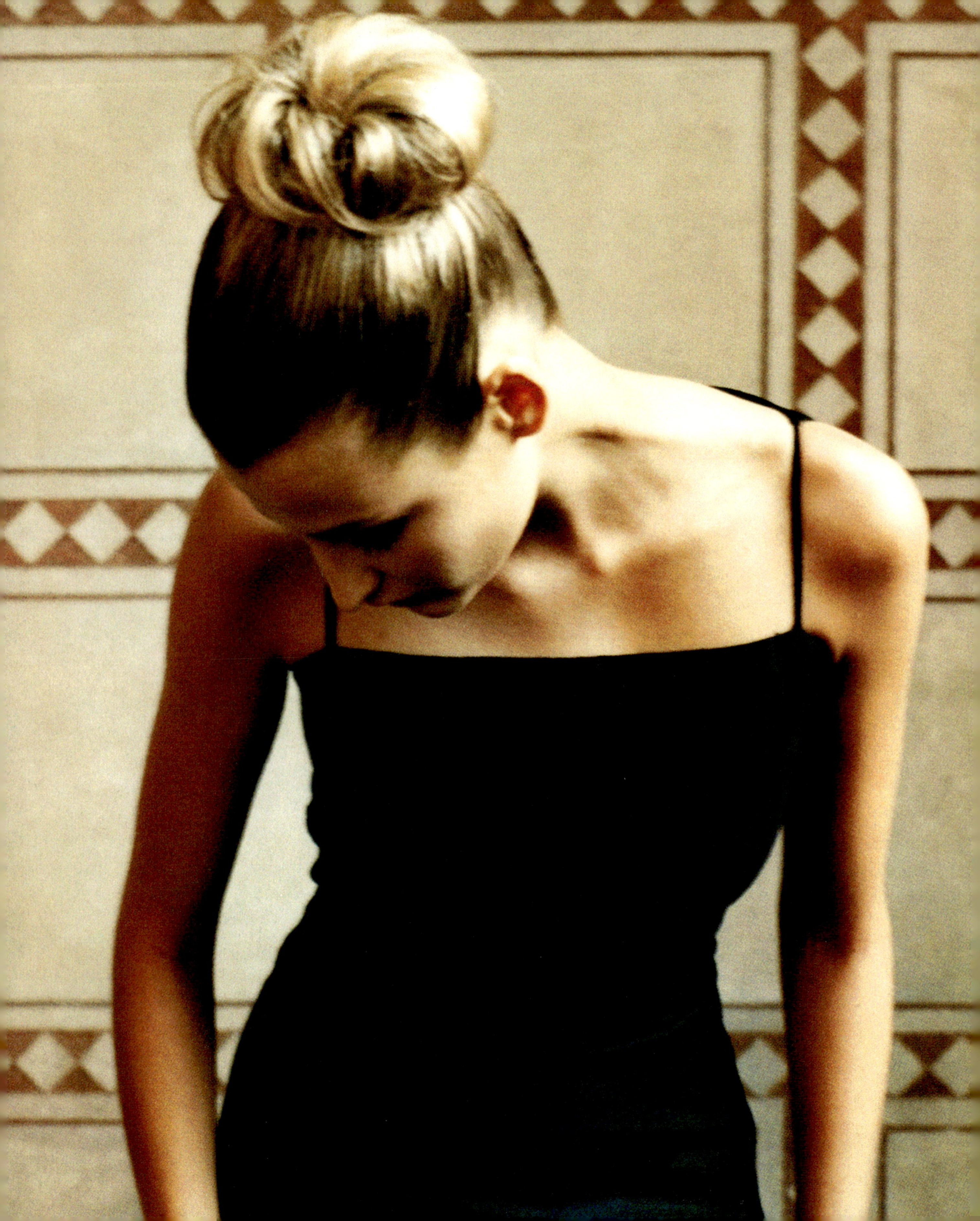

№ 8

Festliches und Haute Couture

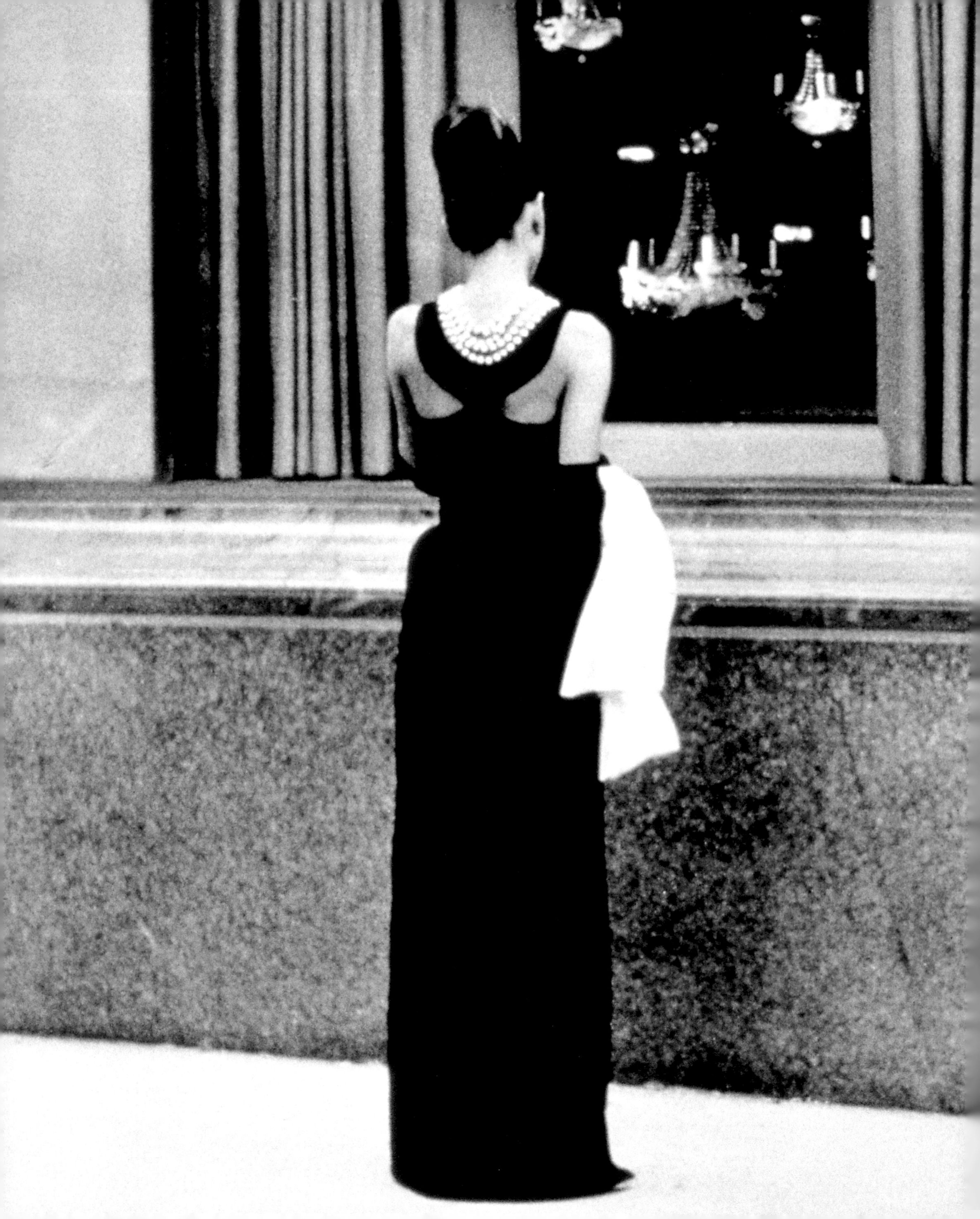

Die Lady im Rampenlicht

Nicht jede Dame liebt den großen Auftritt bei Bällen und Empfängen, manch eine scheut ihn sogar. Dennoch weiß auch die eher zurückgezogen lebende Lady genau, worauf es bei diesen Anlässen ankommt: nämlich auf eine strahlende Erscheinung und ein möglichst ebenso strahlendes Lächeln. Wenn es sich also partout nicht vermeiden lässt, wird sie sich entsprechend in Schale werfen und von ihrer besten Seite zeigen. Dass sie in Wirklichkeit lieber den Garten umgraben würde, merkt man ihr so leicht nicht an. Neben den Event-Muffeln gibt es natürlich auch die Fraktion der leidenschaftlichen Ausgeherinnen. Diese Ladys freuen sich über jede Gelegenheit, mal wieder das kleine Schwarze, den eleganten Hut oder das großes Abendkleid hervorzuholen. Für sie sind die aufwändigen Outfits keine pflichtgemäßen Uniformen, sondern Objekte der modischen Lust, die sie mit viel Spaß und Überlegung geordert, gekauft und kombiniert haben.

Dass Männer modisch den Ton angeben, kommt selten genug vor – die Festgarderobe der Lady ist jedoch so eine seltene Ausnahme, denn sie richtet sich nach der Kleidung des Herrn. Auf traditionell gehaltenen Einladungen wird immer nur ein Hinweis auf den erwünschten Anzug gegeben, das entsprechende Kleid muss die Dame sich dazudenken. Da steht dann beispielsweise Großer Gesellschaftsanzug, White Tie oder Cravate Blanche oder auch Kleiner Gesellschaftsanzug, Black Tie oder Cravate Noir. Doch was bedeutet das? Heißt es »Großer Gesellschaftsanzug«, ist beim Herrn der Frack mit weißer Frackschleife gefragt, bei der Dame das große Abendkleid. Wie der Look konkret aussieht, ist für den Mann genau definiert, er könnte sein Outfit blind in der passenden Größe bei seinem Ausstatter bestellen, ohne irgendeinen Fehler zu riskieren. Dagegen lässt die Forderung »Großes Abendkleid« ein breites Spektrum individueller Auslegungen zu. Es handelt sich zwar immer um eine lange, dekolletierte Festrobe, die durch eine Jacke, ein Cape oder eine Stola, Abendhandschuhe und prunkvollen Schmuck ergänzt wird, doch Farbe, Schnitt, Stoff und alle Details der Accessoires können fast beliebig gewählt werden. Noch schwammiger wird es beim kleinen Abendkleid, also dem weiblichen Pendant zum männlichen kleinen Gesellschaftsanzug, sprich Smoking mit schwarzer Schleife. Erlaubt ist hier jede Art von Abendgarderobe unterhalb des grandiosen Levels, also alles vom schicken kleinen Schwarzen über das zeitlose weinrote Samtkleid bis hin zum letzten Schrei aus der Designerboutique.

Das gesellschaftliche Parkett ist bekanntlich glatt und angesichts der fast endlosen Variationsmöglichkeiten dieser beiden Kategorien von Abendkleid könnte man schon ein wenig ins Schwimmen geraten – doch die Lady nimmt's gelassen. Stilsicher wird sie ein Outfit auswählen und sich dann ins Vergnügen stürzen. Allerdings bleibt ihre Freude auf die anstehende Feier auch deswegen ungetrübt, weil sie im Vorfeld nicht mit logistischen Problemen zu kämpfen hat – allen voran die leidige Frage, wo man ein dem Anlass angemessenes Kleid herbekommt. Sie hat die benötigte Garderobe praktischerweise schon im Schrank, und sollte dies nicht der Fall sein, dann weiß sie wenigstens, von wem sie sich den spektakulären Fummel oder das süße Abendtäschchen ausleihen kann. Ob die Kreation ihr gehört oder nicht, ist ganz egal, sie wird sie so tragen, als sei sie für sie gemacht. Selbst wenn es sich dabei um ein Yves-Saint-Laurent-Modell handelt, das ihre Mutter 1977 in Paris erstanden hat.

Von Couturier, Friseur, Visagist und Juwelier professionell inszenierte Perfektion oder maximale Wirkung durch minimalen Aufwand – beides kann sehr ladylike sein. Wo man sich zwischen diesen beiden Extremen einordnet, ist von vielen Faktoren abhängig. Der wichtigste ist natürlich die Art der Feierlichkeit. Aber auch das Land spielt eine Rolle, bei der Society-Hochzeit im New Yorker Plaza sehen wir andere Outfits als beim Redentore-Dinner im venezianischen Cipriani. Hinzu kommt die beruflich-soziale Standeszugehörigkeit, denn die erfolgreiche Kreative aus der Medienbranche wird sich für eine Award-Verleihung ihrer Zunft anders stylen als die Prinzessin für den Queen Charlotte's Ball in London. Und nicht zuletzt ist das Alter ein Maßstab, die Dame Jahrgang 1930 vertritt mit Sicherheit eine andere Auffassung von festlicher Garderobe als die junge Lady, die in den Achtzigern das Licht der Welt erblickt hat. Dennoch gibt es so etwas wie einen generationsübergreifenden Minimalkonsens, der die Ladys dieser Welt eint: Jedem Event muss durch entsprechende Kleidung genüge getan werden, dies gebietet der Respekt – vor dem Anlass, den anderen Gästen und vor sich selbst.

Audrey Hepburn im langen Abendkleid mit raffinierter Rückenlösung (Filmszene aus dem 1961 gedrehten Welterfolg »Frühstück bei Tiffany's«).

Das große Abendkleid

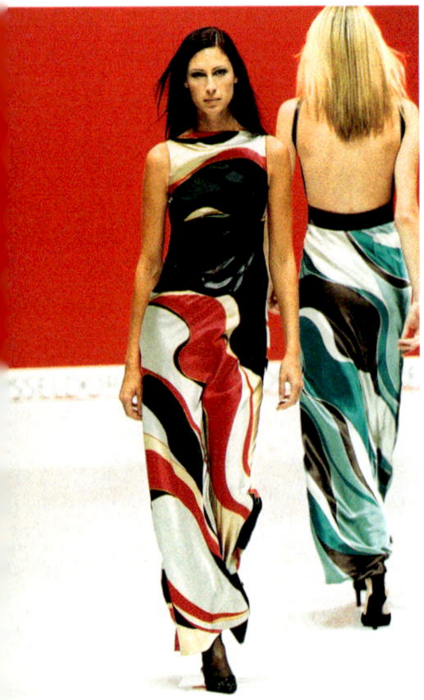

Bei legeren Sommerfesten unter freiem Himmel kann die Abendmode ruhig in kräftigen Farben daherkommen, meint der spanische Designer Jorge Gómez.

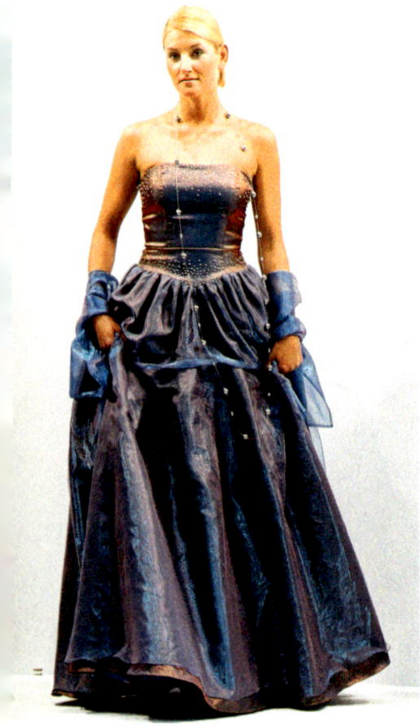

Perfekt für den Opernball oder das Staatsbankett: Eine klassische große Robe vom deutschen Abend- und Brautmodenspezialist Kleemeier aus Hof.

Die Mode kennt viele merkwürdige Phänomene. Etwa jenes, dass mit zunehmender Feierlichkeit immer weiter in die Kostümgeschichte zurückgegriffen wird. Mit anderen Worten: Je ernster und gewichtiger der gesellschaftliche Anlass, desto älter das Outfit. So ist das große Abendkleid zum Beispiel ein echter Dinosaurier. Die Lady könnte sich darin per Zeitmaschine 100 Jahre zurückversetzen lassen, ohne befürchten zu müssen, bei der Ankunft in der Vergangenheit underdressed zu sein. Schließlich war die bodenlange, festliche Robe mit Abendhandschuhen, Pelzstola, Abendtäschchen und Tiara zu Beginn des 19. Jahrhunderts der übliche Look für die Stunden nach Sonnenuntergang. Trotz aller Unterschiede in den Details, wie etwa Stoffqualität oder Zierelemente, würde eine moderne Frau in einem modernen Abendkleid auf ihrer Zeitreise für weniger hochgezogene Augenbrauen sorgen als in einem modernen Casuallook.

Warum das so ist? Weil die bis heute – wenigstens noch ansatzweise – gültigen Regeln für die Abendmode auf den Kleidungsvorschriften des 18. und 19. Jahrhunderts basieren. Diese Verordnungen waren am strengen Zeremoniell der Königs- und Fürstenhöfe ausgerichtet. In Gegenwart der Feudalherren mussten genauestens definierte Outfits getragen werden, wer zur Audienz kommen wollte, hatte sich also entsprechend herauszuputzen. Nach dem Ende der Monarchie in Europa hat das Hofritual seine Bedeutung verloren, allerdings gilt es nach wie vor als formale Richtschnur. Wie weit sich die Abendmode tatsächlich noch davon leiten lässt, ist allerdings von Land zu Land sehr verschieden. Die Ästhetik der USA hat mit den ehemals royalen Vorbildern wenig am Hut und orientiert sich lieber am hausgemachten Glamour-Geschmack Hollywoods, wohingegen die britische Society die höfischen Regeln noch recht genau befolgt. Doch auch im United Kingdom drohen keine ernsthaften Sanktionen mehr, wenn die Etikette verletzt wird. Schlimmstenfalls verweigert man der – subjektiv betrachtet – falsch gekleideten Ballbesucherin den Zutritt. Allerdings kommt dies an den Türen der Festsäle wesentlich seltener vor als an den streng bewachten Eingängen der Diskotheken oder angesagten Clubs.

Da aber die Etikette keine exakte Beschreibung einer korrekten Abendgarderobe mehr liefert und die alten Konventionen ohnehin an Bedeutung verloren haben, wählt man ein Kleid heute meist nach rein ästhetischen Gesichtspunkten. Ladys, die häufig Gala tragen, berücksichtigen bei ihrer Entscheidung jedoch immer auch praktische Erwägungen. Besondere Vorsicht ist angebracht, wenn die Robe für Bälle geeignet sein soll. Gerade in den besten Kreisen geht es zu vorgerückter Stunde nämlich nicht umso vornehmer, sondern umso wilder auf der Tanzfläche zu. Insofern müssen Schnitt und Verarbeitung garantieren, dass sich die Lady keine ungewollte Blöße gibt. Erfahrene Königinnen der Nacht wagen deshalb bei der Anprobe stets ein paar Walzerschritte, um den sicheren Sitz des Ausschnitts zu überprüfen. Wenn ein ständig rutschendes Dekolleté nämlich erst auf dem großen Abend bemerkt wird, ist es für Änderungen längst zu spät – und die Laune sowieso verdorben.

Ein Kleid allein tut es natürlich nicht, es muss auch das richtige Schuhwerk her. Was am besten passt, hängt hauptsächlich von zwei Faktoren ab. Erstens vom Stoff der Robe, zweitens von der Art der Veranstaltung. Handelt es sich um ein Diner, dann kann Schönheit vor Bequemlichkeit gehen, schließlich verbringt man die meiste Zeit im Sitzen. Soll dagegen das Tanzbein geschwungen werden, dürfen Pumps, Riemchensandalette und Co. den Bewegungsdrang nicht hemmen. Sehr hinderlich sind zu enge, drückende Schuhe, die jeden Schritt zur Qual machen, und allzu hohe Absätze, die bei schnellen Tänzen ein gewisses Verletzungsrisiko bergen. Trotzdem gilt: Die Schuhe sind Teil des Outfits und müssen neben der gebotenen Tanztauglichkeit unbedingt auch Gala-Qualitäten aufweisen.

Rechte Seite, links: Bei der Kreation des niederländischen Labels Lady Bird wird die Stickerei auf dem Oberteil und dem Abendtäschchen durch die Schlichtheit von Rock und Stola besonders hervorgehoben.

Rechte Seite, rechts oben: Die deutsche Designerin Anja Gockel setzt bei diesem Outfit auf die bewährte Schwarz-Rot-Kombination, die sie allerdings sehr unkonventionell und ziemlich wild-romantisch variiert.

Rechte Seite, rechts unten: Beim spanischen Label Brunella behält die Lady auch am Abend die Hosen an. Schwung und festliches Flair bekommt das Ensemble durch die lange transparente Stola, die dazu getragen wird.

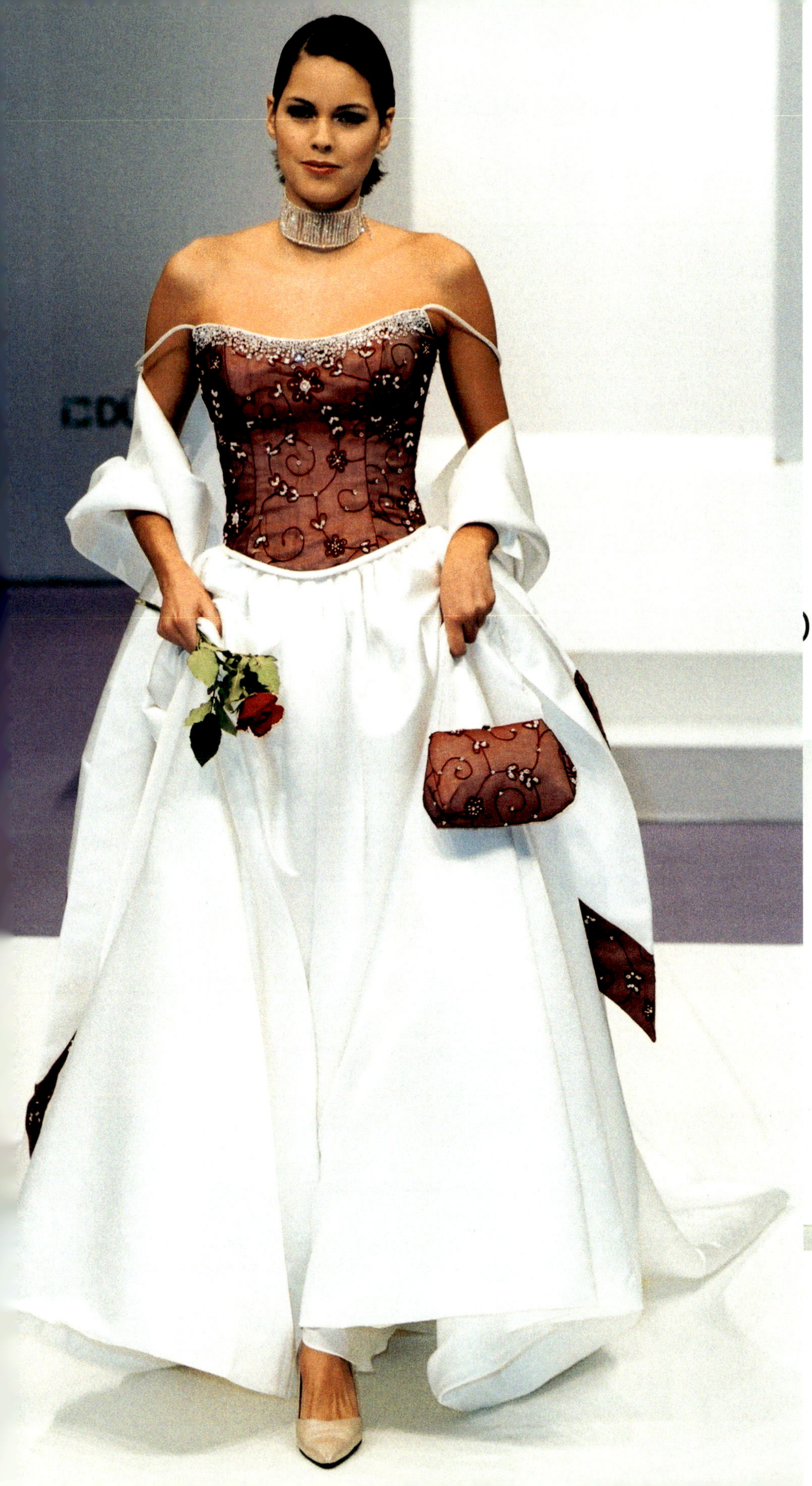

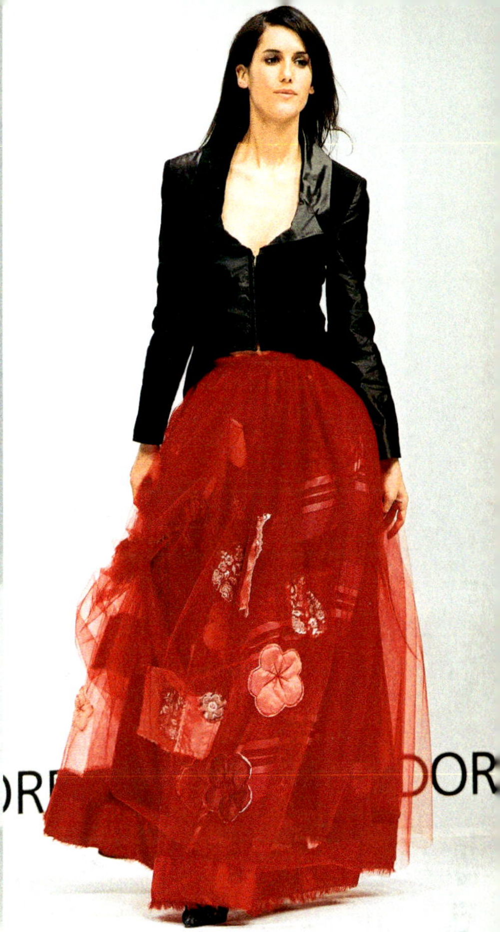

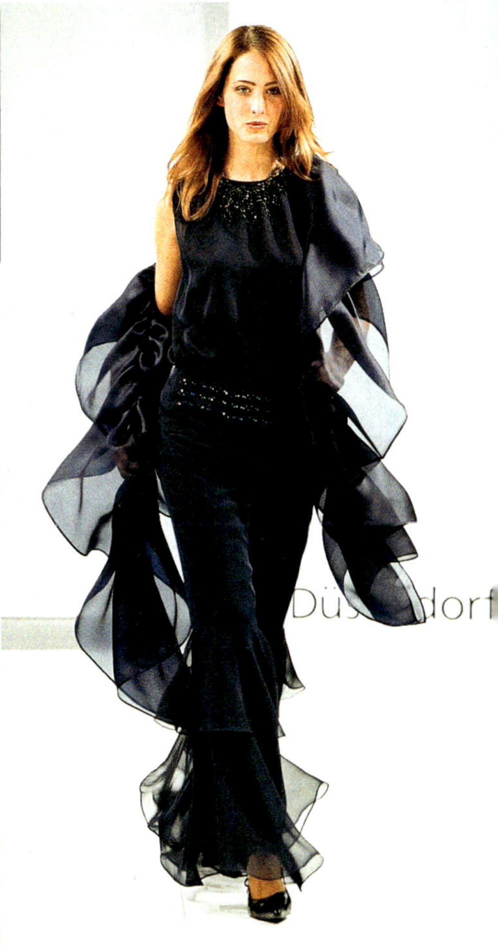

Cocktailkleider und das kleine Schwarze

Eine große Abendrobe zu tragen ist eine aufregende Sache, doch die Anlässe dafür sind leider dünn gesät. Wer geht schon ständig auf Bälle und Staatsempfänge? Viel häufiger bleibt es beim kleinen Abendkleid, das auf eleganten Partys, in der Oper oder auf der schicken Vernissage seinen Platz hat. Deshalb investieren gerade jüngere Frauen lieber in das vielseitige kleine Schwarze oder ein kurzes Cocktailkleid statt in ein luxuriöses langes Gala-Modell, für das sich kaum Einsatzmöglichkeiten bieten.

Ein gut gemachtes kleines Schwarzes ist ein Musterbeispiel an zeitloser Eleganz, da überrascht es kaum, dass es in Wirklichkeit zu den älteren Semestern im Schrank gehört. Erfunden wurde das kniekurze Kleid nämlich schon 1926, und zwar von Coco Chanel.

In den Zwanzigern galt der »little black dress« als revolutionär, heute gehört er bei klassischen Modelabels wie Laura Ashley zum festen Programm.

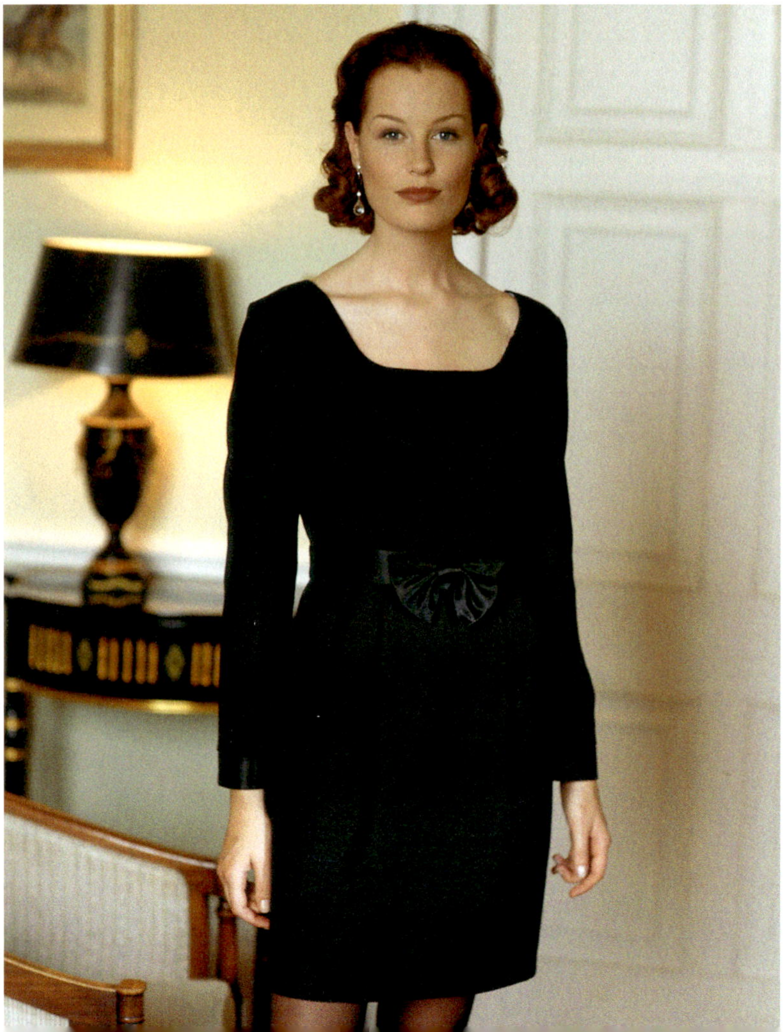

Doch eigentlich passt das Geburtsjahr perfekt zum Charakter dieses Looks, denn nur die Zwanziger können ein derart modernes Kleidungsstück hervorgebracht haben, schließlich war das die Dekade der größten Veränderungen in der Damenmode. Kein Wunder, dass damals auch das Abendoutfit geradezu revolutionäre Neuerungen über sich ergehen lassen musste. Denn im Vergleich zur Opulenz eines Ballkleids wirkt das kleine Schwarze provozierend schlicht und schmucklos. Die amerikanische Vogue nannte es deshalb den Ford unter den Kleidern, da diese Automarke in den Zwanzigern für Modernität und die Demokratisierung des Luxus stand.

Wie bei vielen anderen innovativen Schöpfungen dauerte es auch beim kleinen Schwarzen eine ganze Weile, bis es zum modischen Allgemeingut wurde. Seine große Zeit kam in den fünfziger und sechziger Jahren, nicht zuletzt durch Audrey Hepburn, die damit in »Frühstück bei Tiffany's« zum Fashion-Vorbild unzähliger Frauen avancierte. Damals war Chanel jedoch längst nicht mehr das einzige Couture-Haus, das dieses Outfit lieferte, Audrey Hepburn ließ ihr Filmkleid beispielsweise von ihrem Lieblingsschneider Hubert de Givenchy entwerfen. Aber auch Givenchy sollte weder der erste noch der letzte bleiben, der das von Coco Chanel vorgegebene Thema für seine Kundinnen adaptierte. Bis heute ist das kleine Schwarze ein erklärter Liebling der Designer, und in jeder Saison sieht man neue Interpretationen auf den Laufstegen.

Während der Ursprung des kleinen Schwarzen also im Modernismus der Zwanziger zu suchen ist, liegen die Wurzeln des Cocktailkleids in der neuen Lust am Luxus der Fünfziger. Die Idee war einfach, aber gut: ein Kleid, weit ausgeschnitten oder sogar schulterfrei wie eine Abendrobe, durch die Wadenlänge und ein kleines Jäckchen jedoch schon am Nachmittag tragbar. Als Vater des Cocktailkleids gilt Christian Dior. Der Look erwies sich schnell als ideal für die gepflegte Dame der Fifties, die damit vom Nachmittag bis in die Nacht perfekt angezogen war. Der Übergang zwischen den beiden Tageszeiten wurde einfach durch das Ablegen des Jäckchens markiert, das früher übliche Umziehen für den Abend konnte somit entfallen.

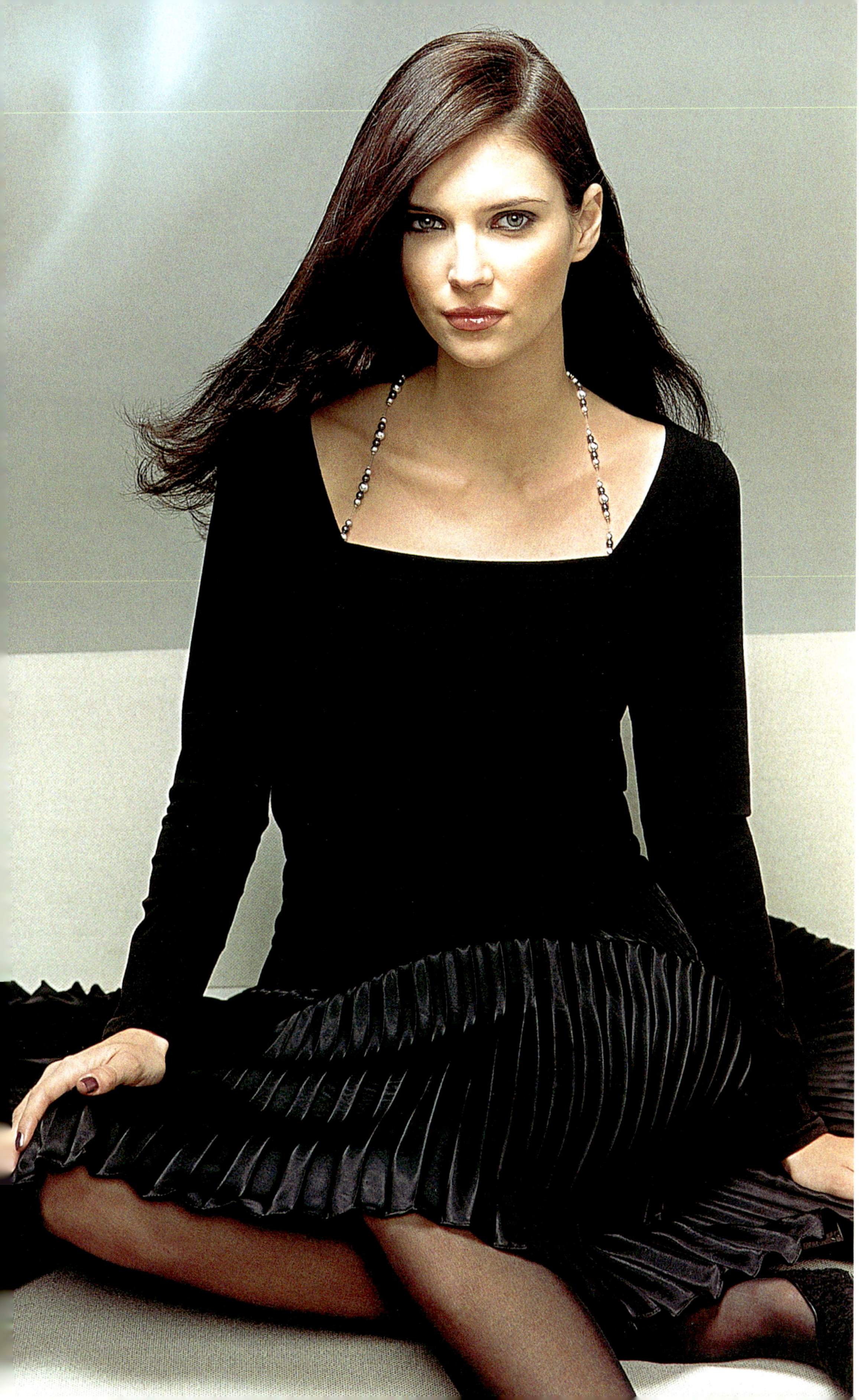

Falke wollte eigentlich nur für Strümpfe werben, ganz nebenbei präsentiert die Anzeige jedoch ein perfektes Beispiel für die moderne Interpretation des kleinen Schwarzen.

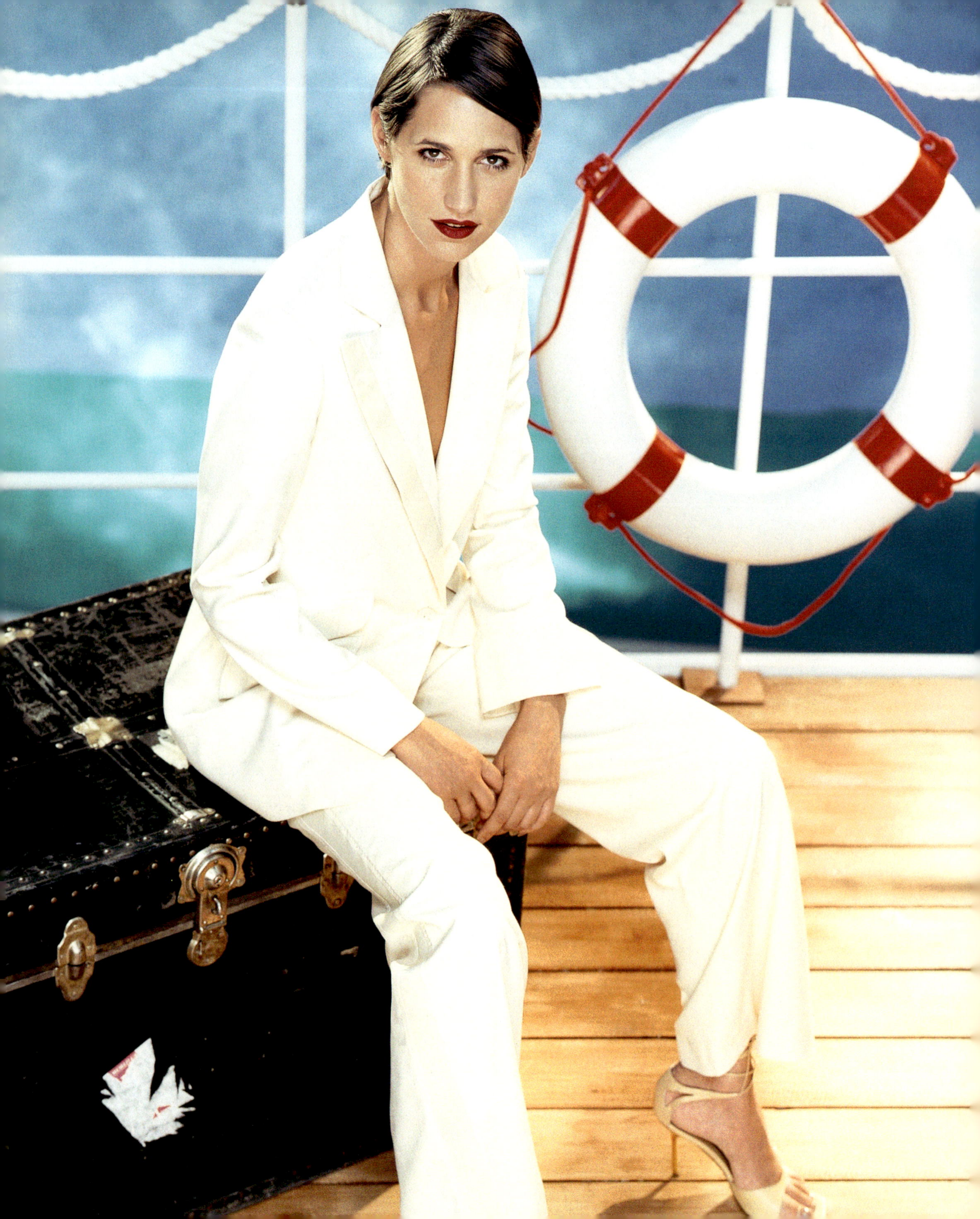

Von Marlene Dietrich bis Yves Saint Laurent: Der Smoking für die Dame

Die Damenmode ist reich an Zitaten und Adaptionen aus dem Kleiderschrank der Herren. Auch in der festlichen Garderobe der Lady findet sich eine solche Leihgabe. Die Rede ist vom Smoking, dem männlichen Abendanzug. Er wurde gegen Ende des 19. Jahrhunderts als Alternative zum Frack erfunden. Wer genau auf die Idee gekommen ist, das langschößige Frackjackett durch ein Sakko mit Seidenbesatz zu ersetzen, lässt sich nicht zweifelsfrei sagen, die Modegeschichte kennt verschiedene Theorien hinsichtlich der Urheberschaft. Fest steht dagegen, dass dieses Modell auch den Damen gefiel. Als avantgardistische Frauen Anfang des 20. Jahrhunderts Männeranzüge zu tragen begannen, machten sie deshalb auch vor dem Smoking nicht Halt. Aus dieser Epoche stammte auch Marlene Dietrichs Vorliebe für männlich inspirierte Outfits, die später zu einem ihrer zahlreichen Markenzeichen wurde.

Wenn die Lady vor dem Zweiten Weltkrieg einen Smoking haben wollte, musste sie sich den vom Schneider anfertigen lassen. Es sei denn, sie hätte sich mit einem mehr schlecht als recht sitzenden Herrenmodell von der Stange begnügt. Marlene Dietrich wäre zu solchen Kompromissen nicht bereit gewesen, sie stand zu Recht in dem Ruf, eine Fanatikerin in Sachen Passform und Qualität zu sein. Sobald es ihre finanziellen Mittel erlaubten, wurden ihre Männersachen nur noch von den besten Herrenschneidern genäht. So exzentrisch dies heute klingen mag, ungewöhnlich war es nicht. Denn schon im 19. Jahrhundert pflegten Damen ihre Reitjacken, Reisekleider und die Vorläufer des Kostüms im Herrenatelier in Auftrag zu geben.

In den dreißiger Jahren galt die Wiener Maßschneiderei Knize als eine der angesagtesten Shoppingadressen Europas. Auch Marlene Dietrich und ihr Mann Rudolf Sieber ließen dort regelmäßig arbeiten, bis der Anschluss Österreichs an das Deutsche Reich 1938 die jüdischen Inhaber zur Flucht zwang. Über Paris gelangten sie schließlich in die USA und eröffneten 1941 ein neues Geschäft in New York. Wie genau es der Star mit seiner Garderobe nahm, beschreibt auch Maria Riva immer wieder in ihrer Biographie der berühmten Mutter. So schildert sie zum Beispiel, wie ihre Eltern 1933 während eines Wien-Aufenthalts beim Promischneider orderten. Dabei verging der erste Tag mit dem Maßnehmen und der Auswahl der gewünschten Modelle, also Fräcke, Smokings, Chesterfield-Mäntel, Morgenröcke und Hemden, der nächste wurde damit verbracht, die Stoffe auszusuchen, und zahlreiche weitere Stunden waren schließlich für die Anproben einzuplanen. Doch die Mühe lohnte sich, denn die Diva hielt dem Schneider die Treue und bezog ihre Fräcke und Smokings auch nach dem Krieg noch von Knize, nun allerdings aus dem New Yorker Atelier.

Marlene Dietrichs Smoking war die perfekte Nachbildung eines Männeranzugs für eine Frau – ein wirklich weibliches Kleidungsstück wurde daraus erst mit dem legendären Entwurf von Yves Saint Laurent. Als Dior-Nachfolger 1958 noch ekstatisch gefeiert, aber schon zwei Jahre später wegen einer allzu avantgardistischen Kollektion wieder entlassen und durch Marc Bohan ersetzt, hatte der geniale Modeschöpfer 1961 sein eigenes Haus gegründet und 1962 die erste Kollektion unter seinem Namen präsentiert. 1966 nahm er sich dem Zug der Zeit folgend – die Sechziger gaben sich modisch ähnlich revolutionär wie die Zwanziger – des Smokings an und schuf erstmals eine Damenversion des Klassikers, die diesen Namen auch verdiente. Geadelt durch die Signatur des großen Couturiers rückte der Smoking nun endgültig ins Blickfeld der Lady, und was die treue Yves-Saint-Laurent-Kundin Catherine Deneuve trug, konnte schließlich nicht ganz verkehrt sein. Wenn Designer heute einen Damensmoking in ihrer Kollektion zeigen, müssen sie sich unweigerlich den Vergleich mit dem legendären Original aus den Sixties gefallen lassen. Dies hält sie jedoch nicht davon ab, ihn immer mal wieder auf den Laufsteg zu schicken. Sein vorerst letztes Revival fand zum festlichen Auftakt des 21. Jahrhunderts statt, und das nächste kommt bestimmt.

Mulberry präsentiert seinen hellen Damensmoking in maritimer Kulisse. Aus gutem Grund, denn das weiße Dinnerjacket wird traditionell nur auf hoher See oder unter freiem Himmel getragen.

Gala-Accessoires

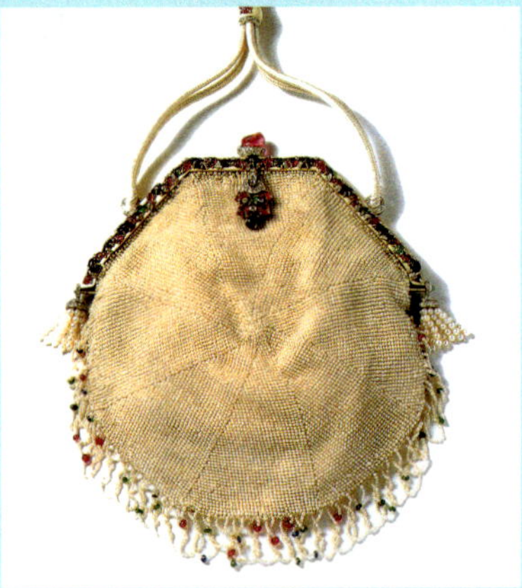

Die Tutti-Frutti-Tasche, kreiert 1930 von Cartier New York, wäre eine perfekte Begleiterin für den großen Abend. Aber nicht im Taxi liegen lassen!

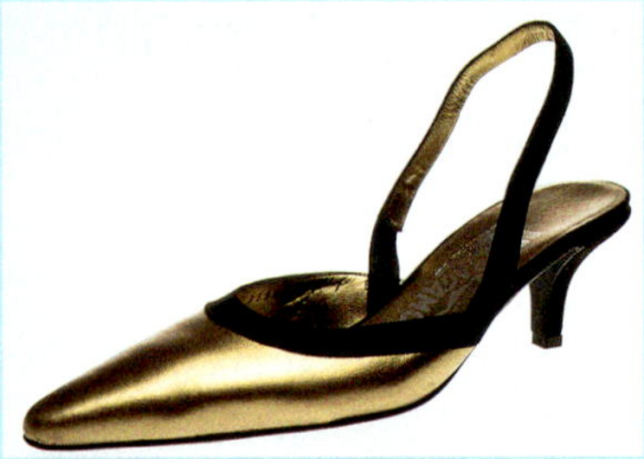

Zeigt her eure Schuhe! Der goldene Slingpumps von Salvatore Ferragamo ist definitiv zu schön, um ihn unter einem langen Kleid zu verstecken.

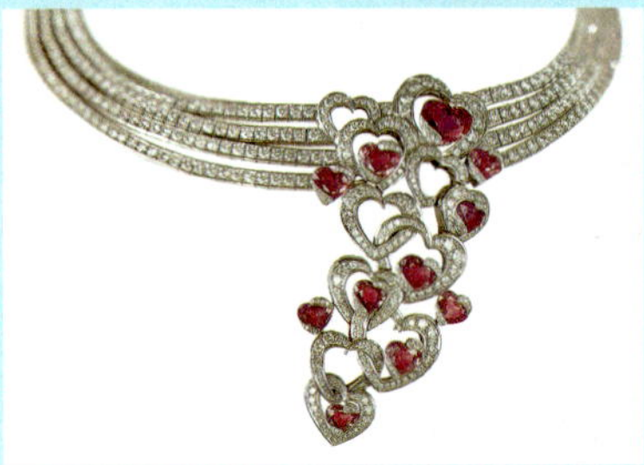

Das wär' doch mal ein Geburtstagsgeschenk: Collier von Chaumet aus 18-Karat-Weißgold besetzt mit 1031 Diamanten und 12 rosafarbenen Saphiren.

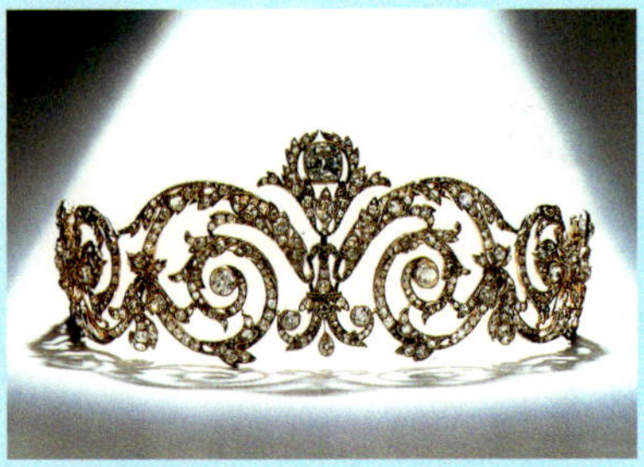

Chaumet-Tiara von 1908: Schade, dass solcher Kopfschmuck heute so selten getragen wird, denn er verwandelt jede Frau sofort in eine Prinzessin.

Abendhandschuhe

Abendhandschuhe gehören heutzutage nicht mehr zu den Pflichtaccessoires für den großen Auftritt, elegant sind sie aber allemal. Doch wohin mit dem Schmuck? Wird er darüber oder darunter (wo ihn niemand sieht) getragen? Benimmführer raten zu darunter, wem das zu schlicht ist, schert sich nicht weiter darum und legt das Armband oder die Uhr darüber an. Zum Händeschütteln werden Abendhandschuhe nicht ausgezogen, genausowenig wie zum Essen. Es gibt aber Modelle, bei denen man die Handpartie separat abstreifen kann, wenn das Diner in Sichtweite rückt.

Pelzcape

Das Pelzcape wird heute meist bei älteren Ladys gesichtet, denn der kurze Umhang aus edlen Fellen war zuletzt in den Fünfzigern richtig modern. Capes aus wärmenden Wollstoffen fungierten bis ins 19. Jahrhundert als tägliche Begleiter der Dame, denn Mäntel wurden über den ausladenden Kreationen der damaligen Zeit nicht getragen. Wer jemals versucht hat, die bauschigen Ärmel eines Abendkleids in das Armloch eines Mantels zu bugsieren, weiß warum. Die Nobelversion aus Pelz verträgt sich dagegen auch mit der opulentesten Robe und schützt zuverlässig vor Gänsehaut.

Stola aus Stoff

Das Design der Stola ist uralt, schon die Damen der Antike hüllten sich in schalartige Umschlagtücher. Als Accessoire zum Abendkleid hat sich die Stola Anfang des 20. Jahrhunderts etabliert. Mantel oder Cape soll sie nicht ersetzen, aber sie hilft gegen Luftzug oder Abendfrische und bedeckt das Dekolleté auf dem Hinweg und dem Nachhauseweg. Als Abendstola kann im Grunde jedes größere Tuch herhalten, wenn es stilistisch zum Galakleid passt. Auch der Pashminaschal erfreut sich seit Ende der Neunziger großer Beliebtheit als wärmender Begleiter.

Pelzstola

Beim Stichwort Pelzstola träumt die eine von seidenweichem Nerz, Zobel oder Hermelin, die andere denkt an die Tiere, die ihr Fell lieber selbst tragen würden. Doch man kann das umstrittene Accessoire auch als eine modische Idee betrachten, die nicht zwangsläufig mit echtem Pelz umgesetzt werden muss. Ein Kunstpelz kann auch sehr glamourös aussehen und ist genauso warm.

Abendhandtasche

Die Abendhandtasche ist ein Mittelding zwischen Schmuck und Gebrauchsgegenstand, wobei der dekorative Aspekt meist überwiegt. Was braucht die Lady auch schon beim großen Auftritt? Neben den Schminkutensilien vielleicht noch das Handy, einen Geldscheinclip mit ein paar Banknoten, ein paar Münzen für Trinkgelder – und natürlich Einladung oder Eintrittskarte.

Abendschuhe

Silber, Gold, Samt und Seide – der Abendschuh glänzt mit edelsten Materialien. Unter der bodenlangen Robe fristet er jedoch ein Schattendasein, so richtig zu sehen ist er allenfalls beim Tanzen. Trotzdem sollte das Modell stets perfekt zum Outfit passen, denn es ist schließlich Teil des Gesamtkunstwerks.

Tiara

Am Hof des französischen Kaisers Napoleon Bonaparte gab es die Sitte, dass die Braut am Tag ihrer Trauung eine stattliche Juwelenmitgift von ihren Eltern überreicht bekam. Darin enthalten war stets auch eine diamantbesetzte Tiara. Wer heute ein solches Schmuckstück sein eigen nennt, wird es die meiste Zeit in der gut weggeschlossenen Schatulle verwahren, aus versicherungstechnischen Gründen, aber auch aus Mangel an Gelegenheit, es zu tragen. Ein Gala-Abend mit großem Abendkleid ist einer der seltenen Anlässe, das Prachtstück auszuführen. Früher war die Tiara übrigens den verheirateten Frauen vorbehalten, heute ist es der Single-Lady selbst überlassen, ob sie sich dieser Konvention noch beugen möchte.

Diamantcollier

Zum großen Abendkleid darf die Lady ihren schönsten Schmuck aus dem Safe holen. Aber was tun, wenn gar keine Diamantcolliers vorhanden sind? VIP-Ladys haben es in so einem Fall am leichtesten, sie leihen sich einfach eine Kreation von einem der besten Juweliere. Denn dort freut man sich natürlich, wenn die Prominenz bei der Filmpremiere oder dem Charity-Ball mit den Preziosen des Hauses fotografiert wird. Doch auch weniger bekannte Damen können Schmuck zu bestimmten Konditionen ausleihen.

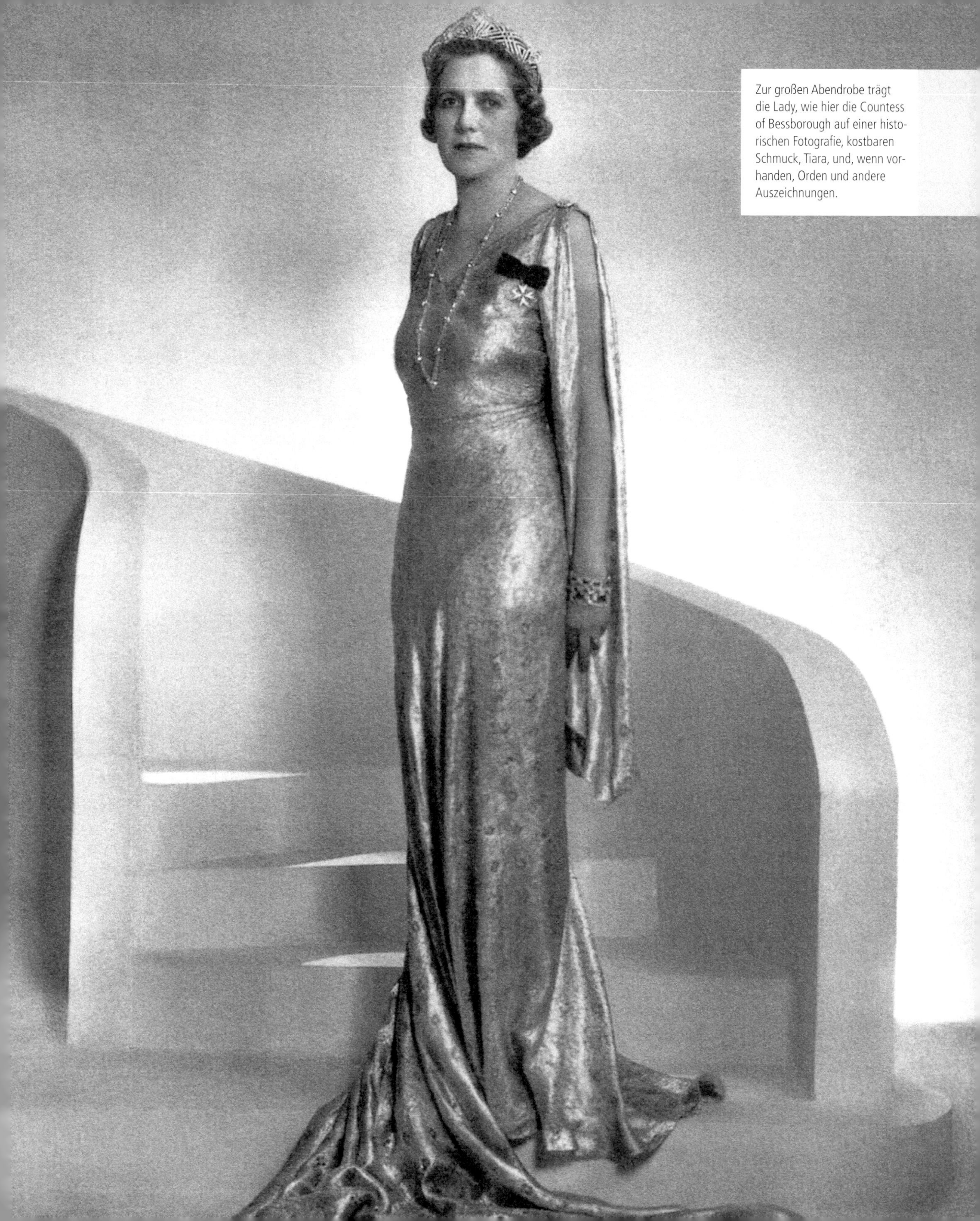

Zur großen Abendrobe trägt die Lady, wie hier die Countess of Bessborough auf einer historischen Fotografie, kostbaren Schmuck, Tiara, und, wenn vorhanden, Orden und andere Auszeichnungen.

Haute Couture: Exklusivität nach Maß

Will man das Phänomen der Pariser Haute Couture verstehen, beginnt man am besten mit dem Begriff an sich. Haute Couture bedeutet so viel wie »hohe Schneiderei«. Dieses Prädikat soll die Kreationen der namhaften Häuser von den Erzeugnissen der »normalen« Damenschneiderei abheben. »Haute Couture« ist in Frankreich eine gesetzlich geschützte Bezeichnung, über deren Vergabe die Fédération Française de la Couture, du Prêt-à-porter des Couturiers et des Créateurs de Mode wacht. Nur wer auf der Liste dieser Vereinigung steht, darf den schneiderischen Adelstitel offiziell führen. Um in den erlauchten Kreis der Haute Couture aufgenommen zu werden, hat der Bewerber genauestens definierte Kriterien zu erfüllen. Unter anderem muss das Modehaus in seiner Entwurfsabteilung und dem Atelier mindestens 20 Leute beschäftigen und zweimal im Jahr eine Kollektion aus mindestens 25 Teilen präsentieren. Der geforderte, vergleichsweise große Mitarbeiterstab aus Designern und Schneiderinnen stellt sicher, dass die Kleider selbst entworfen und nach den Regeln der Handwerkskunst selbst genäht werden und dass auch Maßanfertigungen zum Angebot gehören. Die regelmäßigen Kollektionen sollen den ernsthaften Betrieb des Hauses dokumentieren.

Wien um 1925: Die Damen der Gesellschaft decken sich bei Wilhelm Jungmann & Neffe mit erlesenen Stoffen ein. Das Kleid nähte dann die Schneiderin.

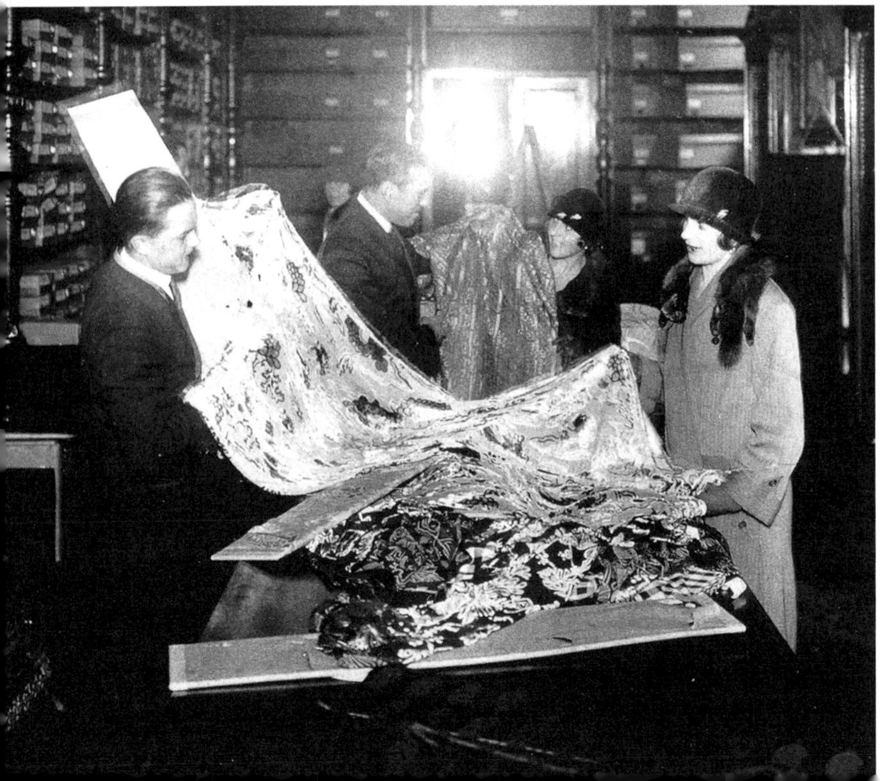

Die Fähigkeit zur Einzelanfertigung von Modellkleidern nach Maß gehört nicht umsonst zu den wichtigsten Erkennungsmerkmalen der registrierten Haute-Couture-Häuser. Denn die Herstellung individueller Kreationen war der ursprüngliche Zweck des Metiers, die Kollektionen dienten lediglich als Inspiration für die Kundinnen. Den Statistiken zufolge gab es 1943 noch 20 000 Couture-Anhängerinnen, heute sollen es gerade noch 200 sein. Dies bedeutet nicht, dass die betuchten Damen aussterben, die Zahl deutet vielmehr auf veränderte Kaufgewohnheiten hin. Während noch in den Fünfzigern jede Lady, die modisch etwas auf sich hielt – das entsprechende Kleingeld vorausgesetzt – bei einem oder mehreren Couture-Häusern arbeiten ließ, ziehen seit den Sechzigern viele das Prêt-à-porter-Angebot der Boutiquen vor. Nur noch ganz wenige Superreiche gönnen sich das Ritual jenes absolut individuellen Services, den die Haute Couture auch heute noch bietet.

Haute Couture wird oft mit Designerkleidung verwechselt. Das liegt auch daran, dass die Couturiers seit den sechziger Jahren zunehmend auch Prêt-à-porter-Kollektionen entwerfen, also Kleidung von der Stange. Zum einen war dies eine Reaktion auf die Auftragsflaute bei den Einzelbestellungen, zum anderen die Antwort auf den beginnenden Boom der Designerkleidung. Als einer der ersten hat Yves Saint Laurent den Schritt in Richtung Prêt-à-porter gewagt. Von den Kollegen aus den altehrwürdigen Haute-Couture-Häuser musste er sich deshalb viel Kritik anhören, später folgten jedoch fast alle seinem Beispiel. Natürlich unterscheidet sich Couturier-Konfektion faktisch nicht von der Mode anderer Designer, ob nun bekannt oder namenlos. Schließlich handelt es sich bei Prêt-à-porter wie bei Designerkonfektion immer um Kleidung, die in verschiedenen Größen vorgefertigt wird, und nicht um handgemachte Einzelstücke. Dennoch überträgt sich das Image eines großen Couturiers auf seine Prêt-à-porter-Kollektion, da er mit seinem Namen für ihre Qualität zu bürgen scheint. Obwohl Konfektion dem eigentlichen Sinn der Haute Couture widerspricht, kann sie neue und jüngere Kunden auf das Modehaus

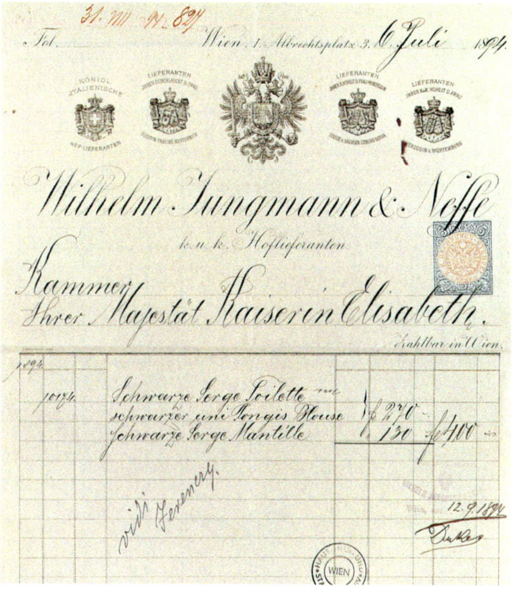
Wien, 1. Albrechtsplatz 3. 6. Juli 1894.

Wilhelm Jungmann & Neffe

k. u. k. Hoflieferanten

Kammer Ihrer Majestät Kaiserin Elisabeth.

Zahlbar in Wien.

1894

Schwarze Serge Toilette
schwarzer uni Pongis Blouse fl 270
Schwarze Serge Mantille 130 fl 400

12.9.1894

Rechnung vom 6. Juli 1894 an die Kammer Ihrer Majestät Kaiserin Elisabeth, besser bekannt als Sissi, über drei schwarze Stoffe.

aufmerksam machen und vielleicht die Lust auf ein echtes Haute-Couture-Erlebnis wecken.

Neben der Verwechslung von Couturier und Designer sorgt auch der Begriff der Kollektion für Verwirrung. Die Haute-Couture-Kollektion wurde, wie gesagt, ursprünglich als Inspiration für die Kundschaft entworfen. Denn nur wenige Damen hatten und haben so genaue Vorstellungen von ihrer Mode, dass sie mit umsetzbaren Ideen zum Modeschöpfer kommen. Die meisten Ladys wissen lediglich, welche Gattung von Kleidung sie suchen, beispielsweise ein Abendkleid oder ein Outfit für ein Gartenfest. Die Haute-Couture-Kollektion nimmt diese Bedürfnisse vorweg und zeigt gewissermaßen auf gut Glück Entwürfe für die gängigen Anlässe. Die betuchte Kundin muss dann nur noch aus den Vorschlägen auswählen, woraufhin das gewünschte Modell dann ganz individuell für sie und nach ihren Maßen hergestellt wird. Nur wenn sie in der Kollektion nicht fündig wird, muss der Couturier einen ganz neuen Entwurf machen. Dies kommt vor allem bei sehr prominenten Damen vor, die für einmalige Anlässe, beispielsweise eine Amtseinführung oder einen Staatsbesuch, eine Robe oder ein Kleid ordern. Einen ganz anderen Zweck verfolgt die Prêt-à-porter-Kollektion, hier soll den Einkäufern der Modeläden sowie der Presse die Linie für die kommende Saison vorgeführt werden. Wem die Teile nicht zusagen, hat Pech gehabt und muss bis zur nächsten Schau warten, denn individuelle Bestellungen sind hier nicht vorgesehen.

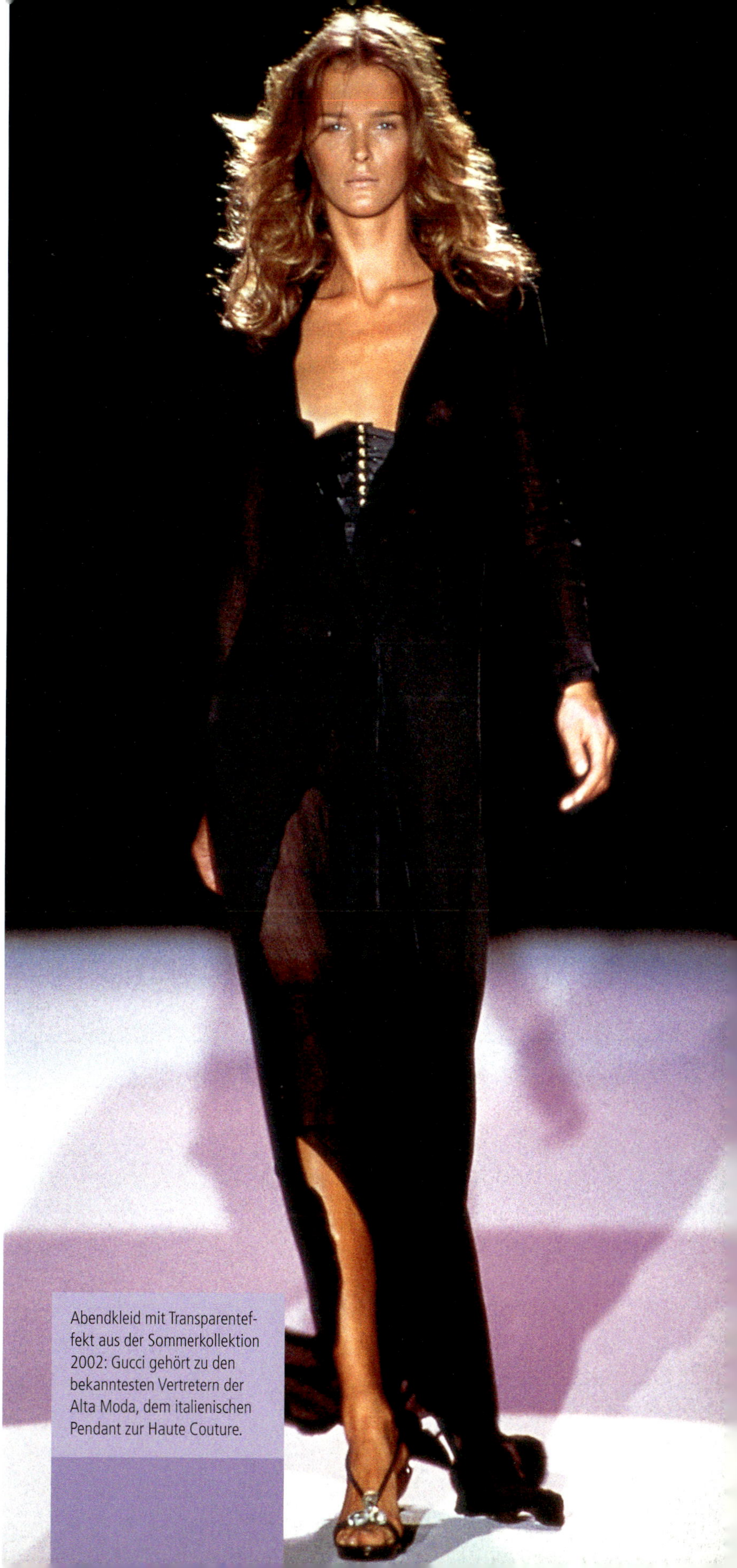

Abendkleid mit Transparenteffekt aus der Sommerkollektion 2002: Gucci gehört zu den bekanntesten Vertretern der Alta Moda, dem italienischen Pendant zur Haute Couture.

Modehäuser mit Appellation Haute Couture

Der erste Couturier im modernen Sinne war der in England geborene, aber hauptsächlich in Frankreich wirkende Charles Frederick Worth. Er sah sich nicht so sehr als Schneider, sondern vielmehr als Künstler. Worth drückte seinen Kleidern einen ganz eigenen Stempel auf, er bestimmte, wie das Outfit aussehen sollte, und nicht die Kundin, für die es angefertigt wurde. Damit bekam die Arbeit des Couturiers plötzlich einen hohen schöpferischen Stellenwert. Gleichzeitig tauchte die Frage auf, wie man mit dem »geistigen Eigentum« umgehen sollte. Worth schlug einen Zusammenschluss des Pariser Schneiderhandwerks vor, und so wurde 1868 die Chambre Syndicale de la Couture Française gegründet. Ihre Aufgabe war es, über den Schutz der Kreationen zu wachen und unerlaubtes Kopieren von Schnitten zu verhindern, aber auch die Aktivitäten der Haute Couture insgesamt zu koordinieren. Viele bedeutende Couture-Häuser waren im Laufe ihrer Geschichte Mitglied in diesem Interessenverband, und viele berühmte Couturiers übernahmen in Worth's Nachfolge die Präsidentschaft, darunter Jeanne Paquin und Lucien Lelong. Die Organisation firmiert heute unter dem Dach der Fédération Française de la Couture, du Prêt-à-porter des Couturiers et des Créateurs de Mode. Im Moment dürfen 12 Häuser die Appellation Haute Couture führen.

BALMAIN
PARIS

Das Haute-Couture-Haus Balmain wurde 1945 von Pierre Balmain gegründet. Seine modischen Lehrjahre hatte der studierte Architekt in renommierten Modesalons verbracht, so zum Beispiel bei Christian Dior. Schon 1953, als die europäische Lady noch auf Einzelanfertigung bestand, entwarf Balmain eine Prêt-à-porter-Kollektion für den zukunftsträchtigen amerikanischen Markt. Sein Wirkungskreis reichte weit über die Luxusmode hinaus, so entwarf er Kostüme für Theater und Film sowie Uniformen für Stewardessen. Nach dem Tod Balmains im Jahre 1982 übernahm sein langjähriger Assistent Erik Mortensen die Leitung des Hauses, zehn Jahre später, 1992, wurde dann der New Yorker Oscar de la Renta sein Nachfolger.

CHANEL

Alles begann damit, dass die junge Gabrielle Chanel, genannt Coco, 1909 einen Hutsalon im Haus eines Freundes eröffnete. 1910 zog sie mit ihrem Geschäft in die Rue Cambon Nr. 21, neun Jahre später folgte wegen des großen Erfolgs ein weiterer Umzug in das Haus in der Nr. 31. Sehr schnell hatte sich die unabhängige, eigenwillige Dame einen Namen gemacht mit ihrer unkonventionellen, modernen und tragbaren Mode, nur die Weltwirtschaftskrise konnte in den dreißiger Jahre ihren weiteren Aufstieg bremsen. 1939 schloss Chanel den Haute-Couture-Salon und konzentrierte sich bis Kriegsende ganz auf ihre Boutique und die Vermarktung der Parfums. 1954 begann das Comeback an der vertrauten Adresse (gleich hinter dem Ritz an der Place Vendôme) mit einer neuen Haute-Couture-Kollektion, die zunächst in den USA, erst danach in Europa große Beachtung fand. Nach dem Tod der Gründerin übernahmen andere Designer die künstlerische Leitung, 1983 wurde sie schließlich Karl Lagerfeld übertragen, der das Couture-Haus zur weltweiten Kultmarke machte.

Christian Dior
PARIS

Christian Dior gehörte zur Generation der begabten Amateure, denn für ihn war ursprünglich eine Laufbahn als Diplomat vorgesehen. Sein Debüt in der Modewelt gab er mit Hutentwürfen und Modezeichnungen, bis er 1938 als Designer zu arbeiten begann. 1945 bekam Christian Dior die Chance seines Lebens, als der Textilfabrikant Marcel Boussac den Newcomer zum Modeschöpfer eines neuen Couture-Hauses in der prestigeträchtigen Avenue Montaigne ernannte. Diors erste Kollektion wurde 1947 von der amerikanischen Modepresse begeistert als »New Look« gefeiert, und sie legte auch den Grundstein für den höchst erfolgreichen Ausbau der Marke Dior sowie für das persönliche Ansehen des wohl einflussreichsten Designers der Nachkriegszeit. Nach dem frühen Tod Diors im Jahre 1957 übernahm kurzzeitig sein hochtalentierter Assistent Yves Saint Laurent die künstlerische Leitung, 1961 wurde er jedoch gegen Marc Bohan ausgetauscht. 1989 ergriff zum Schrecken vieler Traditionalisten dann der Italiener Gianfranco Ferré das Zepter in Frankreichs berühmtestem Couture-Haus.

CHRISTIAN LACROIX

Das Haute-Couture-Haus von Christian Lacroix wurde 1987 in der Rue du Faubourg Saint-Honoré Nr. 73 eröffnet und gehört damit zu den jungen Adressen der prestigeträchtigen Modemeile. Nicht weit entfernt von seinem späteren Hauptquartier, nämlich bei Hermès in der Hausnummer 24, hat Christian Lacroix nach dem Studium der Kunstgeschichte seine ersten Schritte als Designer gemacht, anschließend war er von 1981 bis 1987 künstlerischer Direktor beim Traditions-Couturier Patou. Lacroix liebt opulente Farben, auffällige Dessins und luxuriöse Stoffe, in denen sich seine Liebe zu Südfrankreich und Spanien widerspiegelt. Obwohl seine Kreationen mit gewagtem Stilmix und unkonventionellen Farb- und Musterkombinationen nicht unbedingt dem teilweise etwas konservativen Image der Haute Couture entsprechen, gilt Lacroix heute als einer der Vorzeige-Couturiers. Nicht zuletzt, weil seine fantasievollen Kollektionen ein junges Publikum für Frankreichs hohe Kunst der Schneiderei begeistern konnten. Aber auch der 1988 gewagte Einstieg in die Prêt-à-porter verlief erfolgreich, wie die positive Aufnahme der ersten Kollektion bei Fachleuten und Publikum bewies. Schon ein Jahr später folgte eine Accessoire-Linie, 1994 kamen Sportswear-Teile und 1995 Jeans hinzu. Außerdem entwirft Christian Lacroix regelmäßig Kostüme für Ballett und Oper.

emanuel ungaro
COUTURE

Der Sohn eines Schneiders lernte sein Handwerk beim Vater, die ersten Sporen als Modeschöpfer verdiente er sich dann in den Ateliers von Balenciaga und Courrèges. Nachdem er zunächst ein kleines Studio betrieben hatte, konnte er sich 1965 dank der finanziellen Unterstützung durch die Schauspielerin Sonja Knapp mit einem Haute-Couture-Haus in der Avenue Montaigne Nr. 2 etablieren. Anders als viele seiner Kollegen entwirft Ungaro nicht mit dem Zeichenstift, sondern am lebenden Modell. Ab 1968 kreierte er auch die verwendeten Stoffe selbst. Ungaros Markenzeichen waren ungewöhnlich kombinierte Farben und Muster – es dauerte jedoch mehrere Jahre, diesen Look den Käuferinnen nahe zu bringen. Bis zum Verkauf an die Ferragamo-Firmengruppe im Jahre 1996 blieb Emanuel Ungaro, der seinen Namen unter mehreren Labels erfolgreich vermarktet hat, Herr im eigenen Modehaus. Ab 1997 stand ihm dann der Designer Robert Forrest bei der kreativen Arbeit zur Seite.

Louis Féraud
PARIS

Bei Louis Edouard Féraud war eine Karriere als Modeschöpfer zunächst nicht abzusehen, denn sein erlernter Beruf ist der des Bäckers. Doch ausgestattet mit einem sicheren ästhetischen Gespür und einem untrüglichen Sinn für Mode eröffnete Féraud 1945 seine eigene Boutique in Cannes. Ermutigt durch den Erfolg in Südfrankreich schaffte er 1953 den Sprung nach Paris in die Rue du Faubourg Saint-Honoré Nr. 88, fortan Hauptquartier des Louis-Féraud-Labels. Mitte der Fünfziger zeigte Féraud seine erste Haute-Couture-Kollektion, die durch wagemutige Stoffauswahl und kräftige Farben auffiel. Beim Entwurf wurde er immer wieder von anderen Designern unterstützt, die gemeinsam mit ihm den typischen Féraud-Stil entwickelten: schlicht und geradlinig geschnittene Kleider mit folkloristischen Anklängen. Ab 1965 schuf Féraud neben Haute Couture auch Prêt-à-porter, die in den USA und Japan sehr erfolgreich verkauft wurde. Seit 1995 kümmert sich seine Tochter Kiki um die kreative Leitung des Hauses.

GIVENCHY

Hubert de Givenchy gab sich stets als der Gentleman unter den Couturiers, und in seiner Eigenschaft als Lieblingsdesigner von Audrey Hepburn wurde er auch außerhalb des Modezirkels weltbekannt. In den Anfängen seiner Karriere entwarf er für Jacques Fath, Robert Piquet, Lucien Lelong und Elsa Schiaparelli, 1951 ging es dann sehr erfolgreich unter eigener Regie weiter, so dass er 1956 ein großes Haus in der Avenue George V. beziehen konnte. Dort entwickelte er seine Gegenvision zum Stil des beinahe übermächtigen Dior und begeisterte damit zahlreiche jüngere Ladys, obwohl der Minimalismus der ersten Givenchy-Kollektionen auch mit den begrenzten Mitteln des Einsteigers zu tun hatte. Da seine Entwürfe bei den Couture-Kundinnen so gut ankamen, konnte Givenchy es sich 1957 sogar leisten, die Presse von seinen Präsentationen auszuschließen. Zehn Jahre lang galt dieses Zutrittsverbot, seiner Popularität tat es keinen Abbruch. Im Gegenteil, es machte seine Schöpfungen nur umso begehrter. Ab 1968 gab es von Givenchy auch Prêt-à-porter, außerdem mehrere Parfums, unter anderem das berühmte L'interdit. Der Duft sollte eigentlich »Audrey Hepburn« heißen, doch der Star hatte sein Veto dagegen eingelegt – und an diesen Einspruch erinnert der ungewöhnliche Name. Givenchy entwarf bis 1996 die Kollektionen des Hauses, danach übernahm John Galliano die kreative Leitung. Nach einem Jahr wurde er dann von Alexander McQueen abgelöst.

HANAE MORI

Die Japanerin Hanae Mori gehört zu den Asiaten der ersten Stunde in der Pariser Haute Couture, in Japan gilt sie seit vielen Jahren als die unbestrittene Königin der Mode. Ihre Karriere begann ungewöhnlich, denn sie studierte in Tokio zunächst Literatur, ab 1950 entwarf sie Filmkostüme und eröffnete fünf Jahre später eine Modeboutique. Ihren Traum von der Haute Couture begann sie 1960 nach einer Begegnung mit Coco Chanel zielstrebig und bald auch sehr erfolgreich zu verwirklichen, denn schon 1965 präsentierte sie ihre erste Kollektion. Nach kurzer Zeit war sie mit ihren Kreationen in zahlreichen Renommierboutiquen vertreten, über den Kreis der Couture-Fans hinaus wurde sie 1972 durch den von ihr entworfenen Skidress der japanischen Olympiamannschaft bekannt. Ihr Ziel, nämlich den eigenen Couture-Salon in Paris, verlor sie nie aus den Augen und so konnte sie 1977 die Eröffnung ihres Modehauses in der Avenue Montaigne 17–19 feiern. Von der Anerkennung, die sie in Frankreich fand, profitierte die Modemacherin auch in ihrer Heimat. Dort baute sie in den folgenden Jahren ein wahres Mode-Imperium auf, das sie von einer repräsentativen Zentrale aus leitet. Ihre Kundinnen sind Ladys und VIPs aus aller Welt, amerikanische Präsidentengattinnen gehören ebenso zu dem internationalen Kreis wie die japanische Kronprinzessin.

Jean Paul Gaultier

Der Skandal-Designer der Achtziger hatte ab 1970 seine Lehrzeit bei namhaften Couture-Häusern wie Cardin, Patou, Goma und Tarlazzi abgeleistet, bevor er 1976 mit der ersten eigenen Kollektion debütierte. Der Erfolg blieb aber aus und Gaultier geriet in finanzielle Schwierigkeiten. Mit Unterstützung eines japanischen Textilfabrikanten konnten die Probleme schließlich gelöst werden, Gaultier hatte nun eine eigene Boutique im Rücken und die Präsentationen seiner Mode stießen auf größeres Interesse. Die Schauen gerieten stets zu aufsehenerregenden Events, die den exzentrisch gestylten Couturier fast zu einer Art Popstar machten. Gaultiers Mischung aus Streetwear, Uniform, Folklore und avantgardistischen Entwürfen sprengten die üblichen Kategorien der Mode. Mann oder Frau, Hose oder Rock, diese Fragen waren und sind für den aus einem Pariser Vorort stammenden Modeschöpfer ohne Belang. Auch die gängigen Schönheitsideale interessieren ihn nur bedingt, deshalb schickt er gelegentlich auch echte Menschen mit alles andere als perfekten Figuren anstelle von makellosen Models auf den Laufsteg. Eine seiner berühmtesten Kundinnen ist Madonna, die sich auf der Bühne häufig in Gaultier-Kostümen zeigt und den Designer dadurch in der weltweiten Musikgemeinde bekannt gemacht hat. Obwohl Gaultiers Kreationen weder klassisch noch damenhaft sind, gehört das Modehaus dennoch zum exklusiven Kreis der Appellation Haute Couture.

JEAN-LOUIS SCHERRER

PARIS

Jean-Louis Scherrer zählt zu den erfolgreichen Quereinsteigern, denn er absolvierte zunächst eine Ballettausbildung. Ganz passend zu seinem Vorleben als Tänzer machte er seine ersten Gehversuche im Design mit dem Entwerfen von Bühnenkostümen, bevor er ab 1956 für zwei Jahre die Pariser Ecole de la Chambre Syndicale de la Couture besuchte. Praktische Erfahrungen sammelte er dann als Assistent von Christian Dior, Yves Saint Laurent und Louis Féraud. 1963 fand Scherrer Geldgeber, die ihm die Eröffnung eines eigenen Modesalons in der Rue du Faubourg Saint-Honoré ermöglichten, 1972 übersiedelte er in die Avenue Montaigne Nr. 51–52. Scherrers Mode war stets luxuriös und prachtvoll, häufig inspiriert von orientalischen oder asiatischen Einflüssen. Die Herkunft der eleganten Roben blieb dennoch stets unverkennbar französisch, deshalb galt Scherrer immer als ein klassischer Vertreter der Haute Couture. 1992 übergab er das gestalterische Zepter an den dänischen Designer Erik Mortensen, um sich zwei Jahre später ganz aus dem von ihm gegründeten Modehaus zurückzuziehen.

TORRENTE

Wenn die Welt der Mode sich zweimal jährlich in Paris um die Laufstege versammelt, steht das Haute-Couture-Haus Torrente stets im Mittelpunkt des Interesses, denn regelmäßig wird der Reigen der Defilees mit der luxuriös-eleganten Kollektion der 1969 gegründeten Maison eröffnet. Doch Torrente ist mehr als eine bei Fachleuten und Kundinnen höchst angesehene Marke, es ist das letzte Familienunternehmen im kleinen Club der Modehäuser mit Appellation Haute Couture, vor allem aber das einzige, an dessen Spitze eine Frau steht. Denn die französische Couture wird heute von Männern dominiert, während ihre Frühzeit noch von Designerinnen wie Madame Grès, Jeanne Lanvin, Madelaine Vionnet, Augusta Bernard, Callot Sœurs, Louise Boulanger, Elsa Schiaparelli oder Coco Chanel geprägt war. In der Tradition dieser Modeköniginnen steht auch Rose Torrente-Mett, die bis zur Gründung ihres eigenes Hauses ab 1964 als Assistentin von Ted Lapidus gewirkt hatte, einem Vorreiter der Prêt-à-porter. Nach geglücktem Sprung in die Selbstständigkeit tat sie sich zunächst mit Cocktail- und Abendmode hervor, später nahm sie auch Tageskleidung in ihre Kollektion auf. Madame Torrentes Stil ist perfekt am Geschmack der Couture-Kundin ausgerichtet, die in den Kollektionen Stil, Qualität und einen Hauch von Understatement sucht. Aber nur einen Hauch, denn die exquisite Herkunft ihrer Mode möchte sie gar nicht unbedingt verstecken.

YVES SAINT LAURENT

rive gauche

Die Haute Couture wäre in den Sechzigern vielleicht untergegangen, wenn Yves Saint Laurent sie nicht konsequent und mutig verjüngt hätte. 1953 wurde die Öffentlichkeit erstmals auf das Talent des Jungdesigners aufmerksam, als dessen Entwurf eines Cocktaikleids den ersten Preis des internationalen Wollsekretariats gewann. Ein Jahr später arbeitete der erst achtzehnjährige Saint Laurent als Assistent beim Couture-Gott Christian Dior, um nach dem Tod des Meisters sein Nachfolger zu werden. Die erste Kollektion des Neulings von 1958 (die mit der so genannten Trapez-Linie) erregte Aufsehen, da sie mit dem traditionellen Dior-Bild brach, sich aber dennoch international sehr gut verkaufte. Trotz ihres verheißungsvollen Beginns endete die Zusammenarbeit mit Dior bereits 1960, nachdem Yves Saint Laurent eine allzu avantgardistische Mode präsentiert hatte. Fortan entwarf der Ausnahmekünstler nur noch unter eigenem Namen – und dies von Anfang an mit größtem Erfolg. In den Sechzigern und Siebzigern begeisterte und schockierte der Designer die Öffentlichkeit immer wieder, gleichzeitig wuchs aber seine Anhängerschaft in der Haute-Couture-Gemeinde. In den Achtzigern und Neunzigern erlangte der einst so rebellische Modemacher schließlich den Rang eines allseits geschätzten Kulturschaffenden, bis er sich 2002 endgültig aus dem Geschäft zurückzog. Sein Werk erfuhr in Büchern und Ausstellungen eine umfassende Würdigung.

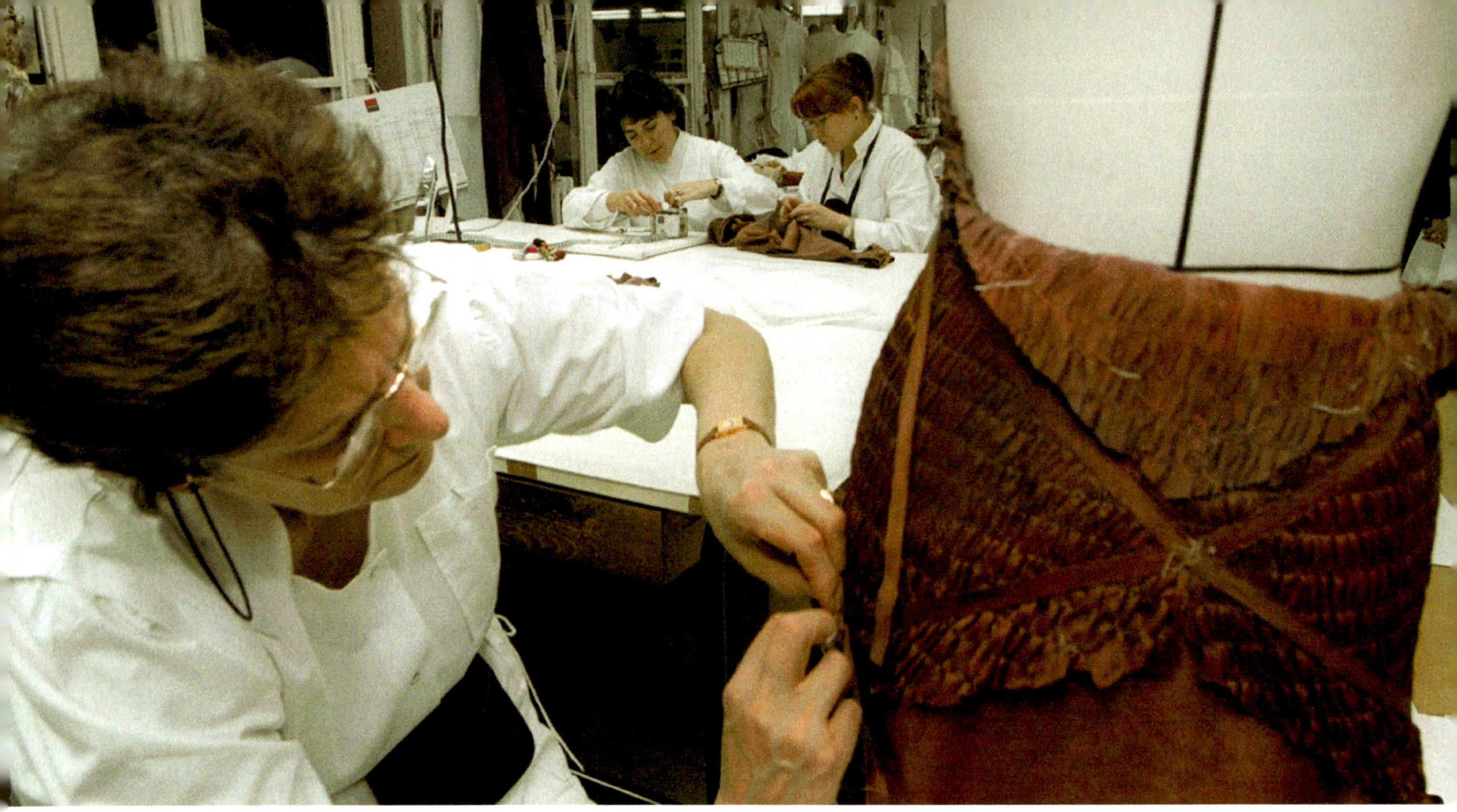

Haute Couture: Wie der Traum vom Kleid wahr wird

Auch das genaueste Maßnehmen kann nicht verhindern, dass der Schnitt eines Couture-Kleides durch Abstecken an der Puppe optimiert werden muss.

Ein Couture-Kleid kauft man nicht, sein Erwerb wird vielmehr zelebriert. Das Ritual beginnt meist damit, dass die Lady eine Einladung zur Modenschau ihres Couturiers erhält. Am Tag der Veranstaltung bekommt sie, je nach Rang auf der Kundenliste, ihren Platz am Laufsteg zugewiesen. Während die Models die neuesten Kreationen des Designers vorführen, notiert sich jede Dame ihre Favoriten unter den präsentierten Entwürfen – falls sie nicht gleich die komplette Kollektion ordert. Anschließend macht sich das Couture-Haus daran, die an den gertenschlanken Mannequins gezeigten Kleider gemäß der zumeist etwas normaleren Figur der Kundin umzusetzen. Bestellt sie zum ersten Mal, müssen vorher ihre Maße genommen werden, damit die Werkstatt das Schnittmuster entsprechend abändern kann. Die Abmessungen der Stammklientel liegen dagegen abrufbereit vor.

Im nächsten Schritt wird das Kleid provisorisch aus neutralem Leinenstoff, der sogenannten »toile«, zugeschnitten und für die erste Anprobe zusammengeheftet. Der endgültige (und oft sehr teure) Stoff kommt erst ins Spiel, wenn der Prototyp genau passt. Eine Neukundin muss zu jeder Anprobe persönlich erscheinen, eine Stammkundin dagegen nur zur letzten, denn von ihr existiert im Atelier eine eigene Schneiderpuppe, auf der alle Rundungen und Pölsterchen exakt nachgeformt sind. Auf diese Weise kann das Kleid bis zur Perfektion probiert werden, ohne dass man die Dame zu belästigen braucht. Bei besonders prominenten Ladys kommt der Couturier auch gern ins Haus, oder vielmehr in den Palast. Dieser Service ist Tradition bei den Pariser Edelschneidern, aber auch die ausländischen Kollegen halten es so. Hardy Amies, der Hofschneider der Queen, begibt sich zur

Anprobe in den Buckingham Palace, nicht zuletzt aus Sicherheitsgründen.

Doch die meisten VIPs wollen sich, sofern es ihr Terminkalender erlaubt, das Vergnügen der Anproben in der exklusiven Atmosphäre des Couture-Hauses gar nicht entgehen lassen, auch wenn der zeitliche Aufwand für den gesamten Prozess beträchtlich ist. Von der Duchess of Windsor wird zum Beispiel berichtet, dass sie zweimal jährlich die Pariser Haute-Couture-Schauen besuchte, um ihre – ohnehin schon umfangreiche – Garderobe durch neue Outfits zu ergänzen. Dabei begnügte sich die Herzogin nicht mit den Kreationen eines Couturiers, sondern orderte bei bis zu sechs verschiedenen Häusern, in den Dreißigern aber vor allem bei Mainbocher und Schiaparelli, nach dem Krieg bei Dior, Givenchy und Yves Saint Laurent. Um die zahllosen und langwierigen Anproben zu überstehen, brachte sie sich häufig einen Picknickkorb mit Sandwiches mit und teilte die Köstlichkeiten gelegentlich sogar mit den Angestellten. Auch heute nehmen sich echte Haute-Couture-Fans noch sehr viel Zeit für das zeitraubende Ritual des Begutachtens, Vermessens, Diskutierens und Absteckens, die gestresste Businesslady begeistert sich dagegen eher für die Prêt-à-porter-Kollektion.

Den Gipfel der Exklusivität erreicht die Couture-Kundin, wenn der Modeschöpfer ihr exklusive Entwürfe anbietet, die vorab auf keiner Schau zu sehen waren und nur für diese eine Frau erdacht wurden. Prinzessin Diana gehörte zu jenem sehr kleinen Kreis von Ladys, der dieses besondere Privileg genießt. Meistens schickte man ihr zunächst verschiedene Skizzen zu, aus denen sie dann eine Vorauswahl treffen konnte. In der Regel bekam sie dieses Musterbuch auch gleich zusammen mit den passenden Accessoires. Da ihre Maße dem jeweiligen Couturier vorlagen, konnte das gewünschte Kleid bei Gefallen sofort angefertigt werden. Eine ganz besonders bequeme Variante des Home-Shoppings – schade, dass wir sie nicht alle in Anspruch nehmen können.

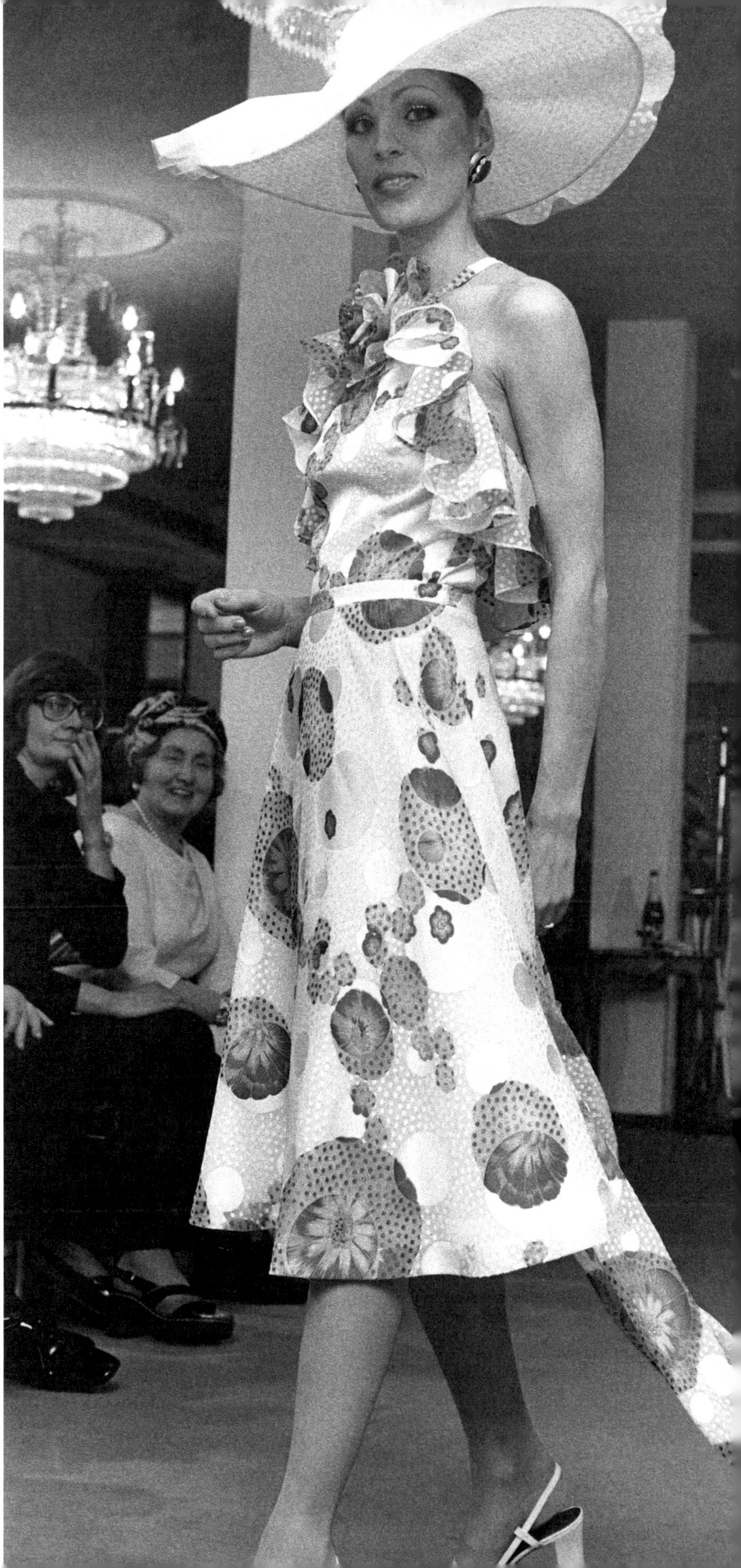

Dietl in München ist das bekannteste deutsche Couture-Haus, die Kundenliste liest sich wie ein Who's Who der bundesrepublikanischen Society.

Die Stoffe der Haute Couture

Atlas
Glattes, strukturloses Gewebe in Atlasbindung, im Idealfall aus Seide, wird jedoch auch aus Woll- oder Baumwollgarn hergestellt.

Batist
Superfeines Stöffchen für leichte Blusen und Kleider, in der Regel aus Baumwolle oder Leinen. Die besten Qualitäten kommen aus der Schweiz.

Bouclé
Gewebe aus verschiedenen Fasern mit noppenartiger, gekrauster Oberfläche aus Bouclé- oder Noppengarn. Ein typischer Stoff des Chanel-Kostüms.

Brokat
Schweres Jacquardgewebe aus Seiden- und Metallfäden.

Chenille
Besonders puschelige Samtvariante aus Garnen mit verschiedenartigen Zierfäden.

Chiffon
Hauchdünnes, transparentes Seidengewebe.

Damast
Ursprünglich nur Seidenstoffe mit eingewebtem Muster, heute Oberbegriff für in sich gemusterte Ware aus allen Faserarten.

Gaze
Feines, netzartiges Gewebe aus verschiedenen Garnen, oft als Trägermaterial für feine Stickereien.

Gold- und Silberlamé
Glanzstoff, der aus einer Seiden- oder Baumwollkette und mit Seide- oder Kunstseide übersponnenen Schussfäden aus Metall gewebt wird.

Jacquard
Sammelbezeichnung für gemusterte Gewebe aus verschiedenfarbigen Garnen, nach dem Erfinder des dafür benötigten Webstuhls, dem Franzosen Joseph-Marie Jacquard.

Krepp
Oberbegriff für verschiedene wellig gekräuselte Seidenstoffe, zum Beispiel Crèpe Georgette oder Crèpe de Chine.

Lüster
Glänzendes, steifes Mischgewebe aus einer Baumwollkette mit Schussfäden aus Mohair, Alpaka oder Kammgarn.

Kaschmir
Weicher, feiner Stoff aus dem Haar der Kaschmirziege, die besten Qualitäten sind extrem teuer.

Kasha
Mischgewebe aus Streichgarn und Kaschmir für Kostüme und Kleider.

Liberty-Seide
Feiner Kettatlas, so genannt nach dem englischen Kaufhaus Liberty's und den dort verkauften Kleiderstoffen.

Moiré
Charakteristisch changierende Seidenstoffe aus Kett- und Schussfäden in verschiedenen Farben.

Musselin
Feiner, schleierartiger Stoff, in der Regel stückgefärbt oder bedruckt, für leichte Kleider, Blusen und Schleier.

Organdy
Transparente Batistqualität aus Baumwolle für hauchzarte Roben oder Hemdkleider.

Ottoman
Woll-, Seiden- oder Baumwollgewebe mit breiten Querrippen, ähnlich dem Rips.

Panne
Glänzender Seidensamt.

Plissee
Gewebe aus feinem Fasermaterial mit schmalen, regelmäßigen Fältchen, die durch Pressen oder den Webvorgang selbst entstehen.

Plüsch
Ein dem Samt ähnlicher Stoff aus unterschiedlichsten Garnen mit langem Flor, wird beispielsweise für Besätze oder Accessoires verwendet.

Pongé
Feines Gewebe aus der Naturseide einer chinesischen Schmetterlingsart.

Rips
Allgemeiner Begriff für diverse Stoffe mit ausgeprägten Längs-, Quer- oder Diagonalrippen, häufig aus feinen Fasern wie Seide gewebt.

Samt
Gewebe mit kurzem, auf der Außenseite bürstenartig hochstehenden Flor, der aus verschiedenen Faserarten hergestellt wird.

Satin
Genau genommen nur die Bezeichnung für Gewebe in Atlasbindung, meist sind damit aber hochglänzende Seidenstoffe gemeint.

Shantung
Mattglänzendes Wildseidengewebe mit knotiger Oberfläche.

Spitze
Reich verzierte und kunstvoll durchbrochene Stoffe, die ursprünglich von Hand, heute auch maschinell hergestellt werden. Je nach Arbeitstechnik wird zwischen Nadelspitze und Klöppelspitze unterschieden.

Taft
Schwere und steife, matt schimmernde Ware aus Seide oder Kunstfaser in Leinwandbindung, wird in zahlreichen Varianten hergestellt.

Tüll
Feines, durchbrochenes Gittergewebe mit sechseckigen Öffnungen.

Voile
Schleierartiges, feines Gewebe in Leinwandbindung aus Baumwolle oder Seide.

Zephir
Feiner, glänzender Baumwollstoff in Leinwandbindung für Blusen und Kleider.

Die Zulieferer der Haute Couture

Wer sich über den immens hohen Preis eines Haute-Couture-Kleids wundert, sollte den ungeheuren Zeitaufwand, der für die Kreation und Herstellung des Einzelstücks notwendig ist, nicht vergessen. Besonders langwierig gestalten sich jene Kreationen, die reich mit Stickereien, Pailletten und Borten verziert sind, da diese Schmuckelemente vollständig von Hand gestichelt und aufgenäht werden. Für die Lagerfeld-Robe »Atys« aus der Sommerkollektion von 1997 haben die Stickerinnen 1280 Stunden gearbeitet, die Yves-Saint-Laurent-Kreation »Les Iris« schlug 1988 immerhin mit 600 Stunden zu Buche. Natürlich ist nicht jedes Modell derart aufwändig in der Realisierung, ein paar Dutzend Stunden kommen aber fast bei jeder Schöpfung der Haute Couture zusammen.

Das hohe Ansehen, das die Haute Couture in der französischen Gesellschaft genießt, hängt nicht nur mit dem beträchtlichen Imagegewinn zusammen, den sie dem Land und seiner Hauptstadt einbringt, es würdigt sie auch als großen Arbeitgeber. Die superteure Mode aus den exklusiven Salons der Rue du Faubourg Saint-Honoré mag auf manche dekadent wirken, dennoch muss man bedenken, dass sie den Zulieferbetrieben gute Aufträge beschert und damit Arbeitsplätze erhält. Zudem sichert sie zahlreichen, in anderen Ländern längst ausgestorbenen Berufszweigen den Fortbestand. Spitzenklöpplerinnen, Perlennäherinnen, Kunststickerinnen und Paillettenkünstlerinnen, sie alle leben vom erlesenen Geschmack der zahlungskräftigen Ladys aus aller Welt. Neben den direkten Zulieferern der Haute Couture profitiert natürlich auch die ganze Mode-, Accessoire- und Luxusbranche von der Königsdisziplin des Kleidermachens, schließlich vertreibt inzwischen jedes Modehaus auch Prêt-à-porter-Kollektionen, Parfums und Lizenzprodukte aller Art.

Auf den ersten Blick sind die Zulieferer vollkommen von den Ideen und Aufträgen der Couturiers abhängig, denn wenn die Entwürfe keine Pailletten vorsehen, müssen auch keine aufgenäht werden. Doch zum Glück existiert die Haute Couture in einem geradezu symbiotischen Verhältnis mit ihren umgebenden Handwerkszweigen und Spezialindustrien. Bestes Beispiel für diese durchaus fruchtbare Wechselbeziehung ist die Firma Charles Lapierre, besser bekannt unter dem Namen Lesage. Dem Anschein nach beliefert sie die Couture-Häuser mit den von den Designern ersonnenen Stickereien, in Wahrheit führt das Unternehmen jedoch meistens genau die Entwürfe aus, die es vorher in ihrer eigenen Kollektion ihrerseits den Designern unterbreitet hat. So wie sich die Designer auf der französischen Stoffmesse Première Vision von den Kreationen der Weber inspirieren lassen, beziehen sie auch Anregungen von den Ideen des Stickerei-Experten. Denn was Lesage mit hunderten von Stichen aus Perlen, Pailletten, Metallfäden, Strass, Federn und diversen anderen Schmuckobjekten auf den Stoff zaubert, vermag sich auch der genialste Couturier nicht immer so ohne weiteres auszudenken.

Es braucht manchmal hunderte von Stunden mühseliger Handarbeit, um eine Couture-Kreation mit Perlen oder anderen Verzierungen zu besticken.

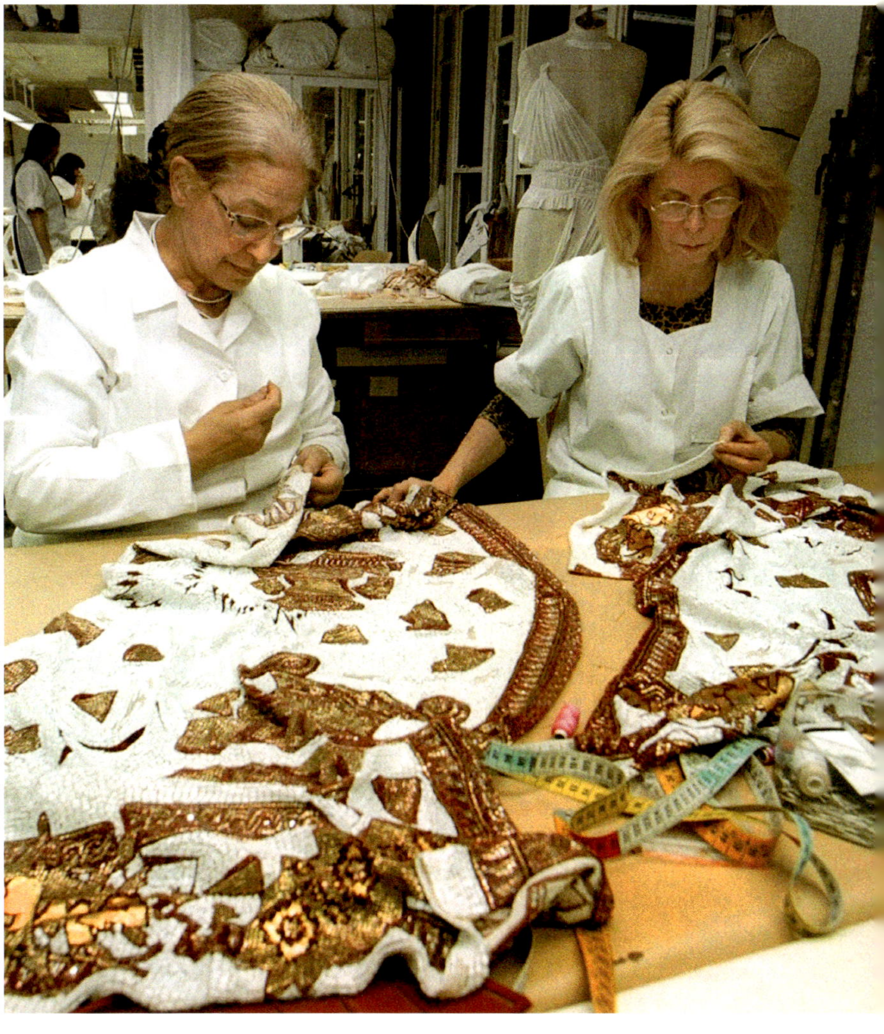

Lady in White

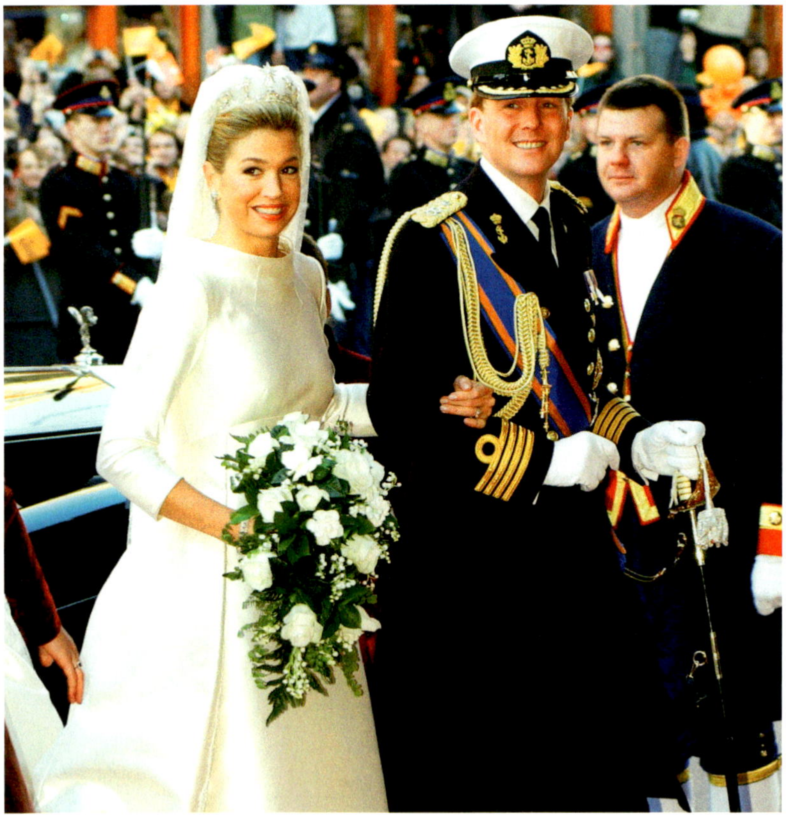

Bei ihrer Hochzeit am 2. Februar 2002 trug Prinzessin Maxima der Niederlande eine Valentino-Robe aus elfenbeinfarbener Seide, die Schleppe war fünf Meter lang.

So sparsam und unverschwenderisch sich die Lady ja gerne gibt – die Hochzeit ist einer der wenigen Anlässe, bei denen es mit der Kostendämpfung nicht so richtig klappt. Ein bereits vorhandenes Outfit als Hochzeitskleid zu recyceln, ist selten möglich (wer hat schon eine weiße Ballrobe im Schrank hängen) und von Mutter, Schwester oder Tante ausleihen kann man höchstens einen Schleier oder das Diadem, das die Bräute der Familie seit Generationen tragen. Aber vor den Altar treten in Mamas Hochzeitskleid aus den Sechzigern? Wohl kaum. So kommt es, dass junge, moderne Ladys für den »schönsten Tag des Lebens« einen ganz erheblichen Aufwand treiben: Wer nur auf dem Standesamt heiratet, wird sich vielleicht ein schönes Kostüm oder einen eleganten Hosenanzug machen lassen wollen, wer den Bund fürs Leben in der Kirche bekräftigt, braucht ein traumhaftes Kleid samt aller Accessoires, und englische Bräute wechseln sogar noch in einen dritten Look, nämlich den »going-away dress«, ein ebenso schickes wie reisetaugliches Outfit für die (tatsächliche oder symbolische) Abreise des Paares in die Flitterwochen.

Weiß gilt heute als die Farbe der Braut schlechthin, pastellige Kompromisse werden allenfalls in Richtung Creme, Champagner oder Rosé gemacht. Das war allerdings nicht immer so. Bis weit ins 19. Jahrhundert hinein heirateten Frauen in Kleidern, die durchaus auch kräftig gefärbt oder dessiniert sein konnten. Der Vorteil dieser Roben lag darin, dass man sie nach dem großen Tag weiterhin verwenden konnte, je nach Schnitt und Ausführung zum Beispiel für den Nachmittag oder auch einen Ball. Auch in ausgesprochen protestantisch geprägten Gebieten lehnte man den Luxus des Brautkleids als »Kleid für einen Tag« ab, eine solche Verschwendung wurde schlicht als unsittlich empfunden. Hier war es auch nicht unüblich, dass die Frauen ihr Jawort in Schwarz gaben.

Das Bild der »weißen Braut« setzte sich erst ab 1880 so richtig in den modischen Köpfen fest. Zum einen reagierte die Kirche auf die Einführung der Zivilehe 1875 mit demonstrativer Betonung der christlichen Moral – keusch und unschuldig sollte die Braut sein. Die Farbe Weiß, die bislang in der Liturgie für Vollkommenheit stand, wurde nun zum Symbol der Reinheit und der Tugend der Frau. Zum anderen dokumentierte ein immer finanzkräftigeres Bürgertum mit der möglichst teuren Brautausstattung und einem Kleid, das sich tatsächlich nur ein einziges Mal tragen ließ, seine wirtschaftliche Potenz. In die Entwicklung des Weiß-Trends spielten allerdings auch zwei große Hochzeiten in den europäischen Königshäusern hinein. 1840 hatte man die englische Königin Victoria in weißem Satin neben ihrem Albert gesehen, 1853 feierte Frankreich die Vermählung von Napoleon III. mit seiner Eugénie, die ganz in weißen Samt gewandet war. Und noch heute wirken die Zeremonien des Hochadels teilweise als Stilvorbild. So wurde Lady Dianas »Märchenprinzessinenkleid« zu einem der meist kopierten Modelle aller Zeiten und löste in den achtziger Jahren einen regelrechten Romantik-Boom aus.

Dieses extravagante Hochzeitskleid von Oscar de la Renta erinnert daran, dass bis ins 19. Jahrhundert hinein in allen Farben, auch in Schwarz, geheiratet wurde.

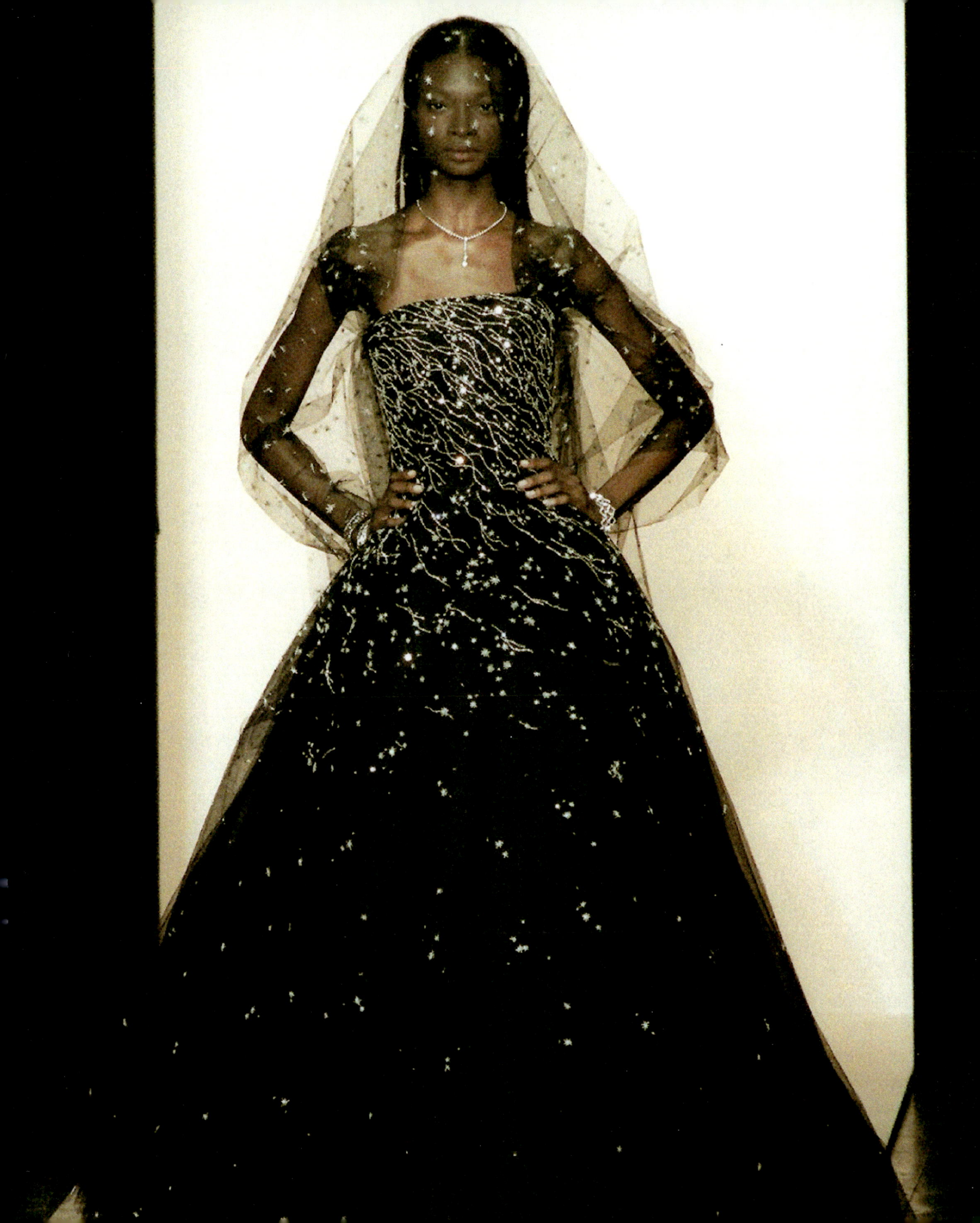

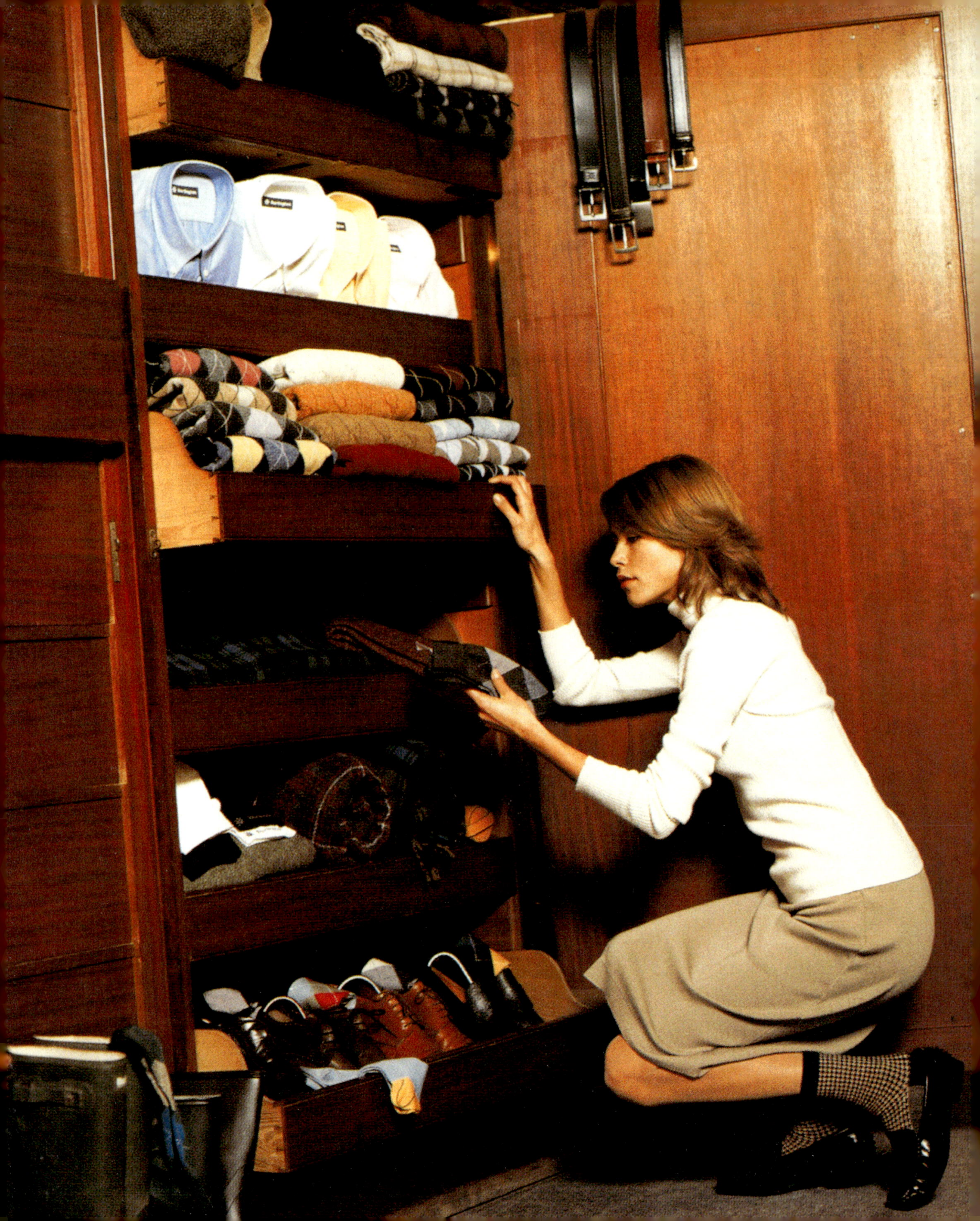

Nº 9

Anhang

Auf immer und ewig – die Pflege der Garderobe

Waschmittelreklame von morgens bis spät in die Nacht, auf den Plakatwänden strahlen glückliche Frauen in perfekt kuschelgepflegten Kaschmirpullis um die Wette, in den eingenähten Etiketten unserer Lieblingsoutfits lesen wir »wash with similar colours«, »no bleach« oder »dry clean only«, das Ganze putzig illustriert mit Hieroglyphen wie einem durchgestrichenen Waschbottich, einer Pyramide oder einem Kreis mit einem P drin – Wäschepflege scheint eine Wissenschaft für sich zu sein. Doch was ist richtig und vor allem sinnvoll, und wie hält man seine Garderobe effizient aber kostensparend bei Laune und in Top-Form?

Am Anfang steht erst einmal eine gründliche Bedarfsermittlung. Welche pflegerische Aufmerksamkeit eine Textilie braucht, hängt vom Umgang mit ihr ab und von der Art ihrer Lagerung. Direkt auf der Haut getragene Alltagswäsche wird beispielsweise durch das häufige Waschen arg strapaziert, dafür kann sie aber ohne Schaden zu nehmen in eine Schublade gestopft werden. Das handgenähte Kostüm kommt dagegen nur partiell mit dem Körper in Berührung, beispielsweise am Kragen oder an den Ärmelenden, dafür sammeln sich darin und daran Straßenstaub, Zigarettenrauch, Essensgerüche und die Haare des geliebten Vierbeiners. Die chemische Reinigung befreit den Stoff von diesen Störelementen, leider entzieht sie dem Gewebe aber auch Feuchtigkeit, vor allem dann, wenn diese Prozedur sehr häufig auf dem Programm steht. Wird das Kostüm »geschont« und kommt nur selten aus dem Schrank, drohen trotzdem Gefahren. Langes Hängen auf einem zu schmalen oder zu spitzen Bügel ruiniert die Schulterpartie, die Jacke wirkt plötzlich »platt« – und schlimmstenfalls haben die Motten daran Gefallen gefunden und hübsche kleine Löcher hineingeknabbert. Kleiderpflege fängt also schon bei der richtigen Aufbewahrung an.

Doch kommen wir zur Säuberung. Theoretisch könnte man jedes Kleidungsstück per Hand oder in der Maschine waschen, denn auch das feinste Kaschmirtuch leidet nicht unter dem Kontakt mit Wasser. Dass die meisten Kostüme, Kleider, Mäntel, Wollhosen oder Röcke dennoch ausschließlich trocken gereinigt werden dürfen, hat drei Hauptgründe. Erstens würden sie durch den Waschvorgang völlig ihre Form verlieren, nur ein Experte wäre in der Lage, die Fasson mit dem Bügeleisen wieder herzustellen. Zweitens könnte das Obermaterial oder das Innenleben aus Einlagen und Futterstoff einlaufen. Drittens könnten beim Trocknen Flecken und Ränder zurückbleiben, beispielsweise am Futter. Deshalb gilt die goldene Regel, dass die Waschanweisungen unbedingt zu befolgen sind. Und zwar auch dann, wenn das Warum der vom Hersteller verordneten Wasserabstinenz nicht gleich offensichtlich ist. Genauso muss die umgekehrte Anweisung, nämlich das Verbot der Trockenreinigung, respektiert werden. Auch wenn Sie sonst mit starren Regeln nichts am Hut haben, springen Sie über Ihren Schatten und zeigen Sie ausnahmsweise ein bisschen konservativen Konformismus.

Waschmaschine, Handwaschbecken oder der Reinigungsbetrieb an der Ecke sind aber nicht das Einzige, was Sie für das Wohlbefinden Ihrer Garderobe tun können, es gibt durchaus auch noch andere Instandhaltungsmaßnahmen. Die einfachste besteht im gründlichen Auslüften, zum Beispiel, indem Sie einen Hosenanzug auf einem gut geformten Bügel über Nacht auf den Balkon oder an ein offenes Fenster hängen (allerdings geschützt vor eventuellem Regen). Die kalte Luft entzieht dem Gewebe nicht nur unangenehme Gerüche, sie gibt ihm auch Feuchtigkeit und damit Elastizität zurück. Maßnahme zwei ist das gründliche Ausbürsten. Nehmen Sie dazu bitte eine gute Kleiderbürste mit Naturborsten, deren Härtegrad sich nach der Feinheit des Gewebes richten sollte. Gegen Staub und trockenen Schmutz gibt es kein schnelleres und effektiveres Mittel. Haare, Fusseln und Flusen sammeln Sie lieber von Hand als mit einem stoffverklebenden Roller ab. Als letzte Pflegemethode sollte noch das Bügeleisen in Erinnerung gebracht werden. Statt ein Kostüm wegen ein paar Falten und Knitterstellen gleich in die Reinigung zu tragen, können Sie es mit dem heißen Eisen auch selbst wieder in Form bringen. Ganz wichtig dabei: Legen Sie immer ein Baumwoll- oder Leinentuch zwischen Bügeleisen und die zu plättende Stelle, damit vermeiden Sie unschön glänzende Stellen auf dem Stoff.

Pflegesymbole und Waschanweisungen – was will mir meine Wäsche damit sagen?

Kochwäsche bis 95 °C in der Waschmaschine

Buntwäsche bis 60 °C in der Waschmaschine

Feinwäsche bis 40 °C in der Waschmaschine

Feinwäsche bis 30 °C in der Waschmaschine bei Schongang oder Handwäsche

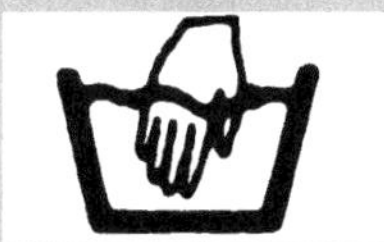

Nur Handwäsche und nicht wärmer als 30 °C.

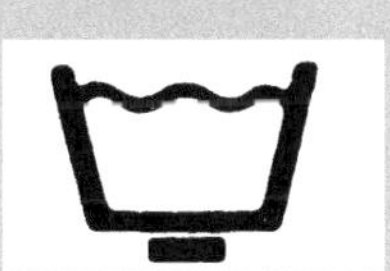

Schonwäsche von Hand oder Schonwaschgang in der Maschine

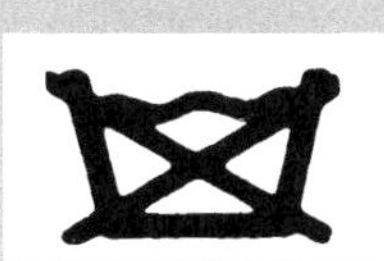

Nicht zu Hause waschen, ein Fall für die Reinigung

Kann Chlorbleiche vertragen

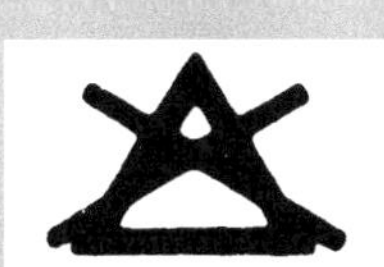

Keine Chlorbleiche verwenden, auch keine chlorhaltigen Fleckenmittel

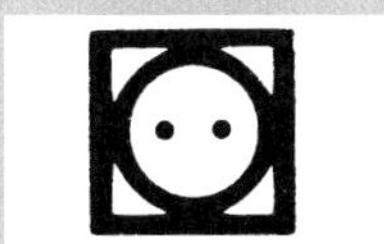

Trocknen im normalen Wäschetrockner

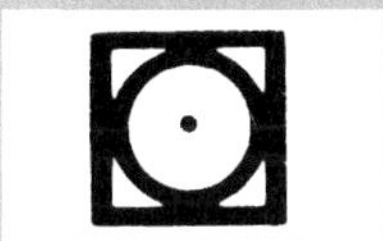

Trocknen im normalen Wäschetrockner, aber schonend und bei niedriger Temperatur

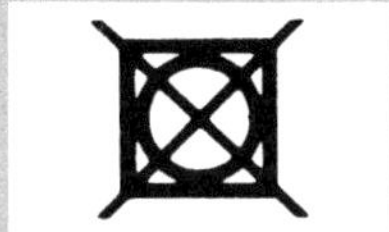

Darf nicht in den Wäschetrockner

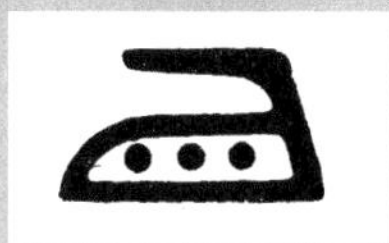

Bügeln auf heißester Stufe

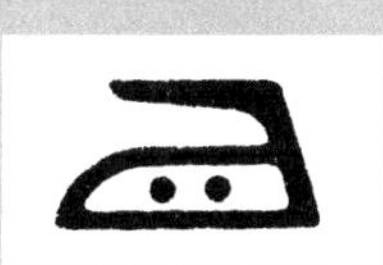

Bügeln im mittleren Temperaturbereich

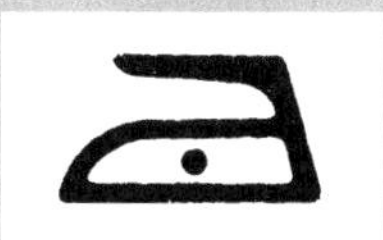

Bügeln auf kleinster Stufe. Kein Dampfbügeln! Bügeltuch verwenden, vorsichtig vorgehen

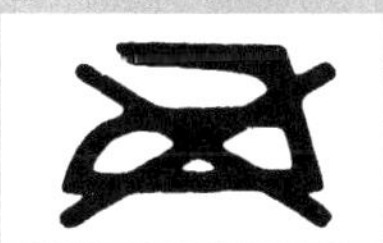

Nicht bügeln

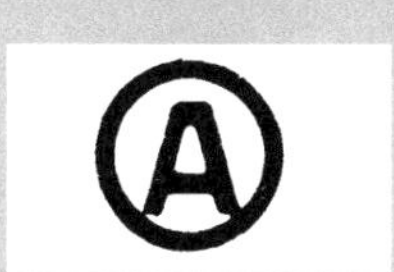

Das heißt nicht Anarchie, sondern dass bei diesem Stücke alle gängigen Verfahren der chemischen Reinigung möglich sind

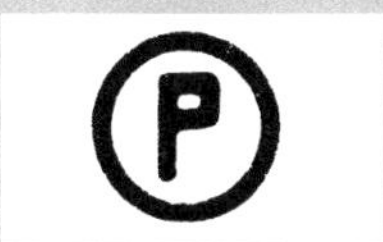

Noch ein Spezialzeichen für die chemische Reinigung: Perchloräthylenreinigung empfohlen

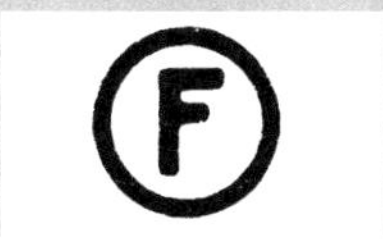

Das sieht die Reinigung am wenigsten gern: hier ist eine sehr schonende Spezialbehandlung gefragt

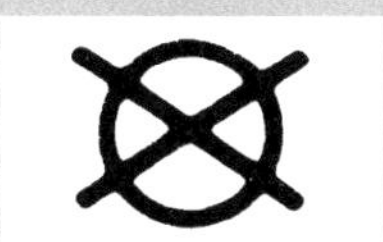

An alle: Keine chemische Reinigung möglich und äußerste Vorsicht mit Fleckentfernungsmittelchen!

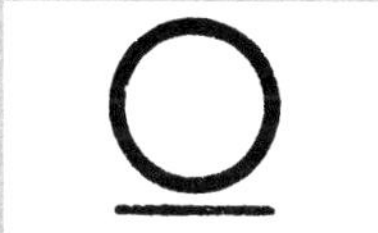

Chemische Schonreinigung empfohlen

Wash with similar colours

Gefahr des Ausblutens oder Abfärbens, nur zusammen mit Teilen in ähnlichen Farbtönen waschen

Wash separately

Gefahr des Ausblutens oder Abfärbens, am besten allein waschen

Wash inside out

Mit der Innenseite nach außen waschen

Dry clean only

Nur chemische Reinigung

If decorated don't iron on

Über Zierelemente (Pailletten, Strass etc.) nicht drüberbügeln

If printed don't iron on

Über Aufgedrucktes nicht drüberbügeln

No bleach

Nicht bleichen, Vorsicht mit Fleckentfernern

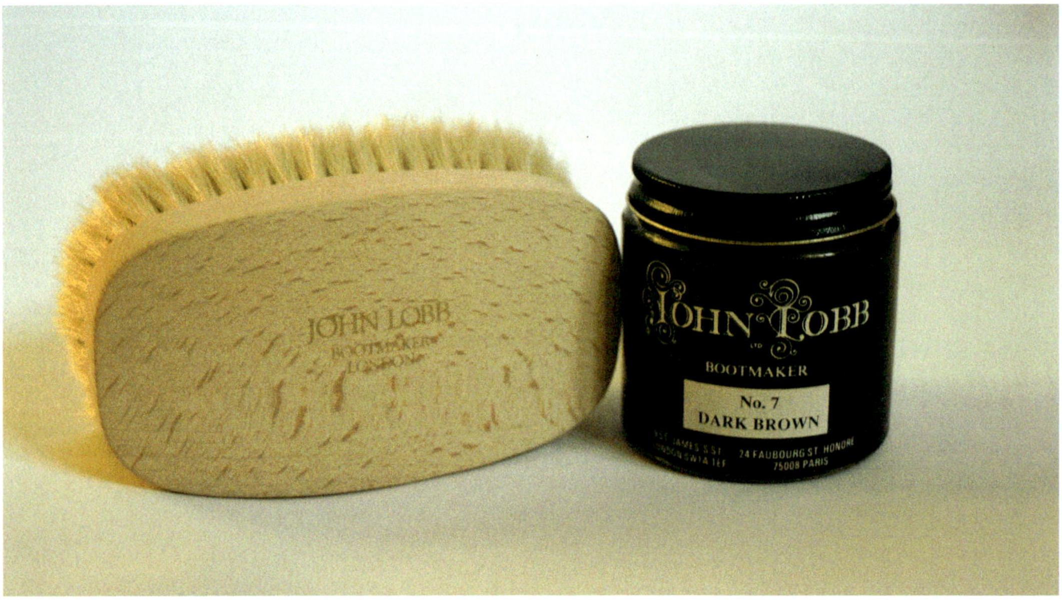

Damenschuhe aus feinem Leder werden mit Creme behandelt, die etwas schwereren Schnürer und Pennyloafer brauchen eine gute Wachspaste.

Schuhe richtig putzen

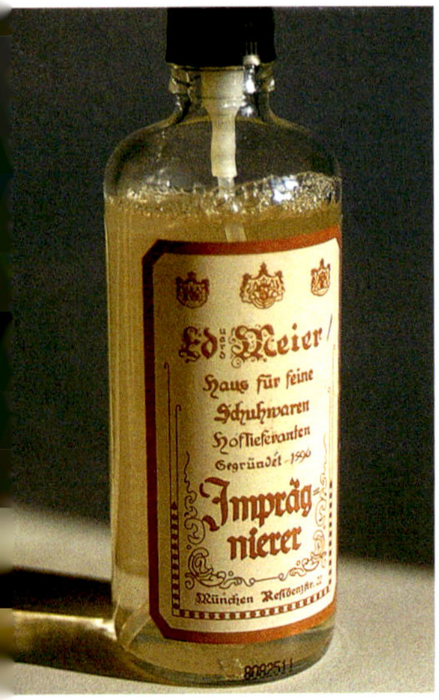

Raulederschuhe können hin und wieder mit einem Spezialmittel imprägniert werden, ansonsten beschränken sich die Pflegemaßnahmen auf gelegentliches Abbürsten.

Es soll ja Menschen geben, die gern Schuhe putzen. Meist handelt es sich dabei aber um Männer mit ausgeprägtem Schuhfimmel. Frauen, selbst die schuhverliebtesten, können sich dagegen weniger für den Umgang mit Wachspaste, Creme, Bürste und Lappen begeistern. Dabei lohnt es sich durchaus, den Pumps, Loafern oder Sneakers wenigstens ein Minimum an Pflege angedeihen zu lassen. Erstens sehen saubere Schuhe einfach ansehnlicher aus, zweitens bleibt das Leder länger geschmeidig und drittens verlängern Sie mit ein paar Mal putzen die Lebensdauer der Treter um ein Vielfaches. Bevor Sie jetzt aber voller Eifer loslegen, bitte zuerst Haushaltshandschuhe überziehen (sonst brauchen Sie hinterher genauso lange, um ihre gepflegten Hände und Nägel wieder sauber zu bekommen) und eine Schürze umbinden oder ein abgelegtes Hemd von ihm überziehen (vergewissern Sie sich, dass er es wirklich nicht mehr braucht!). Beginnen Sie damit, den groben Schmutz zu entfernen. Feuchter Erde und Schlammresten rücken Sie mit Lappen und Bürste zu Leibe, angetrockneten Partien mit dem Bürstenstiel oder einem stumpfen Messer.

Jetzt kommt das Pflegemittel an die Reihe. Das feine Leder modischer Damenschuhe oder edler Sneakers verwöhnen Sie mit Creme in der passenden Farbe (meist aus der Tube), festere Schuhe im maskulinen Stil mögen dagegen auch Wachspaste (im Blechdöschen oder Glas). Eine Creme tragen Sie sparsam mit einem weichen Lappen auf, testen Sie die Farbe aber bitte vorher an einer unauffälligen Stelle des Schuhs. Ist das Präparat zu dunkel, entstehen unschöne Verfärbungen, die schwer wieder rückgängig zu machen sind. Wenn beide Schuhe mit Creme behandelt worden sind, sollten Sie sofort mit dem Polieren beginnen. Benutzen Sie dazu entweder einen zusammengeknüllten Nylonstrumpf oder eine weiche Polierbürste aus Pferdehaar. Eine Wachspaste tragen Sie entweder mit einem Lappen oder einer Bürste auf, auch hier nicht zu viel verwenden. Vergessen Sie nicht die Unterseite der Sohle, verteilen Sie die Paste aber nur an den Stellen, die nicht den Boden berühren (der hellbeige Teppichboden wird es Ihnen danken). Im Gegensatz zu Creme darf Wachspaste ruhig einige Stunden einwirken, beispielsweise über Nacht. Je länger Sie warten, desto leichter bringen Sie den Schuh auf Hochglanz. Schuhe aus Velours oder Nubuk scheuen Creme oder Paste wie der Teufel das Weihwasser, sie werden einfach nur mit einer speziellen Raulederbürste gereinigt.

Kleidung, Accessoires und Schmuck: Die wichtigsten Pflegetipps

Röcke, Hosen, Blazer, Kostüme und Mäntel

Staub, Licht und Motten sind die Erzfeinde aller feinen Stöffchen. Insbesondere jener, die nicht ständig in Gebrauch sind. Sie können alle drei Gefahren aber wirkungsvoll bannen, indem Sie die Kleidungsstücke im Schrank aufbewahren (also geschützt vor Staub und Sonne), dort genügend Abstand zwischen den Teilen lassen (damit die Luft zirkulieren kann) und ausreichend Mottenschutz verteilen (bitte regelmäßig erneuern). Wenn ein Teil der Garderobe am Ende der warmen oder kalten Jahreszeit für mehrere Monate weggehängt wird, sollten Sie die betreffenden Stücke vorher waschen oder reinigen lassen. Und noch ein Tipp zum Thema Flecken: Je empfindlicher das Gewebe, desto vorsichtiger sollten Sie vorgehen. Im Zweifel lieber gleich zur Reinigung Ihres Vertrauens, denn viele Selbstversuche machen alles nur noch schlimmer. Außerdem verweigern manche verantwortungsbewussten Betriebe die Annahme von Patienten, an denen die Besitzerin schon mit diversen dubiosen Mittelchen herumgedoktert hat.

Seidentücher und Schals

Seidentücher und Schals immer gemäß Pflegeanleitung behandeln. Wenn die beim teuren Carré die Handwäsche verbietet, dann aus gutem Grund. Im Wasser könnten die Farben ausbluten, zudem bleiben nach einem Bad im Waschbecken oft Ränder zurück. Deshalb die Seidenaccessoires besser chemisch reinigen lassen. Aber bitte nur in Betrieben, die im Umgang mit hochwertigen Textilien geübt sind. Manche Schals aus Wolle können zu Hause gewaschen werden, verzichten Sie aber auf allzu rabiates Auswringen. Exklusives Kaschmirgewirk, beispielsweise ein Pashmina, ist in der chemischen Reinigung jedoch besser aufgehoben.

Handschuhe

Nach dem Tragen die Handschuhe immer glattziehen, danach flach ausgebreitet hinlegen. Wenn die Fingerlinge länger nicht benutzt werden, dann nach Farben getrennt aufbewahren. Sollten die Handschuhe mal nass geworden sein, bitte ohne zusätzliche Wärmezufuhr trocken lassen, also nicht auf die Heizung damit oder in die Sonne. Blank gewordene Stellen an Wildlederhandschuhen können Sie mit einer Pflegebürste wieder aufrauen. Stark verschmutzte Handschuhe lassen sich mit Kernseife oder einem Spezialpflegemittel aus dem Fachgeschäft waschen. Dazu ziehen Sie die Handschuhe an und bewegen die Hände im Seifenwasser wie beim Händewaschen. Dann die noch nassen Handschuhe aufpusten und langsam trocknen lassen, anschließend behutsam in Form ziehen.

Schmuck und Uhren

Echtschmuck bedarf keiner großen Pflege, wer mag, kann ihn gelegentlich beim Juwelier aufpolieren lassen. Ansonsten reicht die übliche Sorgfalt, um die Preziosen vor Beschädigungen, beispielsweise durch das Herabfallen auf einen Fliesenboden, zu schützen. Mechanische Uhren sollten Sie auch dann gelegentlich aufziehen, wenn die Zeitmesser länger nicht getragen werden, Automatikwerke können Sie durch motorisierte Uhrenbeweger in Gang halten. Wasserdichte Uhren mit Metallarmbändern aus Stahl, Gold oder Platin reinigen Sie einfach mit Wasser und Seife, wenn Sie jedoch ständig mit der Uhr duschen, kann die Dichtung durch das Haarshampoo leiden und irgendwann ihren Dienst versagen.

Pelze

Pelze sollten Sie nicht so stark einregnen lassen, dass sie bis auf das Leder durchnässt werden, ein bisschen Schnee schadet dagegen nicht. Schütteln Sie die Flocken zu Hause einfach ab und lassen Sie das gute Stück dann auf einem Formbügel trocknen. Aber bitte nicht in der Nähe der Heizung oder gar mit Hilfe des Föhns, zu starke Hitze trocknet den Haarboden aus. Deshalb müssen Sie Pelze im Sommer auch vor allzu hohen Temperaturen schützen, am wohlsten fühlen sich die Kostbarkeiten in einem kühlen, dunklen Raum. Als Staubschutz dient eine Hülle aus leichtem Stoff, in Plastikfolie würde der Pelz dagegen Schaden nehmen. Alternativ können Sie ihre haarigen Schätze bei einem Kürschner übersommern lassen. Der Fachmann berät Sie auch, wenn Ihr Pelz mal einen Fleck abbekommen hat. Machen Sie keine Rettungsversuche in Eigenregie.

Praktische Tipps fürs Reisen und Kofferpacken

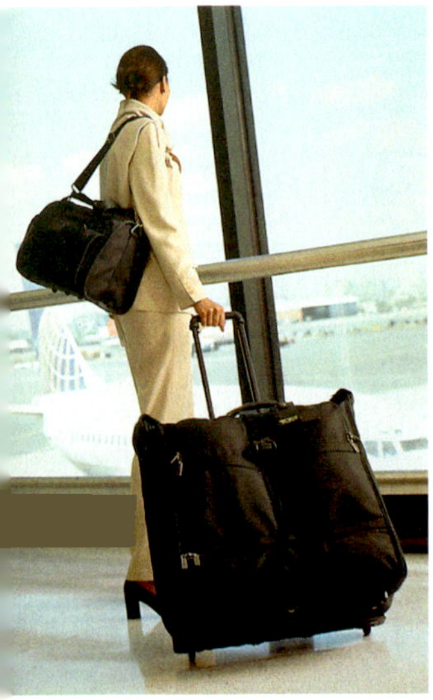

Wer sichergehen will, dass sein Gepäck gleichzeitig mit ihm ankommt, muss es mit an Bord nehmen. Leider sind großformatige Trolleys aber nur in den USA erlaubt.

Eine Geschäftsreise ist ein modischer Ausnahmezustand. Die Garderobe steht nur zu einem sehr geringen Teil zur Verfügung, auf Witterungsumschwünge und spontane Programmänderungen (wollen wir nicht nach dem erfolgreichen Abschluss alle noch in die Oper, zum Bergwandern, ins Schwimmbad?) kann deshalb kaum adäquat reagiert werden. Das lange Sitzen in Auto, Flugzeug oder Bahn zerknittert die Kleidung, bei der Nahrungsaufnahme in den wackeligen Transportmitteln drohen Saftflecken oder Soßenspritzer. Wer ganz großes Pech hat, dessen Gepäck mit dem Outfit für das wichtige Meeting oder die alles entscheidende Präsentation fliegt nach Miami statt wie geplant nach Mailand. Zu diesen typischen Businesstrip-Problemen gesellt sich der allgemeine Reisestress durch die diversen Kilometer zwischen Parkplatz, Check-In-Schalter und Terminal, die beschwerliche Odyssee über Bahnsteige und durch Zugkorridore zum reservierten Sitz oder das endlose Warten an windigen Taxiständen. Selbst die beste Vorbereitung kann Sie nicht vor dieser geballten Ladung Unannehmlichkeit schützen – aber sie kann helfen, besser mit den Widrigkeiten des temporären Nomadentums zurechtzukommen.

Bevor Reiseprofis mit dem Packen von Taschen und Koffern beginnen, gehen Sie im Geiste die vor ihnen liegende Reise durch. Entscheidend ist die Zahl der benötigten Outfits. Die hängt nicht nur allein von der Dauer des Aufenthaltes ab, sondern auch von der Art der Termine. Wenn Sie an drei Tagen die gleichen Leute treffen, müssen Sie drei verschiedene Kombinationen mitnehmen, treffen Sie im selben Zeitraum drei unterschiedliche Partner, können Sie bei einem Outfit bleiben und brauchen lediglich die Wäsche auszutauschen. In jedem Fall sollten Sie aber versuchen, mit so wenig wie möglich auszukommen. Das gilt besonders bei Flugreisen, denn jeder Koffer, den Sie aufgeben müssen, kann falsch ver- oder umgeladen werden, außerdem sparen Sie sich die Drängelei am Gepäckband, wenn es Ihnen gelingt, Ihre Garderobe auf Handgepäckformat zu reduzieren. Auf dem Bahnhof müssen Sie zwar nicht auf die Herausgabe Ihrer Habseligkeiten warten, dafür dürfen Sie im Zug den Koffer höchstpersönlich bis an Ihren Platz bugsieren. Deshalb ist auch auf der Schiene Light Travel zu empfehlen. Bedenken Sie bitte auch, ob Sie sich zwischen Ankunft und erstem Termin umziehen können. Wenn nicht, müssen Sie fix und fertig gestyled losfahren. Das birgt zwar gewisse Risiken (wie die oben erwähnten Saft- und Soßenspritzer), dafür haben Sie aber ein Outfit weniger im Gepäck.

Das Einpacken der Kleidung ist eine Kunst für sich und jede Lady entwickelt mit der Zeit ihre eigenen Tricks und Kniffe. Grundsätzlich geht es aber immer darum, dass die Kleidung so wenig wie möglich geknautscht wird. Vor allem dann, wenn vor dem Tragen keine Zeit zum Aushängen der Falten bleibt. Die Packtechnik muss natürlich auf die Gepäckform abgestimmt werden. Am einfachsten gestaltet sich die Beladung des Kleidersacks, denn Kostüm, Kleid, Rock und Bluse können Sie direkt vom Schrank in die Schutzhülle umräumen (die schmalen Spezialbügel aus dem Kleidersack sind ausnahmsweise zu empfehlen, da sie wenig Platz brauchen). Den Kleidersack sollten Sie allerdings nicht überfrachten, da sich die Sachen in der Enge sonst gegenseitig zerdrücken. Kabinengepäck erfordert ein wenig mehr Geschick, denn die Kleidungsstücke müssen auf Kleinformat zusammengelegt werden. Blazer und Kostümjacken wenden Sie dazu auf links (damit das unempfindliche Futter nach außen zeigt), dann stecken Sie die eine Schulter in die andere und klappen das Teil dadurch einmal der Länge nach zusammen. Anschließend falten Sie das Ganze einmal in der Taille und haben Ihre Jacke so in ein rechteckiges Päckchen verwandelt. Die Schultern polstern Sie dann zur Sicherheit noch mit zusammengerollter Wäsche oder Strümpfen aus. Auch Blusen- und Hemdenkragen freuen sich über ein bisschen unterstützende Ausstopfung.

Wenn Sie aufgrund der Länge Ihrer Reise oder der Zahl der Anlässe einen Koffer brauchen, sollten Sie, sofern Sie fliegen, trotzdem ein komplettes Businessoutfit separat im Kleidersack mitnehmen, denn dann kommen Sie am Zielort wenigstens einigermaßen über die Runden, falls der Koffer verloren gehen sollte. Beim Packen des Koffers schichten Sie die Kleidung nach dem Grad der Empfindlichkeit übereinander. Das Fundament bilden Hosen und Röcke, da ihnen das Gewicht der darüber gestapelten Textilien nichts ausmacht. Ebenfalls in die tieferen Gefilde gehören Schuhe und das Necessaire. Denken Sie beim Packen immer daran, wie sich die Schwerkraft auf die Gegenstände auswirkt, wenn Sie den Koffer aufrichten. Schuhe kommen am besten in Scharniernähe, dann liegen sie unten, wenn der Koffer steht. Die nächste Schicht bilden die Jacken von Kostüm oder Hosenanzug. Sie können sie entweder zum Paket falten (wie eben beschrieben) oder aber flach ausbreiten. Dann legen Sie in die Brust der Jacke Hemden, Wäsche oder einen Pullover und klappen anschließend die Ärmel darüber. So verhindern Sie, dass die Jacke platt gedrückt wird.

Wenn Sie weder Zeit noch Lust für kunstvolles Kofferpacken aufbringen können oder wollen, dann sind Sie nicht automatisch dazu verdammt, völlig zerknittert am Konferenztisch zu sitzen. Schließlich gibt es verschiedene Möglichkeiten, die ramponierte Garderobe wieder vorzeigbar zu machen. Die einfachste besteht darin, dem zerknitterten Kostüm ein glättendes Dampfbad zu gönnen. Lassen Sie einfach in der Dusche so lange heißes Wasser aus allen Hähnen laufen, bis sich dichte Nebelschwaden bilden. In die hängen Sie die behandlungsbedürftigen Teile für zwanzig Minuten oder eine halbe Stunde, während Sie die Wartezeit zum Bügeln der Blusen nutzen (Bügelzubehör steht im Schrank bereit oder wird von der Hausdame aufs Zimmer gebracht). Ziehen Sie die vom Dampf geglätteten Kleidungsstücke aber nicht sofort an, sondern erst nach gründlichem Auskühlen (zum Beispiel am Fenster oder auf dem Balkon). Mehr Mühe als das schonende Verpacken kostet die Aufarbeitung der Garderobe vor Ort auch nicht, allerdings muss die benötigte Dreiviertelstunde in ihrem Zeitplan drin sein.

Bleibt die Frage, was Sie mit auf die Reise nehmen. Da sich die Auffassungen über die korrekte Businesskleidung von Land zu Land und je nach Branche unterscheiden, können wir hier nur ein paar sehr allgemeine Hinweise geben. Wenn Sie unsicher sind, was Sie am Ziel erwartet, geben Sie sich lieber eine Spur konservativer als sonst, dann sind Sie in jedem Fall nicht underdressed. Einfarbige Stoffe in klassischen Tönen wie Marine, Anthrazit oder Kamel erleichtern die Kombination mit dem Zubehör, bei Dessins sind vor allem unauffällige Streifen oder der klassische Glencheck zu empfehlen. Falls freie Stunden auf Sie warten, gehört auch ein smartes Casualoutfit mit auf die Liste. Wenn es der Ablauf erlaubt, sollten Sie den Freizeitdress nicht einpacken, sondern bei der Anreise tragen, ins Businesskostüm werfen Sie sich erst nach der Ankunft im Hotel. Das hat zu jeder Jahreszeit Vorteile, denn im Winter müssen Sie auf dem Bahnsteig oder dem Flugfeld nicht in Rock und Pumps frieren, im Sommer zerknautschen Sie auf dem Rücksitz des Taxis nicht ihr leichtes Kleid. Und in Sneakers sind Sie sowieso besser zu Fuß als in Stilettos. Wenn es irgendwie geht, versuchen Sie entspannt anzukommen – das ist schon die halbe Miete für ein paar erfolgreiche Tage.

Schrankkoffer und Hutschachtel? Solches Reisegepäck führen nur noch die wenigsten Ladys mit sich. Heute liegt die Pack-Kunst in der Beschränkung auf das Wesentliche.

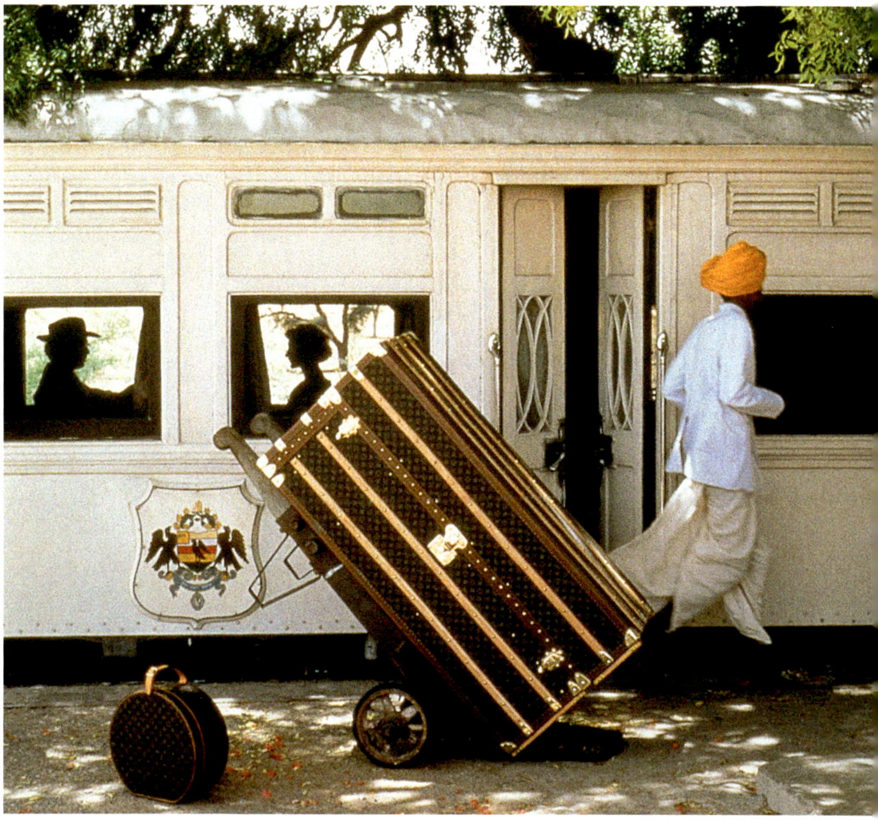

Register

Danksagung

Wir danken folgenden Unternehmen für ihre freundliche Unterstützung:

Etienne Aigner AG, München
Alumo Textil AG, Appenzell
Arlington Socks GmbH & Co. KG, Schopfheim
Amadeus Fashion GmbH, Salzburg
Edizione Annapurna, Prato
Ascot Karl Moese GmbH, Krefeld
Asprey's & Garrard, London
Augsburger Knopffabrik Schneider & Söhne, Augsburg
Baccarat, Paris
J. Barbour & Sons Ltd., Simonside
Bass & Co., Melton Mowbray
Baume & Mercier, Genf
Beckford Silks, Beckford, Gloucestershire
Beiersdorf AG, Hamburg
Belvest spa, Piazzola sul Brenta (PD)
Berk, Burlington Arcade, London
Bogner, München
Borbonese, Pianoro (BO)
Bower Roebuck & Company Ltd., Huddersfield
Harry Breidt GmbH, München
Calzificio M. Bresciani srl, Spirano (BG)
Clarks Shoes Vertriebs GmbH, Bingen
Brioni, Rom
The British Library, London
Burberry London, London
Cartier, Paris
Chanel, Paris
Chrysalis Clothes Ltd., Corby
AG Cilander Textilveredelung, Herisau
Ciro Paone spa, Arzano (NA)
Chaumet, Paris
Cordings of Piccadilly, London
Crockett & Jones, Northampton
Cutler & Gross, London
Daks, London
Da Vinci Co. Ltd., Tczew
Max Dietl, München
d-tails fashion research, Düsseldorf
Eagle Products Textil GmbH, Hof
Elbeo Vertriebs GmbH, Schongau
Emanuel Berg, Köln
Escada AG, München
Falke Gruppe, Schmallenberg
Freudenhaus Eyewear, München
The Gates Rubber Company Ltd., Dumfries
George Michael of Madison Avenue, Cosma GmbH, Hamburg
Globe Worsted Company, Huddersfield
Gloverall plc, Wellingborough
Goldpfeil AG, Offenbach
Gucci Group Germany GmbH, Hamburg
Guerlain Parfumeur GmbH, Wiesbaden
Habsburg Kleidermanufaktur GmbH, Salzburg
Hermès, Paris
Hilton Vestimenta, Mattarello di Trento (TN)
Emma Hope, London
Igedo Company, Düsseldorf
J. P. Tod's, Mailand
Wilhelm Jungmann & Neffe, Wien
Peter Kaiser GmbH, Pirmasens
Kleegräfe Strothmann, Gütersloh
Lacoste Yello Sport GmbH, Köln
Laura Ashley Limited, London
Lamarthe, Paris
Les Copains, Bologna
Gabriela Ligenza, London
James Lock & Co. Ltd., London
Loewe, Madrid
Longwood Finishing Company, Huddersfield
Lanificio Ing. Loro Piana & C. s.p.a., Quarona (VC)
Louis Vuitton, Paris
Maglia Francesco, Mailand
Malefiz Großhandels GmbH, Münster
Manufactum Hoof & Partner KG, Waltrop
Max Mara, Reggio Emilia
McGregor Fashion Group, Driebergen-Rijsenburg
Moncler, Grenoble
Montblanc, Hamburg
Mulberry, London
Musée Chaumet, Paris
Museo Salvatore Ferragamo, Florenz
Mustang Bekleidungswerke GmbH & Co., Künzelsau
O´Neill Europe, Voorschoten
Piaget, Paris
Palmers Textil AG, Wien
Peek und Cloppenburg KG, Düsseldorf
Peter Scott & Co. Ltd., Hawick
Pringle of Scotland Limited, Hawick
Revlon, Marbert AG, Düsseldorf
Rimowa Kofferfabrik, Köln
Roeckl Handschuhe GmbH & CO., München
Salvatore Ferragamo, Florenz
Samsonite GmbH, Köln
Calzature Santoni s.r.l., Corridonia (MC)
Saga Furs of Scandinavia, Vedbæk
Scabal SA, Brüssel
Schneiders Bekleidung GmbH, Salzburg
Stephane Kélian, Paris
Stephanie Rapp, München
Verlag Otto Sternefeld GmbH, Düsseldorf
Superga, Rivoli (TO)
Teresa Kopias, Lask
Tibbett plc, Wellingborough
Tiffany and Company, New York
The Timberland Company
R. E. Tricker Ltd., Northampton
Triumph International AG, München
Tumi, Middlesex NJ
W. P. Lavori in Corso S. r. l. , Bologna
Wolford AG, Bregenz
Woolrich, John Rich and Bros., Pennsylvania

Ganz besonders bedanken möchten wir uns bei Daniel Breidt, John Booth, Mark Fisher, Georg Gaugusch, Mark und Tom Grütters, Robin Guinness, Barbara Hagen, Herman Hasler, Markus A. Heller, Anne Hopkins, Corinna Kowalewsky, Sylvie Lenderoth, Francesco Maglia, Carolin Schlemmer, Dr. Claudia Schulz, Jaroslaw und Petra Szychulda.

Bildnachweis

S. 13: Tibbett plc (Foto: Terry Ryan); S. 14: Revlon (Foto: Herb Ritts)/S. 16: Revlon (Foto: Herb Ritts); S. 18/19: Beiersdorf AG; S. 20: Revlon; S. 21 o. r.: E. O. Hoppé/Corbis/Picture Press; S. 21 o. l.: Douglas Kirkland/Corbis/Picture Press ; S. 21 u.: Revlon; S. 22: Revlon; S. 23: dpa (Deutsche Presse-Agentur GmbH); S. 24: dpa; S. 25: Revlon; S. 26: Mitchel Gerber/Corbis/Picture Press; S. 28/29: Cartier 2001 (Foto: Xavier Rebaud); S. 29 o.: Cartier 2001 (Foto: Xavier Rebaud); S. 29 u.: Cartier; S. 31: dpa; S. 32/33: Guerlain; S. 33 u. r.: Piras/Roetzel (Foto: Bernhard Roetzel); S. 34 l.: Bettmann/Corbis/Picture Press; S. 34. r.: Falke; S. 35: dpa; S. 36/37: dpa; S. 38/39: dpa ; S. 39 u. r.: Bettmann/Corbis/Picture Press; S. 40/41: Revlon; S. 42: Falke; S. 44: Picture Press Hulton-Deutsch Collection/Corbis/Picture Press; S. 46: Falke; S. 47: dpa; S. 49 l.: Frommel Fotodesign (für Stephanie Rapp); S. 49 r.: dpa; S. 50: Triumph; S. 51: Palmers (Foto: Steen Sundland); S. 53 Hintergrundbild: Elbeo; S. 53: Falke; S. 54 o. l.: Palmers (Foto: Steen Sundland); S. 54: Triumph; S. 56: Hulton-Deutsch Collection/Corbis/Picture Press; S. 57 l.: Falke; S. 57 r. o.: Palmers Archiv (Grafik: Gerhard Brause); S. 57 r. M.: Falke; S. 57 r. u.: Palmers Archiv (Grafik: Paul Aignee); S. 58/59: Wolford; S. 60: Emanuel Berg; S. 61: Ullstein Bilderdienst (Foto: Ullstein); S. 62: Bettmann/Corbis/Picture Press; S. 63: Falke; S. 64: Belvest; S. 66: Falke; S. 67: Bettmann/Corbis/Picture Press; S. 68/69: Belvest; S. 70: Belvest ; S. 71: Laura Ashley Limited; S. 72 l.: Belvest; S. 72 M.: Aigner Munich; S. 72 r.: Escada; S. 73 l.: Aigner Munich; S. 73 M.: Laura Ashley Limited; S. 73 r.: Belvest; S. 74/75: Kleegräfe Strothmann; S. 76: Max Dietl; S. 78: Scabal; S. 80: Belvest; S. 82–85: Piras/Roetzel (Foto: Bernhard Roetzel); S. 88/89: Peek und Cloppenburg; S. 90: Hulton-Deutsch Collection/Corbis/Picture Press; S. 91 l.: Amadeus Fashion; S. 91. r.: Belvest; S. 92: Hulton-Deutsch Collection/Corbis/Picture Press; S. 93: dpa; S. 94: Belvest; S. 95 l. und r. u.: Aigner Munich ; S. 95 r. o.: Igedo (Modell: Trastornados, Gran Canaria); S. 96 l.: Aigner Munich; S. 96. r.: Belvest; S. 97: Belvest; S. 98: Emanuel Berg; S. 99: Da Vinci; S. 100/101: Cilander; S. 102 l.: Falke ; S. 102 r.: Belvest; S. 103: Belvest; S. 104: Daks; S. 105 l.: Piras/Roetzel (Foto: Bernhard Roetzel); S. 105. r.: dpa; S. 106: Salvatore Ferragamo; S. 107: Belvest; S. 108: Emanuel Berg; S. 109 l.: Da Vinci; S. 109 r.: Mustang Jeans; S. 110: Piras/Roetzel (Foto: Bernhard Roetzel); S. 111 o.: Burberry London; S. 111 u.: Piras/Roetzel (Foto: Bernhard Roetzel); S. 112 o.: Aigner Munich; S. 112 u.: Lacoste; S. 113: Louis Vuitton; S. 114: McGregor Fashion Group; S. 117: Bettmann/Corbis/Picture Press; S. 118/119: Peter Scott; S. 120: Laura Ashley Limited; S. 121: Pringle Scotland; S. 122/123: Loro Piana; S. 125: Edizione Annapurna, Prato (Foto: Dietmar Henneka); S. 126 o.: James Lock & Co.; S. 126 M.: Eagle Products; S. 126 u.: Bresciani (Foto: Bart Herremann); S. 127: Hintergrundbild: Burberry London; S. 127 r. o.: Chrysalis Clothes; S. 127 r. u.:Tricker's ; S. 128/129: Chrysalis Clothes; S. 130 o.: Aigner Munich; S. 130 u.: McGregor Fashion Group; S. 131: Hilton; S. 132: Mustang Jeans ; S. 133: Bogner Jeans; S. 135: dpa; S. 136: dpa; S. 137: Lacoste; S. 138: Hilton; S. 139 l. und M.: Escada; S. 139 r.: Joop; S. 140: Chrysalis Clothes; S. 141 o. l.: Aigner Munich; S. 141 o. M.: Crockett & Jones ; S. 141 o. r.: Cordings of Piccadilly (Foto: Alex Roggero); S. 141 u. l.: Cordings of Piccadilly (Foto: Alex Roggero); S. 141 u. M.: Aigner Munich; S. 141 M. r.: Tricker's; S. 141 u. r.: Piras/Roetzel (Foto: Bernhard Roetzel); S. 142/143: Bogner; S. 143 M. und r.: Bogner (Foto: Hubs Flöter); S. 144: Piras/Roetzel (Foto: Bernhard Roetzel); S. 145: McGregor Fashion Group; S. 146: Schneiders; S. 147: Habsburg; S. 148: Kiton (Foto: Daniel Breidt); S. 150: Barbour; S. 152 l.: Brioni; S. 152 M.: Les Copains; S. 152 r.: Belvest; S. 153 l.: Loro Piana; S. 153 M. und r.:Schneiders; S. 154: Kiton (Foto: Daniel Breidt); S. 155: Max Mara ; S. 156: Barbour; S. 157 l.: Mustang Jeans ; S. 157 r.: Burberry London; S. 159 o. l. und r.: Saga Furs of Scandinavia; S. 159 u.: Loro Piana; S. 160: Roeckl; S. 161: Aigner Munich; S. 162 l.: Barbour; S. 162 M.: Woolrich; S. 162 r.: Barbour; S. 163 l.: Moncler; S. 163 M.: Chrysalis Clothes; S. 163 r.: Woolrich; S. 164 o.: Belvest; S. 164 u.: Falke; S. 165: Revlon; S. 166: Gloverall; S. 167 l.: Gloverall ; S. 167 r.: Mustang Jeans; S. 168: Falke; S. 170: Emma Hope; S. 172 Hintergrundbild: Piras/Roetzel (Foto: Bernhard Roetzel); S. 172 l.: Salvatore Ferragamo; S. 172 r.: Aigner Munich; S. 173 Salvatore Ferragamo; S. 174 o.: Aigner Munich; S. 174 u. l.: Stephane Kélian; S. 174 u. r.: Aigner Munich; S. 175: d-tails fashion research (Foto: Clemens Kerkhof); S. 177 von o. nach u.: Picture Press (Foto: ???), dpa (2 x), Museo Salvatore Ferragamo, Firenze (Foto: Locchi); S. 179: Verlag Otto Sternefeld (Foto: Monika König); S. 180/181: Verlag Otto Sternefeld (Foto: Monika König); S. 182: Falke; S. 185 o.: Salvatore Ferragamo; S. 185 u. r.: Gucci; S. 185 u. l: Chanel; S. 186: Bass & Co ; S. 187 o.: The Timberland Company; S. 187 M.: Superga; S. 187 u.: The Timberland Company; S. 188/189: Hunter; S. 190/191: Crockett & Jones; S. 191 r.: Piras/Roetzel (Foto: Bernhard Roetzel); S. 192 l. o. u. M.: Clarks; S. 192 l. u.: Aigner Munich; S. 192 r.: Gabriela Ligenza; S. 193 o. l.: Berk ; S. 193 o. r.: O'Neill Footwear; S. 193. u. l.: Piras/Roetzel (Foto: Bernhard Roetzel); S. 193 u. r.: Manufactum; S. 194/195: J. P. Tod's; S. 196/197: Santoni; S. 198: Chaumet (Foto: Gustavo Ten Hoever); S. 200: Cartier (Foto: J. P. Charbonnier); S. 202: Louis Vuitton; S. 203: Cartier (Foto: Nick Welsh); S. 204 von l. o. nach r. u.: Hermès, Hermès, Goldpfeil, Aigner Munich, Lamarthe; S. 205 von l. o. nach r. u.: Ferragamo, Cartier, Borbonese, Gucci, Chanel; S. 207 von l. o. nach r. u.: Aigner Munich (2 x), Stephane Kélian, Sony Ericsson, Louis Vuitton, Cartier, Piras/Roetzel (Foto: Bernhard Roetzel), Cartier (2 x); S. 208 o.: Montblanc; S. 208 u.: Stephane Kélian; S. 209 von l. o. nach r. u.: Aigner Munich (2 x), Loro Piana, Montblanc, Aigner Munich, Louis Vuitton; S. 210/211: Aigner Munich; S. 212/213: Aigner Munich; S. 215 von o. l. nach u. r.: Louis Vuitton (2 x), Asprey & Garrard, Louis Vuitton (3 x), Rimowa, Samsonite, Louis Vuitton; S. 216: Hermès; S. 217 von o. l. nach u. r.: Louis Vuitton (2 x), Ascot, Cartier (2 x), Aigner Munich (3 x); S. 219: Beckford Silks; S. 220: Eagle Products; S. 221: Eagle Products; S. 222 o. l.: Laura Ashley Limited; S. 222/223: James Lock & Co.; S. 224: Maglia; S. 224/225: Aigner Munich; S. 226/227: Piras/Roetzel (Foto: Bernhard Roetzel); S. 228: Cartier; S. 229: Freudenhaus Eyewear; S. 229 u.: Cutler & Gross; S. 230 o.: Roeckl; S. 230 u.: Aigner Munich; S. 231 o. r.: Roeckl; S. 231 Bildergeschichte Verlag Otto Sternefeld; S. 232: Cartier (Foto: M. Feinberg); S. 233:Cartier; S. 235 l. u.: Cartier; S. 235 r.: Piaget (2 x); S. 236 l. Cartier (2 x); S. 236 r.: Piaget (Foto: Jean Daniel Meyer); S. 237: Tiffany & Co. (Foto: Monica Stevenson); S. 238: Archives Cartier; S. 239 o.: Musée Chaumet; S. 239 M.: Chaumet (Foto: C. Fleurent); S. 239 u.: Tiffany & Co. ; S. 240 l.: Tiffany & Co.; S. 240 r.: Cartier; S. 241 o.: Cartier (Foto: Nick Welsh); S. 241 u. l.: The British Library; S. 241 u. r.: dpa; S. 242: Baume & Mercier; S. 243: Cartier; S. 244 l.: Baccarat; S. 244 r.: Baccarat (Foto: A. Strouk); S. 245: Baccarat; S. 246: Cartier (Foto: Panséri); S. 247: Cartier (Foto: Roberto Badin); S. 247 u.: Montblanc; S. 248: Kiton (Foto: Daniel Breidt); S. 250: AFE (Foto: Pietro Servo); S. 252/253: Igedo; S. 254: Laura Ashley Limited; S. 255: Falke; S. 256: Mulberry; S. 258 von o. nach u.: Cartier (Foto: Nick Welsh), Salvatore Ferragamo, Chaumet (2 x); S. 259: Chaumet (aus der Ausstellung „Crowning Glories: Two Centuries of Tiaras" im Museum of Fine Arts in Boston); S. 260: Archiv Wilhelm Jungmann & Neffe, Wien; S. 261 l.: Archiv Wilhelm Jungmann & Neffe, Wien; S. 261 r.: Gucci; S. 266: dpa; S. 267: Max Dietl; S. 269: dpa; S. 270: Stewart Mark/Sygma/Camera Press; S. 271 dpa; S. 272: Burlington; S. 276: Piras/Roetzel (Foto: Bernhard Roetzel); S. 278: Tumi; S. 279: Louis Vuitton

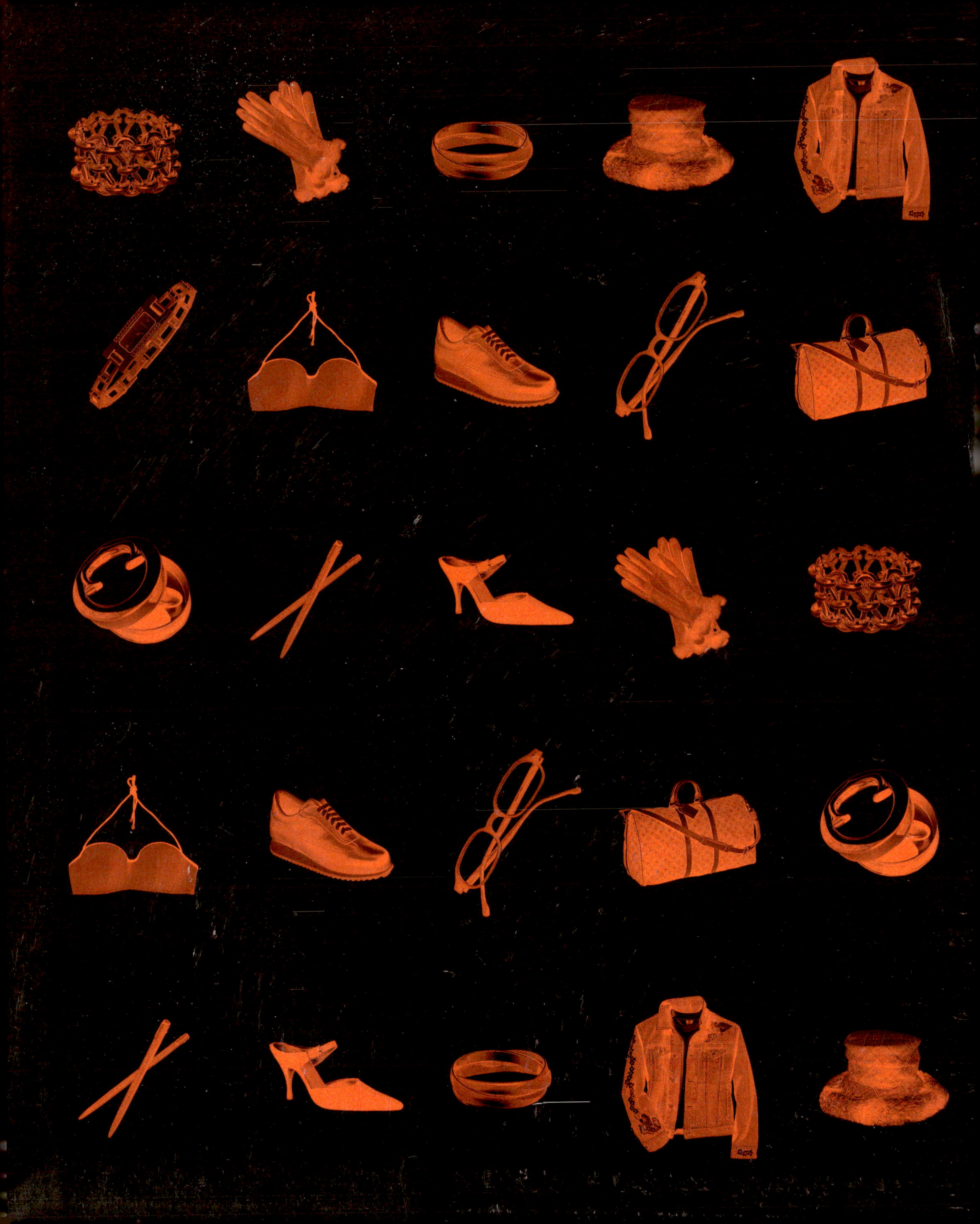